Neuropsychological Assessment

神经心理评估

（第四版）

主　编　郭起浩

副主编　崔　亮　黄　琳

上海科学技术出版社

图书在版编目（CIP）数据

神经心理评估 / 郭起浩主编. -- 4版. -- 上海 : 上海科学技术出版社, 2025. 4. -- ISBN 978-7-5478-7062-4

Ⅰ. R741

中国国家版本馆CIP数据核字第2025QH3154号

神经心理评估（第四版）

主　编　郭起浩

副主编　崔　亮　黄　琳

上海世纪出版（集团）有限公司
上 海 科 学 技 术 出 版 社 出版、发行

（上海市闵行区号景路159弄A座9F-10F）

邮政编码 201101　　www.sstp.cn

山东韵杰文化科技有限公司印刷

开本 889×1194　1/16　印张 35

字数 936 千字

2013年1月第1版

2025年4月第4版　2025年4月第1次印刷

ISBN 978-7-5478-7062-4/R·3216

定价：148.00元

内容提要

本书在介绍神经心理学基本理论的基础上，详细阐述了 200 多种神经心理测验/量表的内容、操作步骤、信度/效度、临床意义、注意事项，涉及总体认知、记忆、语言、注意、视觉空间能力、执行功能、社会认知、感觉与运动评估、综合性成套认知评估、日常生活能力与照料者负担评估、行为症状评估、反应偏差与次优表现评估，内容全面、系统、前沿，不仅通俗易懂、即学即用，而且妙趣横生、曲径通幽。其中，结构化记忆评估、神经语言学评估、社会认知系列评估、司法神经心理评估以及计算机辅助认知评估，罕见于其他同类图书，体现了本书的学术价值与深度。

本书适合神经内科、神经外科、精神心理科、老年医学科、康复科的临床医护人员与研究人员，以及从事心理测量与认知障碍评估的评估师、对脑科学与行为科学感兴趣的读者阅读。

作者名单

主　编

郭起浩

副主编

崔　亮　黄　琳

编　者

（以姓氏拼音为序）

曹歆轶　上海交通大学医学院附属精神卫生中心
陈科良　复旦大学附属华山医院
褚鹤龄　上海交通大学医学院附属第六人民医院
崔　亮　上海交通大学医学院附属第六人民医院
郭起浩　上海交通大学医学院附属第六人民医院
胡盼盼　安徽医科大学第一附属医院
胡笑晨　德国科隆大学医学院
黄　琳　上海交通大学医学院附属第六人民医院
黄钰媛　复旦大学附属华山医院
李春波　上海交通大学医学院附属精神卫生中心
李沁洁　上海交通大学医学院附属第六人民医院
李旭东　首都医科大学附属天坛医院
陆　瑶　上海交通大学医学院附属第六人民医院
潘锋丰　上海交通大学医学院附属第六人民医院
彭国平　浙江大学附属第一医院
苏　杭　上海交通大学医学院附属第六人民医院
唐　毅　首都医科大学宣武医院
田仰华　安徽医科大学第二附属医院
王　刚　上海交通大学医学院附属仁济医院
王　莹　上海交通大学医学院附属第六人民医院
王华丽　北京大学精神卫生研究所（北京大学第六医院）

武力勇　首都医科大学宣武医院
杨　倩　上海交通大学医学院附属第六人民医院
杨　青　复旦大学附属华山医院
张　臻　上海交通大学医学院附属第六人民医院
赵倩华　复旦大学附属华山医院
周　玢　日本理化学研究所
朱云霞　上海交通大学医学院附属第六人民医院

前　言

《神经心理评估》一书，初版于2013年1月，由上海科学技术出版社出版，篇幅约为25万字，推广与普及临床常用的经典测验方法，内容浅近、通俗易懂。时至2016年2月，该书第二版隆重推出，篇幅扩展至45万字。此版在保留原有精华的基础上，进一步丰富了内容，特别是增加了对执行功能、社会认知以及视觉空间能力评估的深入探讨，契合脑科学研究浪潮，"洛阳纸贵"，再版以满足市场需求。2020年，《神经心理评估》第三版问世，其篇幅已增加到约75万字。该版针对神经心理评估的多个分支领域进行了全面更新，新增了主观认知下降评估、结构化记忆评估、神经语言学评估、轻度行为损害评估、老年综合评估以及反应偏差与次优表现评估等重要章节，进一步提升了该书的学术价值与应用广度。进入2025年，《神经心理评估》第四版达到近100万字。此版在继续完善各分支领域内容的同时，增加了40多个测验/量表，既注重钩沉稽古，发掘并介绍早期量表中被忽视的"遗珠"，如波士顿诊断性失语检查、忽视的评估、迷宫测验、骰子博弈测试等经典工具，又与时俱进，开拓创新，积极吸纳近年来新开发的探索性量表，如中国人命名测验（CNT）、快速痴呆筛查问卷（QDRS）、交替流畅性测验（CaST）、波士顿神经认知健康远程评估（BRANCH）等前沿成果，力求为读者呈现一个全面、系统、前沿的神经心理评估知识体系。

神经心理评估的"黄金时代"结束了吗?

笔者从事神经心理评估的学习、应用与总结30多年，一直萦绕脑海的问题是，神经心理评估的发展前景如何？有了CT与MRI，神经心理评估用于脑器质性病灶探查的功能几乎式微，有了标准化的基于血液的生物标志物用于阿尔茨海默病（AD）早期诊断、治疗与康复效果评价，神经心理评估用于认知障碍诊疗的功能也将弱化。

在欧美国家，神经心理评估曾经是一门耀眼的学科，始于19世纪60年代的脑卒中后Brock失语的语言学研究、始于第二次世界大战脑外伤的成套神经心理评估、始于20世纪70年代的老年认知障碍研究，都盛极一时。Lezak所著的《神经心理评估》（*Neuropsychological Assessment*，2012年第5版），迄今已经被引用4万多次。Strauss等的专著《神经心理测验纲要》（*A Compendium of Neuropsychological Tests*，2020年第4版），也被引用近2万次。但是，如果采用"neuropsychological assessment"作为关键词在PubMed进行检索，最高峰是在2013年，有11 964篇，此后不断下滑，到2023年，只有4 241篇了，难道是"彩云易散琉璃脆"，神经心理评估已经告别"黄金时代"了？

神经心理评估包括认知评估（cognitive assessment）与情绪评估（mood assessment）。如果我们采用"cognitive assessment"这个关键词在PubMed进行检索，2013年是10 688篇，到2023年是21 905篇，增长1倍。以"mood assessment"为关键词进行检索，2013年是7 780篇，到2023年是17 434篇，也是在成倍增加。原来是"千山暮雪，海棠依旧"。

作为敏感、快速、无创伤、低成本的神经心理评估量表，与生物标志物检测是相互补充、相得益彰的，而不是相互取代、相互隔绝的。神经心理评估仍然是临床医生必须掌握的基本功，而结合虚拟现实、人工智能、在线脑功能定位、远程认知训练等新技术的神经心理评估，在脑科学研究方面仍然是热门工具，具有广阔的应用前景。

以阿尔茨海默病（AD）为例，认知评估0～6级作为数字诊断，病理标志物指标（Aβ、tau蛋白）A～D作为字母诊断，以数字诊断与字母诊断的组合来描述AD的状态。比如，这例AD患者被称为3B，意思是认知评估处于第 3 阶段(即轻度认知损害)、病理改变处于 B 阶段(即 Aβ 沉积阳性、tau 沉积在内侧颞区)。认知障碍的预防、筛查、诊断、预测、治疗、随访、康复,每个环节都需要神经心理评估,没有评估就没有发言权。作为认知障碍临床医生,常常遇到家属因为遗嘱纠纷而要求医生拿出患者痴呆诊断与严重度判断的依据,如果没有神经心理评估,就缺乏辩护的底气。

神经心理评估已进入跨学科知识体系与应用路径。如 *Neuropsychology* 杂志于 2023 年出版的专题,10 多篇论文都是聚焦前驱期 AD 与临床前 AD 的高度专业化的认知评估与生物标志物的关系。

我国临床老年神经心理评估的现状与展望

本书较为详细地介绍了美国与日本的神经心理评估的现状,包括评估量表与收费标准。临床神经心理评估在我国并没有大规模开展,制约神经心理测验在我国普及的因素很多,就笔者所知,存在以下几个问题。

从普及的角度看,推广量表的过程中,常常遇到的问题是神经心理测验的收费问题。以上海为例,医保不覆盖近 30 年发展的测验[比如目前国内最常用的蒙特利尔认知评估量表(MoCA)不能收费],而只对 20 世纪 80 年代的部分测验[如简明精神状态量表(MMSE)、韦氏智力测验(WAIS)]制定了收费标准——这个收费标准 30 多年没有更新。比如,WAIS 中文版耗时 40 分钟,收费 30 元/人次。考核老年医学科的工作质量的指标之一是“老年综合评估”,由 15 个左右量表组成的耗时 1 小时左右的“老年综合评估”是不能收费的。因为收费低廉或不能收费,测验开发者无利可图,测验评估师的经济收入不足以维持生计。医院在现行的运营模式下,出于绩效考虑,很难设立一名专职评定人员以及固定的评定室,专职评定员如凤毛麟角。没有固定的场地和人员设置,靠研究生或者进修人员的不定期协助,数据积累没有连续性,技术迭代(如 WAIS 从第 1 版进化到第 5 版)无从谈起,基于中国文化背景与当地语言习惯的神经心理测验的发展就成了空中楼阁。完善测验收费与医保支付制度,开展神经心理测验评估师系统培训与继续教育,是神经心理测验发展的根基。

从提高的角度看,神经心理测验研究很难归类。各种高精尖的基础研究项目[比如各种组学(包括代谢组学、影像组学、遗传组学)研究]容易得到支持与发表,而神经心理测验的理论探索与地方性常模建立,既不归属基础研究,也不归属临床研究,获得基金支持和发展的机会微乎其微。这种情况近年有所好转,随着各省市脑科学研究计划的推出,认知领域的研究成为大热门,神经心理测验也越来越受到重视。由于神经心理测验是临床医学与心理学的交叉学科,当前还缺乏密切的跨学科合作。各综合性大学与师范大学的认知心理学家有能力开发前瞻的精密的测评工具而缺乏应用的患者,神经科医生有丰富的临床实践经验而没有能力开发新颖、前沿的测评工具,由于床位周转考核等实际临床工作的特性,神经科医生也做不到长期干预与随访认知功能变化。一个理想的团队,应该是认知心理学家、神经影像分析师、遗传免疫组学分析师、统计学家以及临床脑病相关科室(神经内/外科、老年医学科、精神心理科、康复医学科)密切合作,目前这样的团队合作还非常少见。

展望我国神经心理测验的未来图景,随着我国国民经济的发展与大众文化水平的提高,脑健康(脑疾病防治与脑储备开发)越来越重要。近几年,我国有许多临床医生采用德尔菲法编制量表,把 MMSE 与 MoCA 等认知筛查的条目作为项目池,结合专家们的反馈意见,重新组合成一个简易筛查量表,有点像古代的“集句诗”,这样编制的量表是不是“具有自主知识产权”,是不是影响国际交流?得失尚需更多观察与验证,本书暂时不予收录。我们期待中国原创理论与原创测验方法的量表如蒲公英般遍地开花,为学科发展注入新的活力。

临床医生选择测验,既要考虑测验结果与解读的国际可比性,又要体现中国特色与中国成果。不同的研究取向宜兼容并包、与时俱进。生物统计学取向、认知心理学取向、“脑-行为”关系取向、网状分析取向、人工智能取向的研究百花齐放。虽然传统纸质版神经心理测验仍然生机勃勃,然而也要大力发展结合互联网、虚拟环境、神经科学、生物信息学等开发被试者友好的新一代评估技术，克服目前自助心理测验的“计算机焦虑”与“动力缺乏”导致信/效度较低的弱点。

测验需要大量培训合格的有相关资质的评定员或评估师。目前国内的培训局限在重视认知筛查量表而忽视系统全面的学习，不能满足学科发展的需要。决策者有望推出国家层面的继续教育教材及相应的规范化培训体系，完成培训者可获得资质证书。

最后，感谢所有参与四个版本编写的编委、同行专家、莘莘学子，感谢上海交通大学医学院附属第六人民医院领导与同事的支持与鼓励，感谢所有对神经心理评估感兴趣的读者朋友，你们的实践反馈是我们再接再厉、不断修订新版的动力源泉。感谢上海科学技术出版社编辑的策划与鼓励。

笔者是在繁忙的临床工作之余编写本书，加上对临床神经心理评估的认识水平有限，不足之处在所难免，敬请广大读者与同仁不吝指教。

郭起浩

2024 年 10 月于上海

修订说明

在秉持“探幽微、拓新知、补短板、展全貌”的宗旨下，第四版在内容与形式上实现了诸多重要更新。

首先，相较于首版普及神经心理评估基础知识的初衷，本版修订日益向专业化与学术化方向迈进，读者群体也相应扩展至需深入研习的专业人士。

其次，第四版增加了两位年富力强的副主编。崔亮博士与黄琳博士不仅对临床评估很熟悉，而且对脑影像学有颇深的造诣，对多模态 MRI 与 PET 扫描图像的分析精益求精。这恰恰契合了神经心理学由传统心理测验向心理活动的神经基础及心理与生物标志物结合方向发展的时代趋势。脑机接口、脑网络环路、脑计算、脑-肠轴等新兴领域的蓬勃兴起，更为本学科开辟了广阔的研究与应用空间。这也预示未来第五版的内容，将呈现更多当代神经心理学的新进展。

最后，前三版绝大部分内容是主编与研究生团队完成的，本版邀请了蜚声国内外的本领域的专家群策群力，李春波、胡盼盼、田仰华、唐毅、王华丽、武力勇、王刚、彭国平、李旭东以及来自日本（周玢）与德国（胡笑晨）的教授们，他们提供的锦绣文章与真知灼见，为本书质量的提升做出了卓越贡献。

目　录

第一章

认知的大脑定位和神经心理障碍

神经心理学是研究脑与心理相互关系的学科，其历史从Carl Wemicke(1874)开始。在早期阶段，神经心理学是神经病学(相当于硬件)与心理学(相当于软件)的结合。现代神经心理学是认知科学与临床神经科学的整合，是脑科学的主要分支之一。行为神经病学、临床神经心理学和神经精神病学构成神经心理学的主要组成部分。

在认知的大脑定位研究早期，人们认为可以发现所有认知功能处在大脑中的特定位置，简洁明快的点对点的定位思想占了主导地位。自从Lashley通过动物实验提出脑损坏容积起作用的观点后，大脑每个结构功能相同的思想与严格的脑结构定位观念分庭抗礼。随着资料的积累和认识的深化，人们发现有多个脑结构联合执行某种认知功能，比较著名的有Luria的三个基本功能联合区学说和Damasio的三个系统学说。Luria的基本理论是：第一联合区由大脑半球内侧部皮质、间脑、脑干网状结构组成，调节机体紧张度，保证觉醒状态。第二联合区由枕叶视区、颞叶听区、顶叶普通感觉区组成，作用是兴奋的接受、传递、加工和储存。第三联合区由前额叶组成，对传入信息进行第二次加工，形成自己的行动计划和程序，在言语参与的条件下调控自己的行为。Damasio的基本理论是：初级皮质记录感觉和运动信息；辅助运动区、边缘结构(内嗅皮质、海马、杏仁核和扣带皮质)、新纹状体和小脑等结构组成内部信息编码的基础；在这两者间有正反馈和负反馈联系；丘脑、前脑底部、下丘脑、脑干组成伺服系统。

从认知功能出发寻求大脑结构定位的思路与现代功能影像学的设计原理不谋而合。每个认知亚成分可能在大脑神经网络中存在许多相关结点，如Mesulam提出的记忆网络模型中，将记忆的感知、编码和提取区分为“外显记忆”“工作记忆”“面孔识别”和“空间意识”等不同成分后，认为外显记忆的结点在海马-内嗅区域，工作记忆-筹划执行功能的结点在前额叶外侧皮质，面孔与物品再认的结点在颞中和颞极皮质，空间意识的结点在后顶皮质。尽管记忆的编码和提取涉及几乎所有的联络皮质，但其信息处理过程存在有规律的解剖分布，相关的皮质区域对感觉信息进行编码，边缘系统将这些感觉信息整合到原有的知识体系中，前额叶指导信息储存和提取的条理性。

第一节 运用的相关脑区和失用症

一、运用的相关脑区

运用是个体生活中经过模仿、学习和长期实践而形成的，是运动功能的高级表现形式，为人类所特有。作为肌群的运动基础，有4个相关脑结构通路，包括皮质脊髓束、皮质脑干束、内侧纵束和红核脊髓束。行动计划又称运动程序，指意向性运动的抽象表现，包括达到目标的一系列动作是如何动、动的次序、动的方向、动的时限等，这些信息产生依赖初级运动皮质外的脑结构，包括辅助运动区、前扣带回皮质、额叶眼区和顶叶。这些大脑结构与协调地、熟练地运用功能相关。

1. 辅助运动区(supplementary motor area，SMA)　在运动的计划、准备和开始方面起重要作用。SMA 位于初级运动皮质前侧,并与之相连,经常被称为前运动区。不同于初级运动皮质,每侧 SMA 有同侧和对侧运动皮质投射。功能影像学研究表明需要复杂运动排序时双侧 SMA 被激活,而在简单的重复性任务中,尽管对侧初级运动皮质区域的血流量增加了,SMA 并没有被激活。要求患者想象而不是实际执行复杂的手指序列任务时,SMA 被激活,而初级运动皮质区域没有被激活。

2. 前扣带回皮质　位于扣带沟之下、胼胝体之上,在运动和认知功能的连接中起作用,尤其是这种连接是新的或需要更多认知控制的时候。它只有 5 个细胞层,是大脑中最原始的结构之一。在分别需要手部、口部和眼睛运动的 PET 研究中,每种运动区分为熟练动作和新学习动作两种,发现只有在新学习动作中,需要手部运动时前扣带回皮质的尾部被激活;需要眼睛运动时前扣带回皮质前端被激活;需要言语时前扣带回皮质的中段被激活。

3. 额叶视野(frontal eye fields)　额叶视野位于 SMA 的前侧、Broca 区的背面,在控制随意的眼球运动中起作用。在突闻大声或明亮物品移动时吸引人们注意引起的反射性眼睛运动是不随意的,这种运动受控于上丘。而随意的眼睛运动是编程的,如在熙熙攘攘的人群中寻找朋友的容颜,受控于额叶视野。尽管在最后的输出通路上相同,随意和不随意眼睛运动两者相互独立,但随意眼睛运动优先输出。额叶视野在成对眼睛运动即眼睛侧向快速运动中起重要作用。

4. 顶叶　顶叶在运动程序中的作用是双重的,首先涉及各种空间运动控制,其次是产生复杂的、熟悉的运动行为。前者依赖于顶叶上部区域,后者依赖于顶叶下部区域。顶叶既对自身各部分位置的本体感受信息很敏感,也接受运动和运动前区的反馈,两者整合确保身体各部服从指挥。顶叶上区的损伤可导致患者运用肢体从事自控动作的能力下降,顶叶下区的损伤会导致复杂的、熟练掌握的运动行为受影响,引起失用。

二、失用症

1. 定义　失用症(apraxia)是指在具有健全的肌力和完整的神经支配的情况下,机体不能顺利完成有目的的动作,丧失已获得的、熟练的正常运动。这种丧失不能用肌力减退、肌张力异常、震颤或舞蹈症等解释,它是皮质高级运动损害而不是初级水平的运动控制损害。失用的表现一般是双侧的,而肢体肌肉控制障碍时病灶多为单侧。失用患者有时能自发地完成熟练运动动作,他们的困难仅出现在要求完成有目的动作或模仿无意义动作和不熟悉姿势的时候。

2. 失用症的检查　失用症的检查项目见表 1-1-1。每个项目又可分为自发完成和模仿完成两个步骤。

表 1-1-1　失用症的检查项目

部　位	动　作
上肢	不及物：表示再见、敬礼、搭便车、来去、停止 及物：用钥匙开门、抛硬币、使用剪刀、敲音叉、用订书机装订、开调料瓶、使用螺丝起子、使用锤子 描述：描三角形、圆形、螺旋形 系列动作：折好信纸、放入信封、封好信封口、贴上邮票
下肢	伸腿、踢球动作、踩灭烟头动作、走直线、马步、后退
口部	不及物动作：伸舌、露齿、张口、吹口哨、发鞭炮声(“噼啪”) 及物动作：吹灭火柴、吮吸管
眼睛	闭眼、左看、右看、上视、眯眼
全身	鞠躬、扫地动作、转圈子、给自行车打气动作

3. 分类　失用有许多分类方法。以部位分,可以区分为口面失用和肢体失用。前者定位于额叶和中央顶盖、邻近的颞上回和岛回的前端,后者与左顶叶或顶颞叶区病变有关。1905 年 Liepmann 将失用症分为观念性失用(ideational apraxia)和观念运动性失用(ideomotor apraxia),前者是形成运动的“意念或观念”能力受损,比如点蜡烛,需要取火柴、关火柴盒、擦火、火头凑上蜡烛等连贯动作,患者能完成单个动作,但不能组织每个步骤成为系列动作。另外,患者不能使用锤子、牙刷、剪刀等实际物品。后者是概念和行动之间脱节,信息不能从运动的大脑区域传输到指挥身体进行运动的区域,与前者不同,患者不能完成或模仿简单具体的动作,如手势和不及物动作如敬礼,但能完成复杂动作的次序组织。有些研究者

使用“符号性动作失用”和“物品使用的失用”来取代意念性失用和意念运动性失用。其他类型的失用如结构失用(不能正确处理空间关系)和穿衣失用都是空间领域的失用,与空间加工和偏侧忽视有关,许多神经心理学家将它们归到视觉空间障碍。

(郭起浩)

第二节 物体识别与失认症

一、物体识别的理论

物体识别看起来非常简单和自然,但事实上其加工过程相当复杂。英国心理学家马尔(Marr)在其著作《视觉》(1982)中提出物体识别的计算理论,首先定义3种主要表征(即符号性描述):初级简图,是对视觉输入的边缘、亮暗和轮廓的二维描述;2D简图,通过利用阴影、纹理、运动和双眼视差等信息对可视表面深度和方位进行描述;3D模型表征,这一表征描述物体形状的三维特征以及它们的相对位置。初级简图和2D简图围绕视网膜的参照系统展开,因而它们保留观察者和被观察物体之间关系的信息,与前两种表征不同,3D模型表征的参照系主轴是由物体特性决定的,是以客体为中心的,不依赖观察者的角度变化,具有物体认知的恒常性。所以,尽管视网膜显示的成像不同,我们仍然感知到是同一物体。该理论对于我们细致地理解各种辨认障碍提供了有用的框架。综合各种物体识别理论(模板理论、特征理论和成分识别理论),以下一系列加工对于物体识别是重要的:对物体边缘形状的编码、物体各种特征的组合、与大脑储存的结构性知识匹配及语义知识的提取。

二、失认症

1. 定义　失认症(agnosia)是物体识别的神经心理障碍。

2. 视觉性失认症的分类　视觉性失认分为知觉性视觉失认和联合性视觉失认。前者因严重的知觉加工缺陷引起物体识别困难。后者为知觉加工完整,物体识别的困难是因对目标的视觉性记忆损害或不能搜索到与目标相关的语义信息所致。关于视觉失认的理论模型,较为典型的是Lissauer提出的视觉感知和视觉心理意象分离模型。在该理论框架中,患者对感官印象(感知)具有正常的意识,但无法将感知的内容与存储的知识联系起来。具体来说,视觉心理意象是指我们在脑海中想象不在我们直接视线范围内的物体的能力。例如,我们大多数人都可以从记忆中说出樱桃的(典型)红色是否比草莓的红色更深或更浅。在视觉心理意象中,来自语义记忆的信息(例如樱桃和草莓的典型外观)被建模以模拟特定的感知问题(比较色调)。一些视觉失认症患者在知觉障碍的同时失去这种能力;然而,其他患者则表现出分离现象,感知受损但保留了心理意象。

(1) 知觉性视觉失认:可分为狭义知觉性失认、同时性失认(simultanagnosia)和知觉范畴障碍。狭义知觉性失认患者的基本视觉功能如视野、视敏度是正常的,但不能正确地辨识简单的视觉形态。同时性失认指的是患者在视野没有缺损的情况下,可以辨识一幅画面或一个情景的个别物体或人物,但不能对整幅画面或情景正确地认识。双侧顶枕部损伤导致背侧同时性失认,患者数一个以上物品有困难,比如,目睹横排的一行硬币不能计数,某患者看窗外的马路,说“我知道那里不止一辆车,但我在同一时间内只能看到一辆车”。左颞枕叶结合部损伤导致腹侧同时性失认,同样不能辨识一个以上的物品,与背侧同时性失认不同之处是计数作业能完成、对自然环境的处理损害较少。知觉范畴障碍指患者不能正确地匹配从不同视角呈现的二维或三维物体,大部分是单侧右后半球病变所致。用Marr的计算理论分析,这些患者未能形成独立于观察点的描述,从而使非传统或非典型的观察点呈现的物体识别或匹配受损。总而言之,复杂的视觉能力由可分离的信息加工流组成,这些信息流包括物体形态、颜色、明暗、大小、移动、空间位置及整合,知觉性视觉失认是这些信息流中的某一个或几个受损所致。

针对知觉性视觉失认的评估有三个常用的测验:Gollin图形测验(由一系列逐渐变得完整的素描图组成)、不完全字母测验和不常见视角图片测验。知觉性失认患者在这些测验的表现比正常人差。不常见视角图片是从一个很不常见的角度拍摄的照片,如茶杯的常见视角是从侧面拍摄的,不常见视角从正上方拍摄,只能看到杯子的底部和手柄。用 Marr 的理论解释,患者不能将不常见视角获得的信息转换为三维模型表征。进一步分析发现患者不能处理透视缩短的照片,而对缺乏显著特征的照片的识别则没有问题。

(2) 联络性视觉失认:患者对所见物体不能命名,也常常是不能表达其语义知识和功能特征、不能对其分类和归类。同一物品的不同呈现方式如照片和实物的匹配不能是一个典型的例子。但保存复制和匹配以相同方式呈现的物体的能力,知觉相对正常,比如,能对知觉特征相似的目标进行区分。针对面孔、颜色和书写材料的识别障碍分别叫颜面失认(prosopagnosia)、颜色失认和单纯性失读症(pure alexia),物体失认的患者未必合并这三种失认。它们可以单独出现,因为其视觉加工和识别依赖于不同的脑结构,但因为这些结构比较接近,在大的双侧大脑后皮质血管性意外时常常同时受累而出现各种不同的失认表现。

颜面失认患者不能识别熟悉的面孔,但一般还拥有一些关于这些颜面的内隐知识,如该颜面是否著名等,是语义性痴呆患者的典型临床表现之一。颜面失认是因为特异性颜面加工机制损伤而不是精细辨别能力缺乏造成的。Farah 提出的双加工模型对整体分析加工与局部分析加工进行区分,认为颜面识别涉及整体分析过程,阅读涉及局部分析过程,而物体识别二者皆有。

范畴特异性命名障碍是联络性失认的一种特殊类型,文献报道的选择性受损的范畴包括颜面、动物、植物和食品等,功能定位于人脑的颞叶。大部分患者表现出对生物类比非生物类更容易出现命名障碍,可能是因为前者的视觉形态更复杂、彼此更相似、有更多的特殊名称的缘故,也可能是因为生物类语义记忆结构的局灶性破坏。视觉失语症也是一种特殊的命名障碍,患者不能命名视觉通道中呈现的物体,但可以通过其他感觉通道完成对同一物体的命名。例如,呈现一只靴子,患者可以准确地做出穿靴子的动作,但嘴里却说"帽子",但听觉辨认和用手触摸靴子没有命名错误。患者表现为局限于视觉的物体和图像的语义性命名障碍,没有知觉障碍,是联络性视觉失认的一种类型。

3. *其他失认症* 除了视觉失认,其他感觉通道的失认包括听觉失认、体感失认和触觉失认。听觉失认症是指尽管听力、认知功能和语言能力(阅读、写作和口语)完好无损,但声音感知和识别能力受损。听觉失认症可以是普遍的,影响所有类型的声音感知,也可以是(相对)特定于特定领域的,包括纯词聋、非言语声音失认、感受性失音乐症和听觉情感性失认。言语听觉失认症[也称为(纯)词性耳聋]是指特定语音处理的缺陷,环境声音失认症是指局限于非语言环境声音的困难,感受性失音乐症指欣赏音乐的各种特点的能力受损,听觉情感性失认指对语言内容理解正常而对表达感情的吟咏的语言理解受损。这些缺陷可以是感知性的,影响基本的知觉过程;也可以是联想性的,影响感知到的听觉对象与其意义的关系。体感失认包括疾病感缺失、偏侧躯体失认、偏侧疼痛失认、自体部位失认、异处感觉(指不能对皮肤接受的刺激做出正确的定位)和动觉性幻觉(自觉一侧肢体发生了长短粗细等变化)。

(黄　琳)

第三节
注意的相关脑区与偏侧忽视

一、注意的相关脑区

注意是心理活动对一定事物的指向和集中。注意依赖于许多脑区域的复杂的相互作用。控制注意的神经网络主要有 6 个区域:脑干网状激活系统、中脑上丘、丘脑后结节、前扣带回、后顶叶和额叶皮质。每个脑区域在某种特定的注意功能中起到突出的作用。

1. *脑干网状激活系统*(reticular activating system,RAS) 负责警觉和注意的唤醒。细胞体位于脑干,与大部分大脑皮质有弥散联络,使大脑保持在恒定的注意状态。注意维持指在一段不间断的时间内集中注意力完成任务的能力,RAS 很可能有助于注意的维持。双侧 RAS 或弥漫性 RAS 损伤导致昏迷。

2. 中脑上丘　要灵活分配注意，就需要从一个位置转移到另一个位置的能力。通过控制眼睛运动从视觉物品或位置转移注意的重要部位是上丘，它负责外来刺激快速进入视窝。尽管眼睛的移动和注意的焦点并不同步，眼睛的位置总是跟随在注意集中点之后。外周的物品或位置进入视觉中枢的过程伴随着眼睛飞快地跳跃式扫视。快速扫视是约 120 ms 的对外周新的视觉刺激作出反射性触发反应；而规则扫视是在意识控制下 200～300 ms 的反应。对猴子的研究表明，上丘在快速扫视中起关键作用，上丘受损后快速扫视消失而规则扫视不受影响，后者只有在额叶视区受损后被破坏。人类的核上性麻痹是以基底节的部分退行性变和上丘的特殊退行性变为特征。观察这些患者的日常行为可以了解上丘在注意控制中的作用：与人交谈时没有眼神接触、举箸就餐时不看碗碟。实验发现这些患者的注意转移有特异的问题。下丘在听觉通道的信息的注意转移中起着同样的作用。

3. 丘脑后结节　丘脑处于几乎所有感觉信息的十字路口，丘脑后结节在选择性注意中起重要作用。注意选择，指在一段时间内将精力集中在某一相关刺激或处理，而忽略不相关或分心刺激。在一项人类正电子发射计算机断层显像（positron emission tomography，PET）研究中，当呈现 8 个字母围绕着字母 O 的图像与单独呈现的 O 的图像相比，发现只有丘脑后结节部位的激活增加，原始视觉皮质区域并没有出现激活。从大量字母中识别字母 O 需要集中注意力过滤信息，这说明是任务的过滤而非其视觉复杂性使丘脑后结节部位被激活。

4. 前扣带回　前扣带回被认为是皮质和皮质下结构的分界面，整合警觉、唤醒、指向和过滤功能，结合当时情绪或动机选择恰当的反应。设想你站立在咖啡店外面的大街中间，突然注意到你周边有快速移动的车辆，你必须处理这些车辆的情绪意义（如紧张、惊奇）并做出反应（如离开）。这时，是扣带回赋予此景的情绪信息。功能影像学 PET 研究表明阅读 Stroop 色词测验的卡片 C 时激活在前扣带回。从大量的相关词（如斧头等）中选择一个词（如树木）时，也可以观察到扣带回激活增加。

5. 后顶叶　顶叶在注意的空间方面和注意资源的分配方面起重要作用。顶叶受损将导致偏侧忽视，患者对一侧空间往往是左侧空间的物品不注意。顶叶涉及注意资源的分配，因为出现在个体有意识注意任务中的特殊信息之时的 P 300 波幅在顶叶最明显。例如，在双重任务中，要求注意分割（指在一段时间内将注意力集中在一个以上相关刺激或处理），受试者既可以给予相等的注意（任务 A 是 50%，任务 B 也是 50%），也可以给予不等的注意（如任务 A 是 20%，任务 B 是 80%，或者反过来），执行该任务时有意分配的注意力愈多，则顶叶区的 P 300 波幅愈大，这个 P 300 有时也被称为 P3b。

6. 额叶皮质　额叶皮质对独特运动反应的选择和在从事服务于目标或计划的注意资源中起重要作用。额叶病变也可以观察到忽视，但不同于后顶叶病变导致感觉信息忽视，额叶病变是对忽视侧空间的运动性移动不能。额叶还驾驭注意指向的眼睛凝视，与眼运动的有意识控制和反射性眼移动的抑制有关。在 P 300 研究中，出现新的或不可预知的刺激试图引起受试者注意时，额叶中央区的 P3a 波幅下降，即额叶与新刺激的识别有关。

上述部位构成注意的神经网络，RAS 的主要作用是维持警觉和唤醒，扣带皮质是赋予信息以动机意义，后顶区提供感觉地图，额区提供通过探索、扫描、抵达和注视来转移注意的运动程序。但每个脑结构的特殊作用不是绝对的，比如，额叶是注意网络的一部分，同时也是其他许多认知功能的发源地，严重的注意障碍可能涉及两个以上脑部位。Posner 提出视觉选择性注意的三阶段理论模型是：注意从一个给定的视觉位置脱离，由顶叶控制（偏侧忽视被认为是一种注意脱离障碍）；注意从一个目标移动到一个新目标，由上丘控制；注意接近或锁定一个新目标，由丘脑后结节控制。

二、偏侧忽视

1. 定义　偏侧忽视（hemineglect）是突出的注意障碍之一，患者临摹图画时只画一侧（通常是左侧）的空间内容、阅读时忽略一侧的文字、书写时只在纸张的一侧、列算式时忽略一侧数字、吃饭时只吃盘子一侧的食品，严重者认为左侧身体不属于自己，极端者甚至认为这些肢体是他人的(称为躯体错乱, somatoparaphrenia)等。感觉对消(sensor extinction)现象是感觉性偏侧忽视之一,其表现为:在患者左侧呈现一支钢笔,患者能正确识别,钢笔放在右侧也能正确识别,而在左右两侧同时呈现钢笔时,患者仅能看到右侧的一支。顶叶缘上回病变易致偏侧忽视,右侧病灶比左侧病灶更常见、更严重。额叶、基底节和丘脑损伤者也有偏侧忽视报道。忽视症状通常在起病数周至数月后缓解,但一般不会完全消失。遗留症状的检查经常采用双侧同时刺激技术,分别在视觉、听觉和触觉通道同时呈现相似的刺激,患者会忽视一侧的刺激。

2. *临床表现* 偏侧忽视表现为一侧景物看不见,尽管如此,但它不是左侧视野感觉加工损害的结果。忽视患者以身体中线为坐标,其左侧所有视觉材料的加工缺失。偏盲患者身体不动、只要转个头,注视左侧视野,就能看到原来看不到的物体,而忽视患者依然看不到。视野损害可以通过恰当的搜索策略作出弥补,而忽视患者不能。视野损害的病灶通常在枕叶,而忽视的病灶通常在顶叶,但如果病灶从顶叶延长到枕叶,忽视患者可以合并左侧偏盲。

3. *相关测验* 偏侧忽视的检测有无意义结构模仿测验,字母、数字和符号划销测验,线条等分测验,两点辨别测验,自行画图、物品图形(如树、花)模仿测验,连线测验 A 与 B,文章朗读和文字抄写等,也有不同材料混合在一起要求划销的测验,如 Caplan 字母与符号混合划销测验和 Halligan 等单词与星星混合划销测验。

在线条等分测验中,要求将一根线条分为相等两段,左侧忽视患者常常将中点放在右 1/4 处,左边长度占 3/4。然而,如果在等分之前要求患者注意线条左缘的某个明显的标记,则患者能正确地指出中点。这说明忽视是一种注意导向障碍。Mesulam 报告一例忽视患者在完成字母划销测验时,要求划掉图中所有的 A,患者表现为左侧忽视,当告诉患者每划掉一个 A 可以得到一元钱时,左侧忽视减轻了,这说明扣带皮质发挥作用改善了患者的注意动机,忽视的严重性可由注意力节制。患者对自己的偏侧忽视没有自知力,对他们来说,左侧空间是不存在的。这就像是脑后的空间,平时,你聚精会神地目视前方,对背后的世界浑不在意。只有在每回首一次可得一元硬币的奖励或黑暗的街道上有脚步声紧跟而来,你才会频频回头。总之,忽视是注意缺损的结果。

作者在检测两例右顶叶梗死患者的汉字阅读中发现左右结构的汉字容易出现偏侧忽视(如睛→青、腔→空、颠→页、勋→力),而上下结构(如尘、岩)与封闭结构(如园、困)的汉字罕见发生偏侧忽视。患者将“树”读作“寸”而不是“对”,“拗”读作“力”而不是“幼”,“谢”读作“寸”而不是“射”,字的左边和中间部分都被忽视了,而“纵”读作“从”而不是“人”,“诩”读作“羽”而不是“习”,“讹”读作“化”而不是“匕”等,字左边部分都被忽视,而中间部分没有被忽视,这说明患者的注意空间受到内隐记忆的影响。

为什么偏侧忽视易发在右半球损伤患者?不注意、肢体运动不能和指向运动不能(directional akinesia)也是右侧病灶比左侧病灶表现更常见。应用视觉搜索测验,有左半球病灶患者的平均遗漏项目左侧 1 个、右侧 2 个,而有右半球病灶患者的平均遗漏项目左侧 17 个、右侧 8 个。这说明右半球承担了更多的总体注意和觉醒功能。这些现象的一个解释是推测右半身活动受双侧半球支配,而左半身活动受右半球单侧支配,故右半球损伤患者易发生左半身偏侧忽视。另一个解释来自脑电图(EEG)的研究,左侧和右侧的视觉刺激都会导致右顶叶波的去同步化,而左顶叶的去同步化只在右视野受刺激时才表现明显,这说明右顶叶比左顶叶在警觉方面更占优势。

4. *治疗* 对于忽视患者,过街、骑车等简单的日常生活都会显得危险重重。冷热水刺激治疗可以减轻忽视症状。20 mL 7℃以上、体温以下的水在 15 s 内注入左外耳道,因为水顺着耳道前庭系统流动,患者不能保持平衡。冷水送入使眼睛向刺激的对侧移动,而温水的导入使眼睛向刺激的同侧移动。遗憾的是,该技术会使患者出现眩晕和恶心等不良反应,限制了它的应用。可能的治疗机制是前庭刺激使颞顶叶区域血流量增加,从而暂时缓解各种忽视症状。

此外,视觉运动反馈、提高空间注意警觉性、左侧视野强化训练、戴右倾 10°的棱镜等方法均可以改善忽视症状。

(郭起浩)

第四节

语言和语言障碍

一、语言成分的定义

语言是利用符号进行交流的工具。语言三要素为语音、语义和语法。音素(phoneme)：最小的可分离的声音单元，单独出现时毫无意义，按语言的规则把音素组合起来便得到了词素(morpheme)，即意义的基本单元。音韵(phonology)：通过研究不同声音的舌位、气流、口腔变化的模式来描述语言声音。字位、字素(grapheme)：意义的基本单元，语言文字系统的最小区别性单位。词位、词素(morpheme)：指语法的最小区别性单位，词是由一个或多个词素组成。

(1) 语义：语义是语言的重要组成成分。语义记忆(semantic memory)的概念最早由Tulving教授于1972年提出，指人们关于世界的概念性知识(conceptual knowledge)。语义记忆不仅包含对一般事物、客体、名人、历史事件等普遍性的认知，还包括个体的生活经历，且独立于空间或时间信息(与情景记忆相反)，在语言运用中起到重要作用。语义记忆以语义知识(semantic knowledge)为基础，主要通过语言编码系统表达，因此其受损表现为个体的语义障碍(semantic impairment)。

(2) 复述：表示声音模仿或鹦鹉学舌。音素分析、言语发音的"内部联系"过程和适当的听觉语言记忆是复述的基本要素。复述能力的影响因素：音位结构、词汇级别、材料意义、字词长度、句法形式、可预测性、语法种类。

(3) 错语(paraphasias)：错语包括言语错语(verbal paraphasias)、语义错语(semantic paraphasias)和音素错语(phonemic paraphasias)。言语错语指一个词语不正确地代替别的词语，当这种代替的词语意义相似时(如以谷仓代替房子)，这种错误被称为语义错语，用声音相似的词取代目标词，被称为音素错语。

二、语言障碍的分类和表现

1. 失语症　失语症可分为Broca失语、Wernicke失语、语义性失语、传导性失语、跨皮质运动性失语、跨皮质感觉性失语和全面性失语等，不同的失语症类型可能指向不同的受损脑区。各种失语症的鉴别见表1-4-1。

表1-4-1　失语症分类与鉴别

失语症的类型	自发言语	错　语	理　解	复　述	命　名
Broca失语	非流畅	不常见	好	差	差
Wernicke失语	流畅	常见(口头上)	差	差	差
语义性失语	流畅	常见	差	好	差
传导性失语	流畅	常见(文字上)	好	差	差
跨皮质运动性失语	非流畅	不常见	好	好(模仿言语)	差
跨皮质感觉性失语	流畅	常见	差	好(模仿言语)	差
全面性失语	非流畅	各种各样	差	差	差

(1) Broca失语：构音肌并不瘫痪，丧失言语表达能力或仅能说出个别单词，口头表达的异常有两个特点：在音素和音节水平发生障碍；语法类型减少和简单化。① Broca失语表现为语音性和音位性障碍。音位性障碍类型：声音替代错误(一个声音节段被另一个音所取代)；简化错误(声音节段或音节被省略)；附加错误(增加了一个额外的声音节段或音节)；语言环境性错误(出现一个特别的音节，该音节不能通过周围的音位学的上下文的影响来解释)。② 听语理解：一般谈话正常，但不能执行两

个以上的系列指令;抽象的无图片的项目、包含在句法形式中的信息的理解和阅读也有缺陷。③ 复述:严重受损,有的可复述一两个字词。④ 阅读(书写文字理解):当句子的意义能被上下文及词语顺序清楚地传达时能理解,当句子的意义取决于相关的小的语法性字词时理解有困难;不能读出个别字母(字母失读症),在日本患者表现为能读表意性汉字而读表音性假名的能力大大减低。⑤ 命名:很差,看图命名能力常略高于自发言语中生成名称的能力;原因:发音或记忆障碍。⑥ 书写:书写能力与说话能力平行,特点为拼音错误、字母遗漏、持续言语、句子语法缺失。抄写和听写好于自发书写。⑦ 运用:多见无瘫痪的左上肢观念运动性失用症和口面失用症。后者与左额叶盖部损害有关,表现为不能执行要求涉及面部和分音肌的动作,如吹气、弹舌、咳嗽等动作,自动性运动保存,如给患者一支正在点燃的火柴时他会吹灭。注意区别失用和听语理解缺陷。

(2) Wernicke 失语:① 自发言语流畅,语调正常,但用字错误,他人不能听懂,表现为音素性错语或语义性错语或两者同时存在。说话时缺少实体词,对错语缺少自我改正的企图。音素性错语+语义性错语=新语性杂乱语(neologistic jargon)。音素性错语:在汉语语境中这种情况少见,主要表现为语义性错语。(音素代替:如 team→[kimz]、省略 green→[gin]、添加 see→[sti]和换位 degree→[gadriz]);语义性错语:同范畴词代替,如猫→狗,反义词代替,如好→坏,关联词代替,如烟→火柴,总称代替具体,如笔→铅笔。② 听语理解:严重受损。是音素编码水平加工过程缺陷引起(经皮质感觉性失语为语义水平缺陷)。依据:患者能匹配听觉呈现的词语与相应的图片。③ 书写文字(阅读)的理解能力:与听语理解受损程度平行。④ 书写:自发书写好于听写(可能有词聋)。⑤ 复述:不能。

Wernicke 失语的分类:Hecaen(1969)将 Wernicke 失语分为 3 个亚型:音素辨别缺陷为主型;语义理解为主型;注意力缺陷为主型。Kertesz(1983)则分为 4 个亚型:原始的 Wernicke 失语(说话流畅,伴有错语,但可被理解),语义性杂乱语失语(说话大部分由语义性错语组成,不被理解),新语性杂乱语失语(说话大部分由新语组成,不被理解,疾病感缺失),纯词聋。

(3) 传导性失语:① 言语流畅,用字发音不准(音素性错语)。对言语和书写文字(阅读)的理解能力相对保存,患者能自我改正。② 不能复述,原因:音素解码异常(不能复述相对不常见的多音节词句)或短时记忆受损(记忆广度缺陷)。③ 有失命名症,患者强调知道正确的名称,但不能正确地说出。④ 病变:优势半球侧裂后部,主要累及缘上回皮质和皮质下白质,很少或没有神经系统异常体征。

(4) 完全性失语:表达和理解言语能力都丧失,但可保留执行体轴性命令,有的经数月或数年演变为慢性 Broca 失语。常见于左侧大脑中动脉主干的闭塞。

(5) 纯词哑:字词发音能力孤立地丧失而无书写能力,理解口头和书面言语能力的丧失。最常见于 Broca 失语的后遗症。与 Broca 失语不同点:即使在急性期也可用书写来准确回答问题并表达他的愿望和要求。复述严重受损,病灶:优势半球感觉-运动皮质发音区域,或 Broca 区,或该二区与它们传出通路之间的皮质下连接。

(6) 纯词聋:口语理解完全紊乱,患者说、读、写及非词语的听觉刺激处理并不受损。患者报告:听到声音但没有字词;像听外国人说话。不能复述听到的言语。病变:左侧听放射和起源于对侧听觉区域的胼胝体纤维,接近 Wernicke 区(使听觉信息脱离)而又不破坏 Wernicke 区。最常见于双侧颞叶血管性病变后(两侧病变的时间可间隔数月或数年)。

(7) 无复述障碍的失语症:其共同特征是:保留复述能力(Wernicke 用"经皮质"一词指复述良好),损害在侧裂区言语核心区域的外围。① 经皮质运动性失语:又名动力性失语。表现与 Broca 失语相同,自发言语的信息量和复杂性明显减少,但复述好,如描述天气,患者只会说"好",没有更多言语,但能复述"今天外面天气很好,是温暖的充满阳光的日子"。病变:Broca 区周围,或 Broca 区的前上方,或额叶运动前区。② 经皮质感觉性失语:听语理解在声音到意义的连接水平有缺陷。音素的听觉性和运动性加工无损害,故患者能复述他不懂的词句。

自发性言语流畅，空洞。命名有明显障碍。可以是Alzheimer病早中期表现的一部分。病变：Wernicke区后部，或左颞顶枕结合部的后和下部连接。③ 混合性经皮质失语：除了复述部分保留，所有言语功能均明显受损。病变：左大脑半球分水岭区，累及额、颞、顶叶大片区域。侧裂周围言语核心未受损。

(8) 失命名性失语：又称"命名性失语"或"健忘性失语"。口头与书面表达出现找词困难，而口头与书面言语的理解、朗读、复述、书写未受损。自发言语流畅，空洞，缺少实质词。病变：颞叶或颞顶区。分类：词产生失命名、词选择失命名、语义性失命名、范畴特异性失命名和感觉特异性失命名。① 词产生失命名：患者知道正确字词，但不能产生，是Broca失语或传导性失语的一部分。② 词选择失命名：患者承认不能回忆起恰当的字词，音素和语义暗示很少有效，但自称字词就在舌尖上，能从检查者提供的一组字词中快速地挑选出正确的字词；病变：颞枕结合处下部。③ 语义性失命名：检查者提供的某些字词，患者没有能力接受。病变：颞-顶结合部。④ 范畴特异性失命名：患者不能命名属于某一特异范畴的项目，如颜色，或身体部位，而其他范畴的项目能充分命名。最常见的是颜色失命名。病变：颞顶区。⑤ 感觉特异性失命名：包括视觉性失命名(大脑半球内视觉-言语连接障碍)、听觉性失命名和触觉性失命名。值得注意的是，理解障碍在Wernicke失语和语义性失语中都存在，而这两类患者根据颞叶皮质的病变位置可以进行区分，前者病变主要位于颞上回Wernicke区，后者则定位于颞叶的前部如颞叶等区域，且两者都往往合并有额外的前额叶损伤。

(9) 基底节性失语：局限于纹状体的小病灶不产生言语障碍。病灶较大，可产生言语障碍。患者谈话含糊不清，发音不准，但不偏离原来的音位，也不影响对其语义的理解。有些患者说话时，词与词之间缺乏连贯性。失语症的特点是口语表达中自发谈话既非典型的流利型，也不是非流利型；如病灶靠后则倾向流利型。复述相对好，有命名障碍。对包含语法结构的句子有理解障碍，对文字理解的特点与听理解相似。

(10) 丘脑性失语：说话声低，音量小，有时甚至似耳语，但发音尚清晰。自发说话语量少。患者说话中有错语，以词义错语为主。复述相对好，对文字的理解有障碍，其特点与听理解相似。记忆缺陷可能是丘脑背正中核(DM)和板内区中的乳头体丘脑束的单独或同时发生病变所致；动机的缺陷是由于损害了背正中核和它的额叶前部投射；言语表达缺陷是由于破坏了腹外侧核或它的额叶投射，而注意/意向缺陷是由于损伤了板内核的警觉通路或网状核或两者均受损所致。但是语义性缺陷可能在背侧丘脑前核或腹外侧核。背侧丘脑内侧梗死有明显认知缺陷，但语言保留。背侧丘脑后外侧梗死不产生神经心理学改变；而背侧丘脑外侧梗死时仅半数有言语障碍，但无失语，亦有轻的智能、视感知和结构改变。

(11) 交叉性失语：右利者由于右半球病变所致失语。原因：解剖畸形：缺乏皮质脊髓束交叉，已排除此种解释；遗传因素；偏侧化不完善；早期功能改组；偏侧化程度的皮质-皮质下分离：皮质下结构交叉性失语的发生率比较高。

2. 失读症

(1) 伴失语的失读症：① Broca失语：书写缓慢而费力，因字母遗漏、颠倒而字词变形。打字不能改善(故不是利手瘫痪或肢体失用所致)。若书面言语相对保留提示病变局限、预后良好。② Wernicke失语：颞叶前方病变：阅读理解相对保留；颞叶后方(颞顶叶)病变：阅读理解受损。③ 传导性失语、经皮质失语：书写与说话能力异常相平行。

(2) 不伴失语的失读伴失写：说话能力或听觉理解无任何障碍，只损及阅读和书写。病变：角回小梗死。视觉(印刷字体)、触觉(手指探索)和听觉(拼读)的缺损平行。

(3) 纯失读(失读不伴失写)：左大脑后动脉梗死导致左枕叶内侧、胼胝体压部病变，左顶叶未受累，书写和高声拼读保留。记叙性书写不费力，但不能阅读自己书写的内容。神经缺损：右偏盲、右偏身感觉丧失(累及丘脑)、词语记忆障碍(累及颞叶内侧)。

3. 语言障碍的文化背景差异

(1) 西语语言障碍的基本要点：① 口语流畅性、复述、听理解是区分不同类型失语的主要依据。

Albert(1981)和 Prins(1978)指出,不到 20%～30%的失语患者会符合特异性失语综合征中的一种。② 各失语综合征划分的依据是言语行为障碍的模式,而非解剖定位或病理生理过程。③ 卒中急性期神经机能联系障碍(diaschisis)可掩盖缺陷的局灶性特征。④ 脑不是微型脑简单的聚集;脑区间的连接并不是汇合到一个执行中枢,而是采取关键脑区之间平衡对话的形式。

(2) 汉语语言障碍的争议:基于临床资料,汉语语言的脑结构定位研究有两种基本观点:一种认为汉语语言的脑结构定位与欧美国家的研究结果相同,汉语与拉丁语的脑内接受、编码、保持和提取模式相似;另一种观点强调表意与表音语言的差异,认为汉人左脑卒中后失语的发生率较西方人低,汉人右脑有语言功能比例较西方人高,汉人脑卒中后失写症、失读症和空间忽视的发生率较西方国家低,纯感觉性失语和命名性失语极少,运动性失语最多。

香港中文大学心理学系陈瑞燕教授应用汉语认知激活范式(汉语成语填空测验、词语的语义和词形特征编码测验)和 fMRI 技术在香港英、汉双语中国人受试者中的检测结果不同于上述两种观点,部分如汉字词形特征编码激活部位(左颞叶后下皮质)与表音语言的相似,部分如汉字编码与汉语成语填空的激活部位(左颞叶和左右两侧顶叶)与表音语言的不同,但还没有仅以汉语为母语的受试者的检测结果。

为什么语言优势半球在左半球? 左右半球在语言加工中具有不同的作用是人类脑结构组织中最基本的特征之一。因为发音和手的肌肉的精细运动控制在左半球;聋的歌唱家的语言中枢亦在左半球。

右半球在语言加工中的作用:左半球常常被称为语言半球,但右半球并不是在语言加工中毫无作为。右半球在韵律和推论及叙事方面起重要作用。韵律(prosody)指语调模式或说出的声音的外套。叙事(narrative)是构造或理解故事线索的能力,而推论(inference)指"填写空白"的能力或根据隐晦的叙述材料作出假设的能力。当我们在说叙述句的时候,说话声音的高度通常是变低的,相反,在说疑问句的时候,说话声音的语调模式通常是变高的,因此,韵律线索有助于准确理解句子。在有些情况下,语调模式甚至是区分两句模棱两可的句子的唯一线索,比如,句子"他又受伤了?"表示说话者正在了解他是否再次受伤,而"他又受伤了!"表示说话者已经知道他受了两次伤。文字一样,口气的侧重点不同,意义就截然不同。右半球与 Broca 区域同源部分在语言输出时韵律的产生起重要作用,而且,右半球与 Wernicke 区域同源部分在韵律的理解中起重要作用。笔者曾经报道单纯右颞叶萎缩的患者没有失语症表现,但是叙事和推论能力明显受损。

4. *语言障碍的功能影像学研究* 神经心理学经典的"病灶-缺损模型",将失语症分为 Broca 失语、Wernicke 失语、传导性失语、经皮质感觉性失语、经皮质运动性失语、伴失语的失读(左角回受损)和不伴失语的失读(左枕叶和胼胝体压部受损)等。该模型的缺点有:病理学病灶很少与功能同种的神经解剖学系统相符;语言理解、发音和语法的神经基础是分布式网络结构,只有相对特异的定位点,患者采用代偿措施可以克服功能缺损,从而使病灶-缺损关系不能建立;由于损害联络组织而使未受损的区域功能失调;如此等等,功能神经影像学研究可以弥补这些缺陷。功能影像学(如 fMRI 和 PET)技术是受试者在独特神经心理测验条件下测量局部脑血流量(rCBF)和脑葡萄糖代谢率(CMRglc)并揭示两者间的关系。认知激活的功能影像学研究使参与认知加工的神经活动历历在目,空间分辨率高。将激活条件的信号图像减去控制条件的信号图像就可以得到任务刺激作用的脑功能区。

近年来,随着神经影像技术进展,对于人脑结构和功能网络的深入研究逐步发现了失语症患者的脑损伤部位,并进一步揭示了人脑语言网络的解剖和功能基础。本节介绍一些与传统神经心理测验不同的在线测验激活脑区域的研究成果。

(1) Broca 区损害对其远隔非损害区域的影响:知道 Broca 区损害导致语言表达障碍已经一个多世纪了,但这种损害对未受损区域有何影响是近几年才受到重视的。Vandenberghe 等对 4 例左后下额叶皮质(属于典型的 Broca 区)受损的失语症患者进行 fMRI 检查,每例患者的语言输出受损但对简单语句和书面语言的理解保留。在 fMRI 研究中,患者能够正常完成简单的非言语测验。视觉呈现一串字母(比如由 b,d,f,h,k,l 或 t 组成)、单词(比如

corn, space)和字母串(比如 svrn, mprzn),发现相对于字母串,识别单词出现的激活是内隐单词处理(implicit word processing)起作用。内隐单词处理是一种由 Stroop 效应揭示的心理现象。功能影像学研究表明内隐单词处理能力是包括 Broca 区的左额叶的功能。在 15 例正常对照组中,相对于字母串,识别单词出现的激活发生在右小脑、左后下额叶、左下顶叶、左后中颞叶、左后下颞叶和额叶上内侧。每个卒中患者呈现左后中颞叶皮质的正常激活,该部位与语义加工有关。然而,没有一个患者出现左后下额叶皮质(这是卒中受损区域)激活,也没有左后下颞叶皮质(这是卒中未受损区域)或正常对照组没有被激活的其他区域被激活。

简言之,左后下颞叶皮质作为卒中未受损区域在正常对照组中被激活而在卒中患者组没有被激活,左后下颞叶的反应依赖于左后下额叶皮质的传入。由此,功能影像学研究已经表明某个病灶对于远隔非损害区域的功能的影响,说明神经系统的整合特性。

(2) 某个脑结构对于某个功能的必要性和充分性:Broca 区损害的患者言语输出受损、简单词汇的理解保存。以此推断,受损区域对于言语表达是必需的,但对于言语理解不是必需的。然而,根据"病灶-缺损模型",该区域对于言语表达并不是必不可少的,相反,针对正常样本的 fMRI 检查揭示该区域对一个言语表达任务尽管是需要的,但不是必需的——某些激活区域对于执行任务是多余的。因此,识别功能相关区域与病灶-缺损模型提供了特定区域对于该任务是否必需的信息。一个完成某任务必需的皮质区受损的患者,在完成该任务时,其能力可能依然保持,因为受损区的功能要么由不同的脑结构贯彻(如涉及对侧半球同系部分或认知重组),要么在常规结构影像学检查显示受损的区域仍维持其残余功能。所以,尽管在正常对照组完成该任务时被激活的区域受损了,患者在功能影像学检查时仍保持完成该任务的能力,该结构对于该功能就不是必不可少的。总之,必须结合正常和患者的功能影像学检查才能揭示某个脑结构对于某个功能的必要性和充分性。

语义决定任务运用的是单词和物品图片的语义相似判断,如 sofa 和 chair,哪个与 table 语义相似,lemon 与 apple,哪个与 orange 语义更接近。基线任务使用的是同一刺激的知觉判断(要求判断单词的大小,如 table 与 table,哪个与 table 一样大)。这个范式与左半球的额叶和颞叶区被激活有关,包括前下额叶、前和后下颞叶、颞中皮质、双侧后下顶叶皮质、前扣带回皮质和右小脑。第一个患者(缩写为 SW)能完成这个范式,尽管存在左额叶(包括左前下额叶)和颞顶叶皮质的广泛受损。功能影像学检查揭示 SW 完成语义决定任务时左颞叶和顶叶被激活,但他的左前下额叶皮质没有被激活,而所有的正常对照样本均能观察到该区域被激活了,SW 的右下额叶皮质也没有代偿性的激活。这说明正常对照样本完成语义决定任务时左前下额叶皮质被激活,对于 SW 完成同一任务并不是必需的。

目前对于语义知识是如何在人脑中进行表征的仍存在争议,代表性假说是 2007 年由 Patterson 等人提出的人脑"中心-辐射"式模型或称"轮轴"模型("hub-and-spoke" semantic representation theory)。该语义表征模型指出,人脑对于客体的不同属性/模态的语义知识(如颜色、形状、运动、操作、声音、功能等)分布式地广泛储存于不同脑区(the "spokes"),这些脑区间的相互勾连形成复杂的语义连接网络。特定脑区的功能或结构损伤会导致个体对于不同属性/模态的语义知识障碍。此外,在这个语义网络中存在一个"中枢"脑区(amodal hub),该脑区通过汇总不同模态脑区的语义知识,形成跨模态的一般性语义知识。近年来,"中心-辐射"式语义表征模型得到了大量神经影像学研究证据的支持,且研究者们发现人脑的跨模态语义知识"中枢"主要位于双侧前颞叶(anterior temporal lobes, ATL),因此 ATL 区域也被认为是人脑语义网络的核心脑区。

患有语义性痴呆(semantic dementia, SD)的患者表现出典型的语义性失语(包括命名能力、言语范畴流畅性、单个词语理解以及对象属性知识判断能力进行性减退),而其他认知功能和语言功能相对保持正常,因此是研究人脑语义障碍的理想疾病模型。SD 患者的解剖学基础起于前颞极,且随着病情进展逐渐累及双侧颞叶后部皮质,也可累及腹侧额叶、相邻顶叶和边缘系统等脑区。根据"病灶-缺损模型",

ATL 区域是语义障碍的“中枢”脑区。应用上述语义决定任务观察 6 例轻度 SD 患者在 fMRI 检查时的表现,有 4 例按要求完成了扫描仪呈现的任务。结果发现激活涉及左下额叶、左颞顶叶、左前中颞叶皮质、前扣带回皮质和右小脑。与正常人不同的是患者的左后下颞叶皮质或右颞顶叶会合处没有被激活。患者的前颞叶皮质的激活比正常人更明显。因此,这项研究表明,损害的部位被激活了;与损害部位远隔的功能障碍,在损害的前下颞叶皮质和未受损的后下颞叶皮质之间的功能整合失调。患者的左后下颞叶皮质没有被激活说明完成该任务不需要该部位配合。在这个例子中,左下额叶皮质和左前中颞叶皮质出现代偿性的激活,提示存在认知或/和神经重组。此外,有研究对 35 例 SD 患者进行脑灰质萎缩和行为学相关性分析,结果发现双侧梭状回和左侧颞极的灰质体积和语义任务得分具有显著相关性,支持语义知识的关键脑区位于颞叶。弥散张量成像和静息态功能研究发现,左侧梭状回、左侧颞下回的白质连接度与跨模态语义知识显著相关。因此,现有的神经影像学研究已经发现,SD 患者的主要灰质萎缩区域,包括颞极、颞中回、颞下回和梭状回等脑区(即 ATL),与语义障碍尤其是跨模态语义任务得分具有紧密的相关性。

(3) 伴深层失读患者的右半球阅读是否属于神经系统副本:在正常大脑中,支配特定认知功能加工的神经结构可能是双重的,占优势的结构抑制了其副本。当占优势的结构受损时,较少主导的结构可能作出反应。因为失抑制后功能仍然保持,该结构受损所致认知损害也许从未被神经心理评估所识别。相比之下,功能影像学检查能揭示认知功能多重的、充分的脑结构基础。例如,左半球受损后,右半球能否保持某些语言功能。Blasi 应用单词提取学习任务的研究支持在左半球受损后右半球有代偿作用。

在左半球广泛受损后,右半球保持某些语言功能的假设是通过对深层失读患者的研究提出来的。深层失读以失语与不能大声阅读最简单的假词(如 gam, dake)、缺乏具体指示物的功能词(如 of, that)和抽象词(如 process, involve)为特征。尽管不能运用拼写和发音相符的知识读音,患者阅读有具体指示物的单词(如物品名称)的能力相对保存。最有趣的现象是患者针对有些单词发出语义相关但拼法和音韵无关的单词,如将 spirit 读作 whisky,将 yacht 读作 ship,将 bush 读作 tree。很明显,在这些例子中,深层失读患者一定程度上理解这些单词但没有产生正确的读音。

针对这个症状有两种主要的解释。一种是深层失读来源于残余的左半球阅读系统,该系统丧失了对书面词(这些书面词没有意义方面的提示或参考)正常的发音能力;另一种解释是由于左半球广泛受损,患者依赖右半球阅读系统理解单词。功能影像学检查可以检验这些神经心理学假设。假如深层失读患者的阅读能力依赖于残余的左半球阅读系统,患者在阅读描写物品的单词的时候,左半球词语加工区应该被激活。另一方面,如果患者右半球翻译单词的意义后再由左半球输出言语,可以预期右半球(而不是左半球)的语义相关区域被激活,同时左半球的言语输出相关区域被激活。Price 等报告了两例深层失读患者(JG 和 CJ)借以检验这些预测。

两个患者均在左半球语义和音韵系统剩余区域被激活,这排除了深层失读患者纯粹由右半球加工的解释。然而,相对于正常人,患者右半球也提高了活动性。在一例(JG)患者中,右半球的额盖和后下额叶皮质被激活,左半球相应的部位没有被激活。左半球的额盖和 Broca 区与发音及言语输出有关。因此,在左半球受损后,JG 的右半球能够发音。语义区激活发生在左半球,没有证据提示存在右半球语义系统副本。患者 CJ 右前下颞叶皮质和右额盖被激活。左前下颞叶皮质是语义加工相关区域,因此,对于患者 CJ,右半球也有语义加工作用。总之,深层失读的功能影像学检查已经表明右半球语言区存在过分活动,但激活的区域在两例患者中不一致。另外,由于两例患者是在脑梗死多年后接受研究的,难以判断激活反映的是失抑制还是潜在的长期改变。

(4) 失语症患者语言功能的恢复:患者是如何恢复失去的功能是对脑损害患者进行影像学研究的最关键的问题之一。功能影像学研究已经提出三个可能的恢复机制:① 梗死灶周围激活,环绕病灶的活组织能够调整以往由该区域更多细胞维持的功能；② 神经重组，当认知功能需要不同的神经结构实现其功能的时候可能出现神经重组；③ 认知重组，当患者为了弥补失去的功能、使用不同的认知形式（和不同的神经结构）完成同样的测验的时候，出现认知重组。

使用传统的 CT 和 MRI 扫描获得病灶的形态学指标不一定意味着功能的完全丧失。有时候，病灶很大，患者的恢复却出乎意料的好。相比之下，病灶的功能影像学指标能识别受损区域的功能保持状况。丧失功能的恢复要么是开始未被激活的组织的重新激活（如由于水肿消退），要么是活组织神经突触效力增加直到能够支持原来由更多细胞承担的功能。梗死灶周围活动在功能恢复上的重要性可能被严重低估了。这是因为以往绝大多数功能影像学研究是汇聚不同的患者的数据资料作为一个组别，分析比较患者组和正常组的差异。患者的梗死灶的大小和位置千差万别，对梗死灶周围激活的研究应该具体病例具体分析。

在 Warburton 的研究中，选择 6 例左颞顶叶区域有大梗死灶的失语症患者，于静态和单词生成任务激活情况下分别进行 6 次扫描。每例患者的资料单独分析，并与 9 例正常人的表现比较。在正常样本，单词生成任务一致地激活了左半球语言区的广泛区域，尤其是左前额和后颞叶皮质。一半的正常人在右半球的相应区域也被激活。所有 6 例患者的左前额区被激活，病灶最大的患者的左颞叶被激活了。右前额和颞叶皮质也有一半被激活。将患者作为一个组别的时候，不能识别左颞顶叶梗死灶周围的激活情况。总之，除了病灶周围的激活，恢复期失语症患者在单词线索提取相关的激活与正常对照组难以鉴别。多个类似的纵向研究表明失语的恢复与梗死灶周围左半球语言区的重新激活有关。Leger 针对一例左半球受损导致言语输出障碍的失语症患者治疗前后分别做 fMRI 检查，发现语言治疗作用与 Broca 区及左缘上回的激活有关。

Weiller 针对失语症的功能影像学研究提示恢复发生在侧性转移后，即受损区域的功能转移到对侧同系部位。侧性转移来源于右半球语言区副本的失抑制或已经存在的语言区的反应增强。已经恢复的失语症患者的右半球语言区比正常对照组有更多激活。为了检验神经重组已经发生，患者和正常人的针对激活任务的认知过程应该相同。但有些认知功能如注意定势、内隐认知加工和操作水平还不能设计出认知激活模式。总之，失语症患者语言恢复的机制也还不是很清楚。进一步的研究必须在认知改变和神经改变之间做出区分。尽管如此，功能影像学检查已经清楚地表明某些失语症患者的语言恢复是凭借受累皮质的残余功能，运用的是和正常人一样的神经系统。

综上所述，Broca 区损害对其远隔非损害区域（如左后下颞叶）的功能有影响。通过对左额颞顶叶皮质卒中患者、语义性痴呆患者和正常对照组样本在语义相似判断任务中被激活的区域比较，发现左前下额叶皮质和左后下颞叶皮质对于语义识别不是必需的，而左中颞叶、左前下颞叶、左后下顶叶皮质和右小脑在 3 组被试者中均被激活，表明这些脑结构对于语义功能的充分性。右半球阅读是否属于神经系统副本及失语症患者语言功能恢复的机制还没有一致的结论。

（黄　琳）

第五节
记忆的相关脑区和遗忘症

一、记忆的相关脑区

记忆是使储存于大脑内的信息复呈于意识中，保存和回忆以往经验的过程。从信息加工的角度可将记忆分为三个阶段：① 获得：是通过学习在大脑留下记忆痕迹的过程；② 储存和巩固（编码）：是记忆痕迹从开始时的不稳定状态逐渐转化为长期牢固并储存下来的过程；③ 再现（提取）：是将储存在脑内的记忆痕迹回忆出来的过程。

以时间间隔来划分，可将记忆分为即刻记忆、短时记忆和长时记忆。即刻记忆又称感觉登记，是感觉器官获得的短暂保留的信息（持续 0.25～2 秒），完全依据它所具有的物理特性编码，视觉感觉记忆保留 0.25～1 秒，听觉感觉记忆在 4 秒内，很容易被新的信息取代或自行消失，只有受到特别注意的材料才能转入短时记忆。短时记忆指在意识中暂时掌握的信息(1分钟内),容量为 7±2 个组块。工作记忆被认为是短时记忆的一种类型,由三部分组成:中枢执行系统,是连接长时记忆的注意控制系统;发音环路,听觉材料被存储和复述;视觉空间映像、视觉短时储存。延迟记忆一般指保持 1 分钟至 1 小时的信息。有的将它归为长时记忆,有的将它作为短时记忆与长时记忆之间的中间记忆。长时记忆指能够长期保存的信息,有的可以维持终生。

根据意识是否参与,可以将记忆分为外显记忆(又称有意记忆)和内隐记忆(又称无意记忆)。外显记忆可以进一步区分为语义记忆和情景记忆。语义记忆指与环绕我们的世界相关的概括和不变事实的外显记忆,以语义知识为基础。语义知识是以复杂的概念联系网络加以组织的,概念的属性是事物相互区别和归类的基础。情景记忆指个人体验的外显记忆,包括它们的时间、地点或空间背景及曾经的感受,提取时需要努力、缓慢、谨慎的记忆检索。

记忆不是单一的过程,记忆是有机协调组合在一起的一组系统,每一部分的记忆都有各自不同的功能,由不同的大脑组织支持。正常的记忆功能需要许多大脑组织协同作用、共襄其事。肯定的与记忆的相关脑区包括内侧颞叶(海马系统)、前额皮质、间脑和杏仁核等,有争议的相关脑区包括颞叶新皮质、基底节和小脑等。

1. *内侧颞叶(海马系统)* 颞叶内侧区包括海马、内嗅皮质、嗅旁皮质和海马旁回。海马系统接收所有来自大脑新皮质处理器的汇合输入信息,接收关于人和物、时间和空间背景、情感和行为反应以及构成学习经历的行为的信息。各个皮质加工区处理特定场景或事件的各种要素,如视觉、听觉、语言和空间信息,事件的不同属性和成分可以储存在不同的新皮质区,如情景经历的视觉部分记忆被储存在视觉加工区,语言部分记忆储存在语言区。海马系统和这些不同的新皮质系统之间都是相互连接的,以便海马系统与加工原始事件或场景有关的新皮质区域保持沟通。因此,对完整事件的记忆是分布式储存的。外显记忆(尤其是情景记忆)的中枢神经结构是海马系统和相关结构。外显记忆又称为陈述性记忆,是需要对以往事件或体验进行自觉追忆的记忆,需要对信息作有意识的重建。外显记忆主要取决于海马系统,还有以下证据:① 在 fMRI 研究中,受试者在执行一项需要多个信息流相结合的任务中,海马系统被激活。② 对海马系统的神经解剖学和生理学检查表明海马系统拥有支持这种关系连接所必需的解剖连接和神经机制。对于大脑处理的不同种类和形式的信息,海马系统从新皮质区接收信息输入,回馈投射至新皮质区。海马系统还扮演处理连接记忆的机制的角色。它表现出一种特别强健的突触可塑性形式,叫作长时强化(long-term potentiation, LTP),特定通路的短暂激活可以产生持续数小时乃至数周的稳定的神经突触效力增强。这种可塑性形式是通过 NMDA 受体传播的,后者组成强有力的结合传感器,只有时间上很紧凑的信息输入汇合才能激活。③ 海马系统的电生理研究发现神经元的活动代表着对环境中各种有意义的线索和物体关系的编码。例如,当大鼠积极探索周围环境时,海马神经元拥有位场(place fields)。当动物处在环境中的某一特定"位置"时,对应的细胞优先被唤起。神经元的表现和细胞唤起有关,这一点并不取决于众多的环境刺激中的哪一个,而是取决于刺激物之间的关系。

2. *前额皮质* 工作记忆是短时记忆的一种类型,储存在背外侧前额皮质,由三部分组成:中枢筹划系统,是连接长时记忆的注意控制系统;发音环路,听觉材料被存储和复述;视觉空间映像,视觉短时储存。早先对于记忆的理论研究认为工作记忆和长时记忆处理信息的方式是按照一种严格的顺序:首先由工作记忆保存信息,然后,假如需要记住该信息的时间达到一定的长度,则转为长时记忆储存。记忆巩固则被认为是将不稳定的短时记忆储存转到更稳定的长时记忆储存的过程。目前认为工作记忆和长时记忆储存在不同的脑区。遗忘症只损害长期记忆,工作记忆却可保持。后者使得遗忘症患者可以像正常人一样理解情景、事件和语言,可以进行有条理的谈话。与遗忘症相反,在有些病例中,工作记忆出现选择性损害而长时记忆完好,这种现象形成了两种记忆系统的双重分离。对存在选择性工作记忆损害的患者进行研究,以及对在工作记忆功能中很关键的背外侧前额皮质区域进行解剖学、生理学和功能影像学研究使我们对工作记忆有了更完整的认识。工作记忆和长时记忆必须被看作是并行不悖的记忆系统，工作记忆系统将信息保持在活动状态以支持在线处理，长时记忆系统则创造持久的经历纪录以备后用。关于工作记忆缺陷最著名的一个例子是有关听-口语工作记忆损害的。患者不能大声复述和一字不差地重复就在片刻之前的发音，但是，能够保留和恢复口语输入链中的信息，甚至可以学习单词表。他们在其他处理领域内的工作记忆（比如空间处理或者代数运算方面）却完好如初。有人还报道过存在视-语工作记忆缺陷的患者。因此，每一种这样的缺陷都和专门的处理区域相关，其他处理区域的工作记忆完好。这意味存在着多个工作记忆容量，每一个都和大脑的特定的信息处理模块的运作紧密相连。前额皮质似乎还有不同的部分，虽然它们都和工作记忆有关，但每个部分都致力于某种特定的工作记忆类型。

策略记忆的储存在前额皮质。策略记忆有很多方式：时间顺序的记忆，比如判断连续呈现的两个项目哪一项是最近出现过的；来源记忆，回忆特定信息的来源；自我定序指示任务，在许多项目中立刻指出一项，每次指出一个不同项目，各项目在队列中的位置则是经过处理的，要求说出每格空间位置项目。前额皮质损伤，影响到的不仅是工作记忆。比如外伤病灶造成的前额皮质损害，还可产生策略记忆的缺陷。虽然有此损害的被试者并不存在对刚才学习过的项目的再认困难，但是，如果超出这个范围，当项目回忆必须基于上下文背景时，要求他们重建当时的学习环境或深入推断项目信息，会有受损表现。衰老对额叶功能的影响比对大脑其他部位的功能影响大，即使老人没有神经系统损害，比起年轻人，也可有策略记忆缺陷表现，年迈显然对额叶有着异乎寻常的损害。

3. *间脑（乳头体和丘脑）*　Wernicke-Korsakoff 综合征是被研究得最多的遗忘症病因，因多年慢性酒精滥用及硫胺缺乏导致间脑中线结构损害所致。中线丘脑核损害可累及海马系统，因为丘脑和海马相互连接。也有许多患者损及额叶，除了遗忘症状，还有额叶功能障碍，如策略记忆受损。策略记忆损害并非遗忘症出现的记忆损害的必要部分。相反，只有同时存在额叶功能障碍，才会出现策略记忆方面的问题。还有一种观点认为该症是丘脑和额叶之间的联系中断所致。丘脑卒中是遗忘症另一种常见病因。丘脑卒中最容易引起血管意外的是丘脑膝状体动脉（大脑后动脉的第 2 节段），其次是丘脑-下丘脑旁正中后动脉（大脑后动脉的开始节段基底交通动脉），通常呈双侧（蝴蝶结状梗死）。有记忆损害的丘脑卒中累及内髓板和乳头丘脑束。乳头丘脑束是 Papez 环路的组成部分。与颞叶内侧病灶导致遗忘相比，间脑病灶导致遗忘有更多的逻辑记忆、编码学习方面的损害，有更多的虚构现象。

4. *杏仁核*　情绪记忆既不是外显记忆，也不属于内隐记忆。比如，惊恐障碍患者呈现显著的焦虑情绪但不能识别出特异的病因。情绪记忆的关键结构是杏仁核，它与控制自主功能（如血压和心率）的系统、与下丘脑及激素分泌均有联系。杏仁核破坏后情绪记忆被革除，但对外显和内隐记忆几乎没有影响。相反，严重痴呆患者已经说不出照片上人的姓名，但由于其杏仁核结构未被累及，还能根据自己平时好恶讲出喜欢或不喜欢照片上的人。

二、遗忘症

（一）分类

根据自然发展过程划分遗忘症：① 突然起病的遗忘症，通常会逐渐但不完全恢复，如双侧或优势侧海马梗死、双侧或优势侧前内侧丘脑梗死、额叶底部梗死、蛛网膜下腔出血，间脑、颞叶内侧或额叶眶部的外伤。车祸致头部损伤往往导致颞叶内侧和额部损伤、心脏骤停、CO 中毒和其他脑部缺氧状态（如高山症）致海马损伤、长期反复癫痫发作之后。② 突然起病、病程短暂的遗忘症，如颞叶癫痫、电抽搐治疗之后、短暂性全面性遗忘症。③ 亚急性起病伴有各种恢复程度的遗忘症（一般会遗留永久性损害），如 Wernicke-Korsakoff 综合征、单纯疱疹性脑炎、结核性或其他原因的脑膜炎。④ 慢性进展性遗忘状态，累及第三脑室底部和边缘皮质的脑瘤、退行性痴呆症、类肿瘤“边缘”脑炎。

（二）顺行性遗忘症

顺行性遗忘症是选择性地损害长时记忆能力，而工作记忆则完好无损，即可以保留当时正在加工处理的少量信息。相应地，假如在材料获取和记忆测试之间间隔时间比较短，遗忘综合征患者可以有正常的表现，但假如间隔时间再长一点，他们就无法保持记忆了。数字广度测试提供了工作记忆的指标，扩展数字广度(即在数字广度基础上增加一个数字)则提示长时记忆，两种测试可以发现遗忘综合征患者长时记忆和工作记忆的分离。由于患者的记忆损害在显著迟延后就会“暴露”出来，他们无法持久保存信息。因此，他们无法学会和累积关于世界、关于自身的新的事实和数据。顺行性遗忘损害的只是长时记忆中的一个特殊部分，亦即对新事实和新事件的记忆受损。在大多数此类记忆测试中，要求被试者学习一组常用单词、面容、视觉物体等等，遗忘症患者在回忆或者辨认曾经学习过的项目时都存在显著的损害。顺行性遗忘并不累及熟练行为的获取和表达。

虽然在许多记忆测试中，遗忘症患者都表现出显著的能力受损。但在某些情况下，即使是最严重的遗忘症患者，其内隐记忆完好无损。内隐记忆又称为程序性记忆，指自动的、不需要有意识回忆的记忆现象，提出由于先前的经验或行为得以易化或改变，它包括启动效应、条件反射、习惯化和运动技能学习等。旋转追踪测试、谜塔推理测试、不完整绘图识别测试、镜像阅读测试、词干完形测试及眼动监控技术等大量检测证实这种保留。以下仅列举词干完形测试说明其设计理念。

词干完形测试：向受试者提供一个词汇表供其学习。表中每个词的前 3 个字母是单词的“词干”。例如，学习词表中包括 motel 和 cyclone，它们的前 3 个字母也是单词 mother 和 cycle 的开头字母，而后两个单词则不在学习表中。经过一段间隔时间以后，用两种方法测试受试者对这 3 个字母词干的记忆，得到两个结果。一种测试方法是线索回忆。在这种测试中，遗忘症患者的表现比起对照组来要差得多。另一种测试方法是词干完形，要求受试者讲出他想到的第一个由该词干组成的单词。遗忘症患者的表现正常。因此，和对照组的受试者一样，遗忘症患者也表现出对前面信息的启动反应，因为他们也倾向于采用学习词表中的单词来完成词干组词。简言之，针对可以通过培训改善的能力和各种关于培训经历的记忆，遗忘症患者的表现是不同的，完好的是重复启动和技能学习，受损的是自由回忆和辨别。

顺行性遗忘者能够获取的信息依赖特定环境，即只能体现在特定的有来龙去脉的材料中的信息。在技能学习和重复启动测验中，出于不同需要进行的评定都是以同一方式进行的：每一次都是对原先环境的重复。患者在启动和技能学习测试中表现出来的完好的行为能力并不涉及其他测试内容。早先的学习过程即使再现，他们也不记得曾经见过。只有当材料再现，测试条件和原来的学习条件在关键方面都一模一样时，才能发现患者具有学习能力。

(三) 逆行性遗忘症

不同的逆行性遗忘症病例其病程跨度存在显著差异，有些持续几十年，而有些只有几个月或几年。逆行性遗忘可以区分为两大类：长时逆行性遗忘，影响到几十年的记忆量；限时逆行性遗忘，只影响几个月或几年的记忆。逆行性遗忘症的时间跨度因其病因而有所不同。遗忘综合征、阿尔茨海默病、帕金森病和亨廷顿病都会产生长时逆行性遗忘。相反，其他患者，最常见的是闭合性脑外伤患者，表现为限时逆行性遗忘。在病情稳定后，经过这种伤害的患者多数表现出非常短暂的逆行性遗忘。有人研究过 1 000 多例的连续病例，其中 80%以上的患者有过一周内的逆行性遗忘。

多数逆行性遗忘症病例，不论其病程长短，都表现出一种时间梯度，即遗忘综合征影响近期记忆甚于影响远期记忆。尽管遗忘综合征患者的缺陷跨越测试的任何阶段，但其最近期的缺陷最严重，时间越远的记忆所受影响越小。有些时候逆行性遗忘是没有病程起伏的。阿尔茨海默病晚期、某些脑炎后患者以及亨廷顿病患者损伤的区域可能正是长时记忆的储存区，造成没有时间梯度的逆行性遗忘。有的临床医生在查房时常常将遗忘综合征患者不能讲出自己今天早饭吃了点什么或者他们现在住在哪里作为一种“短时”记忆缺陷，而将患者能够讲出自己的姓名、出生地等等说明其“长时”记忆完好无损。这是他们误解了“短时记忆”和“长时记忆”。心理学上的短时记忆指的是个体积极处理信息阶段时用的记忆(比如立即重复 7 个数字时采用的记忆)。正如我们前面已知，遗忘综合征患者可以记住信息的时间非常短；这就是说，他们有正常的短时记忆。这些记忆的时间段是以秒、分来计，而不是年、月、日。因此，最好采用近时记忆(recent memory)和远时记忆的概念来区分逆行性遗忘中丧失的不同时间段的长时记忆。

成年逆行性遗忘均不会永久性影响所有的长时记忆，因为患者早年学到的许多信息都保留了下来。不论逆行性遗忘多么广泛，除非患者又发生了别的广泛性新皮质区损伤，而该区域刚好是储存长时信息的所在，他都可以保留早年熟练掌握的信息。因为对所有人而言，这一部分信息都是知觉、运动和语言能力的基础。柯萨克夫病、缺氧和脑炎而引起的遗忘综合征患者，虽然其逆行性遗忘是广延的，但其对世界的知识完好无损；保有语言、知觉和社会技能；一般智能正常。除非进行性痴呆晚期才会损害此类信息。这也说明海马系统及其相关构造并不是所有长时记忆的储存地。所有短期逆行性遗忘症的患者其远时记忆完好无损，甚至长时逆行性遗忘患者都仍然可以保留早年获取的信息。相反，新皮质似乎才是长时记忆的永久储存地。

正如顺行性遗忘一样，在逆行性遗忘中，记忆支持的技能行为也完好无损。在顺行性遗忘中可以见到，记忆的直接测验(如自由回忆)受损而间接测验(如启动)中完好无损，这种记忆分离现象在逆行性遗忘中也有发现。

(四) 元记忆

1. 概念　1976 年 Flavell 首先提出“元记忆(metamemory)”的术语，用以指对记忆的认知——特别是对不同记忆任务和不同记忆条件下的记忆要求，以及在相应条件下可以改善记忆的策略的意识，是关于自己记忆能力和策略的知识与信念。Wellman 的看法更明确而容易被人接受，他认为元记忆也是一个认知系统，包括对记忆任务、过程和策略的知识；对当前记忆内容和状态的自我意识，对自己记忆程度的判断和评估，知道是否记住了，自己知道什么或者不知道什么；对个人记忆能力全貌的自我评价以及与记忆有关的情绪和情感状态的体验。

客体记忆(或称记忆，即有关信息获得、保持和提取的记忆)与元记忆可能依赖于不同的神经生物学机制，元记忆可能比客体记忆更多地依赖前额叶的功能。Janowsky 等通过对额叶损伤患者的研究，直接得出了前额叶与知晓感判断(feeling-of-knowing, FOK)密切相关的研究证据。Schnyer 等对额叶损伤患者进行提取自信度判断(judgement-of-confidence, JOC)和 FOK，研究结果提示两者是可以分离的，JOC 相对保留完整而 FOK 明显受损下降，同时对 FOK 明显受损患者的影像学进行叠加显示损伤主要集中在右侧前额叶腹内侧(ventromedial prefrontal cortex, VMPC)。Maril 等采用功能影像学(fMRI)研究提示前额叶出现了与 FOK 相关的激活。Kikyo 等的 fMRI 研究亦提示双侧额下回(inferior frontal cortex, IFC)、左侧额中回、前扣带回及辅助运动区和双侧尾状核均参与了 FOK 的加工，随 FOK 的提高其激活信号呈线性增强，而其中双侧 IFC 在能成功回忆的过程中激活不明显，这提示 IFC 可能在元记忆监控系统中起着重要作用、IFC 的激活是 FOK 认知的基础。Chua 等最近通过 fMRI 证实海马、扣带回和其他边缘结构(以往称为 Papez 环路)是 JOC 的基础，从而提出元记忆有两个网络结构基础，即颞叶内侧(medial temporal lobe, MTL)和前额叶腹内侧(VMPC)，前者可能是 JOC 的结构基础，后者是 FOK 的结构基础。

2. 意义　Jonker 等认为元记忆损害是痴呆的预测指标之一。元记忆损害的识别有助于进一步理解和判断脑老化的异质性，有助于了解和明确“认知障碍的就诊率为什么非常低”“老人的记忆主诉往往不准确”等临床经常观察到的问题，有助于制定恰当的药物治疗方案、记忆改善与训练干预策略。

3. 评估方法　元记忆的评估方法有临床等级评价法、问卷调查法、心理测量法、现象描述法和综合法。研究文献主要集中在心理测量法，包括测验受试者主观报告、知情者评价、施测者客观测量评价的比较、使用结构性晤谈的行为观察记录、实验性元记忆范式的运用，后者包括任务难度判断(ease-of-learning, EOL)、学习程度的判断(judgement-of-learning, JOL)、JOC 和 FOK，其中 FOK 被研究最多。Nelson 指出这四种元记忆的评估方法没有明显的相关性，它们分别监测调控记忆的获得、保持和提取等某个环节。FOK 的实验研究范式是在传统记忆研究方法回忆和再认的过程中间加入判断，即 RJR(recall-judgement-recognition)模式。FOK 是从记忆储存中完全提取信息失败时的情感体验，仍然能够提取与目标相关的部分信息,从而作出对将来是否能够再认出目标的判断。Nelson 等发现在对那些确定知道但不能立刻回忆出的项目所花费的时间更长,提示 FOK 是一种对在记忆中有效回忆提取的复杂搜寻过程。FOK 是对记忆的提取阶段进行监测的一种中间状态,在对记忆绩效方面起着基本的调节作用。

4. 影响因素　元记忆的影响因素非常多,Clare 于 2004 年提出元记忆的生物-心理-社会模型:① 生物学因素:认知损害的严重度和脑影像学特征,神经认知特征,如记忆、执行领域的知晓感;② 心理学因素:如应对风格和病前个性特征,尤其是基于自信度判断的 FOK 和 JOC,受人格倾向、行为模式和情绪状态影响;③ 社会因素:受试者与朋友、亲戚和保健专业人员的相互作用。

(五) 前瞻性记忆

截至 2024 年 9 月,以"episodic memory"为关键词,PubMed 检索,有 18 000 多篇文章,以"semantic memory"为关键词检索,有 15 000 多篇文章,以"metamemory"为关键词检索,有 5 000 多篇文章,而以"prospective memory"为关键词检索,有 27 000 多篇文章,是最多的。

1. 前瞻性记忆的概念　前瞻性记忆(prospective memory)它是相对于回溯记忆(retrospective memory)而提出的一个概念,回溯记忆是对过去已经发生的事件或行为的记忆。前瞻性记忆就是记住将来需要干什么的能力,分为两种,一种是基于时间的前瞻性记忆(time-based prospective memory)是指记得在某一特定时间去完成某一给定行动,如一个小时后去接孩子放学。一种是基于事件的前瞻性记忆(event-based prospective memory)指记得在适当条件下去完成一个行动,如当你见到某人时给他传递一则讯息。

2. 前瞻性记忆的意义　前瞻性记忆与人们的日常生活关系密切,有研究认为,个体每天 50%～80%的生活记忆都与前瞻性记忆有关。前瞻性记忆的好坏直接决定了一个人能否独立生活。前瞻性记忆障碍也是大脑衰退的早期症状,如记不住出门见面的约会、也无法记起明天的规划。对已经完成的前瞻性记忆意向做出错误的重复执行,或已完成的前瞻性记忆意向对进行中任务产生影响的现象,被称为前瞻性记忆意向后效应。

前瞻性记忆的理论分析有三种。一种是涉及自上而下的加工;一种是与工作记忆有关,中枢执行者的影响;一种是激活理论:激活目标事件与活动的那个计划联系。

前瞻性记忆的脑机制:Okuda 研究发现,较短时间内的前瞻性记忆任务的完成,引起了右侧额叶前部皮质、左前侧颞叶以及前侧颞叶这些部位的活动。较长时间段内让被试者完成前瞻性记忆的任务时,引起左前侧顶骨联合区和小脑这些部位的活动。此后大量的神经影像学研究表明,前瞻性记忆与前侧颞叶(Brodmann's area 10)和楔前叶密切相关。

3. 前瞻性记忆的评估　1992 年 Einstein 和 McDaniel 发展了一种前瞻性记忆的实验室研究的方法,具体操作如下:实验开始时告诉被试者短时记忆(回溯记忆)任务;接着告知前瞻记忆任务,即在完成一系列短时记忆任务时若碰到某个特定的单词(靶事件)就按下反应键;短时记忆任务开始执行前要求被试者先完成一些干扰任务,以避免前瞻性记忆任务保存在工作记忆中,并产生一定程度的遗忘;然后才执行嵌有规定靶词的短时记忆任务;最后根据按下反应键的正确率评估前瞻记忆任务的执行情况。采用这种范式,影响因素包括不同难度的前瞻性记忆任务、间隔时间、干扰任务、靶事件、靶线索及其预期水平、正负性情绪及所嵌入的回溯记忆任务的形式与内容等众多环节,根据不同的研究目的作相应的变化。比如,前瞻性记忆任务可能是简单地写一个词或作一个记号,也可能是完成一系列动作;回溯记忆任务则可能是阅读文章或短时记忆等。因为自变量组合形式千变万化而且可操作性强,研究各个变量的影响程度的论文汗牛充栋,但应用于阿尔茨海默病生物标志物关系的研究还是凤毛麟角。

(郭起浩)

第六节
执行功能的相关脑区

在神经心理学理论体系中,执行(executive)功能是一个非常重要的概念，大部分神经心理学专著如 Lezak 的《神经心理评定》与 Banich 的《神经心理学》，将其列为单独一个章节予以论述。国内研究者将 executive 直译为“执行”，但是，在汉语里，“执行”的意思是“实施、实行”，是否准确全面地反映了 executive 的意思呢？

一、执行功能的概念

Lezak(1983)指出 executive function(EF)是人们成功从事独立的、有目的的、自我负责的行为的能力，它包括目标形成、策划过程（具有抽象思维性质）、完成目标导向的计划和有效操作四种成分。它不同于其他各种如记忆、计算、语言、结构等认知功能。它要问的是一个人正在“怎样”做事情（如：他完成了这项工作，但他是如何完成的），其他各种认知功能要问的一般是“什么”或“多少”（如：他对这件事了解多少，他能做什么）。若 EF 完整无缺，即使其他认知功能有相当大的损害，他依然能长久地维持独立的、积极的、负责任的行为；EF 受损后，不管他的其他认知功能保存得如何好或各种知识技能的得分如何高，他不再具有完好的自我照顾或正常的社交活动能力。EF 的损害涉及行为的所有方面，如情感平淡、易激惹、冲动、漫不经心、僵硬、注意力不集中和行为转移困难等很多行为问题来源于 EF 损害。从社会心理学的角度看，这些问题中最严重的是始动困难、动机缺乏，不能做成计划和活动次序等目标导向的行为，接受和表达功能没有显著损害的患者易被误认为诈病、懒惰或宠坏、精神错乱或“获益性神经症”等。

1994 年 Sultzer 在“老年神经精神病学教材”中将 EF 区分为以下四种成分：① 动机：行为始动力。② 程序：模式识别、次序识别、交替选择。③ 反应控制：注意分割、抑制错误反应、认知速度、灵活性与计划性。④ 演绎推理：相似性和谚语理解等抽象思维、认知表达控制、反馈运用和预期能力。

Banich(1997)将 EF 障碍分为五类：① 心理惰性，如自发语言、自发行为减少，将意向付之行动有困难，出现环境依赖综合征。② 抽象思维能力减退，如能按照颜色（知觉）将动物卡片分类，不能按“驯服-野蛮”特性归类。③ 认知评估障碍。④ 处理新信息、应付新情境能力减退。⑤ 有目标导向的行为如次序排列、定势转移、策略修改、自我控制等障碍。

根据以上描述，EF 不仅仅是外在的“执行”，它更多的是指形成执行内容的动机、抽象推理、情势评估、灵活应对等内在思维活动。但是，约定俗成，作者仍然将 EF 译为“执行功能”。

二、额叶与 EF 的关系

EF 损伤最先是在额叶损伤患者中发现。医生们发现额叶损伤的患者智力、记忆、常识等与发病前相同，但是行为产生了变化，解决问题的能力低下，并且在做卡片分类等需要执行能力参与的神经心理测验时成绩低下，故把 EF 笼统地定位在额叶。但是，晚近研究认为，EF 不仅仅定位于额叶，它同其他大脑皮质、皮质下结构及小脑都有关联，也就是说，不能将 EF 与额叶功能等同起来。前额叶皮质(prefrontal cortex，PFC)不是一个单一的结构，它可以再分为 3 个主要区域，三者协同整合。

1. 外侧前额叶皮质(dorsolateral prefrontal cortex，DLPFC)　起源于海马的旧皮质趋向的一部分，包括 Brodmann 分区的第 44、45、46 区的大部分，第 9 和 10 区的外侧，负责行为的认知部分，如计划、认知控制，是空间和逻辑推理过程等执行功能的结构基础。DLPFC 病灶的患者有严重的障碍，这些复杂认知任务包括需要发现规则、转移心理定势、解决多步骤问题、抵抗环境干扰、分配注意资源、维持和操纵非自动化反应、选择已加工的信息、积极提取记忆信息等等。这些认知加工的大部分依赖工作记忆，工作记忆指在短时间中维持和运用外部世界的相关信息，并使用这些内部表征详细计划目标导向的行为的能力。DLPFC 位于感觉联络区和运动系统的交界处，DLPFC 接受相关的感觉信息、经由反馈通路过滤混杂的感觉刺激。DLPFC 与海马形成区的连接使当前的心理表征与以往的经验相比较，起辅助决策作用。而且，从其他边缘结构输出的情感和动机信息对于根据行为奖惩情况调整认知计划是必不可少的。另一方面，DLPFC 与运动系统和基底节的密切联系意味着 DLPFC 参与执行和控制反应。DLPFC 神经元的生理特征对于该区域在工作记忆和计划方面发挥作用也颇有意义。

2. 眶和腹内侧前额叶皮质　包括 Brodmann 分区的第 11、12、13、24、25 和 32 区的大部分，第 10 区的内侧，负责界定总体目标，根据上下文背景调整行为。患者则不能够评估现实情境和自己行为的未来结果。在人类的扑克牌游戏中，一组是点数较大、短期赢但长远可要输，另一组是点数较小、短期输但长远可要赢，结果，正常人选择后一组牌子，而腹内侧前额叶皮质的患者选择前一组牌子。DLPFC 和“眶和腹内侧前额叶皮质”是否存在相互作用？fMRI 研究显示奖励预期提高了参与认知加工的额叶的激活水平，但是，奖励预期的强度和认知加工的复杂性达到一定程度才能激活“眶和腹内侧前额叶皮质”，也就是说，存在一把“情绪阀门”过滤产生不良后果、干扰注意资源的情绪信息。

3. 背内侧前额叶皮质　包括 Brodmann 分区的第 9 区的内侧大部分，邻近前扣带回皮质，在前 SMA(辅助运动区)和 SMA 的后侧，负责行为反应的启动和不同可能反应冲突的处理。前额叶病灶患者可观察到的第 3 种损害是淡漠。它包括控制内生性行为(如监督和自我调节目前正在从事的行为的潜在冲突)出现更多的困难，这些行为与前扣带回皮质相关。这种功能障碍的一个解释是前扣带回皮质连接了前额叶皮质和纹状体，而且，前扣带回皮质涉及调控情感和行为的自主神经功能影响。

三、EF 分因子在大脑皮质的定位

早先 EF 被视为单一的认知结构。Baddeley 在 1986 年提出了 EF 的工作记忆模型，认为工作记忆由三部分组成：语音环路、视空间模板和中央控制器。后者代表执行功能或者是额叶功能。Baddeley 还认为 Morman 和 Shallice 的注意管理系统(SAS)也是中央控制器的模型。迄今已经有很多文章报道了不同群体样本(正常人或脑损伤患者)进行的一系列公认的执行功能测验，如威斯康星卡片分类测验(Wisconsin card sorting test, WCST)、汉诺塔测验(tower of Hanoi, TOH)、Stroop 色词测验等，用相关回归分析和因子分析，发现各个测验的相关性很低(相关系数少于 0.4)。Miyake 和同事将 EF 划分为记忆刷新、定势转移和优势抑制 3 个因子，但是他们运用的测验中双重任务测验和这三个因子没有相关性。文献中还有一些其他的 EF 的分因子，如流畅性、概念形成、干扰控制、计划和组织、警惕性、估计等等。各个因子间并非独立，Miyake 等人的研究表明，抑制、转换和刷新三种 EF 成分间主要以抑制功能为主。这三个分因子之间既存在着相互的联系又有相互独立的一面。Collette 等沿用 Miyake 的结论用 PET 来研究三个成分的定位，结果发现右侧顶内沟、左侧顶上回、左外侧前额叶皮质均有激活，也证明了 EF 分因子有着相互的联系。

1. 优势抑制(inhibition)因子　将注意力集中在相关信息及处理过程上，抑制无关的信息和不适宜的优势反应。测试抑制最经典的神经心理测验是 Stroop 色词测验。维度变换的卡片分类、手部游戏、go-no-go 任务等也可以用来测试抑制。Nelson 认为不同的抑制任务激活不同的区域：解决刺激潜在冲突的时候，额下回激活，而解决刺激回答冲突时前扣带回激活。D' Esposito 解决词语工作记忆干扰任务时候左额下回激活。这个结果和一些 Stroop 测验的皮质激活研究相类似。Fabienne CoUette 的研究结果显示三个因子都激活的部位是右额下回(BA45)、右眶额回(BA11)、右中上额回(BA10)，相关性分析显示相对转移和刷新来说这些部位同抑制关系更加密切。

2. 定势转移(set shifting)因子　是内源性注意控制机制，当两项任务竞争同一认知资源时，对两项任务相互转换的控制过程。常用的神经心理测验是双作业任务和连线测验(TMT)。研究显示，这个分因子和额叶、基底节有关。Smith 等设计心理测验在排除了工作记忆成分干扰后发现前额叶背外侧皮质连同顶颞叶部分区域同转移有直接关系。Moll 等运用口语连线测验，排除了该测验视空间和运动灵活性的干扰，发现前额叶背外侧皮质(BA6 外侧、BA44 和 BA46 区)辅助运动区和前扣带回显著激活。顶叶在转移当中的作用也渐渐被人们所重视，Rushworth 等 2001 年研究发现视觉注意转移和视运动转移都激活顶叶，之后有许多人都报道了顶叶在转移中的作用，包括顶内沟、顶上回、顶下小叶等。Wager(2004)meta 分析中描述了各式注意转移(地点转移、规则转移、物体转移、任务转移)的七个独立的区域——包括后部(顶叶枕叶)和前部(额叶背外侧皮质和前岛叶)这些区域在所有转移任务当中都激活。有人报道额叶损伤患者的转移能力并没有受到太大影响而顶叶受损受到的影响大。这都说明顶叶在转移中扮演的角色可能比前额叶更重要。许多研究中都发现前扣带回在转移中也起作用,而Dreher进行了双任务测验和任务转移测验,发现前者激活了前扣带回、后者激活左外前额叶和双顶内沟,从而提出扣带回是解决刺激反应关系中的冲突而外侧额叶主要处理转移过程。Collette的研究发现Miyake定义的刷新定位在额极(BA10),上、中、下(BA6、BA9/46、BA44/45)回,眶额部(BA11)、顶内侧回和小脑,且以左侧的额极为主。

3. 流畅性(fluency)因子　要求受试者就某一语言或非语言范畴列举尽可能多的例子,检测命名能力、言语生成速度、短时和长时记忆,也反映受试者的语义组织和提取策略,后者反映执行功能。用得最多的就是类别流畅性作业(说动物的名称)、字母流畅性、语音流畅性。另外还有图形流畅性(如五点测验)等。许多人用fMRI研究了流畅性的定位,发现左额下回(BA44,45)、额中回(BA46,9)、前扣带回、岛叶、颞上回、小脑和它有关,并且以左侧为主。有文献报道语义流畅性以BA45区为主,而BA44区更多的是管理言语的组织过程,对于可能的皮质下结构如尾状核、豆状核和丘脑的激活可能是和发音清晰度、发音动作及语言处理有关,如果改良了言语流畅性测验,消除发音对于测验准确性的干扰,则皮质下激活消失。

总之,执行功能并非一个单一功能,它存在分因子,各个分因子之间有关联却又相对独立。它们在大脑中有各自独立的又有相同的定位区域,这个区域十分广泛,涉及前后大脑、基底节及小脑,并且相互联系,但以前额叶背外侧皮质和顶叶皮质为主。

(郭起浩)

参考文献

[1] Bartolomeo P. Visual agnosia and imagery after Lissauer[J]. Brain: A Journal of Neurology, 2021, 144(9): 2557-2559.

[2] Chen K, Ding J, Lin B, et al. The neuropsychological profiles and semantic-critical regions of right semantic dementia[J]. NeuroImage: Clinical, 2018, 19: 767-774.

[3] Chen Y, Huang L, Chen K, et al. White matter basis for the hub-and-spoke semantic representation: evidence from semantic dementia[J]. Brain: A Journal of Neurology, 2020, 143(4): 1206-1219.

[4] Collins JA, Montal V, Hochberg D, et al. Focal temporal pole atrophy and network degeneration in semantic variant primary progressive aphasia[J]. Brain: A Journal of Neurology, 2017, 140(2): 457-471.

[5] Ding J, Chen K, Liu H, et al. A unified neurocognitive model of semantics language social behaviour and face recognition in semantic dementia[J]. Nature Communications, 2020, 11(1): 2595.

[6] Faustino B, Branco Vasco A, et al. Metacognitive self-assessment scale: psychometric properties and clinical implications[J]. Appl Neuropsychol Adult, 2021, 28(5): 596-606.

[7] Henry JD. Prospective memory impairment in neurological disorders: implications and management[J]. Nat Rev Neurol, 2021, 17(5): 297-307.

[8] Huang L, Cui L, Chen K, et al. Functional and structural network changes related with cognition in semantic dementia longitudinally[J]. Human Brain Mapping, 2023, 44(11): 4287-4298.

[9] McDaniel MA, Einstein GO. Aging and prospective memory: basic findings and practical applications[J]. Advances in Learning and Behavioral Disabilities, 1992, 7: 87-105.

[10] Patterson K, Nestor PJ, Rogers TT. Where do you know what you know? The representation of semantic knowledge in the human brain[J]. Nature Reviews. Neuroscience, 2007, 8(12): 976-987.

[11] Ralph MAL, Jefferies E, Patterson K, et al. The neural and computational bases of semantic cognition[J]. Nature Reviews. Neuroscience, 2017, 18(1): 42-55.

[12] Robin J, Rai Y, Valli M, et al. Category specificity in the medial temporal lobe: A systematic review[J]. Hippocampus, 2019, 29(4): 313-339.

[13] Rolls ET, Deco G, Huang CC, et al. The human language effective connectome[J]. NeuroImage, 2022, 258: 119352.

[14] Román-Caballero R, Mioni G. Time-Based and Event-Based Prospective Memory in Mild Cognitive Impairment and Alzheimer's Disease Patients: A Systematic Review and Meta-analysis[J]. Neuropsychol Rev, 2023.

[15] Salmon E, Meyer F, Genon S, et al. Neural correlates of impaired cognitive processes underlying self-unawareness in Alzheimer's disease[J]. Cortex, 2024, 171: 1-12.

[16] Slevc LR, Shell AR. Auditory agnosia[J]. Handbook of Clinical Neurology, 2015, 129: 573-587.

[17] Thompson HE, Robson H, Lambon Ralph MA, et al. Varieties of semantic 'access' deficit in Wernicke's aphasia and semantic aphasia[J]. Brain, 2015, 138(12): 3776-3792.

[18] Tulving E. Episodic and semantic memory[M]//Organization of memory. Oxford, England: Academic Press, 1972: 381-423.

[19] Wang B, Guo Q, Zhao Q, et al. Memory deficits for non-amnestic mild cognitive impairment[J]. J Neuropsychol, 2012, 6(2): 232-241.

第二章

神经心理测验总论

第一节

临床医生简易认知评估

认知评估通常有两个层次，简易筛查与全面正式，前者更多的是临床医生在门诊诊室或床边查房时的初步筛查，是病史记录或病程记录的组成部分，经验丰富的医生通常可在评估时与患者进行轻松的交谈，从而使两者都更愉快。后者是在安静的神经心理室进行的标准化检测。前者是通科医生应该掌握的，后者则是专科医生应该掌握的。我们必须避免把简易筛查得分当作诊断的“金标准”，也不能强求没有条件的医院做全套神经心理测验检查。

由临床医生自己完成评估，时间有限，设备简陋，所以，有许多医生推荐 mini－Cog，内容是 3 个词语的回忆＋画钟测验，3 min 就完成了，但这是定性检查而非定量检查，低教育者不能完成(因为本来就不会画钟)，反映的认知域有限，所以，本节比较系统地介绍每个认知域的简易检测方法，既是文献的总结，也是笔者数十年临床工作的经验之谈。

认知障碍的症状取决于相关的大脑病变部位而非病理。例如，在阿尔茨海默病(AD)的不典型亚型(少词性原发性失语症)中，尽管病理与 AD 相同，但患者可能会出现局灶性语言综合征，而不是更为普遍的情景记忆障碍。床边认知评估，必须坚持以症状为导向的方法，这有助于病灶的定位和随后的临床诊断，有助于明确需要哪些影像学或其他检查来协助诊断。

从最广泛的意义上说，床边认知检查是第一道门槛，不能患者一进门就送神经心理室进行详细的评估。病史采集、医患沟通，是任何正式的评估前必不可少的环节。此外，有一个可靠的知情者提供病史是重要的，因为患者记忆障碍和视听感知力受损会导致主诉不准确。

在繁忙的门诊中，时间总是个问题。全面的认知评估，包括各种认知评估量表的实施，通常需要 1 h 以上。通过门诊简易的认知功能筛查，就可以清楚地了解患者需要哪些特定的、细致的认知领域评估。

在医患沟通中，我们要了解患者病前的教育、就业、人际关系，稍微了解一下患者的兴趣或爱好，就可以更精确地在认知检查中定制问题。起病和病程很重要，无论是记忆、语言、视觉功能、行为，还是精神疾病。通常，第一个被注意到的症状具有诊断意义。

即使可能从患者那里获得的信息量很少，我们也要尝试分别单独晤谈患者和知情者。患者与知情者之间的差异很重要，医生有机会在没有对方干扰或帮助的情况下评估患者的语言和配合程度。家族史和危险因素，特别是心脑血管病尤其重要。在门诊就诊之前使用问卷调查表可以节省时间，并引起人们对背景历史记录的关注。伴随疾病和药物使用经常是构成认知问题的基础或使其复杂化。

应注意警觉性和评估的配合度，因为这些因素可能影响随后的结果。警觉性水平是出现谵妄或药物作用的重要线索。谵妄可能同时表现为烦躁不安和注意力分散，或者患者可能安静，并且在评估期间容易入睡。如果对患者的警觉水平有任何担忧，查看药物清单通常会很有帮助。对警觉性下降的患者进行详细的认知评估可能会产生误导，并且常常效果极差。在这种情况下，尽可能多地记录定向力和注意力。

以下是各认知领域的门诊简易筛查方法。

一、定向

通常根据时间、地点和人物来评估定向力；它不是特别敏感，定向力正常并不等于记忆力正常。时间定向是最有用的，包括询问“现在大概几点钟？”许多正常人不知道确切的日期，观察相差几天也是有价值的。精神错乱、中重度痴呆以及健忘症患者对时间间隔的监控往往很差，可以通过询问住院时间长短进行测试。确认地点定向时，不仅要问医院的名称，也要询问建筑物的名称是什么（例如：门诊大楼或 1 号楼）。

人物定向包括对方姓名、年龄和出生日期。遗忘自己姓名通常仅在心因性健忘症中可见。在失语症患者中，较早的谈话本应显示出真正的缺陷，但是有时会使用错误的“意识障碍”标签，因为此类患者要么无法理解问题，要么给出错误的答案。

二、注意力

在英文背景下，测试注意力的方法包括 100 连续减 7、数字广度、倒拼单词“world”以及倒背月份。在中文环境里，倒拼“world”可以要求“红黄蓝白黑”倒过来说，“倒背月份”改为“倒背四季名称”。因为 100 连续减 7 被反复使用，为了避免学习效应，可以采用 90 连续减 7 或 80 连续减 7。

数字广度是相对纯粹的注意力测试，取决于工作记忆，但不是特异性的，在谵妄、左额叶局灶性损害、失语症和中重度痴呆中可能受损，但在健忘综合征（如 Korsakoff 综合征或颞叶内侧损伤）中应该是正常的。以三位数字开始，并确保将数字一个一个说出来，而不是采用组块策略（如 3－7－2－5 说成 37－25）。正常数字广度是 6±1，被试者回答需要考虑年龄和一般智力因素。在老年人或智障人士中，顺背 5 个数字可被认为是正常的。倒背通常比顺背小 1 个。

三、记忆力

抱怨记忆力差是转诊认知障碍门诊的最常见原因，尽管不是很具体，但它为门诊提供了一个良好的起点。记忆可以分为几个独立的领域。情景记忆（个人经历的事件）由顺行（新遇到的信息）或逆行（过去的事件）组成，依赖于海马-间脑系统。第二个重要的系统涉及词义记忆和一般知识（语义记忆），关键的神经基础是前颞叶。工作记忆指的是非常有限的容量，它允许我们将信息保留几秒钟，并使用背外侧前额叶皮质。“短期”记忆一词被混淆地应用于许多不同的记忆问题，但没有令人信服的解剖学或心理学关联。

1. *情景记忆*　顺行性记忆丧失的表现如下：

（1）忘记最近的个人和家庭事件（约定、社交场合）。

（2）在家里丢东西。

（3）重复性提问。

（4）无法跟踪和（或）记住电影、电视节目的情节。

（5）信息接收能力下降。

（6）越来越依赖笔记清单。

逆行性记忆丧失的表现是：

（1）过去事件的记忆（工作、家庭的过去、重大新闻、事项）减退。

（2）迷路，地形感差（找路）。

与其他认知障碍不相称的记忆丧失和学习障碍被称为遗忘综合征。通常顺行和逆行记忆丧失同时发生，如 AD 或脑损伤，但是发生分离。当海马损伤，特别是单纯疱疹性脑炎、局灶性颞叶肿瘤或梗死时，可出现相对单纯的顺行性遗忘症。虚构证，例如在 Korsakoff 综合征中，交谈可能是浮夸的或妄想的，但更多的时候涉及对真实记忆的错误排序和融合，这些记忆最终会被断章取义。短暂性遗忘综合征具有明显的顺行性和可变的逆行性，在短暂性全面遗忘（TGA）中可见到遗忘，而“记忆缺陷”和反复短暂的记忆丧失提示短暂性癫痫性遗忘（TEA）。

2. *语义记忆*　语义障碍患者通常会抱怨忘记单词。词汇量减少，患者用“东西”之类的词代替。在理解单个词语的含义方面存在同样的损害，这首先涉及不常见或不寻常的单词。找词困难在焦虑和衰老中都很常见，变化多端且与理解能力受损无关。这与语义性痴呆中的失语症状形成了鲜明的对比，后者持续不断地发展,通常与颞叶萎缩有关。

简单地要求患者和知情者给出一个总体的记忆评分(十分之几)通常是有帮助的。真正的健忘症患者很少会给自己打0分或1分,尽管他们的配偶可能会。相反,那些主要因为焦虑或抑郁而健忘的人往往给自己打低分,而家属打高分。

3. 工作记忆　随着增龄、抑郁和焦虑的增长,注意力不集中和注意力的丧失(脑子"短路"、神游天外、忘记来访的目的)是很常见的。这种症状往往是患者的主诉,家庭成员从表面上看不出来,而且,通常不会引起周围人太大的关注。然而,值得注意的是,基底节和白质疾病可能主要表现为工作记忆缺陷。

4. 记忆的检测　在与患者的谈话过程中,医生可以问:来医院的路线或病房里最近发生了什么事。也可以使用名称、地址或三个词语。如果在测试开始时未注意确保项目的正确登记,则结果可能会造成混淆或误导。登记(即刻记忆)不佳常常是注意力不集中或执行功能障碍的特征,可能会使测试情景记忆的回忆或再认结果无效。自由回忆比再认难。对于听力受损的患者,可以采用视觉材料,给患者戴上眼镜,通过使用大字体的指导语进行测试。

顺行非语言记忆可通过要求受试者复制并随后回忆几何形状来评估。或者,可以在房间周围随机隐藏多个对象,并要求患者在几分钟后搜索它们。这是一项容易的任务,不能很好地反映记忆障碍。

著名事件、近期的体育赛事结果或现任总理的名字都可以用来测试逆行记忆,而不需要知情者。更远距离的自传式记忆评估(如第一份工作、第一个孩子出生年月)需要验证,在轻度阿尔茨海默病中可能相对保留。自传体回忆的一段时间空白或一件事被遗忘,是前面提到的TEA(短暂性癫痫性遗忘)的特征。

四、语言

倾听病史可以发现大多数语言缺陷,特别是在流利性、韵律、语法和发音不清的地方。找词障碍和言语错乱的证据通常也会很快显现出来。记录这些错误的几个示例通常对后续的临床治疗很有帮助。

1. 命名　失命名(anomia)的程度可作为语言缺陷严重程度的总体指标,并且在几乎所有中风后失语症患者、中度阿尔茨海默病,以及语义性痴呆中都是一个突出特征。命名能力要求项目知识的视觉、语义和语音方面的集成。命名有明显的频率效应,不是使用笔或手表等非常普通的项目来测试患者,而是要求命名笔尖、袖扣或听诊器这些更难的项目。

音位性错语(例如,"píng guǒ"说成"bíng guǒ")和语义性错语("时钟"说成"时表"或"评估"说成"橘子"),分别反映Broca区和后外侧区的病变。广泛的上位响应,如把图片里的"骆驼"说成"动物",见于语义性痴呆。后脑损伤,特别是角回的损伤,会因为视觉识别错误而出现明显的命名不能,并可能伴有失读症。

理解困难常常被错误地认为是听力障碍的结果。抱怨难以使用电话或从小组对话中退出,可能是存在理解困难的蛛丝马迹。呈现几种常见的物品(硬币、钥匙、笔),并要求患者依次指向每个物品,可以评估单个词语的理解能力。这个检查有词频效应,可以在房间里找更难的物品来检查。

语句理解可以通过几个常见项目进行测试,以设计出语法上复杂的命令。例如,"先触摸笔,然后触摸手表",然后是较难的句子,例如"触摸钥匙和笔,然后触摸手表"。或者,问"如果狮子吃了老虎,谁还留着?"传统上,句法能力会因Broca区域或前岛叶区域的病变而受损,并且通常伴有语音错误和复述差。

可以使用相似的对象来评估概念理解,例如,这些物品中哪些可用于记录时间的流逝,同样,可以问哪种鸟主要在夜间飞翔和鸣叫,定义命名方式有助于进入语义存储并排除视觉缺陷的影响。

2. 复述　使用一系列越来越复杂的单词和句子。复述"河马",然后询问动物的性质,同时评估语音、发音和语义加工。其他词语如"茄子""祖母绿"和"周长"。需仔细分辨语音错语。绕口令"四十四只石狮子"可能过难,可以选择"乐队演奏结束、听众起立鼓掌",诸如此类。

3. 阅读　无法理解通常会伴随着无法大声朗读,但是反过来并不一定成立。通过编写简单的命令(如"闭上眼睛")或使用旁边报纸上的一些短语进行测试。如果检测到阅读障碍，则应进一步检查。

有纯失读症的患者表现出逐字阅读的现象，字母识别时常出现错误。右半球受损患者中看到的忽视性诵读困难症通常局限于单词的开头部分，并且可以采取遗漏或替代的形式[例如，“land(陆地)”表示“island(岛屿)”，而“fish(鱼)”表示“dish(菜)”]。表层失读症患者很难读取不规则拼写的单词[例如，“suite(套房)”“cellist(大提琴家)”“dough(面团)”]，这表明单词与其基本语义内涵之间的联系破裂。这是语义性痴呆的标志性特征之一。深层失读症患者无法读取合理的非单词(例如，“neg”“glem”“deak”)，并产生语义错误(用“parary”表示“canary”)。

4. 写作　与阅读相比，写作更容易受到干扰，并且涉及中心(拼写)和更多外围(字母形成)的协调。中枢性书写困难症(dysgraphia)会影响书面和口头拼写。这些综合征类似于在获得性阅读障碍(dyslexia)中看到的那样，可以进行相似的测试。

通常，面对书面拼写障碍，完整的口头拼写提示书写功能障碍或忽视性书写困难。前者导致费力且通常难以辨认的书写，并且字母的形状或方向经常出现错误。抄写也不正常。在皮质基底变性(CBD)中通常会看到混合的中枢和外周书写障碍，拼写错误在语音上似乎是合理的。忽视性书写困难导致单词的开头部分拼写错误，并经常与其非优势半球顶叶视觉空间功能和知觉功能缺陷相关。

5. 算术　失算症(acalculia)是指无法读取、书写和理解数字，并且与无法执行算术计算(anarithmetrica)完全不同。尽管简单的计算就可以满足大多数目的，但是对这项技能的全面评估要求患者写下口述数字、模仿数字并大声朗读。还应要求患者进行口头算术(心算)、书面计算(笔算)，最后要进行算术推理的能力测试(例如：“如果一个人购买两件价格为 1.27 元的物品，一件价格为 7 角的物品，提交一张 5 元的钞票，会收到多少余钱?”)。

五、执行和额叶功能

该领域的缺陷通常涉及计划、判断、问题解决、冲动控制和抽象推理的错误。尽管通常认为执行功能是(背外侧)额叶功能，但是这组技能可能更广泛地分布在大脑中。头部损伤是导致执行功能受损的常见原因，即使在早期阶段，阿尔茨海默病也很常见。重要的是不要忘记，额叶的大部分是皮质下的白质，白质营养不良、脱髓鞘和血管病变都会引起执行功能障碍。基底神经节疾病也会损害这些技能，最典型的例子是进行性核上性麻痹(PSP)。

执行功能(executive function)一词涵盖了广泛的技能。因此，如果怀疑存在缺陷，则需要以多种不同的方式测试此功能，以便更精确地对其进行描述。

1. 字母和范畴流畅性(letter and category fluency)　字母和范畴的语言流畅性是非常有用的测试，是各种成套测验的核心部分。两者的不佳表现在执行功能障碍中很常见。

(1) 字母流畅性：要求被试者从一个特定的字母开始产生尽可能多的单词(F、A 和 S 是常用的字母)。中文背景下，往往采用列举包含“发”字的词语或“水”“高”等，列举数量与教育水平有密切关系。

(2) 范畴流畅性：要求被试者 1 min 内列举尽可能多的动物(或水果、交通工具、家庭用品等)。字母流利性通常更困难，皮质下或额颞叶病变的受试者在这两种方法上得分均较差，但字母流利性更差。

2. 冲动和固着行为　冲动被认为反映了反应抑制的失败，并出现在额下叶病变中。可以使用“Go-No-Go”任务进行评估。检查者指示患者对单次敲击应轻击一次，并在两次敲击应轻击两次。通过几次尝试后更改初始规则，可以使此测试变得更加困难(例如“当我敲击两次时你敲击一次，而当我敲击一次时你什么也不做”)。固着行为的其他临床例子包括言语重复(palilalia)，分别以语言或声音的重复为特征，重复听到的东西称为言语模仿(echolalia)。

3. 认知估计　认知估计测试可能会导致额叶或执行功能障碍的患者出现异常或难以置信的反应。临床上，不是一定要进行标准化的正式测试，可以通过询问，例如本市最高大楼的高度、本市有多少人口或高速公路的汽车的速度来进行测试，只要求大致答案。

4. 相似性　关于两个概念上相似的对象之间的相似性的问题可用于评估可能以相同方式受损的推理。首先测试简单的配对，例如“苹果和橘子”或“桌子和椅子”，然后测试更抽象的配对，例如“爱与恨”或“雕塑和交响乐”。患者通常会非常具体地回答说,两个对象在哪些方面是“不同的”或它们是如何“不相似的”,而不是形成一个抽象的概念来将它们连接起来。

5. *谚语* 国内常用成语或谚语测试,比如“雪中送炭”“井水不犯河水”是什么意思？也可以检测抽象思维能力,但这些项目高度依赖被试者病前的教育水平和文化背景。

六、失用症(apraxia)

感觉和运动功能完整但仍无法执行身体部位的运动被称为失用症。尽管存在许多类别,例如肢体运动失用症、观念运动性失用症与概念性失用症,但这些标签在临床实践中很少有用。按区域(口颊或四肢)描述失用症,并提供功能受损的描述,同时记录几种不同类型的测试任务中空间和次序错误将更为有用。

失用症的定位能力有限,但左顶叶和额叶似乎最为重要。口腔性失用症与左额下叶和脑岛的损伤密切相关,通常伴有由 Broca 区域损伤引起的失语症。进行性、孤立的肢体失用症实际上可诊断为皮质基底节变性。

对失用症的全面评估应包括以下内容:

(1) 模仿手势,包括有意义(例如:挥手、敬礼、搭便车标志)和无意义手势(图 2-1-1)。

(2) 使用想象的物体(梳头、刷牙、切面包)。一个常见的错误是使用身体部位作为工具,例如手指作为牙刷。实际使用对象通常比模仿对象时获得更好的成绩,这是视觉运动失用症的典型表现。

(3) 口颊运动(吹灭蜡烛、伸出舌头、咳嗽、舔嘴唇)。

(4) 次序任务,如 Luria 三步指令(拳头、掌缘、手掌)或交替的手部动作测试(如一只手张开、另一只手握紧拳头)。更难的任务是射雕英雄传的“左手画圆、右手画方”,是同时进行,而不是交替进行。

七、视觉空间能力

来自视觉皮质的信息通过两个信息流之一定向到颞叶或顶叶皮质。背侧(“where”)通路将视觉信息与顶叶中的空间位置和方向联系起来,而腹侧(“what”)通路将这些信息与颞叶中的语义知识存储联系起来。额叶眼动区对于将注意力引向视野中的目标很重要。

1. *忽视症*(neglect) 视觉忽视可能会导致患者无法修饰一半的身体,或吃掉放在盘子一侧的食物。视觉幻觉总是暗示着器质性原因,在路易体痴呆和急性精神错乱的痴呆症中尤为突出。Charles Bonnet 综合征,即使没有认知障碍,也可能会形成视幻觉,这种情况下通常与视力低下有关。

忽视个人空间和人际空间通常是由右半球病变引起的,通常是下顶叶或前额叶区域。评估忽视症常用的方法是两侧感觉或视觉刺激同时呈现,如让患者等分不同长度的线条。字母和星号的划销任务的作用是正式的测验方法。以对象为中心的忽视症患者无法复制对象的一侧,而忽视性阅读障碍可能无法读

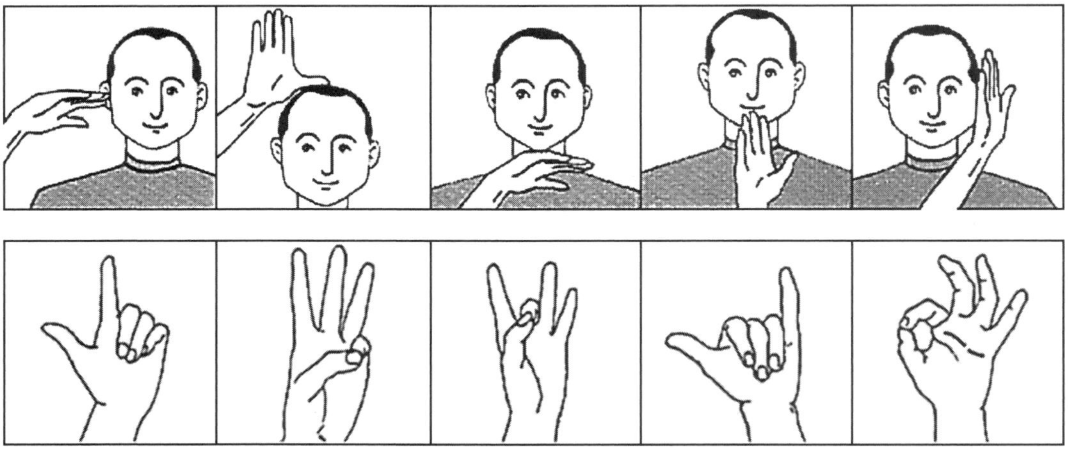

图 2-1-1 检查失用症时采用的供模仿的手势

取句子或单词的开头。疾病失认症(anosognosia)患者否认他们偏瘫,甚至否认患肢属于他们。

2. *穿衣与构造性失用症*(dressing and constructional apraxia)　尽管穿衣和结构能力的缺陷被称为失用症,但它们最好被认为是视空间知觉障碍,而不是运动障碍。复制几何形状,如立方体、交叉五边形或画钟,是对结构能力的良好测试。左侧病变倾向于模仿图形时过度简化,而右侧病变倾向于图形组成部分之间的异常空间关系。穿衣失用症可以通过让患者穿上翻过来的衣服来测试。

3. *视觉失认症*(agnosia)　有视觉失认症的患者尽管有充分的感知能力,但视觉对象再认失败。那些具有感知性视觉失认症(apperceptive visual agnosia)的人有正常的基本视觉功能,但在涉及对象识别和命名的更复杂的任务上失败。它们能够通过描述、触摸命名对象,表明对象的底层语义表证是保留的。这种现象源于广泛的双侧枕颞叶梗死。在联想性视觉失认症(associative visual agnosia)的情况下,该缺陷反映了语义知识存储的破坏,并涉及进入该信息的所有感觉通道。典型病例源于左前颞叶病变。为了检测这些综合征,有必要评估物品命名能力、描述对象能力、触觉命名能力、根据描述命名未见的对象,以及提供不能命名项目的语义信息的能力。

4. *面容失认症*(Prosopagnosia)　面容失认症患者无法识别熟悉的面孔。通过其他线索,如步态、声音或独特的衣服来帮助识别。这种缺陷可能不完全是针对人脸的,而且通常类别内的细粒度识别(fine grained identification)也可能受损(例如:汽车制造、花卉类型)。

5. *色觉缺陷*　颜色处理缺陷,如色盲(丧失辨别颜色的能力),常与左后动脉梗塞后枕颞内侧损伤后的单纯失语有关。颜色失认症损害颜色信息检索任务(例如"香蕉是什么颜色的?")和颜色命名不能(例如"这是什么颜色?")。后者指的是一种特殊的颜色命名障碍,有完整的知觉和颜色知识,可能是由于颞叶的语言结构与视觉皮质的失去连接导致的。

八、其他功能评估

1. *日常生活活动*　日常生活活动(activities of daily living, ADL)包括工具性 ADL 与躯体性 ADL,前者如整理账单、使用家电、安全驾驶和药物搭配方案的能力,是高阶 ADL,通常比较早受损,后者如烹饪、散步、个人卫生和大小便控制。ADL 的评估准确性依赖知情者了解患者的程度。

2. *行为评估*　不当行为首先来源于病史,由于患者的坚定的否定,有时医生可能会怀疑知情人描述的行为是否真实。直接询问患者有关工作矛盾、人际关系冲突、与执法机构的关系,可能有助于确定自知力的程度。配偶可能会提到令人尴尬的社交行为、食物偏好的变化(尤其是甜食)、不适当的性行为(尤其是在单独接受访谈时会提供)。额颞叶变性(FTLD)受影响的是共情和判断他人情绪状态的能力,而情感淡漠、主观能动性下降是 AD、FTLD 和皮质下痴呆的普遍特征。上文所述的"Go-No-Go"任务是下额叶抑制能力减退的表现。

3. *情绪障碍*　情绪和认知之间的关系很复杂。例如,变异型克雅氏病(vCJD)可能伴有焦虑和抑郁,额叶肿瘤、阿尔茨海默病和任何皮质下痴呆症也可能出现。相反,原发性情感障碍会损害记忆力、执行功能,并导致找词困难。但是,很少有情绪障碍会导致客观认知测试严重受损,一般是轻度的测验得分数下降。老人出现情绪障碍应高度怀疑存在器质性疾病,尤其是神经退行性疾病。例行询问应包括睡眠、食欲变化、兴趣缺失、精力不足、心境恶劣以及性欲变化。

4. *驾驶*　驾驶始终是一个令人烦恼的问题,尤其是在自知力有限或生活方式受到驾驶特权丧失的威胁时。早期认知障碍并不排除驾驶,但应引起对驾驶能力的关注。通常,配偶相当了解驾驶技能的变化,不应轻视他们的担忧。视觉空间能力(例如,复制金属丝立方体、五边形、绘制钟面)的削弱是增加驾驶风险的显著标志。在极端情况下,患者自知力减退,家属只能藏起车钥匙,或者禁用、转移或卖掉汽车,并告知驾照颁发机关。一个独立的驾驶评估可能是非常有必要的。

九、总结

表 2-1-1 是笔者推荐在门诊或病房查房时可以采用的简易认知检查要点。只需要纸笔,不需要其他辅助工具。大约耗时 15 min。

表 2-1-1　简易认知检查要点

认知领域	检　测　方　法
定向	a. 时间(日期、月份、季节、年份) b. 地点
注意力	a. 100 连续加或减 7 b. 倒说四季名称
语言	a. 参与对话并评估流利度、发音、语音和语义错误 b. 某些低频项目的命名 c. 理解力(单个单词和句子) d. 阅读 e. 写一个句子
记忆	a. 顺向：姓名和地址学习 2 次、5 min 后回忆 b. 逆向：询问最近的体育赛事或个人活动
执行功能	a. 音韵流畅性，如列举包括“发”字的词语或成语 b. 范畴流畅性，如列举动物或水果的名称
实践	a. 模仿有意义和无意义的手势 b. Luria 3 步测试
视觉空间	a. 模仿画钟和重叠的五边形

在认知评估中检查所有内容是不切实际的，并且像在神经病学的其他大多数领域一样，病史在指导随后的检查方面仍然很重要。少数患者，即使拥有正式的神经心理学报告，也无法在单次认知评估后做出明确的诊断。在这种情况下，由来已久的纵向跟踪和反复评估方法是宝贵的，不应忘记。

(孙小康　郭起浩)

第二节

应用神经心理测验判断认知损害

神经心理学测验经常用于神经科、精神科、老年科的临床实践和研究、干预措施制定及疗效评价等领域。当一位主诉“健忘”的老年人就诊时，医生首先应该想到的是记忆力的客观检查。包括韦氏成人智力量表修订版(WAIS-R)、临床记忆量表(CMS)、听觉词语学习测验(auditory verbal learning test，AVLT)及 Rey-Osterreich 复杂图形测验(Rey-Osterreich complex figure test)等，并借此判断受试者是否存在记忆损害、记忆受累的环节或成分及受累程度；在分析检测结果时，受试者及其家属往往提出异议，认为医生的评价过于宽松或过于严格而不够准确。此时我们一般会告诉受试者或其家属检测结果仅供参考，就像血液白细胞计数对于感染的意义一样，确切的临床诊断还需根据患者的神经功能、影像学和实验室检查结果进行综合判断。因此，临床医生深刻理解各项神经心理学测验对认知损害的检测及分析方法，有助于更好地使用神经心理学测验方法。

常用神经心理学测验检测认知功能是否损害及其严重程度的方法有 3 种，即与常模(norm)比较、纵向随访比较及与估计的发病前认知水平比较。

一、与常模比较

常模是一种可供比较的普通形式。通常有如下方法。

1. *均数*　运用某一受试者所测得的成绩(粗分或称原始分)与标准化样本的平均数相比较，以确定其成绩的高低。

2. *标准分*　均数所说明的问题较为局限，只看均数，不注意分散情况，所得受试者的信息十分有限。如用标准分作常模，便可提供更多的信息。标准分能说明受试者的测验成绩在标准化样本的成绩分布图上居何位置。标准分(Z score)等于受试者成绩(X)与样本均数($\bar{X}$)之差(即 $X-\bar{X}$)除以样本成绩标准差(SD)，即 $Z=(X-\bar{X})/SD$。由此，不仅说明受试者的成绩与样本比较所在的位置，而且还能说明相差标准差的多少。韦氏成人智力量表(WAIS)采用的离差智商(deviation intelligence quotient，DIQ)的具体公式为，$IQ=100+15Z$(Z 为标准分)。

3. *T 分*　T 分是标准分衍化出来的另一种常用常模。例如，明尼苏达多重性格调查表(Minnesota multiphasic personality inventory，MMPI)便采用这种常模。它与离差智商的不同之处是所设的均数及标准差不同。

4. *百分位法*(percentile rank，PR)　它的优点是不需要统计学的知识便可理解。习惯上将成绩差的排列在下，好的在上。计算出样本分数的各百分位范围。将受试者的成绩与常模相比较，如位于百分位数 50(P50)时，说明受试者的成绩相当于标准化样本的第 50 位，也就是说，样本中有 50%成绩在其之下(其中最好的至多和他一样)，另外 50%的成绩优于该受试者。

5. 划界分(cut off score)　在筛选测验中常用该常模。如在教学上采用百分制时,以60分为及格分,此即划界分。在临床神经心理学测验中,将正常人与脑疾病患者的测验成绩相比较,设立划界分,用此分数划分有无脑损害。如果某项测验对检测某种脑损害敏感,即说明设立的划界分十分有效,患者被划入假阴性的人数就很少甚至没有,正常人被划为假阳性的亦很少或没有。如果不敏感,则假阳性或假阴性的机会均会增加。

常模比较标准对于大多数心理学研究的目的来说是有用的,包括儿童与成人认知功能的描述、教育和职业规划及人格测评或评价。对一些可疑的行为若能利用常模比较标准与之比较,可直接对认知障碍进行评价。然而,当确诊或怀疑患者的认知功能(与成年人群中常态分布比较)减退时,除有发病前认知水平的相关书面文件(例如在校期间的成绩单)外,仅根据常模对其进行描述,就其本身而言对于评价受损程度的意义不是十分显著。获得的平均水平对于发病前就显得迟钝的患者,并不能说明所考核的认知水平显著下降;相反对发病前能力卓越的受试者而言,则可能代表存在认知障碍。

测量成人认知损害的第一步是建立患者发病前所有认知功能和能力的绩效水平,或者在无法获得直接信息时给予估计,对于那些有着大样本分层的常模,这一步简单易行。成人不能再命名物体、不能模仿一个简单的图案或对一侧身体产生忽视是明显的认知障碍。由于常模比较标准是反映正态分布的认知功能和能力的平均水平,因而只有个体化的比较标准才能对评价和鉴别认知障碍提供有意义的基线。对于单一患者,人群平均水平不是一个恰当的、必不可少的比较标准。从定义出发,对任何精心设计的、分数呈正态分布的神经心理学测验,都将有一半人能达到平均水平;各种结果相对于平均水平都存在差值。

针对认知改变的评价应该提倡个体化比较标准,无论其心理学特征或认知功能和能力在完全正常人群中是否呈正态分布都应作为一条法则。这条法则普遍适用于认知障碍和行为改变的测量。在测量的能力有各种各样或惯用的常模时(如手指敲击速度或听觉辨别精度),常模比较标准对脑损伤的测量是适用的。即使所测量的这些能力随年龄发生改变、在绩效水平上存在性别差异而需要人群标准化,也同样适用。

二、纵向随访比较

个体化比较标准可以在仅依赖于对个体纵向随访进行前后比较的变化率研究中得到最好的例证。同一组测验应间隔一段时间进行,测验3次或更多次后进行测验评分时间序列上不同的比较。在儿童心理学研究中,变化率的测验对于检测其发展率是不可或缺的。退行性疾病患者所表现的减分率信息有助于提高预测其病程发展的准确性。在以康复为目的的患者中,脑损伤后的认知功能改善率可能不仅对预测最终绩效水平有益,而且还可为实施康复的有效性提供信息。而且,变化率的研究有助于理解脑损伤对智力的长期影响。

对于在人群中普遍呈正态分布的能力,对受试者认知损害的认定取决于那些从历史资料(包括以前的测验评分)中获得的、可被假定为其发病前的特征性认知水平与现有测验表现(定量和定性特点)之间的比较。因此,许多临床神经心理学测验将能力和技能的个体内部比较考虑在内。

使用个体化比较标准可使认知障碍的检测成为简单而直接的操作过程:检查者需对可疑行为发生前与最近的情况,以及评估期间的差异进行比较。Hoofien等对退伍军人应征入伍时的韦氏成人智力量表修订版评分和大脑受伤约13年后的评分进行比较,其结果为颅脑创伤患者存在认知障碍提供了明确的证据。

使用个体化比较标准的直接方法需要获得发病前的测验分数、学校成绩或其他相关的观察性资料。许多情况下,这些资料不存在或很难获得。因此,检查者常需从个体化比较标准中推断出间接的认知障碍评价方法。当前,在老年退行性疾病的早期诊断研究中,国际性的前瞻性随访调查资料不断增加,表明个体变化率的比较研究已日益受到重视,我国也应加强这方面的研究工作。

三、与估计的发病前认知水平比较

在间接测量方法中,检查者对患者目前的表现与原有认知水平的估计值进行比较,这些估计值可从许多来源获得。检查者的任务是寻找有意义的、正确的资料,从而对外伤前或发病前的认知水平进行估计,作为患者自身的比较标准。采用不同的方法推断出每例患者的比较标准,已经在各项临床应用中取得了不同程度的成功。显然,历史性及观察性资料是对患者发病前认知水平进行直接估计的信息来源。根据这一来源所得估计值的满意程度取决于对患者过去了解的多少,以及所知道或获得的患者的特点是否足以与其他人相区别。例如,检查者对某例颅脑创伤后认知损伤患者的了解仅限于他是一位受过 9 年教育的伐木工人,他的词汇水平和兴趣与其职业和受教育程度相符,则检查者仅能估计该患者的认知水平恰好处于平均水平,并以此作为比较标准;而患者以前的智商比大部分人高,逻辑推理优秀或讲故事出色,或者脑损伤前即将被提升为主管等信息,检查者很可能难以获得. 他们无法仅从患者的历史和观察中了解到该伐木工人以往的智力水平。

由此可见,仅根据以往和现场观测的数据对受试者发病前的认知水平进行估计,可能造成估计值偏高;而且,部分患者的主诉也可能高于实际水平。准确地对受试者发病前认知水平估计的需求显得越来越重要,特别是对老年人智力减退方面进行的估计。因此,神经心理学家设计了许多与众不同的评价方法以回应这一需求。

1. *智力测验评分* 采用智力测验评分评价发病前的认知水平测验评分技术的基本特点是从分数本身评价受试者发病前的认知水平。长期以来,一直为临床所用的评价发病前认知水平的方法是,采用词汇评分作为唯一最佳的原始智力水平的指标(Yates,1954)。这种方法基于以下观察:许多认知功能减退的患者近期发生记忆、推理、数学运算能力及其他认知功能严重损害。然而很久以后仍能保留早年习得的、良好的语言技巧。并且,韦氏成人智力量表修订版所有的分测验中词汇评分与受教育程度的相关性最强。受教育程度同时也可作为发病前认知水平的一项良好指标。然而,词汇测验,如韦氏成人智力量表修订版需要口头定义。与可用一两个词语回答、只需再认或根据实际经验的语言功能测验效果相比,它对脑损伤的评价作用较差。而且,许多左侧大脑半球损伤致语言技巧受损的患者都表现为语言功能测验(>1 个)评分相对较低。其中以失语症患者的语言障碍最为明显,有些失语症患者完全不能使用语言符号。从技术上分析,部分左侧大脑半球损伤者并造成失语,并且,他们言语流畅性的下降足以使词汇评分无法提供良好的比较标准。

2. *韦氏成人智力量表* 应用相同的原则划分"退纯比率"主要是比较词汇和其他用于检查注意力缺陷及视觉运动迟缓的测验中负载的言语部分的评分。基于大部分脑损伤患者仍然保留某些认知技巧的假设。结合个体的韦氏成人智力量表修订版与人口统计学变量(年龄、性别、种族、受教育程度、职业)完成一系列逐步回归方程,可以发现常识和词语是检测言语智商(verbal intelligence quotient,VIQ)和全量表智商(full-scale intelligence quotient,FSIQ)的最佳估计值,积木、拼图和填图分测验的是操作智商(performance intelligence quotient, PIQ)的最佳估计值。

3. *单词阅读测验* 用于评价发病前认知水平,尝试改善基于词汇的各种方法。使之能应用于评价伴有各种痴呆性认知障碍患者的测验中。主要有以下几种。

(1) 国家成人阅读测验(national adult reading test,NART):其分数能够可靠地评价患者发病前的认知水平。NART 需要患者口头朗读 50 个发音不规则的单词。这些单词的使用频率各不相同。当然,该项测验仅适用于像英语这种由许多单词构成、存在不规则发音的语言。本质上,这些单词阅读测验提供了一个词汇量的统计值。NART 转换成智商(intelligence quotient,IQ):其分数的估计值与韦氏成人智力量表修订版(英国版)的全量表智商的相关系数为 0.720～0.810,它与言语智商的相关性更高一些,与操作智商的相关性则相当低。Crawford 等对 179 例 11 岁时曾参加过团体智能测验(group mental ability test)(推测是由纸笔方式完成)的 77 岁老年受试者施行 NART 和韦氏成人智力量表修订版(英国版)测试,结果显示 NART 估计值与智商分数的相关系数为 0.730,后期的估计值与早期的测验评分在同一范围内。

（2）北美成人阅读测验（the north american adult reading test，NAART）：包括61个单词，其中35个来源于原始的NART。NAART分数与韦氏成人智力量表修订版言语智商的相关性良好（$r=0.830$），与全量表智商的相关性亦较好（$r=0.750$）。但存在大量未被解释的变量，与操作智商的相关性较差（$r=0.400$），以至于不能作为有效的发病前认知水平的总体指标。

（3）同音异义字的意义生成测验（homophone meaning generation test，HMGT）：为一项对大脑前部组织损伤十分敏感的检测技术，已应用于患者认知功能损害程度的评价。此项任务需要认知定势的转移，向受试者提问一组即8个同音异义字的其他含义（例如 pear-pair vs pare；sight-site vs cite）。Crawford 和 Warrington（2002）的观察发现，HMGT与NART这两项测验间的相关性具有统计学意义（$r=0.605$，$P<0.05$）。由此推导出一个公式，即通过评价HMGT原始分数与NART估计出的发病前分数的差异，将很可能为“认知障碍严重程度”提供最佳的估计值。

（4）大范围能力测验-阅读测验（reading test of the wide range ability test，WRAT-READ）：系根据与NART测验同样的原则发展起来的阅读测验。它使用出现频率由多到少的单词（不是所有的WRAT-READ单词在发音学上都是不规则的）评价受试者的阅读水平。对WRAT-READ评价发病前认知水平的有效性方面的研究结果类似于NART及其变量的研究。

上述这些阅读测验与韦氏成人智力量表测验中智商分数的相关性，趋于与受试者的受教育程度直接相关。然而，当受试者的年龄范围横跨几个年龄段直至老年时，其以年龄作为影响因素的作用方能显现出来。尽管年龄的影响在大范围的受试者样本（17～88岁）中十分显著（$r=-0.178$），但当受教育程度（$r=0.510$）和社会地位（$r=-0.355$）这些呈强相关性的影响因素被剔除后，年龄的影响作用即变得很小甚至趋近于零。

总之，对于认知功能完善的受试者，根据阅读水平预测言语智商与全量表智商分数，其测验结果十分准确。无论使用何种韦氏成人智力量表，NART/NAART或WRAT-READ评分与言语智商之间都呈相关性；虽与全量表智商的相关性略差，但仍能使大部分的变异得到解释；而与操作智商的相关性较差，以至于阅读测验评分不能对相关方面进行任何预测。此外，实际的智商分数越偏离100分，由NART或其变量中的一个所得的估计值的偏差就越大：在预测智商的应用范围扩大中存在截尾现象，个体能力水平的分布低于或高于平均水平均会导致估计值不可靠。进一步改善对发病前认知水平的估计产生了单词再认测验分数与人口统计学变量相结合的公式。

以上介绍了英语国家应用神经心理学测验对发病前认知水平进行评价的研究结果。鉴于我国由于方言复杂、个体受教育程度差异巨大，编制全国性的类似的阅读测验存在较大困难。但是，这项基础性研究工作无疑是有意义的，有助于我们更好地理解受试者的测验结果。

（郭起浩）

第三节 年龄、性别、受教育程度、文化背景与神经心理评估

神经心理评估是心理学家用来了解大脑功能及其对行为和认知的影响的关键工具。然而，对这些评估结果的解释可能受到各种人口因素的影响。其中，年龄、性别、教育水平和文化背景是影响评估结果的关键因素，这些因素在认知发展和表现中发挥了重要作用，从而影响神经心理评估结果的解读。

一、年龄对神经心理评估的影响

年龄对神经心理评估结果影响深远，神经心理评估的表现受到整个生命周期中发育和退行性变化的影响。

（1）在儿童和青少年时期，随着大脑的成熟和髓鞘的不断形成，认知功能迅速发展，处理速度、工作记忆、语言和非语言推理以及执行功能都会有所改善。年幼的孩子可能会在需要持续关注或复杂问题解决的任务上挣扎，但随着他们接近青春期，会有

明显的改善。韦氏儿童智力量表(WISC)测试显示,分数随着年龄的增长而增加。

(2) 在青年和中年时期,通常许多认知领域都在18～30岁出现巅峰表现,其中处理速度和记忆测试的表现最优。中年人(30～60岁)在处理速度、灵活性和情景记忆的测试中的表现可能会开始出现轻微的下降,比如连线测试(B部分)、加州语言学习测试(CVLT)。纵向和横断面研究显示在受教育的健康成年人中,与年龄相关的认知衰退从40岁左右开始,而处理速度的下降是早期的预测因素。

(3) 进入老年期之后,随着年龄的增长,认知功能普遍下降。衰老导致大脑体积的减少,在前额皮质和海马体等区域尤为明显,这些区域对执行功能和记忆至关重要。此外,年龄的增加也会导致白质完整性的下降,白质负责大脑不同区域之间的沟通,白质完整性的下降导致执行功能和处理速度受损。因此老年人在处理速度和流体智力(fluid intelligence),即独立于所学知识的解决问题和抽象、推理能力方面表现出更为突出的衰退。此外,老年人的大脑血管结构会发生变化,包括动脉硬化和斑块的形成,脑血流量的减少,这也是导致认知能力下降的一个重要原因。老龄化对不同认知领域的影响并不相同。

在记忆方面,老年人通常在编码和检索新信息时遇到更多困难;相对而言,涉及事实知识和词汇的语义记忆相对稳定,甚至随着年龄的增长而提高。

在执行功能中也显现年龄效应,在一些考察转换能力和复杂问题解决能力的任务中呈现出随年龄增长而表现下降,这使得老年人可能在熟悉的、熟练的任务中表现良好,但在新情况下表现不佳。使用威斯康星卡片分类测试(WCST)反映解决问题和认知灵活性,老年人在这一测试中显现困难。

处理速度是老年人受影响最严重的领域之一,且影响其他认知领域。数字符号转化任务评估被试者匹配符号和数字的速度,是直接衡量处理速度的方法。该任务中,非常一致地显示处理速度随着年龄的老化而下降。而连线测试评估视觉注意力和任务切换,也间接衡量加工速度。

语言是一个复杂的认知领域,既有晶体智力(crystalized intelligence),也有流体智力。整体语言能力在老年期保持不变,尤其是词汇和语义知识,通常会在老年时保持良好。单词和名字的检索能力,可能会随着年龄老化出现下降。

视空间能力涉及视觉和空间线索整合的技能,将随着年龄老化而下降,影响诸如导航或空间定位等任务。评估视觉空间技能的测试,如Rey-Osterrieth复杂图形测试,往往显示出与年龄相关的衰退。

对于神经心理评估来说,使用适合年龄的常模值来确保准确解释结果,对于区分正常衰老和病理性衰退至关重要。

二、性别对神经心理评估的影响

性别差异一直是认知神经科学和心理学的一个研究焦点,旨在了解生物性别如何影响大脑功能和认知表现。一般来说,两性之间在整体智力上没有显著差异。但一些特定认知域的功能可能受性别因素影响。

(1) 语言能力:研究一致表明,女性在口头流畅性任务和涉及语法和发音的语言任务,比如言语记忆和发音速度中表现优于男性。尤其是语言流畅性,测试要求参与者在限定的时间内生成尽可能多的符合特定标准的单词(例如,以某个字母开头或某个类别的单词)。言语记忆测试包括回忆单词、句子或叙述段落。女性的语言能力优于男性,这可能与女性语言功能区域的成熟速度更快有关。

(2) 空间能力:两性在空间导航中采用的策略不同:女性倾向于使用以自我为中心的空间策略,涉及使用当地地标作为方向线索。男性多采用非中心策略,其中涉及使用心理空间地图并根据绝对方向(北/南)确定自己的方位。

男性通常在空间能力的表现优于女性,比如心理旋转评估空间可视化和空间推理能力,要求受试者在脑海中旋转复杂的三维形状,以确定某些形状是否匹配。比如,将两个三维物体(或字母)组成一对图像,其中每个图像在某个轴上旋转特定的角度,要求受试者快速区分两个图像是否镜像,以准确性和速度来判断。

(3) 数学能力:标准化的数学问题可以用来直接评估计算和解决问题的能力。此外,复杂图形测试评估的是视觉空间建构能力,涉及一定程度的问题解决能力,这在数学推理中非常重要。社会期望和教育机会等因素在数学技能方面发挥着重要作用。早期的研究表明男性在数学方面有轻微的优势，特别是在解决问题和复杂的计算方面，但最近的研究表明这种差异在逐渐缩小，甚至在计算方面女性的表现有时比男性好。

（4）记忆能力：女性一般表现出更好的情景记忆，她们在自传体记忆、随机词汇回忆、故事回忆、听觉情景记忆、语义记忆和面孔识别任务方面的表现优于男性。而男性在回忆视觉和空间信息方面可能略有优势，比如记住路线或地理布局。有研究显示，言语情景记忆的性别差异在欧洲、北美、大洋洲和南美洲大于亚洲，在儿童和老年期小于其他年龄段。以上是健康人群中的研究。在患有 MCI 或 AD 的患者中，女性往往比男性有更严重的记忆障碍，这可能与疾病的萎缩模式存在性别差异有关。MCI 患者中，女性的全脑和颞叶萎缩速度快于男性。

（5）执行功能：执行功能是个人组织其行为以应对当前环境并为未来情况做计划的一系列能力，包括注意力、冲动控制、决策和工作记忆等技能。执行功能的个别组分可能在某一性别中得到增强，但在整体执行功能上并不存在显著的性别差异。解决任务的潜在策略可能因性别而异，这会影响特定情境下的表现。因此根据任务的具体性质不同，男性和女性在执行功能的不同方面表现更出色。

（6）情感识别与社会认知：女性通常更善于识别情绪和解释社交线索，包括对面部表情和肢体语言的敏感度更高。男性通常在这些任务中得分较低。

三、教育水平对神经心理评估的影响

教育状况，通常被量化为完成正规学校教育的年数，是神经心理评估中的一个关键人口因素。教育与神经心理功能之间的关系是复杂和多方面的。正规的学校教育过程会改变大脑的功能方式。具体而言，除了语言技能外，阅读和写作技能的习得还能提高基本认知能力，如记忆过程、语音意识、视空间和视觉运动技能、注意力和执行功能。受教育程度不仅塑造了各种认知技能的发展，而且显著影响神经心理评估结果。许多常用的神经心理测试是模拟在学校获得的技能和练习的认知过程。通常，使用学校类型的任务进行神经心理评估依赖于固有假设，即考生已经充分发展和练习了技能。相反，对于未受过教育的个体，由于缺乏这种培训，他们并不熟悉测试本身的规则，这无疑妨碍了他们在测试中的表现。因此在解释神经心理评估的测试结果时必须考虑个体的教育背景。在我国，由于普遍的夜校与扫盲班的存在，受教育程度常常难以界定。发达国家的受教育程度普遍比较高，所以，开发专门针对受教育程度较低或没有受过教育的人群的测试方法，是摆在发展中国家神经心理学家面前的一项艰巨任务。

（1）总体认知能力：教育对一般认知能力有根本性的影响。大多数神经心理测试结果表明文盲和识字的健康个体之间的总体测评结果有显著差异。2023 年来自希腊学者的一项荟萃分析发现，在描绘彩色和真实物体的任务上，文盲受试者的表现与识字受试者的表现相同，因此对于文盲个体的评估，必须进行具有高生态效度的神经心理测试（即与日常生活活动相关的测试），以免低估他们的认知功能。

（2）记忆：较高的受教育程度与更好的记忆任务表现有关，这归因于更有效的记忆策略。教育可以提高词汇量和理解力，发展语义和语音认知策略，这有助于对语言信息进行编码、存储和检索。相比之下，未受教育的个体缺乏这种培训，往往依赖语义属性来处理语言信息，因此在言语记忆任务中表现不佳。值得注意的是，记忆测验的材料与方法不同，受教育程度的影响也不同，对于文盲老人，只有选择恰当的记忆测试才能“公平”地确定其是否存在记忆功能障碍。

（3）执行功能：包括计划、灵活性和抑制控制等技能，也随教育水平而变化。被试者受教育程度越高，其在执行功能中的得分越高，这可能归因于高等教育提供的复杂认知刺激。Ardila 等的一项荟萃分析表明，长期教育可以提高认知灵活性、计划和决策等技能。一些测试的指导语是用正式语言给出的，这对于受教育程度有限的个体可能很难理解。即便测试人员反复解释，这也可能影响受试者在测试中的表现。临床实践与研究均发现，连线测试-B部分和画钟测试（CDT）等常用测验，在未受教育或文盲群体中的拒绝率很高，因此采用这些神经心理评估在低教育人群中较难区分认知正常和痴呆。

四、文化对神经心理评估的影响

文化是指社会成员共有的一套学习传统和生活方式。文化为思维方式、行为方式和感觉方式提供了特定的模式,它代表了一种适应和生活在特定环境中的方式。

跨文化背景的神经心理测试一直是一个受关注的问题,因为评估使用的某些策略和元素不一定是每一种文化所共有的。神经心理评估是在西方社会背景下开发的,其问题和任务反映了西方的思维方式、语言和价值观。这种文化偏见可能会导致来自非西方文化背景的人在理解和解决测试问题方面存在差异,从而影响测评的结果。

首先,"价值观和测评意义"是跨文化背景人群中进行神经心理评估的重要障碍。Ardil 详细研究了认知评估中固有的价值观。认知测评中的价值观包括:受试者熟悉与陌生人一对一互动;受试者承认测试人员的权威;受试者接受测试过程的孤立性和人为性,并且尽力表现最佳;测试者和受试者之间的沟通是正式的;双方对在特定时间内快速完成任务的必要性有相同的理解。

其次,对测试规则和内容的熟悉程度不同是跨文化背景人群中进行神经心理评估的又一重要障碍。虽然对测评量表进行了文字翻译,但是某些词汇和短语对于不同文化背景的人来说其熟悉度是不同的。例如蒙特利尔认知评估(MoCA)量表中的"面孔""天鹅绒""教堂",这些单词并不是我国人群日常交流的常用词,对于我国的老人,尤其是受教育程度低或文盲来说,这些单词是陌生的,甚至是难以理解的。各国的教育体系差异很大,课程设计都围绕着每个社会所重视的文化价值观和知识而展开。因此,不同教育背景的人对测试中的问题的接触程度可能不同。数学问题、空间推理任务,甚至常识问题,都可能对接受过某些教育的被试者更有利。

文化背景对神经心理评估的影响已被广泛研究,尤其是对于非语言任务类型的测评。早期,有研究发现数字广度测试的表现水平因受试者语言而异。数字在中文发音时间短,西班牙语和英语中数字的排序方式不同,这些均造成该项测试的表现差异,因此有学者认为数字广度不太适合跨语言评估不同人群的测量方法。

使用包括数字广度、Rey 复杂图形在内的测试组合对不同文化背景的健康人进行认知评估,结果再次强调了文化背景对非语言测试的影响。研究发现西班牙人的认知表现优于摩洛哥人,尽管两组人群在年龄、性别、经济地位和教育水平方面相似,但摩洛哥人从未进行过心理测试的人数是西班牙人的4倍,这种熟悉程度的差异可能导致了两组人群测评结果的差异。

承认文化影响的重要性对于更公平地评估认知测评表现至关重要。MoCA 量表是轻度认知障碍和痴呆最常见的筛查工具之一。Stimmel(2024)评估了 MoCA 在不同种族文化的老年人群中进行认知筛查的有效性,结果显示 MCI 患者平均分值为16.6分,如果使用分界值≤23分诊断 MCI,将产生79%假阳性率。

因此,文化在塑造认知测试表现方面起着重要的作用,影响着这些评估的意义和解释。因此,有必要对认知测评工具在不同种族文化背景的人群中进行有效性验证。同时,应该将文化因素考虑并整合到认知测试的设计、管理和解释中,从而提高评估的公平性和准确性。

综上所述,理解年龄、性别、受教育程度和文化背景等因素对于神经心理测评的影响至关重要。这一领域研究的进展,将优化神经心理评估,精准的评估不仅完善诊断体系,也可以改善来自不同背景的个体的干预策略。

(耿介立　王　刚)

第四节 常见脑部疾病所致认知损害

认知障碍包括痴呆与轻度认知损害(mild cognitive impairment, MCI)两个阶段。MCI 是正常衰老与痴呆之间的过渡状态。这个概念与非痴呆认知损害(cognitive impairment-no dementia, CIND)往往难以鉴别,通常认为 CIND 的范围更大,包括所有病因(包括谵妄、中毒、精神疾病)所致,而 MCI 特指痴呆前的认知损害。

MCI的临床诊断依赖神经心理评估，所以，本节的重点是围绕不同病因的MCI的认知评估方法展开，能够准确诊断MCI，痴呆的临床诊断也就迎刃而解了。

一、认知障碍的病因分类

认知障碍是复杂的临床综合征，分类方法很多，现就病因进行分类。

1. 退行性疾病

(1) 阿尔茨海默病(AD)

(2) 额颞叶变性

(3) 路易体痴呆(LBD)

(4) 帕金森病

(5) 关岛型帕金森病-肌萎缩侧索硬化-痴呆复合

(6) 进行性核上性麻痹

(7) 运动神经元病

(8) 亨廷顿病

(9) 多发性硬化

(10) 苍白球黑质色素变性

(11) 成人型家庭黑矇痴呆综合征

(12) 肝豆状核变性(Wilson disease)

(13) 异染性脑白质营养不良

(14) 原发性丘脑变性

(15) 原发性基底节钙化

2. 血管性

(1) 多发梗死性痴呆(MID)

(2) 大面积脑梗死性痴呆

(3) 腔隙状态

(4) 皮质下白质脑病(BD)

(5) 脑淀粉样血管病

(6) 结节性多动脉炎

(7) 颞动脉炎

(8) 伴皮质下梗死和脑白质炎的脑常染色体显性动脉病(CADASIL)

(9) 复合型血管性痴呆(≥2种上述病因)

(10) 血管性认知损害合并AD或AD伴脑血管病(mixed dementia)

3. 神经系统意外损伤

(1) 拳击手痴呆

(2) 闭合或开放性脑外伤后

(3) 脑缺氧

(4) 蛛网膜下腔出血

(5) 一氧化碳中毒

4. 感染

(1) 艾滋病合并痴呆

(2) 克-雅病、gerstmann-strausler-scheinker病(肌阵挛性痴呆)

(3) 单纯疱疹性脑炎

(4) 细菌或霉菌性脑膜炎/脑炎后

(5) 神经梅毒

(6) 进行性多灶性白质脑病

5. 中毒

(1) 酒精依赖性痴呆

(2) 重金属中毒

(3) 有机溶液中毒

6. 占位病变

(1) 慢性硬膜下血肿

(2) 脑内原发或转移脑瘤

7. 代谢/内分泌

(1) 维生素B_1、维生素B_{12}、维生素B_6缺乏，叶酸缺乏

(2) 内分泌疾病，如甲状腺机能减退、柯兴病(肾上腺皮质机能亢进，垂体嗜碱细胞增生)、阿狄森病

8. 其他原因

(1) 正常颅压脑积水

(2) 癫痫

(3) 惠普尔病(Whipple's disease)

(4) 白塞综合征(Behcet syndrome)

(5) 系统性红斑狼疮

(6) 脑类肉瘤病、副癌综合征与边缘性脑炎

(7) 结合性或混合性痴呆

(8) 透析所致认知障碍

(9) 各种精神疾病如精神分裂症、抑郁症

二、Petersen的MCI诊断标准

Petersen等于1999年首先提出的MCI临床诊断标准，包括："有记忆减退的主诉，有记忆减退的客观证据，总体认知功能未受影响，日常活动能力正常

和非痴呆”五个方面。其作为遗忘型 MCI 的诊断标准,目前仍然得到广泛应用。随着研究的深入,人们发现 MCI 可以涉及众多认知域而不仅仅有或一定有记忆损害。所以,Petersen 于 2004 年对 MCI 诊断标准作了修订并进一步提出 MCI 可以区分为四个亚型。同年 MCI 国际工作组提出了 MCI 广义诊断标准及诊断流程,诊断标准包括:① 认知功能障碍,但未达到痴呆的诊断标准(不符合 DSM-Ⅳ 和 ICD-10 的痴呆诊断标准);② 认知功能衰退:患者和/或知情人报告且客观检查证实存在认知损害,和/或间隔一段时间检查发现有认知功能减退的证据;③ 基本日常生活能力保持正常,复杂的工具性能力可有轻微受损。该标准不再强调记忆损害作为 MCI 的诊断必备条件并提出复杂工具性能力在 MCI 患者的变化。值得注意的是它提到了随访的重要性。两年后,欧洲阿尔茨海默病协会(EADC) MCI 工作小组确立的 MCI 概念及诊断程序与上述标准相似。

客观的认知功能检查:神经心理测验证实存在客观认知功能损害,通常采用“比年龄和教育匹配正常人群常模低 1.5 个标准差(standard deviation, SD),即≤均数-1.5SD”。

有关 MCI 向痴呆转化的神经心理学与生物标志物研究已经汗牛充栋。AD 诊断可以划分为三个阶段,第一阶段是“临床前 AD(preclinical AD)”,患者已经有生物学指标改变,是最早期的信号,在这个阶段,还没有临床诊断标准;第二阶段是“AD 源 MCI 或预期发展为 AD 的 MCI(MCI due to AD)”,患者的记忆或其他认知功能的轻度改变,能够被观察到、被评估,但是,日常生活和功能活动没有明显损害;第三阶段,是“AD 源痴呆(dementia due to AD)”,患者的记忆、语言、注意、执行和行为症状已经损害患者的社交能力、职业能力甚至日常生活能力。

2011 年出版的美国国立衰老与阿尔茨海默病协会(NIA-AA)推荐的 MCI 诊断标准,将 MCI 诊断标准区分为核心临床标准(core clinical criteria)和临床研究用标准(clinical research criteria),前者的定义与诊断标准已如本节描述,后者结合了生物学指标,仅用于发病机制和药物临床试验的研究中。由于生物学指标及其正常值不是每个单位都容易获得,临床研究用标准还不能推广普及,尽管 2024 年 AA 发布的 AD 谱系诊断标准更加强化了生物标志物诊断标准。

临床研究用 MCI 标准将 MCI 试用性地区分为 3 种类型(表 2-4-1)。

表 2-4-1 结合生物学指标的 MCI 诊断

诊断范畴	AD 病因指标	Aβ(PET 或 CSF)	神经损伤(tau, FDG, 结构 MRI)
MCI-核心临床诊断	没有信息	矛盾/不确定/未证实	矛盾/不确定/未证实
AD 型 MCI—有可能	中等	阳性 未证实	未证实 阳性
AD 型 MCI—很可能	最高	阳性	阳性
MCI—不发展为 AD	最低	阴性	阴性

(1) 很可能 MCI:被试者符合 MCI 核心临床标准,同时,分子生物学指标和神经损伤指标均呈阳性,该患者发展为 AD 有“最高的可能性”,因此,这部分患者称为“很可能 AD 型 MCI”诊断。

(2) 有可能 MCI:被试者符合 MCI 核心临床标准,反映 Aβ 沉积的指标阳性而未检测神经损伤,或者相反,神经损伤指标阳性而反映 Aβ 沉积的指标未检测。由于生物学指标检测不全,随着时间的推移发展为 AD 的可能性是中等的,因此这部分患者被称为“有可能 MCI”。

(3) 不发展为 AD 的 MCI:反映 Aβ 沉积和神经损伤的指标均为阴性,未来发展为 AD 的可能性最低,但是,这种 MCI 患者仍然有患 AD 的可能性,其病因值得进一步研究。

三、Jak/Bondi 的 MCI 诊断标准

阿尔茨海默病神经影像研究计划(Alzheimer's disease neuroimaging initiative, ADNI)是美国最著名的 AD 早期诊断研究,以 MCI 为主要研究对象,完成 $Aβ_{42}$(CSF 与 PET)、tau(CSF 与 PET)、FDG-PET、研究性 MRI、全基因测序、成套神经心理测验。ADNI 四个时期采用的神经心理测验见表 2-4-2。

其中 MMSE、MoCA、ADAS-cog、CDR、成人阅读测验(ANART)、逻辑记忆测验、听觉词语学习测验、Cogstate 自评量表(CBB)、动物流畅性测验、多语言命名测验(MiNT)、连线测验、画钟测验、老年抑郁量表(GDS)、神经精神清单(NPI)、功能活动量表(FAQ)与日常认知量表(ECog),在本书均有专门章节介绍。认知变化指数(CCI),Risacher SL 等编制,包括自评(CCI-self-report)与他评(CCI-informant-rated),20 项,其中 12 个记忆项目、5 个执行功能项目、3 个语言项目,每个项目采用 5 分制,自评与他评 CCI 总分与分测验得分和客观的神经心理测验得分有显著相关性,与总体严重度也有显著相关性。作者建议用于识别 MCI 的易感人群,即老人如何发展为 MCI 的,作为 SCD 的入组标准。财务能力评估量表简短版(the financial capacity instrument-short form, FCI-SF)有 37 个项目,15 分钟以内完成。包括硬币与纸币的心算、财务与所得税概念知识、理解与使用支票簿(简化注册任务与复杂注册任务)、使用银行结单等 5 个成分,总分 74 分,总分越大越好,作者认为财务能力是独立生活能力的关键,需要复杂的认知能力,它往往是第一个受损的工具性日常生活能力,在前驱期 AD 或临床期 AD 及其相关痴呆中呈现减退。压力知觉量表(PSS)意指个体经历事件后是否对自身产生压力的程度,进而造成心理或生理上的反应,例如:紧张或身体不适。PSS 不仅测量个体感知到的压力,亦能测量个体面对压力的处理能力以及相关应对的特征。

Jak/Bondi 于 2014 年提出新的基于 ADNI 数据库的实证性的 MCI 诊断标准,而把 Petersen 的 MCI 诊断标准称为经验性标准。

Jak/Bondi 采用听觉词语学习测验(AVLT)、动物流畅性测验(AFT)、Boston 命名测验(BNT)、连线测验 A 与 B,共 6 个指标,诊断标准是:① 同一个认知领域的 2 个测验得分受损(>1 SD)或② 3 个认知领域(记忆、执行、语言)均有 1 个测验得分受损(>1 SD)。进一步区分亚型,包括遗忘型轻度认知损害(aMCI,自由回忆与再认同时受损)、语言受损型轻度认知损害(impaired language MCI,AFT 与 BNT 同时受损)、执行受损轻度认知损害(dysexecutive MCI,TMT-A 与 B 同时受损)及混合型 MCI(表 2-4-3~表 2-4-5)。

表 2-4-2　ADNI 采用的神经心理测验

功能领域	ADNI-1 (2004)	ADNI-2 (2011)	ADNI-3 (2016)	ADNI-4 (2022)
总体认知	简易精神状态量表(MMSE) 阿尔茨海默病评估量表(ADAS) 临床痴呆量表(CDR)	MMSE、ADAS、CDR 蒙特利尔认知评估 MoCA 成人阅读测验(ANART)	MMSE、MoCA ADAS、CDR ANART	MMSE、MoCA CDR
记忆	逻辑记忆(LMT) Rey 听觉词语学习测验(RAVLT)	LMT、RAVLT	LMT、RAVLT Cogstate 自评量表(CBB)	LMT、RAVLT
语言	动物流畅性测验(AFT) Boston 命名测验(BNT)	AFT、BNT	AFT、多语言命名测验(MiNT)	AFT MiNT
注意	连线测验 A(TMT-A) 数字广度测验 数字符号转化测验	TMT-A	TMT-A	TMT-A
执行	连线测验 B(TMT-B)	TMT-B	TMT-B	TMT-B
空间	画钟测验(CDT)	CDT	CDT	
非认知	老年抑郁量表(GDS) 神经精神量表(NPI) 日常生活能力量表(ADL)	GDS、NPI 功能活动量表(FAQ) 日常认知量表(ECog)	GDS、NPI、FAQ、ECog、认知变化指数(CCI)、财务处理量表(FCI-SF)	GDS、NPI/NPI-Q、FAQ、ECog、压力知觉量表(PSS)

表 2-4-3　AVLT 的分界值(基于上海市区中老年人群调查)

指标/年龄分组	50～59 岁		60～69 岁		70～79 岁	
	−1.0 SD	−1.5 SD	−1.0 SD	−1.5 SD	−1.0 SD	−1.5 SD
AVLT 长延迟	≤5	≤4	≤4	≤3	≤3	≤2
AVLT 再认	≤20	≤19	≤19	≤18	≤18	≤17

表 2-4-4　AFT 与 BNT 的分界值(基于上海市区中老年人群调查)

指标/教育分组	初　中		高　中		大　学	
	−1.0 SD	−1.5 SD	−1.0 SD	−1.5 SD	−1.0 SD	−1.5 SD
AFT 总分	≤12	≤11	≤13	≤12	≤14	≤13
BNT 总分	≤19	≤18	≤21	≤20	≤22	≤21

表 2-4-5　连线测验(STT)耗时数(单位：秒)(基于上海市区中老年人群调查)

指　标	分　组	50～59 岁			60～69 岁			70～79 岁		
		初中	高中	大学	初中	高中	大学	初中	高中	大学
STT-A	+1.0 SD	≥70	≥60	≥50	≥80	≥70	≥60	≥100	≥90	≥80
	+1.5 SD	≥80	≥70	≥60	≥90	≥80	≥70	≥120	≥110	≥100
STT-B	+1.0 SD	≥170	≥150	≥140	≥220	≥200	≥170	≥260	≥230	≥190
	+1.5 SD	≥200	≥170	≥150	≥250	≥220	≥200	≥300	≥250	≥210

注：以上分界值不适用小学与文盲被试者。分界值，STT，$\bar{x}$1 SD，即平均数+1 个标准差，AVLT、AFT、BNT 指标是平均数−1 个为标准差。

Jak/Bondi 同时提出轻微认知下降(subtle cognitive decline)的诊断标准，① 3 个认知域的 6 个指标中，不同认知域的 2 个测验指标受损(>1 SD)；② 主观感觉或主诉可有可无。

好于 Jak/Bondi 轻微认知下降(SCD)的患者就是正常老人吗？那些单独 1 个指标受损(>1 SD)的患者，其实有相当多是符合 Petersen 的 MCI 诊断标准，故笔者提出轻微认知症状(slight cognitive symptom，SCS)的概念，SCS 的诊断标准就是任何一个认知指标轻微受损(>1 SD)。

四、帕金森病(PD)所致 MCI 的认知评估

识别 MCI，并找到潜在的病因，对选择正确的治疗方法非常重要。针对不同病因的 MCI，其评估的认知领域的范围、神经心理测验的选择与受损的确认等有各自的特点。

PD 所致 MCI(PD-MCI)在非痴呆患者中很常见，占到 19%～38%。PD-MCI 由临床、认知和功能标准共同定义，其临床特征具有异质性，可有很多认知域的损害。总的来说，非遗忘型、1 个认知域受损是最常见的 PD-MCI 亚型。诊断 PD-MCI，首先必须临床确诊为 PD，PD-MCI 以由潜在的 PD 进展引起的认知功能下降为特点。认知下降由患者或者知情者报告，或者由临床医生发现。认知缺陷必须有客观测试证据，最后，认知缺陷不会显著影响功能独立性。根据 Litvan 等 2012 年发表的 PD-MCI 指南，其神经心理测验部分介绍如下。

PD-MCI 的诊断标准根据神经心理测试的综合结果分为两种可操作的水平。水平 1 和水平 2 都用来检测 PD-MCI，但在评估方法、诊断确定程度和临床特征上不同。

水平 1：筛查

水平 1 基于简略的认知评估，诊断确定性低于水平 2。水平 1 要求在总体认知功能评估(表 2-4-

6)中有认知损害，或者在有限的神经心理测试中表现出认知损害(比如1个认知域只有1个测试，或者测试少于5个认知域)。相关的认知域包括注意与工作记忆、执行功能、语言、记忆、视空间能力(表2-4-7)。当使用的是有限的神经心理测试时，诊断1水平的PD-MCI必须至少有2个测试呈现出认知损害。

表2-4-6　评估总体认知能力和病前智力的神经心理量表

评　估	神经心理测试	测试时间(分钟)
总体认知	蒙特利尔认知评估	10
	PD认知评定量表	15
	帕金森病认知量表	15
	Mattis痴呆评定量表	20～30
可评估的病前智力	国家成人阅读测验	5
	韦氏成人阅读测验	5

表2-4-7　各认知域测验推荐及测试时间

认知域	神经心理测试	测试时间(分钟)
注意与工作记忆	数字字母排序测验(来源WAIS)	5
	连线测验	5～10
	数字广度测试或数字编码	5
	Stroop色词测验	5～10
执行功能	Wisconsin卡片分类测验或尼尔森改编版	15
	剑桥神经心理自动化成套测验	10～15
	言语流畅性测验	5
语言	相似性测验(来源WAIS)	10～15
	波士顿命名测验(或PD简略版)或分级命名测验	5～15
记忆	词表学习测验，比如Rey听觉言语学习测验，加利福尼亚词语学习测验，霍普金斯言语学习测试和选择性提醒测验	10～20
	散文回忆测验，比如逻辑记忆测验(来源WMS)或Rivermead行为记忆试验短语回忆分测验	10～15
	简略视空间记忆测验修订版	10～15
视空间能力	本顿线方向判断测验	5～10
	霍普视觉组织测验	10
	画钟(比如Royall的CLOX)	2～3

注：WAIS，韦氏成人智力量表；WMS，韦氏记忆量表。

水平2：全面评估

水平2建议使用正式的、全面的神经心理测试，5个认知域中每个认知域必须至少有2个测试。要求同一认知域2个测验受损或2个不同认知域各有1个测验受损。认知损害可以表现为多种形式：与年龄、受教育程度、性别匹配的正常老人相比，得分低于1～2个SD或连续认知测验表现出显著下降或与病前智力相比出现显著下降。PD-MCI分型：PD-MCI单认知域——1个认知域的2个测试异常，其他认知域未受损；PD-MCI多认知域——2个或者更多认知域各自至少1个测试异常。

对于PD相关认知损害的分子和影像生物标志物已有研究，但大多数研究缺乏可靠的数据。因此，目前并不推荐将生物标志物纳入PD-MCI的诊断标准，但是如果将来生物标志物的可靠性大大提高的话，可能会重新修订诊断标准。

华山医院神经内科王坚教授领导的运动障碍专病组于2013～2015年在PD患者中验证了上述神经心理测验，发现需要肢体操作的测验(如连线测验、数字符号转换测验、画钟测验)不适合PD患者(因为PD的开期与关期导致完成测验的速度有巨大差异)，通过大量预试验，我们开发以下测验组合作为标准化的中国人PD-MCI的成套测验。主要特点是不需要执笔，避免“肢体开-关”对测验实施成绩的影响(表2-4-8)。

表2-4-8　中国人PD-MCI的成套测验

领域	测　验	耗时数
总体	简易智能状态检查(MMSE)	5分钟
	蒙特利尔认知评估基础量表(MoCA-B)	15分钟
记忆	听觉词语学习测验(AVLT)	8分钟
	数字序背测验(DOT)	2分钟
注意	数字顺背与数字倒背测验(DS)	2分钟
	符号数字转化测验口头版(SDMT-O)	2分钟
语言	Boston命名测验(BNT)	5分钟
	动物流畅性测验(AFT)	1分钟
空间	线方向判断测验(JLO)(15项)	5分钟
	物品识别与判断测验(VOSP)剪影分测验	5分钟

(续表)

领域	测　验	耗时数
执行	stroop 色词测验(24 个词)	5 分钟
	Go/no－go 测验	1 分钟
		约 56 分钟

五、血管性 MCI

长期以来,脑血管病就被认为是认知损害的一个重要原因,诊断血管性 MCI 首先要确定存在轻度认知损害,再确定血管疾病是引起认知缺陷的突出但非绝对唯一的病因。

脑卒中(stroke)是一种突然起病的脑血液循环障碍性疾病,又叫脑血管意外。它是指因各种诱发因素引起脑内动脉狭窄、闭塞或破裂,而造成急性脑血液循环障碍,临床上表现为一过性或永久性脑功能障碍的症状和体征。脑卒中分为缺血性脑卒中和出血性脑卒中。高达 64%的卒中患者存在某种程度的认知功能损害,有 1/3 会发展为明显的痴呆。相应地,尸检病理研究提示 34%的痴呆病例存在显著的病理性血管改变。而且使个体罹患脑血管疾病的因素同样也是导致认知功能损害的危险因素。

由血管因素导致或与之伴随的认知功能损害被称为“血管性认知功能损害(VCI)”。VCI 可单独发生或与 AD 伴发。而且,脑血管病理与 AD 病理间似乎存在很强的相互作用,同时有两种病理改变的患者的认知功能损害比只有一种病理改变者更明显。因为大部分血管性危险因素是可以干预的,所以 VCI 和伴有血管因素的 AD 是可以预防,或者可延迟、缓解其发展的。早期有关脑血管疾病相关认知功能损害的诊断与治疗只聚焦于痴呆即血管性痴呆(VaD)这种严重的认知功能损害,近晚期,那些表现为非痴呆 VCI(VCI－ND)的患者得到重视,并被认为是临床试验的最佳对象,因为他们的认知功能损害尚处于轻微阶段。

VCI 的大体分类见表 2－4－9。

Sachdev 等发表的专家共识把血管性 MCI 称为轻度血管性认知障碍(VCD),VCD 的异质性使得发现可靠的非影像学生物标志物极具挑战性。一些被建议的 VCD 的脑脊液生物标志物有:白蛋白指数,作为血脑屏障受损的标志物;硫酸酯,作为脱髓鞘的标志物;神经丝,作为轴索变性的标志物;基质金属蛋白酶,作为血管疾病的标志物。因为没有一个是 VCD 所特有的,故它们并不被推荐用于诊断。所以,神经心理测验是目前诊断 VCD 的主要手段。与诊断其他原因认知损害不同的是,该共识推荐诊断血管性认知障碍需要评估 7 个认知域,即注意力和处理速度、额叶执行功能、学习和记忆、语言、视结构—知觉、实践—直觉—身体图式和社会认知(表 2－4－10)。

表 2－4－9　VCI 的分类

严重度分类	病因学分类	疾　病
VCI－R(VCI 危险人群)*	心血管	冠状动脉旁路移植术、心脏骤停、急性心肌梗死
	脑血管	一过性缺血发作(TIA)、慢性偏头痛
	全身性	高血压或严重低血压、糖尿病、低血氧-低灌注性(如血容量不足、失血性休克)、肥胖症
	精神性	血管性抑郁
VCI－ND(非痴呆血管性认知损害)	大血管缺血性	皮质性脑梗死、多发性脑梗死,关键部位梗死等
	小血管缺血性	Bingswanger 病,伴有皮质下梗死和白质脑病的常染色体显性遗传脑动脉病(CADASIL),腔隙性脑梗死等
VCI－D(血管性痴呆)	出血性	脑出血、蛛网膜下腔出血、脑淀粉样血管病、慢性硬膜下血肿等
	脑静脉血管病性	脑静脉窦血栓形成、脑动静脉畸形等
	血管炎	变态反应性血管炎、感染性血管炎(如结核性、梅毒性血管炎)
VCI－M(混合性痴呆)**	退行性痴呆＋血管性因素	AD＋血管性因素、FTLD＋血管性因素、LBD＋血管性因素、PDD＋血管性因素、其他退行性痴呆(MSA、PSP、CBD、海马硬化)＋血管性因素
	血管性痴呆＋退行性因素	血管性痴呆＋退行性因素

注:* VCI－R 指目前没有认知损害或只有轻微认知损害(达不到 VCI－ND 的程度),但是,病情发展可以出现 VCI。
** VCI－M 狭义的混合性痴呆指 AD＋血管性因素。

表 2-4-10 在血管性认知障碍中评估的认知域

(1) 注意力和处理速度(持久注意、注意分配、选择性注意、信息处理速度)
(2) 额叶执行功能(计划、决策、工作记忆、反馈/纠错回应、新环境、习惯抑制、心理灵活性、判断)
(3) 学习和记忆[即刻记忆、近事记忆(自由回忆、线索回忆)、识别记忆]
(4) 语言(命名、表达、语法和句法、感觉性语言)
(5) 视结构—知觉(结构、视知觉和推理)
(6) 实践—直觉—身体图式(实践、直觉、右/左定向、计算、身体图式、面容识别)
(7)社会认知(情绪性和社会性线索的识别、恰当的社会抑制、心理理论、移情)

大量的文献都得出这样的结论,即 VCD 的突出的障碍是在处理速度和额叶执行功能上,表现为信息处理减慢、工作记忆变差、定势转移能力下降。在轻度 VCD 中,信息处理减慢尤其突出,这要求必须使用计时测试。在 VCD 中,情景记忆常常受损,但是损害模式可能与 AD 患者不同,信息提取比保持更容易受到影响,故与词表的自由回忆相比,患者的再认任务表现比较好。

对于传统神经心理测验在血管性认知损害中的应用方面,最常被应用的是美国国立神经疾病和卒中研究所-加拿大卒中网血管性认知功能损害统一标准(NINDS - CSN)推荐的神经心理测验方案(neuropsychological protocols),其中 60 分钟方案包括:动物命名流畅性(语义流畅性)、受控词语口语联想测验(音位流畅性)、WAIS-Ⅲ数字符号转化测验、连线测验、波士顿命名测验第二版(简式)、简单反应和选择反应时间、Rey-Osterrieth 复杂图形模仿与记忆、Hopkins 词语学习测验(修订版)或加利福尼亚词语学习测验第 2 版、神经精神问卷、流调用抑郁量表、认知功能衰退老人的知情者问卷(IQCODE)-简式、简易精神状态检查表(MMSE)。

30 分钟方案包括:动物命名流畅性测验、受控词语联想测验(音位流畅性)、WAIS-Ⅲ数字符号编码测验、霍普金斯语言学习测验、连线测验、流调用抑郁量表、神经精神科问卷(NPI - Q)、简易精神状态检查。去掉的是反映空间功能的测验,其他认知领域的测验仅仅是减少。

5 分钟方案包括:5 个词语的记忆任务,间隔期完成 6 项定向力与 1 个字母的音位流畅性,均来源于 MoCA 子目录,反映的是记忆与执行功能。

六、选择神经心理测验的 3 个等级

比较 AD - MCI、PD - MCI 与血管性 MCI 的认知功能检查,我们可以发现,① MCI 的分型有助于更好地明确痴呆的前驱期,在 AD 型 MCI 首先是区分为遗忘型与非遗忘型、PD 型 MCI 是单认知域型与多认知域型、血管性 MCI 则有建议区分为执行型与非执行型。简易筛查测验无法达成这种区分,故有条件的单位应该进行包括 4～7 个认知域的全套测验。② 认知域与受损标准的确定依据病因不同而有差别,AD 的生物标志物比较明确而有效,而 PD - MCI 与 VCD 的生物标志物效力比较低,所以,后者对测验的全面性要求更高。③ 在欧美国家,每个认知域最佳的测验工具与指标的选择是基本相同的,不同研究小组之间具有可比性,国内不同地区的差异比较大,在采用这些成套测验方案时需要进一步研究,尽可能选择受教育程度影响小的测验方法,并验证不同地区的测验信度、效度与地方性常模,从而更精准地诊断疾病。

Weintraub 等 2005 年调查 29 个美国 AD 中心采用的神经心理测验的使用情况。最常用的是动物流畅性测验、连线测验和 Boston 命名测验(表 2-4-11),记忆测验的应用百分比低,是因为有 8 个版本的记忆测验分摊了。

表 2-4-11 美国 29 个 AD 中心采用的神经心理测验

使用百分比	中文名称	英文名称
≥80%的中心使用	动物流畅性测验	category fluency (Animals)
	Boston 命名测验	Boston naming test
	简易精神状态量表	MMSE
	连线测验	trail making tests (Part A or B)
≥ 60% ～ 79%的中心使用	临床痴呆评估量表	CDR-global score
	字母流畅性测验	letter fluency test
	韦氏智力测验-数字广度	digit span (WAIS - R)
	韦氏记忆测验	WMS (original, R or Ⅲ)
	老年抑郁量表	geriatric depression scale
	画钟测验	clock drawing test

(续表)

使用百分比	中文名称	英 文 名 称
40%～59%的中心使用	CERAD词表学习测验	CERAD word list learning
	Blessed痴呆量表	Blessed dementia scale
	韦氏智力测验-搭积木	block designs (WAIS)
	数字符号转化测验	digit symbol
	神经精神量表	neuropsychiatric inventory
	韦氏记忆测验-视觉再生	visual reproduction (WMS)
	CERAD全套神经心理测验	CERAD neuropsychological battery
<40%的中心使用	Blessed常识-记忆-注意测验	Blessed information-memory concentration
	California词语学习测验	California verbal learning test
	Mattis痴呆评定量表	Mattis dementia rating scale
	总体恶化量表	global deterioration scale
	新成人阅读测验	new adult reading test
	阿尔茨海默病评估量表	Alzheimer's disease assessment scale
	Lawton-Brody日常生活能力量表	Lawton-Brody activities of daily living
	Beck抑郁清单	Beck depression inventory
	Hopkins词语学习测验	Hopkins verbal learning test
	Buschke选择提醒测验	Buschke selective reminding test
	Rey听觉词语学习测验	Rey auditory verbal learning test
	认知功能电话问卷	telephone interview of cognitive state
	Fuld物品记忆测验	Fuld object memory test
	修订MMSE	modified mini mental state examination
	流调中心研究用抑郁量表	center for epidemiologic studies-depression scale

Maruta等2010年调查了34个欧盟国家的会员，给予反馈的有25个国家，213个神经心理测验被提到，其中104种测验只在某一国家使用而在别的国家不使用。所有国家都使用的测验有4种：MMSE、连线测验、言语流畅性测验和画钟测验。其他常用的包括临床痴呆评估量表(clinical dementia rating scale, CDR)，听觉词语学习测验(auditory verbal learning test, AVLT)，复杂图形测验(complex figure test, CFT)，符号数字转换测验(symbol digit modalities test, SDMT)，Stroop色词测验(Stroop color and word test, SCWT)，Boston命名测验(Boston naming test, BNT)，Wisconsin卡片分类测验(Wisconsin card sorting test, WCST)，韦氏智力量表(Wechsler intelligence scales, WAIS)，韦氏记忆量表(Wechsler memory scales, WMS)，日常生活能力量表(activity of daily living scale, ADL)，神经精神量表(neuropsychiatric inventory ,NPI)，Beck抑郁清单(Beck depression inventory, BDI)和老年抑郁量表(geriatric dpression scale, GDS)等。

Costa等2017年发表的欧洲神经变性病神经心理评估工作组专家共识，对于情景记忆，建议自由与线索提醒回忆测验(FCSRT)与视觉短时记忆捆绑测验(VSTMBT)2种。语言功能，建议Boston命名测验与沟通能力评估量表2种。执行功能，建议Stroop色词测验(CWT)、连线测验(TMT)、Wisconsin卡片分类测验(WCST)、言语流畅性测验、社交与情绪评估量表5种选择2种。视觉空间功能，建议物品识别与判断测验(VOSP)、Birmingham物品再认测验(BORB)、Rey-Osterrich复杂图形测验(CFT)、线条方向判断测验(JLO)4种。

这些测验的调查结果大同小异，这说明，不同地区采用的神经心理评估工具是相似的，均追求简明扼要、适用性和针对性强的工具，基本上没有国家采用Luria-Nebraska神经心理测验(Luria-Nebraska neuropsychological battery, LNNB)、Halstead-Reitan测验(Halstead-Reitan battery, HRB)这些著名的成套神经心理测验。

综合以上介绍，可以确定国内认知障碍早期诊断在选择测验方面可以区分为3个等级。

(1) 基本配置：以MCI检测为主要目标，建议选择MoCA-B、听觉词语学习测验、动物流畅性测验、Boston命名测验、画钟测验、连线测验、日常生活能力量表、老年抑郁量表和神经精神量表9种，是相应认知域中最常用、最可靠、最容易获得常模数据的测验，总耗时约 50 分钟，反映总体认知、记忆、语言、注意、空间、执行等领域。基本配置已经能够满足 MCI 与 VCI 的诊断及其亚型区分的要求。这些测验不仅是 ADNI 核心测验，也是国际上大部分 AD 中心的选择。

（2）加强配置：有条件、有志于开展 SCD 研究或非 AD 痴呆临床前识别研究的单位还应该增加测验，达到每个认知域有 2 个测验结果相互参照、更准确地反映相应的认知功能领域的目的，可以加上数字符号转化测验、数字广度测验、Rey－Osterrich 复杂图形测验（或简明图形记忆测验）、Stroop 色词测验、日常认知量表、睡眠量表和主观认知下降量表等 7 种，耗时增加约 50 分钟。不管是基本配置还是加强配置，一般需要一定程度的培训，有些测验需要购买测验版权。

（3）探索性配置：当然，如果要走在学科前沿，这些常规的、标准化的评估工具还是不够的，应该增加探索性的专门化的认知检查，如社会认知与行为调整的检查、范畴特异性的检查等等，根据每个研究者的特长与兴趣自行选择（表 2－4－12）。

表 2－4－12　认知障碍研究用神经心理测验的选择

领　域	基　本　配　置	加　强　配　置	探索性配置(举例)
总体认知	蒙特利尔认知评估基础量表(MoCA－B)	临床痴呆评估量表 Addenbrooke 认知功能检查量表第 3 版	病前智力评估
记忆	听觉词语学习测验	R－O 复杂图形测验回忆 或简明图形记忆测验	结构性记忆评估 前瞻性记忆评估
语言	动物流畅性测验 图片命名测验	成套失语症检查	范畴特异性评估 句子加工评估
空间	画钟测验	线条方向判断(JLO)	虚拟空间导航评估
注意	连线测验 A	数字符号转化测验 数字广度测验	注意选择与分割评估
执行	连线测验 B	Stroop 色词测验	社会认知与行为评估
非认知量表	日常生活能力量表 老年抑郁量表 神经精神量表	日常认知量表 睡眠量表 主观认知下降量表	视觉、听觉、嗅觉评估 情绪、睡眠、步态评估 照料者负担评估
总数	9 种	10 种	11 种

七、使用神经心理测验的一些注意事项

如何判断一个测验的品质？一个好的测验有比较好的信度（reliability）和效度（validity）：信度指测量的稳定性和一致性，包括一致性信度和再测信度；效度指测验能够测量想要测量的东西，包括内容效度、效标效度和构想效度，也有比较好的敏感性（sensitivity）和特异性（specificity），敏感性是筛查测验发现真正的病例的能力，特异性是该测验确定真正的非病例即正常人的能力。不同于欧美国家的受试者，中国受试者受年龄、教育、性别、地域、社会经济状况的差异的影响特别大。比如，在欧美国家的数据中，受教育程度以 14～16 年为主，而在中国，从文盲到研究生都有可能，很难找到不受教育程度影响的神经心理测验，但在研究中，可以设定受教育程度的范围，比如中学毕业及以上，把文盲与小学排除，或相反。

有了好的测验，还是有临床医生或家属反映对患者的测试结果不准确，所以，必须了解测验结果的影响因素。

除受测验结构、实施记分方法等影响外，还受下面因素影响：① 受试者躯体因素：身体状况，如听力、视力、肢体活动能力、疲劳、语言（方言或第二语言）等。② 受试者心理状态：包括情绪、个性、睡

眠、智力水平、合作程度、动机。③ 主试者因素：测验技术熟练程度。④ 测验本身因素：测题内容的熟悉、记忆，对做题方式的熟悉。

“练习效应”，对受试者重复测试时，有一个得分的提高，排除这个练习效应，有 3 种方法：不同对象制定不同间隔时间，比如，痴呆患者可以半年复测一次，而 MCI 患者 1 年以上复查 1 次；设计对照组，用变化的差值做比较；为减少重测效应，可选择平衡版本做测试，如甲式、乙式，但这个平衡版本的作用可能有局限性，因为受试者并不需要熟悉测验材料才提高成绩，只要受试者对难度有一个预期从而减少应激焦虑就可以提高成绩。

对于神经内科患者，卒中后肢体活动障碍或锥体外系症状，可能影响需要执笔的测验的表现，如果研究对象是阿尔兹海默病，可以把这种情况排除；如果研究对象是血管性认知障碍或帕金森病，就必须尽可能选择不需要执笔的项目。

最后，测验结果的解释不应简单化和绝对化。初学者常见的错误是将测验得分或将一个测验工具的评估结果等同于临床诊断。测验得分只能是诊断的辅助工具，就像神经影像学对于脑肿瘤的诊断的价值一样。

(黄　琳　郭起浩)

第五节
常见躯体疾病所致认知损害

躯体疾病引发的认知损害是指由中枢神经系统以外的各种躯体疾病引起的认知损害的总称。这类认知损害通常是疾病整体症状的一部分，往往没有直接脑部损害的证据。患者可表现出涉及记忆、定向、计算、语言、视空间、分析及解决问题等多种能力的减退，以及精神、行为和人格异常等症状，其预后与原发病的治疗密切相关。在老年人群中，患有多种慢性疾病的患者往往更多地出现认知损害，且损害程度多随所患疾病的增加而增加。国外一项基于 65 岁以上人群的大样本研究发现，报告一种疾病的患者有 10%出现了认知问题，报告两种疾病者这一比例为 13%，而报告三种或更多疾病者出现认知损害问题的比例可上升至 21%。本章节主要对常见躯体疾病引起的认知损害进行介绍。

一、高血压病与认知损害

在从未接受过高血压治疗的人群中，血压升高与血管性认知损害或阿尔茨海默病引起的痴呆风险增加有关。在国外一项长期随访的社区队列研究中，与中年和晚年血压正常的人群相比，那些中年和晚年持续高血压，或中年高血压而晚年血压降低的人群，其后续罹患痴呆的风险分别增加 49% 和 62%。国内的流行病学调查研究也显示，与血压正常者相比，高血压患者罹患痴呆和轻度认知障碍(MCI)的风险分别增加了 86%和 62%。高血压可引发脑微血管的复杂病理变化，包括小血管内皮损伤与功能障碍、血脑屏障破坏、神经炎症以及脑白质损伤等，这些因素共同促进了缺血性神经元损伤和脑淀粉样血管病的发展。在高血压的早期阶段，脑循环系统会通过结构和功能上的适应性变化来应对慢性血压升高，例如脑血管阻力的代偿性增加。然而，随着年龄的增长，脑动脉对高血压的这种适应能力逐渐减弱，导致动脉管腔狭窄、血流阻力增加，以及大脑关键功能区的血流灌注不足，从而引发认知功能的损害。此外，高血压患者的脑血流调节能力下降，尤其是在老年患者中，降压药物的使用不当可能导致低血压，从而引发脑血流灌注不足，导致局部组织缺血缺氧，神经元功能受损，最终诱发脑白质和脑灰质的改变，从而加重认知损害。

高血压对认知功能的损害是不容忽视的，这种影响不仅广泛存在，而且不受性别、受教育程度或是否合并糖尿病、抑郁症等其他因素的显著影响。高血压患者在多个认知领域表现出明显的损害，尤其是注意力、执行功能、信息处理速度和记忆力受到的影响最为突出。基于大样本的研究也揭示，高血压与主观记忆下降和较差的客观记忆评分之间存在显著关联，表明高血压患者更容易感知到自身记忆的衰退，并且在客观测试中也显示出较低的记忆表现。一项整合了多个随机临床试验结果的荟萃分析提示，血压控制的有效性与降低痴呆或认知障碍风险之间存在密切的关联。这一发现强调了在早期干预中对血压管理的重视，合理且持续的血压控制可能有助于延缓认知功能的衰退甚至预防痴呆的发生。由此可见，血压的合理管理不仅对于心血管健康至关重要，也可能成为预防认知障碍的重要策略。对于高血压患者，尤其是有认知功能减退早期迹象的患者，临床医生应高度重视血压的监测与管理，以降低认知衰退的风险。

二、糖尿病与认知损害

糖尿病可引发一系列的慢性并发症，包括微血管病变和神经病变，同时也显著增加了认知障碍的发生风险。研究发现，糖尿病可使认知损害及痴呆的风险增加 1.25～1.91 倍，即使是处于糖尿病前期的患者也具有更高的罹患痴呆症的风险。大规模的流行病学调查研究显示，在糖尿病患者中有 15%～24%的人存在不同程度的认知损害。胰岛素抵抗与糖尿病密切相关，尤其是 2 型糖尿病的发生与发展。同时，糖尿病引起的小血管内皮损伤可累及脑血管，导致脑区的低灌注状态，继而引起线粒体功能障碍、慢性炎症和氧化应激等反应。这些作用机制和引起阿尔茨海默病神经变性及认知损害的发病机制可能具有潜在的共同路径。尤其在胰岛素抵抗的情况下，胰岛素信号传导通路异常，可能通过减少 β-淀粉样蛋白(Aβ)的降解引起认知功能损害的发生发展。此外，相关队列研究发现，低血糖的发生可能是糖尿病患者增加认知损害风险的重要原因，特别是那些需要胰岛素治疗的人群，以及出现过严重的低血糖病史的患者。

与非糖尿病人群相比，患有糖尿病的老年人更频繁地表现出自我感知的记忆问题。研究显示，糖尿病患者在客观认知测试中的表现通常比非糖尿病患者低 0.3～0.5 个标准差(SD)。随着疾病的进展，糖尿病患者的认知损害不仅限于记忆力的下降，还表现为注意力减退、信息处理能力下降、执行功能减弱，以及伴随抑郁等情绪障碍。这种认知功能障碍对糖尿病患者的自我血糖管理产生了不利影响。由于认知障碍影响患者对治疗方案的遵从性，血糖控制可能因此变得困难。而血糖管理不善反过来也会加剧认知功能的恶化，形成一个显著的双向关系。因此，定期评估糖尿病患者的认知功能损害程度对于糖尿病全面管理至关重要。除了传统的血糖监控，临床应将认知功能评估纳入常规检查，以确保糖尿病的综合管理。这样不仅有助于早期发现并应对认知功能的下降，还能减少其对患者生活质量和疾病控制的不利影响。

三、心脏疾病与认知损害

心脏疾病与认知损害之间的相关性早在 20 世纪 70 年代就被提出，当时称为“心源性痴呆”。近年来的研究进一步表明，一些与脑神经变性疾病相关的关键致病因素在心脏疾病的发生和发展过程中也发挥着重要作用。例如，通常与 AD 相关的载脂蛋白 E 和早老素基因突变同样与心力衰竭和扩张型心肌病密切相关，这表明 AD 与心血管疾病之间可能存在潜在的遗传关联。此外，AD、帕金森病和亨廷顿病等神经退行性疾病中所发生的蛋白质错误折叠在心肌肥大和心肌病中也起着重要作用。心脏病患者的认知损害除了和脑神经变性疾病间可能存在共同的风险因素外，其血管因素同样和认知损害紧密相关。

基于多项前瞻性研究的荟萃分析发现，冠状动脉疾病(coronary heart disease，CHD)可增加未来患痴呆症的风险达 26%。CHD 患者中认知损害发病率的增加涉及多种机制。首先，CHD 与认知损害共享多种风险因素，包括年龄、糖尿病、高血压、吸烟和低教育水平等。这些危险因素通常会引发包括颈动脉和颅内动脉粥样硬化在内的血管疾病，与 CHD 共存，从而可能导致脑部低灌注和缺血性脑损伤。此外，β-淀粉样蛋白(Aβ)的合成和清除紊乱作为 AD 发病的重要机制，其在 CHD 的病理生理及临床进程中同样发挥着重要作用。有研究显示，冠心病患者非遗忘型 MCI 的患病率是无冠心病患者的 2 倍。在一项针对中年人群的大样本研究中发现，患有冠心病的男性不仅 MMSE 评分较低，还表现出较差的推理能力和词汇量，而女性冠心病患者则在音位和语义流畅性评分上较低。另一项涵盖欧洲国家样本的研究表明，冠心病事件的发生与感知记忆、言语流畅性和计算能力评分较差有关。此外，相关荟萃分析显示，冠心病患者容易出现一定的抑郁症状，其比例从血运重建手术前的 30%到手术后的 20%不等。

在老年人群中,房颤(atrial fibrillation, AF)的患病率随着年龄的增加显著升高。社区调查研究显示,房颤患者患痴呆和MCI的风险分别是普通人群的2.25倍和1.28倍。房颤是老年人中脑卒中的常见危险因素之一,研究表明,在50~59岁的人群中,房颤引发的脑卒中占总脑卒中的6.7%,而在80~89岁的患者中,这一比例上升至36.2%。房颤相关缺血性脑卒中发生率的增加无疑是导致患者认知损害的重要因素之一。除了脑卒中,房颤还会导致心输出量减少,从而引发大脑循环灌注不足,这进一步加剧了认知功能的下降。尽管房颤患者接受抗凝治疗可以减少缺血性脑卒中的风险,但也会增加出血性脑卒中的风险。然而,相关荟萃分析也发现,即使没有脑卒中,房颤也是认知功能障碍的显著危险因素。房颤患者可能会在多个认知领域中出现功能损害,包括记忆、语言、执行功能和视空间能力等。值得注意的是,持续性房颤患者比阵发性房颤患者更容易出现显著的视空间能力下降。此外,在阵发性房颤患者中,由于房颤发作时间的不确定性,往往还会增加患者的焦虑情绪。总之,房颤不仅仅是心血管疾病的问题,还对认知健康产生了深远影响。因此,早期识别和积极管理房颤对于预防和减缓老年人认知功能衰退至关重要。

心力衰竭(heart failure, HF)是多种心脏疾病持续进展的重要并发症。根据评估测试方法的不同,门诊患者中心力衰竭合并认知障碍的患病率在14%~73%。在一项关于心力衰竭与痴呆风险的纵向研究荟萃分析中,研究发现,在4~9年的随访期间,心力衰竭导致的痴呆风险增加了60%。随着心力衰竭严重程度的增加,认知障碍的患病率也逐渐升高。这可能与心力衰竭和认知损害之间存在诸多共同的风险因素有关,如年龄、糖尿病、高血压、吸烟以及低教育水平等。此外,血流动力学失衡可能也是心力衰竭患者出现认知损害的重要原因。心力衰竭患者由于有效循环血量的相对不足,可能导致脑部灌注水平下降,进而引发大脑慢性缺血缺氧和能量代谢的降低,最终导致认知损害的发生。心力衰竭患者可能在多个认知领域出现损害,但多项研究均表明,心力衰竭与患者的词语学习和记忆能力减退显著相关。此外,焦虑和抑郁情绪在心力衰竭患者中常与认知损害同时存在。值得注意的是,抑郁症状在射血分数保留的心力衰竭患者中比在射血分数降低的患者中更为常见。认知损害的心力衰竭患者通常治疗依从性和自我管理能力较差,因此,认知障碍也是心力衰竭患者病死率和再住院率增加的独立危险因素。

四、甲状腺功能异常与认知损害

甲状腺激素不仅对出生后的神经发育至关重要,对成人神经心理功能的调节也是必不可少的。甲状腺素水平下降会对脑内神经元的葡萄糖等能量代谢产生影响,并干扰多种神经递质的合成、释放和降解,从而引发认知功能的损害。此外,甲状腺功能亢进同样会对认知功能产生不良影响。研究表明,通过使用18F-氟脱氧葡萄糖PET(FDG-PET)和静息态功能磁共振(rs-fMRI),发现甲状腺功能亢进患者可能会出现脑内不同结构的功能连接和糖代谢异常,进而导致情绪和认知功能的损害。此外,作为老年患者中甲状腺功能异常的常见原因,自身免疫性甲状腺炎(通常为桥本甲状腺炎)可能通过多种机制影响患者的神经心理表现。例如,抗甲状腺过氧化物酶自身抗体(TPOAb)可能与小脑星形胶质细胞结合,损害髓鞘的完整性,进而影响神经信号的传导。此外,TPOAb还可能干扰多种神经递质的合成和传递,这些变化共同导致认知功能和情绪状态的异常。

临床甲状腺功能减退患者除了可能出现反应迟滞和抑郁情绪外,患者的认知功能损害主要表现在记忆能力的损害。相比之下,甲状腺功能亢进的患者更容易出现焦虑症状,经常出现情绪不稳定的情况,而认知功能方面除了记忆力的损害外,注意力和执行功能也更容易出现下降。值得注意的是,临床中出现的部分甲状腺功能亢进是医源性甲状腺激素治疗的结果。这些外源性甲状腺毒症的患者同样具有较高的发生认知损害的风险。此外,亚临床甲状腺功能异常通常指促甲状腺激素(TSH)水平升高或降低,但甲状腺素水平仍处于正常范围。关于亚临床甲状腺功能减退症和亚临床甲状腺功能亢进对患者情绪和认知功能的影响,曾一度存在争议。然而,近年来一些大样本研究发现,与甲状腺功能正常的患者相比，亚临床甲状腺功能异常的患者并未表现出显著的情绪和认知功能损害。

五、慢性阻塞性肺病与认知损害

慢性阻塞性肺疾病（chronic obstructive pulmonary disease，COPD）是一种由多种环境和遗传因素引发的常见慢性呼吸系统疾病，其主要特征为肺部慢性炎症和结构损伤导致的不完全可逆的气流受限。在一项大样本的调查研究中，65 岁以上的成年人中，COPD 患者出现主观认知下降（SCD）的比例为 21%，而无 COPD 人群的 SCD 比例为 10%。随访研究显示，中年诊断为 COPD 与晚年出现认知障碍独立相关（风险比 1.85）。炎症反应、氧化应激、蛋白酶/抗蛋白酶失衡，以及隐匿性脑血管损伤和动脉硬化等因素均是 COPD 导致认知损害的原因，而出现低氧血症的患者认知功能障碍发生率更是显著升高。

研究显示，COPD 患者主要在信息处理速度、前瞻性记忆、视空间记忆、工作记忆和注意力等方面表现出显著的认知损害。此外，病程持续超过 5 年的 COPD 患者发生非遗忘型轻度认知障碍（naMCI）的风险显著增加，风险比达 2.58。在急性加重的 COPD 患者（AECOPD）中，多种认知功能损害的发生更为常见，而且在 AECOPD 缓解后的数月内，这些认知损害并未得到显著改善。

六、慢性肾脏疾病与认知损害

慢性肾脏疾病（chronic kidney disease，CKD）定义为肾小球滤过率（GFR）低于 60 mL/min 或存在持续性肾脏损伤的证据持续 3 个月以上。随着 GFR 水平的降低，患者出现认知损害的比例逐步升高。研究显示，当 GFR 在 45～59 mL/min 之间时，约有 9.7%的患者会出现认知损害，而当 GFR 降至 30 mL/min 以下时，这一比例增加到 21.7%。在接受血液透析的患者中，认知损害的比例更是高达 87%。CKD 患者出现认知损害的原因有多种，包括血管内皮功能障碍，脑血流调节受损，尿毒素血症诱发的中枢神经系统细胞炎症反应增强和代谢紊乱，以及脑淋巴系统对 β 淀粉样蛋白清除率的下降等。

一项涵盖 44 项研究的系统回顾显示，CKD 患者出现的认知功能损害可涉及定向和注意力、语言、概念形成和推理、执行功能和记忆力，其中定向和注意力的损害尤为明显且更容易在疾病早期出现，而语言能力的下降和 GFR 下降呈线性关系。另有研究显示，CKD 患者执行功能障碍的发生频率高于语言、记忆等能力的损伤。在终末期患者中，CKD 患者表现出的记忆损害同时包括外显记忆和内隐记忆，且记忆损害不受透析治疗的影响。

七、维生素 B_{12} 缺乏和认知损害

虽然维生素 B_{12} 缺乏在临床上的常见表现为巨幼细胞性贫血和周围神经病变，但值得注意的是，神经精神症状可能是维生素 B_{12} 缺乏的初始表现，甚至可能是唯一的症状。一项针对社区人群的国外研究显示，75 岁以上的老年人中，有 13%存在维生素 B_{12} 浓度降低的情况，并且这种缺乏与记忆障碍和抑郁症状的相关性并不受贫血因素的影响。这提示，维生素 B_{12} 缺乏可能在无贫血症状的情况下就对认知和情绪产生不良影响，应引起临床重视。在另一项为期 10 年的随访研究中，较低的维生素 B_{12} 水平而非叶酸水平与更快的认知能力下降有关。同型半胱氨酸的积累、S-腺苷蛋氨酸的缺乏导致包括基因表达在内的关键细胞功能异常，以及 5-甲基四氢叶酸的积累损害 DNA 合成，可能是维生素 B_{12} 缺乏引起临床表现的一些重要机制。此外，头颅影像学研究也显示，维生素 B_{12} 缺乏可能导致髓鞘完整性受损以及相关脑容量减少的神经退行性变化。

精神症状在维生素 B_{12} 缺乏的患者中较多见。相关研究显示，维生素 B_{12} 缺乏及其导致的高同型半胱氨酸血症可能和抑郁症和焦虑症的发生之间存在一定的因果关系。既往研究显示，尽管维生素 B_{12} 缺乏的 MCI 患者相比维生素 B_{12} 水平正常的 MCI 患者，主观认知症状的持续时间显著缩短，但神经心理学测试并未发现这些患者表现出特异性的认知损害形式。这表明，维生素 B_{12} 缺乏可能加速了认知症状的出现，但在认知损害的具体形式上与其他 MCI 患者无显著差异。尽管既往的循证医学数据显示，补充维生素 B_{12} 对脑萎缩和认知功能改善的积极影响有限，但在临床实践中，早期发现维生素 B_{12} 缺乏并及时补充足够的维生素 B_{12}，通常被认为

对改善患者的神经精神症状有益。这种早期干预可能帮助减轻或逆转由维生素 B_{12} 缺乏引起的症状,从而提升患者的总体健康状况。

(潘锋丰)

第六节 美国的神经心理评估

本节着重介绍神经心理评估的发展概况,包括当前实践和未来的研究领域。目前的神经心理测验流派众多、繁花似锦,故而本文的内容挂一漏万是难以避免的。目前世界上采用的神经心理测验大多数起源于美国,美国制定了神经心理测验规范和测验标准。另一方面,神经心理学属于跨学科领域,神经心理学家也处于一种独特的地位,他们能够通过一种有意义的临床方式通过跨模式的大脑测量方法(如神经影像、蛋白组学、遗传学、代谢组学)来了解大脑情况,创造性整合生物样本、认知科学和技术平台的脑评估技术。未来,神经心理学家将继续提高其能力和影响力。

一、临床神经心理学评估

尽管神经心理学家的角色随着时间的推移而演变,但是临床神经心理学评估初衷和目的多年来一直未变,包括以下几个方面: ① 检测神经功能障碍并指导鉴别诊断,② 描述随时间的推移认知能力的变化,③ 指导关于日常生活及治疗计划的建议。随着越来越多敏感的和多模式的神经生物学标记数据的出现,神经心理学评估从最初的"发现病变"转变为对来自大脑-行为混乱病变模式的深入描述。尽管目前在该领域已有大量的金标准,而认知评估工具的进步主要落脚在这几点: ① 对目标的大脑-行为关系敏感,② 与其他大脑测量工具一并开发和发展,③ 在不同环境下的评估工具的可获得性及可行性仍是当前研究的热点,尤其是在生成式人工智能(generative artificial intelligence)蓬勃发展的当下。总而言之,有什么样的神经心理测验工具,就有什么样的创新性成果,神经心理学家的成就受限于用来探究大脑功能的这些工具。

二、现代神经心理学评估方法的简单介绍

(一) Luria 方法

二战后,Alexander Luria 在俄罗斯期间的工作是开创性的,是神经心理学评估早期重要阶段。大脑可以执行目标及导向行为,其功能是由环境和文化背景(如语言)塑造形成的,Luria 的这种创新性思维引领他系统性地描述了大脑功能模块。他的这种描述虽然在很大程度上是定性描述,但是 Luria 的主要目的是描述支持相应功能系统的大脑基础,重点强调可能包含多种简单神经行为功能重要性(Luria, 1966)。Luria 促进了对不同大脑分区有各自特有功能的认识,摆脱了对大脑疾病一刀切的诊断。然而,他的技术是高度灵活和非标准化,使其难以进行可靠的复查。

认识到这一问题后,他的学生 Anne-Lise Christensen 发表了一个更结构化的 Luria 方法,这个方法结合了定性和定量两方面的测验方法(Draper, 1976)。最后,Charles Golden 进一步规范并结合了 Luria 和 Christensen 的成果,发展了 Luria - Nebraska 的神经心理测验方法(LNNB; Golden, Purisch, & Hammeke, 1979),从将近 2 000 个原始测量项目缩减到 269 个,覆盖 14 个领域(例如运动、节奏、记忆、智力)。

在美国,其他标准化的神经心理学评估也在发展。20 世纪 50 年代,Arthur Benton 是第一批批判神经病学缺乏有效工具来测量常见的神经综合征(如失语症、失认症)的思想领袖之一。通过他对神经行为评估的系统研究,Arthur Benton 开发了几种至今仍被广泛使用的个体化测量方法(例如,Benton 视觉保持测验)并形成 Iowa - Benton 神经心理学学院。此外,通过这些测验方法的发展,Arthur Benton 开始提高人们对人口统计因素(如年龄和教育)在测验中的重要性的认识。

(二) 固定的测试方法

此外,另一种与此前完全不同的方法也渐渐发展起来,即使用一套通用的、相对全面的评估来管理所有患者,而不考虑患者各种不同的病史、临床症状与体征。固定测试方法的评估时间虽然更长并且需要更大的负担和费用,但它保持了恒定的测试条件,

可以直接比较不同神经疾病的测试结果。固定测试的高标准特性使得研究更容易进行,并且可以获得更全面的规范数据,更好地理解了它们的心理测量特性,获得了更广泛的经验基础,神经心理学家可以从中对测试结果做出解释。神经心理学评估史上的两位主要领导者 Ward Halstead 和他的学生 Ralph Reitan 是固定测试方法的先驱。作为 20 世纪中叶的一位生理心理学家,Halstead 信奉一种神经心理学评估哲学,它类似于一系列科学实验。他认为在个体事件中是没有科学规律可循的,他强调需要开发精确的、系统的测试方法,用足够的比较案例来解释个人测试分数(Reitan, 1994)。Reitan 同样坚信经验主义应该是神经心理学评估的核心(Grant & Heaton, 2015)。

在 Halstead 早期工作的基础上,Halstead 和 Reitan 密切观察了门诊和家庭中的个体患者,从而形成和完善了一些测量方法,这些方法捕捉到了观察到的大脑-行为关系,这种关系可以更广泛地进行推广。基于 20 年对各种各样神经疾病人群检测结果的研究,Reitan 在 1985 年最终发表了 Halstead - Reitan 成套神经心理测验(HRB)。HRB 的目标是成为一种系统的、定量的手段,通过行为表现评估公平地测量神经系统疾病的存在、位置、程度和性质。由于其可复制的过程和高度定量的结果,HRB 试图将神经心理学的实践从"艺术转向科学",并且这确实是神经心理学中研究最多的评估内容之一(Kreutzer, 2011)。

(三) Boston 过程取向

神经心理学实践的另一个重要转折点是由 Edith Kaplan 领导的"波士顿过程取向测试方法"的发展。虽然 Boston 方法既可以用于灵活组合的测试方法,也可以用于固定的成套测试,但它通常更倾向于灵活的评估方法,并且在概念上可能更适合于灵活的评估方法。Boston 的方法强调患者是如何得出答案的(例如,所犯错误的类型),而不是依赖于单一的客观评分。在这个方法中,测试出的患者诱发相关行为的认知损害,往往不是传统的标准化测试中强调的重点。

在 Kaplan 的影响下,Delis、Kaplan 和 Kramer 一起将波士顿方法的标准化提升为如今使用最广泛的神经心理学评估工具。加州词语学习测验(CVLT,1987 年第 1 版,2000 年第 2 版)和韦氏成人智力量表作为神经心理学工具进行了修订(Kaplan, 1991),紧随其后的是 Delis - Kaplan 执行功能系统(DKEFS, 2001),是一种需要提供统计参数来量化偏离预期的认知策略(例如,CVLT 首因效应;DKEFS 误差分析)。

(四) 常模标准

测验常模简称常模,指一定人群在测验所测特性上的普遍水平或水平分布状况。随着这些基础评估工具的发展,人们也越来越多地认识到,非神经疾病引起的、起病前的因素对测试结果有显著影响。文化环境能够影响大脑发育这个概念至少可以追溯到 Luria 时代(Luria, 1966)。20 世纪七八十年代,越来越多的证据表明,超过 40%的测试分数差异是由一个单一的人口统计因素(例如年龄,教育)造成的,而当把人口统计因素结合在一起时,甚至可以调整更大的正常方差(Heaton, 1991)。然而,针对这些发病前因素的系统调整方法的发展却很滞后。

最初的常模工作仅侧重于年龄的影响(例如,韦氏成人智力量表),Reitan 的学生之一 Robert Heaton 认识到这一差距,并率先开发了针对多种背景人口统计学因素进行调整的常模标准。1991 年为配合推广 HRB 应用发布的"Heaton 常模",是当时最综合全面的标准,他们根据年龄、性别和教育的影响进行了调整(Heaton, 1991)。他在 2004 年的后续修订中加入了种族的影响,引用了越来越多的文献来证明种族对测试结果的影响。

Heaton 主张将种族作为影响大脑发育的重要社会文化因素(例如教育质量、社会经济地位、医疗保障、文化背景),在当时这是评估方法中的一个关键点,尽管时至今日,这些方法仍然存在争议。Heaton 并不是唯一着手解决这个问题的人,同时,由 Robert Ivnik 和 Glenn Smith 领导的梅奥诊所对美国老年人进行了常模研究(Mayo older americans normative studies, MOANS),旨在改善老年人常用的神经心理学工具的评估效果(Ivnik, 1992)。在 1992 年,MOANS 项目开始针对各种经典测验建立常模,并在 21 世纪初持续更新了这些常模数据,包括对少数族裔的调整以及细致考虑何为老年人的神经系统"正常"。

稳健的常模标准只是指尽可能使用神经正常的个体来提供比较标准。在为老年人制定常模时,潜在的神经退行性病理可能在临床表现前几十年就已经出现。将临床前无症状的个体纳入一个标准队列可能会增加代表性,但也会增加变异性,降低对获得性损伤或疾病的敏感性。然而,有许多实际困难限制了在大规模的常模研究中识别神经系统高度正常的个体的可行性(例如,在采用 PET 进行脑部扫描的费用高昂)。

尽管在过去的 20 年中,常模的发展有了很大的进步,但关于如何运作"正常"的大脑功能,还有许多其他有趣且潜在重要的问题尚未得到解答。例如,在"正常"群体中,教育背景、知识储备、医疗保障、营养情况、生活方式因素、环境风险及年龄对认知的影响是否有所不同?教育效果的差异是否取决于个人教育资源状况、家庭对教育的重视程度以及环境中可能干扰了教育进行的其他方面的压力?

例如,Jennifer Manly 开创性地在神经心理测试中分析了种族不同导致的差异因素,结果表明,教育质量可能才是这些测试差异的关键潜在因素(Manly, 2002)。其他的问题包括,性别对测试结果的差异是源自社会传统性别角色还是性别导向的机会和期望不同?此外,如果这些背景因素的影响随着时间的推移而改变,这是否说明常模标准需要更新了?或者甚至是反映年龄、教育、性别和种族/民族的不同影响的以世代为基础的常模标准?现在对这些问题的回答,以及它们如何随着文化价值观的改变而改变(例如,性别与少数民族平等),可能会对我们对未来的神经心理测试表现的期望和理解产生重要的影响。

(五)文化和国际因素

与此相关的是,在过去的几十年里,美国人口结构发生了巨大的变化,特别是包括那些母语是非英语的人,以及不是在美国出生、成长及接受部分美国教育或是完全不接受美国教育的人。越来越多的证据证明测试明显受到价值观、习俗、经验及认知风格的影响,这种认知风格不同于当初开发和标准化时代的测验文化。文化、语言、教育质量、读写能力、贫困或较低的社会经济地位、对评估过程的熟悉程度及沟通方式均可能影响测试分数。

经验法则提示,被评估个体与制定该测量方法的主流文化之间的差异越大,测试分数可能没有反映其假设的测量结果的可能性就越大。即使这个测量方法是根据受试者母语为基础的,并且具有相同的文化及种族背景,文化中的差异性可能仍然显著影响受试者的测试分值。例如,Flores(2017)研究显示在健康的拉美裔美国人中,甚至是在以拉美人群为样本和标准的人群中,日常使用西班牙语的频率、受教育程度及出生地点均对测试结果有显著影响。

当基于美国环境下建立的神经心理学测试被应用时,这些问题将进一步强调和放大。评估人类基本能力的重要性因文化而异,这取决于特定的文化价值观和日常需求。例如,在大多数美国文化中,快速信息处理是有价值的,教育实践经常强调,更快的表现意味着更好的结果。然而,在西班牙文化中,速度和质量往往是相互矛盾的,缓慢细致的处理过程被认为可以得到最好的结果(Ardila, 2005)。

有些专家认为,发展中国家需要对这些人群增加相关的测试方法。但是,目前还不清楚是否在测试中的变化本身就使他们在其他环境下更有效,或者需要的只是使用不同的规范标准。当然,有些测试方法在不同环境下测试的结果没有实际意义,有的测试方法却有意义,具体是什么样的因素导致了这些差异还不得而知。同样,特别是在幅员广大和变化多端的发展中国家,尚不清楚一个国家或环境的常模标准是否可以推广到其他国家。如果可以,哪些条件是可以进行推广的重要因素?这些都是神经心理学研究者仍需寻求答案的问题。全世界都需要有效的神经心理学实践和研究,制定针对特定人群的测试常模或是适用于地球上每个人新测试方法依然存在挑战。

目前,美国和欧洲制定的测量方法普遍适用于其他文化背景,尽管在特定文化测试和常模发展方面还需要努力。例如,埃及一直处于发展基于阿拉伯语评价标准的前沿,从 1920 年代开始,由 El-Kabbani 领导的团队连续将常用成套测验扩展到其他文化中(例如,HRB、LNNB 有阿拉伯语版本)。最近,Fasfous(2017)发现,在对阿拉伯人口的研究中，尽管有117种单独的神经心理学测量方法，但是只有53种在不同文化背景的指南指导下被规范化。语言流畅性测试、韦氏记忆测验、韦氏智力测验、连线测验、Wisconsin卡片分类测试、Ravens矩阵测验、Bayley婴儿发育量表第二版是阿拉伯国家测量认知功能的最广泛的方法。

在美国和欧洲文化之外制定常模标准的其他尝试表明，当常模标准化和文化有效性的潜在问题得到适当处理时，所衡量的结构具有可比性，当然，也会出现一些例外，比如音韵流畅性(例如，列举P开头的单词)。一个测验从西方到非西方环境，还受到对测验指导语的理解、周围环境、测验动机、受试者职业和社会经济地位等许多因素的影响，所以，测验的跨文化研究方兴未艾。

三、神经心理评估的科学进展

(一) 定义纵向变化的技术

神经心理学测量最初是为了识别大脑功能障碍而构建的，但神经心理学家一个突出的新兴角色是通过反复评估来监测症状的进展或恢复，在康复情况中尤其如此。因此，在我们的经验评估方法中，量化是测试方法的重大变化中另一个相对较新的进展。可靠变化指数(reliable change index, RCI)是由Jacobson和Truax(1991)从文献中开发的，以确定初始和随访测试分数的差异是否超过了随机变化与临床显著变化之间的差异。RCI是基于个体测量的可靠性，可以用来估计不同测试分数之间的标准误差。

有趣的是，研究发现单纯的RCI是准确率最低的方法，反而其他的方法似乎相对准确。然而，无论采用何种方法，个体基线的情况对变化分类影响最大，特别是在临床队列中，这些情况在正在发展改变的模型中影响最大。

这些研究为Wechsler发展先进的临床解决方案软件和其他计算器的发展以及帮助我们量化认知“损害”和分数改变奠定了基础。例如，Crawford和他的同事们利用现有的数据库开发并丰富了给予回归分析的个人认知功能预测方法，这种方法也可以适用于纵向随访(Crawford, 2012)。使用现有的数据回答正在出现的神经心理学问题的这种方法是创新的并有助于促进该领域的快速发展。

(二) 常用指标的测量方法

为了充分利用数据并结合科学研究成果，美国国立卫生研究院(NIH)最近的一个主要目标是发展标准化的方法来对不同研究认知能力的方法进行评估。这样的方法除了更加强有力地回答了无数的科学问题，还特别适合多中心流行病学研究和临床试验的监测。有了这样的目标，有些研究者开发了一种新型的测量方法，这种方法具有群体特异性(改善精神分裂症认知功能的测量与治疗研究，measurement and treatment research to improve cognition in schizophrenia, MATRICS)并解决了更广泛的终生神经行为评估问题(NIH toolbox for assessment of neurological and behavioral function)。

虽然这些方法代表了神经功能标准化评估的巨大成就，也是我们未来对大脑功能理解的潜在转折点，但他仍然保留了传统测量方法的常见缺陷。也就是说，尽管投入大型基础设施和广泛的专业知识推动了这些措施的理论和经验的发展，但是在人口、语言，尤其是少数民族文化中收集足够的常模信息方面还是困难重重，需要持续性的努力来解决这些问题，每种测量方法的普遍性仍有待验证。

(三) 新的测量方法

虽然传统的认知领域是神经心理学(情景记忆、语言、视觉空间技能)测量方法的重要基础，但是一些认知心理学和神经科学文献对神经心理学提供了非常重要的补充说明。尽管我们鼓励研究者把这方面的内容考虑到神经心理评估测量方法中去，这些措施将对大脑-行为联系有深远影响，评估方法也显示出较强的心理测量特性，但是这些测量方法的应用完全取决于研究者或临床医生的目标(例如，若目标是测量人际交往能力，使用社会认知方法是非常合适的)。

1. *动作流畅性*(action fluency) 这不是一个新的认知结构，动作流畅性(产生动作的能力，例如，人们做的事情)是作为传统词汇及语义流畅的对应物产生的。动作流畅性涉及的是选择性更强的额叶-纹状体网络结构而非名词生成中涉及的颞叶结构(Piatt, 1999)。临床研究显示，额叶和颞叶同时损伤的患者表现出不同程度的动词生成困难而不是名词,反之亦然(Damasio&Tranel, 1993)。同样地,在近期对帕金森病和病变已涉及额叶纹状体的艾滋病的患者研究中发现,与词汇或语义生成相比,额叶-纹状体网络结构在动词上表现出不同程度的缺失,而词汇或语义生成任务对日常功能的评估结果有重要的预测作用。

2. 前瞻性记忆(prospective memory) 前瞻性记忆(PM)是指记住目标的能力。前瞻记忆包括利用额颞叶及其相关区域来执行(例如,计划、监管、设置转换)和情境记忆(例如,回忆意向)等的能力(Ellis & Kvavilashvili, 2000)。最初的研究可以追溯到1971年的Elizabeth Loftus,但在过去的十年中,人们才开始对前瞻性记忆的神经心理学研究产生极大的兴趣(Raskin,2004)。在患有某些神经系统疾病(例如,艾滋病、精神分裂症、帕金森病,甚至正常衰老)的患者中,前瞻性记忆会出现下降,与日常功能的下降有一定关系,甚至比传统的情境记忆更有关。

3. 社会认知(social cognition) 社会认知是个体在人际交互过程中,对他人和自己的情绪、行为、意图进行感知、编码、存储、检索和调节的一系列心理加工过程。社会认知通常包括社会线索(情绪信息)感知(social cue perception)、情绪体验(experience of emotion)、心智化(mentalization)或心理理论(theory of mind,理解和推断他人心理状态的能力)、共情(empathy)、情绪调节(emotion regulation)及情绪管理(emotion management)等多个维度。虽然初期最深入的神经心理学研究在很大程度上是和精神分裂症相关(例如,MATRICS),在过去几年的研究中发现最初的社会认知障碍是由神经系统介导(例如,行为变异型额颞叶痴呆、孤独症谱系障碍、阿尔茨海默病、物质滥用)。重要的是,与传统的评估理念相比,社会认知测量与区域功能结果的相关性更强(Pijnenborg 等,2009)。

因此,将社会认知测量纳入标准神经心理学测量方法,可能为指导日常功能推荐提供很多相关信息。一些有效的措施包括MATRICS社会认知领域、内隐联想测验(Greenwald,等,1998)、Ekman和Friesen情感处理(Ekman 等,1976),和Benton面部识别测验(Benton 等,1983)。

4. 日常功能(everyday functioning) 有关神经心理学评估中的一个常见问题是,测试内容与患者正在经历的现实问题缺乏明显相关性。标准化神经心理学测量方法的扩展包括对神经功能减退敏感日常能力的评估,这种评估方法将丰富了评估的生态有效性。行为障碍综合征(BADS)的评估是第一批记入史册的评估方法(Wilson 等,1996)。例如,BADS测试方法之一六元素测试是一种广泛使用的多任务认知测量方法,可以测量出计划及策略中相对薄弱的地方。

其他直接测量日常生活技能的方法如Moore(2007)确定了31种基于表现的各种功能技能的评估方法,评估范围从药物管理、烹饪到穿衣、安全等;Marcotte和Grant(2009)撰写的《日常功能心理学》提供了深入基于疾病表现的日常测量方法(例如,模拟驾驶);Woods和他的同事(2016)研究了模拟试销市场(simulated market task, S-MarT)和基于网络的银行评估技巧(web-based evaluation of banking skills, WEBS)作为普通家庭活动(例如,购物和存款)及健康相关活动(例如,药房给药和健康焦虑)的质控评估者的能力。

随着计算机、手机和互联网使用的普及,以及多种居家环境监测技术的发展,可对家外活动、日常科技产品使用、家务及个人生活料理、药品管理、定向等工具性日常生活能力相关行为进行数字化评估,其中被动式红外运动传感器和接触式传感器最为常用,其他技术包括鼠标移动和按键记录、计算机监测软件、电子药盒、被动式驾驶传感器、邻近信标和蓝牙信标等。这些监测手段能够更直接地获取受试者在现实生活中的测量数据,有望提供更加符合实际认知需求的预测和指导。

四、未来发展趋势及方向

(一)技术进步

1. 计算机化的神经心理学评估 随着技术发展的日益普及,计算机及平板电脑在神经心理学评估的作用在过去十余年中迅速上升。基于计算机辅助技术进行认知功能评估筛查的神经心理测试方法,其部分是纸质版电子化,即纸质版的原理、电子化的载体，功能或作用等同纸质版；部分是采用认知心理学新理论与自适应等新技术开发的计算机版认知功能评估工具。

计算机可以自动完成很多操作以支持神经心理学方面的实践，例如，遵循标准化程序，精确地记录回答和反应时间、不受评估师的语气与肢体语言影响，以及做出快速准确的评估结果等，同时具有节约人力成本、方便数据储存以及远程管理的优势。这些评估技术具有为实时认知和行为变化评估提供高度标准化和生态有效性的窗口的潜力。

1993 年，皮尔森是第一个通过计算机化的认知评估测试组进行认知功能评估的人。神经心理学评估指标（ANAMR）是独特的，因为它最初是由美国国防部开发并通过 Vista science at the university of Oklahom 在互联网投入商业使用的。现今，在 ANAMR 方面已有几十年的临床和实验室数据，包括大于 400 篇的同行评审文章，详细介绍了他的发展和使用。

当前，诸如剑桥自动化成套神经心理测验（the Cambridge neuropsychological testing automated battery，CANTAB）已经拥有了大量的用户基础和验证数据，Lumosity、CogniFit 等应用程序也在不断发展，针对中国人群的智能化认知筛查工具也已开发并不断累积数据，如上海认知功能筛查量表（SCS）、自评记忆与执行量表（AMES）。在线、平板、智能手机、可穿戴设备以及基于虚拟现实认知功能评估等新兴的测量模式正在发展。基于这些平台，一个创新的应用是可以连续几天或者几周在家里进行频繁的认知功能评估，这样的流动性的测试方法已用金标准工具检验，其具有较强的可信度、结构效率并增强了生态效率。

线上评估的应用在 COVID－19 流行期间得到了广泛验证，尤其是在远程医疗中。研究显示，经过标准化的远程评估工具在临床应用中与传统面对面评估结果相当，具有较高的信度和效度。例如加州大学的 William Saban 和 Richard B. Ivry 发表线上神经心理测验协议（protocol for online neuropsychological testing，PONT），通过联系 646 个支持小组，10 个月内在全美招募了超过 100 例帕金森病和脊髓小脑性共济失调患者，完成 6 项运动和认知能力的实验，参与人数超过 300 人。该类线上评估能够增加诸如罕见病等患病率较低的受试者的可及性，以及受限于自身健康状况无法远赴专门的实验室或医疗机构参与测试的受试者的便利性，使研究人员能接触到数量更大、分布在不同地理位置的受试者，自动化的测试流程节约了施测和受测双方的时间、经济和环境成本，大大提升评估的灵活性和参与度。

然而，这些技术的集成是复杂的而不是简单的拿来就用，而且仍然有很多棘手问题以待处理，有些项目需要人工辅助才能完成测试，受试者缺乏动机时如果进行长时间测试可能效度较低，线上评估必须要确保合格和有效的网上应用（例如，互联网连接、测试终端、测试者的理解程度、注意力集中程度等）以及数据质量和可靠性。一个主要需要考虑的问题是评估工具依赖与不断变化的技术发展，然而，最新的技术是非常吸引人的，任何有效评估方法的改变都将改变它的潜在的生理测量属性，如果没有一个成本很高的重新规范的过程，则新的测量版本无法使用。如果在规范测试方法之后，那么技术改变将不可避免，所以在适应新技术或对测试结果产生影响之前，强烈建议细致操作后存档。

2. 人工智能（AI）辅助的神经心理评估　AI 的核心优势在于其可以处理大规模的数据集、识别复杂的模式，并提供比传统方法更精确的评估结果。AI 算法能够通过分析患者的认知表现和行为数据，自动识别出与神经退行性疾病相关的早期信号，近几年在阿尔茨海默病（AD）领域的相关发展很快。波士顿大学 Ioannis Ch. Paschalidis 研究团队建立神经心理测验评估录音自动转录工具，使用谷歌云语音转文本（cloud speech-to-text）应用程序变成接口（API）转录神经心理评估录音，通过微调 ALBERT－xlarge 模型标记施测者和受试者、微调 BERT 模型区分不同测验等自动化程序将语音数据结构化，结合深度学习模型预测轻度认知障碍（MCI）向阿尔茨海默病（AD）进展，准确率为 78.5%，敏感度为 81.1%。相关研究为今后不需要临床医生参与的远程网页交互评估提供可能性。

毫无疑问，各种新技术将在未来神经心理学评估方面发挥重要作用，通过加强延伸和潜在的标准化的措施提高诊断率和进行早期治疗。同时,临床实践中面临的挑战也将更加复杂。数据隐私、伦理问题、标准化、技术依赖以及成本问题都需要得到有效解决,以确保这些创新能够真正造福患者和临床医生。只有神经心理学家积极参与、将心理测量技术发展到最前沿,并妥善应对上述挑战,神经心理评估才能在未来实现更广泛的应用和更高的诊断效能。

(二) 纳入初级保健及脑健康评估计划

尽管我们对大脑健康相关因素的理解(通常是可改变的)在过去的几十年里得到了极大的发展,然而面向大众系统性的传播(包括其他医疗领域)仍是远远落后。出自神经心理学家之手的现实世界的改善工具和可视化神经行为数据正在萌芽。例如,加州大学旧金山分校和奎斯特公司联合开发了一套关于痴呆的护理路径,这是一套为非专业人士提供的以技术支持为导航、自动化分析、多媒体教育软件为主的大脑评估计划。

初级保健是其他身体系统疾病预防的关键,他的理想定位是容纳大脑评估。随着敏感的、标准化的,以及易向管理者呈现的便携式筛查设备的发展,大脑状态的客观监测将会成为可能。不断的努力将此领域重要的进展转化为现实世界的诊断和治疗是我们当前发展的重要趋势。

(三) 神经心理评估的基础建设

神经心理评估中另外一个重要的、未得到充分重视的问题是常模基础建设。尽管我们取得了进步,但是我们常常不知道一个测量分数是否异常或者分数模式是否是针对一个特定人群或个人。当然,所有的测试必须对测试者来说是合理正常的接受范围,然而很多测试没有适合多种人群的常模标准。大规模的规范化研究当然会有帮助,但是成本很高,以至于资助机构不会支持此种研究。

当政府资助机构(NIH)资助非专利的认知测试(如国立卫生研究院测试组)的规范化标准时,这通常是一次性努力,由于全国人口普查结构发生变化,这些标准可能会过时。相比之下,个性化测试可能由于经济动机而经常被修改,并且无论这些测试和与之不同测试内容之间的关系如何,都可能变得脆弱或者无效。这个问题在以技术为支持的评估中尤为明显,这是一个不断变化的问题,目前的杂志期刊应该优先考虑这一方面的工作,直到有一种新的、实验性的方法来评估特定的疾病或者大脑系统。至少,使用健康对照组的新研究应该考虑并报告这些结果是否在现有标准的预期范围之内。

神经心理学应为自己比其他心理学更富有经验而感到自豪,但仍有很多东西需要学习。随着神经心理学的不断发展,评估方法的进步将集中在尽可能早地发现大脑变化的能力上,可能会与神经功能的多模式标记物相结合(例如神经成像和生物标记物),我们对大脑与行为联系的理解和传播将广泛地促进公众对于大脑健康的了解。

附件 2-6-1　如何成为临床神经心理学家

ABCN,AACN 和 ABPP 之间是什么关系

美国临床神经心理学学会(The American Academy of Clinical Neuropsychology,AACN)是仅由通过美国临床神经心理学委员会(The American Board of Clinical Neuropsychology,ABCN)认证的神经心理学家组成的会员组织。ABCN 负责认证管理,而 AACN 致力于提升已获得认证的神经心理学家的利益。这两个组织均由美国职业心理学委员会(American Board of Professional Psychology,ABPP)董事会监管。

ABCN:https://theabcn.org

AACN:https://theaacn.org

ABPP:https://abpp.org

获得证书需要哪些步骤

成为认证的临床神经心理学家需参加由美国临床神经心理学委员会(The American Board of Clinical Neuropsychology,ABCN)组织的认证考试。该委员会认证向公众和专业人士保证临床神经心理学家已成功完成所需的教育和培训,具备该专业及亚专业所需经验,包括需要通过评估其胜任力的认证考试,以证明其能够提供临床神经心理学及儿童临床神经心理学方面的优质服务。

专业及亚专业认证均需要资质审查、笔试、范例操作;专业认证还需要进行口试。希望获得儿童临床神经心理学亚专业认证的申请者须首先通过临床神经心理学专业认证。

《休斯敦临床神经心理学专业培训会议指南》指出，认证考试包含以下相关领域的专业胜任力：评估、干预、科学基础、伦理及法律基础、个体及文化多样性、专业鉴定和咨询、督导及执业系统。

［申请条件］

获得任何 ABPP 专业认证，申请人必须同时满足一般和特定专业的资格要求。

一般要求：由 ABPP 中央办公室审核申请人的通用资质(如博士学位、实习、执照)。在大多数情况下，ABCN 将接受 ABPP 关于通用资质合理性的决议，包括博士学位或实习项目的可靠性。

• 博士学位：获得 APA、CPA 或列入出版物《符合指定标准心理学博士项目》认可的专业心理学博士学位。在最新的《国家心理健康服务提供者登记目录》《加拿大心理健康服务提供者登记库》或《心理学专业资格证书》(CPQ)(ASPQ)中获得证书的申请人视为符合博士学位要求。

• 实习：完成 APA/CPA 认可的实习项目或具备相同年数的被督导经历。

• 执照：美国及其领地或加拿大的所有 ABPP 候选人必须为美国及其领地或加拿大司法管辖区内相当于博士学位级别、独立执业的心理学家。

特定专业要求：通用资质获批后，申请书将转发给 ABCN 资质委员会来决定申请者是否满足临床神经心理学的要求。在此期间，委员会对申请者已获得的神经心理学知识和技能进行内容和过程审核。

需要博士后轮转教育和培训以培养临床神经心理学专业的高阶技能。至少 50%的博士后培训必须是在临床神经心理学家的指导下提供临床神经心理服务。这些服务必须是综合性的(即在给患者、研究受试者或医生的书面报告中解释和整合结果)、适用于不同的患者群体，并贯穿整个博士后培训。为促进培训标准统一，ABCN 为《休斯敦临床神经心理学专业培训会议指南》背书，2005 年 1 月 1 日后毕业的学生需符合该指南要求。2005 年之前接受培训的个人在完成神经心理学培训的同时必须满足博士后培训资格。

［申请费］

见附表 2-6-1。

附表 2-6-1　各项目的申请费

专业/亚专业	项　目	费用
临床神经心理学	建立申请档案(包括申请书和资质审查)	\$125
	操作案例审查及组建口试小组	\$250
	笔试(注册费 \$300，监考费 \$210)	\$510
	口试	\$450
儿童临床神经心理学亚专业	笔试 操作案例审查	\$125 \$250

另外，临床神经心理学协会(Society for Clinical Neuropsychology，SCN)是美国心理学会(The American Psychological Association，APA)的第 40 个分支，并且是其中最大的一个分支，拥有来自世界各地超过 4 000 名会员和附属机构。

如何收费

收取服务费仍由督导的心理学家/神经心理学家负责(来源 https://www.napnet.org/statement)。一般来说，儿童/成人的神经心理测验收费在 700～3 000 美元不等。神经心理测验的收费取决于测验类型、案例复杂程度、评估耗时(附表 2-6-2)、被试者所在地区以及主诊医师需要包含的费用。如需进行神经心理相关的单独服务咨询，费用约为每小时 200～300 美元。

整个神经心理评估可能包含以下部分，如以每小时 150 美元计费，下述评估总费用约为 2 100～3 000 美元(来源 https://neurodynamics.biz/home/frequently-asked-questions)(附表 2-6-3)。

附表 2-6-2　神经心理测验的评估耗时情况

内　容	耗　时
电话接收和转介信息	15～20 分钟
初步咨询	1.5～2 小时
审阅咨询信息、发给转诊来源的信件	1 小时
一对一测试	3～6 小时
评分并撰写行为学观察	3 小时
与父母进行评估反馈	1.5～2 小时

(续表)

内　　容	耗　时
与患者进行反馈	1 小时
完成书面评估和信件	3～5 小时

附表 2-6-3　2014 年机构外(如医院等)心理测验服务 Medicare 平均报销率(每小时费用)

服务类型	国家平均费用		标准差		
	加权	未加权	未加权	最低	最高
精神科诊断访谈(90791)	$134	$136	$7.6	$124	$188
由心理学家/内科医生进行的心理测验(96101)	$81	$82	$4.5	$75	$115
由技术员进行的心理测验(96102)	$66	$67	$6.3	$51	$85
神经行为状态检查(96116)	$95	$96	$5.8	$85	$129
由心理学家/内科医生进行的神经心理测验(96118)	$99	$101	$6.2	$88	$134
由技术员进行的神经心理测验(96119)*	$81	$83	$8.1	$62	$106
健康和行为评估(96150)	$86	$87	$4.8	$81	$122

注：* 2006 年美国医学协会(AMA)和美国医疗保险及医疗补助中心(CMS)发布了一套新的专业计费代码，其中代码(96119)专门用于“受监督的技术人员”(即心理测量师)实施的测验。

据 2015 年美国全国心理测量师协会(NAP)心理测量师薪水调查显示，执业心理测量师(CSP)年薪较无执照者多 6 000 美元(时薪高 3 美元)。

(曹歆轶　苏　杭　郭起浩)

第七节

日本的神经心理评估

本文的主要内容来源于日本佐贺大学医学部 Maiko Sakamoto 教授 2016 年发表临床神经心理学家(the clinical neuropsychologist)杂志的述评。

一、日本的神经心理学发展历史

在 19 世纪末的明治维新时期，日本社会受到了西方技术和文化的极大影响。大约在同一时期，神经心理学的理念被引进到了日本的临床医学中。在 1875 年，日本的医学杂志首次介绍了失语症的概念。在那之后的数十年里，关于神经心理学的其他症状的论文也陆续被翻译成日文，例如失用症和失认症。在 19 世纪末期，日本发表了第一篇神经心理学论文，是关于失语症的。1893 年，Onishi 系统地描述了失语症的病理学表现，Watanabe 发表了一篇关于皮质性失语的病例报道，介绍该病的神经心理学症状，主要关注构音困难和自发性书面语言表达失能。日本神经心理学研究最早的研究热点集中在语言功能障碍，这归因于日本阅读和书写语言的独特体系，包含了三种不同的字符系统(平假名、片假名和汉字体系)。

在 1930 年代和 1940 年代，对于神经病学和神经心理学的研究兴趣不断增长，并且研究范畴拓宽到了语言功能障碍以外。然而，学术论文和综述多数是探索性和描述性的，而严谨的经验性假说驱动的论文则很少。精神科医生 Hiroshi Ohashi，被誉为日本的现代神经心理学创立者，在 1960 年代，他撰写了第一本教科书：失语症、失用症、失认症(Ohashi，1960)和临床神经心理学(Ohashi，1965)。他还将许多精神病学和神经心理学的英文论文翻译成日文，并推荐给许多学者。在 1977 年，Ohashi 医生联合 Toyokura 医生和 Torii 医生，创建了日本神经心理学协会，日本最早的专业学术协会之一。Ohashi 医生也培养了许多年轻的研究者，包括推动神经心理学现代化发展的 Atsushi Yamadori 医生。Yamadori 医生曾经在波士顿大学学习，擅长从神经心理学角度研究失语症。Yamadori 医生的书《神经心理学理论》(1985)，专注于神经解剖学、脑功能和临床病例报道，被日本的神经心理学学者广泛引用。

在 1960 年代和 1970 年代，日本成立了最早的一批专业学术机构，包括日本神经病学学会(1960)、日本语言教学法和噪声医学学会(1960)、日本失语症学会(现在的日本高级脑功能障碍学会，成立于

1977年)和日本神经心理学学会(Hamanaka，1994；Torii & Oyama，2003)。神经心理学相关的协会，起初大约只有200名会员，在接下来的数十年里不断发展壮大，并且通过举办年会和研讨会的形式，为研究者们提供了发布研究发现和交流信息的平台(Hamanaka，1994；Isomura-Motoki和Mimura，2011)。日本的神经心理学领域现在已经展现了巨大的发展，并将继续成长，关注人口快速老龄化和大众健康问题，包括老龄化相关的认知功能障碍，例如，痴呆和轻度认知功能损害。日本正面对日益恶化的进展性失能问题，以及由高空坠落和交通事故导致的创伤性脑损伤。

二、成为一名日本的神经心理学家或临床心理咨询师

很大范围的专业人员，包括临床心理咨询师、职业治疗师和语言病理学家，在日本各种各样的研究和临床检测中执行了神经心理学评估。神经心理学家这个称谓，仅仅是一种职业描述。在日本，成为一名神经心理学家并不需要获得官方证书或执业执照。美国和国际机构的指南将神经心理学家定义为：一个个体将50%或更多的时间用于神经心理学行医执业和/或神经心理学教学和/或神经心理学领域的研究(美国心理学专业委员会2016，国家神经心理学院2011)。目前没有官方统计过符合这些标准的日本职业人员，但是可以通过注册临床心理学家协会2009年的一项调查估计，大约5%的临床心理学家将50%或更多的工作时间用于神经心理学相关活动。在典型的一周中，65%的临床心理学家报告他们进行了1～5项心理学或神经心理学评估，11%的临床心理学家进行了5～10项评估，5%的临床心理学家每周有10例以上神经心理学评估病例(注册临床心理学家协会2009)。基于一项评估最多需要2小时的假设，那些报告每周完成10项及更多评估的人，似乎每周将20小时以上的时间用于神经心理学工作。然而，日本的神经心理学评估倾向于比较简短(经常小于2小时)，很大的原因是保险覆盖范围有限。因此，日本很可能只有不到5%的临床心理学家符合神经心理学家的标准。例如在2015年，日本有29 690位临床心理学家(临床心理学家认证委员会基金会，FJCBCP，2015)。预计这些人中，大约有1 500人可以被认定为神经心理学家。

日本的临床心理学家/神经心理学家中，仅少部分获得了神经心理学博士学位(PhD)并在国外接受过神经心理学的临床或科研培训。目前，这些少数有博士学位(PhD)的神经心理学家在日本的医院或大学中任职。目前还有许多临床心理学家正在神经心理学发展基础更好的美国或欧洲学习。许多在国外培训的神经心理学家，倾向于学成后回日本从事临床执业、教学或科研工作。

日本有少数大学的实验室或分支机构使用“神经心理学家”或“神经心理学研究”来介绍他们的研究项目(例如，Myoujyou大学、富山大学和佐贺大学)。然而，目前还没有大学正式培训神经心理学家。各种专业协会，例如日本神经心理协会、日本精神病学和神经病学协会、日本认知神经科学协会和日本认知心理学协会，举行大会、研讨会、专题研讨会，以促进心理学家们更新知识并提高临床技能。

目前，日本的神经心理学家证书并不是由国家机构颁发的，而是由临床心理学家认证委员会基金会(FJCBCP)核准的社会机构证书。临床心理学家必须在FJCBCP认可的研究生院，取得心理学或该领域相关专业硕士学位后，才能申请神经心理学家证书。截至2015年5月，已经有169个学校获得FJCBCP的资格认证。目前，日本有598个研究生院提供各种专业的学位教育。但大约只有28%的研究生院有提供临床心理学学位教育。提供临床心理学专业学位教育的研究生院分为三种类型：初级研究生院、中等研究生院和专业研究生院。这三种学校都可以提供申请临床心理学家证书需要的课程。然而，中等研究生院无法在学校内提供临床实践培训。因此，学生在毕业后需要再进行一年受监督的临床培训。为了使临床实践培训能符合临床心理学家证书的要求，每周至少要培训3天，而且必须是有报酬的工作。截至2015年，有152家初级、11家中级和6家专业研究生院，提供临床心理学研究生课程。

必修的研究生课程包括：临床心理学概论、临床面谈技巧练习、临床评估、发展心理学、产业心理

学和家庭/配偶治疗。许多学校只能提供少量神经心理学相关课程的学分。课程的内容看起来会改变,但一些学校倾向于以神经心理学评估和性格评估为教学特色,而其他学校则主要教学研究方法学,包括神经影像学。是否有学校同时教授评估方法和研究方法,目前还不明确。这似乎取决于授课者对于心理学和神经心理学的兴趣在哪方面。

虽然必须有临床经验才能成为一名临床心理学家,但是对毕业的研究生并没有规定必须有哪个类型的临床经验。结果,大部分临床心理学培训生在实习中并没有得到太多的实际操作经验,他们当中许多只有机会观看医学专业人员(医师、护士、资深临床心理学家)进行临床操作。这个问题的存在,是因为临床心理学培训生并没有被当成是培训中的专业人员。所以,只有很少的专业人士承担教学临床心理学学生或实习生的教学任务。因此,许多刚得到职业证书的临床心理学家,在即将完成培训成为独立的临床工作者时,还缺乏扎实的临床技能。

就读于研究生院的费用,取决于学校的类型(国立大学或私立大学)。目前为止,还没有关于国立大学和私立大学培训质量对比的数据报告。然而,一些学校在职业证书考试中有很高的通过率(90%～100%),比如索菲亚大学。与整体的通过率相比(2014 年为 60%),索菲亚大学的通过率非常高。2015 年,国立大学研究生课程的学费是每年 535 800 日元(大约 4 465 美元,当时汇率 1 美元兑 120 日元),入学费用是 282 000 日元(大约 2 350 美元)。因此,国立大学两年的硕士课程总费用大概是 1 353 600 日元(大约 11 280 美元)。私立学校的学费各不相同,平均水平大约在每年 700 000～800 000 日元不等(5 800～6 700 美元)。也有一些研究生院,一学年学费超过 1 000 000 日元(约 8 300 美元)。私立学校的入学费用每年 250 000～350 000 日元不等(2 100～2 900 美元),总体水平与国立大学的入学费用相仿。私立大学两年的硕士课程总费用是 2 050 000～2 550 000 日元(17 100～21 250 美元)。这些数据是基于 2015 年学校信息的粗略估算,将来也会发生变化。有经济困难或学习成绩优秀的学生可以申请学费减免或生活津贴。一些学生有能力用他们的工资或积蓄支付学费,其他一些学生则可以申请学生贷款。考虑到没有关于读研究生费用的官方数据,上述数据来源于各个研究生院的官方网页和独立网站,例如心理学指引和临床心理学家申请者网站(2015)。

除了有硕士学位的心理学家,在海外获得同等学历水平的相关专业人士(例如心理学硕士或博士)并且在日本从事至少两年临床工作,以及有两年心理学相关临床工作经验的日本医生,也可以申请 FJCBCP 职业证书。职业资格考试由两部分组成:笔试和面试。在通过笔试后,申请者就有资格参加面试。笔试包括两部分:100 道多项选择题(2.5 小时)和一份 1 001～1 200 字的小论文(1.5 小时)。题目范围涵盖心理评估、心理照护与治疗、地区援助中的职责、临床访谈、研究、法律和伦理道德。面试由两位考官主持,问题范围较宽,从基本职业行为准则到具体临床事务都有。笔试和面试都是每年在东京举行一次,因此每次考试都会有从日本各地赶来的应试者。一旦他们通过考试并向 FJCBCP 提交申请,他们将会获得 FJCBCP 认证的临床心理学家证书,并需要每五年更新一次证书。更新证书要求每五年有 15 分继续教育学分,例如在国家级会议上发言可以获得 4 学分。

在 2015 年 9 月 9 日,日本国会通过一项法案,心理学家职业证书将由国家委员会认证授予。这一法案在 2017 年实施。这个证书并不取代现存的 FJCBCP 颁发的临床心理学家证书,而是另一种证书。这个国家认证证书饱受争议,因为只需有四年的心理学学士学历和很少的临床工作经验就可以申请,这点与现存的临床心理学家证书标准相去甚远。另外一个被争议的热点是,该职业证书的更新不需要继续教育学分。见证这个职业证书考试如何发展和心理学家及临床心理学家如何拓展服务,将是很有趣的。

三、日本的神经心理教育以及人才培养的最新进展

日本有公认心理师的教育和培养体系,直到 2019 年才建立临床心理师的国家认证资格体系。2018 年 1 月 27 日,在日本神经心理学会理事会上,时任会长森悦郎博士建议从 2019 年设立认证临床

心理师国家资格。2019 年由日本神经心理学会和日本高等脑功能障碍学会正式成立联合认证体系，设立临床神经心理师制度规则和章程，建立了临床神经心理师资格认定委员会，对通过了临床神经心理学和高级脑机能障碍资格考试的会员授予认证资格。获得临床心理师资格的人需满足以下条件：

（1）具有注册心理学家、职业治疗师、物理治疗师、言语治疗师或医师资格的人。

（2）已成为日本神经心理学会或日本高等脑功能障碍学会会员 3 年以上，并提供具有 3 年以上神经心理学相关实践或教育工作经验的证明文件。但是，如果提供在日本神经心理学会、日本高等脑功能障碍学会等发表演讲等证明文件的人，可以提供具有 2 年以上神经心理学相关实践或教育工作经验的证明文件。

（3）近 5 年内参加过资格认证委员会主办的培训课程的人员。

（4）通过临床神经心理师考试者。

临床心理师资格考试一年一次，每 5 年更新一次。在资格最后一年必须给认证委员会提交下列文件：

（1）临床神经心理师资格更新申请。

（2）临床神经心理师继续教育学分证书，要求 20 分以上。

（3）手续费。

日本有心理学的从本科到博士的教育体系，但没有神经心理学博士学位。在临床医学的神经精神学或者临床神经病学系，有从事神经心理学研究者但获得医学方面的 PhD。

临床神经心理师职业资格考试涵盖：

（1）关于神经系统的结构和功能及其疾病的知识约 15%。

（2）神经心理学检测的实施、评估以及测试结果的相关的知识和技能约 25%。

（3）理解和评估与（1）相关的症状的知识和技能约 25%。

（4）和（1）相关的医学（包括诊断、治疗、康复）、心理学、神经科学和广义的康复相关的知识约 25%。

（5）与其他相关职位部门合作的有关知识和技能约 10%。

在 2015 年 9 月 9 日，日本国会通过一项法案，由国家委员会认证授予心理师职业证书。这一法案在 2017 年实施。获得临床神经心理学士认证，被认为是认证心理学家学习神经心理学知识和高级脑功能障碍干预技术的良好机会。临床神经心理学家是认证心理学家的更高级的专业，获得该资格符合《注册心理学家法》第 43 条规定的“提高质量的责任”。

四、职业机会及收入

这部分中日之间存在国情差异，笔者简略介绍日本现状。截至 2015 年 4 月，日本有 29 690 位认证的临床心理学家。临床心理学家主要在医学/健康照护机构、公共福利会、学校、工业/企业、独立执业、大学/研究机构和司法/法律组织中工作。52%的临床心理学家在医学/健康照护机构和学校中任职。工作形式方面，32%的临床心理学家有全职工作，46%有兼职工作，16%同时有全职和兼职工作。这意味着，超过一半的临床心理学家有兼职工作。原因还不清楚，很可能是因为全职工作的机会比较少，由于心理治疗的保险覆盖范围很有限，而且有些医院和诊所无法负担请全职临床心理学家的费用。

关于薪酬，报告显示 17%的心理学家平均年收入为 2 000 000 日元（约 16 700 美元），19.8%的心理学家平均年收入为 3 000 000 日元（约 25 000 美元），14.1%的心理学家平均年收入为 4 000 000 日元（约 33 300 美元）。2009 年日本的人均年收入为 4 060 000 日元（约 33 800 美元）（日本国家税务局，2010），所以临床心理学家的收入被认为是非常低的，尤其是对于有硕士学位和专业技能的专业人士来说。然而，临床心理学家的许多工作项目不在保险公司的支付清单中，因此聘请临床心理学家经常是按小时结算工资或倾向于兼职聘任。作为神经心理学相关工作的形式，临床心理学家在工作时间内完成神经心理学评估，因此神经心理学家的补贴与上述临床心理学家的薪酬情况相同。

兼职的临床心理学家可能不会有好的福利保障（例如医疗保险和退休基金）、社会保障金或者教育补贴（比如参加会议或继续教育的费用）。临床心理学家面临工作不稳定的问题，他们当中许多需要依赖合作方提供的健康保险,或者另外再从事一份可以提供福利与社会保障金但与心理学不相关的全职/兼职工作。

五、神经心理学服务机构

神经心理与性格评估在一系列机构中都有开展,例如医疗和康复中心、学校和行政机构。日本的健康保险是由医生主导的(比如,保险公司只赔偿由医生开展的医疗活动)。保险赔偿金支付是基于一个积点系统的积分,这个系统依照国家标准给每项医疗活动设置了保险赔偿的积点。在医疗机构中,临床医师先预约神经心理评估,然后由临床心理学家或其他健康照护专业人员(如语言治疗师、职业治疗师)作为心理测验师给患者进行测试并评分。测试结果会被呈送给申请的医生,并经过讨论后制定治疗方案。医生们也可以自己进行简单的测试,例如简易精神状态量表(MMSE)和长谷川痴呆量表修订版(HDS-R)。日本比较多的神经心理评估机构,设立于为脑创伤、精神失常、痴呆、癫痫、语言障碍、发育障碍(如自闭症)和感染性疾病(如艾滋病)患者提供治疗的机构中。因此,创伤康复治疗师、精神科医师、神经科医师、内科医师、儿科医师和感染科医师会比其他专业的医师更了解神经心理学评估。

如同之前提到的,超过一半的临床心理学家是兼职工作的,当有神经心理学咨询需求时,他们可能不在工作场所(例如医院、诊所)。因此,更经常是全职雇员的职业治疗师、语言治疗师、物理治疗师,也经常做神经心理学测试,特别是在康复机构。不同机构的测试过程大致是相同的,因为薪酬积分需要有医生出具的报告和治疗计划。小医院和私立诊所也经常按小时或按天雇佣临床心理学家。也有一些机构和组织会向某些有需求的部门临时派遣有经验的临床心理学家。值得一提的一点,近几年越来越多的国内和国际的临床试验在日本进行,因此越来越多的临床心理学家被临床试验招募机构聘用。

学校有进行智力测试和性格测试的需求,以发现可能存在的学习能力异常和行为问题。学生顾问经常同时也是临床心理学家,在这些情况下可能会先给学生进行心理评估。但是学生也可能被送到医院和/或行政机构,以进行更多专业和全面的评估。在医院中,进行学习能力异常的评估和上述过程相同,而临床医师(例如儿科医师、康复医师)将会给儿童出具提供医疗和教育支持的官方证明。在日本,临床心理学家如何参与法律案件目前还不明确,医师一般会在神经心理学问题上提供专业证词,医师经常是以临床心理学家收集的数据为依据,得出对某一案件的基本结论。

日本正在经历“超级老龄化”社会,2012 年的报告称,440 万老年人将患有痴呆,另外有 380 万人将被诊断为轻度认知损害(MCI)(卫生劳动福利部/日本厚生劳动省,2012)。同时,患精神疾病渐渐不再被认为是丢脸的事。在 2011 年日本东北发生海啸后,人们认识到心理学评估和心理健康的重要性。已经有一些例子提示,与健康照护和福利保障相关的神经心理学评估的需求正在提高。事实上,目前在医院开展的心理学评估多于以往任何时期。在期待对临床心理学家需求增加的同时,提高心理评估技能也是必不可少的。

临床心理学家从研究生院毕业时,认知和性格评估方面的知识不足并不少见。或者说,他们更多是从英文或日文教科书上学习神经心理学知识,然后在医院工作后,从高年资临床医师那儿学习心理学测试技能。值得一提的一点是,测试执行、评分和报告的不一致是很常见的。在神经心理学评估需求增加的同时,临床心理学家/神经心理学家缺乏足够的培训也是一个问题。很有必要在研究生院中开设更多的神经心理学课程,并且让学生参与更多的测试,这样至少这个学校内的评估是一致的。如果研究生院开设神经心理学集中课程就更理想了,这样可以给学生提供更全面的神经心理学培训和实践机会。

六、日本的神经心理学测试量表

许多神经心理学和性格测试量表都是由原版语言翻译成日文的,并由日本的临床医师依据现有版本进行改编或制作。仅有少量的神经心理学测试量表依据日本人口进行了标准化并制定常模。这些测试包括:韦氏智力测试量表第三版(WAIS-Ⅲ,2006)、韦氏儿童智力测试量表

(WISC，1991)、韦氏记忆量表修订版(WMS-R，2000)、Raven着色推理量表和简易精神状态量表(MMSE)。其他被翻译成日文的测试量表有连线测验(连线B是数字与假名交替)、听觉词语学习测验、威斯康星卡片分类测验、画钟试验、划字测验和词语分类流利性测试。

日本原创的神经心理测验很少，国人熟悉的只有长谷川痴呆量表修订版(HDS-R)，除了HDS-R，还有：

西村痴呆量表(Nishimura Dementia)，由12个项目组成。除了记忆、定向和计算之外，它还包括概念组织、图形绘制、空间认知和运动组织功能等任务，旨在短时间内轻松测量更广泛领域的智力功能。它不仅可以用于筛查，还可以用来判断疾病的严重程度，分为正常、临界、轻度、中度和重度五个阶段，并判断药物治疗和非药物方法的有效性。

(一) 标准失语症检查(standard language test of aphasia，sLTA)

这是日本失语症的代表性检查。它由6个子测试组成，评估"听力""口语""阅读""写作"和"算术"。此外，评估将按照6个等级进行，而不仅仅是简单的对错(表2-7-1)。

表2-7-1　分测试构成

听	理解单词、理解短句、遵循口头命令以及理解假名
说	姓名、单词重复、动作说明、漫画说明、句子重复、单词列举、汉字单词朗读、假名单字朗读、假名单词朗读、短句朗读
读	理解汉字单词、理解假名单词、理解短句、遵循汉字命令
写	汉字书法、假名书法、漫画解说、一字书法、汉字书法、假名书法、短句书法
计算	计算

(二) 失认症视知觉检查(visual perception test for agnosia，VPTA)

这是一项标准化测试，可以综合评估高阶视觉感知功能障碍，包括皮质盲、物体/图像失认症、面部失认症、颜色失认症、失读症和视觉空间失认症。检测内容包括：视觉感知、物体/图像识别、人脸识别、颜色识别、代码识别、视觉空间识别和操纵、地形定向等基本功能。

目前有91种测试量表进入日本健康保险赔付系统。保险可赔付的测试量表主要包括三个大类：发育和智力测试、性格测试和神经心理评估。这些测试被分为三个积分类别，由积分决定赔付金额：80分(800日元)有43种、280分(2 800日元)有21种、450分(4 500日元)有27种。80分这一类的测试量表被认为是比较容易执行，测试和评分过程约需40分钟或更长时间。280分这一类的测试量表的测试和评分过程大约需1小时或更长时间。最后，450分这一类的测试量表被认为是最复杂、最难的，测试和评分过程大约需1.5小时或更长时间，如韦氏儿童智力测验、韦氏成人智力测验、韦氏记忆量表修订版、罗夏墨迹测试、执行障碍综合征的行为评估量表、Livermead行为记忆量表、Rey-Osterrieth复杂图形测验、标准失语检查、标准高级操作测验、西部失语检查、Kaufman儿童成套测验、阿尔茨海默病认知评估量表(ADAS)、DN认知评估系统、儿童孤独症量表。

简易测试，例如MMSE或HDS-R，常常是医生自己问诊的时候完成了，不能被列为单独的神经心理学测试项目。即使同时进行了同一分类中的多项测试，只有最复杂的那个项目可以申请保险赔付。例如，同时进行Raven着色推理测验(80分)和WAIS-Ⅲ量表(450分)评估，只有WAIS-Ⅲ(450分)这个项目可以赔付。如果同时进行COGNISTAT认知评估量表(80分)和WAIS-Ⅲ(450分)量表评估，则可以按530分(5 300日元，约45美元)的标准得到赔付，因为这两个项目属于不同的两个分类：COGNISTAT认知评估量表属于神经心理学测试，而WAIS-Ⅲ量表属于智力测试。

七、日本的神经心理学研究

因为神经心理学是一门多学科科学，所以神经心理学相关研究是在多个医学/机构领域进行的。为了不忽略用日文发表的神经心理学相关研究，这篇综述使用了PubMed和日文文献搜索数据库CiNii(类似美国使用的PubMed)中的数据。使用"神经心理学"这个关键词，我们搜索到2 097篇论文，其中427篇是关于康复医学，152篇是关于痴呆,87 篇是关于衰老,114 篇是关于失语症,118 篇是关于发育异常,85 篇是关于精神问题,还有 8 篇是关于单次创伤性脑损伤。使用“认知心理学”这个关键词,则搜索到 2 571 篇论文,其中 84 篇是关于痴呆/衰老,46 篇是关于精神病学和相关领域,21 篇是关于康复医学,8 篇是关于失语症,还有 6 篇是关于发育异常。这 2 571 篇认知心理学研究论文中,有 178 篇评估了测试量表的发展,109 篇聚焦于测试量表的可靠性和实用性,132 篇讨论了测试量表的敏感性和特异性。使用“认知神经心理学”这个关键词,搜索到 208 篇研究论文。这 208 篇论文中,45 篇是关于失语症,30 篇是关于痴呆/衰老,40 篇是关于康复医学,10 篇是关于发育异常,7 篇是关于精神异常。仅有 4 篇文章讨论了测试量表的进展。

神经心理学相关研究论文发表在各种期刊上,包括《日本神经心理学杂志》《精神病学和临床神经科学》《神经学杂志》《日本临床精神病学杂志》《日本老年精神病学杂志》《日本认知心理学杂志》《康复医学概论》《日本发育心理学杂志》《职业康复治疗杂志》和其他杂志。因为临床神经心理学测试多数由精神病学家、神经病学家、神经外科学家、临床心理学家、护士、职业治疗师和/或语言治疗师进行,所以神经心理学论文在各种专业期刊上发表完全可以理解。

现在有许多官方和专业组织,类似国家神经心理学研究院(NAN)和国际神经心理学会(INS)。许多对神经心理学感兴趣的临床医师加入了这些组织,包括日本神经心理学学会、日本认知神经科学学会、日本认知心理学学会和日本精神病学和神经科学学会,来增进神经心理学方面的知识和进行学术交流。

八、总结和结论

现在距日本第一篇神经心理学论文发表已超过 120 年。虽然日本有比较长的神经心理学发展历史,有心理学和临床心理学的教育和培训,也有相关的专业资格认证制度,但临床神经心理学在 2019 年后才建立了比较完整的资格认证以及人才教育培训体制,在这之前是小部分临床心理学家全职从事神经心理评估工作,大部分是兼职的。日本神经学会制定的认知症诊疗指南中列举了认知功能的评估工具,2021 年 9 月对日本全国认知症专科医生的调查显示,尽管超过 90%的应答者认为详细的记忆和认知功能的测试是必要的,但由于专业评估人员的缺乏等一些原因,很多专业医生对认知症的诊断时并没有对记忆认知等多领域做细致的全面的评估。文章也呼吁日本需要加大相关专业教育培训,日本的专业医生尽量使用国际通用评估工具来诊疗认知症。

神经心理评估的需求正在日益增长,其中一个残酷的现实是日本是一个超级老龄化国家。临床心理学家很可能会收到更多的神经心理评估申请。所以,首先要解决两个关键问题,一个是在研究生院中开设更多神经心理学课程和培训,一个是制定结合人口学特征(如年龄、教育、性别)的日本常模。有许多心理学家、临床从业人员和研究人员对神经心理学充满热情,因此日本的神经心理学在不久的将来会取得很好的发展。

(周 玢 任晨曦)

第八节 神经心理学测验研究中的评定者间一致性检验方法

临床上目前常用的神经心理学测验,包括认知功能筛查工具/量表,如简易智能状态检查量表;成套神经心理评估工具,如韦氏智力测验,覆盖多个认知维度/领域。其他还有残疾/功能问卷,用于评估患者对认知问题/障碍带来困难的看法、情绪后果及认知问题/障碍对日常生活造成的影响等。

在进行神经心理学测验相关的临床研究中,尤其是多中心研究或大规模流行病学调查之前,需要通过小规模的重复测量来评价测试者(或仪器、量表、方法等)的可靠程度,以决定在大规模调查时控制测量误差的策略。这就涉及一致性检验(test of concordance, test of agreement)问题。一些临床研究人员常对其中的一些用法、统计量及计算等存在混淆,本文就如何选择一致性检验方法及利用有关统计软件等予以简要介绍。

一、测量误差与一致性检验

测量误差是调查研究中偏倚(bias)的主要来

源，它有时可导致与事实相悖的结论。因此是选择或发展准确的测量工具是研究中至关重要的一步。评价测量工具的准确性或其“品质”主要包括信度(reliability)和效度(validity)两个指标。信度指测量结果的稳定、可靠的程度，若用某量表反复测量，其多次测量结果的一致性程度或重现性(reproducibility)特点就叫信度。效度是指测量工具实际能测出其所要测量的真实指标的程度。有关信度和效度的详细内容本章不再展开。在临床研究中，尤其涉及多位评定者使用神经心理学工具对受试者进行，其评价方法之一便是一致性检验。

由于评定者或调查员是测量误差的一个重要来源，本文所讨论的一致性检验主要指对观察者或评定者使用某工具对观测对象的测量结果的评价(inter-rater reliability)。评价一致性程度的具体方法有一致性相关系数、Kappa 统计量、Kendall 一致性系数(W)和组内相关系数(intraclass correlation coefficient, ICC)等。

二、不同数据类型与一致性检验方法的选择

数据类型可分为两大类：属性变量(categorical variables)和连续变量(continuous variables)，其中属性变量包括名义变量(nominal variables)、二分变量(dichotomous variables)和等级变量(ordinal variables)。在进行一致性检验时，应根据测量结果的数据类型，选择适当的统计量，见表 2-8-1。

表 2-8-1　不同数据类型与统计方法选择

观测数据类型	统　计　量
属性变量	
名义变量 如：地点(北京、上海、重庆、天津)，婚姻状态(已婚、未婚、其他)	Kappa
二分变量 如：有、无，阳性、阴性等	Kappa
等级变量 如：严重程度(轻度、中度、重度)等	加权 Kappa，或 Kendall 相关系数
连续变量 如：血压、心率、体重等	借助于方差分析的组内相关系数(ICC)

(续表)

观测数据类型	统　计　量
(1) k 个评定者对同一样本进行 n 次测量，1 个评定者对 n 个样本进行 k 次测量	ICC：单因素
(2) k 个(全部)评定者对 n 个样本 1 次测量	ICC：两因素固定效应
(3) k 个(随机)评定者对 n 个(随机)样本 1 次测量	ICC：两因素随机效应

三、一致性检验方法的具体计算公式与示例

(一) Kappa 的计算公式及其意义

Kappa 统计量是比较两个或多个观测者对同一事物，或观测者对同一事物的两次或多次观测结果是否一致，以由于机遇造成的一致性和实际观测的一致性之间的差别大小作为评价基础的统计指标。当效应(response)为名义变量或二分变量时，使用 Kappa 统计量；效应为有序变量时，首选 Kendall 一致性系数(Kendall's coefficient of concordance)或加权 Kappa。

1. Kappa 计算公式(数据格式见表 2-8-2)

表 2-8-2　Cohen's κ和κ_w计算数据格式

		Measure1						
		1	2	3	.	J	x	total
	1	p11	p12	.	.	.	p1x	r1
	2	p21	p22	.	.	.	p2x	.
	3	p31	p32	.	.	.	.	.
Measure 2	.	.	.	.	.	.	.	.
	i	.	.	.	.	Pij	.	ri
	x	px1	Px2	.	.	.	Pxx	rx
	Total	s1	s2	.	.	Sj	sx	1

Pij=nij/N　n 为处于 ij 格子的数值，x 为效应，N 为总数；Measure 为评定者或仪器等

观察一致率　$Po=\sum P_{ij}$

期望一致率　$Pe=\sum(r_i * s_j)$

Kappa 值　$\kappa=(Po-Pe)/(1-Pe)$

Kappa 标准误　s.e.(κ)=SQRT{(a+b−c)/[(1−Pe)^2]*n}　(SQRT 开平方，^2 平方，下同)

$a=\sum P_{ij}[1-(r_i+s_j)(1-\kappa)]$^2

$b=(1-\kappa)^2\sum\ \sum P_{ij}(r_i+s_j)$^2　$(i\neq j)$

$c=[\kappa-Pe(1-\kappa)]$^2

95%可信限　κ−1.96 * s.e.(κ)，　κ+1.96 * s.e.(κ)

显著性检验　Z=κ/s.e.(κ)

2. 加权 Kappa 计算公式(数据格式见表 2-8-2,实例见表 2-8-3)

表 2-8-3　A、B 医师对 100 例精神分裂症患者的病情评定

		A 医师			
	严重程度	0	1	2	小计
B 医师	0	65	3	2	70
	1	4	10	6	20
	2	1	2	7	10
	小计	70	15	15	100

κw=0.672,s.e.(κw)=0.068(SAS 结果输出为渐近标准误:ASE)Z=9.88,P=0.00,95% CI:0.538 ~ 0.806

加权 Kappa 值　$\kappa_w=(Po-Pe)/(1-Pe)$

察一致率　$Po=\sum\sum w_{ij}P_{ij}$

期望一致率　$Pe=\sum\sum w_{ij}r_i s_j$

加权系数　$w_{ij}=1-[(i-j)\hat{}2/(k-1)\hat{}2]$

Kappa 标准误　$s.e.(\kappa_w)=SQRT\{(a-b)/[(1-Pe)\hat{}2]*n\}$

$a=\sum\sum P_{ij}[w_{ij}-(w_i+w_j)(1-\kappa_w)]\hat{}2$

$b=[\kappa_w-Pe(1-\kappa_w)]\hat{}2$

$w_i=\sum s_j w_{ij}$　　$w_j=\sum r_i w_{ij}$

95%可信限　$\kappa_w-1.96*s.e.(\kappa_w)$,　$\kappa_w+1.96*s.e.(\kappa_w)$

显著性检验　$Z=\kappa_w/s.e.(\kappa_w)$

SAS(6.11 或以上)程序命令:

```
data abc;
do B=1 to 3;  do A=1 to 3;
   input count @@;
   output;  end;  end;
cards;
65 3 2     4 10 6     1 2 7
;
proc freq;  weight count; tables A * B / agree ; run;
```

3. Kappa 系数与一致性程度　Landis JR 和 Koch GG(1977)将 Kappa 系数的大小划分了 6 个区段,分别代表一致性的强弱程度。当 Kappa 系数小于 0:一致性程度极差,0~0.2:微弱,0.21~0.4:弱,0.41~0.6:中度,0.61~0.8:显著(或高度一致),0.81~1.0:极佳。近年也有统计学家针对小样本的一致性检验提出了修正建议,尤其是在计算 Kappa 系数的可信限时,应选择不同的计算方法。

(二) Kendall 相关系数

当效应为有序变量时,可通过 Kendall 相关分析进行一致性检验。对于多评定者对多个效应(属性数据)的评判,其数学公式较为烦琐,请参考有关文献。该过程可使用 SAS 或 SPSS 的宏命令如"%magree"实现,直接得出 Kendall 相关系数和 Kappa 系数:

SAS 6.09 或以上版本示例如下。

5 名医师对 10 名患者进行症状严重程度(1、2、3)评定。

首先运行宏命令:"%magree",再运行以下程序:

```
title "Analysis of data from Fleiss (1981)";
data a;
do s=1 to 10;        do r=1 to 5;
   input y @@;          output;
end; end; cards;
12222  11333  33333  11113
11133
12222  11111  22223  13333
11133
;
%magree(data=a, items=s,  raters=r,
response=y);
Kappa=0.42     SE=0.07     Z=5.83
P=0.00
Kendall's Coefficient of Concordance: 0.49
F=3.85  P=0.00
```

(三) 借助于方差分析的组内相关系数(ICC)计算

对于连续变量一致性程度的测量,一般应用 ICC 进行检验。例如某研究需要培训有关人员对 BPRS、PANSS 等量表的使用,培训结束后受训人员对数个患者进行评估,所得量表分数即可用 ICC 方法进行一致性检验。但具体研究时应根据实际情况使用不同的方差分析模型。如表 2-8-4 所示(实例见表 2-8-5、表 2-8-6)。

表 2-8-4　方差来源分析表

方 差 来 源	df	SS	MS(SS/df)
单因素方差模型			
受试者间	n−1		
随机误差[a]	n(k−1)	WSS	WMS
双因素交互作用方差模型			

（续表）

方 差 来 源	df	SS	MS(SS/df)
评定者间	k−1	MSS	JMS
受试者间	n−1	BSS	BMS
随机误差[b]	(n−1)(k−1)−1	ESS	EMS

注：[a] 单因素方差模型的随机误差；[b]双因素、交互作用方差模型的随机误差。

1. 单因素模型　K 个评定者，每个评定者对同一样本进行 n 次测量；或一个评定者，n 个样本，每个样本进行 k 次测量。应用单因素方差分析的组内相关系数。

2. 双因素模型　包括两种情况：① 双因素方差随机效应模型(two-way random model)：从所有可能的总体中随机抽取的评定者(k)对所有被试者(n)进行一次测量；② 双因素方差固定效应模型(two-way fixed model)：所有评定者(k)对所有被试者(n)进行(一次)测量。

表 2-8-5　7 名北美专家评定健康相关生活质量 8 种方法的总分

RATEES 被评定者	评定者(RATERS)						
	1	2	3	4	5	6	7
1	90	00	50	95	30	60	50
2	90	00	70	100	60	55	80
3	90	51	40	90	25	100	85
4	30	52	05	30	.	10	40
5	80	50	80	60	80	50	100
6	30	100	05	50	50	40	40
7	20	70	00	20	10	00	01
8	20	90	00	00	05	00	01

注：. 缺失值。

表 2-8-6　方差分析表和 ICC 结果

平均方差	相应标签	方差分析模型	ICC
3 608.69	BMS	单因素	0.338
789.68	WMS	双因素固定	0.340
825.72	JMS	双因素随机	0.338
784.40	EMS		

注：(1) 单因素方差模型计算公式：R=(BMS−WMS)/[BMS+(K−1)WMS]。
(2) 随机效应模型计算公式：R=(BMS−EMS)/[BMS+(k−1)EMS+k(JMS−EMS)/n]。
(3) 固定效应模型计算公式：R=(BMS−EMS)/[BMS+(k−1)EMS]。
WMS 单因素模型处理内随机误差均方，JMS 评定者间平均方差，BMS 受试者间平均方差，EMS 双因素模型处理内随机误差均方。

SAS 程序命令：

```
PROC GLM; CLASS RATERS RATEES; MODEL X=RATEES; RUN;
PROC GLM;CLASS RATERS RATEES;MODEL X = RATERS RATEES RATERS * RATEES; RUN;
```

SAS 宏命令可直接计算出 ICC 值，SPSS8.0 以上亦可直接对 ICC 进行统计。详见附录解释。

3. ICC 与一致性程度　ICC 可应用于许多方面，本书仅介绍用于检验评定者(观察者)间的信度，即检验一致性程度。其经典文献是 Shrout PE 和 Fleiss JL(1979)提出的计算方法。ICC 计算公式的溯源：假设 A 是评定指标由于评定对象本身的不同所引起的真实变异，B 是由于评定者间不可靠的评定引起的误差变异。ICC 本身是一个比值：ICC=A/(A+B)，即被评定者间的真实变异占总体变异(真实变异加上由于评定者间的误差)的比值。计算推导过程由此进一步衍生。ICC 接近 1 也就是 B 接近 0，提示总体变异仅由被评定者所致。例如所有评定者对受试者的评定均为同一个数值。当评定者是来自某研究的全体还是全体的一个随机样本时，ICC 的计算公式发生相应变化。ICC 的显著性与可信限最好也同时给出。

对 ICC 的理解：<0.4：重现性(一致性)差；0.4≤ICC<0.75：提示重现性一般到好；≥0.75：提示有非常好的重现性。ICC 通常应在 0.7 以上。

四、小结

在分析一致性资料时最常见的错误是没有一

个清晰的目标。仅仅为了“测量一致性”“找出评定者是否一致”是不够的,应考虑进行测量的理由,及选用哪一种统计方法最恰当。例如,评定一致性检验的研究经常用于评价一个新的评定系统或工具,如果该研究是在工具的发展阶段进行,则应使用一些能够识别工具如何被改进以提高一致性的方法,来分析数据;如果这个工具已经最终定型,同样的方法便没什么帮助了。一致性研究还常被用于作为一种间接的办法,检验一个新评定系统或工具的效度。

遵循简单原则:学会使用一些简单、基本的统计方法来解决实际问题。因为方法越复杂,犯错误的机会也就越多。

附

1. SAS 命令程序

KAPPA 及加权 KAPPA

PROC FREQ; WEIGHT COUNT; TABLES A * B/ AGREE;RUN;

单因素方差分析 PROC GLM;CLASS RATERS RATEES;MODEL X=RATEES;RUN;

两因素方差分析 PROC GLM; CLASS RATERS RATEES;MODEL X=RATERS RATEES;RUN。

2. SPSS8.0 或以上版本可以直接进行 Kappa、ICC 的统计

SPSS 的 STATISTICS (ANALYZE)

Kappa : Descriptive Statistics → CROSSTAB → Statistics → 选中 Kappa

ICC: Scale → Reliability Analysis → Statistics → 选中 Intraclass correlation coefficient →Model → 选择 One-way Random, Two-way Mixed, Two-way Random

3. R 软件 如果把数据放在 data 中,可以调用 psych 软件包 library(psych);用其中的函数 ICC(data)可以得出 ICC 的几种条件时的结果。

下面是 4 位评定者对 10 个受试者进行评定:

```
> data<- data.frame R1=c(1, 1, 3, 6, 5, 7, 8, 9, 8, 9),
  + R2=c(2, 3, 7, 4, 5, 5, 7, 9, 8, 8),
  + R3=c(0, 4, 1, 4, 5, 6, 6, 9, 8, 8),
  + R4=c(1, 2, 3, 3, 6, 4, 6, 8, 8, 9))
>
> data
   R1 R2 R3 R4
1   1  2  0  1
2   1  3  4  2
3   3  7  1  3
4   6  4  4  3
5   5  5  5  6
6   7  5  6  4
7   8  7  6  6
8   9  9  9  8
9   8  8  8  8
10  9  8  8  9
> library(psych)
> ICC(data)

Call: ICC(x=data)

Intraclass correlation coefficients
                         type  ICC    F df1 df2       p lower bound upper bound
Single_raters_absolute   ICC1  0.83 20   9  30 2.0e-10        0.63        0.95
Single_random_raters     ICC2  0.83 21   9  27 6.5e-10        0.63        0.95
Single_fixed_raters      ICC3  0.83 21   9  27 6.5e-10        0.63        0.95
Average_raters_absolute  ICC1k 0.95 20   9  30 2.0e-10        0.87        0.99
Average_random_raters    ICC2k 0.95 21   9  27 6.5e-10        0.87        0.99
Average_fixed_raters     ICC3k 0.95 21   9  27 6.5e-10        0.87        0.99
```

(李春波)

参考文献

[1] 李春波,何燕玲,张明园. 一致性检验方法的合理应用[J]. 上海精神医学,2000,12(4): 228-230.
[2] Adams R, Oh ES, Yasar S, et al. Endogenous and exogenous thyrotoxicosis and risk of incident cognitive disorders in older adults[J]. JAMA Intern Med, 2023, 183(12): 1324-1331.
[3] Barkto JJ, Carpenter WT. On the methods and theory of reliability[J]. The Journal of Nervous And Mental Disorder, 1976, 163(5): 307-317.
[4] Bazargani JS, Rahim N, Sadeghi-Niaraki A, et al.. Alzheimer's disease diagnosis in the metaverse[J]. Comput Methods Programs Biomed, 2024, 255: 108348.
[5] Blackman NJM, Koval JJ. Interval estimation for Cohen's kappa as a measure of agreement[J]. Statistics in Medicine, 2000,19: 723-741.
[6] El Haj M, Boutoleau-Bretonnière C, Chapelet G. ChatGPT's dance with neuropsychological data: a case study in Alzheimer's disease[J]. Ageing Res Rev, 2023, 92: 102117.
[7] Fasfous AF, Hidalgo-Ruzzante N, Vilar-Lopez R, et al. Cultural differences in neuropsychological abilities required to perform intelligence tasks [J]. Arch Clin Neuropsychol, 2013, 28(8): 784-790.
[8] Grissom NM, Reyes TM. Let's call the whole thing off: Evaluating gender and sex differences in executive function [J]. Neuropsychopharmacology, 2019, 44(1): 86-96.
[9] Harris D, Lowrie T, Logan T, et al. Spatial reasoning, mathematics, and gender: do spatial constructs differ in their contribution to performance? [J]. Br J Educ Psychol, 2021, 91(1): 409-441.
[10] Hughes D, Judge C, Murphy R, et al. Association of blood pressure lowering with incident dementia or cognitive impairment: a systematic review and meta-analysis [J]. JAMA, 2020, 323(19): 1934-1944.
[11] Kato M. The development and standardization of clinical assessment for attention (CAT) and clinical assessment for spontaneity (CAS) [J]. Higher Brain Funct Res, 2006, 26: 310-319.
[12] Landis JR, Koch GG. The measurement of observer agreement for categorical data [J]. Biometrics, 1977, 33: 159-174.
[13] Lawson L, Mc Ardle R, Wilson S, et al. Digital endpoints for assessing instrumental activities of daily living in mild cognitive impairment: systematic review[J]. J Med Internet Res, 2023, 25: e45658.
[14] Litvan I, Goldman JG, Tröster AI, et al. Diagnostic criteria for mild cognitive impairment in Parkinson's disease: movement disorder society task force guidelines [J]. Mov Disord, 2012, 27(3): 349-356.
[15] Nuechterlein KH, Green MF, Kern RS, et al. The MATRICS Consensus Cognitive Battery, part 1: test selection, reliability, and validity[J]. Am J Psychiatry, 2008, 165(2): 203-213.
[16] Petersen RC. Mild cognitive impairment as a diagnostic entity [J]. J Intern Med, 2004, 256: 183-194.
[17] Petersen RC, Smith GE, Waring SC, et al. Mild cognitive impairment: clinical characterization and outcome [J]. Arch Neurol, 1999, 56: 303-308.
[18] Petri M, Messinis L, Patrikelis P, et al. Illiteracy, neuropsychological assessment, and cognitive rehabilitation: a narrative review [J]. Adv Exp Med Biol, 2023, 1425: 477-484.
[19] Robin J, Xu M, Balagopalan A, et al. Automated detection of progressive speech changes in early Alzheimer's disease [J]. Alzheimers Dement (Amst), 2023, 15(2): e12445.
[20] Saban W, Ivry RB. PONT: a protocol for online neuropsychological testing [J]. J Cogn Neurosci, 2021, 33 (11): 2413-2425.
[21] Sachdev P, Kalaria R, O'Brien J, et al. International society for vascular behavioral and cognitive disorders. Diagnostic criteria for vascular cognitive disorders: a VASCOG statement [J]. Alzheimer Dis Assoc Disord, 2014, 28(3): 206-218.
[22] Sakamoto M. Neuropsychology in Japan: history, current challenges, and future prospects [J]. Clin Neuropsychol, 2016, 30(8): 1278-1295.
[23] Shrout PE, Fleiss JL. Intraclass correlations: uses in assessing rater reliability [J]. Psychological Bulletin, 1979, 86 (2): 420-428.
[24] Singh-Manoux A, Kivimaki M, Glymour MM, et al. Timing of onset of cognitive decline: results from whitehall ii prospective cohort study [J]. BMJ, 2012: 344.
[25] Skrobot OA, Black SE, Chen C, et al. Progress toward standardized diagnosis of vascular cognitive impairment: guidelines from the Vascular Impairment of Cognition Classification Consensus Study [J]. Alzheimers Dement, 2018, 14(3): 280-292.
[26] Spitzer RL, Cohen J, Fleiss JL, et al. Quantification of agreement in psychiatric diagnosis [J]. Arch Gen Psychiat, 1967, 17: 83-87.
[27] Stimmel MB, Orkaby AR, et al. Is the montreal cognitive assessment culturally valid in a diverse geriatric primary care setting? Lessons from the bronx [J]. J Am Geriatr Soc, 2024, 72(3): 850-857.
[28] Tsao CW, Aday AW, Almarzooq ZI, et al. Heart disease and stroke statistics-2022 update: a report from the American Heart Association [J]. Circulation, 2022, 145 (8): e153-e639.
[29] Viggiano D, Wagner CA, Martino G, et al. Mechanisms of cognitive dysfunction in CKD[J]. Nat Rev Nephrol, 2020, 16 (8): 452-469.
[30] Winblad B, Palmer K, Kivipelto M, et al. Mild cognitive impairment: beyond controversies, towards a consensus: report of the International Working Group on Mild Cognitive Impairment[J]. J Intern Med, 2004, 256: 240-246.

第三章

认知筛查量表

在认知障碍的大样本流行病学调查、记忆门诊初步评估和基层医院医生初步判断是否存在认知障碍的方面，筛查测验(screening test)由于成本低、耗时少(通常<15 分钟)、基本上不需要培训(非评估专业人员操作完成)，以及对于 MCI 和痴呆的识别与随访跟踪有一定的敏感性和特异性而得到广泛的应用。

用于痴呆筛查的量表开发比较早，常用且在本书详细介绍的有：简明精神状态量表(MMSE)、智能筛查测验(CASI)、简短认知能力测试量表(SKT)、Mini - Cog、香港简易认知评估(HKBC)与简明社区痴呆筛查量表(CSI - D)。国内已经很少应用(本书也没有专门介绍)的还有长谷川痴呆量表(Hastgawa dementia scale，HDS)、Blessed 定向-记忆-注意测验(Blessed orientation-memory-concentration，BOMC)、简短精神状态问卷(short portable mental status questionnaire，SPMSQ)、认知能力筛查量表(cognitive capacity screening examination，CCSE)、7分钟痴呆筛查测验(7minute screen，7MS)、Rowland 通用痴呆评估量表(Rowland universal dementia assessment scale，RUDAS)、路易斯大学精神状态测试(saint louis university mental status exam，SLUMS)、记忆损害筛查(memory impairment screening，MIS)和全科医生认知功能评估量表(the general practitioner assessment of cognition，GPCOG)。

用于 MCI 筛查的量表，是近 20 年大量涌现的，常用且本书详细介绍的有蒙特利尔认知评估量表(MoCA)、蒙特利尔认知评估基础版版(MoCA - B)、记忆与执行筛查量表(MES)、Addenbrooke 认知功能检查量表第 3 版(ACE - Ⅲ)，国内不很常用的还有 Dem Tect、AB 认知筛查测验(AB cognitive screening Test，ABCS)、记忆变化测验(memory alteration Test，MAT)、剑桥老年认知量表(Cambridge cognitive examination，CAMCOG)、简明记忆与执行筛查量表(brief memory and executive test，BMET)、快速轻度认知损害评估量表(the quick mild cognitive impairment，QMCI)和快速认知筛查测验(quick cognitive screening test，QCST)。

Dem Tect：Dem Tect 是 Kalbe 等 2004 年发表的快速有效的 MCI 测试工具，选取了及时延时记忆、数字转换、语言流畅、操作记忆等子测试。项目包括 10 个单词 2 次学习后即刻回忆和延迟回忆；列举“超市物品”的流畅性；数字顺背和倒背；数字转换(number transcoding)，后者如“Six hundred and eighty one”应该转换为 681，而不是 600 801。13～18 分代表认知正常，9～12 分为 MCI，0～8 分为痴呆，耗时 8～10 分钟。敏感性等同 CDR，适用于早期或轻度认知受损。对 MCI 患者的识别明显优于 MMSE，且不受受试者受教育程度和年龄的影响。

AB 认知筛查(AB cognitive screen test，ABCS)，是 Molloy 等 2005 年发表的，包括定向、重复单词、延迟回忆、画钟、语言流畅等 5 个认知子测试，总分 135 分。能敏感地区分正常人群、MCI、痴呆。Molloy 等研究结果表明在使用标准 MMSE 测试 MCI 和正常人时平均得分差别不明显，而使用 ABCS 时得分差异有统计学意义，较少受受试者受教育程度和年龄的影响。

记忆改变测试(memory alteration test，MAT)

是 Rami 等 2007 年发表的，针对遗忘型 MCI 的筛查工具，包括语言片段和语义记忆测试，5 分钟完成，快速简易。Rami 等对 400 名西班牙老年人群的前瞻性研究，结果表明 MAT 能有效地识别 MCI 和早期痴呆。

总的来说，各种筛查量表是大同小异，基本模式是记忆材料学习、完成非记忆的分心项目、回忆刚才的学习材料。记忆材料的难度、延迟时间、记忆得分在总得分的占比都影响测验的敏感性。

值得注意的是，国内同仁在筛查量表的本土化方面做了不少工作，但在检测理论与条目选择上有特色的比较少。笔者看到至少 3 个版本是这样编制的：把 MMSE、MoCA、MoCA－B 等经典量表的项目作为条目池，根据德尔菲法筛选条目（请专家对条目的重要性进行评分），计算得分的均数、变异系数和满分比例，构建老年人认知功能评估的新的量表。这样开发的新量表，看起来克服了原来量表的缺点，其实也缺乏突破与创新性，并没有被国内外广泛应用，所以，本书也没有专门介绍。

根据国内外的专家共识/指南与国内的实际情况，认知筛查首先推荐蒙特利尔认知评估基础版版（MoCA－B）。

第一节
简明精神状态量表（MMSE）

简明精神状态量表（mini-mental state examination，MMSE）是 Folstein 等编制的用于评估认知功能的简易工具，当时是用来测验教育年限大于 8 年老年人的认知部分而非用以筛查痴呆患者的工具。然而，经过实践摸索，MMSE 逐渐用于筛查痴呆患者、判断认知损害的严重度并跟踪记录病情变化情况。由于 MMSE 容易操作、耗时少（5～10 分钟），它自 1975 年问世以来在国内外得到推广普及，目前已经有 100 多种语言版本。中英文 3 种版本项目见附录。MMSE 满分 30 分。

一、中英文两种不同语言版本的 MMSE 比较

MMSE 的中文译本很多，项目内容在不同中译本中略有差异。我们的分析依据首先是以 MMSE 原文为基础，然后结合张明园教授审定的目前最常用的中文版进行说明。

（1）定向：按照英文版本的要求，地点定向应该从最大单位（国）到最小单位（第几层楼），中文版从“省”开始，加拿大版本也是从“省”开始。日期和星期差一天即为错误。

（2）登记：也称即刻记忆、最初记忆或一级记忆，要求受试者复述并记住 3 个性质不同的物件，告知时需连续给出，应语音清晰、缓慢、大约一秒钟一个。重复学习最多 5 次。不要解释词语，如受试者问“shumu 是人道树的树木还是数目字的数目?”，可以回答“都行”，而不是告知“是人道树的树木”，后者为线索记忆。英文版 3 个单词是“苹果、便士、桌子”，应该比中文版的“皮球、国旗、树木”来得容易，另一方面，由于“便士”存在文化背景的影响，各国在翻译时往往不是对应翻译这 3 个词语。由于 MMSE 仅用于筛查而不是诊断，所以，有些国家（如日本、马来西亚），没有固定的 3 个词语，每个单位可以自己选定这 3 个词语。

（3）注意和计算：中文版本要求患者从 100 连续减 7，每错一次扣一分。原版中有一个替换项目，倒说单词“WORLD”的字母，有的翻译为倒背“瑞雪兆丰年”，如倒背错为“年丰雪兆瑞”则为 3 分，以此类推。有的要求倒背数字（4－2－7－3－1）。由于老人受教育程度低的比较多，往往不理解“倒背”的意义，故实际上运用不多。在“100 连续减 7”与“WORLD”倒背任务的选择中，一般的英文版本会选择后者，如 ADNI 研究方案采用的就是后者。然而，这两种检测方法不是等价的，后者的难度大于前者，一般受试者会先将该单词顺背，逐个拼写字母，再倒过来说。如果受试者对字母表不熟悉很可能得 0 分。

（4）语言复述：是检查语言复述能力，要求患者复述一中等难度的成语，Folstein 原文为“no，ifs ands or buts”是一句成语，其意义是“不要为自己的失误找任何借口”，读起来像绕口令，所以，目前大部分中文版本翻译为一句绕口令，不仅检查患者语言流利程度，而且要求患者口齿清楚，难度比原版高。

（5）三步指令：原版本要求“用右手拿这张纸”，但是，有部分版本强调非利手（非惯用手，即不

是拿筷子的手),一般是左手,中文版"用右手拿这张纸,再用双手把纸对折,将纸放在大腿上。"仍然是"右手"。另外,细节上要求:口令没有间断,不理会打岔;用 20 cm×30 cm 白纸;如果受试者说"没有听清楚",可以说"只要做你听到的部分";主试者不要做递纸和要纸的动作;如果折纸超过一次,对折部分就给 0 分。

(6) 阅读理解:准备一张白纸,用粗体大字写"闭上您的眼睛",请患者先朗读一遍,然后要求患者按纸写命令去做。患者能闭上双眼给 1 分。

(7) 书写:Folstein 原文要求给患者纸和笔,请患者在纸上主动随意写一个句子。考虑到中国老人中有一部分文盲不懂握笔,改口述句子代替患者自发书写。句子应有主语和谓语,必须有意义,能被人理解。香港版有举例:请你说出任何一个完整的句子。例如:"我是一个人""今天天气很好"。

(8) 临摹:要求患者临摹一交叉的两个五角形。两图形必须交叉,必须有 10 个角,交叉后的图需成四边形。但角不锐和边不直可忽略不计。

根据以上分析,有些项目是张明园中文版比英文版难,有些项目相反,修订后难度下降了。那么,这个中文修订版本在年龄、受教育程度匹配的中美国家老人中具有可比性吗?表 3-1-1 与表 3-1-2 都是正常社区中老年人的得分,在同样的受教育程度下,大致上,60～69 岁、70～79 岁、80～89 岁,每增加 10 年 MMSE 总分下降 1 分左右,近乎匀速下降,如"9～12 年组"分别是 28、27、26 分。在张振馨的调查资料中(采用的是张明园修订版),60～69 岁、70～79 岁、80～84 岁也是近乎匀速下降,如"初中及以上组",MMSE 总分也是 28、27、26 分,说明 MMSE 的难度在 2 个国家中是接近的,因为在年龄与受教育程度匹配的中美 2 组老人中 MMSE 得分非常接近。但是,张振馨调查中,85～90 岁组的得分有一个明显的"跌落",这是不是一个普遍现象,值得进一步调查研究,甚至可以将年龄范围扩大到 100 岁进行调查。

表 3-1-1 北京城乡 55 岁或以上居民 MMSE 总分的分布情况

年龄(岁)	文盲组		小学组		初中及以上组	
	例 数	均数(SD)	例 数	均数(SD)	例 数	均数(SD)
55～59	169	23.0(3.1)	394	26.4(3.2)	574	28.4(2.2)
60～64	388	23.1(3.8)	388	26.2(3.4)	600	28.4(2.1)
65～69	404	22.5(4.4)	354	26.3(3.6)	379	28.1(2.3)
70～74	331	21.8(4.8)	258	25.7(4.8)	234	27.6(4.2)
75～79	238	20.8(5.5)	130	25.5(3.4)	130	27.6(2.7)
80～84	140	19.3(5.9)	47	24.3(4.7)	50	26.4(4.7)
85～90	66	17.7(6.3)	32	21.7()	28	20.9(6.7)

注:引自张振馨,洪霞,李辉,等.北京城乡 55 岁或以上居民简易智能状态检查测试结果的分布特征[J].中华神经科杂志,1999,32(3):149-153。

表 3-1-2 美国不同年龄与教育水平的 MMSE 总分的分布情况

年龄(岁)	0～4 年组		5～8 年组		9～12 年组		大学及以上组	
	例 数	均数(SD)	例 数	均数(SD)	例 数	均数(SD)	例 数	均数(SD)
55～59	49	22(2.7)	208	26(2.9)	525	28(2.2)	231	29(1.5)
60～64	88	23(1.9)	310	26(2.3)	626	28(1.7)	270	29(1.3)
65～69	126	22(1.9)	633	26(1.7)	814	28(1.4)	358	29(1.0)

（续表）

年龄(岁)	0~4年组		5~8年组		9~12年组		大学及以上组	
	例数	均数(SD)	例数	均数(SD)	例数	均数(SD)	例数	均数(SD)
70~74	139	22(1.7)	533	26(1.8)	550	27(1.6)	255	28(1.6)
75~79	112	21(2.0)	437	25(2.1)	315	27(1.5)	181	28(1.6)
80~84	105	20(2.2)	241	25(1.9)	163	25(2.3)	96	27(0.9)
85~90	61	19(2.9)	134	23(3.3)	99	26(2.0)	52	27(1.3)

注：数据来源于美国5个地区(New Haven，Baltimore，St. Louis，Durham，Los Angeles)1980—1984年的入户流行病学调查。

二、评分

MMSE分析指标为总分。英文版的最佳划界分从21分到28分都有，比较常用的是25/26分，也就是<26/30分。中文版MMSE通常依据不同受教育程度制定划界分。张明园(1990)调查年龄在55~80岁城市社区人群，制定的划界分是：文盲组≤17分、小学组≤20分、中学或以上组≤24分，低于划界分为认知功能受损。张振馨(1999)通过大样本流行病学调查将划界分定为文盲组≤19分、小学组≤22分、中学或以上组≤26分。彭丹涛(2005)制定的非文盲人群中，年龄小于50岁者，划界分定为≤28分，大于80岁时划界分定为≤25分。在张明园的5年随访中，正常衰老的MMSE减少约0.25分/年，病理衰老约4分/年。

三、评价

1. *MMSE的影响因素*　研究最多的是文化背景、性别、年龄、受教育程度和种族等。其中，受教育程度对MMSE总分的影响最明显。因为文盲老人对于阅读、书写、计算等项目的影响是很明显的，有调查认为文盲的健康受试者的表现等同于受教育年限在1~4年的轻度痴呆患者的表现，所以在文盲人群中，MMSE总分的诊断价值可能有限。在Jacqmin-Gadda等人的一项前瞻性研究发现年龄大以及受教育程度低的老人MMSE得分下降更明显。

虽然年龄对于MMSE总分的影响不如受教育程度明显但也不可低估。注意力的检查可能在年龄相关的认知衰退更具特别意义。虽然有的学者提出MMSE中注意力的检查在不同的时间没有可靠的一致性。

性别对MMSE总分的影响不如受教育程度明显，但是也有部分研究结果表明存在性别差异。例如加拿大研究者发现在平均教育水平为10年的老年人的MMSE总分，女性得分高于男性。而Rosselli(2000)对教育年限大于4年的哥伦比亚老年人的研究发现男女之间并无显著的差异，但是受教育程度低的(0~3年)在男女之间是有显著差异的。Jones and Gallo(2002)报道在MMSE的部分项目是有性别差异的，如女性在连续减7表现会较差而男性在倒背单词上困难一些。在国内，大部分研究则显示性别对MMSE总分没有明显影响。

其实，影响因素也是相互的，并非完全独立。在使用MMSE的时候，要注意到选择的人群和使用的版本。在神经心理测量学中，通常要对分数进行调整以消除偏倚。Blesa et al.(2001)等发现了经过年龄和受教育程度的调整可以提高MMSE总分的特异度却不降低其敏感度。Mungas(1996)揭示了校准MMSE总分可以使得其在不同的文化种族以及受教育程度人群中有较稳定的特异度和敏感度。还有另外一个办法补偿文化偏倚就是修正或者删除导致偏倚的项目。

2. *信效度*　MMSE信度良好，联合检查的组内相关系数为0.99，相隔48~72小时重测，组内相关系数可达0.91。

MMSE的分析指标为总分，反映的是总体认知功能，它与各种其他测验有中-高度的相关性，比如，MMSE总分与WAIS的相关系数是0.78；与Mattis-DRS总分的相关系数是0.87；与ADAS认知分测验总分的相关系数是0.90；与画钟测验得分的相关性在0.82~0.85，后四者是综合性的认知检测工具。尽管 Folstein(1975)在介绍 MMSE 的项目时,分别冠以“定向、登记、注意与计算、回忆、语言”等范畴,这只是小分段(subsection),不是反映相应的认知领域(cognitive domain)或因子分(factor)。必须指出的是,不能将 MMSE 的单个项目得分或分段得分视作相应的认知领域表现,它与相应的神经心理测验的相关性非常低,如 MMSE 中两物命名不等同于命名能力,它与 Boston 命名测验得分并没有显著相关性;模仿画交叉五边形不等同于空间结构能力,它与 Rey - Osterriche 复杂图形测验的结构模仿得分也没有显著相关性。但是,最近有研究认为,定向、注意(连续减 7)和记忆(3 词回忆)一定程度上反映了相应的认知领域。总之,MMSE 的项目分或分段分的分布不能作为该患者的详细的认知剖面图。当然,这并不意味 MMSE 在鉴别诊断方面一无是处,Brandt(1988)发现亨廷顿病患者注意项目比 AD 患者差而记忆项目比 AD 患者好,同样,Jefferson(2002)发现血管性痴呆与帕金森病在运动与结构、工作记忆(倒背 WORLD 与执行 3 步指令)项目比 AD 患者差而定向与回忆项目比 AD 患者好。

MMSE 用于 AD 随访是敏感的,每年下降 2~5 分,不同的研究者报告不一致,因为 AD 的认知功能下降不是匀速的,不同的认知领域下降速度不一样,个体之间也有差异。MMSE 不适合重度患者的随访。针对重度痴呆患者建议采用 DRS。MMSE 用于预测痴呆也有一定的价值。针对早期患者,项目分析表明 MMSE 的三词回忆、100 连续减 7、模仿画图及时间定向对痴呆识别比其他项目更为敏感。MMSE 总分与影像学脑萎缩程度、SPECT 反映的脑灌注缺损及事件相关电位的潜伏期延长有显著相关性。但是,深入研究认知损害不能单纯采用 MMSE,须采用多个更特异的测验工具组合使用。临床医生不能仅依据低于 MMSE 总分的划界分作出痴呆诊断,就像不能单纯根据白细胞总数来认定是否感染一样,认知评定只能作为痴呆诊断的辅助工具,临床诊断必须结合患者的病史、日常活动能力变化、非认知行为症状及脑影像学、电生理学、血液和脑脊液生化学检查结果,根据相应诊断标准作出,最后确诊还有赖于随访、分子 PET、脑脊液检查和病理检查。

有些研究者通过对 MMSE 的项目增删试图改进诊断效度,较为常用的是认知能力筛查量表(CASI),又称为 3MS,包括定向、注意、心算、远时记忆、新近记忆、结构模仿、语言、范畴流畅性、概念判断等 9 个因子,共 20 题,费时 15~20 分钟,总分 100 分,得分可换算成 MMSE 的分数,与 MMSE 相比,CASI 并没有改善痴呆识别的敏感性。

3. *优缺点* MMSE 在识别 MCI 方面是有局限性的。Mitchell(2009)总结 5 篇 MMSE 识别 MCI 的论文,阳性预测值(PPV)只有 37.0%,也就是有超过 60% 的假阳性,阴性预测值(NPV)达到 83.2%,所以,它被有些研究机构推荐作为诊断标准的一部分。事实上,MMSE 不仅对 MCI 的识别意义有限,对轻度痴呆的识别也有不同意见,比如,Welsh(1991)报道 MMSE 识别轻度 AD 的敏感性是 73%;Tombaugh(1992)报道 MMSE 识别早期痴呆的敏感性是 21%~54%。

总而言之,MMSE 有许多优点,比如,它耗时短,操作简便,易携带、易推广,在痴呆的起病和进展阶段均可使用;它的低分或下降速度可以作为痴呆预后的预测因素。MMSE 作为痴呆诊断的辅助工具,敏感性高,尤其是在评估中、重度认知损害时假阴性率极低。所以,MMSE 在社区大样本调查、药物临床试验及临床医生对可疑病例作初步检查等方面得到广泛的应用。

但是,MMSE 的缺点亦不容忽视,表现在其项目内容易受到受试者受教育程度的影响,对文化程度较高的老人有“天花板效应”,即可能出现假阴性,容易忽视轻度认知损害,而对低教育和受方言影响者则有可能出现假阳性;强调语言功能,非言语项目偏少;对右半球功能失调和额叶功能障碍不够敏感;没有时间限制;对皮质下功能紊乱不及皮质性功能紊乱敏感;用于不同病因所致痴呆的鉴别诊断的价值有限,因为 PDD、VaD、FTD 主要的缺损领域是执行功能,而 MMSE 恰好缺乏对额叶执行功能的评估项目。

最后要说明的是,使用 MMSE 不是免费的,不管是临床收费使用还是科研非营利性使用,都必须支付版权费,每人次是 2.38 美元。所以,国人应该尽可能减少使用 MMSE。

附件 3-1-1　MMSE 的 3 个版本(中文普通话版和粤语版、英文版)

附表 3-1-1　MMSE 中文版-张明园修订

	项　目
定向	1. 今年的年份？____年 2. 现在是什么季节？季节____ 3. 现在是几月？____月 4. 今天是几号？____日 5. 今天是星期几？ 6. 现在我们在哪个市(省)？ 7. 你家住在什么区(县)？ 8. 住在什么街道？ 9. 我们现在是第几层楼？ 10. 这儿是什么地方？
登记(词语即刻记忆)	11. 现在我要说三样东西的名称，在我讲完之后，请你重复说一遍，请你记住这三样东西，因为等一下要再问你的："皮球、国旗、树木"。最多重复 5 次。以第一次回答记分。(1) 皮球__国旗__树木__(2) 皮球__国旗__树木__(3) 皮球__国旗__树木__(4) 皮球__国旗__树木__(5) 皮球__国旗__树木__
心算	12. 假如你有 100 元钱，花掉 7 元，还剩下多少？(在受试者回答后，不管对错)问，再花掉 7 元，还剩下多少？如此一直算下去，直到减去 5 次为止。不要重复被试者的回答。93____86____79____72____65____(注意：当患者忘记减去 7 后的数字，不能给予"93 再减去 7"这样的提示，若前一个答案错了，但据此而得出的下一个答案都是对的，只记一次错误)
词语回忆	13. 刚才我请你记住的三样东西是什么？皮球__国旗__树木__
语言能力	14. 请问这是什么？　手表____请问这是什么？笔____ 15. 请照着这卡片所写的去做 16. 请你说一句完整的、有意义的句子。记下句子____________ 17. 现在我要说一句话，请清楚地重复一遍："四十四只石狮子"。 18. (访问员说下面一段话，并给被试者一张空白纸，不要重复说明，也不要示范)：请用右手拿这张纸，再用双手把纸对折，然后将纸放在你的腿上
结构模仿	19. 请你按样画图。不要解释图形

附表 3-1-2　MMSE 香港版

	项　目
定向	现在是什么年份？　现在是什么季节？ 现在是什么月份？　今天是什么日子？ 今天是星期几？　你现在在什么国家？ 这儿是什么省份？　这儿是什么区？ 你在什么医院？　/你在什么地方？　你在几楼？

(续表)

	项　目
词语即刻记忆	现在我要说出三种东西的名称。说完以后，请你重复一次，并记住它们。因为几分钟后，我会叫你再说一遍。(苹果)，(报纸)，(火车)。(以第一次讲的计分，一个一分，然后重复对象，直到全部三种都记住)
心算	请你用 100 减 7，然后再减 7，一直减到我叫你停为止。(减五次后便停)93，86，79，72，65
词语回忆	我刚才叫你记住的三种东西是什么？
语言能力	这是什么？(铅笔)(手表) 请你重复我说的句子(姨丈买鱼肠) 桌子上有一张纸。请你用右手拿起它，再用双手把纸折成一半，然后把它放在桌面上 请你读出纸上的字，然后跟着去做 请你说出任何一个完整的句子。例如：(我是一个人)，(今天天气很好)
结构模仿	这里有一幅图画，请你照着画出来。

附表 3-1-3　MMSE 英文版

Maximum score	Score	
		Orientation
5	—	What is the (year) (season) (date) (day) (month)?
5	—	Where are we: (state) (county) (town or city) (hospital) (floor)?
		Registration
3		Name three common objects (e. g. , "apple," "table," "penny"): Take one second to say each. Then ask the patient to repeat all three after you have said them. Give one point for each correct answer. Then repeat them until he or she learns all three. Count trials and record.
	—	Trials: ____
		Attention and calculation
6		Spell "world" backwards. The score is the number of letters in correct order.
	—	(D___L___R___O___W___)
		Recall
3		Ask for the three objects repeated above. Give one point for each correct answer. (Note: recall cannot be tested if all three objects were not remembered during
	—	registration.)
		Language
2		Name a "pencil" and "watch."
		Repeat the following: "No ifs, ands or buts"
1	—	Follow a three-stage command:
3	—	"Take a paper in your right hand, fold it in half and put it on the floor."
1	—	Close your eyes.
1	—	Write a sentence.
1	—	Copy the following design.

score: —
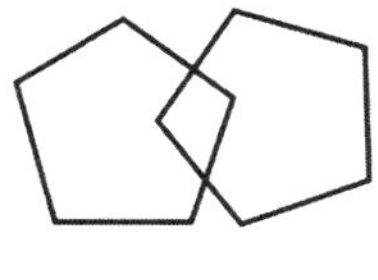

(郭起浩)

第二节

智能筛查测验(CASI)

智能筛查测验(cognitive abilities screening instrument,CASI)是一种简易认知功能检测工具,是美国南加州大学李眉(EL Teng)等编制的一套筛查痴呆的认知检查量表。本量表共20个题目,总分100分。能在15～20 min内对注意、心算、定向、旧记忆、新记忆、言语流畅性、语言能力、构图能力、概念判断作出定量评价。由于根据不同文化地理背景而修订某些题目,CASI已形成一个系列,并以不同版本代号加以区别。其中CASI C-2.1(表3-2-1)为中文版,是专门根据我国文化背景编制,且适用于受教育水平偏低或未受过正式教育的受试者。CASI已在美国、日本、中国大陆与台湾地区等试用。使用说明见表3-2-2。

表3-2-1　智能筛检测验(C-2.1版)

序号	项　　目	CASI 评分	MMSE 评分
1	你今年几岁? ________	2　1　0	1
2	一年有几个月? ________	2　0	
3	过年是几月几号?(12/30;1/1)	2　1　0	
4	一个钟头有几分钟?或:一年有多少天?(365;360天)	2　0	
5	太阳是从哪个方向下山的?(可提供:东,南,西,北)	2　0	
6	月饼是什么节吃的?(中秋节)	2　0	
7	下面我要讲3个名词,你注意听好,记住这些词语。 在我讲完之后,你就照讲一遍[任选1组]: 1. 帽子________黄色________小孩________ 2. 鞋子________白色________邻居________ 3. 袜子________蓝色________朋友________	初次正确数 3　2　1　0	3
8	今年是哪一年?或:今年是什么年?	4　2　1　0	1
9	几月?(农____)________月	2　1　0	1
10	几号?(农____)________日	3　2　1　0	1
11	今天是星期几? ________	1　0	1
12	现在是上午、中午、下午,或是晚上? ________	1　0	1
13	想想看哪些动物有4条腿?告诉我越多越好。(30 s)	0～10	
14	刚才我请你记的3个名词是什么? 1) 自动答出 2) "是一样穿的或是戴的""是一种颜色""是一个人" 3) "帽子,鞋子,袜子"　"白色,蓝色,黄色"　"朋友,小孩,邻居"	 1.5　1　0.5　0 1.5　1　0.5　0 1.5　1　0.5　0	3
15	这里是商店店面、医院还是家里? ________	1　0	1
16	这里是什么区(镇,乡,村)? ________	2　0	2
17	这里属于哪一个市(县)? ________	2　0	2
18	现在我要讲几个数目字,然后请你把它们倒念出来。譬如说,我说1-2-,你就说2-1-。开始: a. 1-2-3(如不对则教3-2-1)[正确=1,错误=0] b. 6-8-2(如不对也不教)[正确=2,错误=0] c. 3-5-2-9(如a=b=0,则跳过此项)	 1　0 2　0 2　0	

（续表）

序号	项　　目	CASI 评分	MMSE 评分
19	100 块钱用掉 3 块钱，还剩多少钱？　(97)再用掉 3 块，还剩多少钱？　(94)(再重复 3 次)91，88，85。	5　4　3　2 1　0	5
20	橘子和香蕉相同的地方是它们都是水果。(停 2 s) ______和______有什么相同？______和______都是什么？ a. 鱼-虾　b. 桌-椅　c. 鞋-袜 d. 手-脚　e. 哭-笑　f. 吃饭-睡觉	只记 1,2,4 三题 6　5　4　3 2　1　0	
21	1) 如果你邻居的房子失火了，你会怎么办？(每类一分) 2) 如果你把借来的伞弄丢了，你会怎么办？(每类一分) 3) 如果你在路上看到别人遗失的身份证，你会怎么办？	2　1　0 2　1　0 2　1　0	
22	请你仔细听我要讲什么，等我讲完，你就一字不差地照讲一遍。(停 2 s) 他想要回去(2.5 s) 下面请你照讲：(5 s) 这个黄杯子(1　0)比红饭碗(1　0)还要重(1　0)	2　1　0 3　2　1　0	1
23	我想请你做一件事(出示卡片)请闭上眼睛 [会照着做=3；提醒了会做=2；会说不会做=1；读做都不会=0]	1　0	1
24	模范绘图(动笔时开始计时)○ (15 s)　◇ (30 s) (60 s) 交叉五边形	10～0	1
25	我想看看你写的字，请你写“人，父，母，子，女”	1	1
26	执行口头指令：请你用左(右)手来拿这张纸，把它对折一次，然后交还给我	3　2　1　0	3
27	先前我要你记住的 3 个名词是什么？ 1) 自动答出 2)“是一样穿的或是戴的”“是一种颜色”“是一个人” 3)“帽子，鞋子，袜子”　“白色，蓝色，黄色”　“朋友，小孩，邻居”	 1.5　1　0.5　0 1.5　1　0.5　0 1.5　1　0.5　0	
28	命名：额头___下巴___肩膀___手掌或掌心___大拇指___汤匙(调羹)______硬币(铜板，钱币)______牙刷______钥匙______梳子______	5　4　3 2　1　0	2 汤匙 硬币
29	请你记住这 5 样东西。(等 5 s；盖住；再问：) 我刚才给你看的是哪 5 样东西？(每样 0.6 分) 匙______币______刷______钥______梳______ [可以告诉正确答案，但不要告诉还有回忆] 结束时间______测验耗时？分钟：______ 分数效度 (1) 有效；(2) 重听；(3) 视觉不良；(4) 动作不良；(5) 方言不通；(6) 神志不清；(7) 身(心)不适；(8) 其他原因	3.0　2.4　1.8 1.2　0.6　0 TIME	

注：(1) 你好吗？(1) 好；(2) 不好；(3) 不好不坏；(4) 不会回答。
(2) 如果回答不好，为什么不好呢？(1) 身体不适；(2) 情绪不良；(3) 其他原因。
(3) 下面我想问你一些问题。有的很容易；有的比较难，很多人都不会。不会没有关系，你会的就告诉我，不会的就说“不知道”，好吗？

表 3-2-2　智能筛检测验(C-2.1 版)使用说明书

序号	项　　目	不计 CASI 分	CASI 评分	MMS 评分
1	你今年几岁？______[差 0～2 岁：2 分；差 3 岁：1 分；差>3 岁　0 分]		2　1　0	1
2	一年有几个月？[正确 2 分；错误 0 分]		2　0	
3	过年是几月几号？(12/30；1/1)[正确 2 分；月或日正确 1 分；错误 0 分]		2　1　0	

(续表)

序号	项　　目	不计 CASI 分	CASI 评分	MMS 评分
4	一个钟头有几分钟？或：一年有多少天？(365;360 天)[正确 2 分;错误 0 分]		2　0	
5	太阳是从哪个方向下山的？(可提供：东,南,西,北)[正确 2 分;错误 0 分]		2　0	
6	月饼是什么节吃的？(中秋节)[正确 2 分;错误 0 分]		2　0	
7	下面我要讲 3 个名词,你注意听好,记住这些词语。 在我讲完之后,你就照讲一遍：(3 组任选一组) a. 帽子________黄色________小孩________ b. 鞋子________白色________邻居________ c. 袜子________蓝色________朋友________ 如第 1 次不能回答出,可重复并教最多 3 次。(此时不可再提醒受试者要记住)	最后正确数 3　2　1　0	初次正确数 3　2　1　0	3
8	今年是哪一年？或：今年是什么年？[正确 4 分;差 1 年 2 分;差 2～5 年 1 分;差≥6 年 0 分]		4　2　1　0	
9	几月？(农____)________月[差≤5 天,2 分;差 6 天～1 个月,1 分;差≥2 个月 0 分]		2　1　0	
10	几号？(农____)________日[正确 3 分;差 1～2 天 2 分;差 3～5 天 1 分;差≥6 天 0 分]		3　2　1　0	
11	今天是星期几？________		1　0	
12	现在是上午、中午、下午,或是晚上？________ 11AM 前：上午 11AM～12NOON：上午,中午 12NOON～2PM：中午,下午 2PM～黄昏：下午　黄昏后：晚上		1　0	
13	想想看哪些动物有 4 条腿？告诉我越多越好。(30 s) [记录全部回答,超过 10 个亦予记录,前 15 s 与后 15 s 回答用/隔开]	总分 错误数	0～10	
14	刚才我请你记的 3 个名词是什么？ 自动答出＝1.5;(3 s 后)“是一样穿的或是戴的”＝1;(2 s 后)“帽子,鞋子,袜子”＝0.5;仍不正确或不知道＝0 自动答出＝1.5;“是一种颜色”＝1.0;“白色,蓝色,黄色”＝0.5;仍不正确或不知道＝0 自动答出＝1.5;“是一个人”＝1.0;“朋友,小孩,邻居”＝0.5;仍不正确或不知道＝0 如未得满分(1.5,1.5,1.5), 此时要再重述 3 个词一遍。	自动分 提示分 选择分	1.5　1　0.5　0 1.5　1　0.5　0 1.5　1　0.5　0	
15	这里是商店店面、医院还是家里？[若不在这 3 个地方,请在医院项代以正确地点]________		1　0	1
16	这里是什么区(镇,乡,村)？________		2　0	2
17	这里属于哪一个市(县)？________		2　0	2
18	现在我要讲几个数目字,然后请你把它们倒念出来。譬如说,我说 1－2－,你就说 2－1－。记住哦! 要把我说的数目字倒念出来。 (每秒一字,可提醒“倒念”) a. 1－2－3(如不对则教 3－2－1)[正确＝1,错误＝0] b. 6－8－2(如不对也不教)[正确＝2,错误＝0] c. 3－5－2－9(如 a＝b＝0,则跳过此项)		 1　0 2　0 2　0	

（续表）

序号	项　目	不计 CASI 分	CASI 评分	MMS 评分
19	100 块钱用掉 3 块钱，还剩多少钱？ （97）再用掉 3 块，还剩多少钱？（94）（再重复 3 次）91，88，85。 注意：第 1 次回答错误时，给予正确答案；以后出错不予纠正；连续 2 次错误即终止。		5 4 3 2 1 0	5
20	橘子和香蕉相同的地方是它们都是水果。（停 2 s） ________和________有什么相同？ ________和________都是什么？ [6 题都做，但是 CASI 只记 1）、2）、4）题] 1）鱼-虾 [海味，海鲜，水产＝2 分；食品，水中之物＝1 分；答错或不知道＝0 分] 2）桌-椅 [家具＝2；4 条腿，木制，吃饭用＝1；答错或不知道＝0] 3）鞋-袜 [穿在脚上的＝2；穿的＝1；答错或不知道＝0] 4）手-脚 [身体的一部分，四肢＝2；五指（趾），骨，肌肉＝1；答错或不知道＝0] 5）哭-笑 [感情或情绪的表达＝2；其他正确答案（如表情）＝1；答错或不知道＝0] 6）吃饭-睡觉 [必需的身体功能＝2；其他正确答案（如习惯）＝1；答错或不知道＝0] 第 1 和第 4 子题回答错误可以提供正确答案。	12 分	只记 1），2），4）三题 6 5 4 3 2 1 0	
21	1）如果你邻居的房子失火了，你会怎么办？（每类一分，记录所有回答）[5 项中任意 2 项] a. 报警，通知消防队，打“119” b. 通告或救屋内的人 c. 帮忙救火 d. 通知其他邻居 e. 保全自家人财 2）如果你把借来的伞弄丢了，你会怎么办？ （每类一分） 告知原主，道歉　（1 0） 赔偿　（1 0） [如果回答“我会去找”，不给分，但可以追问“如果找不到呢？”] 3）如果你在路上看到别人遗失的身份证，你会怎么办？[交给警察、派出所；寄回＝2；或其他适当有效作为；不去碰；其他次等行为＝1；不适当之行为＝0]		2 1 0 2 1 0 2 1 0	
22	请你仔细听我要讲什么，等我讲完，你就一字不差地照讲一遍。（停 2 s） 他想要回去（2.5 s） 全对＝2；错漏一二字＝1；错漏更多字＝0 下面请你照讲：（5 s） 这个黄杯子（1 0）比红饭碗（1 0）还要重（1 0）		2 1 0 3 2 1 0	1 第 2 句相当“44 狮”
23	我想请你做一件事（出示卡片）请闭上眼睛 会照着做＝3 提醒了会做＝2 会说不会做＝1 读做都不会＝0	3 2 1 0	1 0	1
24	模范绘图（动笔时开始计时） ○ （15 s） 大致封闭之图形＝2；长短直径之比＞2∶1＝1；更差＝0 ◇（30 s） 四边并大致菱形＝2；长短边之比＞2∶1；其他封闭形＝1；更差＝0 （60 s） 　　　　每个五边形 大致正五边形　4　4 长短边之比＞2∶1　3　3	2 1 0 2 1 0	DRAW 10～0	1

(续表)

序号	项　目	不计 CASI 分	CASI 评分	MMS 评分
24	其他封闭图形　2　2 不封闭,≥2 边　1　1 <2 边　0　0 交叉 是四个角　2 非四个角　1 没有交叉　0			
25	我想看看你写的字,请你写"人,父,母,子,女"(60 s)[全部正确时,CASI=1 分]	5[每字 1 分]	1	1 [说一句话]
26	遵循三段口示 请你用左(右)手来拿这张纸,把它对折一次,然后交还给我 1) 口令没有间断,不理会打叉 2) 用 20 cm×30 cm 白纸 3) 非惯用手即不是拿筷子的手来拿纸 4) 如果受试者说"没有听清楚",可以说"只要做你听到的部分" 5) 主试者不要做递纸和要纸的动作 6) 如果折纸超过 1 次,对折部分就给 0 分		3　2　1　0	3
27	先前我要你记住的 3 个名词是什么? (每项分数:0,0.5,1,1.5) 1) 穿戴:帽子,鞋子,袜子 2) 颜色:白色,蓝色,黄色 3) 人:朋友,小孩,邻居 [回答错误不用再告知]	自动分 提示分 选择分	0~4.5	
28	[脸上]这[部分]叫什么?(每部分 2 s) 额头_____ 下巴_____ 肩膀_____ 手掌(掌心)_____ 大拇指_____ 下面我要请你看几样东西,这是什么?[次序不管] 汤匙(调羹)_____ 硬币(铜板,钱币)_____ 牙刷_____ 钥匙_____ 梳子_____ 如果受试者说不出,可以告诉他正确名称,要求受试者重复一遍。	部位 5 分 物品 5 分 重复(5~0)	CASI 得分为 10 个名称的总分除以 2。<0 时记 0 分。 5　4　3　2 1　0	
29	请你记住这 5 样东西。(等 5 s;盖住;再问:) 我刚才给你看的是哪 5 样东西? (每样 0.6 分) 匙_____ 币_____ 刷_____ 钥_____ 梳_____ 结束时间_____:_____ 测验耗时? 分钟:_____ 分数效度 有效 重听 视觉不良 动作不良 方言不通 神志不清 身(心)不适 其他原因		3.0　2.4　1.8 1.2　0.6　0 CASI TIME VLDT 1 2 3 4 5 6 7 8	

CASI 是由 MMSE 发展而来的,其项目难度与 MMSE 接近,其优于 MMSE 的地方是 CASI 有 9 个因子分,根据不同因子的缺损可以有助于 AD 的严重度判断和不同类型痴呆的鉴别诊断。

完成 CASI 即可同时得到 MMSE 分。但是,MMSE 与 CASI 中计算的 MMSE 评分还是有 4 个项目不同:① CASI 采用"100 连续减 3"×5 次,而 MMSE 系"100 连续减 7"×5 次;② CASI 的地点定向是施测者地址，而 MMSE 是受试者家庭地址；③ CASI 是写 5 个字，MMSE 是说一句话；④ CASI 命名调羹和硬币，MMSE 则是钢笔和手表。

Lin 等调查台湾地区 2 096 例 65 岁以上老人，制定的划界分是：受教育程度 0 年、1～5 年和≥6 年的 3 组老人，CASI 总分的界定分分别是 50 分、68 分和 80 分。在作者的检测资料中，各组受试者的总体受教育程度比较高（平均 12 年），正常对照组的 CASI 平均分约为 90 分，MCI 组平均约为 80 分，轻度 AD 组平均约为 70 分，中度 AD 组平均约为 60 分。

（郭起浩）

第三节 蒙特利尔认知评估量表（MoCA）

轻度认知损害（MCI）被认为是介于正常衰老和痴呆之间的过渡状态，对于痴呆的早期诊断或干预具有重要的意义。MCI 的快速筛查建立在对其神经心理特征、诊断和分类的基础上。Petersen 等于 1999 年首先提出的 MCI 诊断标准，该标准要求确定 MCI 必须有记忆下降主诉，最好有一个知情者确认；神经心理测验证实存在客观记忆损害，比年龄和教育匹配正常人群低 1.5 个标准差（SD）；总体认知功能基本完好；日常生活能力基本保存；没有痴呆。笔者采用该标准诊断 MCI，比较了不同记忆测验对 MCI 的识别率和转化率的差异，从而提出相对较好的客体记忆检测方法。2004 年 MCI 国际工作组和 2006 年发表的欧洲阿尔茨海默病协会（EADC）MCI 工作组提出的 MCI 广义诊断标准包括：有认知功能障碍，但未达到痴呆的诊断标准；患者和/或知情人报告且客观检查证实存在认知损害，和/或间隔一段时间检查发现有认知功能减退的证据；基本生活能力保持正常，但复杂的工具性生活能力可有轻微损害。

2018 年中国痴呆与认知障碍诊治指南中提出蒙特利尔认知评估（Montreal cognitive assessment，MoCA）量表作为总体认知功能评估的筛查量表，MoCA 覆盖注意力、执行功能、记忆、语言、视空间结构、抽象思维、计算和定向力等认知域，旨在筛查 MCI 患者。写作组总结 MoCA 识别 MCI、轻度阿尔茨海默病（AD）、帕金森病导致的认知障碍及血管性认知障碍均优于国内外应用最广泛的认知筛查量表——简易精神状态检查（MMSE）。

一、概述

MoCA 量表是由 Nasreddine 等 2005 年提出并发表的用于快速筛查 MCI 的评定工具。到 2024 年 10 月，Google 学术显示，Nasreddine 等 2005 年发表的第一篇 MoCA 论文已经被引用 25 000 多次，最常用的 MCI 筛查量表当之无愧。作为临床上最常用的工具之一，MoCA 已被翻译成世界各国的语言版本，仅中文版就有 7 种。

虽然，MoCA 被认为是一项相对全面的认知筛查工具，但因其受教育程度干扰导致其应用受到限制。因 MoCA 不适合文盲与低教育老人，Nasreddine 等编制了适合全部受教育程度老人使用的版本是 MoCA - Basic（基础版），于 2015 年发表，其中文版由郭起浩教授引进修订并验证。MoCA 与 MoCA - Basic 都是免费使用的，MoCA 网站上还有 MoCA 盲文版与电子版，电子版属于收费量表，国内没有引进。

在社区流行病学调查或非记忆诊所中，由于被试者多、评定员少，人力财力资源有限，而 MoCA 原始版本的实际操作时间（至少 10～15 分钟）仍然偏长，甚至比 MMSE 的实操时间长 2 倍，MoCA 的简短版（short version of Montreal cognitive assessment）应运而生，目前已有至少 7 个 MoCA 简短版开始应用，通过减少对总体诊断性能影响最小的项目来减少其实操时间。Liew（2019）将 7 种不同的 MoCA 简版相互比较以寻找可以常规应用的最佳简短版 MoCA，发现 Roalf（2016）采用的简短版本最佳，用时仅为原始 MoCA 用时的 1/3，可以在不到 5 分钟的时间内完成，在识别 MCI 或痴呆症方面，甚至在不同教育亚组中，都与原始 MoCA 的检测效能相当。当临床中使用原始 MoCA 有困难时，Roalf 的简短版本提供了一种可行的替代方法。sMCI 包括画钟（3 分）、100 连续减 7（3 分）、地点定向（1 分）、延迟回忆（5 分）、相似性（表-尺）（1 分）、命名（犀牛）

(1分)、连线(1分)、词语流畅性(1分),共16分。

除了MoCA-B、MoCA简短版本之外,MoCA电话版本(telephone Montreal cognitive assessment)对于不方便到诊所就诊的卒中后认知功能障碍患者、疫情期间不能来医院的患者提供了便利,显示了良好的诊断性能。

MoCA至少有7个中文版,在2019年9月之前各种版本都可以很方便地在MoCA网站(www.mocatest.org)上直接下载,然而在2019年9月开始,用户必须经过注册、培训和认证才能使用,费用为125美元,且每2年重新认证一次。Nasreddine此举的目的是为建立一个国际数据库,实现平台的数据共享并可能商业化以支持后续的研究,但这背后产生的影响可能波及临床医生、患者,乃至整个医疗保健系统,因为用户需在平台上完成评估,上传必要的资料,这些资料包括可选择的患者信息和测验得分,假设患者必须同意平台使用他的数据才能应用这个测验,可以预想患者本人及家属在这方面的知情同意的能力存疑。这些问题势必会影响临床工作者使用MoCA来测评的热情,并给选择应用MoCA的医疗保健系统带来不便和潜在的法律问题,因此许多其他可靠性不错的测验有可能替代MoCA在将来为医生和患者服务。

二、操作要求

本节附件3-3-1 MoCA的操作要点。

三、评分方法

MoCA的评分标准见本节附件3-3-1。

四、信度和效度

Nasreddine通过对90例健康对照、94例MCI(其中aMCI-s90例、aMCI-m4例、没有naMCI)和93例轻度AD的MoCA检查,发现以MoCA总分≤26分作为划界分,敏感性90%,特异性87%。26名被试者的35天复测,总分平均提高0.9分,2次评估的相关系数是0.92,内部一致性好,Cronbach alpha是0.83。项目分析发现,连线、画钟、画立方体、命名、延迟回忆、流畅性、相似性和定向项目在正常组、MCI组、AD组之间有显著差异。AD组表现最差,MCI组次之。数字广度、注意维持、连续减7项目,在正常组与MCI组之间没有显著差异,在MCI组与AD组之间有显著差异。延迟回忆是识别MCI最敏感的项目。

2015年发表于Cochrane的综述,以明确在不同阈值下的MoCA及其子类型的诊断准确性,研究纳入共9 422名参与者,应用MoCA阈值得分为26或更高(表明正常认知)的四项研究中,MoCA具有0.94或更高的高灵敏度,而特异性等于或低于0.60。整体上,文章存在信息的整体质量和数量不足,因而无法就MoCA在不同情况下检测痴呆症的临床实用性提出建议,但提出:对于痴呆症中MoCA的最佳诊断准确性,阈值低于26可能更佳。使用不同的临界值进行评估时,MoCA敏感性范围为67%~100%,特异性范围为50%~95%。

在生态效度方面,Del Brutto(2014)调查311名厄瓜多尔社区老人(平均年龄69.2岁,83%受教育程度小学),平均MoCA得分18.5分,在控制各种潜在影响因素后,发现MoCA总分、主要领域分与中重度患者的总体皮质萎缩(GCA)程度显著相关。Hollis(2015)调查出事故的驾车者的认知功能,发现是MoCA而不是MMSE可以预测驾车安全状况。自MoCA于2005年正式发表以来,国内外已经有大量研究证实MoCA在识别MCI方面优于MMSE、剑桥认知评估(CAMCOG)、画钟测验(CDT)、言语流畅性测验(列举动物或水果)、功能活动问卷(Pfeffer FAQ)等常用筛查量表。

五、临床应用

2019年De Roeck等发表于Alzheimer's Research & Therapy的一项综述基于31篇文章总结认为MoCA在记忆门诊中筛查能力表现良好(识别MCI敏感性达84%,特异性达74%),而在人群筛查中MoCA的敏感性和特异性更优(敏感性达97%,特异性达82%),同时提出MoCA在筛查早期AD的特异性较低,文中推荐MoCA作为基于人群筛查MCI、AD的研究中最为合适的首选量表。

MoCA的分界值有争议,22分似乎比26分好,贾建平等(2012)进行了基于社区的大样本调查,共8 411例65岁及以上的社区老人,6 283例认知功能正常，1 687 例 MCI，441 例痴呆。划界分：受教育程度为文盲者，13/14 分；1～6 年者 19/20 分；≥7 年者 24/25 分，敏感性 83.8%，特异性 80.5%。笔者 2009 年调查受教育程度在 5 年≤受教育程度≤8 年、9 年≤受教育程度≤12 年、受教育程度≥13 年的老人中，MoCA 总分的划界分分别为≤21 分、22 分、23 分，得到的识别 MCI 的敏感性为 76.0%(其中识别 aMCI-s 的敏感性 70%，识别 aMCI-m 的敏感性 93%，识别 naMCI 的敏感性 55%)，特异性为 80%。

与 MMSE 一样，MoCA 的分析指标是总分：把右侧栏目中各项得分相加即为总分，满分 30 分。量表设计者的英文原版应用结果表明，如果受教育年限≤12 年则加 1 分，最高分为 30 分，≥26 分属于正常。MoCA 已经在国内不少单位使用，常常采用项目分代替因子分的情况。事实上，项目分并不反映相应的认知领域，如 MoCA 的简短连线项目和相似性项目与完整的连线测验和相似性测验相关性极低。所以，MoCA 不能用于区分 MCI 亚型。MoCA 所有项目不计时，而信息加工速度是执行功能(VCI-ND 主要缺损领域)最敏感的指标。Sarah T. Pendlebury(2012)等以 NINDS-CSN 的 VCI 标准化神经心理测验为金标准诊断 V-MCI，91 例 TIA 或卒中患者，39 例(42%)有 MCI，其中多领域 19 例，单领域 20 例，MoCA 的敏感性 77%，特异性 83%，ACE-R 的敏感性 83%，特异性 73%，由于缺乏加工速度指标，这两种筛查测验对单领域受损 MCI 不敏感。

MoCA 的另一个缺点是文盲和低教育老人中部分项目不适合，如模仿立方体和画钟对于没有书写经验的老人是不能完成的，连线和相似性的指导语也不容易为低教育老人所理解。虽然信息加工和反应速度是 naMCI 最敏感的指标之一，MoCA 的所有项目是不计时的，总耗时数的延长往往被忽视了。低教育者人为加 1 分或 2 分，保持原来的划界分，显然不能解决文盲老人的评估问题。唐牟尼教授发表在中华精神科杂志(2014)上，针对广州市老城区、新城区、郊区分层整群抽样的 2 111 名老人的流行病学调查发现，文盲组人口占 40%，小学组人口占 38%，中学及以上组人口只占 22%，作者的结论之一是文盲组 MCI 的识别，MMSE 优于 MoCA，另两组无显著差异。王华丽教授发表在科学世界杂志(Scientific World Journal)上的小样本研究得到类似结果。贾建平教授 2012 年发表的常模，识别 MCI 的划界分，文盲者仅 13/14 分，显然不是原版提示的“低教育者在测试分数基础上增加 1～2 分”可以调整过来的。

MoCA 的临床应用，不局限于 AD，在帕金森病(PD)、艾滋病毒相关的神经认知障碍疾病、亨廷顿病、多系统萎缩、中度至重度颅脑外伤患者、卒中后认知功能障碍等疾病中均显示了良好的诊断性能。

MoCA 可提供有关有助于艾滋病毒相关的神经认知障碍疾病诊断的一般认知功能障碍的信息，Rosca(2019)提出，MoCA 的临界值设定低于最初的设定 26 分可能表现更佳，因其可以降低假阳性率并提高诊断准确性。PD 的认知障碍可波及 1 个至多个认知域，年龄的增长也是重要的预测指标，帕金森病痴呆症(PD-D)的累积患病率在病程 20 年后可能高达 80%，尽管 PD 中所有认知领域均可能受到影响，但执行力、注意力、视觉空间技能和记忆力通常表现出更严重的损害，而与阿尔茨海默病(AD)相比，语言的损害较小。国际帕金森病和运动障碍协会(MDS)为 PD-D 和轻度认知障碍(PD-MCI)建立了特定的诊断标准，为寻找最合适 PD 的认知评估量表，Skorvanek 等受 MDS 委托对认知评估量表的性能进行评估，并提出使用建议，在纳入研究的 12 种量表中，MoCA、Mattis 痴呆评定量表(the Mattis dementia rating scale second edition)和帕金森病认知评估量表(the Parkinson's disease-cognitive rating scale)属于较全面、可靠的整体认知评估，因而作为推荐量表。进入老年期以后，躯体和精神疾病增多，轻度的视听力障碍、脑动脉硬化、情绪问题等相当普遍，从而对细致的敏感的认知功能检测结果产生一定的影响，增加了 MCI 识别和界定的难度，这也是影响各种筛查测验的敏感性和特异性的共同原因。因为筛查量表的项目与编制原则都相对简单，现有筛查量表有许多局限性(如许多项目不能用于文盲老人)，有些研究者认为可以自己编制有自主知识产权的版本，比如，跨文化版本或低教育版本，这需要认知心理学的理论创新与团队力量的推广，否则很难成功。

附件 3-3-1 蒙特利尔认知评估量表(MoCA)的使用说明

1. 交替连线测验

指导语:“我们有时会用‘123……’或者汉语的‘甲乙丙……’来表示顺序。请您按照从数字到汉字并逐渐升高的顺序画一条连线。从这里开始[指向数字(1)],从1连向甲,再连向2,并一直连下去,到这里结束[指向汉字(戊)]”。

评分:当患者完全按照“1-甲-2-乙-3-丙-4-丁-5-戊”的顺序进行连线且没有任何交叉线时给1分。当患者出现任何错误而没有立刻自我纠正时,给0分。

2. 视空间技能(立方体)

指导语(检查者指着立方体):“请您照着这幅图在下面的空白处再画一遍,并尽可能精确”。

评分:完全符合下列标准时,给1分;只要违反其中任何一条,即为0分。

(1) 图形为立方体结构

(2) 所有的线都存在

(3) 无多余的线

(4) 相对的边基本平行,长度基本一致(长方体或棱柱体也算正确)

3. 视空间技能(钟表)

指导语:“请您在此处画一个钟表,填上所有的数字并指示出11点10分”。

评分:符合下列三个标准时,分别给1分;如果违反其中任何一条,则该项目不给分。

(1) 轮廓(1分):表面必须是个圆,允许有轻微的缺陷(如,圆没有闭合)。

(2) 数字(1分):所有的数字必须完整且无多余的数字;数字顺序必须正确且在所属的象限内;可以是罗马数字;数字可以放在圆圈之外。

(3) 指针(1分):必须有两个指针且一起指向正确的时间;时针必须明显短于分针;指针的中心交点必须在表内且接近于钟表的中心。

4. 命名

指导语:自左向右指着图片问患者:“请您告诉我这个动物的名字”。

评分:每答对一个给1分。正确回答是:① 狮子;② 犀牛;③ 骆驼或单峰骆驼。

5. 记忆

指导语:检查者以每秒钟1个词的速度读出5个词,并向患者说明:“这是一个记忆力测验。在下面的时间里我会给您读几个词,您要注意听,一定要记住。当我读完后,把您记住的词告诉我。回答时想到哪个就说哪个,不必按照我读的顺序”。把患者回答正确的词在第一试的空栏中标出。当患者回答出所有的词,或者再也回忆不起来时,把这5个词再读一遍,并向患者说明:“我把这些词再读一遍,努力去记并把您记住的词告诉我,包括您在第一次已经说过的词”。把患者回答正确的词在第二试的空栏中标出。

第二试结束后,告诉患者一会儿还要让他回忆这些词:“在检查结束后,我会让您把这些词再回忆一次”。

评分:这两次回忆不记分。

6. 注意

(1) 数字顺背广度:指导语:“下面我说一些数字,您仔细听,当我说完时您就跟着照样背出来”。按照每秒钟1个数字的速度读出这5个数字。

(2) 数字倒背广度:指导语:“下面我再说一些数字,您仔细听,但是当我说完时您必须按照原数倒着背出来”。按照每秒钟1个数字的速度读出这5个数字。

评分:复述准确,每一个数列分别给1分(注:倒背的正确回答是2-4-7)。

(3) 警觉性:指导语:检查者以每秒钟1个的速度读出数字串,并向患者说明:“现在我朗读一组字母,每当我读到A时请用手敲打一下。其他的字母不要敲打”。测试员以每秒钟1个的速度朗读字母序列。

评分:如果完全正确或只有一次错误则给1分,否则不给分(错误是指当读A的时候漏敲,或读其他字母时误敲)。

(4) 连续减7:指导语:“现在请您做一道计算题,从100中减去一个7,而后从得数中再减去一个7,一直往下减,直到我让您停下为止”。如果需要,可以再向患者讲一遍。

评分:本条目总分3分。全部错误记0分,1个正确给1分，2～3个正确给2分，4～5个正确给3分。从100开始计算正确的减数，每一个减数都单独评定，也就是说，如果患者减错了一次，而从这一个减数开始后续的减7都正确，则后续的正确减数要给分。例如，如果患者的回答是93－85－78－71－64，85是错误的，而其他的结果都正确，因此给3分。

7. 句子复述

指导语："现在我要对您说一句话，我说完后请您把我说的话尽可能原原本本地重复出来[暂停一会儿]：我只知道今天李明是来帮过忙的人"。患者回答完毕后，"现在我再说另一句话，我说完后请您也把它尽可能原原本本地重复出来[暂停一会儿]：狗在房间的时候，猫总是躲在沙发下面"。

评分：复述正确，每句话分别给1分。复述必须准确。注意复述时出现的省略(如，省略了"只"，"总是")以及替换/增加(如"我只知道今天李明……"说成"我只知道李明今天……"，或"房间"说成"房子"等)。

8. 词语流畅性

指导语："请您尽量多地说出以'发'字开头的词语或俗语，如'发财'。时间是1分钟，您说得越多越好，越快越好，尽量不要重复。"

评分：在1分钟内说出11个或者更多的词语则记1分。同时在空白处记下患者的回答内容。

9. 抽象

让患者解释每一对词语在什么方面相类似，或者说他们有什么共性。指导语从例词开始。

指导语："请您说说橘子和香蕉在什么方面相类似?"。如果患者回答的是一种具体特征(如，都有皮，或都能吃等)，那么只能再提示一次："请再换一种说法，他们在什么方面相类似?"如果患者仍未给出准确回答(水果)，则说："您说的没错，也可以说他们都是水果。"但不要给出其他任何解释或说明。

在练习结束后，说："您再说说火车和自行车在什么方面相类似?"当患者回答完毕后，再进行下一组词："您再说说手表和尺子在什么方面相类似?"不要给出其他任何说明或启发。

评分：只对后两组词的回答进行评分。回答正确，每组词分别给1分。只有下列的回答被视为正确："火车和自行车：运输工具；交通工具；旅行用的。""手表和尺子：测量仪器；测量用的。"

下列回答不能给分："火车和自行车：都有轮子。""手表和尺子：都有数字。"

10. 延迟回忆

指导语："刚才我给您读了几个词让您记住，请您再尽量回忆一下，告诉我这些词都有什么?"对未经提示而回忆正确的词，在下面的空栏中打钩(√)作标记。

评分：在未经提示下自由回忆正确的词，每词给1分。可选项目：

在延迟自由回忆之后，对于未能回忆起来的词，通过语义分类线索鼓励患者尽可能地回忆。经分类提示或多选提示回忆正确者，在相应的空栏中打钩(√)作标记。先进行分类提示，如果仍不能回忆起来，再进行多选提示。例如："下列词语中哪一个是刚才记过的：鼻子，面孔，手掌?"各词的分类提示和/或多选提示见附表3－3－1。

附表3－3－1　各词的分类提示和/或多选提示

目标词语	类别提示	多选提示
面孔	身体的一部分	鼻子、面孔、手掌
天鹅绒	一种纺织品	棉布、的确良、天鹅绒
教堂	一座建筑	教堂、学校、医院
雏菊	一种花	玫瑰、雏菊、牡丹
红色	一种颜色	红色、蓝色、绿色

评分：线索回忆不记分。线索回忆只用于临床目的，为检查者分析患者的记忆障碍类型提供进一步的信息。对于提取障碍导致的记忆缺陷，线索可提高回忆成绩；如果是编码障碍，则线索无助于提高回忆成绩。

11. 定向

指导语："告诉我今天是什么日期"。如果患者回答不完整，则可以分别提示患者："告诉我现在是[哪年，哪月，今天确切日期，星期几]"。然后再问："告诉我这是什么地方，它在哪个城市?"

评分：每正确回答一项给1分。患者必须回答精确的日期和地点(医院、诊所、办公室的名称)。日期上多一天或少一天都算错误，不给分。

附件 3－3－2 MoCA 北京版记录纸

视空间/执行功能 | POINTS

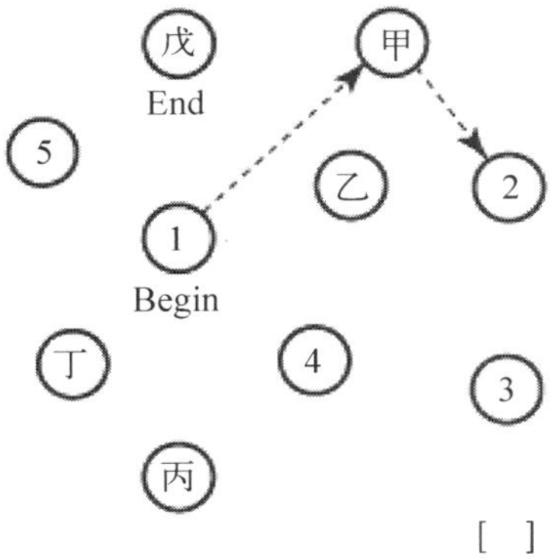

[ ]

复制立方体

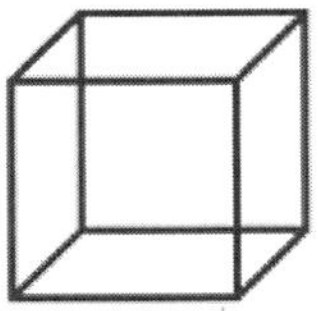

[ ]

画钟(11点10分)
(3分)

[ ] 轮廓　[ ] 数字　[ ] 指针　__/5

命名

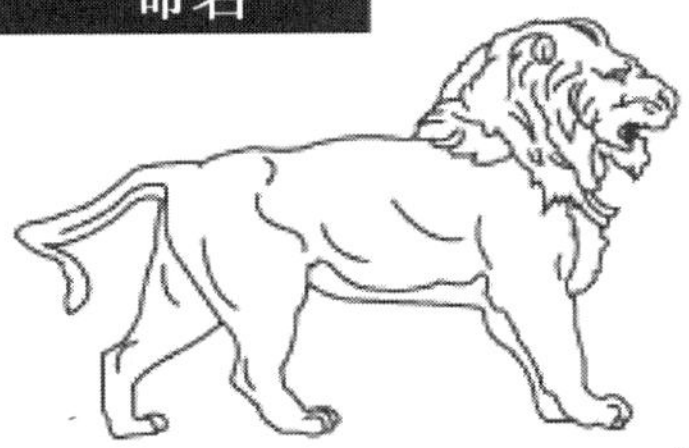
[ ]

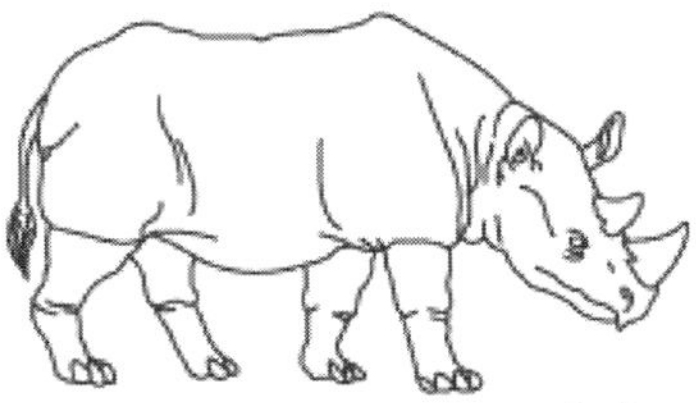
[ ]

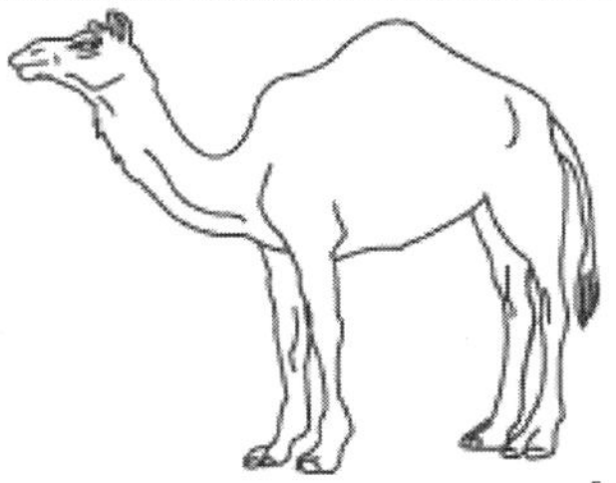
[ ]

__/3

记忆

阅读名词清单，必须重复阅读。读2次 在5分钟后回忆一次		脸面	天鹅绒	教堂	雏菊	红色	No points
	第1次						
	第2次						

注意力　现在我阅读一组数字(1个/秒)　顺背 [ ] 2 1 8 5 4　倒背 [ ] 7 4 2　__/2

现在我阅读一组字母，每当读到A时请用手敲打一下。错2个或更多得0分
[ ] F B A C M N A A J K L B A F A K D E A A A J A M O F A A B　__/1

现在请您从100减去7，然后从所得的数字再减去7，共计算5次　[ ] 93　[ ] 86　[ ] 79　[ ] 72　[ ] 65
连减：4或5个正确得3分，2或3个正确得2分，1个正确得1分，0个正确得0分　__/3

语言　现在我说一句话，请清楚地重复一遍，这句话是：“我只知道今天李明是帮过忙的人”。
“当狗在房间里的时候，猫总是藏在沙发下”。　__/2

流畅性/固定开头词语“请您尽量多地说出以“发”字开头的词语或俗语，如“发财”。
我给您1分钟时间，您说得越多越好、越快越好，尽量不要重复。”　[ ] ____(N≥11 words)　__/1

抽象能力　请说出它们的相似性。　例如：香蕉 － 橘子　火车 － 自行车　手表 － 尺　__/2

	没有提示	脸面 [ ]	天鹅绒 [ ]	教堂 [ ]	雏菊 [ ]	红色 [ ]	仅没有提示的回忆计分	__/5
选项	类别提示							
	多选提示							

定向力　[ ]星期　[ ]月份　[ ]年　[ ]日　[ ]地方　[ ]城市　__/6

Normal≥26/30　TOTAL __/30
Add 1 point if≤12 yr edu

(黄钰媛　黄　琳　郭起浩)

第四节
蒙特利尔认知评估基础量表(MoCA－B)

自蒙特利尔认知评估量表(MoCA)于2005年正式发表以来,国内外已经有大量研究证实MoCA在识别MCI方面优于MMSE、剑桥认知评估(CAMCOG)、画钟测验(CDT)、言语流畅性测验(列举动物或水果)、功能活动问卷(Pfeffer FAQ)等常用筛查量表。然而,MoCA在发展中国家应用有一个普遍存在的问题,就是文盲与低教育老人的适用性。有许多研究将低教育者人为加1分或2分,保持原来的划界分,显然不能解决文盲老人的评估问题。为了适应低教育老人的认知评估,Nasreddine于2014年6月发表了新版本,称为蒙特利尔认知评估基础量表(Montreal cognitive assessment-basic,MoCA－B),并在泰国进行了初步的信度与效度验证,我们于2015年7月与Nasreddine联系、签署中文版翻译协议,经过大量讨论与回译,最终确定中文版本,目前已经可以在MoCA官方网站(www.mocatest.org)上自由下载,并且MoCA－B中文版已经被引用300多次。MoCA－B不仅可以代替MoCA中文版,也可以代替MMSE。

一、概述

从项目选择与组成(表3－4－1)上看,MoCA－B弥补了MoCA的许多争议点,如删除了执笔项目画立方体与画钟、替换了动物命名与相似性题目、将流畅性与划销项目进行分级评分,计算题目更贴近生活,删除了顺背、倒背与复述这些对被测者要求比较高的项目,由12组题减为9组题,从而节约评估时间。

二、评分方法

MoCA－B的评分标准见本节附件3－4－1。

三、信度和效度

MOCA－B在泰国做的信度效度,再测信度是0.91($P<0.001$),内部一致性是0.82,耗时15～20分钟。MOCA－B的总分不受教育程度的影响,与年龄或教育都没有显著相关性。分界值为24/25时,识别MCI的敏感性81%,特异性86%,ROC为0.90($P<0.001$)。

笔者进一步验证MoCA－B中文版效度,在华山医院记忆诊所招募患者纳入包括MCI($n=264$),轻度阿尔茨海默病(AD)($n=160$),并在中国上海的金山社区招募认知正常对照($n=280$),结果表明:MoCA－B中文版具有良好的标准相关效度(Pearson相关系数=0.787,MoCA－B与MMSE),和可靠的内部一致性(Cronbach alpha=0.807)。MCI筛查的最佳截止分数是,受教育不超过6年的个人为19,受教育为7～12年的个人为22,受教育12年以上的个人为24。MoCA－B在检测MCI的性能优于MMSE,使用上述截止分数在所有教育组中具有最佳的灵敏度和特异性。中文版根据不同受教育程度制定区分MCI、轻度AD、中重度AD的分界值(表3－4－2)。

对于MCI的识别,笔者同时采用MoCA－B中文版与MoCA北京版,并以全套神经心理测验为金标准,发现MoCA－B中文版显著优于MoCA北京版,原因是计算项目,MoCA采用的100连续减7有天花板效应,MoCA－B的计算项目更具有鉴别力;流畅性项目,MoCA－北京版采用列举动物,超过11个满分,容易出现天花板效应,MoCA－B列举水果超过12个满分,8～12个1分,8个以下0分,区分度更好。至于延迟回忆,尽管词语难度不同,MoCA－B的词语接受度更好,但不影响MCI识别的敏感性与特异性。

慢性肾脏疾病(CKD)的认知障碍通常与神经精神疾病有关,Amatneeks(2019)对163名接受血液透析治疗的CKD患者的横断面研究,结果显示MoCA－B(葡萄牙语版本)具有可靠的内部一致性(Cronbach's alpha=0.74),提示cut-off≤21分可提供最佳的敏感性和特异性,MoCA－B是评估血液透析患者总体认知的合适筛查工具。Saleh(2019)在埃及老年人手中显示:MoCA－B(阿拉伯语版本)表现出良好的内部一致性(Cronbach's alpha=0.915),在筛查轻度神经认知障碍(neurocognitive disorder, NCD)时,相较于 MMSE,它显示出优越的敏感性和特异性,对于轻度 NCD,推荐的临界值为 21/22,灵敏度为 92.5%,特异性为 98.2%;对于痴呆,推荐的临界值为 16/17,灵敏度为 90.7%,特异性为 97.4%。MoCA - B 适合低教育者评估,并不是不受教育程度的影响,Díaz(2021)调查发现受教育程度对 MoCA 两个版本的影响作用是相似的。

四、临床应用

最近,随着区分 MCI 和正常认知衰老的重要性日益提高,MoCA、MoCA - B 这两种筛查方法的诊断准确性受到越来越多的关注。据我们所知,在大型临床队列中,由于已采集的大量临床和研究数据中量表使用不统一限制了数据的分析与应用,因此不同量表之间的得分实现稳定可信的互相转换,比如 MoCA - B 转换为 MMSE、MoCA 北京版得分,将对临床研究有重要意义。换言之,如果 MoCA - B 是针对 MCI 的更准确的筛查手段,则将患者 MoCA - B 得分直接转换为 MoCA 或 MMSE 得分将有助于辅助临床试验中认知的纵向评估以及便于比较来自多中心队列研究的认知数据。因此,笔者应用 R 语言 equate 包提出了三种(MoCA - B、MoCA 北京版、MMSE)量表之间的相互换算表,可将 MoCA - B 转换为 MoCA 北京版分数或 MMSE 分数(表 3 - 4 - 3)。例如,MoCA - B 得分为 18,相当于 MoCA 北京版分数为 17,MMSE 分数为 25。通常,MoCA - B 分数较低,对等的 MMSE 分数较高,而 MoCA - B 和 MoCA 北京版之间的差值在 1 分左右。

表 3 - 4 - 1　MoCA - B 与 MoCA 在项目与评分方面的差异

	项　目	MoCA 北京版项目	得分	MoCA - B 项目	得分
1	视空间/执行功能	连线 1	1	连线 1	1
		立方体 1、画钟 3	4	视知觉 3	3
2	命名	动物 3 种	3	动物 4 种	4
3	注意力	顺背 1、倒背 1、叩击 1	3	朗读数字	3
		100 连续减 7	3	计算力	3
4	语言	复述 2、流畅性 1	3	流畅性 2	2
5	抽象思维能力	相似性 2 题	2	相似性 3 题	3
6	延迟回忆		5		5
7	定向力		6		6
	总分		30		30

表 3 - 4 - 2　MoCA - B 中文版区分正常组、MCI 组、轻度 AD 组、中重度 AD 的分界值

组　别	低教育组(≤6 年)	中学组(7～12 年)	大学组(>12 年)
正常组	30～20	30～23	30～25
MCI 组	19～14	22～16	24～17
轻度 AD 组	13～11	15～12	16～14
中重度 AD 组	≤10	≤11	≤13

表 3 - 4 - 3　MoCA - B、MoCA 和 MMSE 基于无痴呆患者和正常衰老人群的等分百分率的换算表

原始 MoCA - B 分数	对应 MoCA 北京版分数	对应 MMSE 分数
0	0	13
1	1	14
2	2	14
3	4	15
4	5	16
5	6	16
6	7	17
7	8	17
8	9	18
9	10	19
10	11	19
11	11	20

（续表）

原始 MoCA－B 分数	对应 MoCA 北京版分数	对应 MMSE 分数
12	12	21
13	13	22
14	14	22
15	15	23
16	16	24
17	17	24
18	17	25
19	18	26
20	19	26
21	20	27
22	21	27
23	22	28
24	23	28
25	24	28
26	25	29
27	26	29
28	27	30
29	29	30
30	30	30

附件 3－4－1　蒙特利尔认知评估基础量表(MoCA－B)测试指导和评分方法

［MoCA－B 评估的认知领域］执行功能、语言、定向、计算、抽象思维、记忆、视知觉、注意和集中。MoCA－B 测试时间约 15 分钟，总分 30 分。

［开始时间］在开始给受试者介绍第一部分测试（执行功能）时开始计算时间（时－分－秒），记录于量表右上角。

1. 执行功能（交替连线测验）

指导语：检查者向受试者说明“请您按照从数字到点并逐渐升高的顺序画一条连线。从这里开始［指向数字（1）］，从数字 1 连向一个点［指向含有一个点的正方形］，再连向数字 2［指向数字（2）］，之后连向两个点［指向含有两个点的正方形］，并一直连下去，到这里结束［指向含有 6 个点的正方形］”。

评分：当受试者完全按照顺序进行连线时给 1 分。当受试者未按顺序连线或出现任何错误时，给 0 分。

2. 即刻回忆

指导语：检查者向受试者说明“这是一个记忆力测验。下面我会给您读 5 个词，您要注意听，一定要记住。当我读完后，把您记住的词告诉我。回答时想到哪个就说哪个，不必按照我读的顺序”。检查者以每秒钟 1 个词的速度读出 5 个词（桃花、萝卜、沙发、蓝色、筷子）。把受试者回答正确的词在第一试的空栏中标出。当受试者回答出所有的词，或者再也回忆不起来时，把这 5 个词再读一遍，并向受试者说明：“我把这些词再读一遍，努力记住它们并把您记住的词告诉我，包括您在第一次已经说过的词”。把受试者回答正确的词在第二试的空栏中标出。

第二试结束后，告诉受试者一会儿还要让他回忆这些词：“请您记住这些词，我之后还会要您回忆这些词的”。

评分：这两次回忆不计分。

3. 词语流畅性

指导语：向受试者说明“请您尽可能快、尽可能多地说出您所知道的水果的名称。时间是 1 分钟，准备好了吗？开始（一分钟后停止），结束。”

检查者需记录下所有受试者所说的词语，重复词语不计入得分。

评分：如果受试者 1 分钟内说出的水果名称≥13 个，计 2 分。

如果受试者 1 分钟内说出 8～12 个水果名称，计 1 分。

如果受试者 1 分钟内说出的水果名称≤7 个，计 0 分。

4. 定向

指导语：向受试者说明“不要看手表或钟，请告诉我现在是几点钟了”。然后再问下一个问题：“告诉我现在是哪年、哪月，今天是星期几。”

最后再问:“现在告诉我这是什么地方,它在哪个城市?”

评分:每正确回答一项给1分。时间上多于2小时或少于2小时都正确。受试者必须回答精确的星期和地点(医院、诊所、办公室的名称)。当地年月也正确。

5. 计算

指导语:向受试者说明“想象您有很多1元、5元和10元的钱。现在您购买了一个13元的东西,需要付给我13元,请给我3种付款方式。我不会找您零钱,需要您付给我13元整。”当受试者提供了一个需要找零钱的付款方式,检查者可以鼓励受试者“还有其他方法吗?”检查者记录下受试者的回答所指编号(①:一张10元+3张1元;②:两张5元+3张1元;③:1张5元+8张1元;④ 13张1元)。

评分:如果受试者提供3种正确付款方式,计3分。

如果受试者提供2种正确付款方式,计2分。

如果受试者提供1种正确付款方式,计1分。

如果受试者未提供正确付款方式,计0分。

6. 抽象

指导语:让受试者回答每一对词语属于哪一类别。指导语从例词开始。“请您说说橘子和香蕉属于什么类别?”。如果受试者回答的是一种具体特征,那么只能再提示一次:“请再换一种说法,它们还属于什么类别?”如果受试者仍未给出准确回答(水果),则说:“您说的没错,也可以说他们都是水果。”但不要给出其他任何解释或说明。在练习结束后,说:“现在您再说说火车和轮船属于什么类别?”如果受试者仍未给出准确回答,那么只能再提示一次:“请再换一种说法,它们还属于什么类别?”当受试者回答完毕后,再进行后面两组词:“您再说说锣鼓和笛子属于什么类别?”和“您再说说北方和南方属于什么类别?”不要给出其他任何说明或启发。

评分:只对后三组词的回答进行评分。回答正确,每组词分别给1分。

(1) 只有下列回答被视为正确:

火车和轮船:交通工具,旅行用的,运输工具,客运工具。

锣鼓和笛子:乐器,娱乐工具。

北方和南方:方向,地方,地点,地理位置。

(2) 下列回答不能给分:

火车和轮船:它们都是钢铁做的,它们都有发动机,它们都耗汽油。

锣鼓和笛子:它们都是木头或其他材料做的,它们都可以发声音。

北方和南方:地理。

7. 延迟回忆

指导语:向受试者说明“刚才我给您读了几个词让您记住,请您再尽量回忆出这些词。如果您不记得所有词语和它们的顺序,也不需要紧张。”对未经提示而回忆正确的词,在下面的空栏中打钩(√)作标记。

评分:在未经提示下自由回忆正确的词,每词给1分。

线索回忆指导语:在延迟自由回忆之后,对于未能回忆起来的词,通过语义分类线索鼓励受试者尽可能地回忆。经分类提示或多选提示回忆正确者,在相应的空栏中打钩(√)作标记。对所有未能回忆起来的词进行线索回忆。先进行分类提示,如果仍不能回忆起来,再进行多选提示。例如:“下列词语中哪一个是刚才记过的:桃花,菊花,梅花?”

各词的分类提示和/或多选提示如下:

分类提示	多选提示
梅花:一种花	桃花、**梅花**、菊花
萝卜:一种蔬菜	南瓜、洋葱、**萝卜**
沙发:一种家具	桌子、**沙发**、椅子
蓝色:一种颜色	**蓝色**、绿色、红色
筷子:一种厨房用具	刀子、勺子、**筷子**

评分:线索回忆不计分。线索回忆只用于临床目的,为检查者分析记忆障碍类型提供进一步的信息。对于提取障碍导致的记忆缺陷,线索可提高回忆成绩;如果是编码障碍,则线索无助于提高回忆成绩。

8. 视知觉

指导语：检查者指向附录中视知觉图片，并告诉受试者“现在请您看这张图。图片里有很多重叠在一起的物品。请尽可能地把它们找出来。如果您不知道它们的名字，可以指出它们的轮廓或告诉我它们的功能。不能旋转图片。你可以慢慢做，但时间不超过 1 分钟。准备好了吗？开始。”

指导语结束 60 秒后停止测试。受试者不能旋转图片，不能告知受试者总共有 10 项物品。在视知觉部分计分表上用数字记录每个正确回答的顺序。

评分：图片中有 10 个物品：剪刀、杯子、T 恤(衬衣、内衣)、手表、香蕉、叶子(树叶)、台灯、钥匙(锁匙)、蜡烛和调羹(勺子)。

如果受试者找出 9～10 个物品，计 3 分。

如果受试者找出 6～8 个物品，计 2 分。

如果受试者找出 4～5 个物品，计 1 分。

如果受试者找出 3 个或 3 个以下物品，计 0 分。

9. 命名

指导语：自左向右从上到下指着附录中图片问受试者：“请您告诉我这个动物的名字”。

评分：每答对一个给 1 分。正确回答是：① 斑马[马和驴不得分]，② 孔雀[鸟不得分]，③ 老虎[猎豹、美洲豹和黑虎不得分]，④ 蝴蝶[昆虫不得分]。

10. 注意

指导语：指向附录中白色背景的数字，并向受试者说明“请看向这些白色背景的数字。现在要您大声读出圆形中的数字，正方形和三角形中的数字不要读。从这里开始[指向数列开头 1]，到这里结束[指向数列结尾⑤]。开始。”

评分：如果完全正确或只有一次错误，计 1 分。

如果有 2 个或 2 个以上错误，计 0 分。

错误是指读非圆形中的数字、跳过圆形中的数字而没有读、朗读数字顺序错误或读之前的数字。记录下错误个数。

指导语：指向附录中黑色背景的数字，并向受试者说明“请看向这些黑色背景的数字。现在要您大声读出圆形和正方形中的数字，三角形中的数字不要读。从这里开始[指向第一行数列开头 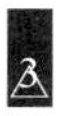]，到这里结束[指向第二行数列结尾 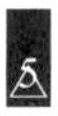]。开始。”

评分：如果有 2 个或 2 个以下错误，计 2 分。

如果有 3 个错误，计 1 分。

如果有 4 个或 4 个以上错误，计 0 分。

错误是指读非圆形或正方形中的数字、跳过圆形或正方形中的数字而没有读、朗读数字顺序错误或读之前的数字。记录下错误个数。

[结束时间] 在受试者完成最后一项测试(注意)时停止计算时间(时-分-秒)，计算测试时间(分钟，秒)，记录于量表右下角。

[MoCA - B 附加条件] 除非有特殊要求，每个项目测试指导语只能重复一遍。

[总分] 把右侧栏目中各项得分相加即为总分，满分 30 分。

(黄钰媛　黄　琳　郭起浩)

蒙特利尔认知评估基础量表中文版

Montreal Cognitive Assessment-Basic (MoCA-B) Chinese Version

姓名
性别　　　　年龄
教育年限　　　　测试日期
检查者

	得分
执行功能	开始时间 ______
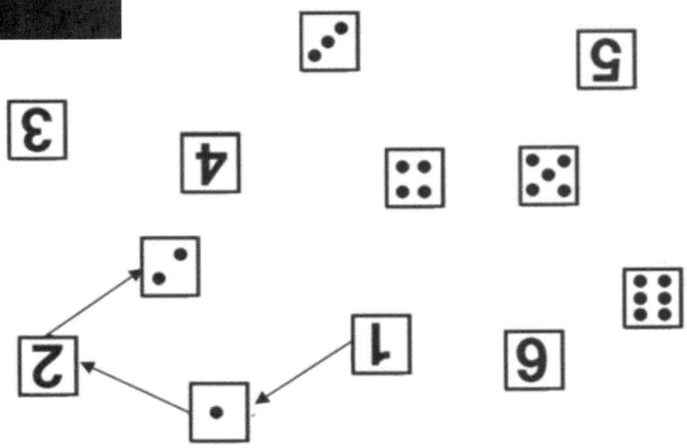	(/1)

即刻回忆

即使第一次测试所有词语均能回忆，也需完成第二次测试。

	梅花	萝卜	沙发	蓝色	筷子	不计分
第一次						
第二次						

流畅性 在 1 分钟内尽可能多地说出水果的名字　　N=______个　　(/2)

1-15 秒:	16-30 秒:	31-45 秒:	46-60 秒:	N≥13 计 2 分 N=8-12 计 1 分 N ≤7 计 0 分

定向　[ ] 时间 (± 2 小时)　[ ] 星期几　[ ] 月份　[ ] 年份　[ ] 地点　[ ] 城市　(/6)

计算　用 1 元、5 元、10 元钱购买**“13 元”**的物品，说出 3 种付款方式。(/3)

（说出 3 种正确付款方式计 3 分，2 种计 2 分，1 种计 1 分，未说出计 0 分）

正确方式：① ② ③ ④　　错误方式：______________________

抽象　下面的事物属于什么类别？　（例如：香蕉-橘子=水果）　(/3)

[ ] 火车 - 轮船　　[ ] 锣鼓 - 笛子　　[ ] 北方 - 南方

延迟回忆　　(/5)

未经提示下自由回忆正确的词计分（每词 1 分）

	梅花	萝卜	沙发	蓝色	筷子
回忆时不提示	[ ]	[ ]	[ ]	[ ]	[ ]
分类提示	[ ]	[ ]	[ ]	[ ]	[ ]
多选提示	[ ]	[ ]	[ ]	[ ]	[ ]

视知觉　　(/3)

图片识别，时间 60 秒。图片见附录。

剪刀	T 恤	香蕉	台灯	蜡烛
手表	杯子	叶子	钥匙	勺子

N = 9-10 计 3 分
N = 6-8 计 2 分
N = 4-5 计 1 分
N = 0-3 计 0 分
(N=__)

命名　动物命名，图片见附录。　[ ] 斑马　[ ] 孔雀　[ ] 老虎　[ ] 蝴蝶　(/4)

注意

朗读**圆形**中的数字：数列见附录　1 5 8 3 9 2 0 3 9 4 0 2 1 6 8 7 4 6 7 5　错误数___N　错误数≤1 个计 1 分　(/1)

朗读**圆形**和**正方形**中的数字：数列见附录
3 8 5 1 3 0 2 9 2 0 4 9 7 8 6 1 5 7 6 4
1 5 8 3 9 2 0 3 9 4 0 2 1 6 8 7 4 6 7 5
错误数 ___N
错误数≤2 计 2 分
错误数=3 计 1 分
错误数≥4 计 0 分
(/2)

结束时间 ______

Adapted by : Qihao Guo MD　　Chinese version March 16,2019

总分　(/30)

总时间　　分　　秒

蒙特利尔认知评估基础量表中文版

Montreal Cognitive Assessment-Basic (MoCA-B) Chinese Version

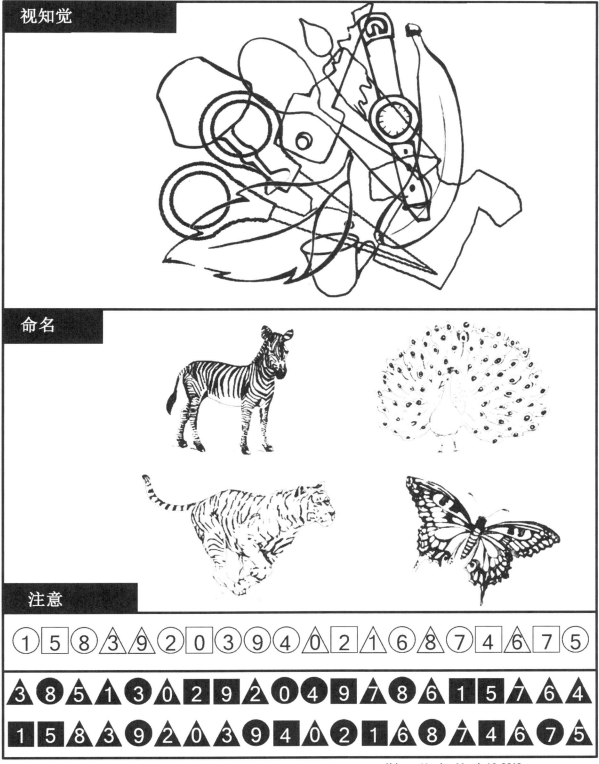

附录

视知觉

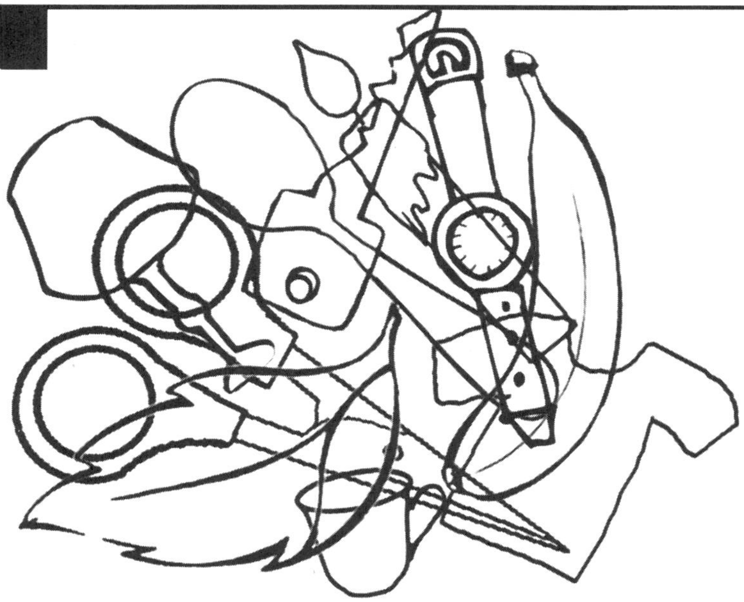

命名

注意

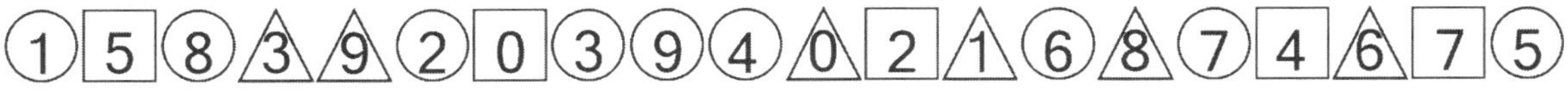

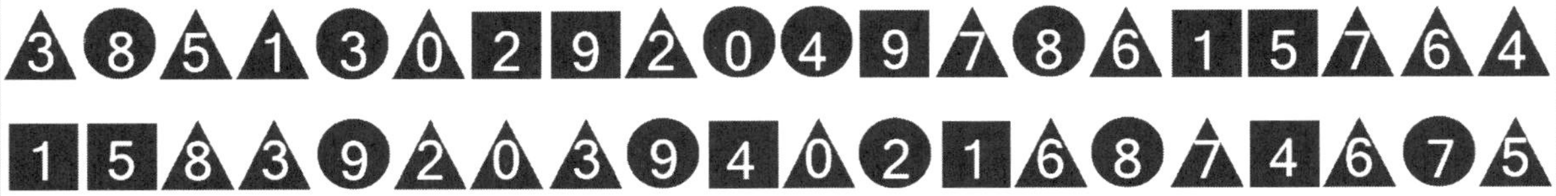

Adapted by: Qihao Guo MD Chinese Version March 16, 2019

第五节

记忆与执行筛查量表(MES)

国内近20余年已经完成了对老年期痴呆评估的各种测验引进修订与信效度检验，比如简明精神状态量表(mini-mental state examination, MMSE)、Blessed定向-记忆-注意测验(blessed orientation-memory-concentration, BOMC)、认知能力筛查量表(cognitive capacity screening examination, CCSE)、长谷川痴呆量表(Hastgawa dementia scale, HDS)、mini - Cog、7分钟痴呆筛查测验(7-minute screen, 7MS)、阿尔茨海默病评估量表(ADAS - cog)及神经精神量表(neuropsychiatric inventory, NPI)、Beck抑郁清单(Beck depression inventory, BDI)和老年抑郁量表(geriatric dpression scale, GDS)等各种非认知量表都已经有大量论文发表，针对轻度认知损害(MCI)的识别，蒙特利尔认知评估量表(Montreal cognitive assessment scale, MoCA)及其基础版(MoCA - Basic)也得到推广应用。

MoCA免费、耗时少(通常是15 min左右)、不需要培训证书(非评估专业人员也可以操作完成)以及对于MCI和痴呆的识别与随访跟踪有比较高的敏感性和特异性。但是，随着发展中国家应用的普及，发现MoCA存在一个不容忽视的问题，就是MoCA不适合文盲与低教育老人的认知评估。

文盲与低教育老人在我国许多地区占老年人口的主要部分。唐牟尼教授发表在中华精神科杂志(2014)上针对广州市老城区、新城区、郊区分层整群抽样的2 111名老人的流行病学调查发现，文盲组人口占40%，小学组人口占38%，中学及以上组人口只占22%，唐教授的结论之一是文盲组MCI的识别，MMSE优于MoCA，另两组无显著差异。为此，2014年MoCA编制者推出蒙特利尔认知评估基础量表(MoCA - B)，在此之前，笔者于2012年发表了记忆与执行筛查量表(MES)。

理想的针对MCI的认知筛查工具应简明、耗时短、易操作，不受教育程度、文化背景、语言习惯、城乡差异等各种混杂因素影响，能够反映其最突出最主要的认知损害领域，由于MCI被试者在7大认知领域(记忆、语言、空间、注意、执行、运用、社会认知)中，最常受损的是记忆与执行功能，所以，选择这两个认知域进行评估是最有效的。

记忆的评估方法很多，根据我们以往的研究，听觉呈现的语言材料的记忆是AD型MCI的记忆功能评估的首选，而语言材料有词表、句子、段落等不同，Ray听觉词语学习测验的15个词语不容易编码、也容易受同音字与方言发音的影响(如树木与数目)，逻辑记忆测验的散文或故事段落容易出现字句重新组合编码以致难以评分(如“从前有一个王”回忆表达的是“以前有一个国王”，有些版本评分是正确、有些是错误)，所以，我们认为介于词语表与散文段落之间的陌生化的句子是最合适的。另外，语言材料的延迟回忆而不是即刻回忆与海马萎缩程度有显著相关性，所以，新编的记忆测验必须有延迟回忆。

记忆与执行筛查量表(memory and executive screening, MES)是笔者2009年编制、2012年发表的MCI筛查量表，可免费获得中英文版本。

一、操作要求

见附件3 - 5 - 1。

二、评分方法

MES满分100分，记忆因子分50分，执行因子分50分。详细评分标准见附件3 - 5 - 2。

三、信度和效度

笔者调查197例正常对照组老人、116例单领域遗忘型MCI(aMCI - sd)患者、195例多领域遗忘型MCI(aMCI - md患者)、228例轻度AD患者(来源于2009年6月至2011年10月华山医院记忆门诊)。全部样本在50岁以上，各组之间的年龄、性别、教育没有显著差异。评估量表除了MMSE、MES，还有听觉词语学习测验(auditory verbal learning test, AVLT)、复杂图形测验(complex figure test, CFT)、连线测验(trail making test, TMT)和Boston命名测验(Boston naming test, BNT)等等标准化神经心理测验，并以这些标准化神经心理测验得分少于常模的均数－1.5SD(标准差)作为MCI诊断的依据。

相关分析发现MES的3个指标(记忆得分、执行得分和总分)与年龄有显著相关性,年龄越大得分越低,与受教育程度没有显著相关性。MES没有明显的天花板效应和地板效应。完成MES的耗时数平均约7 min。ROC分析表明MES总分≤75分识别aMCI-sd组的曲线下面积为0.89,敏感性80%,特异性83%,MES总分≤72分识别aMCI-md组的曲线下面积为0.95,敏感性87%,特异性91%。

四、临床应用

MES具有比较高的敏感性和特异性、易操作、易携带(不需要任何辅助材料)、耗时少(与MMSE耗时数相当),适合用于门诊或社区的MCI的筛查。目前已经有研究者(Khedr, 2015)将MES与MoCA进行比较研究,发现识别MCI的敏感性与特异性并无明显差异。

MES被用于内分泌疾病、血管性疾病及阻塞性睡眠呼吸暂停的认知功能评估(Hu Y, 2016; Mu L, 2017),也被埃及的社区MCI流行病学调查作为主要的评估手段。比利时Roeck在最新的系统综述中(见Alzheimer's research & therapy, 2019, 11: 21-30.),纸质版推荐MoCA、MES、ACE-R,电子版推荐MoCA-CC,Cogstate。

附件3-5-1　记忆与执行筛查量表(MES)记录纸

问题1(问受试者):如果你以往的记忆力表现可以打100分,那么,现在你可以给自己大约打多少分?

问题2(问家属):如果老人以往的记忆力表现可以打100分,那么,你认为他(她)现在大约可以打多少分?

	项　目	满分
1	N1[李][小明]有[2只][灰色]的[小狗],住在[永安][县][河西][镇][58号] N2[李][小明]有[2只][灰色]的[小狗],住在[永安][县][河西][镇][58号] N3[李][小明]有[2只][灰色]的[小狗],住在[永安][县][河西][镇][58号]	10 10 10

(续表)

	项　目	满分
2	流畅性[列举"厨房里有的东西",30 s,全部记录]:	10
3	扣指:(1)矛盾刺激:"我敲2次,你敲1次。我敲1次,你敲2次。" 1-1-2-1-2-2-2-1-1-2-1-2-2-1-1	10
4	短延迟回忆:第4次回忆(不再复述): [李][小明]有[2只][灰色]的[小狗],住在[永安][县][河西][镇][58号]	10
5	手指结构:①拇指连续接触另4指的指尖[右　　左　　] ②拇指夹在示指和中指间——剪刀状[右　　左　　] ③手卷起来放在眼睛前——同侧耳朵上——嘴前[右　　左　　] ④划十字[右　　左　　] ⑤攥拳—掌缘——手平放[右　　左　　]	20
6	扣指:(2)敲-不敲:"我敲1次,你也敲1次。我敲2次,你不敲。" 1-2-1-2-1-1-2-2-1-1-2-1-2-1-2	10
7	长延迟回忆:第5次回忆 [李][小明]有[2只][灰色]的[小狗],住在[永安][县][河西][镇][58号]	10
8	附加题:扣指:(3)指导语:"我敲1次,你敲2次。我敲2次,你不敲。" 1-2-1-2-1-1-2-2-1-1-2-1-2-1-2	

附件3-5-2　记忆与执行筛查量表(MES)使用说明书

第1题:施测者读出以下一句话,不要给被试者看 "李小明有两只灰色的小狗,住在永安县河西镇58号"	注意:①要一口气读完,不要在中途回答被试者的提问 ②第3次回忆结束时,告知被试者"请把它记住,等会要请你回忆。" ③假如被试者第1或第2次就全部回忆正确,仍然需要学习第3次 评分方法:共10个要点。每个要点完全正确得1分,部分正确(如58号说成38号)也不得分,"灰色的小狗"说成"小灰狗"也不得分。只要说出要点,非要点(如"有""住在")不管是否回答不记分。要点的次序颠倒(如说成"李小明的2只小狗是灰色的")不扣分

(续表)

第2题：指导语："请你列举尽可能多的厨房用的或看到的东西，越多越好"，30 s结束，分时记录全部回答，超过10个也要记录下来	评分方法：正确列举1个1分，满分10分
第3题：矛盾刺激测验 "我敲2次，你敲1次。我敲1次，你敲2次。"为了使患者理解指导语，举例：检查者敲1次，患者跟着敲2次；检查者敲2次，患者跟着敲1次。每次扣指约1 s	评分方法：满分10分。圈出错误数字，每个错误扣除1分，直到0分。记录耗时数 注意： ① 被试者理解了才能开始做，正式开始后以均速进行，不理会打断，说完为止 ② 避免给被试者应该敲还是不敲的暗示 ③ 被试者扣指以敲到桌面为准，到半途停止的不计 ④ 为了避免敲伤被试者手指，敲桌子也可以是拍桌子，或手握铅笔敲桌子
第4题：指导语："现在请你回忆开头学习过的那句话。"	评分方法与第1题相同
第5题：手指结构测验 指导语："我现在做一些动作，你跟着我做。"不要用语言描述这些动作 操作步骤： 第1步：利手模仿动作，单手完成 第2步：对于不能正确完成的动作，可以重复模仿一遍 第3步：施测者没有进行非利手示范的情况下，被试者用非利手操作一遍 第4步：如果被试者非利手不能正确完成，施测者可以用非利手重复一遍 每个动作最多模仿2次	评分方法：都是连续动作，要求动作次序和手势形态同时正确(即时间和空间两方面同时正确)。只对正确的动作评分：2分=第一次动作正确，1分=第二次动作正确，0分=两次动作都不正确 动作： ① 拇指连续接触示指、中指、环指、小指的指尖(连续组成4个0形) ② 拇指夹在屈曲的示指和中指间，其他手指屈曲——剪刀状(示指和中指作剪刀的动作，其他手指屈曲) ③ 手像"试管状"卷起来放在眼睛前(望远镜状)——同侧耳朵上(倾听状)——嘴巴前面(喝水状) ④ 划十字(依次触碰前额、前胸、对侧和同侧的肩膀) ⑤ 攥拳头—掌缘往下砍——手指并拢平放在桌面、手背朝下
第6题：敲-不敲测验 "我敲1次，你也敲1次。我敲2次，你不敲。"为了使患者理解指导语，举例：检查者敲1次，患者敲1次。检查者敲2次，患者不敲。直到被试者表示理解才开始做，进行过程中有错误不予提醒。每次扣指约1 s	评分方法：满分10分。圈出错误数字，每个错误扣除1分，直到0分。记录耗时数
第7题：指导语："现在请你再次回忆开头学习过的那句话。"	评分方法与第1题相同

(续表)

第8题附加题：扣指：指导语："我敲1次，你敲2次。我敲2次，你不敲。"	评分方法：满分10分。圈出错误数字，每个错误扣除1分，直到0分。记录耗时数

(郭起浩)

第六节

简短认知能力测试量表(SKT)

阿尔茨海默病(Alzheimer's disease，AD)已经成为伴随老龄化所发生的最常见的神经退行性疾病之一。临床上以认知损害、执行功能障碍及人格和行为改变等表现为特征，其中认知损害是各种类型痴呆的核心和首发症状。认知功能是指信息采集、记忆、计算、表达、执行能力的综合表现，是生活质量的重要组成。不同程度的认知功能受损不仅会影响老年群体的健康及生活质量，还会增加家庭及照顾者的社会经济负担。AD的临床发展过程可分为临床前期、轻度认知功能损害(mild cognitive impairment，MCI)和痴呆期。目前全球约有老年痴呆患者3 650万人，我国老年痴呆患者高达800多万。显然，AD已经对我国老年人的健康构成重大威胁。但由于AD目前还缺乏特效的治疗手段，而在MCI或临床前期进行积极的早期干预，对于延缓病程进展甚至逆转病程均具有重要意义。根据美国国立神经病学及语言障碍和卒中研究所及AD及相关疾病协会(NINCDS-ADRDA)指南，建议在进行综合神经心理评估前，先使用认知筛查工具进行筛查。因此，选择适宜的、具有高度敏感性的筛查工具对MCI和AD的早期诊断至关重要。

目前，临床应用较多的AD早期筛查工具有，简易精神状况评定量表(mini-mental status examination，MMSE)、蒙特利尔认知评估量表(Montreal cognitive assessment，MoCA)、画钟测验(clock drawing task，CDT)、临床痴呆评定量表(clinical dementia rating，CDR)、七分钟神经认知筛查(7-minute screen)等，大多数研究表明它们对AD引起的认知功能下降是较为敏感的，但在MCI阶段出现记忆损害时，还未出现明显的定向障碍、混乱或总的认知功能异常。而 MMSE、CDT 等工具通常会受到受教育程度、年龄等因素的影响，且尚未考虑认知加工的速度，可能无法识别细微的记忆改变。SKT(syndrome kurztest)是一种国际常用的、用于评估记忆和注意力的认知筛查工具，有 5 种平行版本。经跨文化研究验证，SKT 不受教育程度的影响，且考虑了信息处理速度的因素。能够检测痴呆早期的功能损害，适用于轻度认知损害(MCI)和痴呆的早期筛查及认知损害的严重程度分级。

一、概述

SKT(syndrome kurztest)测试最初是 1977 年由 Erzigkeit 等在德国发展和标准化的，主要用于评估记忆和注意力缺陷的一种简短认知能力测试，在欧洲各国得到广泛应用。20 世纪 70 年代初，他们开始采用一些心理测验去评估由器质性脑疾病引起的脑功能障碍的严重程度以及器质性精神疾病患者的认知损害。但由于大多数心理测验并不是专门用于评价中、重度认知损害的，故评估中发现存在一些问题，如纸笔测试难于操作；由于震颤、运动能力受损或忘记戴眼镜等情况，导致测试无法完成；患有器质性脑疾病或痴呆的患者并不想通过心理测试得到想要的结果。因此，参照精神障碍诊断和统计手册(DSM-Ⅲ R)、国际疾病分类(LEO 9)或文献中描述的器质性精神障碍的诊断标准等，根据从普通心理学或精神病学中使用的各种测试源中选择评估子测试来开发一个测试系统，可用于评估不同程度的认知损害。同时，还需考虑到适用性问题，既要适应不同类型痴呆患者的能力，又要适应临床医生、全科医生、护师等的工作需求，操作上相对容易。

1977 年，SKT 测试版首次在德国出版。1989 年在原始版本基础上进行了修订。2001 年，Erzigkeit 等以 65 岁及以上老年人为对象，制定了基于年龄分组或量表得分的标准。据临床医生的报告表明，旧标准对于认知功能下降早期阶段过于宽松，导致出现很多假阴性，即将 MCI 患者归入正常人。因此，为进一步提高 SKT 对于 MCI 患者的敏感性，2015 年，Stemmler & Lehfeld 等又以 1 983 例受试者为对象(包括 1 053 例健康老年人和 930 例临床样本)，采用多元回归方法重新进行了 SKT 的标准化，并发布了新标准化的 SKT 使用手册。2016 年，Hessler & Stemmler 等的一项横断面研究显示，新标准比旧标准具有更好的敏感性，认知正常者与 MCI 患者比较，敏感度为 0.89(旧标准：0.65)；非痴呆者与痴呆患者比较，敏感度为 0.83(旧标准：0.78)；MCI 患者与痴呆患者比较，敏感度为 0.83(旧标准：0.78)。此外，为进一步验证 SKT 在不同语言及文化背景下的适用性及稳定性，自 1977 年先后将其翻译成 11 种不同语言版本，并在西班牙、英格兰、智利、韩国、巴西、美国等国家进行了跨文化的验证，结果显示，SKT 的结构具有良好的稳定性。尽管样本具有一定的异质性，但 SKT 仍能充分检测出记忆和注意力的减退。2019 年，开始在中国的部分区域(上海、北京、重庆)进行 SKT 中文版本的验证，目前还在进行中。

SKT 由 9 个子测试组成，子测试Ⅰ包括 12 个对象的命名，子测试Ⅱ要求被试者立即回忆子测试Ⅰ中命名的对象，子测试Ⅲ包括读出数字，子测试Ⅳ按数字由小到大的顺序放置数字块，子测试Ⅴ将数字块再放回到原来的位置，子测试Ⅵ要求在干扰物中寻找目标符号并计数，子测试Ⅶ是对两个字母/文字进行反向命名，子测试Ⅷ为要求受试者回忆最初的 12 张图片的延迟回忆，子测试Ⅸ要求被试者识别之前呈现的 12 张图片及其他分散注意力的图片。其中子测试Ⅱ、Ⅷ、Ⅸ是涵盖了命名和记忆的认知领域，主要用于评估记忆功能，患者必须尽可能多地回忆 12 个对象图片的名字；子测试Ⅰ、Ⅲ、Ⅳ、Ⅴ、Ⅵ、Ⅶ则从信息处理速度来评估注意力，患者必须尽可能快地完成任务。SKT 有 5 种平行测试的形式(A～E)，测试中的物体、符号和数字各不相同，因此可用于重复测试，它可以在跟踪疾病进展或评估疗效时避免学习效应。平行测试所需要的次数，一般取决于患者认知损害的程度、各测试的间隔时间等。比如，对于中重度认知损害患者，2 个或 3 个平行测试可能对一个纵向的认知功能评估的跟踪就足够，而对于轻度认知损害的患者，必须使用所有的 5 个平行测试才能避免学习效应。SKT 适用于评估以下各种疾病引起的认知损害严重程度的分期，包括痴呆、器质性精神疾病、老年脑功能衰退、器质性脑病、脑功能障碍等，以及临床疗效的评价，尤其是轻中度的认知损害,如果严重认知损害已经导致对一些指令的理解明显受损,则 SKT 也无法完成。

关于 SKT 的结果评分,每个记忆子测试的原始分数(个)即为患者不能回忆的对象数,每个注意子测试的原始分数(s)即为患者完成测试所需的时间。SKT 的评分需要将每个子测试的原始分数转化为标准值,所有子测试标准值的总和即为 SKT 总分。已经证实,年龄和智力水平是影响认知能力的两大因素,因此,在标准化 SKT 时,将 SKT 标准值划分为 6 个年龄组(17～44 岁,45～54 岁,55～64 岁,65～74 岁,75～84 岁,85 岁及以上)和 3 个智力水平(＜90,90～110,＞110)。SKT 使用手册中共制定了 18 个标准值表格,可从中找到对应的年龄与智力水平来直接读取标准值。9 个子测试的标准值之和为即 SKT 总分,总分为 0～27 分,得分越高,则提示认知损害越严重。

总体而言,SKT 测试具有如下特点: ① 操作简便,耗时少: 每个子测试完成最长时限为 60 s,总时间一般不超过 10～15 min,评分简单易学。② 易接受,有积极影响: SKT 整个测试情境的设计类似挑战性游戏,不同于常规的认知测试,易被受试者接受,且对其有积极影响。而且,因其耗时短、操作简便,也受到医院临床医生的喜爱。③ 利于重复评估: SKT 有 5 种平行测试的形式(A～E),以测试同一受试者随时间的认知发展情况,避免学习效应,这点尤其重要。④ 不受文化影响: SKT 测试几乎不受文化影响,能够对非母语的老年人进行认知评估。⑤ 可提供多种语言版本: SKT 手册可提供多种语言版本,如英语、法语、意大利语和西班牙语等,目前已经完成了德语和英语国家的验证。

二、信效度

自 1977 年 SKT 测试出版以来,很多学者通过一系列的初步研究对 SKT 不同方面的信效度进行了反复验证。

大量研究表明,SKT 总测试及其子测试均具有良好的信度。较早期的几项研究表明,SKT 测试的 5 种平行形式的信度为 0.87～0.94,总分的 Cronbach α 值介于 0.80 和 0.88 之间(Fuchs, 1979; Heinrich, 1998; Flaks 等,2006),重测信度系数介于 0.88 和 0.90 之间(Overall & Schaltenbrand, 1992, Kim 等,1993)。2001 年,Erzigkeit 等基于 3 789 名受试者样本的结果显示,记忆和注意子测试的信度较好。记忆子测试的 Cronbach α 值为 0.86,注意子测试的 Cronbach α 值为 0.92,总测试的 Cronbach α 值为 0.93。2004 年,Choi 等以 207 名受试者为对象(包括非痴呆患者、AD 及 VaD 患者)进行了 SKT 测试韩国版本的三种平行形式的验证,结果表明,每个子测试的信度均较高($r=0.46$～0.95),且具有良好的跨文化稳定性。

同时,SKT 测试的效度也已被大量研究所证实。一系列研究已经对 SKT 的聚合效度进行了验证,SKT 与其他认知能力评估测试(Ihl 等,1992; Weyer 等,1997; Flaks 等,2006)、反映脑功能受损的神经生理学测量(Kotler & Harler, 1989; Taghavy & Hamer, 1995 等),以及认知功能下降的临床整体评估(Lehfeld 等,1997)等,均存在较大相关。而且,SKT 与患者日常生活活动能力量表(ADL)显著相关(Lehfeld & Erzigkeit, 2000)。在一些横断面研究中,SKT 可以敏感地反映痴呆的严重程度,这可以通过临床评定量表或其他心理测量量表进行评估。SKT 的结构效度也已经多个研究的因子分析证实,存在两大主要因素即“记忆”与“注意力”。2019 年,Stemmler 等以 546 名认知正常的 65～85 岁老年人为对象,进行了新标准化 SKT 的效标相关效度的检验,作为预测效度。结果显示,基于 K－M 估计系数及 SKT 交通灯三色系统,绿色组为正常人,黄色组为 MCI 患者,红色组为 AD。发展为 MCI 的概率: 黄色组比绿色组高 2.34 倍,红色组比绿色组高 3.83 倍;发展为痴呆的概率: 黄色组比绿色组高 6.63 倍,红色组比绿色组高 25.4 倍;发展为中至重度痴呆的概率: 黄色组比绿色组高 17.23 倍,红色组比绿色组高 73.16 倍。

三、临床应用

SKT 测试自出版以来,开始在欧洲德语国家被广泛用于药物疗效的验证。如用于老年痴呆领域药物疗效评价的研究,证明了脑代谢改善药、认知增强剂和抗痴呆药物的有效性(Hofferberth, 1994; Hoerr, 2003; Scripnikov, 2007; Herrschaft,

2012)。尤其是对银杏叶提取物的临床疗效评价研究,1994 年,Hofferberth 等以 40 名老年痴呆患者为研究对象进行了随机双盲试验研究,采用 SKT 等量表评价银杏叶提取物(GBE)的临床疗效,结果表明,1 个月后治疗组的记忆与注意力显著改善;2 个月和 3 个月后治疗组和对照组的 SKT 总分存在显著差异。2012 年,Herrschaft 等以 410 名伴有神经精神症状的轻中度痴呆(AD 或血管性痴呆)患者为对象进行了一项多中心的随机双盲试验研究,采用 SKT 等量表评价银杏叶提取物(EGb 761)的临床疗效,结果表明,治疗组与安慰剂组的 SKT 总分存在显著差异,治疗组提高了 2.2 分,而安慰剂组仅略微提高了 0.3 分。除此之外,SKT 还被用于评估酒精性疾病患者的治疗和康复,监测麻醉苏醒后的认知状况。

同时,也有一系列研究评估了 SKT 在不同群体应用的敏感性与特异性。1999 年,Ostrosky 等对 335 名受试者(包括 97 名轻度痴呆患者和 238 名正常人)进行了 SKT 的验证研究,结果表明,SKT 对中等至高等教育水平的受试者表现出足够的敏感性(80.5%)和特异性(80.3%);然而,在低教育水平及文盲受试者中,SKT 的敏感性和特异性显著降低(分别为 75%和 56.7%)。2001 年,Fornazzari 及其同事等在文盲率很高的讲西班牙语的智利人群中的研究,也得到了类似的结果。2009 年,Flaks 等以 184 名受试者为对象(包括 AD、MCI 和正常人),就 SKT 对轻度认知功能损害和痴呆的诊断准确性进行了评价,根据受教育时间将研究对象分为 8 年及以下和 8 年以上两组。ROC 分析显示,无论受教育时间如何,SKT 均足以区分 AD 与非痴呆患者;SKT 具有良好的敏感性,在受教育年限为 8 年以上的亚组里,SKT 可以区分 MCI 和正常人。2019 年,Lehfeld & Stemmler 以 549 名德国患者为对象(包括 MCI、AD 和抑郁症患者),评估 SKT 在 MCI、AD 及抑郁三组不同诊断中的敏感性。结果显示,抑郁组在 6 个注意子测试中均表现为比 MCI 组更明显的缺陷;MCI 组的记忆损害明显大于抑郁组,MCI 组与 AD 组记忆损害相似,但 MCI 组的总体损害要低于 AD 组。结论是 SKT 测试可以为 MCI、AD 早期及抑郁症患者的不同诊断提供依据。

此外,2018 年,Borges 等基于 MCI 和 AD 患者在"注意力分散"的情况下可能导致跌倒的风险更大的假设,以 104 名受试者为对象(包括 AD、MCI 和正常人),采用 SKT、MMSE、TUG 等评价工具进行了关于认知损害与步态表现之间的相关性研究。结果显示,AD 组的认知功能评分与 TUG 评分存在显著相关;MCI 和 AD 组 TUG 的各个方面均与 SKT 评分存在显著相关。结论认为,认知双重任务中的功能性躯体活动障碍与 AD 患者的认知损害和 MCI 患者的注意及记忆损害有关。

根据我们在上海 1 500 多例老人的使用经验,SKT 的优势主要是跨文化、受教育程度影响少,可以适用于中国的农村地区。不足之处是采用统计学取向的分析,而没有认知加工取向的分析,所以,SKT 对 MCI 的敏感性并没有从认知加工内部获得推导。

附件 3-6-1 SKT(Syndrome Kurztest)测试的使用说明

[子测试Ⅰ:对象命名]

指导语:"我将向您出示一些您熟悉的对象的图片,请您尽快对这些对象进行命名,并尽力记住它们,稍后我还会再问您。"(附图 3-6-1)

提示:

• 应明确阐明患者不仅要命名对象,还要记住它们。

• 必须将图板的面朝下或以其他方式隐藏图板。

• 患者命名对象后计时停止,且将图板立即面朝下,结果计入评分表。

[子测试Ⅱ:即刻回忆]

指导语:"您现在能告诉我刚刚那些东西是什么吗? 您能记住哪一个?"

提示:

• 子测试Ⅰ中命名不正确、但子测试Ⅱ中命名正确的相同对象,应标记为正确答案;不应给出提示,例如还有多少对象?

• 如果患者说出一个没有显示在图板上的对象,测试者要问:"确实是其中一张图片吗?"并将确认的对话记录在评分表上。

• 如果患者在 60 s 内回忆起所有 12 个对象,

则立即开始下一个学习阶段。

学习阶段

指导语:“我将再次向您快速地出示所有这些物品,请尽力记住它们,稍后我会再向您询问它们的情况。”然后将图板放在患者面前5 s。

提示:

• 给患者说明结束后,再出示图板。

• 给患者说明时,应确保患者理解所有的对象都应被再次记住,而不仅是那些在子测试Ⅱ中没有被回忆起的对象。

• 图板出示必须持续5 s。

［**子测试Ⅲ:数字命名**］

指导语:“如您所见,这个磁性板有几个小块,每个小块上都有一个数字。请您首先要做的是尽可能快地、大声读出这些数字。”(附图3-6-2)

提示:

• 可以建议患者不必记住这些数字。

• 从读出第一个数字计时开始,到最后一个数字结束。错误必须立即被纠正,纠正期间继续计时。

［**子测验Ⅳ:放置数字块**］

指导语:“如您所见,数字不是按任何顺序排列的;较小和较大的数字混合在一起,请您尽快把数字按升序排列。从最小的数字块开始,并把这个数字块放在图板左上角的第一个空格里。然后寻找下一个更大的数字块,并将这个数字块放在下一个空格中,以此类推。只能用一只手操作。”

提示:

• 对于严重的精神障碍患者,可能需要在开始测试前进行强化练习。

• 多数情况下,测试者先将前两个或三个数字块放在相应的位置,再请患者继续,当患者理解并能自己找到下一个正确的数字块时,练习即可停止,并把这些数字块放回原来的位置。

• 当数字块被放置在错误的位置时,必须立即纠正错误,例如:“不,还有比这个更小的数字”,纠正错误期间计时继续。

• 如果测试者已向患者演示将5个数字块按照升序排列后,患者仍然不理解,则跳过该测试并在评分表计入时间60 s。同时,将数字块按正确顺序放置好,这对于启动子测试Ⅴ是必须的。

［**子测试Ⅴ:将数字块放回原来的位置**］

指导语:“下一个任务是把数字块放回原来的位置,例如,将上面有数字17的数字块放入相应的空格内。请尽可能快速而正确地完成任务。”(附图3-6-3)

提示:

• 测试者应仔细观察数字块放置的位置,以便一旦出现错误可立即纠正,纠正期间继续计时。

• 数字块被重新放置的顺序并不重要。

• 确保患者执行任务时只用一只手,一次只拿一个数字块。

［**子测试Ⅵ:符号计数**］

指导语:“如您所见,图板上会有几个不同的符号出现,但只有正方形才是重要的。请您尽快逐行、大声数出正方形的数量,可使用示指帮您数数,请现在就开始。”

提示:

• 当子测试Ⅵ翻页时,应确保患者看不到学习阶段及子测试Ⅰ中所示的图板。

• 顶行的符号只是辅助记忆,不应计算在内。

• 注意符号是逐行计数的,而不是列。

• 指导患者从左上角开始计数,可以用示指逐行数。

• 患者可以从右到左以及从左到右计数符号。

［**子测试Ⅶ:反向命名**］

指导语:“如您所见,有两行由字母A和B组成。页面顶部带下划线的一行是练习行。当您看到字母A,我希望您叫它‘B’,反之亦然,当字母B出现时,您应该叫它‘A’。所以,您要做的是用另一个字母的名字来命名这个字母。请尽可能快速、正确地完成,并再次用示指帮助您跟上。”

提示:

• 请在图片上记录患者的答案,以保证快速纠正错误。

• 尽可能缩短纠正时间。例如,诸如“不”“停止”或“这个应该叫……”之类的注释,有助患者识别错误并迅速纠正,并进行正确命名。纠正错误所用的时间包含在总时间中。

• 如果患者无法理解任务中的要求,或无法执行任务,则可以跳过此测试,并在评分表上计入

60 s。

［子测试Ⅷ：延迟回忆］

指导语：让我们再回想一下您最初看到的那些对象，您能记起哪一个？开始时我向您出示的图板上的对象有哪些？

提示：

• 指示患者必须回忆图板上显示的所有对象（用于子测试Ⅰ和学习阶段），而不仅是子测试Ⅱ中没回忆起的对象。

• 如果患者在该子测试中重复出现子测试Ⅰ和Ⅱ中对象的错误命名，则可标记为正确答案。

• 测试者通过说"对"或"非常好"来确认正确的答案。

• 如果出现所命名的对象不在图板上，应与患者进一步确认，如确实不在，则将确认的对话记录在评分表中。

• 测试者在任何情况下都不得出示图板，或给患者提供没有被回忆起的对象的间接线索及对象数等。

［子测试Ⅸ：再认］

指导语："为了让您更容易完成，我要给您看另一块图板，上面有很多东西。您在测试开始时看到的所有对象都包含在内，看看您能否找到它们，指出并再次说出它们是什么，请现在开始。"（附图 3-6-4）

提示：

• 再次询问子测试Ⅰ中图板上显示的所有对象。

• 确保患者使用示指逐行仔细核查图板。

• 指导患者指出并命名所识别出的每个对象。

• 当患者重复错误命名时，将子测试Ⅰ、Ⅱ和Ⅷ中命名错误的对象标记为正确。

［SKT 实施总体建议］

• 每个子测试必须用适合患者的语言进行解释。指导语可以重复或转述，应确定患者在进行子测试前已完全理解。

• 测试者应在适当的时候鼓励和支持患者。例如，"那很好""是的，请继续""或许可以更快一点"或"对的"等。

• 在注意力子测试（Ⅰ，Ⅲ，Ⅳ，Ⅴ，Ⅵ，Ⅶ）的说明中，必须强调尽可能快速准确地完成任务，每个子测试的最长测试时间限制为 60 s。

• 当患者在子测试中出现错误时，必须立即纠正。纠正时间应尽可能短，纠正期间继续计时。

• 只要患者在识别子测试（Ⅰ，Ⅱ，Ⅷ，Ⅸ）对象时出现的错误在合理范围内可以被接受，则不应被视为错误。

• 在记忆子测试Ⅱ，Ⅷ或Ⅸ中，每个子测试的最长测试时间限制为 60 s；当回忆的对象错误时，测试者必须询问该对象是否确实在图板中展示过；如果患者确认这一点，该错误将在评分表中被记录为混淆项。

• 测试者必须确保患者无法看到评分表上记录的内容。

• 如果重度精神障碍患者无法在 60 s 内完成子测试，则可允许其继续进行，以免感到挫败（但在评分表中记录时间仍为 60 s）。

• 当患者尽最大努力，好像是在玩一个有挑战性的游戏时，就已经达到了可能的最佳状况。

附件 3-6-2　SKT 评分结果的解释（附表 3-6-1～附表 3-6-3）

附表 3-6-1　SKT 总分的分级（根据 ICD-10 和 DSM-Ⅳ 中的术语）

总　分	SKT 子测试及其得分的同质性解释
0～4	无认知损害
5～8	轻度认知损害，可疑的器质性精神或认知损害发作
9～13	轻度器质性精神或认知损害疾病，可能痴呆
14～18	中度器质性精神或认知损害疾病，极可能痴呆
19～23	重度器质性精神或认知损害疾病，典型痴呆症状
24～27	极重度器质性精神或认知损害疾病与痴呆

附表 3-6-2　SKT 记忆子测试得分的解释

记忆得分	解　释
0～1	无认知损害
2～3	记忆力轻度损害
4～5	记忆力中度损害

（续表）

记忆得分	解　释
6～7	记忆力重度损害
8～9	记忆力极重度损害

附表 3-6-3　SKT 注意力子测试得分的解释

注意力得分	解　释
0～2	无认知损害
3～6	注意力轻度损害
7～9	注意力中度损害
10～12	注意力重度损害
16～18	注意力极重度损害

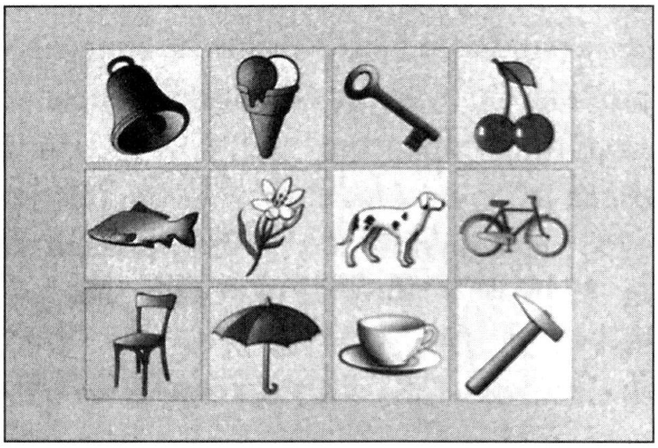

附图 3-6-1　子测试Ⅰ的图板(A 形式)

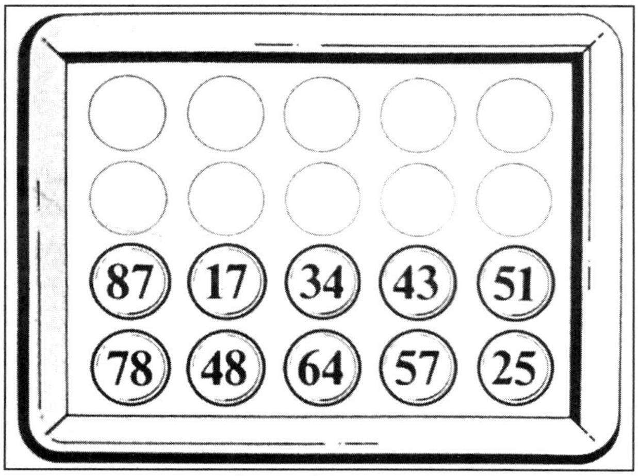

附图 3-6-2　子测试Ⅲ和Ⅳ的放置数字块(A 形式)

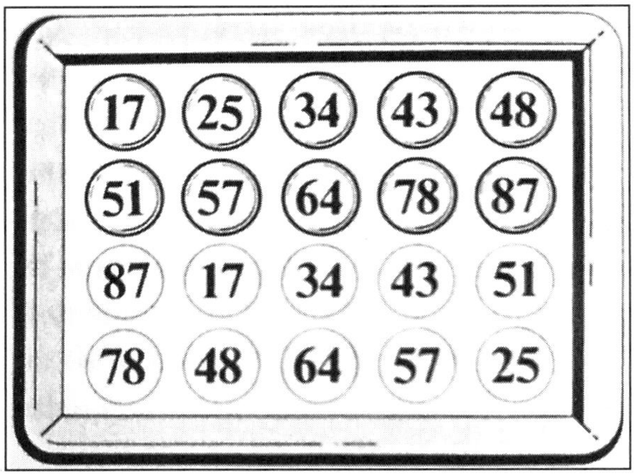

附图 3-6-3　子测试Ⅴ的重新放置数字块(A 形式)

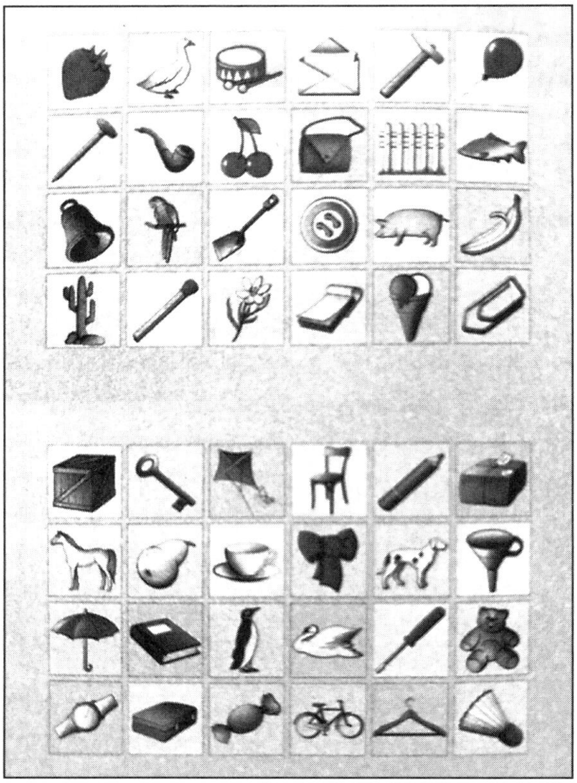

附图 3-6-4　子测试Ⅸ的图板(A 形式)

（胡静超　郭起浩）

第七节

Addenbrooke 认知功能检查量表-第 3 版(ACE-Ⅲ)

Addenbrooke 认知功能检查量表（the

Addenbrooke's cognitive examination，ACE）是1990年开发的认知筛查工具，吸收MMSE所有项目，根据测验项目的文化公平原则，2006年发表了修订版（ACE-R），2012年，因为版权原因移除了MMSE项目，代之以难度与意义相近的项目，形成第3个版本，即ACE-Ⅲ。ACE-Ⅲ有19个项目，15～20 min完成，满分100分，得分越大越好。ACE-R最早的中文版译本是香港基督教联合医院的Wong等2013年发表在《神经精神疾病与治疗》（*Neuropsychiatric Disease and Treatment*）杂志上。

Fang等2015年发表在《痴呆与老年认知障碍》（*Dement Geriatr Cogn Disord*）杂志的ACE-R中文版的信度、效度研究，51例正常对照组、75例遗忘型轻度认知损害（aMCI）、25例轻度AD。评定员之间一致性信度为0.994，再测信度为0.967。在识别aMCI方面，ACE-R总分的分界值是85/86，敏感性0.87，特异性0.71，曲线下面积0.84。同时，MMSE的敏感性0.50，特异性0.86，曲线下面积0.75。作者认为ACE-R中文版的特异性比较低值得关注，但没有解释原因，我们认为，很可能是反映情景记忆的姓名与地址材料的选择问题，所以，在使用ACE-Ⅲ中文版的时候，更改了记忆材料（详见修订过程）。

此后，Bian-Rong Wang等2017年发表在《国际老年精神病学》（*Int J Geriatr Psychiatry*）杂志、Li等2019年在《临床神经病学》（*J Clin Neurol*）杂志、Wang等2019年发表在《神经精神疾病与治疗》杂志分别发表了ACE-Ⅲ中文版的筛查痴呆或MCI的效度。这些研究共同的不足之处是，没有全套神经心理测验作为诊断参考，导致认知障碍的入组标准不一致，样本量偏少，没有根据年龄、受教育程度分组制定分界值，而ACE-Ⅲ总分显然受年龄、受教育程度的影响。

一、ACE-Ⅲ中文版的版本演变

2008年黄越（Yue Huang）教授取得原作者授权修订了ACE-R，但没有发表论文。2012年瑞金医院王刚教授与黄越教授一起修订了ACE-Ⅲ，并于2015年发表信效度验证论文（即Fang等2015年发表在《痴呆与老年认知障碍》杂志的论文），此后，国内绝大部分研究采用这个版本。2018年笔者在黄越教授同意的情况下，与黄教授一起，以ACE-R为基础做了少数条目的修订。之所以选择ACE-R为基础，是因为ACE-R包含了MMSE的项目，做完ACE就可以得到MMSE的总分，而ACE-Ⅲ英文版，尽管包括了MMSE检测的认知功能，但检测材料不一样，得到的MMSE分数与国内最常用的张明园版本不同，需要重新做信效度与分界值。MMSE张明园修订版是1971年英文版本的修订版，已经超过英文版的版权保护期，不存在版权问题。

笔者修订版本（2018年版）与黄越修订版（2008年版）的主要项目差异如下：

（1）2008版的3个单词是“橘子、钥匙和球”，2018版改为与MMSE张明园修订版一致，即“皮球、国旗、树木”。

（2）顺行性记忆姓名与地址：原文是Linda Clark，59 Meadow Street，Milton，New South Wales，2008版是“王/春/明/北京市/海淀区/哈尔滨路/18号”。考虑到姓名地址的虚构性质，18版改为“林/开达/老师/贵阳市/南明区/金山路/48号”。

（3）语言流利性：2008版是列举包含“车”字的词语与成语，2018版改为列举包含“发”字的词语与成语。评分标准简化，2008年版本是<5个0分、5～6个1分、7～8个2分、9～10个3分、11～13个4分、14～16个5分、17～21个6分、>21个7分。2018年版本简化为每列举3个得1分。

（4）感知能力：2008版采用原版的缺笔英文单词，2018版改为缺笔的中文字。

Addenbrooke认知功能检查量表-Ⅲ的因子分组成见表3-7-1。

表3-7-1 Addenbrooke认知功能检查量表-Ⅲ的因子分组成

认知域	项　目	得分	总分
注意力	时间定向与地点定向	10	18
	3个词语即刻回忆	3	
	100连续减7	5	

(续表)

认知域	项　目	得分	总分
记忆力	3个词语延迟回忆	3	26
	即刻回忆句子	7	
	远期记忆	4	
	句子延迟回忆	7	
	句子再认	5	
词语流畅性	列举“发”	7	14
	列举动物	7	
语言	执行指令	3	26
	说与复述句子	6	
	命名	12	
	理解	5	
视空间能力	模仿画交叉五边形、立方体	3	16
	画钟	5	
	数黑点	4	
	模糊字识别	4	
			100

二、评分

2018年修订版ACE-Ⅲ总分受教育程度的影响明显,而年龄的影响没有统计显著性,所以,按照受教育程度分组,得到的分界值见表3-7-2。文献报道2008年黄越版的分界值是83~89不等,新版要低6~8分(原因是缺笔字、列举含“发”词语、记忆测验材料等难度更高),但识别MCI的敏感性与特异性均在80%以上,要优于2015年发表的数据。曲线下面积比较,与MoCA-B总分并无显著差异,明显优于MMSE总分。

三、评价

笔者看来,ACE-Ⅲ有两个优点,由于得分范围大,ACE-Ⅲ不仅可以有效识别MCI,还可以有助于识别轻微认知损害(subtle cognitive decline),尤其是2018年中文版,基本上没有天花板效应。其次是有5个因子分,可以用于认知障碍鉴别诊断。Mattis痴呆评定量表虽然也有5个类似的因子分,但针对高教育的轻度痴呆患者,很容易出现天花板效应。

表3-7-2　ACE-Ⅲ识别轻度认知损害的分界值

指　标	小学组		中学组		大学及以上组	
样本量	正常组 (n=88)	MCI组 (n=98)	正常组 (n=238)	MCI组 (n=130)	正常组 (n=105)	MCI组 (n=57)
ACE-Ⅲ总分	78.6±6.7	65.4±9.0	83.7±5.7	70.7±8.2	86.9±5.1	73.2±7.1
分界值	≤72		≤78		≤80	

Lischka等(2012)通过Meta分析发现,ACE-R对认知功能的检测敏感性显著优于阿尔茨海默病评估量表认知量表(ADAS-Cog)、剑桥认知检查(CAMCOG)、认知能力筛查(CASI)、标准化的简易精神状态检查(MMSE)、老年人认知功能减退知情者问卷(IQCODE)、蒙特利尔认知评估量表(MoCA)等认知检查工具。

Rittman等应用ACE-R及其分项对86例帕金森病(PD)患者、30例进行性核上性麻痹(progressive superanuclear palsy, PSP)患者以及19例皮质基底节变性(corticobasal degeneration, CBD)患者进行认知评估,结果显示ACE-R总分鉴别PSP和PD的灵敏度和特异度分别为70%和87%,所有分项中语言流利性分项鉴别能力最高,分别为87%和93%,而MMSE则为67%和80%;ACE-R总分鉴别CBD和PD的灵敏度和特异度分别为74%和77%,所有分项中视空间分项最高,分别为68%和92%,而MMSE则为37%和94%;ACE-R总分鉴别PSP和CBD的灵敏度和特异度均为63%,所有分项中语言流利性分项最高,分别为87%和68%,而MMSE则为67%和58%。其他文献也提示ACE-R分项中语言流利性和视空间能力两个因子在鉴别不同类型的痴呆中灵敏度和特异度最高,尤其在以执行功能、注意力和视空间损害为主的疾病中检出率可达90%。

英国Hsieh(2014)提出一个简化版(mini-

Addenbrooke's cognitive examination, M-ACE),包括时间定向(不包括季节)、动物流畅性、即刻记忆、画钟、延迟回忆。总分 30 分。笔者通过选择曲线下面积排名前五的项目组成 miniACE,包括动作流畅性、即刻记忆、语言命名、延迟回忆、再认。总分 38 分。M-ACE 与 miniACE 均优于 MMSE 总分,但 M-ACE 比 MoCA 差,miniACE 和 MoCA-B 无统计学差异(P=0.062 3)。

附件 3-7-1 Addenbrooke 认知功能检查量表-第 3 版 中文版(ACE-Ⅲ中文版)

领 域	项 目	MMSE 评分	ACE-Ⅲ评分
时间定向 (5 分)	(1) 今年的年份? ____年 (2) 现在是什么季节? 季节____ (3) 现在是几月? ____月 (4) 今天是几号? ____日 (5) 今天是星期几? ____		
地点定向 (5 分)	(6) 现在我们在哪个省、市? ____ (7) 你住在什么区(县)? 区(县)____ (8) 住在什么街道? 街道(乡)____ (9) 我们现在是第几层楼? 楼层____ (10) 这儿是什么地方? 地址(名称)____		
即刻记忆 (3 分)	现在我要说三样东西的名称,在我讲完之后,请你重复说一遍,请你记住这三样东西,因为等一下要再问你的(以第一次答案记分)。 (11) 皮球____ (12) 国旗____ (13) 树木____		
计算 (5 分)	现在请你从 100 减去 7,然后从所得的数目再减去 7,如此一直计算下去,把每一个答案都告诉我,直到我说"停"为止。 (14) 93 ____ (15) 86 ____ (16) 79 ____ (17) 72 ____ (18) 65 ____		
延迟回忆 (3 分)	现在请你告诉我,刚才我要你记住的三样东西是什么? (19) 皮球____ (20) 国旗____ (21) 树木____		
流畅性 (7 分)	(22~28) 指导语:"请你说出尽可能多的动物的名称。现在开始,时间为 1 min"(每 3 个得 1 分)	—	
流畅性 (7 分)	(29~35)(访问员把写有"发"大字的卡片交给受检者。)指导语:"请你说出尽可能多的包含'发'字的词语。现在开始,时间为 1 min"(每 2 个得 1 分)	—	
即刻记忆 (7 分)	(36~42)"我要说一个名字和地址,我说完之后请你重复说一遍,并请你尽可能记住,我以后会再请你回忆。"注意:可以重复 3 次。只对第三次回忆评分。前 2 次的回答亦予记录。 林____开达____老师____住在 贵阳市____南明区____金山路____ 48 号____ 林____开达____老师____住在 贵阳市____南明区____金山路____ 48 号____ 林____开达____老师____住在 贵阳市____南明区____金山路____ 48 号____	—	
远期记忆 (4 分)	(43) 现任国家主席的名字____ (44) 第一任中华人民共和国主席的名字____ (45) 中国历史上唯一的女皇帝的名字____ (46) 现任美国总统的名字____	—	
语言-执行指令 (3 分)	(访问员说下面一段话,并给他一张空白纸不要重复说明,也不要示范) (47) 用右手拿这张纸____ (48) 再用双手把纸对折____ (49) 将纸放在大腿上____		
语言 (1 分)	(50) 请你说一句完整的、有意义的句子(句子必须有主语、动词)。记下句子________		
语言-复述 (1~5 分)	现在我要说五句话,每说完一句请你清楚地重复一遍 (51) 知足天地宽____ (52) 春江水暖鸭先知____ (53) 业精于勤荒于嬉____ (54) 吃葡萄不吐葡萄皮____ (55) 四十四只石狮子____ (MMSE 仅评最后一句)		
语言-命名 (2~12 分)	请受检者说出下列图画的名称,每答对一个计 1 分 (56) 铅笔____ (57) 书(或书本)____ (58) 熊猫____ (59) 企鹅____ (60) 锚____ (61) 骆驼或单峰骆驼____ (62) 竖琴____ (63) 犀牛____ (64) 桶(或木桶或浴盆)____ (65) 皇冠(或王冠)____ (66) 鳄鱼(或短吻鳄)____ (67) 手风琴____ (MMSE 仅评前二个)		

(续表)

领　域	项　目	MMSE评分	ACE-Ⅲ评分
语言 (4分)	请受检者指出上述图片中： (68) 哪个是国王戴的？____　(69) 哪个动物生活在中国四川卧龙？____ (70) 哪个动物生活在南极？____　(71) 哪个与泊船有关？____	—	
语言 (1分)	(访问员把写有“闭上你的眼睛”大字的卡片交给受访者)　(72) 请照着这卡片所写的去做____		
空间 (1分)	(73) 请受检者按照下面图形画出相同的图形(交叉五边形)____		
空间 (2分)	请受检者画出相同的立方体图案 (74～75) 立方体必须要有12条线，即使图形并不完美，都计2分；____、____(如画出的图形少于12条线，但存在立方体的基本形状，计1分)	—	
画钟 (5分)	请受检者画出带有数字的钟表面，指针指向2点50分 (76) 钟面合适____　(77) 数字在圆内____　(78) 数字位置正确____　(79) 指针有分针和时针、长短有别____　(80) 指向正确数字____	—	
空间 (4分)	请受检者说出黑点的个数，但是不能用手指去数 (81) 8 ____　(82) 10 ____　(83) 7 ____　(84) 9 ____	—	
空间 (4分)	请受检者说出下面的文字 (85) 海____　(86) 病____　(87) 先____　(88) 命____	—	
延迟回忆 (7分)	(89～95)“请告诉我刚开始的时候我们重复过的名字和地址。” 林____开达____老师____住在　贵阳市____南明区____金山路____48号____	—	
再认 (5分)	如果都能回忆起来的话可以跳过下面这个测试，并计5分。如果受检者不能回忆起一个或更多词组，则进行下面的测试 请受检者选择：下面我给你一些提示，如名字(或者其他需要选择的项目)是“X”“Y”还是“Z”？正确答案可得1分 (96～100) 林开达____贵阳市____　南明区____金山路____48号____	—	
总分		/30	/100

注：(1) 与MMSE相同的条目，使用与评分方法也与MMSE相同。其他评分方法大部分已经在记录纸上，如命名12个图，每个图正确得1分。

(2) 视空间能力-模仿三维立方体一评分0～2。操作：要求受检者照图复制出三维的立方体。评分：① 立方体必须要有12条线，即使图形并不完美，都计2分。② 如果画出的图形少于12条线，但存在立方体的基本形状，计1分。③ 即使受检者的立方体画的比例不够好，但只要所画的立方体有12条边，就计2分。④ 如果画的立方体少于12条边，但有立方体的大概形状就计1分。具体评分见以下例子。

(3) 画钟的评分。① 钟面：如果画的圆是个合适的圆，计1分。② 数字：如果所有数字都在圆内，并且都在正确的位置上，计2分。如果所有的数字都在圆内，但位置不对，计1分。③ 指针：如果画出分针和时针，并且两个指针有长短的区别，指向正确的数字(你可以问受检者哪一个是分针，哪一个是时针)，计2分。如果两个指针都指向了正确的位置，但是指针长度不对，计1分；或者只有一个指针指向正确的数字，并且该指针的长度正确，计1分；或者如果只画了一个指针，但其指向的数字是对的，计1分。

附件3-7-2　Addenbrooke认知功能检查相配的图表

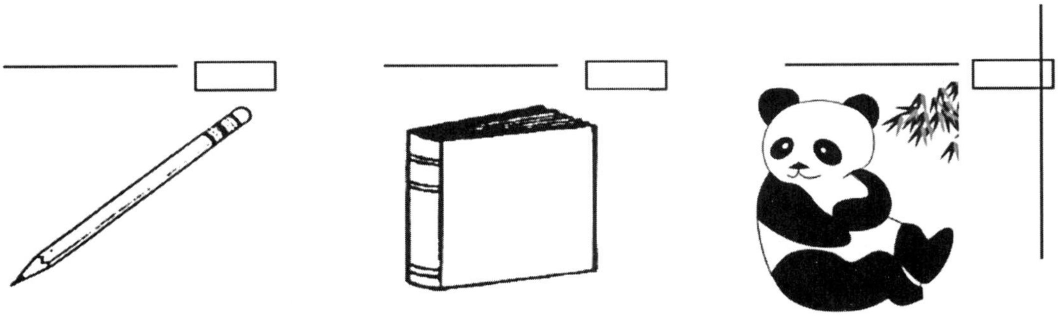

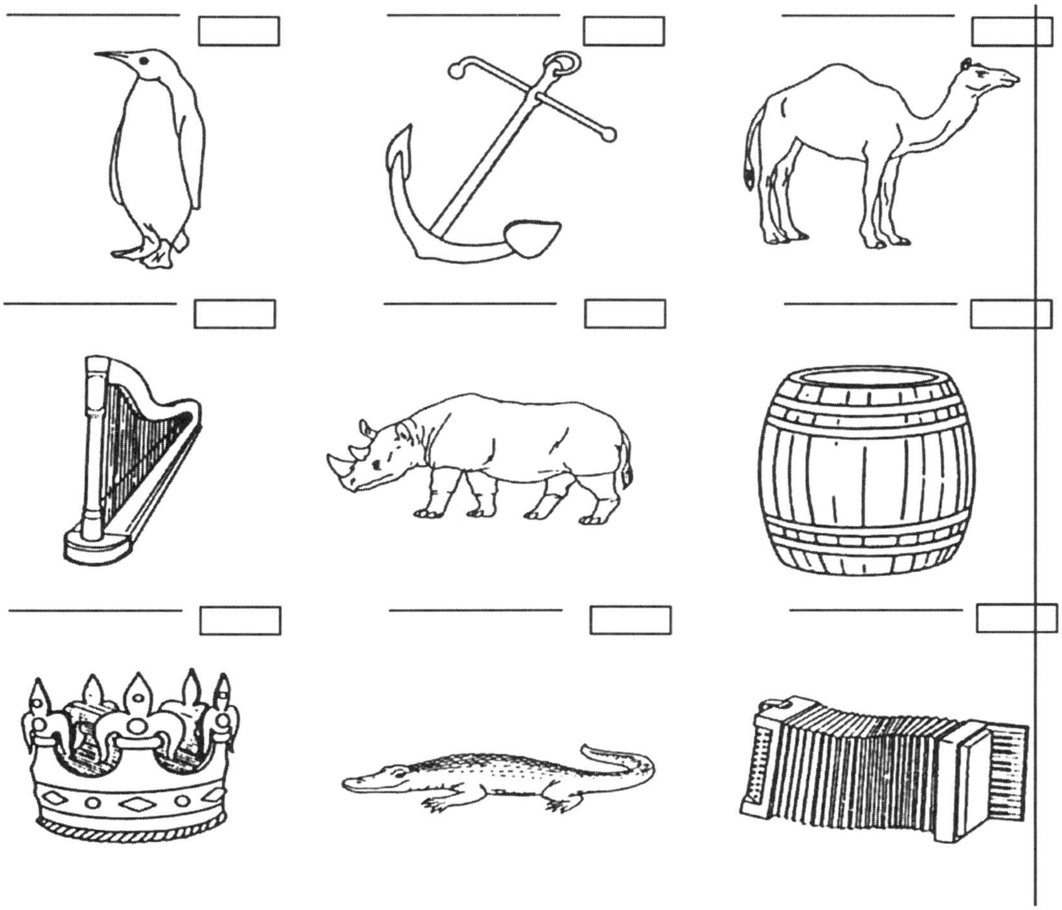

附图 3-7-1 请受检者说出以上图画的名称

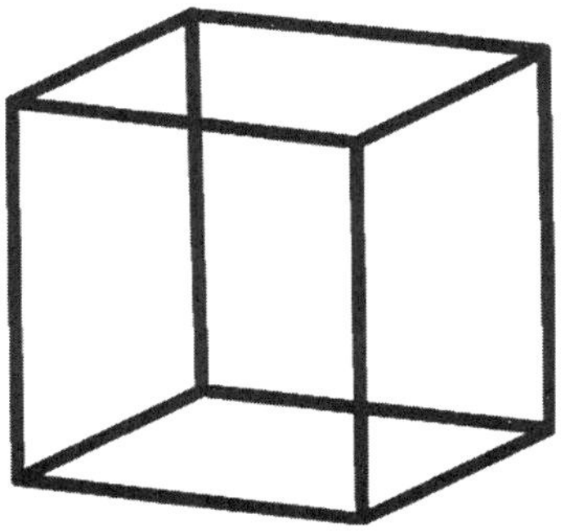

附图 3-7-2 请受检者画出相同的立方体图案

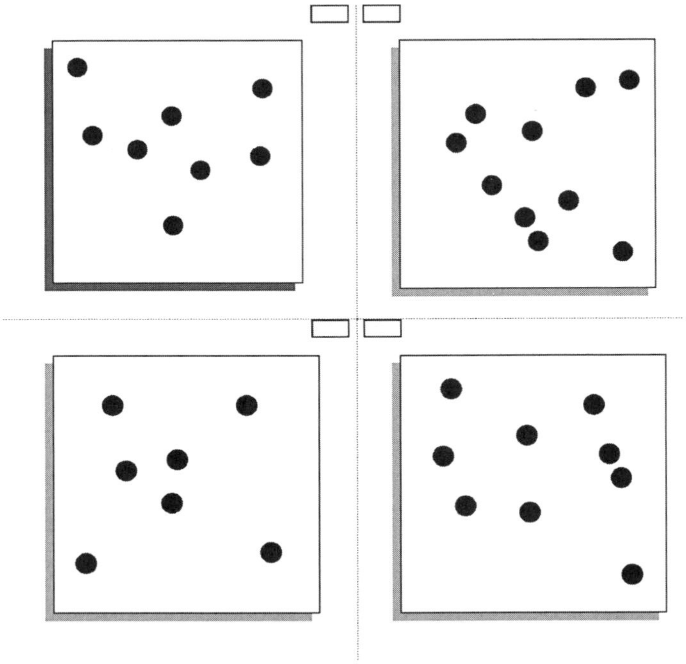

附图 3-7-3 请受检者说出黑点的个数，但是不能用手指去数

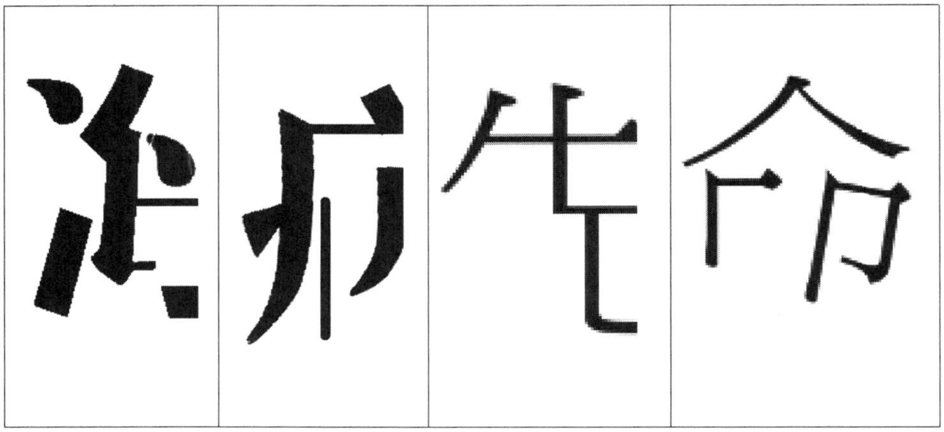

附图 3-7-4 请受检者说出上面的文字

附表 3-7-1 供再认的选择项目

林开达	南阳市	南明区	湖山路	68 号
赵康民	贵阳市	新华区	龙山路	58 号
李建国	东阳市	乐安区	金山路	48 号

（潘锋丰 黄 越 郭起浩）

第八节

失语症筛查量表

失语症影响15%～42%的卒中幸存者，并影响一个人的语言表达、听觉理解、阅读和/或写作。脑卒中后语言干预对患者预后是有益的，因此准确的失语症诊断对于确保患者得到他们需要的康复至关重要。

失语症诊断的准确性对卒中护理有重要意义，但流行病学研究发现失语症在诊断标准方面存在显著差异，导致发病率和患病率统计数据的变化。全球卒中负担沉重；2013年，卒中患病人数为2 570万，有1 030万人首次卒中。由于国际上新卒中的发病人数为1 030万，受失语症影响人口估计每年在150万～400万。因此，卒中后失语症评估的准确、方法学上合理的诊断验证对于确保适当的资金和医疗资源的提供至关重要，是全球卒中医疗的重要组成部分。

脑卒中后语言功能目前是通过一系列急性临床护理中的指标和判定进行评估的。神经影像学研究发现，病变部位和失语症之间存在高度相关性，其中病变部位和大小被认为是预测康复的重要因素。虽然这些成像方法有助于通过描述病变特征来理解语言功能的丧失，但它们并没有主诉语言功能损害的性质和个体特征，而这取决于床边检测和语言功能的临床评估。

目前脑卒中后护理中广泛使用语言测试。卒中量表，如欧洲卒中量表(ESS)、加拿大神经系统量表(CNS)和美国国立卫生研究院卒中量表(NIHSS)衡量急性卒中的严重程度，包括评估急性语言功能的子测试项目。这些措施被用来为超急性卒中治疗决策提供信息，虽然它们通常被用来识别患有失语症的卒中患者，但还没有为此目的进行专门的验证，也无助于诊断性区分失语症和非失语症卒中人群。

澳大利亚Rohde等(2017)在脑卒中患者失语症的语言系统评价中统计分析失语症量表，有56项测试符合研究合格标准，即报告了测试在区分失语症和非失语症卒中人群方面的诊断能力(敏感性、特异性、似然比或诊断优势比)，常用的量表有：西方失语症评估(WAB)、波士顿诊断性失语症检查(BDAE)、失语症综合测试(CAT)、明尼苏达失语症鉴别诊断试验(MTDDA)、波士顿重度失语症评估(BASA)、亚琛失语症测试(AAT)、综合理解和表达词汇测试第三版(CREVT-3)、表达性单词图片词汇测试第四版(EOWPVT)、认知语言能力测量(MCLA)、金字塔和棕榈树测验(PPT)、语言概念化和流利性测试(TVCF)、交际效能指数(CETI)、日常生活交流活动(CADL-2)、成人沟通技能的功能评估(ASHA-FACS)、言语推理和执行策略的功能评估(成人FAVRES)、失语症语言处理的心理语言学评估(PALPA)等，参见本书语言评估章节。

文献中，失语症量表除了用于脑卒中后失语患者，也用于非卒中状态，包括：头部损伤/闭合性头部损伤/外伤或外伤性脑损伤、脑肿瘤或“肿瘤”状态、多发性硬化(MS)、阿尔茨海默病、学习障碍、缺氧性脑损伤、精神分裂症、原发性进行性失语、帕金森病，Korsakoff综合征及其他病因患者。然而，验证一个失语症量表的效度，必须是卒中后的失语症患者，而不是其他病因的语言障碍患者。WAB-R中的失语症商(AQ)旨在帮助区分失语症和非失语症的测试表现，但从患者获得的测试分数，包括多种不同的非卒中病因，故WAB-R的作者报告说，“AQ不能单独用于标记脑损伤患者是否失语症”。

中文版的失语症检查法，有许多版本，如中国科学院心理研究所胡超群等编制的“临床汉语言语测评方法”、北京医院王新德等编制的“汉语失语检查法(草案)”、北京大学第一医院高素荣编制的“汉语失语检查法(ABC)”、中国康复研究中心李胜利等编制的“汉语失语症标准检查法”、暨南大学附属第一医院陈卓铭等编制的基于计算机辅助的汉语失语检查法。涵盖语言表达、理解、复述、命名、阅读和书写6项功能，可对失语进行系统评价，根据表现可以确定失语类型，有助于临床医师进行定位和定性诊断。由于版权的关系，本书没有附全套汉语失语检查法的具体项目。

以上成套测验通常耗时45～60 min，在欧美国家，是语言病理学家负责卒中所致失语症的诊断。用于辅助临床决策的测试通常评估一系列语言技能、识别交际能力，帮助制定治疗计划，但在国内，由于专职评定员的缺乏，通常是临床医生根据经验与简单评估进行失语症诊断，并实施适当的随访程序。所以，推广标准化的简便的失语症检查法尤其重要。

本节我们翻译修订了有代表性的筛查量表 4 种：语言筛查量表(LAST,2011)、失语症快速筛查量表(ART,2013)、快速失语症评估(QAB,2018)、失语症筛查量表(MAST,2019)。这些量表的翻译与使用已经得到原作者的授权。

值得注意的是,简短的筛查测试,是为“非专家”健康专业人员的一般用途而设计的,以确定有风险的患者识别并确保及时转诊。这种语言评估通常评估范围很窄的语言能力,经常省略读/写任务,因此不适合单独用于诊断分类目的。

附件 3－8－1　语言筛查量表(Language Sereening Test, LAST,来源 *Stroke*. 2011;42: 1224－1229)

附表 3－8－1　语言筛查量表

领　域		项　　目	满分	得分
表达得分	命名	电话机、菠萝、钢笔、鳄鱼、餐叉	5	
	复述	乌鲁木齐;邮递员给我的邻居送了一封信	2	
	自动言语	从 1 数到 10	1	
理解得分	图片再认	兔子、汤匙、香烟、眼睛	4	
	言语指令	① 手指天花板;② 把钥匙放到圆珠笔的另一边;③ 抬起你的右手,把中指放在额头,小指放在鼻尖	3	

注：命名可以是别称或简称。言语指令的句子②是房间里常见物品,如果没有钥匙与圆珠笔,可以改为其他物品。

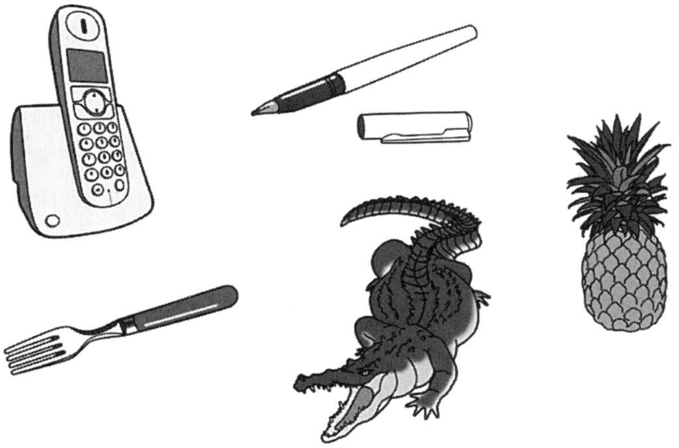

附图 3－8－1　语言筛查量表表达部分的配图

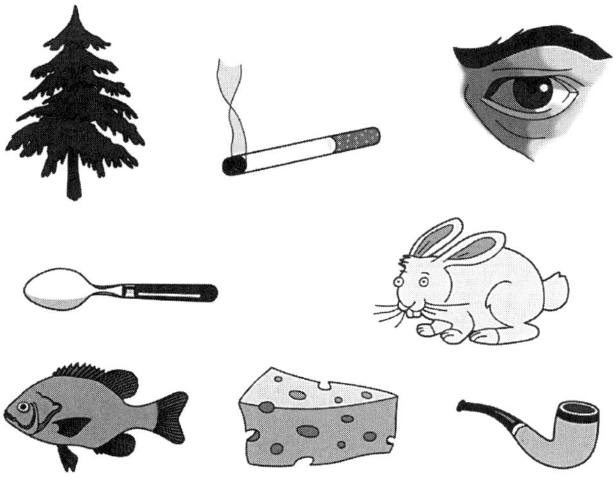

附图 3－8－2　语言筛查量表理解部分的配图

附件 3-8-2 失语症快速筛查量表(The Aphasia Rapid Test, ART,来源 Azuar 等,J Neurol (2013) 260: 2110-2117)

附表 3-8-2 失语症快速筛查量表

指导语	得分
1a. 简单次序的执行 (1) 睁开眼睛,闭上眼睛 (2) 伸出你的左手	0=正确完成 2 个任务 1=正确完成 1 个任务 2=不能完成
1b. 复杂次序的执行 把你的左手放在右耳朵	0=10 s 内完成 1=超过 10 s 或需要重复 2=部分完成 3=不能完成
2. 词语重复(每个 2 分) 按钮、大白兔、珠穆朗玛	0=正常 1=部分错误(不标准但能够理解) 2=不能复述或无法理解识别
3. 句子重复(施测者只能说 1 次) 男孩在森林里唱歌	0=正常 1=部分错误 2=不能复述或无法理解识别
4. 物品命名(每个 2 分) 手表、钢笔、纽扣	0=正常 1=单词正确但名称不准确 2=错误命名或无法识别的命名
5. 吞咽困难	0=正常 1=轻微 2=中度:说话还能够理解 3=重度:发音难以理解
6. 言语流畅性 1 min 内列举尽可能多的动物	0=15 个以上 1=11~15 个 2=6~10 个 3=3~5 个 4=0~2 个

注:总分 26 分。

附件 3-8-3 快速失语症评估(Quick Aphasia Battery, QAB,来源 Wilson SM 等,PLoS ONE 2018, 13(2): e0192773)

1. 意识水平

患者是否病情足够稳定可被评估? 评分:4=是;0=不是。结果基于提前与护士、医生讨论。

(a) 患者是否病情足够稳定可被评估?

可以被唤醒? 评分:4=已经苏醒/轻度刺激下可唤醒;3=中度刺激可唤醒;2=可唤醒,但不能保持苏醒状态;1=有反应但不能被唤醒;0=无反应

(b) 患者可以被唤醒吗?

指导? 评分:4=一个清楚正确的答案(少量的语法错误可以被忽略);3=3 个"是/否"题全部正确;2="是"回答正确,同时答对 1/2 的"否";1=对问题理解模棱两可尝试作答;0=表现出不理解或者无反应

(c) 我们现在在哪里?

如果无反应/错误:我们在图书馆吗?
我们在操场吗?
我们在____吗?(正确答案)

(d) 现在是几月?

如果无反应/错误:现在是错误月份?
现在是错误月份?
现在是正确月份?

(e) 你今年多大?

如果无反应/错误:你是错误岁数?
你是正确岁数?
你是错误岁数?

可以接收指令吗? 评分:4=接收语言指令;3=模仿动作;2=模棱两可的尝试或模仿动作;0=表现出不理解或者无反应。应该注意依据当下的情景和患者情况,一些简单的指令可以变换。

(f) 闭上你的眼睛

如果没有:做出闭眼睛的动作,让他模仿。

(g) 攥我的手

如果不做:攥患者的手,让他模仿。

整体印象:评分:4=是;3=是,但是有保留(例:一些小失误);2=断断续续地;1=稍微有点;0=一点也不

(h) 患者能够保持清醒,集中注意力,配合指令?

2. 语言连贯性

与参与者围绕至少 1 个主题交流至少 3 min,例:

-你参加过的最棒的旅行 -你参加过的最差的旅行 -你什么时候结婚的

-童年时你最喜爱的假期 -一段快乐的童年回忆 -你的第一份工作

-你最糟糕的童年回忆 -你何时拥有第一个孩子 -你如何与丈夫/妻子/伙伴相遇的 -你是什么时候退休的 -你喜欢你住的地方的什么 -一段你很恐惧/紧张/生气的时间

展示提示卡 1,问"这里正在发生什么?"

(a) 男孩正在推女孩。

(b) 女孩正在追逐男孩。

语言连贯性评估使用下面量表(附表 3-8-3)。在评估过程中其他连贯性语言也应该被考虑进去。4=正常：没有展现或在正常范围内；3=轻度：可察觉的但是不频繁；2=中度：频繁但是不普遍；1=明显的：普遍但是不是全部；0=严重：几乎全部或者所有的表达

附表 3-8-3 语言连贯性评估量表

失语性语言连贯性特点	0	1	2	3	4
话语长度和完整度减少	单个词	2 个词	3～4 个词	5～7 个词	正常
说话减少	0～24 字/min	25～49 字/min	50～74 字/min	75～99 字/min	100+字/min
语法词缀：省略词语和词素，尤其封闭性词类；“电报式语言”	重度	明显	中度	轻度	正常
命名不能：命名停顿、命名错误，放弃说话，有效的遁词	重度	明显	中度	轻度	正常
语言空缺：模糊言语，过多的封闭性词类，无效的遁词，语意表达含糊不清	重度	明显	中度	轻度	正常
语言错乱：替换开放性词类(包括持续言语)	重度	明显	中度	轻度	正常
音位错乱和新词	重度	明显	中度	轻度	正常
自我校正：错误的开始，语序折回，语言习惯	重度	明显	中度	轻度	正常
整体沟通障碍	片段式沟通；主考人觉得困难	沟通受限；参与者都觉得有困难	可以讨论每天的话题；不仅限于此	受损，但是可以讨论所有话题	没有损害

3. 词语理解能力

展示提示卡 2，说“给我……” 评分：4=正确；3=正确，但是延时>3 s，自我校正，或重答；1=相近的答案；0=无关回答，或者 6 s 内无反应

(a) 狮子，类似：长颈鹿，马

(b) 鼓，类似：小提琴，长号

(c) 小提琴，类似：鼓，长号

(d) 长颈鹿，类似：狮子，马

拿出提示卡 3。

(e) 骨头，类似：船

(f) 风筝，类似：外套

(g) 靴子，类似：船

(h) 山羊，类似：外套

4. 句子理解力

说“回答是或否……” 评分：4=正确。点头和摇头，或其他近似“是/否”的反应能够证明理解力的行为是可以接受的；3=正确，但是延迟>3 s，自我校正，或重新作答；2=作出特殊的反应不能确定患者是否理解；1=不正确，但是反应表明没有理解；0=不正确/6 s 内无反应。

(a) 你是一个(男人/女人)?

(b) 我是一个(男人/女人)?

(c) 你用斧子砍草吗?

(d) 宝宝是被保姆照顾吗?

(e) 你用钥匙开门吗?

(f) 如果你要离开，你离开了吗?

(g) 目击者被警察提问吗?

(h) 如果我告诉你我以前抽烟，你认为我现在吸烟吗?

(i) 患者给医生治病吗?

(j) 如果你达到的时候我在公园，我是先到的吗?

(k) 如果你准备上楼，你仍在下楼吗?

(l) 老鼠追猫吗?

5. 图片命名

展示提示卡 5，说“这是什么，这个呢……” 评分：4=正确，接受合理的改变名词；3=正确，但是

延时>3 s，自我校正；2＝至少一半词语回答正确或失用性错误；1＝相近的回答；0＝无关反应，或者6 s内无反应

(a) 狗

(b) 铅笔

(c) 轮椅

(d) 章鱼

(e) 吊床

(f) 自动扶梯

6. 重复

说“跟着我重复” 评分：4＝正确，(f)扩展缩减可以接受；3＝正确，但是延时>3 s，自我校正或重复；2＝(a～d)至少一半词语回答正确或失用性错误；1＝相近的回答，(e)和(f)句子中有2个以上词语正确；0＝无关反应，或者6 s内无反应

(a) 房子

(b) 早餐

(c) 灾难

(d) 没有察觉的

(e) 太阳从东方升起

(f) 有抱负的记者发现我们出发的地方

7. 大声朗读

展示提示卡6，说“大声读这些词语和句子”评分：4＝正确，(f)扩展缩减可以接受；3＝正确，但是延时>3 s，自我校正或重复；2＝(a～d)至少一半词语回答正确或失用性错误；1＝相近的回答，(e)和(f)句子中有2个以上词语正确；0＝无关反应，或者6 s内无反应

(a) 锡

(b) 生面团

(c) 主张

(d) 没有经验的

(e) 宝宝在夜晚哭泣

(f) 受欢迎的小说家意识到我为什么一直打电话

8. 运动性语言

让患者执行任务(a)、(c)和(d)，越快越好。让他们保持元音越长越好，长达15 s。计算可以做到的比率。如果可疑运动语言缺陷，增加项目(如，收起和缩回嘴唇……灾难、灾难、灾难，保持)

(a) 舌头从一边到另一边

(b) aaaaaah

(c) P^ P^ P^

(d) P^ p^ p^ t^ t^ k^

(e) 从1数到10

附表3-8-4 语言连贯性评估量表运动语言特征

运动语言特征	0	1	2	3	4
构音障碍：发音的肌肉受损	重度	明显	中度	轻度	正常
失用性语言：语言运动控制受损	重度	明显	中度	轻度	正常

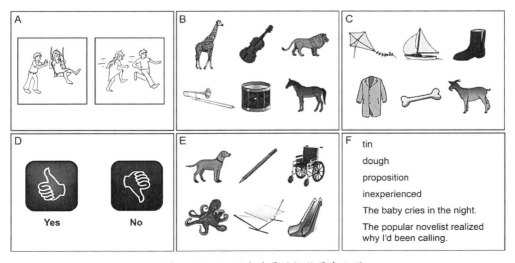

附图3-8-3 语言连贯性评估量表配图

附件 3－8－4 失语症筛查量表(Mississippi aphasia screening test, MAST, 来源 Aaro Nursi 等, Brain and Behavior. 2019; 9: e01188.)

命名(Naming,每个 2 分)

指导语：这个叫什么名字?

钢笔、手、拇指、表、天花板(或灯光)

自动言语(Automatic Speech,后 3 句为填空)

(1) 从 1 数到 10

(2) 四个季节名称是哪些?

(3) 井水不犯河________(原文：三振已满，请君________答案：出局)

(4) 上有天堂，下有________(原文：我宣誓效忠________，答案：美利坚合众国的国旗与国家)

(5) 三个臭皮匠，顶个________(原文：电话关________了，答案：机)

复述(Repetition,正确＝2 分,错误＝2 分)

指导语：请复述以下词语

碗　萝卜　字母表　古老的木板桥　夜空中挂着银白色的月亮

是/否反应(Yes/No Accuracy)

指导语：我询问你一些问题，请你告诉我“是”还是“不是”。

(1) 你的姓名是李明吗?(如果刚好是李明，改为林达)

(2) 你的姓名是什么?

(3) 你住在崇明岛吗?

(4) 你住在哪里?

(5) 你的脚上戴了手套吗?

(6) 这是你的眼睛吗?(医生碰一下被试者的鼻子)

(7) 星期天前面是星期六吗?

(8) 春天之后是夏天吗?

(9) 小鸡比蜘蛛大，对吗?

(10) 穿袜子之前先穿鞋子，对吗?

物品再认(Object Recognition)

指导语：我叫一个名称，请你指出是哪一个。

呈现：手表、钥匙、书、纸、钢笔、照片、硬币、名片、杯子。

每次叫 1 种名称，共 5 种(随机)。每种 2 分。

遵从指令(Following Instructions,每次 2 分)

指你自己的鼻子

张开嘴巴

用你的左手，指你的右边眉毛

指地板，然后指鼻子

在张开嘴巴之前，摸一下耳朵

阅读指令(Reading Instructions,每题 2 分)

(1) 张开你的嘴(测试者朗读并要求被试者执行)

(2) 捏紧拳头(测试者朗读并要求被试者执行)

(3) 手指指地板、然后指天花板(被测试者自己朗读并执行)

(4) 左手指向右耳(被测试者自己朗读并执行)

(5) 握紧拳头轻轻打在膝盖上(被测试者自己朗读并执行)

言语流畅性口述(Verbal Fluency Dictation)

指导语：呈现照片 10 s,“请看这幅图，请你告诉我这上面讲什么。”10 s 后开始。

评分可理解的言语的数目 0～5＝0;5～10＝5;11+＝10 分

写/拼写(Writing/Spelling,每个 2 分)。

指导语：我要请你拼写以下词语。

座位　转弯　计算机　扑克牌　直升机

附表 3－8－5 失语症筛查量表

表达分测验(Expressive Subscale) ____/50	理解分测验(Receptive Subscale) ____/50
命名(Naming) ____/10	是/否反应(Yes/No Accuracy) ____/20
自动言语(Automatic Speech) ____/10	物品再认(Object Recognition) ____/10
复述(Repetition) ____/10	遵从指令(Following Instructions)____/10
写/拼写(Writing/Spelling) ____/10	阅读指令(Reading Instructions) ____/10
言语流畅性(Verbal Fluency) ____/10	

总分 ____/100

选择性评估(+表示存在，—表示不存在)

吞咽困难：________

言语错乱：________
持续言语：________
定向障碍：________

（孙小康　李沁洁　郭起浩）

第九节
简易认知评估量表(Mini - Cog)

临床上，对老年人进行认知障碍的筛查至关重要。然而，由于时间的限制、认知功能评估的复杂性，以及具备相应资质人员的短缺，社区及门诊的筛查率较低。为了应对这些挑战，Borson 于 2000 年开发了简易认知评估量表(mini-cognitive assessment，Mini - Cog)，一种为初级保健机构设计的简便认知筛查工具，旨在识别有临床认知障碍的人群。Mini - Cog 作为一种认知障碍筛查工具，其评估简便、用时短、可操作性强、耐受性好、易于管理、成本低、文化、语言和教育水平的影响少、无需特殊设备，仅需简单培训(非评估专业人员可操作完成)即可在社区或者门诊实施，应用前景广泛。本节重点介绍 Mini - Cog 检测方法、诊断效能及应用情况，以期为进一步推广和应用该量表提供科学依据。

一、Mini - Cog 检测方法

Mini - Cog 由三个单词的回忆测试和时钟绘制测试(clock drawing test，CDT)组成，约 3 分钟可完成。记忆障碍是阿尔茨海默病(AD)的主要特征，Mini - Cog 检测即覆盖了记忆领域，其中三个不相关单词回忆最初来自智能筛查测验(cognitive abilities screening instrument，CASI)，其英文版 CASI 中三组单词为“shirt、brown、honesty；shoes、black、modesty；socks、blue、charity”，中文版 CASI 中三组单词为“帽子、黄色、小孩；鞋子、白色、邻居；袜子、蓝色、朋友”，三组单词可任选一组。因 CASI 是由简明精神状态量表(mini-mental state examination，MMSE)发展而来，也可直接采用 MMSE 中三个单词，英文版 MMSE 中三个单词为“apple、table、penny”，香港版 MMSE 中三个单词为“苹果、报纸、火车”，中文版 MMSE 中三个单词，张明园版本为“皮球、国旗、树木”。为了限制单一版本在测试者中信息共享，研究员在随后的研究中进行数千次筛选，开发多种 Mini - Cog 的备选版本，其中单词回忆部分有 6 组，即“① banana、sunrise、chair；② leader、season、table；③ village、kitchen、baby；④ river、nation、finger；⑤ captain、garden、picture；⑥ daughter、heaven、mountain”，翻译为中文即“① 香蕉、朝阳、椅子；② 领袖、季节、桌子；③ 村庄、厨房、婴儿；④ 河流、国家、手指；⑤ 船长、花园、照片；⑥ 女儿、天堂、高山”，在实际操作中三项单词回忆选择其中一组即可。

Mini - Cog 检测中还包含了一项 CDT 的任务，可以捕捉比短期语言记忆更复杂的认知能力。CDT 可以检测不同的认知能力，包括视听觉能力、理解力、注意力和空间执行能力等。这些区域的缺陷反映了 AD 中经常表现出的额叶和颞顶叶紊乱，并且可能不容易通过常用的认知筛查测试(如 MMSE)检测到。神经影像学研究发现，CDT 的表现可归因于多个区域的结构和功能改变，包括额叶、颞叶、顶叶皮质、海马体、丘脑、尾状核、壳核和小脑。近 30 年来国内外学者先后提出了 20 多种 CDT 的评分方法，根据钟面、数字和指针的表现有定量分析和定性分析，各评分方法繁简不一、优劣各异，造成临床医生选择困难，Borson 在开发 Mini - Cog 时选择了一种简单免费的时钟绘制版本，结果判定无需复杂的评分细则，且在测试中几乎不需要语言解释。同样，为了避免其他测试者信息共享，在 Mini - Cog 的备选版本中 CDT 时间设定有 11:10，1:45，8:20，这些 CDT 均采用统一评分细则，仅评价数字顺序、位置和指针指向是否正确，对指针的长短并无要求，评分采用二分制(0 或 2 分)，然而目前国内外常用的 Mini - Cog 时钟设置仍为 11:10。

在 Borson 原文中，对 Mini - Cog 结果判读如下：三项单词回忆均正确提示测试者认知功能正常，三项单词回忆均错误表示测试者存在认知功能障碍；如若三项单词回忆 1～2 个，则根据画钟实验结果进行评估，若画钟正确(所有数字次序和位置均正确，指针指向正确的时间)表示测试者无认知功能损害，如画钟错误则提示测试者存在认知功能障碍(图 3 - 9 - 1)。为了便于在实际工作中应用，研究员开发 Mini - Cog 网页版(https://mini-cog. com)，

具体操作步骤更为清晰,我们根据网页版内容整理出中文操作方法,详见下文。

Mini－Cog 指导语如下：① 即时记忆：请您集中注意力,我要告诉您 3 个词语,请您把它记住,稍后还会请您回忆的,这 3 个词语是“香蕉”“朝阳”“椅子”(从上文词语中任选一组),请对方复述这 3 个词语,最多可向对方重复三次,如果对方尝试三次后仍无法复述这 3 个词语,可直接转至画钟测验。② 画钟试验：请您画一个钟表的表面,写上所有的数字,指针指向 11 点 10 分。如果对方在 3 分钟内没有完成画钟测试,即可停止,并转入延时回忆。③ 延时回忆：请您回忆一下我刚才告诉您的 3 个词语,无论对方是否在即时记忆中准确重复这 3 个词语,都要执行这部分测试。

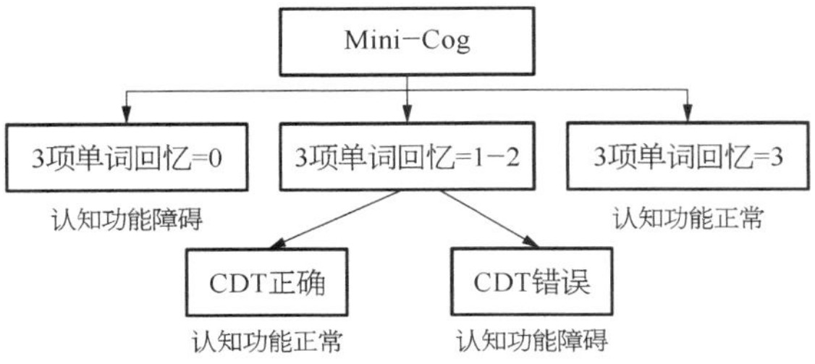

图 3－9－1 Mini－Cog 评估流程

Mini－Cog 评分系统如下：① 单词回忆评分(满分为 3 分)：在没有提示情况下正确回忆出每个单词为 1 分;② 画钟试验(满分为 2 分)：画钟正确为 2 分(所有数字次序和位置均正确,指针指向正确的时间),画钟错误为 0 分。

Mini－Cog 结果判读：将 3 个单词回忆与画钟试验得分相加(满分为 5 分),总分为 0、1 或 2 分表示认知障碍的可能性较高,总分为 3、4 或 5 分表示患痴呆的可能性较低,但不排除其他程度的认知功能障碍。

二、Mini－Cog 检测效能

Borson 的研究数据显示,Mini－Cog 似乎在人群样本中捕捉到了 MMSE 对痴呆筛查的几乎所有能力,这表明 Mini－Cog 可能是一种实用而有效的工具,适用于大规模高危人群的筛查,尤其是社区初级保健中的老年人群,从而有助于实现痴呆症的早期发现和干预。Borson 及其同事对 Mini－Cog 的发展和随后的研究排除了被诊断为轻度认知障碍(MCI)的患者,主要关注 Mini－Cog 对 AD 的敏感性(76%)和特异性(89%)。Carnero－Pardo 等汇集了两项研究数据,将认知功能障碍(cognitive impairment, CI)分为 MCI 和 AD,其研究报告了 Mini－Cog 检测整体 CI(即 MCI 与 AD 的总和)的敏感性为 60%,特异性为 90%,最佳截断分数为 2 分或以下。但对于 MCI 的研究较少,李等针对 119 例 MCI 患者与 110 例正常对照组(NC)比较,以 Petersen 诊断标准为 MCI 诊断依据,将 Mini－Cog 总分设置为 9 分(三项单词即时回忆均正确为 3 分,画钟实验正确为 3 分,延迟回忆均正确为 3 分),结果显示,Mini－Cog 在 MCI 组与 NC 组的评分分别为 5.2±1.6 分和 7.5±1.7 分,其检测 MCI 的敏感性为 85.71%,特异性为 79.41%,这提示较为详细的评分标准有助于 MCI 的检测。最近一项荟萃分析报道,使用≤2 分临界值作为 Mini－Cog 诊断 AD、MCI 和 CI(包括 AD 或 MCI)的阈值,在初级/二级医疗机构中(6 项研究,4 772 例患者),Mini－Cog 检测 AD 的敏感性为 0.76(95% CI：0.73～0.78),特异性为 0.83(95% CI：0.82～0.84),AUC 为 0.85(95% CI：0.73～0.90);在二级医疗机构/记忆门诊(2 项研究,270 例患者)中,Mini－Cog 检测 MCI 的敏感性为 0.84(95% CI：0.76～0.91),特异性为 0.79(95% CI：0.72～0.85);在初级/二级医疗机构及急诊部门(8 项研究,2 152 例患者),Mini－Cog 检测 CI(包括 MCI 或 AD)的敏感性为 0.67(95% CI：0.63～0.70),特异性为 0.83(95% CI：0.81～0.85),AUC 为 0.84(95% CI：0.75～0.87),这提示 Mini－Cog 对不同认知障碍的检测效能有所差异。笔者为了验证 Mini－Cog 在我国人群中不同认知障碍的诊断效能,纳入 950 例在我院记忆门诊及上海市社区进行全面认知功能评估的受试者(NC：235,MCI：326,AD：389),发现 Mini－Cog(5 分制)无论在 MCI、AD 或 CI 中,其最佳截断值均为 2 分,但对于 MCI 的诊断效能及敏感度偏低(AUC 0.75,敏感度 57%,特异度 83%),而对 AD 及 CI 的诊断效能较高(AD：AUC 0.92,敏感度 89%,特异度 83%;CI：AUC 0.84,敏感度 74%,特异度 83%),当采用 Mini－Cog 9 分制时,其对

MCI、AD及CI的诊断效能均有所提高(MCI：AUC 0.75，敏感度68%，特异度70%；AD：AUC 0.95，敏感度88%，特异度89%；CI：AUC 0.86，敏感度84%，特异度70%)，这提示更为详尽的评分方法有利于提高认知功能障碍的诊断效能。总而言之，Mini-Cog可用于不同认知障碍人群的检测，其目前应用于AD的检测较为广泛，对于MCI的检测可探索采用更为详细的评分标准，但Mini-Cog仍不能代替神经心理评估诊断，主要用于认知功能的初步筛查。

随着电子信息化发展，智能化认知筛查工具也应运而生，近期日本研究者在智能手机上开发了一款Mini-Cog自测应用程序，具有良好的可接受度，使大量居民能够远程进行认知功能的自我评估，指导有认知障碍风险的居民及时去医疗机构就诊。同样国内也有研究者开发智能化Mini-Cog，其评分结果与专家评分一致性较好，与既往纸质版测验研究报道的敏感性及特异性相仿，验证了智能化改良版Mini-Cog工具的可信度。这些结果表明，将Mini-Cog与科技手段相结合，能够促进其在更广泛领域的快速应用与普及。

三、Mini-Cog与MMSE、AD8的比较

MMSE量表是最常用的认知功能筛查量表，其测试涵盖五个认知领域：定向力、执行力、计算力、记忆和语言能力。尽管MMSE主要适用于社区和基层人群的痴呆症诊断，但它作为MCI的筛查工具却没有优势。对于MCI患者而言，其测试题目太过简单，MCI筛查的敏感性及阳性预测值偏低，而且筛查准确度常受到种族、语言、受教育程度的影响。Mini-Cog最初由Borson在一个有针对性的种族语言多样性样本中开发的，并在老年人群中进行了验证，受语言及受教育程度的影响更少。Borson在随后的研究中比较了Mini-Cog与MMSE在认知障碍患者中的检测性能，并将Mini-Cog的初步开发工作扩展到更大的多种族文化和多民族样本，结果表明，Mini-Cog在筛查认知障碍的准确性方面达到或超过了MMSE的性能，但所需的时间和精力要少得多。

痴呆知情者问卷(ascertain dementia 8-item informant questionnaire，AD8)是8项知情者半结构性晤谈量表，可对患者和护理人员进行简短的8个问题的访谈，其不受患者年龄、教育、性别、种族的影响，评分方法简单，耗时短，且具有较高的敏感性，在临床初筛中应用广泛，但当知情者报告AD8时，可能会受到回忆偏差的影响，因此容易出现诊断错误。国内一项比较Mini-Cog与AD8测试在中国健康人群中识别认知障碍的辨别能力研究，Logistic回归模型显示，Mini-Cog(OR＝0.34，95% CI：0.25～0.46)和MMSE(OR＝0.58，95% CI：0.49～0.69)预测认知障碍的准确率分别为79.4%和80.6%，而AD8(OR＝1.56，95% CI：1.32～1.85)预测认知障碍的准确率为72.5%，Mini-Cog、AD8和MMSE检测认知障碍的AUC分别为0.79(95% CI：0.72～0.85)、0.66(95% CI：0.58～0.73)和0.80(95% CI：0.73～0.86)，Mini-Cog的敏感性和特异性均优于AD8(敏感性78.79% vs. 56.06%；特异性79.79% vs. 75.53%)，其结果表明与AD8相比，Mini-Cog测试是一种更有效的筛查老年人认知障碍的工具。

四、Mini-Cog的临床应用

痴呆的诊断及筛查是复杂且耗时的，对于常规住院患者进行痴呆筛查可行性较低，相比之下，Mini-Cog耗时短，操作简单，可以由训练有素的护理人员进行。德国一项关于护理人员应用Mini-Cog对住院老年患者进行认知障碍相关风险分层的前瞻性多中心队列研究，结果提示护理人员识别认知能力低下的患者几乎与老年精神病科医生一样(AUC：0.862；95% CI：0.83～0.89；P＜0.001，准确性89.6%)，这表明护理人员也可以使用Mini-Cog检测住院患者认知功能异常，从而能够预测住院老年患者认知障碍的相关并发症。Mini-Cog还可用于识别术后一年死亡风险增加的老年患者，其中Mini-Cog评分≤2分(满分为5分)的患者往往年龄较大，躯体功能依赖程度及呼吸系统疾病发生率较高，手术1年后病死率显著增加。另外，较低的Mini-Cog评分与老年骨折患者较高的并发症风险，以及择期髋关节或膝关节置换术后患者出现谵妄和更长的住院时间相关。有研究发现术中脑氧合监测有助于减少术后认知功能下降，但这些有效干预措施的

前提是早期识别术后不良结局风险增加的患者。认知功能障碍目前还不是常规术前评估的一部分,更准确的预后预测可能需要多种因素,包括认知功能状态、共病和营养不良。例如,最近提出的"认知衰弱模型"定义为同时存在身体衰弱和轻度认知障碍的患者,这些患者更有可能表现出躯体活动功能障碍、较低的生活质量、较高的痴呆发生率和病死率。另外,Mini - Cog 用于心衰住院患者的风险分层筛查,也是基于"认知衰弱模型"理念。临床工作中及时发现高危"认知衰弱"患者并进行有针对性的干预,可有效降低患者住院、失能及死亡等负性临床事件的发生率,从而改善患者远期预后。

总而言之,Mini - Cog 作为一种快速且免费的认知障碍筛查工具,可用于门诊或基层医务人员初步判断老年患者是否存在认知障碍,对于 MCI 和痴呆的识别与随访跟踪有一定的敏感性和特异性,同时 Mini - Cog 用于术前筛查也可及时识别具有认知障碍的患者,并提前干预,从而预防一些高危患者术后出现谵妄等并发症。近年来认知衰弱作为老年医学领域的一个新概念,对临床患者危险分层及干预具有指导意义。关于 Mini - Cog 相关研究,还有更多领域可开展,如 Mini - Cog 在以 Aβ - PET 扫描为金标准的痴呆诊断信效度研究,Mini - Cog 与脑白质病变及海马萎缩是否相关,Mini - Cog 中不同 CDT 评分标准对痴呆诊断是否存在差异,Mini - Cog 与衰弱量表组合建立"认知衰弱模型"在临床研究仍较少,这些研究可进一步探索。

(杨　倩)

第十节
香港简易认知评估(HKBC)

简易认知评估(Hong Kong brief cognitive test, HKBC)是由香港中文大学精神科学系 Helen F. K. Chiu 教授等 2018 年发表的,评估老年人总体认知功能的量表。该量表涵盖多个认知范畴,包括即时回忆/注意力、延迟回忆、近期记忆、定向力、执行功能、时事知识、视空间功能、执行功能及言语功能等。

HKBC 主要开发语言为汉语,有简体中文和繁体中文两种版本,适合于普通话或粤语施测。HKBC 测验共 9 个条目,满分为 30 分,分数越高,提示认知功能越好。该量表应用简便,通常 7 分钟左右即可完成全部测评。该量表编制过程中,考虑到华语区老年人受教育水平偏低,而且也有很大一部分老年人几乎未受过正式教育,因此,尽量减少纸笔测试,使其适用人群较广,具有可推广前景。

一、信效度研究

Chiu 等在一项诊断性研究中,纳入 99 名正常老年人和 260 名认知障碍患者,发现 HKBC 总分在筛查认知障碍患者上具有较好的识别效能,AUC 值(AUC=0.955)略高于 MMSE 和 MoCA。在低受教育组(<7 年)和高受教育组(≥7 年)中区分正常老年人和认知障碍老人时的最佳界限值均为 21 分。国内张楠教授团队的研究纳入 48 名遗忘型轻度认知损害患者、67 名阿尔茨海默病患者和 306 名正常老年人,发现 HKBC 区分遗忘型轻度认知损害患者与正常老人的最佳界限值为 23 分,区分阿尔茨海默病患者与遗忘型轻度认知损害患者的最佳界限值为 17 分。

二、常模制定

于欣教授制定了 HKBC 的常模。HKBC 评分与年龄和受教育程度有关。依据年龄和受教育程度分组建立的 HKBC 常模见表 3 - 10 - 1。

表 3 - 10 - 1　香港简易认知评估(HKBC)常模

年龄组	受教育程度(年)	例数	均分	标准差	百分比		
					10%	50%	90%
40～49	0	24	24.58	2.99	20.5	25.0	28.0
	1～6	88	24.99	3.10	21.8	25.0	29.0
	7～9	209	25.52	2.76	22.0	26.0	29.0
	10～12	114	26.54	3.05	23.0	27.0	29.0
	>12	236	28.08	1.98	25.0	29.0	30.0
50～59	0	78	23.36	4.38	16.9	24.0	28.0
	1～6	150	22.97	3.76	17.1	23.0	27.0
	7～9	239	25.08	2.98	21.0	25.0	29.0
	10～12	170	26.04	3.25	21.0	27.0	29.0
	>12	118	27.22	2.33	24.0	28.0	30.0

（续表）

年龄组	受教育程度（年）	例数	均分	标准差	百分比		
					10%	50%	90%
60～69	0	137	22.31	4.14	16.8	23.0	27.0
	1～6	97	23.13	3.99	16.0	24.0	28.0
	7～9	199	24.30	3.37	20.0	25.0	28.0
	10～12	126	25.60	2.86	22.0	26.0	29.0
	>12	41	26.00	3.15	22.0	27.0	29.0
70～79	0	68	21.46	3.96	15.9	22.0	26.1
	1～6	71	23.24	4.19	17.0	24.0	28.0
	7～9	53	24.36	2.74	20.4	24.0	28.0
	10～12	34	25.71	3.07	21.0	26.5	29.5
	>12	22	25.91	2.88	22.0	26.0	29.7
80～89	0	19	19.79	4.39	16.0	20.0	27.0
	1～6	5	20.80	3.56	17.0	21.0	NS
	7～9	5	23.20	2.78	20.0	23.0	NS
	10～12	6	22.50	2.81	20.0	22.0	NS
	>12	3	27.00	2.65	24.0	28.0	NS

三、临床应用

目前，HKBC 也被用于社区老年人认知评估研究。例如，付志强等采用 HKBC 评分为主要结局指标，研究社会处方管理模式对于社区老年人的认知功能的疗效。另一项社区横断面研究发现，老年人嗜睡指数与其 HKBC 评分呈负相关，表明白天过度嗜睡的高倾向与较差的认知表现有关。这些研究也为 HKBC 在社区老年人群中的应用提供了可行性依据。

2012 年发表的 MES、2015 年发表的 MoCA-B 以检测低教育老人的 MCI 为目标，记忆与执行功能难度适当，在高教育正常老人，并没有天花板效应。相比之下，HKBC 检测的认知功能比较多、每个认知域的项目比较少，项目组合与难度更接近 MMSE。众所周知，MMSE 的缺点是，语言项目占比偏高、记忆项目偏简单，在高教育老人中容易出现天花板效应。这些局限性影响 HKBC 的广泛应用，但作为量表本土化的有益尝试，仍然占有一席之地。

（郑垚楠　王华丽）

简易认知评估*

（*译自香港简易认知评估）

<table>
<tr><td></td><td>请读出以下词语，再请受试者重复讲出：第一次答案全对给 1 分</td><td>分数</td></tr>
<tr><td>1. 即时记忆</td><td>
<table>
<tr><td></td><td>垃圾桶</td><td>包子</td><td>飞机</td><td>学校</td><td></td></tr>
<tr><td>第一次</td><td></td><td></td><td></td><td></td><td>[　]正确词</td></tr>
<tr><td>第二次</td><td></td><td></td><td></td><td></td><td rowspan="2">不计分</td></tr>
<tr><td>第三次</td><td></td><td></td><td></td><td></td></tr>
</table>
</td><td>_/1</td></tr>
<tr><td>2. 时事知识</td><td>请讲出现任国家主席的名字</td><td>_/1</td></tr>
<tr><td>3. 时间定向
地方定向</td><td>[　]月　[　]星期几　[　]季节
[　]地区　[　]医院/大楼/街道/中心名称</td><td>_/3
_/2</td></tr>
<tr><td>4. 动作模仿及记忆</td><td>能模仿三次正确动作(拳-边-掌)[1 分]　[　]
自己能做三次正确动作[1 分]　[　]</td><td>_/2</td></tr>
<tr><td>5. 语言流畅</td><td>一分钟能讲出的动物数量　[　]动物数量
动物数量：5-9[1 分]，10-13[2 分]，14-16[3 分]，17 或以上[4 分]</td><td>_/4</td></tr>
<tr><td>6. 延迟记忆</td><td>
<table>
<tr><td></td><td>垃圾桶</td><td>包子</td><td>飞机</td><td>学校</td></tr>
<tr><td>自由回忆</td><td></td><td></td><td></td><td></td></tr>
<tr><td>类别提示(见表一)</td><td></td><td></td><td></td><td></td></tr>
</table>
自由回忆每个正确词语[2 分]，类别提示每个正确词语[1 分]，共 8 分</td><td>_/8</td></tr>
</table>

(续表)

7. 画钟	请在圆形里面写上所有数字，再画两根指针，将时间显示为八点二十分(如未能成功填上所有数字或数字分布不平均，请用背面已填上数字的钟面) 正确数字与分布[1分]，正确时间[1分]	__/2
读时间	指着纸张背面下面的时钟，请测试对象讲出时间。	__/1
8. 命名与功能	指着纸张背面的物件，请受试者讲出物件的名称及功能 [ ]正确名称 正确名称[2分]，正确功能[2分](见表二) [ ]正确功能	__/4
9. 近期记忆	请讲出最近一个月内国内外发生的一件新闻 详细讲述[2分]，简单讲述[1分]	__/2

总分：__/30

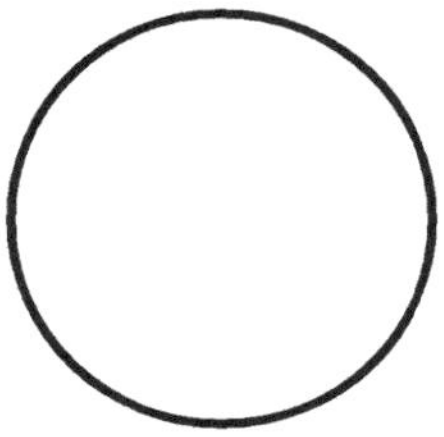

(表一)

类别提示	
垃圾桶	家居用品
包子	食物
飞机	交通工具
学校	建筑物

(表二)

名称	功能
纽扣	扣住衣服
自行车车轮	转动起来能使自行车向前走

7. 画钟

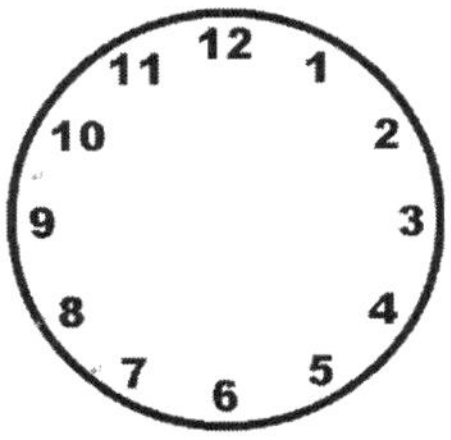

8. 命名与功能

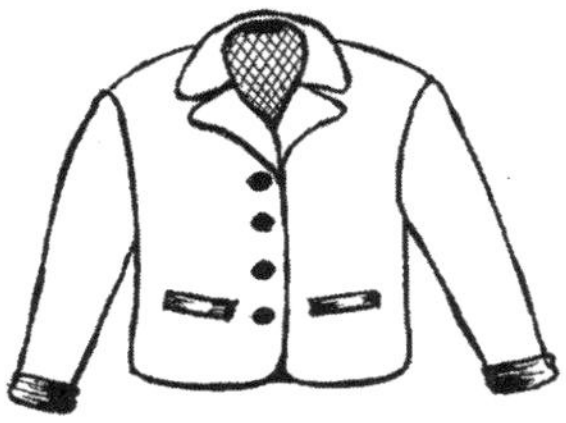

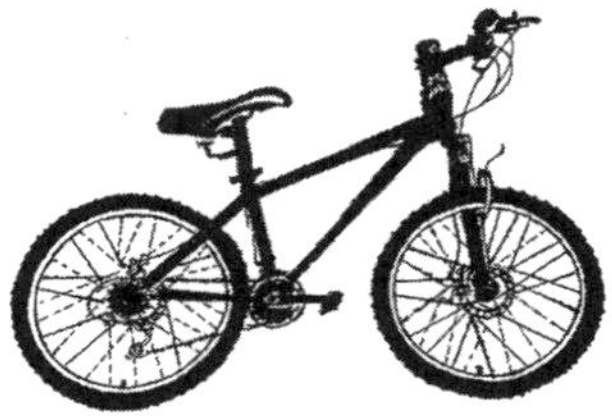

7. 读时间

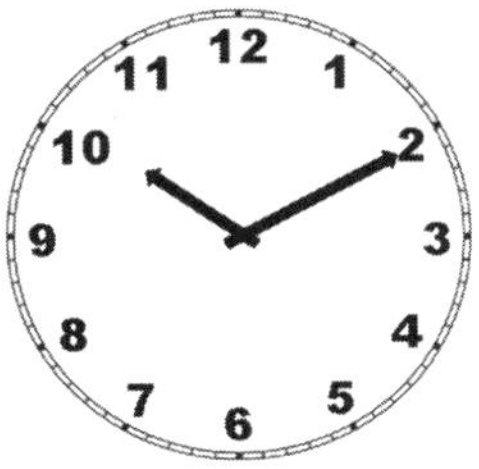

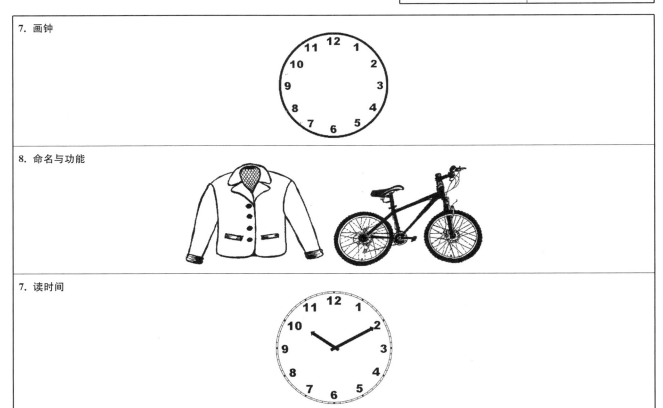

项目	最佳分界值
正常	≥22
轻度神经认知障碍	17～21
重度神经认知障碍	≤16

注：Chiu, H. F., Zhong, B. L., Leung, T., Li, S. W., Chow, P., Tsoh, J., Yan, C., Xiang, Y. T. & Wong, M. (2018). Development and validation of a new cognitive screening test: The Hong Kong Brief Cognitive Test (HKBC). *International journal of geriatric psychiatry*。

第十一节

社区痴呆筛查量表(CSI－D)

社区痴呆筛查量表(community screening instrument for dementia, CSI－D)是一种用于早期痴呆筛查的工具，最初由美国印第安纳大学医学院精神科的 Hall 等研究者于 1992 年编制，编制理由是，不同于 MMSE，CSI－D 是一套与受访者文化情境和受教育程度无关的认知检查量表，既检查受试者本人，又询问知情人，将这两部分结合起来，获得的信息更加全面。这种设计理念在当时是相当先进的，其中“受试者量表得分减去知情人量表得分所得的组合分”是其他痴呆量表没有的，颇具启发性，可惜认知障碍研究的大趋势是诊疗时间窗提前，MCI 与 SCD(主观认知下降)成为热点，该组合分并没有得到充分的研究。

初版的被试者评估量表包含 39 个条目，知情者问卷包含 30 个条目(Hall 等，1993)。通常来说，被试者量表的完成时间为 15～20 分钟，知情者量表的完成时间需要 5～10 分钟，完成全套的检查可能需要 30 分钟。但 30 分钟左右的测查时间对于常规的社区筛查来说过于冗长，因此 Prince 和 Hall 等于 2010 年对其进行了简化，并对信效度进行了验证，简化后的版本中，被试者量表包含 7 个条目，知情者量表包含 9 个条目(Prince 等，2010)。

一、量表结构

在 CSI－D 被试者量表部分，包含有 5 个维度，分别是：记忆力、抽象思维、高级皮质功能(失语、失用、失认及结构障碍)、地点定向力和时间定向力；知情者量表则包含 3 个维度，分别是：记忆与认知、日常活动以及杂项。简明 CSI－D 的被试者量表主要测查受访者的认知情况，包括记忆、时间定向力、地点定向力以及部分语言功能；知情者量表则包括患者的记忆、日常生活功能等方面(Prince 等，2010)。简明 CSI－D 的被试者量表具体条目见表 3－11－1。

表 3－11－1 社区痴呆筛查量表(CSI－D)

序号	项 目	评 分
	现在我告诉您 3 个词语，请您在我说完以后重复小船、房子、鱼 重复这 3 个词，最多 6 次；或直至受访者记住全部词语并告知：现在请记住这些词，过一会我还要问您	
1	检查者指向自己的肘部问：我们把这个叫作什么？	1 0
2	锤子一般用来做什么？	1 0
3	您这附近最近的市场/商店在哪里？	1 0
4	今天是星期几？	1 0
5	现在是什么季节？	1 0
6	请先指一下窗户再指一下门。 请您说出我之前告诉您的三个单词	1 0
7	小船	1 0
8	房屋	1 0
9	鱼	1 0

二、量表验证

Hall 等(1993)对克里族和说英语的非印第安人群中的痴呆患者和正常对照进行了 CSI－D 的预测试。结果显示，量表评定者间一致性好，几乎所有条目均达 Kappa＝1.00，被试者量表的分总相关系数达 0.994,知情者量表达 0.996。调查量表分析的结果显示,预试测量表的灵敏度为 100%,特异度为 79%。根据项目分析的结果对量表进行修改,即去掉有关计算力的条目后,量表的灵敏度为 100%,特异度为 89%。Hendrie 等(1995)对尼日利亚和美国的非洲裔人群进行量表评定,以 ICD－10 诊断为金标准,结果显示,量表的灵敏度为 87%,特异度为 83.1%。中国版本的 CSI－D 由刘津等研究者主持并完成了信效度的检测,结果显示,96.8%的条目 Kappa=1,评定者一致性良好。按被试者量表总分筛查痴呆病例,结果显示,CSI－D 的灵敏度为 96.7%,特异度为 100%。并且研究者比较了 CIS－D 被试者量表、知情者量表以及总分在高低文化程度的健康对照组之间的差异,结果显示,除在 70～79 岁的女性间不同文化程度组有显著差异以外,其他均没有显著差异(刘津等,2001)。

简明 CSI－D 量表的分数包括三部分,即受试者量表得分(0～9),知情人量表得分(0～6),以及将受试者量表得分减去知情人量表得分所得的组合分(－6～9)。简明 CSI－D 的信效度在拉丁美洲、印度和中国等多个研究中心进行了验证,研究报告了在不同国家和地区的结果,ROC 的分析显示,量表组合分的灵敏度 85.1%～100%,特异度 95.2%～100%;被试者量表的灵敏度 72.4%～100%,特异度 67.4%～97.2%;知情者量表的灵敏度 76.4%～100%,特异度 92.6%～100%。其中,中国施测的结果为,组合分灵敏度 93.5%,特异度 94.4%;被试者量表灵敏度 81.3%,特异度 95.1%;知情者量表灵敏度 82.3%,特异度 98.3%。研究者建议的简明 CSI－D 在中国的划界分为:知情人量表>1 分,被试者量表<6 分,CSI－D 组合分<5 分。

三、量表应用

简明 CSI－D 是 WHO(World Health Organization)和 ADI(Alzheimer's disease international)合作的 10/66 痴呆研究小组项目(dementia research group)的成果之一。ADI 致力于加强全球范围有关阿尔茨海默病相关研究的合作,提高人们对痴呆症和阿尔茨海默病的认识,并倡导为痴呆症患者及其照护者提供更多更好的服务。10/66 指的是生活在发展中国家的痴呆症患者占 66%,但在这些环境中进行的基于这些人口的研究不足 1/10。10/66 项目试图通过南南和南北研究合作来纠正这种研究的不平衡。故而,通过此项目,简明 CSI－D 能为世界更广大范围和地区的人口提供认知的筛查。

由北京大学发起的 CHARLS(China health and retirement longitudinal study)项目中,也纳入了简明 CSI－D 作为认知评估的工具,研究者在其队列的 825 个样本以及来自不同医院的 766 名受试者中对简明 CSI－D 进行了验证。结果显示,被试者量表的得分与 CDR 总分显著相关,并且在城市人口中,得分在不同受教育程度群体中没有显著差异(Meng et al., 2019)。总的来说,简明 CSI－D 能够适用于 CHARLS 研究。刘肇瑞等人(2010)开展的北京市城乡两社区老年痴呆发病率的调查中,于 2009—2010 年间,对北京市西城区和大兴区的 2 025 名 65 岁以上老年人进行随访,采用简明 CSI－D 以及其他认知神经测试进行筛查,结果显示,新发老年期痴呆病例 173 例,5 年累计发病率为 8.54%,平均年发病率为 1.77%(95% CI: 1.47～1.97),结果与其他相关研究类似。总的来说,CSI－D 能够服务于我国老年人的认知筛查。

跟 MMSE 一样,CSI－D 用于痴呆的初步筛查,不用于 MCI 的早期诊断与鉴别诊断。

(张星宇　王华丽)

第十二节

社区数字化认知筛查工具

2020 年 9 月 11 日,国家卫生健康委办公厅发布了《探索老年痴呆防治特色服务工作方案》,旨在贯彻落实《健康中国行动(2019—2030 年)》有关要求,指导各地探索开展老年痴呆综合防治工作、开展患者评估筛查。方案要求基层医疗卫生机构在实施国家基本公共卫生服务老年人健康管理服务项目时,结合老年人健康体检等工作,开展辖区老年人认知功能评估。养老机构、医养结合机构要定期对机构内老年人认知功能进行评估。社区(村)65 岁以上老年人认知功能筛查率达 80%。

仅仅采用传统的神经心理评估量表是无法完成这项任务的。纸笔测试的形式，存在一定的局限性，如：需要大量经过专业培训的评估员，耗时耗力，无法居家完成，可能会遗漏测验过程中的一些有价值的信息，如决策延迟、补偿策略和心理运动问题等。近年来，随着智能手机和平板等移动设备的兴起，数字化智能化的认知评估工具逐步涌现，为社区居家筛查早期出现认知功能减退的风险人群提供便利可行的手段。

数字化认知筛查工具的优势在于① 自主性：受试者可以自行或在他人指导下基于智能手机、平板和电脑等电子产品，在社区或居家完成简短的认知功能初步筛查，其中存在可疑认知功能减退的受试者可以进一步转诊至专科就医；② 客观性：由于数字化的认知筛查工具通过标准化流程完成，可以避免评估师的语气、肢体语言等偶然反应对被试者的影响，降低施测者间偏倚；③ 增加多维度过程指标，平衡测试的正确性与反应速度：数字化认知筛查工具可以借助前沿技术采集更多测试过程中的行为数据，丰富评测的指标和维度，精确记录被试者的反应时间和准确性，减少天花板和地板效应；④ 节约成本：与传统的纸笔一对一测试相比，显著节省人力和时间成本，减少纸张消耗与储存空间；⑤ 数据储存和远程管理：通过以电子形式储存测试结果，方便数据存储和管理，且测试结果可以同步上传至云端和医生端，方便远程管理和长期随访。此外，测试系统可以通过大量收集人群的数据进行不断地验证、更新和自我完善，也避免了一定的学习效应。

基于文献检索和指南的推荐，笔者在此重点介绍几种国内目前较为成熟的数字化认知筛查工具，包括 G3、SCS、AMES 和 MemTrax。前两种主要是基于手机端的认知筛查小程序，后两者则主要基于平板或电脑系统完成。

一、3 分钟游戏化认知筛查工具(G3)

3 分钟游戏化认知筛查工具（game-based cognitive assessment-3-minute version，G3）是一款 3 分钟游戏化认知自评工具，包括 3 个游戏化测试：① “数字大小”：按数字从小到大的顺序点击数字方块（计算力和执行力）；② “趣味分类”：识别抽象化图片并分类（抽象力和视知觉）；③ “西部淘金”：识记多个金块的位置（记忆力和注意力）。每个游戏固定 1 分钟，根据受试者表现作自适应调整，依据受试者答题数量、反应时间和准确性综合评估认知功能，且与 MoCA－B 有良好的相关性。作为基于支付宝和微信的小程序，G3 操作简单、测试便捷，中老年人也可以全程自主操作，游戏化设计兼具趣味性、挑战性和个性化。也可通过数据平台管理分析，非常适合社区、居家和远程的认知功能快速筛查和动态监测。截至 2023 年 8 月，已经有两千万用户完成这一测试。

二、上海认知筛查量表(SCS)

上海认知筛查量表（Shanghai cognitive screening，SCS）是一款 6 分钟的基于普通话语音标志物的认知筛查工具，是郭起浩与博斯腾脑科学研究中心合作研发的一款智能语音交互认知功能评估工具，支持受试者在系统语音引导下，以语音交互的形式自主完成标准化测试流程。SCS 测试内容主要包括图片命名、即刻记忆、自由回忆、数字符号转换、延迟回忆、图片再认，重点检测工作记忆，并结合语音数字生物标志物，通过人工智能模型输出评分结果。临床研究发现，SCS 具有良好的诊断性能，对痴呆检测的曲线下面积（AUC）为 0.921（敏感度 0.903，特异度 0.945）；对 MCI 检测的 AUC 为 0.838（敏感度 0.793，特异度 0.671）。SCS 总分及记忆子测试得分与经年龄、性别、教育水平矫正后的全海马体积及大部分亚区的相对体积呈正相关。它同时评价了注意力、执行力和语言功能等认知域，与相应的金标准测试表现出中高度相关性。SCS 评估效率高，可大幅减少人力和时间成本，具备早期识别 AD 的潜力，不仅适用于临床认知评估和疗效评价，也适于社区高危人群早期筛查、居家自测和远程随访等。

三、自评记忆与执行筛查量表(AMES)

自评记忆与执行筛查量表（automated memory and executive screening，AMES），是一款基于中国

人群研发的电子版认知评估工具，主要围绕AD最早受损的情景记忆和执行功能，设计了图片记忆、数字点击、图片回忆和图片秩序四个任务。有别于传统量表记忆测试的“学习”和“回忆”设计，AMES增加了图片秩序任务，用户需要对已记忆的图片的时间顺序做判断，实现对记忆能力做“熟悉”和“回忆”能力模块的拆解，从而完成对于情景记忆能力评估。AMES通过简单的点击操作完成任务，耗时大约10分钟，可用于在基层公卫对健康老人和前驱期AD认知功能的评估。AMES已经完成中国人群信度和效度的验证，用于鉴别正常组和MCI组的AUC=0.88，鉴别正常组和客观轻微认知损害(obj-SCD)组的AUC=0.78。将AMES与临床量表MMSE和MoCA-B做了分析比较。AUC结果分析发现，AMES在诊断MCI和obj-SCD方面，其鉴别能力均显著高于传统的MMSE和MoCA-B评估量表，但其与Aβ沉积的关系目前尚未发表。

四、MemTrax

MemTrax是一款基于连续识别范式理论(continuous recognition task paradigm, CRT)和大数据应用的数字化记忆和认知功能测试评估工具。测试呈现一系列图片，要求点击是否此前看过(即再认记忆)，以视觉提示(观察、识别和牢记连续图像)和使用运动功能(手指点击确认)作为信号输入，耗时约2分钟，已经在美国、法国、荷兰和中国使用，可以作为早期记忆认知障碍的预警和痴呆筛查工具，也可以用于疗效观察和临床研究。MemTrax已在中国人群完成常模和临床验证，其检测MCI-AD的AUC大约0.8，与血液生物标志物联用可以提高AUC至0.9以上。MemTrax有免费版和付费版，其区别在于题库，免费版只有一套题，付费版针对每个用户是无数套题，也就是说它的图片是不重复的。每次使用完了以后，在付费版里它会打乱，重新来取25张新的图片来使用，免费版就是只有25张，每次做都相同——只有1个题库。

需要指出的是，尽管数字化的认知筛查工具具备以上优势，但其本身亦存在一定的局限性。首先，其应用存在操作和设备的局限性，即设备采集信息的敏感度和运行的稳定性将在很大程度上影响测试进程和结果。例如在电子设备上进行绘图测试时，手写笔不够敏感测试可能无法继续进行，误触可能导致错误的结果；有些测试仍需要依赖人工辅助完成。其次，其信度与效度仍有待大样本多中心的人群验证。一些数字化筛查工具的测试质量不足、数据收集不足，或不规范，不符合信度与效度编制的要求，需要补充大量的可靠性、有效性和规范性的额外工作。再次，文化程度和被试者动机对测试结果的影响。相对复杂的数字化筛查工具的评估通过要求受试者具备良好的教育水平，且个人有参与研究的意愿。较低受教育程度和缺乏动机的人群则对数字化认知测试的交互设计及推广方式提出更严格的要求。此外，被试者使用电子设备的经验也会影响测试的完成和结果。大多数老年人缺乏使用智能设备的经验，这将导致他们的测试结果被低估，甚至无法完成测试；相对于电子化测试，纸笔测试时评估员可以更容易地注意到受试者无意中的错误反应，面对面管理的方式提高了测试的完成率。

(黄　琳)

参考文献

[1] 付志强，齐伟，翁华，等. 关于社会处方管理模式对社区老年人认知状况的干预效果及其社会支持影响因素的探索性研究[J]. 老龄科学研究，2022，10(12)：24-33.

[2] 李亚天，崔理立，吴静楠，等. 一款新型三分钟游戏化认知风险筛查工具——基于微信小程序设计和大样本适用性分析[J]. 中国医疗器械杂志，2023，47(5)：492-496.

[3] 刘津，李淑然，张维熙，等. 社区痴呆筛查量表(CSI-D)在中国的初步测试[J]. 中国心理卫生杂志，2001；15(4)：223-225.

[4] 刘肇瑞，黄悦勤，王瑛，等. 北京市城乡两社区老年痴呆发病率及危险因素的研究[J]. 中华精神科杂志，2013；46(6)：356-361.

[5] 吴静楠，夏欢欢，陈楠，等. 适用于中国老年人认知障碍风险早期筛查的游戏化数字工具的设计和应用[J]. 中国数字医学，2023，18(7)：86-91.

[6] Abayomi SN, Sritharan P, Yan E, et al. The diagnostic accuracy of the Mini-Cog screening tool for the detection of cognitive impairment-a systematic review and meta-analysis [J]. PLoS One, 2024, 19(3): e0298686.

[7] Ashford JW, Tarpin-Bernard F, Ashford CB, et al. A computerized continuous-recognition task for measurement of episodic memory[J]. J Alzheimers Dis, 2019; 69(2): 385-399.

[8] Chen KL, Xu Y, Chu AQ, et al. Validation of the Chinese version of Montreal cognitive assessment basic for screening mild cognitive impairment[J]. J Am Geriatr Soc, 2016, 64(12): e285－e290.
[9] Chen W, Lin C, Su F, et al. Early diagnosis of mild cognitive impairment due to Alzheimer's disease using a composite of MemTrax and blood biomarkers[J]. J Alzheimers Dis, 2023, 94(3): 1093－1103.
[10] Chiu HFK, Zhong BL, Leung T, et al. Development and validation of a new cognitive screening test: the Hong Kong brief cognitive test (HKBC) [J]. Int J Geriatr Psychiatry, 2018, 33(7): 994－999.
[11] Folstein MF, Folstein SE, McHugh PR. "Mini-mental state". A practical method for grading the cognitive state of patients for the clinician[J]. J Psychiatr Res, 1975, 12(3): 189－198.
[12] Gagliardi G, Houot M and Cacciamani F, et al. The meta-memory ratio: a new cohort-independent way to measure cognitive awareness in asymptomatic individuals at risk for Alzheimer's disease[J]. Alzheimers Res Ther, 2020, 12: 57.
[13] Guo Q, Zhou B, Zhao Q, et al. Memory and executive screening (MES): a brief cognitive test for detecting mild cognitive impairment[J]. BMC Neurol, 2012,11: 119.
[14] Hallam B, Chan J and Gonzalez Costafreda S, et al. What are the neural correlates of meta-cognition and anosognosia in Alzheimer's disease? A systematic review [J]. Neurobiol Aging, 2020, 94: 250－264.
[15] Hall KS, Hendrie HC, Brittain HM, et al. The development of a dementia screening interview in 2 distinct languages[J]. International Journal of Methods in Psychiatric Research, 1993,3(1): 1－28.
[16] Hendrie HC, Osuntokun BO, Hall KS, et al. Prevalence of Alzheimer's-disease and dementia in 2 communities — Nigerian-Africans and African-Americans [J]. American Journal of Psychiatry, 1995,152(10): 1485－1492.
[17] Huang L, Chen KL, Lin BY, et al. Chinese version of Montreal cognitive assessment basic for discrimination among different severities of Alzheimer's disease[J]. Neuropsychiatr Dis Treat, 2018, 14: 2133－2140.
[18] Huang L, Li Q, Lu Y, et al. Consensus on rapid screening for prodromal Alzheimer's disease in China[J]. Gen Psychiatr, 2024, 37(1): e101310.
[19] Huang L, Li Y, Wu J, et al. Shanghai cognitive screening: a mobile cognitive assessment tool using voice recognition to detect mild cognitive impairment and dementia in the community[J]. J Alzheimers Dis, 2023, 95(1): 227－236.
[20] Huang L, Mei Z, Ye J, et al. AMES: an automated self-administered scale to detect incipient cognitive decline in primary care settings[J]. Assessment, 2023, 30(7): 2247－2257.
[21] Huang Y, Pan FF, Huang L, et al. The value of clock drawing process assessment in screening for mild cognitive impairment and Alzheimer's dementia[J]. Assessment, 2023, 30(2): 364－374.
[22] Huang YY, Qian SX, Guan QB, et al. Comparative study of two Chinese versions of Montreal cognitive assessment for screening of mild cognitive impairment[J]. Appl Neuropsychol Adult, 2021, 28(1): 88－93.
[23] Jia X, Wang Z, Huang F, et al. A comparison of the mini-mental state examination (MMSE) with the Montreal cognitive assessment (MoCA) for mild cognitive impairment screening in Chinese middle-aged and older population: a cross-sectional study[J]. BMC Psychiatry, 2021, 21(1): 485.
[24] Julayanont P, Tangwongchai S, Hemrungrojn S, et al. The Montreal cognitive assessment-basic: a screening tool for mild cognitive impairment in illiterate and low-educated elderly adults[J]. J Am Geriatr Soc, 2015, 63(12): 2550－2554.
[25] Katzman, RC, Zhanga YM, Qua OY, et al. A Chinese version of the mini-mental state examination; Impact of illiteracy in a Shanghai dementia survey[J]. Journal of Clinical Epidemiology, 1988, 41(10): 971－978.
[26] Li Q, Pan FF, Huang Q, et al.. Altered metamemory precedes cognitive impairment in subjective cognitive decline with positive amyloid-beta[J]. Front Aging Neurosci, 2022, 14: 1046445.
[27] Li Q, Sun X, Cui L, et al. Alterations in metamemory capacity and neural correlates in a subtype of subjective cognitive decline[J]. Neuroimage Clin, 2022, 36: 103255.
[28] Liu W, Yu L, Deng Q, et al. Toward digitally screening and profiling AD: a GAMLSS approach of MemTrax in China[J]. Alzheimers Dement, 2024, 20(1): 399－409.
[29] Lu J, Li D, Li F, et al. Montreal cognitive assessment in detecting cognitive impairment in Chinese elderly individuals: a population-based study [J]. J Geriatr Psychiatry Neurol, 2011, 24(4): 184－190.
[30] Lu Y, Hu J, Stemmler M, et al. Validation of Chinese version of SKT (Syndrom Kurztest): a short cognitive performance test for the assessment of memory and attention [J]. Diagnostics (Basel), 2021, 11(12): 2253.
[31] Meng Q, Wang H, Strauss J, et al. Validation of neuropsychological tests for the China health and retirement longitudinal study harmonized cognitive assessment protocol [J]. International Psychogeriatrics, 2019, 31(12): 1709－1719.
[32] Mitchell AJ. A meta-analysis of the accuracy of the mini-mental state examination in the detection of dementia and mild cognitive impairment[J]. J Psychiatr Res, 2009, 43(4): 411－431.
[33] Nasreddine ZS, Phillips NA, Bédirian V, et al. The Montreal cognitive assessment, MoCA: a brief screening tool for mild cognitive impairment[J]. J Am Geriatr Soc, 2005, 53(4): 695－699.
[34] Pan FF, Wang Y, Huang L, et al. Validation of the Chinese version of Addenbrooke's cognitive examination III for detecting mild cognitive impairment[J]. Aging Ment Health, 2022, 26(2): 384－391.
[35] Prince M, Acosta D, Ferri CP, et al. A brief dementia screener suitable for use by non-specialists in resource poor settings — the cross-cultural derivation and validation of the brief community screening instrument for dementia [J]. International Journal of Geriatric Psychiatry, 2010, 26(9): 899－907.
[36] Prince M, Ferri CP, Acosta D, et al. The protocols for the 10/66 dementia research group population-based research programme[J]. BMC Public Health, 2007, 7(1): 165.
[37] Prince M, Graham N, Brodaty H, et al. Alzheimer disease international's 10/66 dementia research group — one model for action research in developing countries [J]. International Journal of Geriatric Psychiatry, 2004, 19(2): 178－181.
[38] Stewart G, McGeown WJ, Shanks MF, et al. Anosognosia for memory impairment in Alzheimer's disease [J]. Acta Neuropsychiatr, 2010, 22: 180－187.
[39] Sun W, Wu Q, Chen H, et al. A validation study of the Hong Kong brief cognitive test for screening patients with mild cognitive impairment and Alzheimer's disease [J]. J Alzheimers Dis, 2022, 88(4): 1523－1532.
[40] Vannini P, Hanseeuw BJ and Gatchel JR, et al. Trajectory of

unawareness of memory decline in individuals with autosomal dominant Alzheimer disease[J]. Jama Netw Open, 2020, 3: e2027472.
[41] Wang P, Shi L, Zhao Q, et al. Longitudinal changes in clock drawing test (CDT) performance before and after cognitive decline[J]. PLoS ONE, 2014, 9(5): e97873.
[42] Wu J, Wu Z, Xie C, et al. A high propensity for excessive daytime sleepiness independent of lifestyle is associated with cognitive performance in community-dwelling older adults [J]. Front Psychiatry, 2023, 14: 1190353.
[43] Yeung PY, Wong LL, Chan CC, et al. A validation study of the Hong Kong version of Montreal cognitive assessment (HK-MoCA) in Chinese older adults in Hong Kong[J]. Hong Kong Med J, 2014, 20(6): 504 - 510.

第四章

记忆的评估

记忆是编码、储存和提取信息的复杂的过程。编码是获得信息并加以处理和组合；储存是将组合整理过的信息做永久记录；检索或提取是将被储存的信息取出，回应一些暗示和事件。记忆可以分为各种成分，参见第一章第五节。

除了表 4－0－1 的情景记忆评估，常用的记忆评估量表还包括自传记忆晤谈（autobiographical memory interview，AMI）量表、前瞻性记忆评估量表、元记忆评估量表。韦氏记忆量表第四版比较全面，但耗时漫长、不适合老年人，有版权要求，所以，临床上，更多地使用表 4－0－1 的测验，耗时较短，采用过程取向的分析，有助于阐明加工过程。

综合适用性、敏感性及大量数据积累，我们推荐听觉词语学习测验-华山版（AVLT－H）。AVLT－H 无版权收费。

表 4－0－1　情景记忆评估的分类

项　目	测验材料		测验名称
语言	真实物品		Fuld 物品记忆测验（FOM）
	词语	无线索	Rey 听觉词语学习测验（RAVLT）
		嵌入归类线索	听觉词语学习测验-华山版（AVLT－H）、Hopkins 词语学习测验修订版（HVLT－R）、California 词语学习测验（CVLT－II）
		联想线索	选择提醒测验（SRT）、配对联想学习测验（PAL）、记忆绑定测验（MBT）
		语义干扰	Loewenstein－Acevedo 语义干扰学习测验（LASSI－L）
	故事段落		逻辑记忆测验（LMT）
非语言	行为		Rivermead 行为记忆测验（RBMT）
	图像	无意义图像	简易视觉空间记忆测验修订版（BVMT－R）、Rey-Osterrieth 复杂图形测验（CFT）回忆部分、Benton 视觉保持测验（BVRT）
		有意义图像	简短认知能力测试量表（SKT）记忆部分

第一节

Rey 听觉词语学习测验（RAVLT）

Rey 听觉词语学习测验（Rey auditory verbal learning test，RAVLT）也直接被称为 AVLT。其最早的版本是一个词表一次学习后回忆，发表于 1900 年代，1958 年由 Claparede 的学生 Rey 发表的修订版，需要 5 次学习过程。目前的版本还经过 Taylor（1959）和 Lezak（1976）的深入修订。最常用的版本是：连续 5 次读出 15 个名词（词表 A）要求受试者自由回忆,每次呈现的单词次序是固定的。每次读出单词之前重复指导用语,5 次后,读出干扰 15 个词语(词表 B),即刻自由回忆词表 B,紧接着回忆词表 A(第六次回忆),20 min 的时间间隔后,第七次回忆词表 A。再认有两种,一种是让受试者阅读一个故事,从中挑出词表 A 中呈现的单词,另一种是在词表 A、B 和 20 个语义或语音相似的词语组成 50 个单词的词表中识别词表 A 的单词。

RAVLT 评分记录纸(表 4-1-1)的第一列英文单词是原来版本的记忆词表,在翻译时,我们考虑到受试者容易理解的因素,全部译为双字词语,比如,Drum,可以翻译为鼓,但是,受试者乍听之下,可能听成"谷""骨""蛊"等同音字,所以,我们翻译为"锣鼓"。在 RAVLT 中,不需要词语归类记忆,只要发音相同就算正确,所以,受试者听成另一个字并不影响得分;而在 CVLT 中,由于词语可以归类编码记忆,受试者正确理解词义是必要的。

表 4-1-1 RAVLT 评分记录纸

词表 A		A1	A2	A3	A4	A5	词表 B	B1	A6	A7	回忆词表 A
Drum	锣鼓						Desk				Drum
Curtain	窗帘						Ranger				Curtain
Bell	时钟						Bird				Bell
Coffee	咖啡						Shoe				Coffee
School	学校						Stove				School
Parent	父亲						Mountain				Parent
Moon	月亮						Glasses				Moon
Garden	公园						Towel				Garden
Hat	帽子						Cloud				Hat
Farmer	农夫						Boat				Farmer
Nose	鼻子						Lamb				Nose
Turkey	火鸡						Gun				Turkey
Color	颜色						Pencil				Color
House	房子						Church				House
River	河流						Fist				River

注:引自 Strauss E, Sherman E, Spreen O. A compendium of neuropsychological tests (Third edition). Oxford university press. 2006, 776-780。

一、指导语

第一次学习时检查者说:"我要给你读一组单词,你仔细听,我读完后,你根据记忆尽可能多地复述这些单词,可以不考虑你复述单词的次序,现在开始,你回忆得越多越好。"然后,检查者读出词表 A 的 15 个单词,每个单词间隔 1 s。核对回忆的单词,使用数字跟踪记录受试者的回忆单词的次序。对于受试者的回答是重复、错误数还是纠错数,检查者都不要给予反馈。在受试者表示他(她)再也回忆不出更多单词了,检查者说第二次指导语:"现在,我再读一遍同样的单词,与刚才一样,我读完了要你回忆,回忆包括你刚才说过的词语。不用管你说的词语的次序。说得越多越好。"

第三至第五次的指导语与第二次相同。检查者可以表扬受试者回忆的词语越来越多,还可以告诉受试者每次回忆正确的词语有多少，这可以激发受试者的好胜心与自信心。第五次回忆之后，检查者读出词表 B，指导语与词表 A 的第一次相同："我要给你读第二组单词，你仔细听，我读完后，你根据记忆尽可能多地复述这些单词，可以不考虑你复述单词的次序，现在开始，你回忆得越多越好。"

紧接着回忆词表 B，检查者请求受试者回忆词表 A 的词语，不要再读这些单词，"现在请你尽可能多回忆第一组词语。"在完成其他心理测验 20 min 的时间间隔后，检查者请求受试者回忆词表 A 的词语，不要再读这些单词，"现在请你尽可能多地回忆第一组词语。"

完成第七次回忆后，做再认测验。后者已见上述。如果要做词语次序判断，可以给受试者呈现一张 15 个词语随机排列的词语 A，请求受试者写下原来听到的词语的次序号。

二、评分

对 5 次学习的总分、学习效率、前摄与倒摄抑制、保存与遗忘等指标评分。前摄抑制指第一次回忆对词表 B 回忆的影响；倒摄抑制指第五次回忆对第六次回忆的影响。其他指标包括：首因(primacy)效应：词表 A 的开头 3 个词语正确回忆数；近因(recency)效应：词表 A 的结尾 3 个词语正确回忆数；获得进入(gained access)指从一次回忆到下一次回忆的获得的单词，失去进入(lost access)指从一次回忆到下一次回忆的失去的单词，这 2 个指标可以判断历次回忆之间单词的获得与巩固情况。另外，Vakil 与 Blachstein(1994)提出一个附加项目，在没有预警的情况下，在测验结束时要求受试者写下词表 A 的单词呈现的次序。

根据不同年龄制定的 RAVLT 的美国人常模见表 4-1-2。

表 4-1-2　根据不同年龄制定的 RAVLT 的美国人常模(括号内为标准差)(Schmidt,1996)

年龄(岁)	*n*	学习 *1*	学习 2	学习 *3*	学习 *4*	学习 *5*
50～59	161	6.2(1.6)	9.0(1.9)	10.5(1.9)	11.4(1.9)	12.1(2.1)
60～69	166	5.9(1.6)	8.4(2.0)	9.8(2.3)	10.9(2.3)	11.3(2.3)
70～79	143	5.5(1.6)	7.7(2.1)	8.8(2.1)	9.8(2.4)	10.3(2.4)
80～89	50	5.2(1.5)	7.2(1.8)	8.6(2.3)	9.7(2.3)	10.0(2.3)
50～59	5.7(2.2)	9.9(2.8)	9.9(3.2)	13.9(1.4)	47.6(8.1)	
60～69	5.1(1.3)	9.3(2.9)	8.8(3.0)	13.5(1.3)	43.4(7.7)	
70～79	3.9(1.6)	8.1(3.0)	7.0(2.4)	13.3(1.5)	37.1(7.5)	
80～89	—	7.7(3.4)	—	13.0(2.3)	—	

注：引自 Strauss E, Sherman E, Spreen O. A compendium of neuropsychological tests (Third edition). Oxford university press. 2006,786－787。

三、评价

RAVLT 使用历史悠久，已经用于各种病因的神经科疾病的记忆功能评估，也用于糖尿病、慢性疲劳综合征、儿童学习障碍、重金属中毒、精神分裂症等的评估。不同的研究者使用 RAVLT 会有不同的形式，在词表长度、学习次数、间隔时间、是否采用词表 B、选择何种再认方式等方面各不相同。比如，有的研究者为了避免第 5 次学习后回忆呈现天花板效应而采用 3 次学习。

由于 RAVLT 的词语并没有语义关联，词语的次序标签是更重要的记忆策略，所以，RAVLT 比 CVLT 稍难。在检测记忆方面，CVLT 比 RAVLT 更敏感，也许与 CVLT 需要语义串联加工有关。比如，Stallings(1995)针对脑外伤患者的评估发现，CVLT 对于记忆障碍的检出率更高，与患者的记忆主诉的相关性也更高。

(郭起浩)

第二节

加利福尼亚词语学习测验(CVLT)

1989 年 Delis 编制了加利福尼亚词语学习测验(California verbal learning test, CVLT)第一版(CVLT-Ⅰ),2000 年编制了 CVLT 第二版(CVLT-Ⅱ)。Delis 注意到,以词语为材料的记忆测验版本很多,但是,很少对提供的词语材料的加工处理过程与提取机制进行分析。CVLT 第一版(CVLT-Ⅰ)正是加工取向的研究(process-oriented approach),因为可以提供不同类型的学习与记忆损害的剖面图,CVLT 得到广泛的应用。第二版与第一版不同的地方是词语的难度降低便于受试者理解、更大的正常人群数据库,分析方法也有更新。

一、CVLT-Ⅱ的操作步骤

针对词表 A,检查者每秒 1 个词语读出单词,要求受试者连续 5 次学习,每次学习后要求受试者回忆。词表 A 由 16 个单词组成,可以分为 4 个语义类别(如家具类、蔬菜类、交通工具类、动物类),每个类别 4 个词语。呈现的词语是随机的,不按照语义类别排列。用于干扰的词表 B 也是 16 个词语,2 个与词表 A 一样的类别,如蔬菜与动物类,2 个不一样的类别,如乐器、房屋部件名称。词表 B 只学习一次,在词表 A 短延迟自由回忆之后。在非语言测验(如连线测验等)20 min 后,要求针对词表 A 进行长延迟自由回忆、线索回忆和"是、不是"再认测验,大约 10 min 后,要求完成迫选再认测验。

CVLT-Ⅱ有一个简短版,叫 CVLT-SF(short form),可以用于比较严重的患者或者作为初步筛查用。它包括 9 个单词,取消词表 B,减少学习次数,缩短延迟间隔时间等。

二、CVLT-Ⅱ评分

CVLT-Ⅱ的评分有 3 套:核心报告(core report)、延展报告(expanded report)和研究报告(research report)。核心报告包括 27 个最常用的指标,延展报告有 66 个参数指标(CVLT-SF 版是 51 个),对词语的学习与记忆功能进行深度分析。研究报告有 260 个参数指标,当然,大部分指标没有常模数据(表 4-2-1)。

表 4-2-1 CVLT-Ⅱ评分的主要变量及其定义

变量(汉语)	变量(英语)	定 义
List A total	词表 A 的总分	5 次学习后回忆的词语正确数之和
List A1	词表 A 第一次回忆	第 1 次回忆的词语正确数
List A5	词表 A 第五次回忆	第五次回忆的词语正确数
List B	词表 B 回忆	干扰词表(List B)回忆的词语正确数
List A short delay free recall	词表 A 短延迟自由回忆	在干扰词表 B 回忆后立即回忆词表 A 的正确数
List A short delay cued recall	词表 A 短延迟线索回忆	在干扰词表 B 回忆后立即回忆词表 A,给予语义线索后回忆的正确数
List A long delay free recall	词表 A 长延迟自由回忆	20 min 延迟后自由回忆词表 A 的正确数
List A long delay cued recall	词表 A 长延迟线索回忆	20 min 后,给予语义线索后回忆词表 A 的正确数
Semantic clustering	语义串联	同一语义范畴连续回忆的个数,反映受试者利用语义组织词语的能力
Serial clustering	次序串联	根据词语呈现的一系列次序进行回忆
Primacy %	首因	词表 A 的开头部分词语正确回忆占总数的百分比
Middle %	中间	词表 A 的中间部分词语正确回忆占总数的百分比
Recency %	近因	词表 A 的结尾部分词语正确回忆占总数的百分比
Learning slope	学习速率	从每次学习中回忆的新的词语的平均数
Consistency %	一致性	历次回忆中相同词语数

（续表）

变量（汉语）	变量（英语）	定　　义
Perseverations	持续性	在一次回忆中说出相同的正确词语的重复数
Free intrusions	自由回忆插入数	在历次自由回忆中，词表外的单词插入的个数
Cued intrusions	线索回忆插入数	在两次线索回忆中，词表外的单词插入的个数
Recognitions hits	再认击中	在是-不是形式再认测验中，属于词表A的词语数
Discriminability	区分力	再认测验中区分目标词语与分心的干扰词语的准确性
False positives	假阳性	再认测验中未能正确识别词表A的目标单词的个数
Response bias	反应偏差	再认测验中反应风格，是倾向于把错误的说成对的，还是倾向于把对的说成错的

这些参数指标可以分为14大类：① 历次回忆的粗分和总分；② 学习策略，如语义串联、主观组织；③ 首因（primacy）效应和近因（recency）效应；④ 每次回忆表现的学习速率；⑤ 历次回忆中相同词语反映的一致性；⑥ 前摄与倒摄干扰程度；⑦ 经过延迟间隔后词语的保存情况；⑧ 类别线索与再认对回忆的提高幅度；⑨ 根据信号识别理论再认的破坏情况；⑩ 词语编码、储存与提取过程的完整性；⑪ 回忆的插入错误类型，如语义相关的、语义无关的；⑫ 回忆的重复错误；⑬ 再认的假阳性错误类型分析；⑭ 完成测验的心理努力程度。

三、评价

大量研究证实CVLT识别记忆损害的敏感性不仅优于RAVLT和选择提醒测验（selective reminding test, SRT），也优于韦氏记忆测验修订版（WMS-R）。通过CVLT检测头部外伤、癫痫、AD、帕金森病、亨廷顿病、缺血性血管性痴呆、柯萨可夫综合征、艾滋病、抑郁症和精神分裂症等不同疾病，可以发现特征性的记忆和学习损害的剖面图，从而有效区分不同疾病所致认知功能减退。如有无左侧海马硬化的受试者在首因和近因效应方面有显著差异；亨廷顿病患者的记忆保持率较高但词语重复较多；根据使用的编码策略的差异可以将头部外伤患者的记忆缺损区分为4种类型等。

（郭起浩）

第三节
听觉词语学习测验（AVLT）

听觉词语学习测验（auditory verbal learning test, AVLT）的国内版本目前有4种，主要是词语材料不同，操作过程和得分分析方法相似。① 上海精神卫生中心版本（改编自WHO-AVLT）采用15个词语：手臂、耳朵、眼睛、猫、狗、马、斧、刀、锤子、床、闹钟、椅子、飞机、自行车、汽车。② 香港大学-安徽医科大学版本（HKU-AHMU，改编自RAVLT）采用的15个词语是：鼓、窗帘、门铃、咖啡、学校、父亲、月亮、公园、帽子、农民、鼻子、母鸡、颜色、房屋、河流。③ 香港中文大学版本（HKVLT，改编自CVLT）16个词语是：祖母、伯父、表弟、侄女、镜子、书桌、衣柜、电灯、印度、智利、泰国、瑞士、番茄、黄瓜、花菜、洋葱。④ 笔者改编的中文版（AVLT，1998年参考CVLT与HKVLT编制）采用12个词语：大衣、长裤、头巾、手套、司机、木工、士兵、律师、海棠、百合、蜡梅、玉兰，除了词语数量不同，还有3处修改：① 词语重复学习改为3次，3次学习后告知被试者记住这些词语，后面还要回忆这些词语；② 删除B组干扰词表及其回忆；③ 增加间隔3～5 min的“短延迟回忆”，即在非言词测验间隔约3～5 min后，回忆刚才的12个词语。因为CVLT用于痴呆患者，其长延迟自由回忆得分极低，经常是0分，呈现地板效应，增加“短延迟回忆”有助于观察被试者得分衰减过程。AVLT中文版与2001年出版的Hopkins词语学习测验（HVLT-R）

在词语数量相同,后者没有短延迟回忆,其余操作步骤方面基本相同。

以下介绍基于笔者改编版本。AVLT 汉语版本词语的选择:RAVLT 和 SRT 的词语选择要求在意义上互不相干,CVLT 则相反,要求选择的词语使被试者尽可能按照语义归类记忆,藉此分析被试者记忆过程中的内在编码情况,因为对于痴呆的早期识别,语义归类记忆比其他归类编码方式更敏感,所以,在词语的选择中,应根据汉语词语的特点,注意是具体名词还是抽象名词、汉字的字数(形成记忆的字数编码)、词性(形成词性编码)、有无同音字(形成语音编码)、汉字笔画数(通过视象化形成字形编码)、熟悉性(冷僻词或假词会使受试者听不懂而不能形成语义编码,过于熟悉,如眼睛、鼻子、耳朵、嘴巴等则容易形成内隐编码)。AVLT 中文版选用的词语,包括服装类、职业类和花朵类名词,每类 4 个名词共 12 个词汇随机组成。再认词语中干扰词的选择包括同类、读音近似者、同类兼读音近似者,以及和意义、读音均无关者。

一、评分

AVLT 主要包括每次回忆正确数(包括即刻回忆、短延迟回忆、长延迟回忆、线索回忆和再认)和错误数(表 4-3-1);学习能力;记忆保持率;辨正能力;概念记忆:又称为类别记忆、语义串联记忆(深加工记忆),反映语义编码程度,连续 2 个同类名词作为语义串联 1 分,连续 3 个同类名词作为语义串联 2 分,全部按照语义串联回忆,得 12 分,主观组织(浅加工记忆)。首因和近因效应(primacy and recency effects):首因效应指每次回忆中前 4 个词回忆的数目,近因效应指每次回忆中后 4 个词回忆的数目。反应偏差(response bias),即在再认测验中,是倾向于把错误的说成对的,还是倾向于把对的说成错的(表 4-3-2)。Thomas(2020)将历次回忆总错误数、学习斜率及倒摄抑制(retroactive interference)作为加工过程指标,因为 AVLT 没有词表 B,所以,没有倒摄抑制项目。根据 800 例社区正常老年人的 AVLT 评估的均数与标准差得到分界值见表 4-3-3。

表 4-3-1 听觉词语学习测验(AVLT)的 8 次回忆

	即刻回忆			延迟回忆				线索回忆		元记忆
词语	N1	N2	N3		N4		N5	N6(类别线索)	N7(是/否判断)	N8-JOC
1				间隔非语言测验 5 min		间隔非语言测验 20 min		花朵类		"请你自己估计一下,刚才针对 24 个词语的判断,你说对了多少个词语?"
2										
3										
4										
5								职业类		
6										
7										
8										
9								服饰类		
10										
11										
12										

表 4-3-2 AVLT 主要变量及其定义

AVLT Total score	词表的总分	5 次回忆的词语正确数之和
List recall 1-7	词表第 1~7 次回忆	第 1~7 次回忆的词语正确数
Immediate recall	词表前 3 次回忆	前 3 次回忆的词语正确数之和

（续表）

Short delay free recall	词表短延迟自由回忆	5 min 后回忆词表的正确数
Long delay free recall	词表长延迟自由回忆	20 min 延迟后自由回忆词表的正确数
Long delay cued recall	词表长延迟线索回忆	第 6 次回忆、给予语义类别线索后回忆词表的正确数
Semantic clustering	语义串联	同一语义范畴连续回忆的个数，反映被试者利用语义组织词语的能力
Serial clustering	次序串联	根据词语呈现的一系列次序进行回忆
Primacy %	首因	词表的开头部分词语正确回忆占总数的百分比
Middle %	中间	词表的中间部分词语正确回忆占总数的百分比
Recency %	近因	词表的结尾部分词语正确回忆占总数的百分比
Learning slope	学习斜率	从每次学习中回忆的新的词语的平均数
Consistency %	一致性	历次回忆中相同词语数
Perseverations	持续性	在一次回忆中说出相同的正确词语的重复数
Free intrusions	自由回忆插入数	在历次自由回忆中，词表外的单词插入的个数
Cued intrusions	线索回忆插入数	在线索回忆中，词表外的单词插入的个数
Recognitions hits	再认击中	在是/否形式再认测验中，属于词表的词语数
Discriminability	区分力	再认测验中区分目标词语与分心的干扰词语的准确性
False positives	假阳性	再认测验中未能正确识别词表的目标单词的个数
Response bias	反应偏差	再认测验中反应风格，是倾向于把错误的说成对的，还是倾向于把对的说成错的

表 4-3-3　不同年龄组中国上海城区中老年人 AVLT 中文版的分界值

指标/年龄	50～59 岁		60～69 岁		70～79 岁		80～89 岁	
	均数－1.0 标准差	均数－1.5 标准差	均数－1.0 标准差	均数－1.5 标准差	均数－1.0 标准差	均数－1.5 标准差	均数－1.0 标准差	均数－1.5 标准差
AVLT 长延迟回忆	≤5	≤4	≤4	≤3	≤3	≤2	≤3	≤2
AVLT 再认	≤20	≤19	≤19	≤18	≤18	≤17	≤17	≤16

注：受教育程度在初中及以上。

二、评价

虽然很多研究已经使用生物标志物（如脑脊液 $A\beta_{42}$ 水平）来预测 MCI 患者的认知下降或进展为 AD 型痴呆的过程，但是其仍有很多限制。首先，确定这些生物标志物的截断值和诊断准确性尚在进行中（尚无国际共识）；其次，医院的条件与患者的接受度影响这些检查手段的普及；再次，即使已经完成生物标志物的检查，对如何合理应用这些指标评估认知下降和进展的认识也不足。故 MCI 的神经心理测验仍然是非常有用的检查方法。

AD 型 MCI 的神经心理测验有助于了解 AD 病理过程，纵向认知评估结果不仅对于诊断的准确性很重要，而且有利于评估患者对治疗的反应。测验通常涉及 5 个认知领域：注意、记忆、空间、语言、执行功能。针对每个认知领域有经典测验推荐。其中情景记忆损害是最具 AD 预测价值的指标，是 AD 前驱期核心症状。文献中已经报道的、用来评估情景记忆的常用方法有：听觉词语学习测验(auditory verbal learning test, AVLT)、逻辑记忆测验(logical memory, LM)、Rey-Osterrieth 复杂图形测验(complex figure test, CFT)、词语配对联想学习测验、韦氏记忆测验修订版(Wechsler memory scale revised, WMS-R, 1987)、Alzheimer 病联合登记组织(consortium to establish a registry for Alzheimer disease, CERAD)采用 CERAD 的 10 词语回忆分测验(CERAD-CWL,要求对 10 个词语进行长时延迟回忆)(Shankle,2005)。美国 NIA-AA 2011 年推荐的情景记忆测验有 5 种：自由和线索选择性提醒测验、Rey 听觉词语学习测验(RAVLT)、加州言语学习测验(CVLT)、逻辑记忆测验(LMT)、非语言材料(如 Rey 复杂图形之延迟回忆)回忆。

目前 AVLT 最重要的应用是识别轻度认知功能损害(MCI)。MCI 的识别对于 AD 的早期诊断、早期治疗有重要意义。MCI 研究用诊断标准要求“有记忆减退的客观证据”,通常用 AVLT 的延迟回忆得分少于年龄和受教育程度匹配组的“均数－1.5 标准差”来表示。延迟回忆被认为是 AD 认知功能损害最早、最敏感的指标。Tierney 通过对 123 名有记忆损害主诉的非痴呆老人随访 2 年,有 24%发展为 AD,分析基线时样本的神经心理测验表现,以 CVLT 的延迟记忆得分最有意义,预测准确性为 89%。Visser 编制临床前 AD 诊断量表(PAS)由患者年龄、MMSE 总分、总体严重度量表、认知测验、影像学呈现颞叶内侧萎缩和 APOE 基因型 6 个部分组成,其认知测验由听觉词语学习测验和 1～3 种其他认知领域测验(如 Stroop 色词测验)组成。CVLT 的词语延迟回忆在认知下降(MCI 转化为 AD)和认知稳定(MCI 未转化为 AD)两组间最具鉴别力已经被多个纵向调查所证实。

20 多年来我们已经积累了 6 千多例 AVLT 评估资料,其中部分遗忘型 MCI(aMCI)每年进行随访评估,以 aMCI 向 AD 的转化率作为主要判断标准、以 aMCI 的识别率、非 aMCI 向 AD 的转化率(即遗漏率)及向正常认知状态的转化率(即逆转率)作为辅助判断标准,分析不同测验、不同指标作为 aMCI 识别的操作性诊断依据,获得以下结论：延迟回忆优于即刻回忆、结合结构影像学检查证实延迟回忆得分(而不是即刻回忆得分)与海马萎缩程度最相关;对于高龄老人长延迟回忆与短延迟回忆具有等效性,而低龄老人长延迟回忆的效力优于短延迟回忆;AVLT 单一测验比组合测验(如 AVLT＋复杂图形回忆)更有利于筛选患者与预测转化;短延迟回忆与长延迟回忆均有 AD 预测价值。

长延迟回忆由于过度敏感而容易出现假阳性,故线索回忆与元记忆部分可以辅助长延迟自由回忆指标。线索回忆有 5 种：① 一对一类别再认,如回忆“锣鼓”一词时,问刚才学习的词语中乐器是哪一种;② 一对多类别再认,如表 4-3-1 的 N6;③ 多选再认,如回忆“锣鼓”一词时,问刚才学习的词语是“二胡、钢琴、锣鼓”中的哪一个;④ 首字母再认,如果是回忆英文单词,可以问问刚才学习的词语中“B”开头的词语是哪一个;⑤ 是/否再认,如表 4-3-1 的 N7。目前认为,就其线索强度来说,类别再认比较弱而是/否再认最强,多选再认比较适中。

元记忆有 4 种：① 任务难度判断(ease-of-learning, EOL);② 学习程度的判断(judgement-of-learning, JOL);③ 提取自信度判断(judgement-of-confidence, JOC);④ 知晓感判断(feeling-of-knowing, FOK)。上表的元记忆检查是否有助于 SCD 或 MCI 的诊断,正在分析中。

综上所述,采用 AVLT 判断 AD 所致 aMCI 的情景记忆受损是最常用的,恰当的客观指标是 AVLT 延迟回忆与再认得分,短延迟回忆与长延迟回忆具有等效性,即刻记忆指标、线索回忆指标、学习能力指标与元记忆得分情况的临床意义有待进一步研究。

我们应用 AVLT 中文版检查正常老人,发现高教育的老人的延迟回忆优于短时回忆,即随着时间间隔延长,记忆成绩不是下降而是提高,这种反跳现象(rebound phenomenon)在 AD 患者和遗忘型 MCI 患者中是没有的。受教育程度低或文盲老人的 AVLT 表现差异比较大,标准差甚至大于均数,不能用于低教育老人 MCI 的识别是 AVLT 的主要缺点,为了弥补这一缺点,我们还编制了 AVLT 的图片版,即以图片显示记忆材料,测验过程与分析策略和 AVLT 相似，图片短时记忆和延迟回忆识别 MCI 也相当敏感，且测验员之间一致性和可接受性（完成率）更佳，但是目前国际上使用 AVLT 图片版的还非常少。

（郭起浩）

第四节

霍普金斯词语学习测验修订版（HVLT－R）

霍普金斯词语学习测验修订版（Hopkins verbal learning test-revised，HVLT－R）是 Brandt 和 Benedict（2001）编制的，在检测方法上与 Benedict 1997 年出版的 BVMT－R（Brief visuospatial memory test-revised）相似，即使中度痴呆患者依然可以使用。12 个名词的词表，3 个语义类别（如 4 腿动物类、宝石类、服装类），每个类别 4 个单词。HVLT－R 由 3 次学习、延迟回忆（在没有预先提示需要回忆的情况下间隔 20～25 min 后回忆）和再认，再认包括 12 个学习过的目标词与 12 个没有学习过的干扰词，干扰词中 6 个与目标词是同一类别的。很显然，HVLT－R 与 CVLT、RAVLT 在结构上是相似的，只是 HVLT－R 更简短。2002 年，Benedict 发表的资料中增加了再认前的线索回忆环节。

一、评分方法

3 次学习和延迟回忆的满分分别是 12 分，总分是第一次到第三次的回忆之和，保存百分比（% Retained percentile）是第四次回忆除以第二和第三次回忆（×100%），再认分辨指数（discrimination index）是真阳性减去假阳性。进一步细致分析，可以将再认区分为“真阳性个数、语义相关假阳性错误个数、语义无关假阳性错误个数、假阳性错误总数”。澳大利亚老人的 HVLT－R 常模见表 4－4－1；非裔美国人的 HVLT－R 常模见表 4－4－2。

表 4－4－1　澳大利亚老人的 HVLT－R 常模（Hester，2004）

分析指标	60～69 岁		70～79 岁		80～89 岁	
	教育≤10（n＝29）	教育≥11（n＝35）	教育≤10（n＝63）	教育≥11（n＝45）	教育≤10（n＝15）	教育≥11（n＝16）
第一次学习	5.2(1.5)	6.4(1.7)	4.7(1.9)	5.3(1.5)	4.2(1.5)	5.1(1.3)
第二次学习	6.7(2.2)	8.5(2.0)	6.8(2.0)	6.7(1.9)	6.1(1.8)	7.4(1.6)
第三次学习	8.1(2.3)	9.8(1.6)	7.8(2.5)	8.2(2.0)	7.1(2.5)	8.6(2.1)
学习能力	2.9(1.8)	3.5(1.5)	3.2(1.8)	3.1(1.8)	3.2(1.6)	3.8(1.3)
前 3 次学习之和	20.0(5.5)	24.6(4.8)	19.4(5.8)	20.2(4.6)	17.4(5.2)	21.1(4.6)
延迟回忆	6.3(3.3)	8.4(2.9)	6.4(3.5)	7.3(2.7)	5.4(3.1)	5.4(2.6)
保存百分比	73.7(34.8)	82.9(23.3)	80.4(36.3)	83.6(23.9)	78.3(48.8)	57.9(23.6)
再认分辨指数	8.4(2.3)	9.9(1.8)	8.9(2.2)	9.4(2.0)	9.0(2.3)	8.6(3.1)

注：引自 Strauss E，Sherman E，Spreen O. A compendium of neuropsychological tests (Third edition). Oxford university press. 2006，762。

表 4－4－2　非裔美国人的 HVLT－R 常模（Friedman，2002）

分析指标	60～71 岁（n＝111）		72～84 岁（n＝126）	
	均值(SD)	范围	均值(SD)	范围
第一次学习	4.4(1.3)	2～8	3.8(1.5)	0～8
第二次学习	6.3(1.3)	4～11	5.4(1.5)	2～9

(续表)

分析指标	60~71岁(n=111)		72~84岁(n=126)	
	均值(SD)	范围	均值(SD)	范围
第三次学习	7.2(1.4)	4~11	6.3(1.7)	3~11
学习能力	2.9(1.1)	0~6	1.2(2.6)	2~5
前3次学习之和	17.9(3.5)	11~30	15.5(4.3)	7~28
延迟回忆	6.6(1.6)	3~11	5.8(2.0)	1~10
线索回忆	7.2(1.6)	3~12	6.4(2.0)	2~11
真阳性	11.1(1.3)	7~12	10.1(2.1)	4~12
假阳性	1.6(1.1)	0~4	1.8(1.3)	0~6
区分力	9.4(1.9)	3~12	8.4(2.7)	0~12
保存百分比	90.5(15.0)	50~140	88.8(17.9)	17~133

注：引自 Strauss E, Sherman E, Spreen O. A compendium of neuropsychological tests (Third edition). Oxford university press. 2006, 764。

二、评价

HVLT-R 的基本特征：① 年龄：年龄影响 HVLT-R 的变量，可以解释总分的 19%，保存的 3%。教育可以解释总分的 5%，其他指标的影响比较小。女性的总分超男性 3%。对于年轻或中年的受过良好教育的受试者，HVLT-R 有可能出现天花板效应，尤其是第三次回忆。② 信度：Benedict (1998)报道 40 例老人间隔 6 周复测，相关系数：总分 0.74；延迟回忆 0.66；保存百分比 0.39；再认分辨指数 0.40。③ 练习效应：2 周后复测，总分提高约 3 分。但是，学习曲线是相似的。④ 效度：聚合效度与 CVLT 相似。学习曲线与保存率非常接近，与痴呆严重度的相关性也接近。

HVLT-R 用于痴呆识别是有效的，如 Shapiro (1999)报道 HVLT-R 总分低于 1SD 时作为分界值，识别痴呆的敏感性 95%，特异性 83%。Hogervorst (2002)综合 HVLT-R 的总分与再认分辨指数，识别痴呆的敏感性优于 MMSE。HVLT-R 用于区分 AD 与 VaD 的效果不佳，但可以用来区分 AD 与亨廷顿病，AD 患者的再认有损害，而亨廷顿病患者尽管自由回忆受损，再认是完整的。由于 HVLT-R 有 6 个难度相当的版本，对于需要系列评估的临床研究，比如，在与头外伤、情绪障碍、营养缺乏症和药物临床试验相关的认知功能评估方面已经得到应用。Pardee (2005)发现受试者在他不喜欢的时间段完成的 HVLT-R 比在他喜欢的时间段完成略差。

总之，HVLT-R 用于识别痴呆是简便有效的，但是，对于非老年的、轻微或/和复杂的认知损害建议采用 CVLT-Ⅱ。

(郭起浩)

第五节

选择提醒测验(SRT)

布谢克选择提醒测验又称为 SRT 或言语选择提醒测验(verbal selective reminding test, VSRT)，是 1973 年 Buschke 首先编制的，后来的版本非常多，因为每个研究者自己编制了一套词语。SRT 由 12 个意义不相关的词语组成，每次呈现后回忆 1 次，检查者提醒有哪些词语没有回忆，下一次也一样提醒没有回忆的词语，一共可以学习 12 次，或者连续 3 次回忆全对。学习后的线索回忆是提供 2~3 个起首字母要求说出词表的相应的单词。接着线索回忆的是多选再认，检查者连续呈现 12 张卡片，每张包括一个词表中的词语、一个同义词、一个同音异义词和一个无关干扰词语，最后，是 30 min 间隔的延迟回忆，事先不要告诉受试者需要回忆。有各种词语版本，表 4-5-1 是其中的一种。

一、评分方法

在编制中文版本的再认测验部分，显然不能直接引用英文版的翻译（表 4-5-2），因为同音异义词翻译后就没有同样的干扰作用了。其实，英文版中，聪明的受试者从这 4 个词语的安排中有一定的概率能猜到正确答案。SRT 的评分方法见表 4-5-3。

有许多研究者将上述版本的 12 个词语的学习次数减少，比如，8 次或连续满分 2 次，用于青少年受试者。关于人口学效应，大部分 SRT 指标与增龄相关，女性优于男性。关于受教育程度的影响报道不一致。

表 4-5-1　SRT 评分记录纸

目标词语	1	2	3	4	5	6	7	8	9	10	11	12	CR	MC	30 min
Bowl															
Passion															
Dawn															
Judgement															
Grant															
Bee															
Plane															
County															
Choice															
Seed															
Wool															
Meal															

注：引自 Strauss E, Sherman E, Spreen O. A compendium of neuropsychological tests (Third edition). Oxford university press. 2006, 714。

表 4-5-2　SRT 的目标词语与再认词语及其翻译（使用时采用随机次序）

目标词语		同义词		同音异义词		无关词语	
Bowl	碗	Dish	碟子	Bell	钟	View	视图
Passion	热情	Love	爱情	Poison	毒物	Conform	包裹
Dawn	黎明	Sunrise	日出	Down	下降	Bet	打赌
Judgement	判断	Verdict	裁定	Fudge	捏造	Pasteboard	硬纸板
Grant	同意	Give	给予	Grand	伟大	Jazz	爵士
Bee	蜜蜂	Sting	叮咬	See	看见	Fold	重复
Plane	飞机	Jet	喷气式飞机	Pain	疼痛	Pulled	行驶

(续表)

目标词语		同义词		同音异义词		无关词语	
County	郡	State	州	Counter	柜台	Tasted	体验
Choice	选择	Select	挑选	Cheese	乳酪	Voice	声音
Seed	种子	Flower	花朵	Seek	寻找	Herd	畜群
Wool	羊毛	Sheep	绵羊	Would	愿意	Date	日子
Meal	膳食	Food	食物	Mill	工厂	Queen	王后

表 4-5-3　SRT 的评分方法

简　称	意　义	定　　义
LTS	长时储存	假如一个词语连续 2 次回忆上都呈现,可以假定这个单词已经进入长时储存
LTR	长时提取	受试者回忆已经进入长时储存的词语,可以作为长时提取
CLTR	持续长时提取	当词语在历次回忆中均能呈现,可以称为持续长时提取
RLTR	随机长时提取	不一致的长时提取,长时储存中的单词在后面的回忆中忘记了,是随机长时提取
STR	短时回忆	没有进入长时储存的词语个数
Sum recall	总分	每次回忆的 STR 与 LTR 之和
Reminders	提醒数	12 次学习的总提醒数,总分=144

二、评价

Sass(1990)报道 SRT 得分与左侧(而不是右侧)海马锥体细胞密度显著相关,然而,也有报道左额叶,甚至右半球病灶引起 SRT 的得分下降,所以,不能根据 SRT 的得分预测海马的异常程度。与 RAVLT、CVLT 一样,SRT 的延迟回忆是 30 min,Bell(2005)报道一组颞叶癫痫患者采用 SRT 测验时分别要求 30 min 与 24 h 延迟回忆,结果发现患者组与正常对照组的在更长的延迟后记忆下降幅度是相似的,超过 24 h 的遗忘并没有加速。LTR 与 CLTR 在识别轻度痴呆方面比 SRT 的其他指标更有价值。SRT 也可以用于预测痴呆。SRT 的一个优点是在神经科疾病的检测中没有学习效应,即使再次检测仅仅间隔几天时间,但在正常受试者中有学习效应。对于比较重的患者,可以采用 6 个词语的删减版本。

(郭起浩)

第六节
逻辑记忆测验(LMT)

逻辑记忆测验(logical memory test,LMT)是韦氏记忆测验(Wechsler memory scale, WMS)的一个分测验,是对一段或一串小故事的回忆。近 10 年,因为在 MCI 的诊断标准中它被认为是客观记忆受损的指标之一而得到广泛的应用。

一、概况

与词语学习测验相比,LMT 具有以下特点:LMT 更接近现实生活,平时看到的电影电视、文学作品及日常交谈,无一不是故事;故事更容易组织编码,更容易记忆;词语学习测验呈现的词语间隔时间是固定的,而阅读故事的速度不容易把握,施测者阅读故事的速度直接影响受试者的回忆成绩。

LMT作为韦氏记忆测验的一个分测验，在其初版中只有即刻回忆，1987年的修订版有一个重要的变化，是增加了30 min后的延迟回忆。作者还开发了有12个问题的线索回忆版本和多选回忆版本。多选回忆的再认任务对于高教育受试者容易出现天花板效应。

二、指导语

“我读给你听一段小故事，只有短短的几行，你仔细听，尽可能记住它，并且要尽可能记同一词语。我读完后，我要求你告诉我刚才听到的内容。即使你不肯定的内容，你也可以告诉我。准备好了吗？”

值得注意的是，英文版本的LMT是听觉呈现的，而中文修订版(WMS-RC)中的故事是视觉呈现的，不同的感觉呈现方式对于识别MCI的敏感性有明显差别。作者主张国内在使用LMT时也采用听觉呈现方式。

三、评分

因为很少有受试者精确地复述故事材料，评分方法存在许多问题。常见的错误包括替换(同义词、相似概念、数字不准等)、遗漏、添加和细化、故事次序的转移等。

回忆故事的风格有两种：逐字的、一字不差的回忆；观念的、“得意忘形”的回忆，有些患者回忆了大量的细节，由于不是一字不差的回忆而得不到分数，还有些患者对故事本身已经没有连贯的记忆，但是能够一字不差地回忆许多细节而获得高分。Talland等认为可以通过受试者的同义词替代或适当的词组与精确单词的比例来区分这两种回忆风格。

为了避免评定员打分标准的不一致，WMS制定了明确的详细的评分标准：如“警察”说成“武警”“咖啡店”说成“茶叶店”等如何评分均有指导手册规定。近来针对主题而非细节的评分标准也已推出。

四、评价

LMT历史悠久、普及，所以，几乎所有脑器质性疾病都使用过LMT的评估。Martin(1999)发现未手术的癫痫患者左海马容积可以预测LMT的即刻回忆、延迟回忆和储存百分比的得分。Webster(1992)采用“重要”“细节”和“插入反应”3个评分的比例来判断病灶的一侧性，右半球病变有更多的插入错误，而左半球病变在这3个指标上都比较差。LMT也可以用于识别多发性硬化、闭合性脑外伤等患者的记忆受损。

近10年，LMT最常用于MCI的诊断，比如ADNI对3组研究对象的入组标准(表4-6-1)中，LMT延迟回忆(LMT-Ⅱ)得分是其核心指标。

表4-6-1　ADNI 3个研究对象的入组标准要点

指　标	正常老人	遗忘型MCI	轻度AD
MMSE	24～30分	24～30分	20～26分
CDR	0分	0.5分	0.5分或1分
LMT-Ⅱ：教育16年以上	9分以上	8分以下	8分以下
8～15年	5分以上	4分以下	4分以下
0～7年	3分以上	2分以下	2分以下

附件4-6-1　英文故事

英文故事1

住在南Boston的Anna/Thompson，受雇在学校咖啡店做厨师，报告夜晚在City Hall车站，State Street被抢劫了56美元。她有4个小孩、要付房租，已经2天没有吃的了。警察很同情这位女性的遭遇，纷纷为她捐款。

中文故事2(括号内为评分要点)

从前有一个[国王]，要他的[大臣]在[明天]上朝时献上[公鸡蛋]。大臣很[着急]，因为知道[没有]公鸡蛋。大臣有一个[儿子]，[12岁]，[知道]了这件事，[安慰]了父亲，[自己]去见国王。对国王说[父亲]在家正要[生孩子]了，所以[不能]上朝。国王很[生气],说[男人]哪能生孩子?儿子说你[既然知道]男人不能生孩子,那么,[为什么]要公鸡生蛋?国王自知[理屈],便[不再]提公鸡蛋。

中文故事3(括号内为评分要点)

从前有一[青年],有一次出[远门],[过河]时坐在[船边],将[宝剑][落入河里],[船夫]为他[惋惜],[停住船],[叫]他[下水][打捞]。青年说,[不用急],我已在[船沿]做了[记号],[等到]船[靠岸],[我从有]记号的地方[下水],[准可]捞到。

(郭起浩)

第七节 Rivermead行为记忆测验(RBMT)

Rivermead行为记忆测验(Rivermead behavioural memory test, RBMT)评估患者的日常记忆功能受损,并监测患者记忆障碍的变化。RBMT-Ⅱ标准版包括4个平行测验、1本手册、2本附录、25份记分表、1盒录音带及1个闹钟。另外还有难度更高的扩展版(RBMT-E)和难度略低的儿童版(RBMT-C)。已经有荷兰语、德语、西班牙语、中文及日文等语言版本。

一、RBMT版本介绍

(一) RBMT/RBMT-Ⅱ

RBMT是1985年Wilson等为获得脑损伤患者记忆障碍的康复干预评估工具而设计的。评定项目没有遵守特别的记忆理论模型,而是试图模拟日常生活中需求的记忆。评定项目包括日常生活中常见的记忆问题,也是生活所必须记住的信息类型。2003年发表的新版(RBMT-Ⅱ)针对第一版做了一些细微的改变:① 面孔照片系列增加了不同种族的面孔以适应多种族社会;② 路线记忆的评分略有变化;③ 包装由纸质改为塑料包装。

评定内容包括11个项目,选自脑损伤患者记忆问题的研究报告,包括记姓和名、记所藏物品、记约定、图片再认、故事回忆(即时和延迟)、面孔再认、路线回忆(即时和延迟)、信件回忆(即时和延迟)、定向和日期(表4-7-1)。

表4-7-1 RBMT的内容

项目编号	中文名称	英文简称	内 容
1,2	记姓和名	First and Second Names	呈现一肖像照片,要求20 min后回忆其姓名
3	记所藏物品	Belonging	被试者的物品,测验结束后回忆藏在哪里
4	记约定	Appointment	间隔20 min闹钟响的时候,回忆约定的句子
5	图片再认	Picture Recognition	回忆20 min前呈现的20幅线条图片中的10幅
6	故事回忆	Story	即刻回忆与20 min延迟回忆21个要点的故事
7	面孔再认	Face Recognition	从10张呈现的面孔中识别5张面孔
8	路线回忆	Route	即刻回忆与20 min延迟回忆路线
9	信件回忆	Messages	即刻回忆与20 min延迟回忆路线左边的信件
10,11	定向和日期	Orientation and Date	回答有关定向与日期的10个问题

情景记忆为常见物品及面孔的再认。前瞻记忆包括下面3个项目:① 记住测试前拿走的个人物品;② 警铃响的时候能回忆约定的问题句;③ 记住一段短的路线。定向包括时间、地点、人物定向。RBMT/RBMT-Ⅱ拥有4个不同的平行版本A、B、C、D,用来避免学习效应。

(二) RBMT-C

儿童版的RBMT除故事回忆及定向问题不同以外,其他的与成人版相同。另外,第一、第二项(记住姓和名)及第四项(记约定)不适用于8岁以下儿童。

(三) RBMT-E

RBMT是一项筛查量表,对轻度损害诊断的敏感度较低。为了增加测试对轻度损害诊断的敏感度，Wilson 等将测试中所需记忆项目的数量翻倍。原版中 4 个平行测验中的 A 版及 B 版合并为 RBMT - E 第一版，C 版及 D 版合并为 RBMT - E 第二版。其中故事回忆未改变，因为它在正常人中也没有明显的天花板效应。另外，为了避免天花板效应及地板效应，部分项目做了一些小的变化，如增加了额外的面孔记忆材料。

二、评估方法

针对语言或知觉能力有缺陷的受试者，手册中提供了 RBMT 的简略版本；针对语言能力缺陷的受试者，去除了记姓和名、定向及故事回忆；针对知觉能力有缺陷的受试者，去除了路线回忆、面孔再认、定向及日期。简略版本可能会过高地估计受试者的记忆损害。11 个项目分 16 个步骤合理安排、相互穿插评定，要求按量表规定的顺序进行。

RBMT 路线回忆要求受试者在医生示范后即时和一段时间后重复一段短路线。这对行动不便的受试者来说有一定难度。针对这部分受试者，Towle 等提出了替代的评定方法。受试者可在房间图中画出路线，或在模型(有树、房子、桥、车库)中移动玩具车。Clare 等认为 RBMT - E 路线回忆和信件回忆可以改为只需模型操作的模型路线即刻与延迟回忆和报纸即刻与延迟回忆。

RBMT - Ⅱ 评估耗时约 25 min。评分标准如下。

(一) RBMT/RBMT - Ⅱ

每一项都由初步积分换算成筛选分数(screening score)(0 -错误，1 -正确)和标准分数(profile score)(0 -异常，1 -可疑，2 -正常)，之后计算总分。筛选分数和标准分数满分分别为 12 分和 24 分，其中筛选分数为粗量表分，提示受试者是否有行为记忆损害；标准分数为精量表分，提示受试者行为记忆损害严重度及具体损害类型。

RBMT - Ⅱ 中路线即时回忆和延迟回忆的初步积分较 RBMT 有轻度差别，如筛选分数最高分由 5 分变为 11 分。Wilson 等(2003)对比了两种回忆的评分方法发现两种不同方法中结果异常、可疑、正常的比例相似。

(二) RBMT - C

每一项都由筛选分数换算成标准分数(0 -异常，1 -可疑，2 -正常)，之后计算总分。5～6 岁、7 岁、8～10 岁儿童的满分分别为 18 分、20 分和 22 分。

(三) RBMT - E

每一项都由筛选分数换算成标准分数(0～4)，之后计算总分，满分 48 分，分为 4 个等级(0 -行为记忆能力受损，4 -行为记忆能力完好)。其中某些项目的标准分受被试者年龄及临床前 IQ(由成人阅读测验 NART、语言运用速度和能力测试 SCOLP 或韦氏成人阅读测试 WTAR 评定)的影响。

如 RBMT - E 采用模型路线回忆和报纸回忆，模型路线回忆积分共 19 分(9 个路线点正确 1 个得 1 分，起始点正确得 1 分，结束点正确得 1 分，8 个路线顺序正确 1 个得 1 分)，报纸回忆积分共 6 分(3 个项目，每个项目中，能自觉地拾起物品，可得 2 分；经提示拾起物品，可得 1 分；物品放置于正确地点，可得另外 1 分)。

三、人口统计学影响

1. *年龄*　RBMT/RBMT - Ⅱ 分数受年龄影响，约 8 岁可达到成人水平，中年后得分将会有所下降，也有研究认为分数下降只在 70 岁以后出现。在 RBMT - E 中，年龄影响受试者故事延迟回忆、路线即时和延迟回忆、信件延迟回忆、记约定和记所藏物品的表现。年轻者优于年老者。

2. *IQ*　智商对 RBMT 有轻到中度影响($r=0.21\sim0.58$)。在 RBMT/RBMT - Ⅱ 中，智商主要影响定向及故事延迟回忆得分。在 RBMT - C 中，智商主要对低年龄者(5～6 岁)有影响，而对高年龄者(7 岁以上)无影响。在 RBMT - E 中，智商对大部分项目均有影响，如故事回忆、图片再认、路线回忆、定向、记姓和名。

3. *受教育程度*　受教育程度也影响 RBMT 表现。

4. *性别*　大部分学者认为性别对测试无影响，仅个别研究认为男性记所藏物品和路线即时回忆的表现优于女性。而在 RBMT - E 中，女性的路线延迟回忆、信件即时和延迟回忆、记姓、记约定和记所藏物品的表现优于男性。

5. *种族*　Wilson 等(1999)在 RBMT - E 中未

发现欧裔、亚裔、加勒比-非裔人种之间有差异。

四、常模

最初 RBMT/RBMT-Ⅱ常模是根据 176 位脑损伤患者(平均年龄 44.4 岁)和 118 位正常人(年龄 16~69 岁,平均 41.17 岁;IQ 68~136,平均 106)建立的。但这个常模的用处不大,大部分脑损伤组患者的得分都低于正常组 5 个百分点。所以笔者建议根据临床表现划分记忆障碍严重程度(正常、轻度、中度、重度)。筛选分低于 10 分、标准分低于 22 分被认为异常。低 RBMT/RBMT-Ⅱ分数主要提示受试者智商受限或记忆障碍,在解释分数时需要注意受试者的智商。

Fraser 等(1999)测试了 131 位有独立生活能力的正常新西兰老人(年龄 60~89 岁,平均 72.71 岁;受教育程度 6~18 年,平均 10.46 年;无记忆障碍主诉,无心血管及呼吸疾病史;MMSE 得分均高于标准值),建立了不同年龄组(60~69 岁、70~79 岁、80~89 岁)的常模。

青少年的表现与成人类似。笔者认为成人的常模可直接应用于智商正常及以上的青少年,而针对智商低于正常的青少年,筛选分数可降低 1 分,标准分降低 2 分。

RBMT-E 常模是根据 191 位英格兰人和澳大利亚人(年龄 16~76 岁,平均 39.4 岁,标准差 15.45)的测试结果建立的。但是样本量太小,年龄范围大,纳入和排除标准未介绍。笔者建议每项标准分 2~4 分(总分 24~48 分)提示记忆能力正常。但要注意的是,如果根据这个标准,25%的正常人将出现假阳性。

五、信度

1. *内部一致性* 中文版 RBMT 具有较高的克隆巴赫系数(Cronbach's alpha;0.86)(Man 和 Li,2001),其他版本的 RBMT 未检测。

2. *重测信度* Man 和 Li(2001)分别于基线及 2 周后对脑梗死患者进行了中文版 RBMT 测试,发现其具有较高的重测信度(r=0.89)。

3. *复本信度*

(1) RBMT/RBMT-Ⅱ:研究发现,四个平行测验版本之间相关系数范围为 0.67~0.88,只有一个大于 0.80;筛选分数之间的相关系数为 0.78,标准分数之间的相关系数为 0.85;毫无疑问,标准分更能反映受试者的能力。第二次测试分数,特别是记所藏物品,相关系数较第一次稍高。但四个版本间的难度是否有差别没有报道。Fraser 等(1999)对 26 位老年人进行了版本 A 测试,对 105 位成人进行了版本 B 测试,未发现两个版本间标准分数(相关系数 0.94)和每个项目的初步积分有差别。Man 和 Li(2001)报道了各版本之间初步积分的相关系数为 0.38~0.92。Wilson 等(2003b)对 85 位青少年进行了两个版本的测试(测试间隔时间未交代),未发现两个版本间的筛选分数和标准分数有差异。

(2) RBMT-C:Aldrich 和 Wilson(1991)对儿童进行了两个版本的测试(AB,BC,CD 或 DA),间隔时间为 48 h,发现儿童版的相关系数与年龄相关,范围为 0.44~0.73。更低的相关系数可能反映了大年龄组的天花板效应。两次测试间未发现学习效应。

(3) RBMT-E:191 位正常人完成了两个版本的 RBMT-E,6 位只完成了其中的一个版本。197 位正常人平均年龄 39.4 岁(标准差 15.45)。大约一半人先完成第一版测试,至少 1 周后再完成第二版测试,另一半则相反。发现两个版本的故事即时回忆、路线即时和延迟回忆、记姓的得分有差异。这些差异(小于 1 初步积分)都需要在量化评分中考虑到。

4. *评估者间信度* RBMT 筛选分和标准分的评估者间信度为 100%(Wilson 等)。Man 和 Li(2001)报道了中文版 RBMT 评估者之间的信度为 0.74~0.95。

六、效度

1. *标准效度* RBMT 与记忆测验(沃灵顿再认记忆测验、韦氏记忆测验、Luria-Nebraska 记忆量表、Rey 图形回忆、Rey 听觉词语学习测验)具有中等相关性。RBMT 与注意测验(数字广度测验)相关不大,但在 7~9 岁儿童中可发现中等相关性。RBMT 与 MMSE 的相关系数为 0.85,与韦氏成人智力量表修订版(WAIS-R)的相关系数为 0.57。

Malec 等(1990)报道了 RBMT 与 WAIS－R 中言语理解因素及执行功能障碍无相关性,与知觉组织因素中等相关。这提示 RBMT 主要评估患者的记忆功能(新知识的学习和延迟回忆)。

2. 因子分析　Efklides 等(2002)报道了 RBMT、WMS 及日常记忆问卷(EMQ)的验证性因子分析,包括言语记忆因子(RBMT 故事回忆、WMS 逻辑记忆)、学习因子(RBMT 记姓名及约定、WMS 联想学习)、定向因子(RBMT 定向和日期、WMS 个人信息及定向)。RBMT 视觉再认项目不包含 WMS 视觉再生项目。纯粹的前瞻记忆成分(影响记所藏物品、记约定、信件回忆)在 AD 组及正常组均未确定。Maylor(1995)指出测验不是自发的,路线回忆和信封回忆项目中受试者需要在观察后重复评估之前的动作。

七、临床研究

RBMT 得分低见于多种影响记忆的疾病,包括痴呆、间脑损伤、神经毒性物质中毒、乙醇(酒精)相关障碍、脑卒中、精神分裂症、颞叶切除、脑外伤。也有证据表明 RBMT 得分与昏迷时间和外伤后遗忘持续时间中等相关。安非他命使用者在停用药物 2 周后测试 RBMT,可发现前瞻性记忆损害,连续使用安非他命(超过 1 年)与故事即时和延迟回忆进行性下降有关。轻、中度智商下降者对语言相关信息的再认(故事回忆、记姓名)有困难。

正如所料,阿尔茨海默病(AD)患者的 RBMT 表现差。日本 Matsuda 等(2002)提出识别 AD 的划界分是 13/14(总分 24 分)。一个修改版 RBMT(例如,合并正确命名图片的附加分,增加故事即时和延迟回忆的线索回忆)被证明对于追踪 AD 患者的变化具有重要作用(超过 3 年干预)。另外,RBMT 有助于区分血管性和非血管性痴呆。Glass(1998)发现血管性痴呆患者在记约定、故事即时回忆、路线即时和延迟回忆时的表现优于非血管性痴呆。RBMT－C 可用于轻度和无严重残疾的唐氏综合征的儿童和成人。

RBMT 对区分各种疾病具有良好的敏感性。Perez 和 Godoy(1998)报道了 RBMT 可以识别 80%的 AD 患者、75%主诉记忆障碍的老年人、75%的复杂部分性癫痫患者和 60%的正常人,平均达 72.5%的鉴别能力(WMS－R 只有 66.3%)。

语言表达障碍会对记姓名、故事延迟回忆、定向等项目有影响,知觉障碍则会影响路线即时和延迟回忆、面孔再认、定向和日期的表现。Wilson 等(1989b)认为在评估有语言或知觉障碍患者时,这部分测验应去除,可根据其他测验评估患者认知功能。Wilson 等报道了无语言障碍的左半球脑卒中患者和右半球脑卒中患者具有相同的测验表现,提示疾病损伤半球可能与相对保留的日常记忆能力的关系不大。

根据 RBMT 的作者所说,RBMT 不受患者焦虑和抑郁影响。然而,有证据表明,焦虑能激活监控或检查程序,可能通过干扰工作记忆能力影响测试表现,如记约定。抑郁患者的测试表现也受损。Tarbuck 报道了焦虑或抑郁恢复期的测试表现有所改善,但实验缺乏对照组,是否有混杂因素影响仍需考虑。同时,有证据表明创伤后应激障碍的儿童和青少年(11～17 岁)相比对照组会出现记忆损害表现。

有证据表明脑损伤患者在常规 RBMT 中的得分正常或接近正常,但可在 RBMT－E 中出现损害,特别是路线回忆和信件回忆。也有证据表明测试对识别轻度记忆损害敏感。Stephens 等报道了使用激素替代治疗女性的 RBMT－E 的得分优于未使用者,特别是故事即时和延迟回忆及信件延迟回忆项目。

八、生态/预测效度

RBMT 与临床医师所观察到的记忆问题和患者或家属主观认为的记忆障碍均有良好相关性。在考虑临床前表现时,RBMT 的得分可能与记忆障碍主诉有联系。一些学者认为相比于客观认知功能检测,RBMT 与主观的日常记忆障碍的相关度更高。但 Koltai 等报道了 RBMT 和其他认知测验如 WMS－R 相比,在评估暴露于神经毒性物质时患者的日常记忆功能无明显差异。

RBMT 得分与就业状态、学习新技术的能力、社区融入/社会交往能力、日常社会心理功能、日常身体状况、日常活动和生活独立能力中等相关。例如,Wilson 和他的同事报道了 RBMT 标准分低于 12 分的患者不能独立生活、有偿就业及全日制教学,而大多数 RBMT 标准分高于 12 分的患者可以从事上述活动的一项或多项。

相比于标准认知测验,RBMT 更有利于区分独立和非独立的个体,虽然这只适用于特定的人群(如痴呆患者、精神分裂症患者)。有证据表明,使用附加测验的执行功能项,特别是连线测验 B,可以提升日常适应能力的预测效果。

RBMT 也可以预测脑外伤患者记忆功能的长期预后。Wiseman 等报道了出院前的 RBMT 基线分数可预测脑外伤患者 10 年后记忆损害。同时 RBMT 基线分数也可预测精神分裂症患者社会功能的长期预后。

九、评价

RBMT 是一个有效的记忆评估测验,特别是评估日常生活所需的记忆功能。RBMT 适用于各个年龄段和不同文化背景的患者。RBMT 具有合理的聚合效度和扩散效度,适用于多种患者,生态效度高,可能在预测日常记忆功能上相比传统的标准化记忆测验效果更好。

RBMT-Ⅱ针对故事、路线等任务有即刻与延迟回忆项目,可以预计,RBMT-Ⅱ能够有效识别 MCI 与预测 MCI 转化为痴呆,事实上,已经有研究验证了这个预测价值,如西班牙 Bolló-Gasol 的研究。

前瞻记忆测验是记忆测验中独特的部分,包括基于时间的前瞻性记忆测验与基于事件的前瞻性记忆测验。未来信件测验对早期痴呆的检测敏感性更高。但需要注意是,信件测验作为一个前瞻性记忆测验还未被普遍接受。

RBMT-Ⅱ基本上没有需要握笔书写的项目,所以,RBMT-Ⅱ适用于文盲与低教育人群。香港 Man 等(2009)开发了 RBMT-Ⅱ电子版,可以在线完成测验。

值得注意的是,没有指南规定故事回忆项目中叙述故事的速度。有证据证明,叙述故事的速度可以影响之后回忆的得分,叙述较慢时的回忆得分较叙述快时得分高。不同版本的测验重复评估时,不同的叙述速度可能造成对评估表现的错误推断。所以,应标准化故事叙述速度以减少错误的结论。

RBMT/RBMT-Ⅱ的部分测验有天花板效应,不适用于检测轻度记忆障碍患者,更适合检测中、重度患者。RBMT-E 适用于轻度患者。RBMT 虽然可以检测特殊的记忆障碍,但不是非常敏感,需要辅助更多传统实验室检查以发现记忆损害的本质。

RBMT/RBMT-Ⅱ与 MMSE 高度相关,意味着给予可疑痴呆的患者日常的长时间的 RBMT 测验意义不大,但在患者 MMSE 整体分数下降时 RBMT 各评估项目的表现可以为患者某些能力是否保留提供依据。

RBMT/RBMT-Ⅱ可应用于儿童,但在解释分数时需注意智商低于正常水平的儿童。Fraser 等提供了 60 岁及以上老年人 BRMT 标准值,但高估了 60～69 岁老年人的表现,低估了 70 岁以上老年人的表现。建立 RBMT-E 标准值的研究样本量太少,目前使用的标准值需要调整,因为根据这个标准,25%的正常人将出现假阳性。

对于存在语言障碍或知觉障碍的 70 岁以下患者,推荐使用修改版 RBMT。但不推荐给存在语言障碍或知觉障碍的 70 岁以上患者,针对这些患者,不需要计算测验总分,只需要比较单个测验项目的得分。

修改版 RBMT 也适用于存在行动障碍的患者。但通过模型进行路线回忆与患者亲自在房间走路线在反应记忆能力上具有轻微不同,因为患者亲自在房间走路线时所产生的自身位置与环境的变化在模型路线回忆中是体现不出来的。

RBMT 仍存在一些不足之处。首先需要更多的证据研究测验的社会心理学意义。其次,虽然测验的评估者间信度很高,但反映标准版和儿童版 RBMT 的内部一致性和重测信度资料不足,而扩展版 RBMT 则缺少这些资料。最后,反映儿童版 RBMT 的效度资料仍缺乏。

(陈科良　郭起浩)

第八节
Benton 视觉保持测验(BVRT)

Benton 视觉保持测验(Benton visual retention

test，BVRT)，又名 Benton 测验，是 Benton 等于1946 年编制的，到 1992 年，Sivan 已经修订出版了第五个修订版(BVRT－5)，该测验的目的是评估受试者的视觉记忆、视知觉和视觉构造能力。

BVRT 有两种测试模式，需要受试者通过画图或选择做出回答。画图模式的 BVRT 有 3 个相同难度的平行版本(C、D 和 E)。每个平行版本有 10 张图案，前两张只有 1 个主要的几何图形，后八张包括 2 个主要图形和 1 个更小的次要图形。

画图模式有 4 种常规测试方法。方法 A 为给受试者看图案 10 s，之后立即要求受试者在白纸上默画出来。方法 B 与方法 A 相似，只是受试者只看图案 5 s。方法 C 为要求受试者照着图案临摹下来。方法 D 为给受试者看图案 10 s，15 s 后要求受试者在白纸上默画出来。

选择模式的 BVRT 有两个相同难度的平行版本(F 和 G)，用于评估受试者的再认能力(方法 M)。因为其受语言影响小，方法 M 也适用于不能说英语的受试者。选择模式的 BVRT 可用于伴或不伴运动障碍的受试者，区分受试者究竟是记忆、知觉还是画图能力障碍。

1994 年 Benton 发表了 Benton 视觉形式辨别测验(Benton visual form discrimination test，VFDT)，将 BVRT－MC 重新改编，测试者呈现每个目标图，同时呈现待选图案，让受试者选择 1 个正确答案。每个项目有 4 个多选图：1 个正确图案、1 个旋转图案、1 个碎片图案、1 个边缘不正确图案。

一、测试方法

1. *画图测试模式*　简单地说，给受试者 10 张 21.5 cm×14 cm 白纸，要求受试者在白纸上回忆(方法 A、B 和 D)或模仿(方法 C)。测试者在受试者画完后在右侧记录数字，以便确认所画图案和图案方向。

2. *选择测试模式*　方法 M 为呈现 15 张图案，包括 1～3 个几何图形，呈现 10 s。10 s 后取走图案，要求受试者在 4 个相似的选项中正确选出之前所呈现的图案。

3. *其他测试方法*　方法 O 为取走图案 15 s 后要求受试者选择。方法 P 最初用于儿童，刺激卡片和方法 M 的图案同时呈现。在方法 PR 中，受试者被需要照着图案画 10 张图(如方法 C)，然后给予方法 M 图案，并从中选择出之前所画过的图案。

每个方法的测试时间 5～10 min。

二、评分方法

通过操作手册完成评分。简要地说，画图测试模式有两项评分系统(正确分和错误分)，正确分共 10 分，每项图案只有正确(1 分)和错误(0 分)两种。具体评分原则和例子见操作手册。错误分包括对受试者表现的定量和定性分析。有 6 种错误类型：① 遗漏错误；② 变形错误；③ 重复错误；④ 旋转错误；⑤ 误给错误；⑥ 大小错误。每种错误类型还有特殊的错误亚型。另外，还要区分错误是在左侧还是右侧。错误分记录和计算见操作手册的记录表。表格中测试者可以评定每项图案是否正确，统计各种错误类型。

选择测试模式记录正确选择数(最大是 15)。

三、人口统计学影响

1. *方法 A*

(1) 年龄：年龄是预测测试表现最强烈的因子，可以解释 9%～18%的得分变化。测试得分从 6 岁开始逐渐升高，直到 14 或 15 岁达到平稳。平稳期持续至 30 余岁，从 40～50 岁开始得分又逐渐下降。显著下降从 75 岁开始。BVRT 的变化性随年龄增加，但这种增加并不明显。

(2) 性别：大多数研究发现性别对测试表现几乎无影响。

(3) 受教育程度/IQ：BVRT 表现与智力和受教育程度具有中到高度相关(r=0.3～0.7)。受教育程度的影响与年龄的影响相互联系。如受教育程度高的老年人随着年龄增长得分下降的幅度较受教育程度低的老年人小。在中、重度认知损害的老年人中，神经病学损害掩盖了受教育程度的保护作用，以至于其 BVRT 表现下降不受年龄及受教育程度的影响。

(4) 职业：职业是另一个重要影响因子。Dartigues 等(1992)根据对 2 720 位社区健康老年人的研究发现无论受教育程度如何，BVRT 的结果与职业的相关度都高，特别是农民、家政服务业者和蓝领的记忆能力比专业人员和管理人员差2～3倍。

2. 方法M

(1) 年龄：一般来说，成年人的错误数少于2个。随着年龄的增加，测试表现逐渐下降。

(2) 性别：性别对测试的影响最小。

(3) 受教育程度/IQ：测试表现受教育程度影响。Le Carret等认为高受教育程度受试者的表现较好，部分原因是他们在寻找目标时能使用更多的搜索策略。在儿童中，测试表现与IQ具有中等相关。

(4) 种族：有研究发现高加索老年人和非裔美国老年人、说西班牙语和说英语的老年人之间的测试表现有差异，其中高加索老年人和说英语的老年人的得分更高。然而，在考虑高受教育程度的影响后，高加索人和非裔美国人之间的差异消失了。

四、信度

1. 内部一致性　使用方法A时版本C正确分的克隆巴赫系数为0.76，版本D为0.79，版本E为0.79。相对的错误分克隆巴赫系数分别为0.71、0.82、0.80。Steck等(1990)发现版本C、D、E全使用时，内部一致性系数提升至0.91。Steck(2005)从3个版本的图案中选出20幅组成平行版本，也具有高信度。选择模式(方法M)的折半信度为0.76，但在儿童中(平均10岁)，它的内部一致性较低，只有其中的5项能区分测试表现的好坏。

2. 重测信度和练习效应　Youngjohn等(1992)对17～82岁志愿者进行了基线和21天的测试，发现正确分的重测信度为0.57，错误分的重测信度为0.53。测试是否存在练习效应仍有争议。Botwinick等(1986)发现对64～81岁的老年人以18个月为间隔测试4次，得分没有明显变化。相似的是，Lezak(2004)对健康对照组于基线、6个月和12个月进行测试，未发现正确分和错误分有显著差异，一致性系数分别为0.74和0.77。但Larrabee等(1986)报道了60～90岁的老年人在间隔10～13个月后重测的得分提高了1分或以上。Youngjohn等(1992)在对17～82岁对照组间隔3周的研究中也报道了类似的结果。

3. 复本信度　Sivan(1992)报道了3个版本(C、D和E)的相关系数范围为0.79～0.84。对选择测试模式，版本F和G的复本信度较高(0.80)。

4. 评定员之间信度　对于画图测试模式，正确分和错误分的评定员之间信度很高(>0.95)。各错误类型中，遗漏错误、重复错误和旋转错误的评估者间的一致性高(分别为0.96、0.88和0.88)，而误给错误和大小错误的评定员之间的一致性比较低。严格通过操作手册进行评分可以增加评定员之间信度。

五、效度

各方法间相关性：正确分和错误分的相关性高。各方法中，模仿任务(方法C)和回忆任务(方法D)具有中等相关。即刻回忆(方法A)和延迟回忆(方法D)的相关系数范围为0.40～0.83。选择模式和画图模式的相关系数为0.55。

因子分析显示BVRT(方法A)首先反映视知觉-运动因子，其次反映记忆-注意因子。一项二阶因子分析表明，综合分析其他记忆测验和日常记忆测验，BVRT反映“警戒”和“心理活动速度”。在学习障碍的儿童和青少年中，BVRT(方法A)与语言记忆测试(选择性回忆测试)的相关系数低(<0.25)，主要反映视觉-运动能力。Lockwood(2011)针对610例退伍军人医院的住院患者进行研究，全部完成BVRT、BVRT-MC、VFDT和WAIS-R测试，统计发现前三者能够解释WAIS-R的4个因子的81%。

然而，Moses(1986)报道认为方法A和选择模式都首先反映记忆能力，其次反映注意广度和知觉分析能力；模仿任务(版本C)则首先反映注意广度和知觉分析能力。一项162名神经精神病患者的验证研究明确了BVRT模仿任务和回忆任务具有不同的因子组成。Dougherty等(2003)发现在分裂性行为障碍的青少年中，其冲动行为(如在连续测试中出现替代错误)影响BVRT测试表现，说明执行控制能力也参与BVRT表现。

选择模式中一些项目可以不需要看到原图，仅通过解决独特问题的方法得到正确答案。因此，测试的正确性更依赖于受试者回答时的策略性而不是视觉记忆。Franzen(1989)建议测试者可在测试结束后与受试者面谈来确定受试者的策略。

六、临床评价

多项研究评估了不同疾病患者的 BVRT 表现。这些研究表明标准版测试(方法 A)对识别神经行为障碍敏感度好,但诊断性不高。Steck 等报道,即使在 30 个项目的测试中,未发现抑郁、精神分裂症、乙醇(酒精)中毒和脑损伤患者的得分和错误类型有显著差异,虽然他们的错误分都比正常对照组高。

BVRT(方法 A)损害见于多种存在影响记忆状态的情况,包括脑外伤患者、复发缓解型多发性硬化患者、亨廷顿病基因携带者、多种药物滥用者、未激素替代治疗的绝经后妇女、携带 *ApoE* 基因和 MRI 显示脑萎缩的老年人。

皮质下痴呆和皮质性痴呆患者 BVRT(方法 A)的表现差。即使是轻度痴呆,BVRT 也具有高敏感度。Robinson-Whelen(1992)报道了轻度和中度痴呆患者与正常人 BVRT(方法 A 和方法 C)的表现具有显著差异。在两种方法中,患者和对照组的各种错误类型均有显著差异,其中遗漏错误显著升高。Storandt 等(1986)也报道了轻度 AD 患者较年龄匹配的正常人的方法 C 测试错误数显著增高(平均 3.3,标准差 5.1);2.5 年后随访,患者组的错误数较基线显著增高(平均 13.5,标准差 11.7),而正常对照组则无明显变化。

Zanini(2014)报道 BVRT 能够有效区分巴西的正常老人与 AD 患者。有证据表明 BVRT(方法 A)可以提前 10 年以上预测 AD 的发生。Kawas 等(2003)报道了 BVRT 错误分 6 分或以上的受试者 15 年以后发展为 AD 的风险是错误分 0～5 分受试者的 2 倍。单种错误类型与 AD 风险无关。Swan 等(1996)发现在回归健康状况后,如肿瘤、心血管病、收缩期高血压和血脂水平,BVRT 是老年人死亡率高低的强烈预测因素。

临床推测右半球后部区域损害的患者在画图模式 BVRT 中损害最重,但对该推测的可靠性仍存在争议。例如,DeRenzi 等(1977)和 Vakil 等(1989)都发现右半球和左半球损害患者方法 A 测试中的表现都较正常组差,但相互间无显著差别。右半球损害患者的方法 D 测试的正确分较左半球损害患者低,但两者的错误分无差异。Vakil 等(1989)则认为两个分数都存在差异。Mann 等(1989)发现多发性硬化患者 MRI 脑损害体积与 BVRT 的损害程度相关。双侧半球损害的患者可见 BVRT 损害,但左侧相同区域损害患者的 BVRT 表现更差。另外,方法 C 和方法 M 均不能区分受试者左侧或右侧半球损害。

Arnklsson(1993)针对儿童的研究显示标准方法(方法 A)能有效区分留级和正常 5 年级学生。Snow(1998)也发现该测试能有效区分不同学习障碍的儿童。

Baum 等(1996)对多种神经心理学测试进行了相关分析。BVRT 具有 0.85 记忆权重和 0.69 模仿权重,提示在 AD 患者中具有良好的生态效度。BVRT 表现差也与 AD 患者的决策能力差和儿童时期严重脑外伤患者的职业结果损伤有关。然而,在正常学生中,BVRT 的模仿和记忆分与年级无关。

BVRT 也用于评估脑外伤和乙醇(酒精)中毒患者的记忆训练和精神分裂症认知和沟通训练。

模拟人和诉讼当事人在诈病时会产生比脑外伤患者更少的正确回答和更多的错误。特别是,他们会产生比脑损伤患者、抑郁患者或躯体障碍患者更多的变形错误。

BVRT 具有多项优点:测试时间短,评分标准精确,评定员之间信度高,内部一致性合格,各版本实用性高。另外,测试者可以通过选择、模仿、回忆图形等不同的方法,检测受试者的知觉、运动和记忆能力。

各种临床研究已经证明 BVRT 在评估年龄相关认知下降、痴呆、头颅外伤和学习障碍中的敏感度较高,虽然该测试对右半球损害的敏感度不是那么令人信服。另外,错误类型能有效地发现忽视。

使用者必须注意标准值的限制,该测试不仅用于说英语的人群,还用于其他国家如中国、埃及、印度、委内瑞拉。标准值的应用范围因测试方法不同而不同,使用者需要根据不同的方法标准值使用年龄和教育范围选择合适的测试方法。尤其要注意的是,简单的教育成就(最高学历)不能完全反映不同种族教育经历的不一致。其中一种避免错误的方法是根据阅读再认进行调整。

方法 A 和方法 M 在高受教育程度的青年和中年人里容易出现天花板效应,在解释结果时需要注意。对重测信度存在争议,并只限于成年人。另外,文化影响只在选择测试模式中被系统地检测了。最后,虽然测试想要反映受试者的非语言记忆,但是一些几何图形是可以言语化的,一些选择模式的项目可以通过策略回答。而且,相比视觉记忆,模仿测试模式更与视知觉-运动能力相关。

(陈科良　郭起浩)

第九节 记忆绑定测验(MBT)

一、概述

阿尔茨海默病(Alzheimer's disease, AD)是一个连续疾病谱,包括AD临床前期主观认知功能障碍(subjective cognitive impairment, SCI)、AD所致的轻度认知功能损害(mild cognitive impairment, MCI),以及AD痴呆阶段。在AD疾病谱的极早期,情景记忆就会下降,因而情景记忆评估对AD疾病谱的早期识别具有重要价值。既往学界多用词语量表测试情景记忆能力,如自由与提示选择性回忆测验(free and cued selective reminding test, FCSRT)。FCSRT自由回忆是识别AD的敏感的测试。然而,其对MCI的诊断敏感性不足。基于此,阿尔伯特爱因斯坦医学院Buschke教授等开发了记忆绑定测验(memory binding test, MBT)。在MBT测验中,受试者学习两组词语,每组均有16个词,对应相同的16个种类。在线索回忆时主试者会要求受试者回忆起每类中的两个,回忆起相同种类的词语需要绑定,即形成联想的能力,这种能力对记忆形成非常重要。研究发现,MBT可以克服FCSRT的不足,早期检测出MCI。

MBT原始版本为英文版,为方便我国科研工作者及临床医师使用,北京大学精神卫生研究所(第六医院)王华丽教授团队将其汉化为中文版并进行了信效度检验。

二、修订方法

阿尔伯特爱因斯坦医学院授权王华丽教授团队进行了MBT中文版的修订工作(授权号:No. A-00002889)。MBT英文版由专业人员王晓和熊凌川翻译为中文版,随后王华丽教授审定了两者的翻译并进行了完善,并将该中文版委托一位心理学家回译成英文版,研究团队比较了中文版和回译版,形成一个共识版。此外,来自首都师范大学的语言学家将此表根据词频进行了调整(表4-9-1),以确保词语符合中国文化及语境,例如,州(佛罗里达,科罗拉多)这一行政划分在中国文化不适用,因此修订为省(江苏、广东),语言学家修订完成后形成了最终中文版的MBT词表。

表4-9-1　中文版MBT修订的种类和条目

词表A				词表B			
原版本		修订后		原版本		修订后	
种类	条　目	种类	条目	种　类	条　目	种类	条　目
男性名字	Paul(保罗) Harry(哈里)	未修改	张涛 王勇	State(洲)	Florida(佛罗里达) Colorado(科罗拉多)	省	江苏 广东
货币	Dime(十美分) Peso(1美元)	未修改	角 元	Female name(女性名字)	Susan(苏珊) Laura(劳拉)	未修改	Li juan(李娟) Liu li(刘丽)
树木	Hickory(山核桃) Elm(榆树)	未修改	杨树 柳树	Dance(舞蹈)	Waltz(华尔兹) Foxtrot(狐步舞)	未修改	Ballet(芭蕾) Ballroom dancing(交际舞)
鱼	Tuna(金枪鱼) Herring(鲱鱼)	未修改	鲫鱼 草鱼	Flower(花儿)	Carnation(康乃馨) Tulip(郁金香)	未修改	Chinese rose(月季) Peony(牡丹)
				Distance(距离)	Inch(英寸) Mile(英里)	未修改	Centimeter(厘米) Kilometer(公里)
				Herb(植物)	Parsley(欧芹) Dill(莳萝)	未修改	Corn(玉米) Coriander(香菜)

三、操作要求

1. 施测者资质 要求所有施测者在进行评估之前参加系统的标准化培训。获得研究机构认证后方可使用。

2. 测验耗时 测验的总耗时 30～40 min。

3. 操作步骤与注意事项

(1) 操作步骤：MBT 包含 2 个词表(词表 1 和词表 2)，每个词表包含 16 个词语，每个词语分属于 1 个种类。每个词表包括学习和线索回忆。操作包括词语学习、即刻回忆和延迟回忆三步。

1) 词语学习：首先学习词表 1 的 16 个词语，通过逐一给受试者展示 4 个卡片，每个卡片上有 4 个词语。学习每一张卡片时，主试者提供分类线索(如水果)，要求受试者从卡片上的 4 个词语中识别出相应的词语(如苹果)。随后进行线索回忆，主试者提供分类线索，要求受试者不看卡片回忆出相对应的词语。词表 2 包含与词表 1 不同的词语，但是对应的分类是相同的，同样进行词语学习和线索回忆。

2) 即刻回忆：在词表 2 线索回忆后，进行成对回忆，主试者提供种类线索，要求受试者回忆出词表 1 和词表 2 各个种类的词语。在成对回忆之后，进行自由回忆，即要求受试者按任意顺序尽可能多的回忆出两个词表的 32 个词语。

3) 延迟回忆：在即刻成对和自由回忆之后的 30±5 min，进行延迟回忆，首先进行延迟自由回忆，随后进行延迟成对回忆。

(2) 注意事项：

1) 严格按照指导语进行。

2) 即刻回忆和延迟回忆之间可进行其他测验，但不可进行其他词语学习测验。

4. 评分指标 MBT 包含多个评分指标，详细见表 4-9-2。

表 4-9-2 MBT 指标及其描述

指标	名 称	描 述	得分范围
FR	自由回忆总数	即刻自由回忆所回忆的所有词语总数	0～32
PFR	自由回忆成对词语数	即刻自由回忆中所回忆的所有词语中成对词语的数目	0～16
TPR	成对回忆词语总数	即刻成对回忆中所回忆的所有词语总数	0～32
PRP	成对回忆词语对子数	即刻成对回忆中所回忆的所有词语对子数	0～16
TDFR	延迟自由回忆词语总数	延迟自由回忆所回忆的所有词语总数	0～32
PDFR	延迟自由回忆词语对子数	延迟自由回忆中所回忆的所有词语中成对词语的数目	0～16
TDPR	延迟回忆成对回忆词语总数	延迟成对回忆中所回忆的所有词语总数	0～32
PDPR	延迟回忆成对回忆对子数	延迟成对回忆中所回忆的所有词语对子数	0～16

四、信度和效度

1. 重测信度 每一个评分指标的重测信度 ICC 为 0.887～0.958，提示量表具有较好的重测信度。

2. 效度

(1) 平行效度：MBT 各指标与学界最常用的认知评估量表简易智力状态检查量表(mini-mental state examination，MMSE)、蒙特利尔认知评估量表(Montreal cognitive assessment，MoCA)和临床痴呆评定量表总分(clinical dementia rating scale - sum of boxes，CDR - SB)评分之间均有很好的相关性(表 4-9-3)。

表 4-9-3 MBT 各指标与现有测验之间的相关性[r(95%可信区间)]

指标	MMSE	MoCA	CDR - SB
FR	0.613 (0.521, 0.697)	0.634 (0.534, 0.721)	−0.514 (−0.634, −0.444)
PFR	0.586 (0.498, 0.660)	0.608 (0.512, 0.701)	−0.448 (−0.578, −0.385)
TPR	0.658 (0.564, 0.737)	0.684 (0.593, 0.757)	−0.630 (−0.719, −0.559)
PRP	0.627 (0.546, 0.708)	0.667 (0.580, 0.745)	−0.528 (−0.645, −0.470)
TDFR	0.574 (0.478, 0.663)	0.621 (0.519, 0.709)	−0.509 (−0.615, −0.444)
PDFR	0.546 (0.461, 0.624)	0.594 (0.500, 0.688)	−0.443 (−0.560, −0.384)

（续表）

指标	MMSE	MoCA	CDR－SB
TDPR	0.657 (0.564，0.735)	0.674 (0.576，0.758)	－0.613 (－0.715，－0.538)
PDPR	0.626 (0.532，0.711)	0.655 (0.555，0.745)	－0.523 (－0.644，－0.466)

注：CDR－SB，临床痴呆评定量表总分；MMSE，简易智力状态检查量表；MoCA，蒙特利尔认知评估量表；FR，TPR，PRP，TDFR，PDFR，TDPR，PDPR 见表 4－9－2。

(2) 效标效度：大多数指标在 AD、aMCI、SCI 以及正常对照组间评分存在显著差异($p<0.05$)(图 4－9－1)。MBT 各个指标在区分遗忘型轻度认知损害（amnestic mild cognitive impairment，aMCI）与正常被试者、SCI 组、正常被试者与 SCI 联合组，以及 AD 组($P<0.05$)均有较好的区分能力(表 4－9－4)。

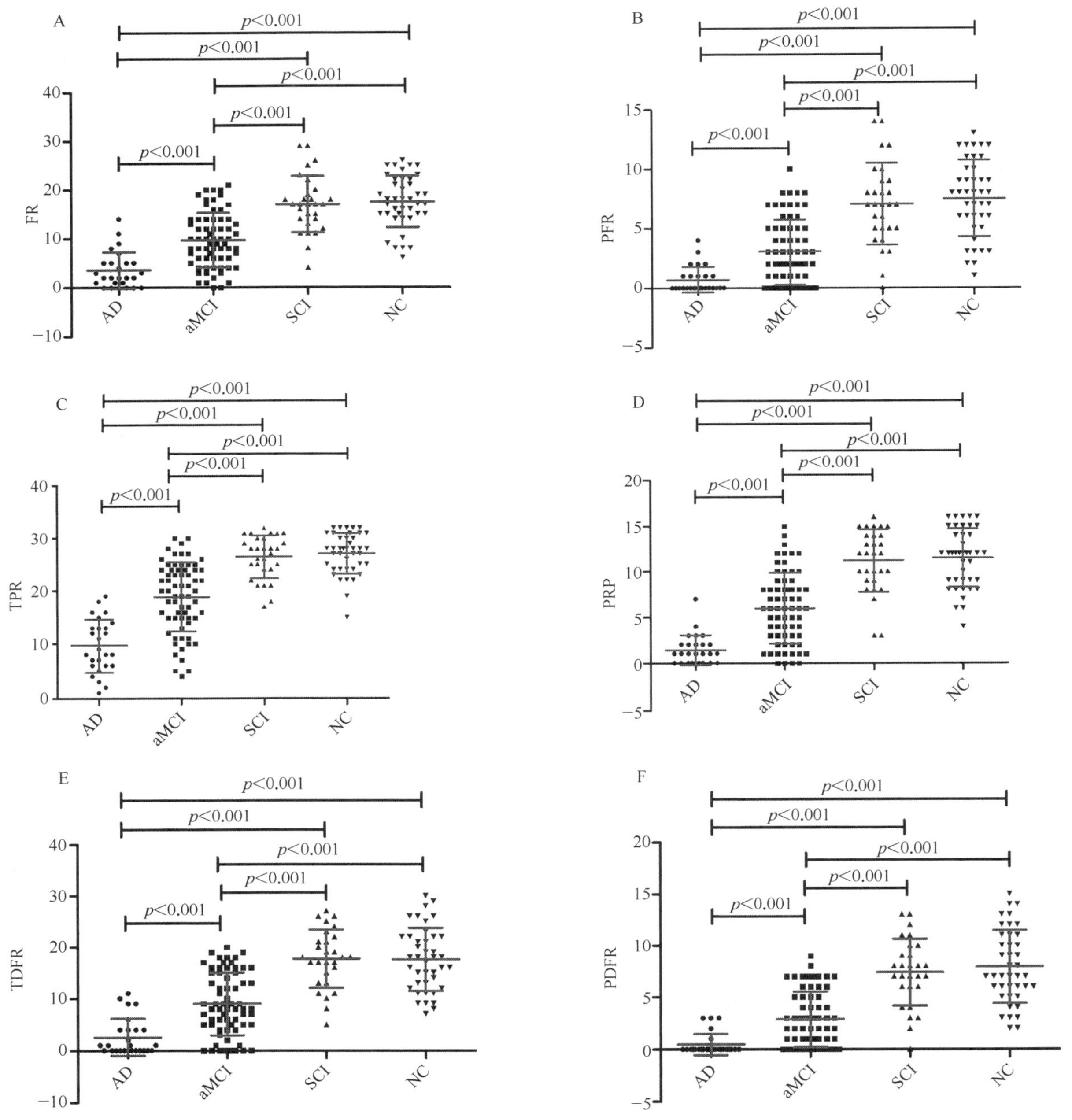

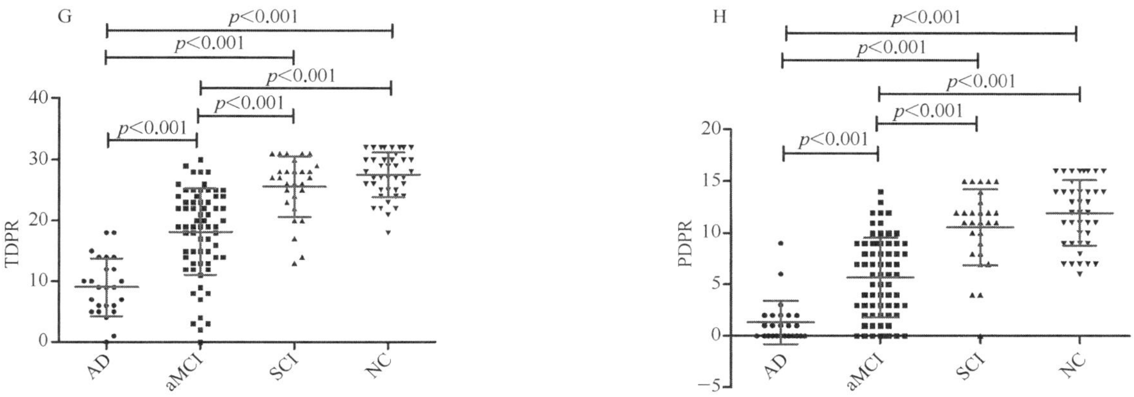

图 4-9-1　MBT 各指标不同程度认知障碍组别之间的比较

表 4-9-4　MBT 各指标区分 MCI 的曲线下面积

指标	aMCI vs. NC			aMCI vs. SCI			aMCI vs. NC and SCI			aMCI vs. AD		
	AUC	Sp	Sn	AUC	Sp	Sn	AUC	Sp	Sn	AUC	Sp	Sn
FR	**0.839**	0.781	0.821	**0.815**	0.931	0.597	**0.829**	0.743	0.821	**0.823**	0.761	0.808
PFR	**0.851**	0.756	0.791	**0.818**	0.793	0.702	**0.837**	0.714	0.791	0.759	0.642	0.808
TPR	**0.863**	0.634	0.894	**0.839**	0.724	0.788	**0.853**	0.729	0.788	**0.856**	0.773	0.808
PRP	**0.854**	0.902	0.636	**0.842**	0.793	0.758	**0.849**	0.786	0.758	**0.854**	0.697	0.923
TDFR	**0.832**	0.878	0.612	**0.852**	0.679	0.866	**0.840**	0.884	0.612	**0.803**	0.761	0.808
PDFR	**0.865**	0.829	0.716	**0.855**	0.786	0.776	**0.861**	0.768	0.776	**0.800**	0.731	0.808
TDPR	**0.894**	0.707	0.896	**0.821**	0.643	0.896	**0.864**	0.681	0.896	**0.850**	0.716	0.880
PDPR	**0.883**	0.683	0.896	**0.824**	0.714	0.836	**0.859**	0.667	0.896	**0.835**	0.746	0.880

注：AD,阿尔茨海默病;aMCI,遗忘型轻度认知损害;SCI,主观认知损害;NC,认知功能正常个体;AUC：ROC 曲线下面积;Sn：敏感度;Sp：特异度;FR，PFR，TPR，PRP，TDFR，PDFR，TDPR，PDPR 见表 4-9-2。AUC≥0.80 用粗体展示。

五、临床应用

Yoden 指数可以作为选取最佳截断值的一个指标。约登指数是灵敏度与特异度之和减去 1,表示筛检方法发现真正的患者与非患者的总能力。指数越大说明筛查实验的效果越好,真实性越大。

结果发现区分 aMCI 与正常老人最有效的指标为 TDPR,延迟成对回忆词语回忆总数,截断值为 25 分。区分 AD 与 aMCI 最有效的指标为 TPR,即即刻成对回忆总数,截断值为 14 分(表 4-9-5)。

表 4-9-5　MBT 各指标识别 aMCI 最佳截断值

指标	aMCI vs. NC						aMCI vs. AD					
	最佳截断值	特异度	敏感度	阳性预测值	阴性预测值	Yoden 指数	最佳截断值	特异度	敏感度	阳性预测值	阴性预测值	Yoden 指数
FR	14	0.781	0.821	0.859	0.727	0.601	5	0.761	0.808	0.568	0.911	0.569
PFR	5	0.756	0.791	0.841	0.689	0.547	1	0.642	0.808	0.467	0.896	0.450
TPR	26	0.634	0.894	0.797	0.788	0.528	**14**	**0.773**	**0.808**	**0.583**	**0.911**	**0.581**

(续表)

指标	aMCI vs. NC						aMCI vs. AD					
	最佳截断值	特异度	敏感度	阳性预测值	阴性预测值	Yoden指数	最佳截断值	特异度	敏感度	阳性预测值	阴性预测值	Yoden指数
PRP	7	0.902	0.636	0.913	0.607	0.539	3	0.697	0.923	0.545	0.958	0.620
TDFR	10	0.878	0.612	0.891	0.581	0.490	4	0.761	0.808	0.568	0.911	0.569
PDFR	4	0.829	0.716	0.873	0.642	0.546	0	0.731	0.808	0.538	0.907	0.539
TDPR	**25**	**0.707**	**0.896**	**0.833**	**0.806**	**0.603**	14	0.716	0.880	0.537	0.941	0.596
PDPR	10	0.683	0.896	0.822	0.800	0.578	2	0.746	0.880	0.564	0.943	0.626

注：AD,阿尔茨海默病;aMCI,遗忘型轻度认知损害;SCI,主观认知损害;NC,认知功能正常个体;AUC：ROC曲线下面积;Sn：敏感度;Sp：特异度;FR，PFR，TPR，PRP，TDFR，PDFR，TDPR，PDPR 见表4-9-2。最佳截断值用粗体展示。

六、MBT可作为识别早期轻微记忆损害的工具

Zheng等人的研究发现,aMCI患者虽然MBT的学习和提取阶段的测验得分上均不如老年健康对照,但是进一步分析发现,aMCI患者和老年健康对照在信息提取水平上并无显著差异,提示记忆绑定过程中信息编码能力受损可能是aMCI患者记忆损害的核心。同时,该研究还发现,aMCI患者的左侧颞下回灰质体积和MBT的学习和提取阶段的得分相关,表明左侧颞下回可能参与了记忆的绑定过程。

另有一项[^{18}F]Florbetapir(AV-45,Amyvid ®)显像剂的PET研究结果提示,相比于FCSRT,MBT可以更敏感地发现主观记忆损害被试者(subjective cognitive decline, SCI)早期淀粉样蛋白沉积相关的情景记忆受损,而且MBT测验中FR得分与淀粉样蛋白沉积水平有关,提示FR是AD临床前阶段第一个受损的情景记忆成分。为期两年的随访研究提示,MBT测验中的插入词数量与淀粉样蛋白的沉积水平相关,这表明言语记忆测试中的语义相关插入可以作为随访研究中良好的早期认知标志物,这为AD早期诊断提供了新的认知评估方法。

一项比较MBT和传统词语记忆测验对于发现早期AD的轻微记忆损害的横断面研究发现,在即刻和延迟回忆阶段,SCI和AD源性的aMCI患者的MBT的自由和线索回忆得分均和海马体积缩小有关,但是传统的词语回忆测验仅在延迟回忆得分中发现和海马体积缩小有关。反映语义记忆绑定的MBT测验中PCR指标在SCI人群中和海马体积缩小相关,这些研究结果提示MBT可以有助于检测痴呆前期阶段的轻微记忆衰退。

另一项针对SCI随访5年的纵向研究发现,伴Aβ沉积的SCI在被诊断为AD前驱期的前4年,MBT的FR延迟回忆得分就有显著下降,而其他传统的词语回忆测验则最早能在被诊断前的3年出现显著损害,这提示MBT可作为识别无症状的AD高危期被试者的早期轻微的情景记忆损害的检测工具。

七、总结

综上,MBT中文版有很好的信度和效度,能够早期有效识别aMCI,适合在临床与科研工作中使用。

(张海峰　王　晓　王华丽)

第十节
简易视觉空间记忆测验修订版(BVMT-R)

简易视觉空间记忆测验修订版(brief visuospatial memory test-revised, BVMT-R)是Benedict等1996年开发的,是韦氏记忆量表视觉再生分测验的模型化。BVMT-R有6个等效的版本,分析指标与AVLT很相似,也是即刻回忆得分、延迟回忆得分、再认得分等。

与AVLT一样,我们在修订BVMT-R中文(表4-10-1)的时候,增加了一个短延迟回忆的步骤。

表 4-10-1　简易视觉空间记忆测验修订版(BVMT-R)记录纸

项　目	N1	N2	N3		N4		N5	再　认	
1. 三角-正方形									
2. 三角形									
3. 菱形-圆形				间隔 5 min		间隔 20 min			
4. 菱形									
5. 长方形									
6. 笔头形									
总分									

一、BVMT-R 的操作步骤

1. *第 1 次学习*　指导语:"我要给你看一张印有六个图形的卡片。请你仔细地观察这些图形以使你能够尽可能多地记住它们。你会有 10 s 来观察这张卡片。我会把图形放在这个位置(将手放在距被试者眼水平前约 40 cm 处)在我拿开所陈列的图形后,尽量准确地画出每个图形以及它在这张卡上的位置。"

被试者如果不理解,可以重复指导语并给予解释。刺激呈现时间必须达到 10 s,在被试者扫视刺激图册之前不要开始计时。

在 10 s 后,移开图册,然后说:"现在请你尽可能多地在正确的位置上画出你能想起来的图形。"

允许被试者有充足的时间来完成该任务,并且鼓励他或她尽可能地画得准确(可以用橡皮擦),如果被试者对某一图形不能确定,操作者可以鼓励他或她进行猜想,在被试者表示他或她完成绘画后,将被试者画的图形移出其视线范围。

2. *第 2 和 3 次学习*　指导语:"很好。如果现在你有再看一次图卡的机会,我想知道你是否能记得更多的图形,同样我只会将图卡出示 10 s,这次请尽可能多地记住这些图形,包括你上次记住的图形,尽量准确地画出每个图形以及它们的位置。"

3. *第 4 次回忆*　不提供图册,在完成其他测验 5 min 后,要求根据记忆画出图形。

4. *第 5 次回忆*　不提供图册,在完成其他测验 20 min 后,要求根据记忆画出图形。

5. *第 6 次回忆*　再认:提供 12 个图,2 张纸,每张 6 个图形(6 个目标图、6 个干扰图),要求根据记忆指出一开始学习的图形(图形正确性+位置正确性)。

二、评分标准

每一次测试评分范围都是 0～12 分。

回忆测验的记分与 Rey-Osterrieth 复杂图形测验的评分过程非常相似。

如果每个图画得准确,并且在答题卡上的位置也是对的,就给满分(2 分)。如果位置正确但画得不准确,或者画得准确但位置不对,就给 1 分。没有画或者画得不像任何目标图形,不给分。当同时评定准确性和位置时,操作者应当理解每个图形只能代表刺激靶图中间的一个,并将每个刺激靶图与某一个图形进行匹配,如果一个图形在同样的测验中画了两次,两图中间的一个,并且只有一个能被用来代表一个刺激靶图。在刺激图形和所画图形之间的这种一一对应导致每个回忆测验的评分范围是从 0～12。该评分标准产生于将 BVMT-R 视作一个记忆测验的观点。如此说来,细微的错误(例如线画歪了和轻微的扭曲)应该被忽略。对那些完全符合和部分符合的图形之间的图,按完全符合判定,给满分。

操作者持有的手册图片 A 呈现了每个图准确性评分的特定标准,并给出了完全符合和部分符合图形的样例,注意,样例图形只是一种举例,它并不代表完全符合和部分符合图形的所有可能性。应该明确地遵循评分标准，样图可被用作部分符合错误的参考。表 4 - 10 - 2 呈现了 BVMT - R 图形评分的一般标准。手册图片 A 也为图形位置的评分提供了样例，还有每一式图形评分的样例。

表 4 - 10 - 2　BVMT - R 图形评分标准

得　分	准　确　性	位　　置
2	图形准确	位置正确
1	图形准确	位置不正确
1	图形不准确 但能辨认出是靶图	位置正确
0	缺失或不能辨认	位置不正确

同样，样图不能包括所有的情况，而且仅仅只是为评分过程提供样例。

三、图形评分的具体步骤

1. *将图形与相应的刺激靶图匹配*　翻到 1 试答题卡，决定被试者画的哪一个图形(如果有的话)与哪一个刺激靶图相对应。经常有这样的情况发生，有一个以上的图形代表一个某个单一的靶图，或者单个的图形代表一个以上的图形。操作者应该将所画图形与靶图一一对应，原则上使被试者获得的回忆得分最大化。某些操作者可能发现将每个图标上从"A"到"F"的标识，来显示与刺激靶图的对应，是有用的。

2. *评定图形的准确性*　图形评分的下一步是对所画图形的准确性进行评定。如果图形包括刺激靶图所有的基本细节，就给 1 分准确分。插入(例如无关的线条)是不允许的。有可辨认的插入图形不能获得 1 分准确分。但是，仅仅有轻微扭曲的图形，可以获得 1 分准确分，轻微扭曲的例子包括：① 线条不够直，② 交叉线之间有细微的中断，③ 图形旋转 10°以下，④ 整个图形的尺寸有轻微的扭曲，⑤ 由于描图导致双线，BVMT - R 计分标准认可图形准确度的正常变异，此变异不反映视觉空间记忆，例如，由于差的运动协调性导致图形的轻微扭曲，可以放宽准确性的评分尺度。尤其被试者有神经病性障碍，影响到手的协调性时(例如帕金森病)。应该指出的是，图形不准确但是可辨认出其试图画某一特定靶图(例如，图形至少具有靶图的某一基本成分)，仍然可以为正确的位置评分，手册图片 A 列举了被评为准确图性的样例。初学者应该复习手册图片 A 以形成对评分规则的全面理解。

3. *为图形的位置进行评分*　不管某一特定的图形是否准确，所有可辨认的图形都能因为其位置得到评分，重要的是，要记住，被试者，尤其是有神经疾患的被试者，很少采用整页来回忆图形，操作者不仅应当考虑答题纸上图形的绝对位置，还要考虑相对于其他图形的相对位置。在某些情况下，先决定被试者整个回答图形的边界，然后按 2×3 的刺激靶图矩阵将其分为 6 个相等的部分，对操作者来说是有益的。如果所画图形的绝大部分或全部在正确的位置上，可计 1 分正确位置分，如果所画图形的绝大部分或全部都不在正确的位置上，位置分为 0 分。手册图片 A 给出了图形位置评分的例子。

应该指出，甚至在十分异常的答案中，至少也有一个所画图形能当成是落在了正确的位置，哪怕所画图形只是一条直线。但是将一画图形强行放置到某一想象的矩阵，所有其余的图形(比如这个例子)将会落在非正确的位置。操作者也会面临模棱两可的答案，其位置评分可以按几种不同的方式进行，为准确地评分，位置的评定应该以获得最高记忆分的方式来进行。

4. *计算粗分*　将每个图形各自的准确分和位置分相加就获得其粗分。某些操作者发现在被试者手册上，将条目得分写在图形旁边是有帮助的。将 6 个图形的条目分相加就获得 1 试的粗分，并将该数字写在操作者表格中提供的位置上。

四、分析指标

BVMT - R 的分析指标见表 4 - 10 - 3。

表 4 - 10 - 3　BVMT - R 的分析指标

分析指标		描　　述
即刻回忆	Trials 1 - 3	每次回忆的粗分，0～12 分/次，共 3 次，反映准确性与位置正确性

（续表）

分析指标		描　述
学习总分	Total learning	前3次学习之和
学习能力	Learning	Trial 2 or 3 减 Trial 1 得分
短延迟回忆	Short delayed recall	5 min 后的延迟回忆，0～12分
长延迟回忆	Long delayed recall	25 min 后的延迟回忆，0～12分
保留百分比	Percent retained	通过长延迟时段，保留了多少
再认目标图正确数	Recognition hits	再认目标图正确数，得分0～6
再认干扰图正确数	Recognition false alarms	把干扰图当作目标图的数量，0～6分
再认鉴别指数	Recognition discrimination index	再认鉴别指数＝再认目标图正确数－再认干扰图正确数，得分范围，从－6分到6分
再认反应偏好	Recognition response bias	反映回答"是"的倾向性，得分0～1

五、临床应用

Benedict 等(1996)报告年龄与 BVMT－R 历次自由回忆有中度相关性(r＝0.44～0.5)，与再认没有显著相关性。性别不影响。受教育程度(平均受教育程度13年、标准差2年)有轻微影响(r在0.2以内)。总体复测信度0.8，评定员一致性信度＞0.9。

BVMT－R 的优点包括简洁，有6个等效版本，有学习、延迟回忆、再认成分，信度与效度良好。局限性包括书写能力必须完整，记忆功能与视空间结构能力纠缠在一起、密不可分，评分相对比较复杂，如，准确性与位置这两个维度需要分开考察，再认有天花板效应，往往不是正态分布。

BVMT－R 是精神分裂症成套认知功能评估——Matrics 认知成套测验(Matrics consensus cognitive battery, MCCB)的一个分测验，MCCB 的应用在精神科很普及，常常用于精神分裂症治疗效果评价。MCCB 的6个认知测验分别评估5个不同的认知领域。霍普金斯词汇学习测验－修订版(Hopkins verbal learning test-revised, HVLT－R)评价词语学习与记忆领域；简易视觉空间记忆测试-修订版(BVMT－R)评价视觉学习与记忆领域；空间广度测验(spatial span subtest, SSS)评价非词语工作记忆领域；词语流畅性测验-动物命名(verbal fluency test, VF, animal naming)和数字符号编码(digit symbol coding, DSC)测验共同评价处理速度领域；Stroop 色词测验评价执行功能领域。单独分析 BVMT－R 认知加工过程的论文很少见。

在神经退行性领域，相对于 Rey 复杂图形测验(complex figure test, RCFT)，BVMT－R 的临床应用也比较少，但笔者认为，RCFT 没有学习过程，也不容易编码，不能提醒，延迟回忆得分的偶然性相对比较大，BVMT－R 避免了这些不足，是否在识别 MCI、预测 MCI 转化 AD 方面有更好的效力，有待进一步研究。

（曹歆轶）

第十一节
韦氏记忆测验(WMS)

韦氏记忆测验(Wechsler memory scale, WMS)是 Wechsler1945 年开发的，1987 年出版了修订版(WMS－R)，1997 年出了第三版(WMS－Ⅲ)。2009 年发表第四版(WMS－Ⅳ)。

因为初版应用的时间长、积累了丰富的资料，所以目前并没有被淘汰，国际文献中四个版本均有使用。WMS 包括经历、定向、心理控制、视觉再生、联想学习、逻辑记忆和记忆广度7个分测验。WMS－R 增加了6个分测验，包括经历/定向、心理控制、图形记忆、即刻与延迟逻辑记忆、即刻与延迟视觉配对联想、即刻与延迟听觉词对联想、即刻与延迟视觉再生、数字广度和视觉记忆广度共13个分测验。取消了单一的记忆商指标，通过因素分析，获得5个合成标准指数：一般性记忆指数、注意集中指数、言语记忆指数、视觉记忆指数和延迟记忆指数，每个指数的平均成绩为100，标准差为15。

WMS－Ⅳ包括10个分测验，5个指数，即听觉记忆指数(auditory memory index, AMI)，视觉记忆指数(visual memory index, VMI)，视觉工作记

忆指数(visual working memory index, VWMI),即刻记忆指数(immediate memory index, IMI)和延迟记忆指数(delayed memory index, DMI)。

国内应用的韦氏记忆测验中文版(WMS-RC)是龚耀先教授1983年根据WMS第一版修订的,增加了图片记忆、再认和触觉记忆3个分测验,共10个分测验。记忆商(MQ)的计算同韦氏智力测验中文版。

一、评分

WMS-RC的分析方法是将每个分测验的原始分换算成量表分,通过查阅相应的表得到MQ。每个年龄组平均成绩定为100,标准差为15。

二、评价

WMS初版的局限性包括:只有即刻回忆而缺乏延迟记忆、在评价视觉记忆时没有控制视知觉和视觉运动能力、言语性记忆项目占的比重过大、不能用于不同的记忆侧面的鉴别。为了弥补这些缺陷,有很多修订版,Russell的方法是取逻辑记忆和视觉再生两个分测验代表语言和非语言记忆,并分别在30 min后完成延迟记忆。在词对联想学习分测验中,可以通过声音、词形和词义联想获得联系,而词义联想者最后得分最高。WMS总分对记忆损害是敏感的,但用于区分不同类型的遗忘症和痴呆并不敏感。Russell的方法用于痴呆、闭合性脑外伤、阻塞性睡眠窒息综合征和慢性药物依赖等鉴别是敏感的。逻辑记忆得分与左侧海马CA3区和门区的神经细胞减少密切相关。WMS用于病灶侧性判断时必须注意,在两半球弥漫性损伤的患者,视觉再生的得分比语言分测验的得分低,不能将再生的低分仅仅归因于右半球损伤。

WMS-R与CVLT表现高度相关,WMS-R延迟记忆指数与CVLT长延迟自由回忆得分的相关最高,相关系数达到0.93。WMS-R可用于区分不同类型的遗忘症和痴呆。中重度闭合性脑外伤患者除了注意集中指数均低于正常,其储存分(延迟记忆/即刻回忆)与患者海马萎缩程度相关。遗忘速率在轻度AD和亨廷顿病之间有显著差异。额叶病变的患者,注意集中指数低于记忆指数。注意集中指数与智力测验而不是记忆得分高度相关,注意集中指数与一般性记忆指数的差异有助于不同类型的记忆障碍。WMS-R虽优于WMS,依然有许多缺点,如费时过长、常模中缺某些年龄段、非言语材料的记忆项目仍然很少、延迟记忆指数混合了言语和非言语材料、视觉再生评分强调准确性而不是信息量等。WMS-Ⅲ删除了图形记忆和视觉配对联想分测验,增加了词表学习和面孔记忆,建立了每个年龄段(从16～89岁)的常模。

同时应用WMS和WAIS时,MQ通常比IQ低10～12分,不能据此作为记忆损害的识别指标。总IQ与即刻记忆得分的差值不能反映临床已经证实的记忆损害,与延迟记忆得分的差值有助于识别记忆损害。患者的记忆障碍主观体验与WMS-R的实际表现几乎没有相关性,但照料者和家庭医生反映的记忆障碍与WMS-R表现呈中度相关。

在欧美国家,WMS的逻辑记忆分测验(LMT)经常被作为MCI客观记忆损害的判断指标。在国内使用LMT,必须注意两个问题,首先,WMS-RC的LMT只有即刻记忆,没有延迟回忆,所以,在使用时应该加上,延迟时间是20 min还是30 min,对得分没有明显的影响;其次,应该注明故事段落是视觉呈现还是听觉呈现,在欧美国家一般是听觉呈现的,而在国内,根据WMS-RC的操作要求是视觉呈现,即将故事打印在纸上由被试者自己读一遍,这与施测者读给被试者,其难度和加工策略是不一样的。

(黄　琳　郭起浩)

第十二节

Loewenstein-Acevedo 语义干扰与学习测验(LASSI-L)

Loewenstein-Acevedo语义干扰与学习测验(Loewenstein-Acevedo scales of semantic interference and learning, LASSI-L)由Crocco, Curiel, Acevedo, Czaja & Loewenstein等2014年编制。

尽管评估AD临床早期的脑影像学生物标记物的研究不断取得进展,依赖于传统记忆范式的认知评估已经60余年。这导致人们越来越关注它们在AD的早期诊断中的有效性,因为早期预防措施和靶向干预对大脑病变至关重要。美国迈阿密大学的Loewenstein发现了一个新颖的测试，该测试更具有挑战性，能最大限度地减小学习过程中产生的误差，使用线索强化巩固初次学习和检索的效果，并利用AD早期的认知特点增加测试的准确度，如容易出现前摄语义干扰(proactive semantic interference)以及前摄抑制恢复困难等特点。

传统记忆范式(如词表学习或配对联想学习)的明显优势是通过反复学习去巩固要记住的内容，这种重复对学习缺陷和检索缺陷很敏感，能最大限度地帮助受试者存储和整合信息，并与延迟回忆进行比较。故事段落和视觉再现的记忆并非如此，故事段落和视觉再现通常只有一次学习和检索机会，这种方式可能对注意力损害非常敏感。在区分储存和检索损害方面，除了可以分析个人学习曲线外，在词表学习和配对联想测试中通过即刻回忆与延迟回忆、再认之间的比较也可以区分。虽然先前认为延迟回忆和遗忘率是AD患者内侧颞叶功能障碍的标志性认知特征，但人们越来越认识到早期的学习功能损害在识别MCI方面可能同样敏感或更加敏感。

广泛使用的词表学习项目包括Rey听觉语言学习测验、霍普金斯语言学习测验(修订版)、Buschke选择性提醒测验、加州词语学习测验-第二版、简短视觉记忆测验-修订版；CERAD词表学习测验。

传统记忆范式的一项缺点是缺少控制学习范式(controlled learning paradigms)，因为缺少对学习方法的限制，参与者在测验时学习过程中会调用个人所习惯的学习方法去记忆和组织目标信息。而测验结果的准确性会因为个体学习方式和关注点的差异受到影响。

控制学习范式提供一种统一的学习方法。例如，可以提供一个特定的词义种类线索(高级词义种类“水果”)，它可以增加词语加工的深度，有助于建立编码的特异性。随后，在回忆过程中可以运用相同的词义种类作为提示。事实上，确诊的AD患者在语义分类方面有一定的障碍。对要记忆的材料进行正确的编码，并在回忆过程使用特定的提取线索，这种受控学习范式能够让个体化学习方法所产生的差异最小化。

一、前摄抑制和倒摄抑制

AD前期的患者除了使用语义检索受损之外，还容易出现语义干扰。在记忆某一大类词语过程中出现同类词汇竞争性记忆不足现象。比如，当提供蔬菜类词语词表时，重复学习数次之后，当予以新的蔬菜类词汇，受试者出现前摄抑制(PSI)，对新出现的词汇记忆和回忆出现障碍。PSI表现为先前学习过的词汇对后学习的新词汇出现干扰。另一方面，AD早期患者在回忆时出现倒摄抑制(RSI)，这是在回忆和记忆先前学习的词汇时，后学习的词汇对先前学习的词汇产生干扰。现有的测验包含竞争性词汇词表(如加州听觉词语学习测验-第二版，CVLT-2)，相同语义类别的目标词汇数量不足，无法充分识别PSI和RSI。这些传统的词表学习方法，既不强调控制学习范式，也不优化语义干扰评估。此外，传统检测范式的另一缺点是没有对第二个语义相关词表进行多次检验，这对发现PSI是不利的。

最新的语义干扰范式的一个优势是更加看重对PSI、RSI的检测，受试者前摄抑制的恢复能力可以直接参考最初的学习记忆情况。因此，受试者干扰试验的测试结果不仅与年龄、教育相关，还可以直接与最初的学习记忆情况做对比。这可以增加临床早期非常轻微的认知损害检测的敏感性。更重要的是，这种检测方法可以与患者最初的检测结果相比较。此类方法包括(a) 在学习和回忆时使用相同类别的线索来增加基线处的编码特异性和信息处理深度，以便最大限度地存储记忆；以及(b) 当干扰项出现时，运用线索提示，线索后所绑定的目标词汇和语义干扰能够增加测试的难度。优化特异性编码可能挖掘出最大限度的学习能力，它可能比非结构化的自由回忆更能强化学习过程。

二、记忆绑定

AD的关联记忆的绑定会受到损害。记忆词表中记忆绑定是指通过使用公共语义线索，将多个词表上的目标词汇进行关联。记忆绑定受损可能是早期记忆障碍的征兆。Buschke's memory capacity Test 又被称为记忆绑定测验(memory binding test，MBT)，学习最初的16个目标词汇，这些目标词汇在编码时与另一类别的词汇线索有关联。使用同类别的线索去回忆另一列16个目标词汇。例如，语义线索“水果”可以与第一词表上的“草莓”和第二词表上的"豌豆"相关联。关联绑定功能可以通过这种类型的范式进行评估。这是先前广泛采用的传统记忆范式无法做到的事情。另一种类型的记忆绑定范式是 Parra-Rodriguez 的短期视觉记忆绑定测试(short-term visual memory binding test, SVMBT),它有赖于包含在认知范式中的特征检测项目。测试依次向参与者展示各种形状和颜色的两列项目。在视觉阵列展示后予以受试者一个短暂的时间间隔,要求受试者阐述第一和第二列之间是否存在差异。相比较仅仅检测多边形或多边形的颜色,通过回忆多边形与颜色的组合能够很好地检测出记忆绑定。SVMBT 利用特征绑定而不是语义绑定,可以检测出 AD 早期及 E280A 单一早老素-1 突变、无症状 AD 的记忆力损害,可以将轻度 AD 与抑郁症及其他非 AD 疾病区分开来。

表 4-12-1 列出了常用的词表学习范式的局限性及可能的解决方案,这些解决方案可能有助于更好地检测诸如早期 AD 和其他相关的神经退行性疾病等。

表 4-12-1 传统测试在检测早期神经退行性疾病轻微认知功能障碍的缺点

项 目	缺 点	可能的解决方案
缺少控制学习	测试允许受试者运用个性化学习方法去记忆目标词汇。非结构化(unstructured learning)的学习方法造成受试者注意资源分布差异,使用不同的记忆策略与代偿机制	使用控制学习范式保证信息编码同质性。提供结构化的学习方法(structured learning)。在检索时给予类别线索,与先前结构化学习一致(比如,语义线索)
没有评估同类竞争性语义词汇产生的语义干扰	目前的词汇学习侧重于材料的学习,缺乏对前摄抑制、前摄抑制恢复、倒摄抑制的评估,这些通常在 AD 的早期出现	引入语义相似的竞争性词汇词表,使用语义线索范式
没有评估记忆绑定	在多个词表中没有使用共同语义线索或非语言性的特征线索来检测记忆绑定	多个词表间使用共同的语义线索。绑定非语言性的特征线索

三、Loewenstein-Acevedo 语义干扰与学习测验

起初,语义干扰最初是通过老年人对两个语义相关的竞争性词表的记忆来评估的。第二个目标词表的检测结果对 PSI 很敏感,同时被证实在识别 MCI 和 CN 老年人中有着很高的敏感性。这些原始范式的局限性是缺乏对照学习,没有与原始编码一致的线索回忆,许多视觉呈现项目可以用语义记忆系统以外的方式被储存。随后,一些更完善的范例被开发出来,即 Loewenstein-Acevedo 语义干扰与学习测验,对遗忘型认知功能障碍和健康人都有很高的再测信度。在此范式中,学习围绕 3 个语义类别(水果、乐器和服装)进行,每个类别包含 5 个词汇。自由学习和线索回忆最初的 15 个词汇(包括词表 A)后,重新整理该词表以最大限度地编码和存储要记住的信息。第二次回忆词表 A 后,用相同语义类别的词表 B 可以筛选出 PSI。回忆完词表 B 后,词表 B 的内容被重新整理,它能够反映 PSI 的恢复程度。

随后,回忆词表 A,用于评估 RSI。20 min 的间隔用于评估延迟记忆。尽管 LASSI-L 可以评估 MCI 患者的学习和语义干扰,但是两个词表的语义线索产生了明显的语义插入错误。事实上,在首次词表 B 线索回忆中有 52.9%的 aMCI、72.5%的 AD 以及 6.3%的健康对照老年人出现了相当多的词表 B 的语义干扰错误。LASSI-L 线索回忆对 PSI 有很高的敏感性,在区别 aMCI 和正常老年人中有着 87.9%的敏感性和 92.5%的特异性。LASSI-L 中线索回忆项目在设计中会放大语义干扰效应,它在认知正常的无症状老年人中发现早期、细微的认知障碍有很高的敏感性和特异性。

四、操作步骤

LASSI-L 的操作步骤是:① 展示词表 A,15 个目标词汇,3 个语义种类(水果、服装、乐器);② 自由回忆和线索回忆词表 A 词汇;③ 再次展示词表 A,再次线索回忆词表 A 词汇;④ 展示语义相似的词表 B,15 个词汇;⑤ 第一次自由回忆和线索回忆词表 B(前摄抑制);⑥ 再次展示词表 B;⑦ 第二次对词表 B 进行线索回忆(前摄抑制恢复情况);⑧ 线索回忆词表 A(后摄抑制)。

LASSI-L 范式的优势包括:① 明确开始展示的目标词汇的语义类别;② 使用第二词表中与第一

词表中相关的目标词汇;③ 更加重视编码,通过重复学习词表A巩固目标词汇的处理深度;④ 对PSI和RSI的评估,以及词表B目标的第二次学习和线索回忆,这对PSI的恢复提供了独特的检测方法。

五、评分指标

评分指标包括:① 词表A的自由回忆(free recall for List A, FRA1),② 词表A第1次线索回忆(first cued recall trial for List A, CRA1),③ 词表A第2次线索回忆(second cued recall trial for List A, CRA2;储存最大值),④ 词表B自由回忆(free recall for List B, FRB1),词表B第1次线索回忆(first cued recall trial for List B, CRB1),⑤ 词表B第2次线索回忆(second cued recall trial for List B, CRB2,前摄抑制恢复),⑥ 词表A短延迟自由回忆(short delay free recall of list A, SdFRA; RSI),⑦ 词表A短延迟线索回忆(short delay of cued recall for List A, SdCRA),⑧ 延迟回忆(delayed recall, DR)。

六、效度

Loewenstein研究了91名接受LASSI-L治疗的老年人。这些人中有31人是CN,有18人有主观记忆抱怨(SMC),由临床检查医师判断为CN并由神经心理学家进行独立评估后,29人被诊断为aMCI,15人被诊断为PreMCI。

使用先前确定的临界值,aMCI患者在两项LASSI-L测验中控制学习(代表学习能力)受到损害的为31.1%,SMC患者为5.6%,CN和PreMCI患者为0%。相反,词表B1线索回忆(易受PSI影响),CN中受损的为12.5%,SMC为33.3%,PreMCI为46.7%、aMCI为78.6%。有趣的是,当给受试者额外的机会去学习和检索词表B检测线索回忆时,CN中的0%,SMC中的16.7%,PreMCI中的26.7%,以及60.7%的aMCI患者出现PSI恢复困难(failure to recover from PSI)。PSI和PSI恢复困难都反映了疾病严重程度。这也是第一个研究阐述了PSI恢复困难可以区分不同的非痴呆人群。

在上述23名CN、SMC、PreMCI受试者完成淀粉样蛋白成像,采用Spearman等级相关系数 P 值≤0.01调整多个误差后,研究发现PSI恢复困难与大脑总体($rs=-0.60$)、楔前叶($rs=-0.62$)、后扣带状($rs=-0.50$)和前扣带状($rs=-0.48$)淀粉样蛋白沉积强相关。词表A初次学习障碍与前扣带回($rs=-0.49$)和额叶($rs=-0.44$)也存在统计学上的显著相关性。这些发现表明,PSI恢复困难与淀粉样蛋白沉积有关,但与LASSI-L的其他方面测验或其他传统记忆范式无关。

最近完成的另一项研究中,Loewenstein研究了AD磁共振成像(MRI)各个脑区容积与LASSI-L之间的关系,检测了32名MCI患者MRI的脑区容积。LASSI-L测验中PSI恢复困难与顶叶小叶($rs=0.49$),楔前叶($rs=0.54$)的体积减小有关,下侧脑室体积增加($rs=-0.51$)与其他传统的神经心理测验无关,如HVLT(总分与延迟回忆)、WMS的逻辑记忆之延迟回忆、连线测验、范畴流畅性与搭积木测验。海马和颞下外侧体积减小与LASSI-L中PSI恢复困难有关,但也与延迟回忆或范畴流畅性的记忆表现有关。对于CN老年人,只有下侧脑室容积增大与PSI($rs=-0.57$)、PSI恢复困难($rs=-0.58$)、HVLT-R的延迟回忆($rs=-0.45$)相关。

综上所述,这些发现表明,无法从PSI中恢复可能是AD早期独特的认知缺陷,并且与AD生物标记物的早期改变有关。

Matías-Guiu等在西班牙人中验证了LASSI-L,提出LASSI-L是用于诊断aMCI和轻度AD可靠且有效的测试。研究发现内部一致性为0.932。LASSI-L原始分数与年龄和受教育年限相关,与性别无关。区分健康对照和aMCI的曲线下面积为0.909,健康对照和轻度AD之间的区别为0.986。LASSI-L子得分代表最大的记忆存储容量,PSI恢复情况以及延迟回忆的诊断准确性最高。

七、其他测验

除了LASSI-L,与记忆绑定相关的新记忆范式有记忆绑定测验、面孔命名测验、短期视觉记忆绑定测验与空间模式识别测验。

1. 记忆绑定测验(memory binding test) Buschke实验室开发的MBT测试MCI有很高的重测信度。MBT测试受试者要求指出词汇所属的特定语义类别。每16个目标词汇有单独所属的类别线索,这里体现了控制学习范式(controlled learning)。当第二个16个目标词汇词表(词表B)与词表A有相同的类别线索时,对受试者进行词表B的线索回忆,在自由回忆表A和表B后,必须对相同语义线索的成对目标词汇进行回忆(此处可以检测记忆绑定),然后再评估长期延迟回忆(图4-12-1)。

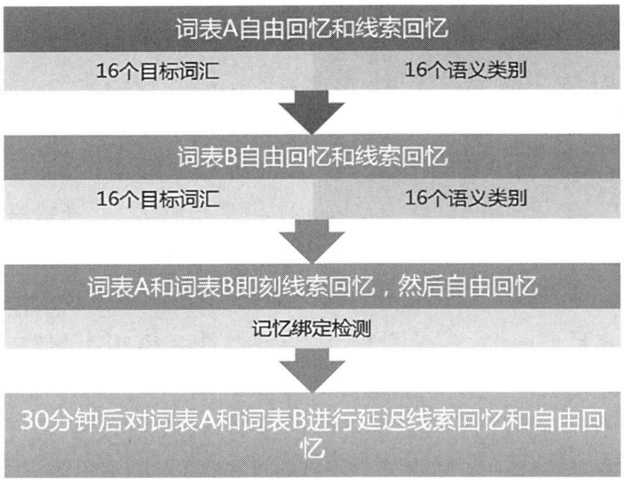

图4-12-1 记忆绑定测验

MBT之前被看作是记忆容量测验(memory capacity test)而获得广泛认可,Frey等(2009)发现它比标准的选择性提醒测验(selective reminding test, SRT)、自由与线索选择提醒测验(free and cued selective reminding tests, FCSRT)更有挑战性。在社区老年人中,MBT与脑中淀粉样蛋白沉积的相关性更强。最近,Papp等(2015)发现MBT与脑中淀粉样蛋白沉积的关系,其强度明显高于SRT、FCSRT。更具体地说,在认知能力完整的个体中,自由回忆受损仅与严重淀粉样蛋白沉积有关而不能作为神经退行性病变证据,但是自由回忆和线索回忆同时受损,不仅与严重淀粉样蛋白沉积有关,而且是大脑神经退行性改变的证据。最近的研究发现MBT可以区分aMCI和正常老年人,同时可以纵向预测aMCI的发生率。

2. *面孔命名测验*(face-name test) 面孔名称测试基于16对面孔-名称组合和16对面孔-职业组合,总共要求记住这32对组合。添加的面孔-职业组合让测试比传统的面孔命名更具有难度。Amariglio等证实了测试有很高的可靠性和有效性。这个范式的优势是可以利用生态学相关的认知联想技巧,并且该测试与正常老年人大脑的淀粉样蛋白沉积相关,其中一些人可能处于AD早期。面孔命名测验目前在DIAN和无症状AD抗Aβ治疗(anti-amyloid treatment in asymptomatic Alzheimer's, A4)的AD二级预防中应用。

3. *短期视觉记忆绑定测验*(short-term visual memory binding test, SVMBT) 另一个新兴范式是Parra-Rodriguez的SVMBT,它采用多边形和颜色组合方式,对AD临床早期非常敏感。SVMBT还可以将早期AD与抑郁症,以及其他非AD疾病区分开来。

4. *空间模式识别测验*(spatial pattern recognition test, SPRT) 尽管空间模式识别和空间位置辨别已经被研究了多年,但人们对这些范式与神经退行性疾病的联系又有了新兴趣。越来越多的人意识到,海马旁回变薄是AD早期空间模式识别受损的原因。空间模式识别记忆测试中一项有趣的测验是,要求受试者在屏幕上看一个点3 s,然后在不同的时间间隔后让他们看新的点,要求他们分辨新的点的原始位置。空间模式识别测试结果对AD临床前期患者的$A\beta_{42}$和磷酸化tau敏感。

Stark等还描述了"空间配对距离(spatial pair distance)"任务。该测试要求受试者在短暂的时间间隔后观察阵列位置的变化。他们认为,这项测试对AD早期的齿状回受损敏感。

AD早期患者海马和内嗅皮质体积发生改变、tau蛋白沉积,这可能解释了受试者出现空间辨别能力受损的原因。同样,枕颞皮质腹侧血流不足会影响辨别功能,枕颞皮质背侧通路受损可能与AD病理有关。Lithfous等认为,海马、海马旁回、尾状核、压后皮质、前额叶皮质和顶叶的结构和功能变化都是空间识别功能受损的重要因素。Benke等证明了MCI和轻度AD患者在现实路线学习中均存在缺陷。

附件4-12-1 双列词语学习测验(BVLT)

双列词语学习测验(Bi-list verbal learning test, BVLT)*是笔者根据*LASSI-L*的设计原理改*

编的中文版，之所以没有冠 Loewenstein-Acevedo 名字，因为与原版已经有比较大的差别，在初步验证 LASSI－L 适用性的时候发现，15 个词语的难度明显偏高，改为 12 个词语；乐器的名称（吉他、三弦、铃铛）的难度也偏高，改为容易归类的动物；考虑到延迟回忆的敏感性优于即刻回忆，加了 2 组词语的延迟回忆与延迟再认。中文版的信效度验证正在进行中（附表 4－12－1）。

附表 4－12－1　双列词语学习测验（Bi-list verbal learning test，BVLT）记录纸

A组	N1	N2		N3	B组	N4	N5				N7
苹果			樱桃		绵羊			西瓜			
孔雀		水果名	香蕉		香梨		水果名	香梨			
金橘			金橘		蒙古			油桃			
伊朗			苹果		柠檬			柠檬			
青蛙			青蛙		朝鲜			绵羊			
日本		动物名	老鼠		兔子		动物名	兔子			
狐狸			狐狸		油桃			金鱼		记录 92 —3	
樱桃			孔雀		天鹅			天鹅			
越南			越南		西瓜			朝鲜			
老鼠		国家名	日本		缅甸		国家名	缅甸			
香蕉			伊朗		金鱼			蒙古			
泰国			泰国		埃及			埃及			
正确数											
插入错误											

N8			N9	N10		N11	
类别线索回忆			B列延忆	类别线索回忆		再认	
	樱桃		绵羊		西瓜	兔子 2	西瓜 2
水果名	香蕉		香梨	水果名	香梨	缅甸 2	日本 1
	金橘		蒙古		油桃	金橘 1	狐狸 1
	苹果		柠檬		柠檬	天鹅 2	柠檬 2
	青蛙	记录 91 —3	朝鲜		绵羊	青蛙 1	老鼠 1
动物名	老鼠		兔子	动物名	兔子	泰国 1	埃及 2
	狐狸		油桃		金鱼	油桃 2	金鱼 2
	孔雀		天鹅		天鹅	孔雀 1	苹果 1
	越南		西瓜		朝鲜	越南 1	朝鲜 2
国家名	日本		缅甸	国家名	缅甸	香梨 2	樱桃 1
	伊朗		金鱼		蒙古	伊朗 1	绵羊 2
	泰国		埃及		埃及	蒙古 2	香蕉 1
正确数							
插入错误							

操作步骤如下：

（1）第 1 次学习 A 组（12 个词语随机呈现、而不是按照归类呈现。约 1 s 朗读 1 词）

指导语："我朗读 12 个词语，请你记住并说出来。"注意：如果被试者跟读，告诉他/她不要跟，读完词语后再回忆，被试者如果说不知道某个词语的意思，检查者在读完后解释这个词语所属类别，例如，"智利是一个国家名称，请你记住这个词语的读音。"

测试者朗读结束后请受试者回忆上述词语（自由回忆，Free Recall，N1）。

（2）第 2 次学习 A 组

N1 回忆结束后，测试者再读一遍，然后，问"刚才 12 个词语中,属于水果的是哪些? 被试者回答后,再问属于动物的是那些? 被试者回答后,再问属于国家名称的是那些?"让受试者根据类别线索回忆(Cued Recall A1, N2)。

(3) 第 3 次学习 A 组

指导语:"我再次朗读这 12 个词语,请你记住并尽可能多地回忆出来。"限时 30 s,按照回忆次序记录。(N3)

(4) 第 1 次学习 B 组

指导语:"我朗读另外 12 个词语,请你记住并说出来。"(约 1 s 朗读 1 词)

朗读结束后请被试者回忆上述词语(自由回忆, N4),限时 30 s。

(5) 第 2 次学习 B 组

再次朗读后,给予 3 种语义类别,让受试者根据类别线索回忆(N5)(Cued recall B1, 此处检测 PSI)。

(6) 第 3 次学习 B 组

指导语:"我再次朗读这 12 个词语,请你记住并尽可能多地回忆出来。"(Cued recall B2,即 N6,该指标反映 failure to recover from PSI, frPSI)。

(7) 间隔期: 92 连续减 3,指导语:"请您心算 92 减 3,再减 3,一直减 3 下去,直到我说停为止。"持续 1 min。

(8) 延迟回忆 A 组

指导语:"现在请你回忆第 1 组词语"(自由回忆,N7,30 s)。

(9) 自由回忆结束后,给予三种语义类别,并让受试者按照线索回忆(Short-delay cued recall A3, N8)。

(10) 间隔期: 91 连续减 3,指导语:"请您心算 91 减 3,再减 3,一直减 3 下去,直到我说停为止。"持续 1 min。

(11) 延迟回忆 B 组

指导语:"现在请你回忆第 2 组词语"(自由回忆,N9,30 s)。

(12) 自由回忆结束后,给予 3 种语义类别,并让受试者按照线索回忆(Short-delay cued recall B3, N10)。

(13) 再认。指导语:"我说出每个词语,你判断这个词语是属于第 1 组还是第 2 组"。(N11)

(李沁洁　郭起浩)

第十三节

元记忆的评估量表

元认知(metacognition)是个体对自身某一方面的知识或认知活动的反映、调节或评价。元记忆(metamemory)作为元认知的核心组成部分,代表了个体对自身记忆活动的自我意识和自我监测。大约有 80%～93%的轻度认知障碍(mild cognitive impairment, MCI)和轻度阿尔茨海默病(Alzheimer's disease, AD)痴呆患者伴有元认知功能损害。疾病早期了解元认知水平是至关重要的,因为元认知会影响患者对自身认知水平、生活能力的评估和判断,进而影响早期干预、早期诊治,影响疾病的预后,增加了照料者的看护成本和社会负担。

一、元记忆评估指标

元认知的评估有多种方法,主要包括① 自评差异:患者回顾或预测性地评估他们在不同神经心理学测试中的表现并与实际得分进行比较,用得分差来表示元认知的水平,常见的元记忆评估使用语义或情景记忆任务相结合的方法,例如,知道感觉判断(feeling of knowing judgments, FOK)、学习判断(judgment of learning, JOLs)、自信度评价(degree of confidence, DOC);② 临床医生评级:临床医生通过各个维度的问卷或访谈对患者的洞察力水平做出判断,例如,临床意识评分量表(clinical rating of awareness, CRA)、临床洞察力评分表(clinical insight rating scale, CIRS);③ 自评他评差异:患者和照顾者独立评估患者在某项功能上的水平,并以患者和照顾者之间的差异分数作为衡量患者的标准,例如,每日认知功能问卷(everyday cognition scale, ECog)、病感失认测量工具(measurement of anosognosia instrument)(表 4-13-1)、记忆意识评定量表(memory awareness rating scale, MARS)等。MARS 包括记忆功能评估量表(memory functioning scale, MFS)(表 4-13-2 和表 4-13-3)与

Rivermead行为记忆试验(Rivermead behavioural memory test, RBMT)(见本书第四章第七节)。

二、MCI的元记忆特征

元认知在多数的MCI患者中受损,表现为MCI患者对自己实际的认知状态认识不足。已有的研究表明,MCI患者中出现元认知受损可能是MCI向AD痴呆转化的危险因素,有元认知受损的遗忘型MCI两年内转为痴呆的可能性增加了近3倍。一些个体在AD临床前阶段可能表现出对细微认知变化的高度警觉,表现为认知主诉增多,随着病程的不断发展,这种意识逐渐下降。纵向研究和横断面研究都曾发现在淀粉样蛋白阳性的患者中,元记忆受损早于客观的认知损害出现。在淀粉样蛋白阳性的患者中,达到MCI诊断标准前平均约1.6年,患者会出现元记忆受损,在达到AD痴呆的临床诊断前大约3~4年可以发现失认症/元记忆功能下降。使用自评差异法的研究大多能够发现MCI患者元认知/元记忆受损且表现出过度自信,例如在情景记忆任务中对实际表现做出高估的判断,在日常行为能力中(开车、营养评估、财务管理等)一定程度的高估;而在一些选择自评他评差异法的评估类型的研究中,结果有一定的异质性,例如每日认知功能问卷(ECog),有研究者认为MCI患者日常认知功能表现上自我评价与照顾者评价之间无明显差异,而其他的一些研究认为MCI会低估自己的实际困难,高估自己的综合表现。此外,有研究认为对认知下降的感知能力在遗忘型MCI和非遗忘型MCI之间没有不同。

三、元认知的影像学基础

现有证据表明,元认知下降与AD生物标志物的积累(淀粉样蛋白、tau蛋白)以及大脑代谢降低、网络连接紊乱有关。与元认知相关的脑区大多分布在皮质中线结构,有研究表明内侧颞叶、海马、扣带回(前、中、后扣带回)、前额叶皮质的灰质体积减小或皮质萎缩与元认知水平下降相关;除此之外,失认症或元认知损害与额叶、顶叶和皮质中线区域功能障碍(包括:灌注和功能激活减少)有关。默认模式网络(DMN)很大部分落在皮质中线区域,默认网络的子系统内部和之间的连接异常可能是元认知异常的原因。

表4-13-1 病感失认测量工具(measurement of anosognosia instrument)

病感失认测量工具A(患者)	回 答
1. 你是否认为自己有记忆问题?*	是 否
2. 你的记忆力跟过去6个月相比更差吗?*	是 否
3. 你跟进一段对话时有困难吗?*	是 否
4. 你觉得记住过去5年内新闻中的某些事件有困难吗?*	是 否
5. 你是否经常发现自己放下东西(如钥匙)然后就忘记它们放在哪里了?*	是 否
6. 如果在1个月内向你询问这份问卷的内容,你觉得记住它们有困难吗?*	是 否
7. 你觉得听懂别人对你说的话有困难吗?	是 否
8. 你是否经常出现“话到嘴边”却忘记怎么说的状况?*	是 否
9. 你会忘记吃药吗?*	是 否
10. 你自己独立洗澡有困难吗?	是 否
11. 你是否发现越来越难以回忆起你前些年的生活?*	是 否
12. 你是否有过在看电视或读书时难以集中注意力?	是 否
13. 当你出门或睡觉时,你是否经常忘记关灯?*	是 否
14. 去年你在做家务/做饭/种花/或者别的爱好方面是不是比以前少?	是 否
15. 最近几年,你对周围发生的事情的洞察能力有变化吗?	是 否
*:代表记忆方面	
病感失认测量工具B(知情者)	**回 答**
1. 你是否认为他/她有记忆问题?*	是 否
2. 他/她的记忆力跟过去6个月相比更差吗?*	是 否
3. 你认为他/她跟进一段对话时有困难吗?*	是 否
4. 你觉得他/她记住过去5年内新闻中的某些事件有困难吗?*	是 否
5. 他/她是否经常放下东西(如钥匙)然后就忘记放在哪里了?*	是 否
6. 如果在1个月内向他/她询问这份问卷的内容,你觉得他/她记住它们有困难吗?*	是 否

(续表)

病感失认测量工具B(知情者)	回答
7. 你觉得听懂别人对他/她说的话有困难吗?	是 否
8. 他/她是否经常出现"话到嘴边"却忘记怎么说的状况?*	是 否
9. 他/她会忘记吃药吗?*	是 否
10. 他/她自己独立洗澡有困难吗?	是 否
11. 他/她是否越来越难以回忆起前些年的生活?*	是 否
12. 他/她是否有过在看电视或读书时难以集中注意力?	是 否
13. 当他/她出门或睡觉时,是否经常忘记关灯?*	是 否
14. 去年他/她在做家务/做饭/种花/或者别的爱好方面是不是比以前少?	是 否
15. 最近几年,他/她对周围发生的事情的洞察能力有变化吗?	是 否

注:* 代表记忆方面。

每回答一个"是"得1分,表示认识到这种缺陷,每回答一次"否",得0分,表示认识不足。

病感失认症的评估是通过计算自评得分减去知情者评分得到的。

除了总差异得分外,问卷设计还包括两个子成分得分;一项是记忆差异(9项),另一项是关于其他认知和日常生活能力功能的非记忆差异(6项)。

表4-13-2 记忆功能评估量表(memory functioning scale self-report, MFS-S)-自评

指导语:"我将给大家举一些日常生活中可能需要用到记忆力的例子。我想让你回想一下你自己的记忆,然后告诉我你认为在那种情况下你会怎么处理。我想让你选一个最能描述你会怎么做的答案。"
0=永不;1=很少;2=有时;3=经常;4=总是

场景	评分				
1. 你遇到一个人并介绍了他的名字。之后你们再次遇到,你能记住他的名字	0	1	2	3	4
2. 你提前约好了聚会,你能要记得去	0	1	2	3	4
3. 你应该在当天晚些时候做一件事情,你能记住在正确的时间去做	0	1	2	3	4
4. 你有一些材料要整理,有些你以前见过,有些是新的。你需要挑出你以前见过的	0	1	2	3	4
5. 你听到一条新闻					
a) 你的家人问你刚刚新闻说了什么,你能记住	0	1	2	3	4
b) 半小时后,有人问你听到了什么,你能记住	0	1	2	3	4

(续表)

场景	评分				
6. 你遇到了一群人,有些人你以前见过,有些人你没见过。你需要认出哪些是你以前见过的	0	1	2	3	4
7. 你正在去一个陌生的大楼,一边走一边寻找路线。有人给你指了一条更短的路线,你需要记住					
a) 你必须立即折返原路线,否则将忘记更短的路线	0	1	2	3	4
b) 你可以稍后再重新走一遍新路线——比如半小时后	0	1	2	3	4
8. 你有一个信息要传达给某人,当你见到他时					
a) 你能立刻想起这件事	0	1	2	3	4
b) 你要过一阵子才能想起这件事	0	1	2	3	4
9. 你被要求提供一些自己的信息,比如年龄、地址、出生日期等,你能回答出这些基本的问题	0	1	2	3	4
10. 有人问你今天几号、星期几,你能立刻说出来	0	1	2	3	4

表4-13-3 记忆功能评估量表(memory functioning scale-informant version, MFS-I)-他评

指导语:"下面是一些人们需要使用记忆力的日常情况的场景。请你回想一下你伴侣/亲戚的记忆,然后告诉我你认为他/她在那种情况下会怎么处理。从卡片上选出最能描述他/她的答案。"
0=永不;1=很少;2=有时;3=经常;4=总是

场景	评分				
1. 他/她遇到一个人并介绍了他的名字。之后他/她们再次遇到,能记住他的名字	0	1	2	3	4
2. 他/她提前约好了聚会,能要记得去	0	1	2	3	4
3. 应该在当天晚些时候去做一件事情,他/她能记住在正确的时间去做	0	1	2	3	4
4. 他/她有一些材料要整理,有些是以前见过的,有些是新的。他/她需要挑出以前见过的	0	1	2	3	4
5. 他/她听到一条新闻					
a) 家人问他/她刚刚新闻说了什么,他/她能记住	0	1	2	3	4
b) 半小时后,有人问他/她听到了什么,他/她能记住	0	1	2	3	4
6. 他/她遇到了一群人,有些人以前见过,有些人没见过。他/她可以认出哪些是以前见过的	0	1	2	3	4

（续表）

场 景	评 分				
7. 他/她正在去一个陌生的大楼，一边走一边寻找路线。有人给他/她指了一条更短的路线，他/她需要记住					
a) 必须立即折返原路线，否则将忘记更短的路线	0	1	2	3	4
b) 可以稍后再重新走一遍新路线——比如半小时后	0	1	2	3	4
8. 他/她有一个信息要传达给某人，当他/她见到那个人时					
a) 他/她能立刻想起这件事	0	1	2	3	4
b) 他/她要过一阵子才能想起这件事	0	1	2	3	4
9. 他/她被询问一些基本的信息，比如年龄、地址、出生日期等，能回答出这些基本的问题	0	1	2	3	4
10. 有人问他/她今天几号、星期几，他/她能立刻说出来	0	1	2	3	4

（李沁洁）

参考文献

[1] 郭起浩，吕传真，洪震，等. 听觉词语记忆测验在中国老人中的试用分析[J]。中国心理卫生杂志，2001，15(1)：13－15.

[2] Benedict RHB, Schretlen D, Groninger L, et al. Revision of the brief visuospatial memory test: studies of normal performance, reliability, and validity [J]. Psychological Assessment, 1996, 8(2), 145－153.

[3] Buschke H, Mowrey WB, Ramratan WS, et al. Memory binding test distinguishes amnestic mild cognitive impairment and dementia from cognitively normal elderly[J]. Arch Clin Neuropsychol, 2017, 32: 29－39.

[4] Gagliardi G, Epelbaum S, Houot M, et al. Which episodic memory performance is associated with Alzheimer's disease biomarkers in elderly cognitive complainers? Evidence from a longitudinal observational study with four episodic memory tests (Insight-PreAD) [J]. J Alzheimers Dis, 2019, 70(3): 811－824.

[5] Guo Q, Zhao Q, Chen M, et al. A comparison study on mild cognitive impairment with 3 memory tests in Chinese individuals[J]. Alzheimer Dis Assoc Disord, 2009, 23(3): 253－259.

[6] Markova H, Fendrych Mazancova, A, Jester DJ, et al. Memory binding test and its associations with hippocampal volume across the cognitive continuum preceding dementia[J]. Assessment, 2023, 30(3), 856－872.

[7] Mura T, Proust-Lima C, Jacqmin-Gadda H, et al. Measuring cognitive change in subjects with prodromal Alzheimer's disease [J]. J Neurol Neurosurg Psychiatry, 2014, 85: 363－780.

[8] Rapos Pereira F, George N, Dalla Barba G, et al. The memory binding test detects early subtle episodic memory decline in preclinical Alzheimer's disease: a longitudinal study [J]. J Alzheimers Dis, 2024, 98(2): 465－479.

[9] Wang X, Li T, Zhang H, et al. Validation of the Chinese version of the memory binding test for distinguishing amnestic mild cognitive impairment from cognitively normal elderly individuals[J]. Int Psychogeriatr, 2019, 31: 1721－1730.

[10] Xu Y, Chen K, Zhao Q, et al. Short-term delayed recall of auditory verbal learning test provides equivalent value to long-term delayed recall in predicting MCI clinical outcomes: a longitudinal follow-up study[J]. Appl Neuropsychol Adult, 2020, 27(1): 73－81.

[11] Zhao Q, Guo Q, Liang X, et al. Auditory verbal learning test is superior to rey-osterrieth complex figure memory for predicting mild cognitive impairment to Alzheimer's disease [J]. Current Alzheimer Research, 2015, 12(6): 520－526.

[12] Zhao Q, Lv Y, Zhou Y, et al. Short-term delayed recall of auditory verbal learning test is equivalent to long-term delayed recall for identifying amnestic mild cognitive impairment[J]. PLoS One. 2012, 7(12): e51157.

[13] Zheng Y, Li T, Xie T, et al. Characteristics and potential neural substrates of encoding and retrieval during memory binding in amnestic mild cognitive impairment [J]. J Alzheimers Dis, 2023, 94(4): 1405－1415.

第五章

语言的评估

语言交流在人类社交中起核心作用。语言评估包括三方面的内容：

首先，语言是智力的主要组成部分，韦氏智力测验的语言分测验是其典型测量方式。单项的有表达词汇测验（expressive vocabulary test, EVT）、Peabody 图-词测验（Peabody picture vocabulary test, PPVT）、修辞语言测验（figurative language test）。成人阅读测验（national adult reading test, NART）也是反映智力的，由于一般的脑损伤不影响阅读能力，所以，常常把 NART 作为病前智力的检测手段，用于司法鉴定，也用于 AD 的病前智力水平。因为中国老年人的教育水平千差万别，各地方言对阅读能力的巨大影响，中文版 NART 很少应用。

其次，是失语症的评估，西方国家常用波士顿诊断性失语检查（BDAE）或类似版本，汉语也有许多版本的汉语失语症检查法（如北京大学第一医院汉语失语成套测验和北京医院汉语失语症检查法等），评估听、说、读、写、复述、计算、几何图形模仿等内容，由于版权问题，本书没有附录汉语失语症检查法。人类的交流，除了语言，还有非语言方法，本书附录了爱丁堡功能性交流能力检查法（EFCP），笔者认为它采用的观察模式有助于临床上与失语症或痴呆患者的沟通与评估，有兴趣的医生不妨试用。

再次，是作为老年认知障碍一个认知领域的评估，常用的语言评估量表由 Boston 命名测验（BNT）、词语流畅性测验（VFT）等语义记忆评估，有科研兴趣的同仁，可以仔细学习成套语义测验、成套阅读测验，这些测试方法是北京师范大学韩在柱教授、毕彦超教授研发的充满智慧的妙趣横生的神经语言学量表，在笔者针对语义性痴呆的系列研究中使用，已经发表 10 多篇高质量 SCI 论文。

第一节 词语流畅性测验（VFT）

词语流畅性测验（verbal fluency test, VFT）又被称为受控词语联想测验（controlled oral word association, COWA）。词语流畅性的说法因容易被误认为是人际交流中的口语能力或句子连续性而在某些论文中采用 COWA 的名称。VFT 要求受试者就某一范畴在有限的时间（通常为 1 min）内列举尽可能多的例子，例如，请你说出所有你记得的花的名字，你可以说玫瑰、菊花、剑兰等。常用的范畴有动物、水果、蔬菜、服装、交通工具、姓氏、城市名、超市商品、家庭用品和 F 或 A 开头的单词。最后一种又称为字母流畅性测验或音位流畅性测验，在英语国家中很常用。如果将语义联想和语音联想结合起来，可以要求列举“C 开头的动物”。词语书写流畅性测验是要求 3 min 内写下尽可能多的 F 或 A 或 S 开头的单词。假如受试者停顿 15 s，应该重复一下指导语。要记录所有的回答。

一、类型

1. *范畴流畅性* 这是最常用的一种类型，列举动物的例子（animal fluency test，简称 AFT）、列举水果的例子、列举蔬菜的例子、列举家庭用品的例子、列举超市商品的名称、列举服装的名称、列举交通工具名称、列举中国人的姓氏、列举你所知道的城市名称，等等。因为文盲老人往往不明白“动物”是什么意思，所以，尽管“列举动物的例子”是 ADNI 或

CERAD 等成套测验的组成部分，它在低教育人群的适用情况有一定的局限性。

2. *动作流畅性* 如能在厨房里做什么事情？能在教室里做什么事情？能在公园里做什么事情？能在田里做什么事情？作为比较，可以同时问：你在厨房里能找到哪些东西？学校教室里有哪些东西？公园里有哪些东西？田里有哪些东西？

3. *观念流畅性* 如分别列举“白纸”和“瓶子”有哪些用途。回答有两类：传统回答如“白纸”用来写字等，发散回答如“白纸”用来折飞机等。

4. *图案流畅性* 常用的有两种：一种是 5 min 内产生尽可能多的不同的抽象图形（design fluency test），另一种是 5 点测验（five-point test, FPT），要求受试者用 4 条线将 5 个点连接起来。限时 3 min。

5. *音位流畅性* 又称为 FAS 测验，列举 F、A 或 S 开头的单词，是反映额叶执行功能的测验，可能与这个测验功能相近的是：列举包含汉字“高”“水”或“发”的词语、俗语和成语；交替列举流畅性测验：如动物名称与城市名称交替列举（牛-广州-猫-杭州-兔子-北京）。

在中文语境下，目前还没有难度和脑定位方面与 FAS 完全对应的测验。笔者曾试用以下方式，但是没有成功：① 要求列举“大”或“发”开头的词语，文化程度的相关性高，不严格的回答多（比如“大”开头的词语有大学、大河、大嫂等，但不少受试者喜欢回答大手、大鼻、大桌子等眼前事物加一个“大”字，对错难辨）。② 要求受试者列举尽可能多的木字旁、提手旁或三点水旁的汉字，这种方法不仅受教育程度影响非常大，而且列举总数偏少，我们调查 105 例初中受教育程度老人、114 例高中受教育程度老人、120 例大学受教育程度的正常老人，偏旁流畅性测验总分（2 min 分别列举口字旁和草字头旁汉字之和）分别为 8.4、9.4 和 11.4 个，远低于原版中 A 开头的单词数量。③ 直接采用拼音为 F、A 或 S 开头的汉字，由于老人不懂拼音的比例非常高，尤其是南方老人，平时以讲方言为主，不容易实施。

二、评分

1. *评分指标*

（1）正确数：想象的或神话中出现的动物如龙、麒麟应该算正确。

（2）错误数：包括专有名词（如赤兔、千里马）、错误的、不属于该范畴的和重复出现的例子。英语背景的错误有 4 种形式：重复（持续言语）、插入（不属于该范畴的例子）、错语症和拼字错误。中文背景的错误形式有显然差别，没有“拼字错误”。别称应该作为重复，计算其中一个，如同时列举老虎和大虫，应计算为 1 分。

（3）不同时间段列举的正确数和错误数。如前 15 s 和最后 15 s 列举的例子占的比例是多少。

（4）归类程度：这是反映语义策略运用的能力，如列举“家中用品”时，厨具类、家电类和家具类分别是多少，每个类别的串联程度（semantic cluster），如列举“动物” 时，哺乳类、鱼类、鸟类、昆虫类分别是多少，按照类别列举的例子占的比例是多少。不同类别的转移次数也是进一步细致分析时的常用指标。

（5）语义串联数和类别之间转换次数：如列举超市商品时，有“苹果、香蕉、可乐、纯水、梨子、猪肉、草纸”，正确数为 7、错误数为 0、重复数为 0、串联数为 2、类别之间转换次数为 4。

2. *划界分的演变* 1991 年上海社区老年性痴呆流行病学调查时采用了言语流畅性测验，其中 AFT 的划界分文盲 6 分、小学受教育程度 7 分、初中受教育程度及以上 8 分，敏感性 77.8%，特异性 76.7%。2004～2006 年复旦大学附属华山医院神经心理室的调查资料：来源于社区的正常老人 511 名，AFT 总正确数 16.3±4.4 个，来源于本院神经内科记忆障碍门诊的轻度 AD 患者 67 名，AFT 总正确数 10.4±3.5 个，划界分初中组 11 分，高中组 12 分，大学组 13 分，敏感性 81%，特异性 81%。2009～2011 年 AFT 的正确数 18.2±4.0 个。即，在年龄、教育基本相同的情况下，正常老人 AFT 总分 1991 年约 13 分、2005 年约 16 分、2010 年约 18 分。呈现弗林效应（Flynn effect），弗林效应指智商测试的结果逐年增加的现象。这个纵向资料也表明标准化的神经心理测验数据应该及时更新，否则容易出现假阴性。

三、评价

言语流畅性测验简单实用，是各种成套测验的一部分,如认知能力筛查量表(CASI)、长谷川痴呆量表(HDS)、七分钟痴呆筛查测验、Demtect(Kalbe,2004)、Mattis痴呆评定量表、剑桥老年精神状态检查法和美国CERAD成套神经心理测验均包括言语流畅性测验。

不管是正常人还是轻度痴呆患者,在限定的1 min内以前15 s列举的例子最多。前15 s产生的词汇更多的是反映大脑的一个自动加工过程,是速度和活动的指数;后45 s产生的词汇反映了工作记忆、定势转换和执行控制,可以通过对受试者产生词汇的策略进行仔细分析而获得。诸如动物、水果的范畴提示可能依赖左颞顶后部的功能,而语音提示的词汇表的生成(FAS测验)则与左额背外侧完整性有关。

范畴流畅性测验要比字母流畅性测验容易,尤其是前15 s最明显,列举动物的例子是C(或F、L)字母开头的单词数的2倍,这是因为这两种流畅性测验涉及的层次组织不同,列举动物的例子只要从哺乳类、鱼类、鸟类等几大亚群中提取具体的名称,列举字母开头的单词需要更多的语义范畴(甚至每个单词属于不同的语义范畴),所以,针对范畴流畅性测验制定的划界分要比字母流畅性测验的高。由于汉字的偏旁有意义提示作用,列举木字旁的字可能与列举植物名称的复杂性相似,范畴流畅性和字母流畅性是否存在差异还未见报道。

左侧与双侧额叶损伤,如前交通动脉瘤破裂延及额叶、多发性硬化的胼胝体前部萎缩、左丘脑后结节切除术后、左颞叶切除术后,COWA的表现明显下降。针对正常志愿者的PET研究发现,受试者完成COWA时,右背外侧前额皮质和内侧前额的血流量增加。AD患者字母流畅性的损害比范畴流畅性重。如果给予亚群线索,如家养的动物、野生的动物,帕金森病和亨廷顿病所致痴呆患者可以明显提高列举的数量,而AD患者没有改善。额颞叶痴呆(FTD)在COWA的表现显著低于严重度匹配的AD组的表现。由此可见,COWA反映的是额叶执行功能。

有时门诊为了节约时间,只给患者15 s或30 s进行列举,则不能达到准确识别轻度认知损害(MCI)的目标。笔者统计前15 s的列举数,在年龄、教育匹配的正常老人和MCI两组之间没有显著差别,前30 s和前45 s的鉴别力也不如做完1 min的结果,故尽管流畅性测验耗时短,但针对轻度患者,最好不要少于1 min(表5-1-1)。

表5-1-1 动物流畅性分时指标比较

指标	正常对照组(n=171)	MCI组(n=83)	t值	P值
1～15 s	7.6(1.9)	7.2(1.9)	1.566	0.119
16～30 s	4.6(1.9)	3.3(1.8)	4.922	0.000
31～45 s	3.4(1.7)	2.0(1.4)	6.257	0.000
46～60 s	2.6(1.5)	1.7(1.4)	4.414	0.000
总正确数	18.2(4.0)	14.3(3.9)	7.384	0.000

注:引自笔者尚未发表的数据。

在国内,大部分针对社区老人的痴呆流行病学调查包含言语流畅性测验。如Mok针对没有受过正式教育的老人样本,FVT(列举动物、水果和蔬菜的总数)筛查痴呆的敏感性是86.8%,特异性是93.4%。VFT受到受试者的年龄、性别、受教育程度、智力、记忆力的影响。相对而言,语义流畅性测验依赖颞叶结构,反映记忆功能,而音位流畅性测验依赖额叶结构,反映执行功能。左侧与双侧额叶损伤,如前交通动脉瘤破裂延及额叶、多发性硬化的胼胝体前部萎缩、左丘脑后结节切除术后、左颞叶切除术后,VFT的表现明显下降。针对正常志愿者的PET研究发现,受试者完成音位流畅性测验时右背外侧前额皮质和内侧前额的血流量增加。如果给予亚群线索,如家养的动物、野生的动物,帕金森病和亨廷顿病所致痴呆患者可以明显提高列举动物的数量,而AD患者没有改善。额颞叶痴呆在VFT的表现显著低于重度匹配的AD组的表现(表5-1-2)。

表5-1-2 AD与FTD两种痴呆类型的流畅性测验的差异

项目	AD	FTD
病理易感部位	海马/颞叶	额叶皮质
敏感的流畅性类型	语义流畅性测验	音位流畅性测验
词性	列举名词	列举动词
内部信息加工	语义串联数(cluster)	类别之间转换次数(switch)

尽管汉字的偏旁有意义提示作用，列举木字旁的字仍然少于列举植物名称的例子。有趣的是，在列举动物名称时，去除生肖动物名称，以“非生肖动物名称”作为判断指标，识别AD的敏感性比总正确数指标提高了4个百分比（特异性相同）。

（郭起浩）

第二节

Boston命名测验（BNT）

失语症患者和其他神经疾病患者的命名障碍非常普遍，目前最常用的是Kaplan编制的Boston命名测验（Boston naming test，BNT），BNT是用常见物品的黑白图画评估视觉命名功能。1978年Kaplan等人最初编制了这个常用测验，该版本有85项，1983年Kaplan等人将其修订为60项。目前通用版本（BNT-2）保留了60项的版本，还包括一个包含15项的简短版本以及一个多选版本。被称作BNT-2的版本是增加了难度的物体线条图画，范围从简单的高频名词到少见名称，要求对从易到难排列的60幅线条图形自发命名和线索命名。

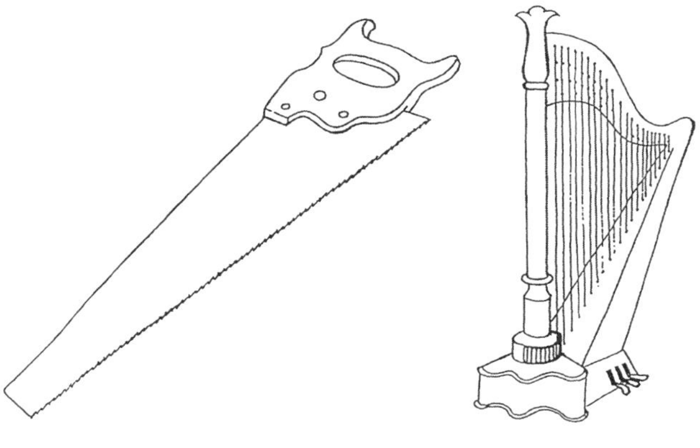

图5-2-1　BNT图片举例

一、BNT的指导语

在使用长版（BNT-2，BNT-60）时，对于儿童和失语症患者，以条目1开始，到连续8个错误时终止（这个测试之前的版本为连续6个错误时终止），对于其他所有成人，从条目30（口琴）开始，如果接下来的任何8个条目错误，则转到条目29开始反向继续进行，直到8个连续条目能够不需要提示通过（如无备选答案或语音提示）。之后，返回到往前的、难度逐步增加的方向继续测试，当受试者出现连续8个错误时终止测试。

如果在20 s内正确命名该图形则给分。只有当受试者明显误解某幅图片时，才被告知图片像其他东西和提供括号里的语义线索。无论是自发的还是语义提示，每次提示后仍回答错误则给予语音提示。例如：受试者将“蘑菇”回应为“雨伞”，就提示他/她“是吃的东西”，并且再给20 s命名该图片。如果受试者在20 s内正确命名该条目，核对线索提示后的正确数，如果给予线索提示，患者无法在20 s内正确命名该图片，就给予语音提示如强调该条目首字母为“m”。又比如，有一幅图是“飞镖”，被试者回答正确，接着做下一题，如果回答不正确，比如是“羽毛”，可以问“它还有别的名称吗?”，如果回答错误，比如是“毛笔”或不能回答，就给予语义线索：“这是用来投掷的东西”，假如在20 s内依然不能回答，就给予语音线索“这个名称是以d开头的单词”。

终止和开始测试的规则的制订是以节省大量时间并对受试者无明显影响为前提条件。而终止测试的规则没有在测试指南中明确指明。语音提示后的正确回应不计入总分。而指南并未明确指出语音提示是否应该用于决定测试终止。Weintraub（2003）做了严格解释，包括在计错误数时对语音提示正确回应数。Ferman等人1998年报道了使用“宽松的”终止方法（在计6个连续错误数时不包括语音提示正确回应数）导致了655名正常老年人评分变化了3%，140名AD患者评分变化了31%。在正常受试者中，差异评分最常见于≥80岁人群，且得分差异上升至16分。因为终止规则的不同解释可能会改变测试得分，作者在公布常模数据时清楚地描述规则是很重要的，比如Ferman等人1998年提供的常模数据是用6个而非8个条目为终止规则收集的。

二、中文版BNT

1. 中文版BNT的修订　笔者用的中文版BNT共30幅图片（来源于全本BNT），第1步自发命名和第2步语义线索命名与原版相同，第3步改为选择题，由正确答案、形态相似名称和同类物品名称组成的3个名词随机呈现,请被试者选择一个,如"这是镖靶、飞镖、火箭三者中的哪一个?"耗时约10~20 min。

2. 不同文化背景BNT比较 笔者在使用BNT中文版时采用从第一项到最后一项全部都做,这是因为中文版按照原版次序排列,且不同地区的难易次序不同。从表5-2-1可以看出正常老人的BNT表现与文化背景的关系。与香港被试者比较,上海被试者对于海马和飞镖的识别比较差;而对冬菇和手风琴的识别比较好。与美国被试者比较,上海被试者对于海马、飞镖、竖琴和冰屋的识别比较差;而对算盘、漏斗和手风琴的识别比较好。总体来说,香港被试者的表现介于上海被试者和美国被试者之间,即上海被试者与美国被试者的差异多于与香港被试者的差异。

三、不同版本的BNT介绍

1. 短版(Mack SF4) 短版(表5-2-2)是为了缩短测试时间编制的。Mack等人1992年编制了一个15幅的版本,众所周知,Mack SF4被BNT-4的作者采用。这个简短版本在图片和回答上都优于标准60项的版本。AD联合登记组织(CERAD, Morris等,1989)编制的另一个15条的版本目前十分常用。这些条目被严格地划分为3组,每组5条,代表了英语高频(容易命名)、中频、低频(很难命名)的物体。Mack SF4版本常常是以条目1开始,8个连续错误终止。

表5-2-1 中国上海、中国香港、美国正常老人被试者的表现比较

图片名称	中国上海被试者回答正确率(%)	中国上海被试者的排名	中国香港被试者的排名	美国被试者的排名
树	100	1	1	1
笔	100	2	2	2
剪刀	100	3	3	3
花	100	4	4	4
衣架	100	5	5	8
骆驼	100	6	7	10
羽毛球拍	100	7	10	11
算盘	100	8	8	30
锯子	99	9	6	5
冬菇	99	10	25	7
漏斗	97	11	9	23
手风琴	97	12	24	24
扫把	96	13	11	6
轮椅	95	14	12	9
听诊器	94	15	18	21
圆规	93	16	13	25
扶手电梯	91	17	14	19
蜗牛	86	18	15	12
钳	84	19	20	27

（续表）

图片名称	中国上海被试者回答正确率(%)	中国上海被试者的排名	中国香港被试者的排名	美国被试者的排名
口琴	81	20	19	15
三脚架	81	21	26	26
犀牛	74	22	23	16
花棚	66	23	28	28
仙人掌	65	24	17	18
金字塔	62	25	21	22
量角器	58	26	29	29
竖琴	54	27	27	20
飞镖	49	28	21	14
海马	45	29	16	13
冰屋	8	30	30	17

注：引自笔者未发表数据。

表 5-2-2　Mack 编制的 4 个等效的简短版本

版本 1		版本 2		版本 3		版本 4	
bed	床	tree	树	pencil	铅笔	house	房子
flower	花	whistle	口哨	scissors	剪刀	comb	梳子
helicopter	直升机	broom	扫把	saw	锯	toothbrush	牙刷
mushroom	蘑菇	hanger	衣架	wheelchair	轮椅	octopus	章鱼
camel	骆驼	mask	面具	pretzel	卷饼	bench	长凳
seahorse	海马	racquet	球拍	snail	蜗牛	volcano	火山
globe	地球仪	wreath	花圈	dart	飞镖	canoe	独木舟
harmonica	口琴	rhinoceros	犀牛	acorn	橡子	beaver	海狸
igloo	冰屋	stilts	高跷	dominoes	多米诺	cactus	仙人掌
knocker	门环	escalator	自动扶梯	harp	竖琴	hammock	吊床
pyramid	金字塔	muzzle	口套	pelican	鹈鹕	stethoscope	听诊器
funnel	漏斗	accordion	手风琴	noose	绳套	unicorn	独角兽
asparagus	芦笋	compass	圆规	latch	门闩	tripod	三脚架
yoke	牛轭	scroll	长卷纸	tongs	钳子	sphinx	狮身人面像
trellis	棚架	abacus	算盘	protractor	量角器	palette	调色板

2. *多选版本* 在测试完成后,受试者返回到经语音提示仍命名错误的条目,给出该条目的图片和4个备选答案,测试者阅读每个选项,让受试者标示正确选项。

3. *实用30/15版本* Williams等人1989年编制的30-条目版本也是目前很常用的版本。该测试已被证明有很好的可靠性和高精度并与BNT60高度相关。

4. *其他版本* Graves等在2004年使用项目反应理论编制了两个新的15项和30项目短版测试,它们有很高的内部可靠性(15-条目版本内部可信度为0.84,30-条目版本内部可信度为0.90),与长版有很高的相关性,在鉴别正常衰老、AD及血管性痴呆患者方面与采用完整BNT作出的分类是一致的。作者还编制了实用版本:检查者给出15-条目版本,如果得分在具体可信区间以外则终止测试,否则继续完成30-条目测试(表5-2-3)。比如,检查者首先执行15条目版本,如果得分≥12分,就给予患者另外13条目得分;如果得分≤3分,检查者终止测试,给予目前已得分数。除这两种情况之外,检查者执行剩余条目以完成他们的30-条目测试。

表5-2-3 30项BNT的分界值

标准\受教育程度	6～9年	9～12年	>12年
均数-1.0标准差	≤19	≤21	≤22
均数-1.5标准差	≤18	≤20	≤21

5个版本BNT的项目内容见表5-2-4。

四、评分

评分包括正确数和错误数。错误的分析方法见表5-2-5和表5-2-6。

表5-2-4 5个版本BNT的项目内容

Mack SF4 BNT-15	CERAD BNT-15	Williams等 BNT-30	Graves等 BNT-30	Graves等 BNT-15
4. 房屋	1. 床	11. 直升机	13. 章鱼	19. 长凳
7. 梳子	2. 树	13. 章鱼	17. 骆驼	24. 海马
10. 牙刷	4. 房屋	18. 面具	19. 椒盐卷饼	31. 犀牛
13. 章鱼	5. 哨子	19. 椒盐卷饼	21. 球拍	32. 橡子
20. 长凳	8. 花	23. 火山	22. 蜗牛	35. 多米诺骨牌
23. 火山	10. 牙刷	24. 海马	23. 火山	41. 鹈鹕
26. 独木舟	17. 骆驼	28. 花环	24. 海马	42. 听诊器
29. 海狸	18. 面具	30. 口琴	25. 飞镖	44. 枪口/炮口
36. 仙人掌	23. 火山	31. 犀牛	28. 花环	45. 独角兽
39. 吊床	26. 独木舟	32. 橡子	29. 海狸	48. 手风琴
42. 听诊器	30. 口琴	33. 冰屋	31. 犀牛	53. 书卷/画卷
45. 独角兽	35. 多米诺骨牌	34. 桩子/高跷	32. 橡子	54. 钳子
52. 三脚架	39. 吊床	35. 多米诺骨牌	33. 冰屋	55. 狮身人面像
55. 狮身人面像	46. 漏斗	37. 自动扶梯	34. 桩子/高跷	57. 花棚
58. 调色板	54. 钳子	39. 吊床	35. 多米诺骨牌	58. 调色板
		40. 门环	36. 仙人掌	

（续表）

Mack SF4 BNT－15	CERAD BNT－15	Williams 等 BNT－30	Graves 等 BNT－30	Graves 等 BNT－15
		41. 鹈鹕	38. 竖琴	
		43. 金字塔	41. 鹈鹕	
		44. 枪口/炮口	42. 听诊器	
		48. 套索	43. 金字塔	
		49. 芦笋	44. 枪口/炮口	
		50. 罗盘	45. 独角兽	
		51. 弹簧锁	48. 套索	
		52. 三脚架	53. 书卷/画卷	
		53. 书卷/画卷	54. 钳子	
		54. 钳子	55. 狮身人面像	
		55. 狮身人面像	57. 花棚	
		57. 花棚	58. 调色板	
		58. 调色板	59. 量角器	
		60. 算盘	60. 算盘	

注：名称前的标号指发表的 60-条目 BNT 的条目号。

表 5－2－5　英文版回答的错误类型

序号	错误类型(汉语)	错误类型(英语)	代码	定义(反应项目是目标项目的)	举例（目标词_冰箱）
语义错误					
1	同位错误	coordinate	co	同一语义范畴成员	电视
2	上位错误	superordinate	s	上位概念	电器
3	联想错误	associative	a	联想关系	牛肉
4	定义(描述性错误)	definitions(description)	d	定义	一种可以制冷的家电
非语义错误					
5	赘语	circumlocutions	ci	围绕一个说不出的词，不停地说出一串无意义的音节，或代以虚词	冬天湖面水出现的一层东西……
6	视觉相似性错误	visual	v	视觉相似	书
7	语音相似性错误	phonological	ph	语音相似	
8	字形相似性错误	orthographical	o	字形相似	水箱
9	持续性错误	preservative	pr	上一个项目	
10	组词错误	word-forming	w	其中的部分词素或音素	冰
11	词性错误	grammatical	g	不同词性的词	制冷
12	非词错误(新语)	nologism	n	非词或新创造的词	
13	完全无关	unrelated	u	无关	牙刷

(续表)

序号	错误类型(汉语)	错误类型(英语)	代码	定义(反应项目是目标项目的)	举例(目标词_冰箱)
混合性错误					
14	混合性错误Ⅰ	mixed	m1	同位错误+视觉相似	
15	混合性错误Ⅱ		m2	同位错误+语音	烤箱
16	混合性错误Ⅲ		m3	同位错误+字形	
其他					
17	无法分类的错误				
18	无反应、不知道	don't know	d	无反应	

表 5-2-6 中文版回答的错误类型

序号	项目	错误类型(汉语)	错误类型(英语)	定义(反应项目是目标项目的)
1	义	同位错误	coordinate	同一语义范畴成员
2		上位错误	superordinate	上位概念
3		联想错误	associative	联想关系
4		定义(描述性错误)	definitions	描述其功能或作用
5		完全无关	unrelated	意义无关联
6	音	普通话发音相似性错误	phonological	语音相似(声母、韵母或声调错误)
7		方言发音且错误	dialect	
8		赘语	circumlocutions	说出一串无意义的音节,或代以虚词
9	形	视觉相似性错误	visual	视觉相似
10		字形相似性错误	orthographical	字形相似
11		非词错误(新语)	nologism	非词或新创造的词
12		混合性错误	mixed	
13		无法分类的错误		
14		无反应、不知道	don't know	无反应

原版的分析指标包括:① 无线索时正确回答数;② 线索提示正确数;③ 线索提示后正确回答百分比;④ 语音提示正确数;⑤ 语音提示后正确回答百分比。

中文版的分析指标为:① 无线索时正确回答数;② 线索提示正确数;③ 线索提示后正确回答百分比;④ 选择命名正确数;⑤ 选择命名正确回答百分比。

BNT 中某些被认为是不正确的回答实际上可能是某些地区常用的同义词。AD 患者会使用更多的同义词,对这些同义词的得分判断可能导致评分的细微差异,但这些差异不可能改变定量解释(quantitative interpretations),然而,临床医生应该小心避免将同义词列为错误。专家建议遇到同义词回答时顺带问一句"这个物品还有其他名称吗?"

种族、涵化(acculturation)水平、地区差异、语言背景等都对 BNT 得分有影响。所以,各地区需要建立自己语言文化背景的常模资料。不同研究采用的 BNT 版本的项目内容与数量有差异,所以,无法对各种常模数据一一介绍。在笔者采用 30 项版本对年龄、受教育程度匹配的 100 名社区正常老人、38 名 MCI、34 名轻度 AD 和 38 名中度 AD 患者的调查表明，正常老人组、MCI 组、轻度 AD 组和中度 AD 组自发命名得分分别为 24.9±3.0 分、20.9±3.6 分、18.7±4.0 分和 15.7±4.2 分。以 BNT 自发命名≤22 分作为划界分，特异性均为 81%时，识别 MCI 的敏感性为 61%，识别轻度 AD 的敏感性为 79%，识别中度 AD 的敏感性为 95%。当然，有必要制定不同年龄、不同受教育程度的划界分。

五、评价

正常老人的自发命名能力受到其年龄和受教育程度的影响是显而易见的。性别也有影响，而且是女性的 BNT 得分低于男性，这与女性语言理解、表达和记忆的能力优于男性的一般印象不同。在 Randolph 针对 719 名美国社区正常老人的研究中，采用 BNT 60 项版评估，有 18 个项目是男性明显优于女性，仅 4 种是女性明显优于男性。所以，“女性的 BNT 得分低于男性”可能与 BNT 的项目选择有利于男性有关。

BNT 是一种常见的视觉对偶命名测验。也许除外 COWA，没有语言功能测试像 BNT 在神经心理学测试中如此常用。事实上，最近神经心理学家进行的评估实践调查显示，BNT 在使用频率上排名第四(Rabin 等，2005)。大多数健康成年人 BNT 测试都可得高分，这就是说，此测试不能很好地区别高分人群，所以，对于那些认知减退或损伤极为轻微的人群必须谨慎判断。BNT 对于检测轻度 AD、失语、皮质下疾病(如多发性硬化和帕金森病)均较为敏感。AD 患者的 BNT 的低分预示病程进展将更为快速。

针对 AD 患者的 MRI 研究中发现 BNT 总分与颞叶、海马和海马旁回的容积有显著相关性；PET 研究发现 BNT 总分与左颞叶代谢有关，然而，对左半球为优势半球的患者行局限的左颞叶前部切除术和右颞叶前部切除术，BNT 的表现未受影响。

CERAD 是一个经验性版本，即其命名对象的选择是人为的，根据熟悉性，高频选择床、树、房子、口哨、花，中频选择牙刷、骆驼、面具、火山、独木舟，低频选择口琴、多米诺、吊床、漏斗、钳子，研究发现容易出现天花板效应，对于早期识别语义记忆损害的敏感性低于 30 项或 60 项版本。

由于 BNT 部分图片(如冰屋、竖琴、海马)与文化背景密切相关，对于中国老人显得难度过高，为了避免文化背景偏差，笔者曾经编制“华山命名测验(Huashan naming test，HNT)”，HNT 选择的是日常生活中的常见的动植物、工具及家庭用品的彩色实物图片(图 5-2-2)，正常老人的平均回答正确率高达 86%，与 MMSE 一样有一定的天花板效应。在总分 30 分中，以自发命名正确数≤26 分作为划界分，HNT 识别轻度 AD 的敏感性和特异性约为 82%，并没有明显优于 BNT-30 项版本，考虑到研究中需要进行国际比较，笔者首先推荐的命名测验还是 BNT，而在农村文盲比例比较高的地区可以采用 HNT 协助诊断与随访。

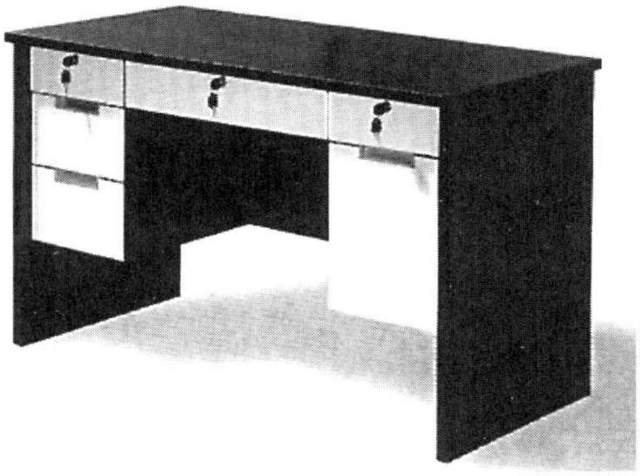

图 5-2-2　HNT 图片举例

附件 5-2-1　两个难度相同的 HNT 版本的项目(按照由易至难顺序排列)

HNT-Ⅰ：黄瓜、剪刀、猪、电话机、香蕉、算盘、衣架、针筒、绵羊、夹子、轮船、土豆、蘑菇、马、孔雀、叉子、磅秤、石榴、电吹风、放大镜、电视机、扳手、长颈鹿、书包、直升机、订书机、火车、蜗牛、猕猴桃、轮椅共 30 项。

HNT-Ⅱ：茶壶、汽车、书桌、眼镜、茄子、萝卜、菠萝、青菜、灯泡、坦克、猫头鹰、葡萄、钳子、沙发、大象、望远镜、台灯、钢笔、血压计、花菜、衣夹、扶手电梯、钥匙、照相机、梳子、企鹅、草莓、听诊器、计算器、台历共 30 项。

（黄　琳　郭起浩）

第三节

多语言命名测验(MINT)

多语言命名测验(multilingual naming test, MINT)由美国学者 Gollan T. H. 研制、2012 年发表的语言功能评估工具,由 68 张黑白线图组成,难度随呈现次序逐步递增。该测验为评估英语、西班牙语、普通话和希伯来语使用者的命名能力而设计,因此在图片选择上有以下考量:① 排除名称同源(cognate)的图片,例如英语的“pyramid”(金字塔)和西班牙语的“pirámide”这种在不同语言中词形相似的翻译。排除同源词是为了不受其他语言的影响,最大限度地评估特定的语言知识。② 需要包含不同难度的项目,但要比 BNT 之类为单语者(monolinguals)设计的命名测验包含更大比例中等难度的项目。这是因为双语者(bilinguals)往往比单语者命名得分低,而且双语者可能完全不熟悉测试靠后的那些词频很低的项目。增加中等难度项目的比例相当于略微降低测试难度,可能更有利于评估非优势语言,对评估双语者的命名能力更敏感。

Gollan 等人咨询了 2 名西班牙语-英语双语者、2 名希伯来语-英语-西班牙语三语者和 3 名普通话-英语双语者,并结合上述原则,对英语、西班牙语、普通话和希伯来语中的大量词语进行预实验。既排除了在其他语言中与英语单词同源的词,也排除了命名难度在一种语言中比另一种语言更难或者在这 4 种语言中的任何一种中均有多个名字的项目。因此,与针对一种(甚至 2 种)语言设计的测验相比,MINT 可能相对不受文化影响。

目前 MINT 共有 3 个版本:68 项完整版(68 - item FULL version)、32 项美国国家阿尔茨海默病协调中心(NACC)统一数据集(UDS)版(32 - item NACC version for UDS,以下简称为“32 项 NACC 版”)以及 36 项部分版(36 - item Partial version)(完成 NACC 版后剩余的项目)。其中,32 项 NACC 版由很可能的阿尔茨海默病(AD)患者与健康对照间差异最大的 32 个项目构成(受试者皆为单语者)。从阿尔茨海默病神经影像计划第 2 期(The Alzheimer's disease neuroimaging initiative 2, ADNI 2)开始,32 项 NACC 版 MINT 替代波士顿命名测验(BNT)作为神经心理学测验语言维度的评估工具。以下指导语介绍来源于 68 项完整版。

一、操作步骤

指导语:“我现在要给你看一些图片,一次一张。请告诉我每一张图片里的东西的名字。如果有任何图片是你不知道名字的或是你想不起来,请试着猜猜看。再跟我说你觉得你知道或是不知道它的名字。有什么问题吗?”

除非受试者说他/她不知道,每张图片自发回答的时间为 5～10 s;如果受试者表示他/她知道图片里东西的名字,希望在没有提示的情况下尝试回忆,允许回答时间最长不超过 20 s。如受试者回答正确,在评分栏——“正确(无提示)”中打钩。如果受试者说出了一个以上正确的替代回答,圈出或写下他们实际的回答。如果受试者的回答不正确或很啰唆,需逐字记录他们的回答。只有受试者明确地说不知道图片里物品的名字时,才记录“DK”(“不知道”)。在“自发回答”栏中记录下所有回答,包括名称、短语或受试者说的任何除了正确回答以外的内容。

不正确的回答包含以下几种可能:① 受试者无法识别或辨认图片里的东西;② 受试者识别错误;③ 受试者不确定目标图片里东西的名字;④ 受试者不知道图片里东西的名字。

(一) 自发回答后允许使用的提示语

受试者经常会说与目标物品无关或替代的名称。如果出现这种情况,可以尝试以下 3 种提示语来启发受试者说出目标名称,并在记录纸上“自发回答栏”内记录对应的代码:

提示语 1:“你能想出一个更特定一点的名字吗?”(代码=S)

提示语 2:“你能想出一个比较普遍的名字吗?”(代码=G)

提示语 3:“你能想出另外一个名字吗?”(代码=A)

举例:① 如果受试者给出的回答很啰唆或宽泛(例如,把“锯子”说成“它可以用来切割木头”或“它是一种工具”),使用提示语 1,并在编码纸上写下(S);如果受试者说出正确回答中的部分词(正确回答可能包含多个单词,例如西班牙语正确回答为"'mano de mortero",但受试者只说了"mano"),请同样使用编码(S)。② 如果受试者给出的名称更为具体(例如,把"火山"说成"维苏威火山"),使用提示语2,并在编码纸上写下(G)。③ 如果受试者给出了替代性的回答,但不是错误的答案(例如,把"骆驼"说成"单峰驼"),请使用提示语3,并在编码纸上写下(A)。

(二) 其他有用的提示语

举例:① 有时候受试者可能会告诉你其他有关使用该物品的事情。例如,"我父亲有其中一样东西!"如果发生这种情况可以说(提示语4):"它的名字是什么呢?"② 如果受试者说出了正确的名字,但又说这不是那样东西(例如,"这不是独木舟"),按照回答不正确进行提示(提示语5):"你知道它的名字是什么吗?"或"看得出来它是什么吗?"③ 如果受试者给出的是正确回答的简化说法(例如,把"rhinoceros"说成"rhino",把"airplane"说成"plane"),可以说(提示语6):"你知道它的全名吗?"④ 如果受试者把注意力集中在图片上错误的部分(例如,把"调色板"说成"颜料",把"门环"说成"门"),指出他们应该关注的对象说(提示语7):"这一整个东西叫作什么呢?"或"这一部分叫作什么呢?"

(三) 语义提示

只有受试者的回答或行为表现提示其无法辨认除图片上的物品或识别错误时(例如,"我不知道那是什么""你用那个来干什么?"),才给予语义提示。如果语义提示后,受试者回答正确,在评分栏——"语义提示——正确"一栏中打钩;如果仍回答错误,在"语义提示——错误"一栏中画圈,并在圆圈上记录错误的回答。

(四) 语音提示

以下情况给予语音提示:① 如果受试者没有回应,但看起来能识别出图片里的东西(例如,"我知道那是什么""我以前用过""我不知道它的名字");② 如果受试者回答不正确,但其回答有一定相关性,也不是视知觉加工的问题(例如,把"锯子"说出"切割机");③ 受试者在语义提示后回答不正确。用下述方式给予语音提示:"这个词开头的发音是____。"(按记录纸上下划线标出的字母发音)。如果语音提示后,受试者回答正确,在评分栏——"语音提示——正确"一栏中打钩;如果仍回答错误,在"语音提示——错误"一栏中画圈,并在圆圈上记录错误的回答。

终止规则:连续6个回答不正确(即,即使给予语义和语音提示,受试者仍无法给出正确回答)终止测验。根据汉语特点,笔者省略了语音提示环节。

(五) 特殊项目说明

"研钵"和"杵"为同一张图片。先让受试者自己回答,如果他们说出了其中一样东西的名字并回答正确(研钵或杵),在评分栏打钩后指着图片上的另一样东西问"那这一部分呢;你知道这个东西的名字吗?"如果受试者只关注图片里的一样东西,根据实际情况记录并给予提示,确保重新回到这张图片询问图上的另一样东西。

(六) 替代的正确回答

测试过程中根据需要使用语义或语音提示或其他提示语,完成测试后如果有时间可以对受试者的回答进行查询。MINT编码纸上列出了常见的替代回答。其他替代的回答也可能是合适的。如果受试者的回答能在词典中查到,且与MINT标准答案含义相同,则可视为替代的正确回答。建议使用多个可靠的资源查询受试者的回答,例如:www.dictionary.com,www.wordreference.com,www.rae.es。一般来说,标准答案的小词形式可以视作正确。通过网络进行图片搜索(yahoo.com.mx)来明确受试者的回答与标准答案间的视觉匹配是很有帮助且重要的。

二、评分

MINT总分计算包含受试者停止测试前完成的所有项目。只有自发命名正确或必要时给予语义提示后命名正确的项目才计分。语义提示后正确的项目计入总分是因为MINT是在能充分辨认物品的前提下评估词语提取。如果受试者一开始识别错误,经过提示该物品的性质后命名正确,也就不是词语提取的问题。给予语音提示后回答正确不计入正确总分。每个正确回答(无提示或语义提示)计1分,相加得到正确回答数总分。语音提示后回答正确计0分。

在32项NACC版中,还需记录未经语义提示回答正确的项目总数、给予的语义或语音提示数、给予语义或语音提示后回答正确的项目数。如果未提供任何语义或语音提示,在相应的项目中填写“88”表示“不适用”。如果测试未完成,需要记录相应的原因代码。

三、评价

Gollan等人比较了语言熟练程度自评、口语熟练程度访谈(oral proficiency interview, OPI)及命名技能(BNT和MINT)在判断双语者优势语言及双语熟练程度方面的异同。结果显示语言熟练程度自评、OPI和MINT对双语者优势语言的归类无显著差异,BNT则更倾向于把受试者归为英语优势者。进一步对英语优势程度的分析显示,BNT的英语优势(即英语表现优于西班牙语的程度)比MINT更明显,提示BNT在优势语言归类上可能存在偏倚,可能低估西班牙语-英语双语者的西班牙语熟练程度。因此,BNT可能不适合被用于此类人群的优势语言归类。此外,不同自评熟练程度双语者命名测验的均分和标准差显示,BNT的标准差总体较MINT的更大,且在西班牙语中更为明显,说明在西班牙语-英语双语者中,BNT表现的变异程度较MINT更大,提示MINT可能比BNT更适合用于此类人群的诊断性评估。

Sheng等人采用上述主观(语言熟练程度自评或父母评估)及客观(OPI、MINT、BNT仅用于年轻人)评估工具对年轻人($n=62$)和儿童($n=27$)普通话-英语双语者进行研究发现:在年轻双语者中,3种客观评估工具仍稳定相关,MINT仍与BNT高度相关(>0.90)。优势程度分析结果与西班牙语-英语双语者研究类似,即BNT较另外3种评估工具的英语优势更明显,其难度明显高于MINT;有所不同的是,在普通话-英语双语者中,两种命名测验(MINT和BNT)的英语优势均较语言熟练程度自评和OPI明显,提示图片命名中的语言优势转换可能比在连接语(connected speech)中出现得早。此外,普通话-英语双语者的BNT正确率整体较西班牙语-英语双语者低,而MINT在两类双语者中的正确率接近,提示MINT可能在文化和语言学上比BNT更适合组间比较。在儿童双语受试者中,语言熟练程度(父母评)和OPI得出的英语优势程度一致,而MINT则像年轻受试者中的BNT一样,显示出更强的英语优势。这可能是因为处于英语学习早期的双语儿童更专注于获得新词汇,并且在学校环境中可能有很多机会练习对应性命名(confrontation naming)或图片识别,这可能有助于提高单个词语检索任务中的英语优势。MINT在儿童和年轻双语者中的英语优势进一步证明语言优势作为双语不断变化的一个维度,在整个生命过程中持续发生着类似的质变。上述双语研究提示,仅根据双语受试者自我报告的优势语言来选择测试语言可能是不恰当的。应当基于研究目的采用多种工具综合判断双语者的优势语言。

Ivanova等人采用MINT对AD患者(单语者$n=68$,双语者$n=11$)和遗忘型轻度认知损害(a-MCI,$n=18$,均为单语者)的图片命名能力进行研究,结果显示MINT对单语和双语AD患者均适用。其中,32项版本最适合鉴别单语AD患者与健康对照($n=44$),亦可鉴别单语aMCI与健康对照;完整版68项最适合评估双语熟练程度和双语者的优势语言;两个版本MINT均可用于鉴别以优势语言测试的双语AD患者和健康对照($n=18$)(以非优势语言测试的病例组与对照差异无显著统计学意义)。进一步语言学分析发现,语境多样性和可想象性(而非词频或词义数量)是单语AD患者和健康对照差异的最佳预测,提示AD命名损害的语义成分由语义丰度和语义网络大小调节(表5-3-1)。

表5-3-1 MINT的项目特征

项目	均数	标准差	最小值	最大值
词频①	4 686	18 680	0	152 523
Log-词频	2.84	0.89	0	5.18
可想象性②	583	67	341	662
语境多样性①	1 144	1 703	0	8 146
Log-语境多样性	2.56	0.79	0	3.91
词义数量③	4	3	1	15

注:① 引自SUBTLEXuscorpus;② 引自N-Watch,仅包含完整版中55个项目的相关信息;③ 引自WordNet。

Stasenko等人纳入2015年3月至2017年5月

首次完成 UDS 3 中 MINT 的认知功能正常者(n=3981)、MCI(n=852)及推断病因学为 AD 的痴呆患者(n=1 148)(均为英语使用者),多元回归分析显示诊断组别、性别、受教育年数、年龄和种族均对 MINT 得分有显著影响。在认知功能正常的受试者中,年龄与受教育程度存在稳健的交互作用(稳健回归: β=0.05,加权最小二乘回归: β=0.04;受教育程度最低的受试者随着年龄增加命名得分下降最显著)、种族与受教育程度[受教育程度对非裔美国人的影响大于白人,β=0.073(95%CI: 0.073~0.200)]以及种族与年龄均存在交互作用[种族效应在年长者中较年轻者更明显,β=−0.082,(95%CI: −0.070~−0.030)]。因此,在确定命名损害之前,必须考虑上述人口学因素的影响。表 5-3-2 为认知功能正常者按年龄和受教育年数分层低于样本 2%、10%、15%,以及正常/低限的划界分。ROC 曲线分析显示,MINT 鉴别很可能的 AD 与认知功能正常者的准确率较高[AUC=0.85(95%CI: 0.84~0.87)],以 MINT≤28.5 为划界分的敏感性和特异性分别为 75%和 81%,以 MINT≤29.5 为划界分的敏感性和特异性分别为 83%和 70%;但鉴别 MCI 与认知功能正常者准确率欠理想[AUC=0.68(95%CI: 0.66~0.70)]。

表 5-3-2　认知功能正常者按年龄和受教育年数分层,低于样本 2%、10%、15%,以及正常低限的 MINT 划界分("—"为受试者人数<10,32 项 NACC 英语版)

年龄	受教育年数	样本数	<2%	<10%	<15%	正常低限
50~64	≤12	69	—	—	—	28
	13~15	144	—	25	27	28
	16+	491	—	27	28	29
65~75	≤12	183	—	24	26	27
	13~15	313	—	26	27	28
	16+	1 351	25	27	28	29
76~85	≤12	156	—	23	25	26
	13~15	179	—	25	26	27
	16+	752	24	27	28	29
86+	≤12	56	—	—	—	21
	13~15	63	—	24	26	27
	16+	224	—	25	26	27

注:引自 Stasenko A, Jacobs DM, Salmon DP, Gollan TH. The Multilingual Naming Test (MINT) as a Measure of Picture Naming Ability in Alzheimer's Disease. J Int Neuropsychol Soc 2019, 25(8): 821-833.

综上所述,MINT 用于评估命名能力,测试耗时相对较短,难度适中,既可用于英语、西班牙语、普通话和希伯来语的双语者,也可能适合除英语以外另外 3 种语言的单语者。用于上述 4 种语言以外的其他语言时需谨慎。目前,MINT 作为 UDS 3 和 ADNI3 的神经心理学评估常规项目,是 AD 及其他痴呆研究的重要工具,其能否有效追踪临床前期 AD 进展至痴呆的变化,还有待于更多的纵向研究来明确。

(曹歆轶)

第四节
中国人命名测验(CNT)

国内外广泛使用的命名测验,如波士顿命名测验(Boston naming test, BNT),主要是针对以英语为母语的西方受试者开发的,这限制了它在中国人群中的适用性。文化背景差异,包括文化、母语、原籍国、种族和民族,都会显著影响认知测试的成绩。虽然 BNT 有不同的语言版本,但是对测试项目的熟悉程度因文化而异,例如,"冰屋"和"算盘"等项目是在东西方文化中的正确回答率有很大差异的典型。研究人员已经认识到文化背景差异对命名测试的重大影响,并已开始着手解决这一问题。例如,Paplikar(2022)针对 5 种不同的印度语言开发了一种命名测试,以便更好地检测当地人群的认知功能。此外,受教育程度是影响个人词汇知识的关键因素,因此,受教育程度也是影响认知测试成绩的重要因素,与西方国家不同,中国老年人受教育程度跨度较大。目前尚无针对中国人群特点的命名测验。笔者开发了适用于中国人群的命名测试——中国人命名测验(Chinese naming test, CNT),并根据不同的受教育程度提供了正常参考值。此外,分析了 CNT 与 AD 生物学标志物的相关性。

一、CNT 的编制

1. 图片的选择　为了全面而公正地评估被试者的图片命名能力,我们从大量的试用图片中挑选了 30 幅符合中国文化背景的图片,这些图片从易到难、覆盖了广泛的类别，包括动物、植物、传统建筑以及日常用品等，以确保评估的全面性和多样性。在筛选图片的过程中，我们严格遵循中立性和无争议性的原则，旨在消除任何可能干扰被试者命名决策的外部因素，从而保证实验结果的客观性和准确性。此外，所有入选的图片经过统一的尺寸调整和格式标准化处理，以减少因为图片本身差异而导致的误差，确保实验条件的一致性和可比性。

2. 指导语和操作步骤　指导语如下："我会给你看一些图片，每次一张。请告诉我每幅图片中物品的名称。如果有任何图片的名称你不知道或想不起来，请试着猜一猜。"除非受试者表示不知道，否则每张图片的自发回答时间在 10 s 以内；如果受试者表示知道图片中的物品名称并希望尝试回忆，回答时间可延长至 20 s。① 如果受试者能在 20 s 内准确识别并命名出给定的图形，则会获得相应的分数。② 当受试者对某张图片产生显著误解时，会额外提供括号内的语义线索作为辅助。③ 如果受试者仍然不能准确识别并命名出给定的图形，则进行第三步，由正确答案、形态相似名称和同类物品名称组成的 3 个名词，请受试者选择一个。

3. 分析的指标　① 无线索时正确回答数；② 线索提示正确数；③ 线索提示后正确回答百分比；④ 选择命名正确数；⑤ 选择命名正确回答百分比。

4. 简化版 CNT　将 CNT 的 30 幅图片由易到难排序，按照奇数和偶数分为 CNT1 和 CNT2。CNT1 和 CNT2 可以作为治疗前后对比时使用。

二、CNT 的效度

笔者在中国临床前阿尔茨海默病研究(C-PAS)队列中对 CNT 的自发命名得分进行了验证，针对 1 469 名受试者(其中正常对照组 744 名受试者，轻度认知障碍组 492 名受试者，轻度痴呆组 233 名受试者)的正确率见表 5-4-1。

表 5-4-1　CNT 的自发命名的正确率

项　目			NC(n=744)	MCI(n=492)	轻度 AD(n=233)
1	锯	saw	99.70%	95.90%	89.20%
2	圆规	compass	97.80%	90.00%	74.80%
3	门	door	97.30%	86.10%	79.80%
4	鸟巢	nest	97.10%	89.40%	78.40%
5	蛋糕	cake	96.90%	91.00%	79.30%
6	鼓	drum	96.90%	88.60%	82.00%
7	彩虹	rainbow	96.70%	84.90%	63.60%
8	狗	dog	96.50%	89.60%	84.30%
9	插头	plug	96.20%	92.00%	85.20%
10	自动扶梯	escalator	95.40%	80.40%	71.70%
11	箭头	arrow	95.20%	89.20%	79.80%
12	轮椅	wheelchair	95.10%	88.20%	78.00%
13	桥	bridge	94.30%	80.80%	70.40%
14	骨骼	bone	93.50%	70.90%	55.60%
15	蜗牛	snail	93.00%	72.70%	55.10%
16	拉链	zipper	92.70%	72.10%	67.20%

（续表）

项　　目			NC(n=744)	MCI(n=492)	轻度 AD(n=233)
17	螺丝	screw	92.30%	48.10%	74.40%
18	熊	bear	90.00%	76.00%	54.70%
19	铰链	hinge	87.90%	71.50%	58.70%
20	云	cloud	84.80%	79.60%	73.90%
21	百叶窗	blind	81.70%	60.30%	46.10%
22	羽毛	feather	81.50%	60.50%	47.90%
23	海马	seahorse	79.80%	52.60%	39.00%
24	鲸鱼	whale	75.80%	48.10%	34.00%
25	三脚架	tripod	73.30%	56.90%	42.10%
26	口琴	mouth organ	72.80%	50.60%	45.70%
27	仙人掌	cactus	71.20%	40.60%	22.40%
28	假发	wig	70.10%	46.30%	26.40%
29	竖琴	harp	70.00%	39.20%	27.30%
30	金字塔	pyramid	67.30%	35.50%	19.20%

1. CNT 的性能　CNT 与 MoCA-B、ACEⅢ-语言、AFT、FFT、CaST 的相关系数分别为 0.66、0.71、0.41、0.38、0.42(P 均<0.001)。在正常对照组中 9.8%的受试者得到满分，在 MCI 组中没有受试者得 0 分，这表明 CNT 没有明显的天花板和地板效应。CNT1 和 CNT2 分数与 CNT 总分之间的相关系数均为 0.94(P<0.001)。

2. CNT 的鉴别能力　CNT 对 MCI 的敏感性为 68.7%，特异性为 75.6%，曲线下面积(AUC)为 0.81，对轻度痴呆的敏感性为 72.7%，特异性为 89.5%，AUC 为 0.89。

3. 不同受教育程度 CNT 参考值　由于 CNT 的得分和受教育程度呈正相关，我们提供了根据不同教育水平进行调整的参考值。当临界值设定为平均值减去 1.0 倍标准差时，CNT 的参考值为 20(受教育年限≤6 年)、23(6 年<受教育年限≤12 年)、25(受教育年限>12 年)；当临界值设定为平均值减去 1.5 倍标准差时，参考值为 18(受教育年限≤6 年)、21(6 年<受教育年限≤12 年)、23(受教育年限>12 年)(表 5-4-2)。

表 5-4-2　不同受教育程度 CNT 分界值

受教育程度\参考值	均值-1.0 标准差	均值-1.5 标准差
受教育年限≤6 年	≤20	≤18
6<受教育年限≤12 年	≤23	≤21
受教育年限>12 年	≤25	≤23

三、CNT 与 AD 生物标志物的相关性

为了探讨 CNT 与 AD 生物学标志物的相关性，部分受试者完成了 Aβ-PET、tau-PET 和 MRI 扫描。在语言功能方面，语义流畅性和转换能力与 Aβ 沉积有关，而对抗性命名则与 tau 沉积有关。然而，经典的 BNT 图片命名测试得分对生物标记物并不敏感。CNT 分数与不同 Braak 阶段脑区的 tau 负荷呈负相关(P 均<0.005)；随着 Aβ 沉积的增加，CNT 的得分也会降低，显示出显著的相关性(r=-0.11，P=0.024)；此外，CNT 得分与海马萎缩之间也存在相关性，随着海马萎缩的加重，CNT 的得

分随之降低($r=-0.15$,$P=0.003$)。这表明CNT为阿尔茨海默病的早期诊断与病情监测提供了重要依据。有研究表明,白质高密度体积的增加与Aβ沉积的增加和认知能力的下降有关,在年轻人中,白质高密度与认知能力呈现相关性显著,而在老年人中,白质高密度与认知能力的相关性不显著。在本研究中,CNT评分与白质高密度之间没有相关性,这可能是由于参与者的平均年龄较大所致。

四、临床意义

CNT检测MCI的AUC为0.81,检测痴呆的AUC为0.89,略好于美国阿尔茨海默病中心队列中报告的BNT。另一项图片命名测试,多语言命名测试(MINT)检测MCI的AUC为0.68,检测痴呆症的AUC为0.85,与CNT相仿,但CNT相较于MINT(由68张图片组成)更快捷省时。语言功能测试在预测从MCI发展为阿尔茨海默病痴呆症方面仍具有非常高的预测准确性。总之,CNT是一种适合中国人文化的图片命名测试,在检测MCI和痴呆症方面具有良好的灵敏度和特异性。CNT与A/T/N诊断框架中的生物标志物(包括淀粉样蛋白沉积、tau沉积和海马体萎缩)有一定的相关性,表明CNT在预测认知变化和疾病进展方面具有潜在价值。CNT也存在一些局限性。首先,验证的受试者是在上海招募的,鉴于中国地域的多样性,测验效度需要在更广泛的地域范围进行验证;其次,该测验尚未应用于纵向研究,其预测MCI患者预后的能力仍不确定。

CNT的图片与记录纸备索。

(张 臻 郭起浩)

第五节

名人面孔命名测验(FNT)

在社交生活中,人们每天都需要识别大量人员,如家属、同事、朋友、名人(通过电视、网络等)。这种识别通常是基于面部。面孔识别的关键脑结构位于腹侧枕颞皮质及其白质纤维束,包括枕下回和梭状回外侧部,特别是梭状回面孔区(fusiform face area, FFA)和枕叶面孔区(occipital face area, OFA)。其他脑区,如内侧颞叶、腹侧前颞叶,也可以影响面孔识别的表现。名人面孔命名测验(famous naming test, FNT)是一类面孔识别测验,是通过呈现名人面孔或姓名以评估名人语义知识的任务。它除了需要面孔识别过程外,还涉及其他认知过程,如专有名称的检索或语义知识的获取。

一、不同版本的FNT介绍

测验通常包括以下部分的一个或几个,顺序可能因版本不同而有所差异:第一部分,要求受试者对面孔进行熟悉程度判断;第二部分,要求受试者说出名人的名称;第三部分,要求受试者尽可能多地说出关于名人的语义信息,如职业、国籍等。不同国家名人面孔命名测验通常非常相似,如美国波士顿名人面孔测验(Boston famous face test)、意大利名人识别测验(famous people recognition battery)、荷兰老年人名人面孔测验(Dutch famous faces test for older adults)、西班牙名人面孔命名测验(famous faces naming test)。然而,名人在不同文化和不同年代间差异很大,使得很难形成适用于不同人群的跨文化,并能够长期持久使用的标准化名人面孔命名测验。下面介绍几种不同版本的FNT测验以供学习。

1. *波士顿名人面孔测验*(Boston famous face test) 测验由Albert等于1979年发表,用于评估Korsakoff综合征患者远期记忆。测验包括面孔命名、回忆和识别部分,每个部分的项目分为高难度和低难度。

(1) 指导语:面孔命名(facial recognition test)包括180张1920~1970年代的名人照片。名人根据其最早成名的年代分为6个组,每个年代约25位(不完全平均)。每组进一步分为高难度面孔和低难度面孔。低难度面孔主要是成名超过一个年代的名人(如查理·卓别林),高难度面孔主要是只在一个年代内著名的人(如休伊·朗)。以伪随机的方式(第一张1920年代,第二张1930年代,以此类推)向受试者展示每张照片,询问受试者"你知道他/她是谁吗?"。若受试者无法给出正确回答(如马龙·白兰度,Marlon Brando),则提供语音线索(如姓氏以

“br”开头，名字以“m”开头）。若还是回答错误（如埃尔维斯·普雷斯利），则提供语义线索（如他是摇滚歌手，在1950年代开始出名）。若受试者还是回答错误，则进入下一题。在180张照片中包含58张照片来比较受试者识别年轻时和年老时名人的能力（老幼测验，old-young test），年老时名人照片仅用于老幼测验的分析。年轻照片和年老照片呈现先后顺序是平衡的，同时名人在年轻时出名还是年老时出名也是平衡的。

（2）回忆测验（recall test）：回忆测验包括132个从1920～1975年公共事件和名人的问题，但不涉及上述面孔命名中的名人，问题根据时代周刊及相关刊物。除了1970年代12个问题，其他每个年代24个问题。一半问题（低难度）为多年反复曝光于公众的重大事件或人物，另一半问题（高难度）为有限的一段时间出名并逐渐消失的事件或人物。以口语方式询问受试者，若受试者无法给出正确回答，则提供语音线索。若还是回答错误，则提供语义线索。

（3）确认测验（recognition test）：再认测验包括132个多选问题，问题不涉及上述两部分的人物或事件。每个问题有3个备选答案，要求受试者回答每个问题，必要时进行猜测。同样，每个年代的问题分为高低难度，低难度问题是具有广泛名气的人物或事件，高难度问题是短暂有名的人物或事件。

（4）评分：① 面孔命名、回忆和确认部分：不同年代正确率、高难度和低难度正确率。② 面孔命名和回忆部分：语音提示正确率，语义提示正确率。③ 老幼测验：剔除年轻和年老时面孔都被正确命名或错误命名的项目，计算差异分，即年老时命名正确而年轻时命名错误的个数减去年轻时命名正确而年老时命名错误的个数的得数。

2. *名人面孔测验*（famous faces test）　该版本为Hodges根据波士顿名人面孔测验于1993年发表的改良版的著名人物面孔测试。测试选取60个著名公众人物的照片，要求入选人物对一个限定时期仍有知名度，这个限定时期可能仅仅是20世纪30年代到20世纪80年代的某个年代。每个年代选取10张照片，这些照片包括政客和政治家、警察、戏剧、电视及电影明星和运动员。所选照片均为黑白照片。

每张名人照片有两张普通人物照片作陪衬，并且年龄、性别、年代与名人照片相同。这些普通人物照片选取范围广泛，包括年鉴、旧杂志和报纸。出于管理目的，每张名人照片都为三角排列，为了整体设计平衡，每张名人照片的位置都是随机的，因此，该测试包括60组，目标照片的排列顺序为每6张名人照片为一组，每组中的6张照片来自不同年代。

（1）指导语：本测试的每张照片有识别、命名、确认、语义线索命名和语音线索命名5个潜在的部分组成。第一部分“识别”，为受试者提供四张一组的各组照片，指导语如下：“四张图片中只有一张是著名人物，请指出你认为是著名人物的那张照片”，如回答不正确，为受试者指出正确答案。第二部分“命名”，紧接着问受试者该著名人物的姓名，只有回答全名才算正确。如回答正确就进行下一条目，如回答不正确，或部分正确（如：只知道姓氏），受试者将进行该条目的第三部分（确认）测试。对于不能命名的人物面孔的身份确认，鼓励受试者描述著名人物的细节。检查者不可直接提供线索，但可针对细节问题，进一步使用标准探测语句以获取受试者更具体的描述。如：受试者回答为“政治家”，测试者可问“他的职务是什么，代表何政党？”；受试者回答为“演员”，可问“他/她出演过哪部电影或电视剧等”。正确回答计分应包括特定确认信息，如“格伦达·杰克逊，她是女演员，目前为工党议员”等。错误回答应包括身份属性表述错误或模糊，如“著名影星、外国政治家等”。之后对于第二部分不能命名的人物面孔进行第四部分“语义线索命名”。受试者被提供目标人物的语义线索，如约瑟夫·斯大林，“他是第二次世界大战期间的俄罗斯领导人”。语义线索是相同的标准线索，即使受试者在确认部分中提供了部分或全部的线索信息，仍提供预先制定的线索。如果受试者通过语义线索说出了正确的姓名，就进行下一个条目。如果没有，就进行第五部分“语音线索命名”。受试者被提供目标人物的名字，并要求他们说出姓氏。

（2）评分：评分包括总的正确数、该测试每个年代五部分中的正确条目数。五部分指：① 识别：

正确识别名人数(随机概率水平为33%);② 命名:无线索提示正确命名数;③ 确认:自发命名正确条目数(无线索提示)加上那些所提供的特定确认信息;④ 语义线索命名:自发命名正确条目数加上语义线索提示后正确命名条目数;⑤ 语音线索命名:自发命名正确条目数加上语义和语音线索提示后正确命名条目数。

3. *名人面孔和姓名测验*(famous face and famous name test) 该版本由Snowden等于2004年发表,用于评估语义性痴呆患者名人面孔和姓名知识。测试材料包括两部分。首先是名人面孔测验,测试材料包括75张与受试者生活在同时代著名人物的照片,他们有的还健在,如:托尼·布莱尔、大卫·贝克汉姆、而有些人已过世,如:温斯顿·丘吉尔、戴安娜·多丝。为每个著名人物选择一个同性别、同年龄、总体外貌相似的普通人面孔以减少名人面孔"过分突出"的可能性。所有的面孔都有相同格式(11 cm×13 cm尺寸,黑白肖像照片)。每个著名人物面孔与相匹配的普通人物面孔并排在一张A4纸的两边,且著名人物面孔的放置位置应左右均等。其次是名人姓名测验,测试材料包括名人面孔测验中出现的75位名人的姓名。为每个名人姓名选择一个同性别和姓名特征匹配的普通人物姓名,如:短名(Ted)与短名(Joe)匹配,外国名字(Portillo)与外国名字(Romero)匹配,姓氏±名字组合(Mo Mowlam)与发音相似的姓氏±名字组合(Di Dillon)匹配。每个名人姓名和普通人物姓名并排在一张A4纸的两边,且名人名字的放置位置应左右均等。

(1) 指导语:向受试者依次展示每组照片,让其指出著名人物,如受试者无法识别可猜测,并记录猜测结果,然后让受试者提供确认信息,并尽可能地说出其姓名,只有说出全名才算命名正确,检查者不提供反馈信息。因语义性痴呆患者可使用的描述性词语严重不足,故相关信息可使用较宽松的标准。如:对托尼·布莱尔的描述,"他是最高领导人"和"他是前任首相"都被认为是正确的。因此,只要受试者描述的确认信息正确,即使使用的术语不对也算正确。对电影演员的描述,如果受试者说"他出演了很多老电影",就判断为正确,如果受试者说"他是演电视的吗?"则判断为错误。检查者不予回馈。在短暂的延迟之后,检查者向受试者展示了每一对姓名,并要求他们指出两个姓名中著名的那个,如受试者无法识别可猜测,并记录猜测结果,然后让受试者提供确认信息。信息确认标准与面部任务相同。不告知受试者姓名与面孔命名的名人相对应。

(2) 评分:评分规则如下:① 命名:无线索提示的名人面孔命名;② 确认:提供的面孔/姓名描述、确认信息;③ 熟悉程度:基于著名人物面孔/姓名的选择判断;④ 主观熟悉程度:受试者在对著名人物面孔/姓名进行选择判断时是根据猜测还是熟悉。

4. *面孔位置测验*(face-place test, FPT) 该版本由Clague等在2005年发表,结合了名人面孔命名、项目识别和空间定位。名人面孔命名部分选取20世纪下半叶三个类别(政治家、演员/电视名人和歌手)的20张名人照片,具有持久的名气和相对较高的熟悉度,并在年龄、性别和熟悉度上匹配,同时选取20张非名人的照片作为对照,其一般面部特征(如胡须等)和配饰(帽子、眼镜等)与名人相匹配。测验包括10个卡片,每张卡片有2张名人和2张非名人的照片(图5-5-1),呈现2×2矩阵排列,名人面孔在矩阵的四个象限出现频率相同。项目识别部分包括前述20张名人照片(目标)和熟悉程度相同的新名人面孔照片作为干扰(例如,汤姆·琼斯作为克里夫·理查德的干扰)。

(1) 指导语和评分:名人面孔命名测验时,受试者被告知每个卡片包含两张名人面孔。首先要求受试者指出卡片的哪两个是名人(熟悉度)。如果受试者指了一个非名人,需要进行纠正。然后,要求受试者说出卡片上名人的姓名(命名)。如果受试者只提供了姓氏,需提示他们尽可能提供全名,但不给出任何提示。熟悉度和命名的最高分都是20分。

(2) 项目识别:受试者依次观看40张卡片,每张卡片上都有一张名人面孔照片。卡片顺序被分为两组,即前20张卡片包含名人面孔命名阶段的前10名目标名人和其相应的10名干扰名人,后20张卡片包含名人面孔命名阶段的后10名目标名人和其相应的10名干扰名人,以保证目标名人就会在上阶段相似的时间顺序出现。受试者首先被问及她/

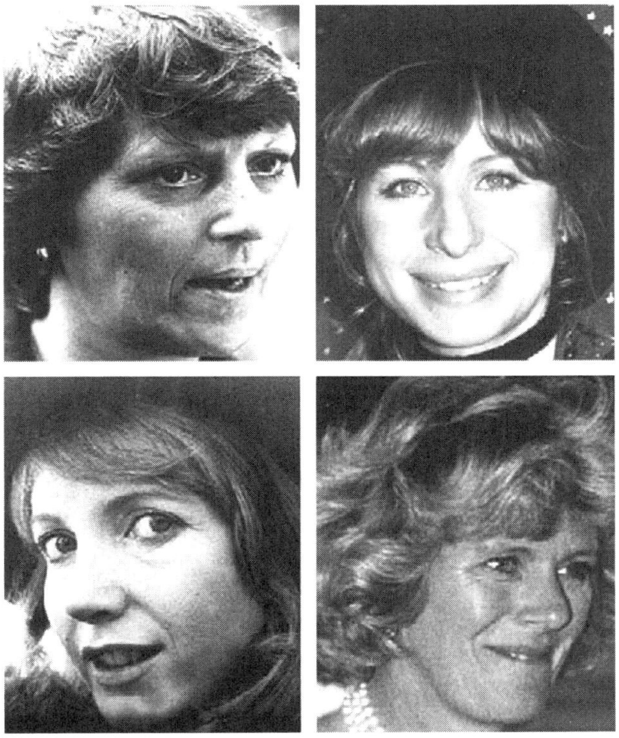

图 5-5-1　面孔位置测验示例[图片来源：Clague F, et al. Multidimensional measures of person knowledge and spatial associative learning: can these be applied to the differentiation of Alzheimer's disease from frontotemporal and vascular dementia? Neuropsychologia, 2005, 43(9): 1338-1350.]

他是否在名人面孔命名阶段中看到过卡片上名人(识别)。如果卡片是干扰名人,则受试者回答后直接进入下一张卡片,无论受试者是否回答正确。如果受试者不确定,要求其猜测。如果卡片是目标名人,而受试者回答错误,需要进行纠正,以便随后空间定位阶段。所有的回答都需要记录,以评价真阳性、真阴性、假阳性或假阴性。得分为命中数减去误判数。

(3) 空间定位:识别测试完成后,要求受试者选择之前呈现的名人是在哪个位置看到的。在空白的 2×2 模板上标记 4 个位置 1、2、3 和 4(位置)。如果受试者不确定,要求其猜测。正确指出先前出现的象限得 1 分(最大 20 分)。整个测试时间约为 15 min。

5. 西北大学名人面孔测试(northwestern university famous faces test, NUFFACE)　测验由 Gefen 等于 2013 年发表于 *Neuology*。NUFFACE 选择互联网上免费的 20 张黑白名人面孔照片。选择标准包括名人在媒体和新闻中的知名度和地位、种族和性别,以及名人所处的时代。测验编制时,大约有一半的名人还活着,65%是男性,25%是非裔美国人。所有的名人都是文化偶像,包括艺人、政治家,或者各个学科国际公认领袖。75%的名人在 1970 年或之后达到了他们名声的顶峰,从 1920 年(即阿尔伯特・爱因斯坦)到现在(即乔治・沃克・布什)。

指导语和评分:测试分为命名和确认两部分。命名部分,评估员每次向受试者展示一张面孔,并要求受试者说出这张面孔的姓名。若说出名人的全名,则得 2 分,若说出名字或姓氏中的一个得 1 分。如果受试者不能说出名人姓名,则进入确认部分。要求受试者通过描述来确认名人。若受试者说出包含至少 2 个相关细节的回答,则得 2 分。若受试者只能提供一个细节,则得 1 分。细节应超出了照片中可以明显感知的情况,比如性别或种族。如果受试者在命名部分说出名人姓名(全名、姓氏或者名字),则确认部分得 2 分。

6. 名人面孔识别测验(famous faces doppelgangers test, FFDT)　该版本为电子版测验。测验通过让受试者从一个面孔相似的人中识别名人,来评估面孔识别能力。FFDT 不要求受试者回忆名人的确认信息。通过让受试者在做出选择之前报告他们是否知道目标名人,来评估流行文化知识的混杂影响。此外,为了排除种族和民族对面部识别的影响,测验使用了包括不同种族的名人。

FFDT 由 40 对名人面孔和相对应的长相相似的面孔组成,两者具有相似面部表情。图片呈现高质量的正面视图,匹配图像特征和质量。31 张长相相似的面孔也都是名人。为了使图片具有种族和民族多样性,50%(20 对名人)是有色人种。由于面孔失认症患者可以使用头发或声音等特征来识别面孔,因此图像被裁剪为仅显示面部而不显示其他识别特征(图 5-5-2)。

目标名人包括迈克尔・B. 乔丹、娜塔莉・波特曼、克里斯蒂安・贝尔、蕾哈娜、杰西卡・阿尔芭、凯蒂・佩里、艾米・亚当斯、克里斯・洛克、奥普拉・温弗瑞、约瑟夫・戈登・莱维特、威廉・温莎、斯蒂

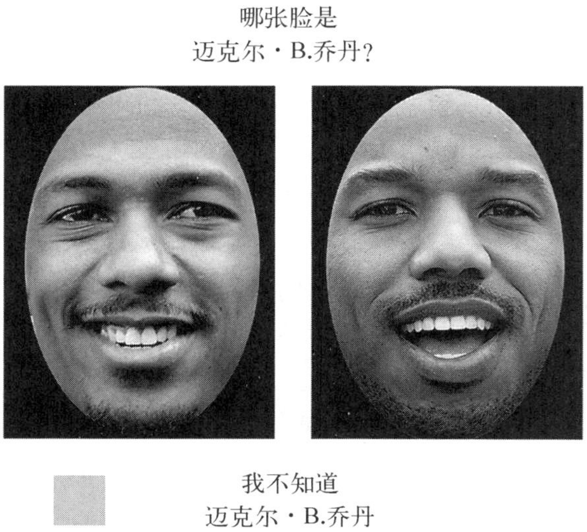
哪张脸是
迈克尔·B.乔丹?
我不知道
迈克尔·B.乔丹

图 5-5-2　名人面孔识别测验示例：目标名人(迈克尔·B·乔丹)在右边，长相相似的面孔在左边(这里也是一个名人，尼克·坎农)。受试者被告知，如果他们不熟悉目标名人，就在图片下面的方框里打勾，但仍然需要做出面孔选择。[图片来源：Pozo E, et al. Evaluating the Reliability and Validity of the Famous Faces Doppelgangers Test, a Novel Measure of Familiar Face Recognition. Assessment, 2023, 30(4): 1200-1210.]

芬·科尔伯特、玛格特·罗比、萨尔玛·海耶克、莱昂纳多·迪卡普里奥、詹妮弗·加纳、斯嘉丽·约翰逊、米拉·库尼斯、夏奇拉、黛米·摩尔、尼尔·帕特里克·哈里斯、布列塔尼·墨菲、达克斯·谢菲尔德、摩根·弗里曼、杰弗里·迪恩·摩根、艾丽西亚·西尔弗斯通、艾玛·沃森、阿梅里卡·费拉拉、克里斯蒂亚诺·罗纳尔多、约翰·梅尔、詹妮弗·劳伦斯、凯特·米德尔顿、索菲亚·维加拉、马特·达蒙、克里斯蒂·艾莉、碧昂丝、朱莉·鲍恩、巴拉克·奥巴马、乔治·克鲁尼、杰克·吉伦哈尔。

(1) 指导语：在测试开始之前，受试者完成了两个不计分的练习测试，受试者被要求简单地区分狗和猫。之后进行正式测验，受试者会看到指导语说明："您将看到一系列名人的面孔，旁边还有一个与名人长相相似的人，请根据上方名字选择名人面孔。如果您不知道这个名人是谁，就在'我不认识这个人'这一栏打勾，但您还是得选一张面孔。"在每次试验中，目标名人和长相相似的非目标面孔的图像同时呈现。图像上方是要求受试者选择目标名人的文字说明(例如，"哪张脸是迈克尔·B·乔丹?")。在做出选择之前，受试者可以通过点击图片下方的选择框来说明他们是否认识目标名人，但即使他们不知道目标名人，也需要做出面孔选择。受试者在每次选择后都会得到是否正确的反馈。如果受试者的回答时间超过了 50 s，就会出现一条超时提醒："你的回答时间太长了。点击这里重试。"只有 0.1%的受试者出现了超时提醒，其中位反应时间为 3.0 s。

(2) 评分：测验采用两种不同的方法计算分数：① 总分：不考虑受试者是否勾选"我不知道这个人"，计算 40 个项目中正确识别目标名人的百分比；② 熟悉名人得分：计算参与者熟悉目标名人的项目中正确识别名人的百分比。

7. *华山名人面孔命名测验*　测验选取 20 个与受试者生活在同时代著名人物的照片，这些照片包括政治家、戏剧、电视及电影明星、主持人和运动员。其中政治家五位，戏剧、电视及电影明星十位，运动员四位，主持人一位。他们有的还健在，如胡锦涛、刘德华，而有些人已过世，如：孙中山、毛泽东。所选照片均为黑白照片，且格式相同。在附表中注明每张照片的姓名，并匹配两个相同性别、同领域的著名人物姓名。为了整体设计平衡，不同领域人物照片的位置都是随机的。

(1) 指导语：测试分为两个部分(命名、鉴别)。向受试者依次展示每张照片，让其说出著名人物姓名，记录结果；如受试者说错或无法说出该人物姓名，可进行线索提示，如"王楠"，提示"她是一名运动员"，记录结果；如仍无法回答，提供包括正确答案在内的三个选项，记录答案。只有受试者说出全名才算命名正确。

(2) 评分：评分包括命名和鉴别两部分。① 命名：有/无线索提示的正确命名数；② 鉴别：提供包括正确答案在内的三个选项后，回答正确数。

二、评价

1. *影响因素*　受试者名人命名测验表现受年龄和教育的影响，但与性别无关。Rizzo 等评估了 187 名正常受试者的名人面孔和姓名测验表现，多元回归分析表明，年龄影响面孔命名和面孔/姓名语义信息确认的表现，教育影响面孔命名、面孔/姓名语义信息确认和姓名熟悉度判断，但性别对测验各项得分不影响，面孔熟悉度判断不受人口统计变量的影响。Langlois 等研究了年龄对名人面孔命名的影响（$n=117$），发现 80 岁以上健康老年人命名能力较 60～69 岁老年人有显著下降，研究还检查了不同的呈现形式（面孔和名字）的名人传记知识真假判断，但没发现年龄的影响。Piccininni 等测评了 153 名正常受试者的名人面孔和声音命名能力，结果发现面孔命名受年龄和教育影响，但不受性别影响，进一步回归分析显示面孔命名分数可以由受教育程度预测，而声音命名受教育和性别影响，而不受年龄影响。

2. 临床应用　多种情况可以引起面孔识别困难，包括一般性智力障碍、神经发育异常（先天性人脸失认，congenital prosopagnosia）、自闭症谱系障碍、精神疾病（如妄想性错误识别综合征）、眼部视觉障碍（如青光眼、白内障、弱视等）、右侧半球为主的枕颞叶卒中、外伤、手术、肿瘤或癫痫、阿尔茨海默病、语义性痴呆等。

当受试者出现名人面孔识别障碍时，需要考虑是否同时存在其他物品的识别障碍，即它是单纯的面孔识别障碍还是视觉失认。这建议通过水果、蔬菜等非面部识别来协助确定，因为视觉失认患者在识别视觉上相似物体时往往容易出错。另外面孔识别过程需要涉及语义记忆，当语义记忆受损时，可以出现多模态的名人识别障碍，即面孔、姓名、声音或其他信息识别名人出现困难。建议通过不同任务，如通过人名、声音或面孔等识别名人的传记信息，并结合一般语义任务（如波士顿命名测验、金字塔棕榈树测验或骆驼仙人掌测验），来评估受试者面孔识别能力。

FNT 已经广泛用于各种神经疾病患者。阿尔茨海默病认知障碍并不局限于情景记忆，还存在语义记忆受损，其名人面孔识别、名人面孔自发命名、语音线索命名、语义线索命名、名人知识确认得分均有显著下降，并且与前额叶和前扣带皮质神经元纤维缠结密度有关。在轻度认知障碍阶段，也可以观察到名人面孔命名测验受损，并且与其是否进展为阿尔茨海默病有关。Rahmani 等评估了 60 例遗忘型轻度认知障碍患者、62 例阿尔茨海默病患者和 63 例认知正常对照的名人面孔命名和细节描述，发现遗忘型轻度认知障碍和阿尔茨海默病的患者测验得分均有下降。Garcí 等发现两年后转化为阿尔茨海默病的轻度认知障碍患者名人面孔命名表现较未转化的患者表现更差。

原发性进行性失语患者名人面孔命名和知识确认表现出显著受损，临床影像相关分析显示名人面孔命名障碍与左前颞叶萎缩相关，而名人知识确认障碍与双颞叶萎缩相关，提示词汇检索和客体知识可能存在临床解剖分离。语义性痴呆和阿尔茨海默病患者名人面孔命名和语义知识表现均有下降，其中语义性痴呆表现较阿尔茨海默病更差。影像分析显示，阿尔茨海默病患者的名人命名障碍与颞顶交界处萎缩有关，而颞顶交界处是与词汇访问功能相关的区域，提示阿尔茨海默病的命名障碍可能在更大程度上是由于词汇访问障碍而引起的。

血管性痴呆患者也可以出现名人面孔命名和知识确认障碍，与阿尔茨海默病类似。行为变异型额颞叶痴呆则显示较轻的名人面孔命名障碍，而无明显名人知识确认障碍。路易体痴呆患者可表现出名人面孔命名障碍，但较阿尔茨海默病更轻。

（陈科良）

第六节

动作命名测验（ANT）

动作命名测验（action naming test，ANT）包括动态动作命名测验（dynamic action naming test）和静态动作命名测验（static action naming test）。

最近有研究对比了动态和静态动作命名测验，结果显示：两种类型的刺激在神经系统的处理上很大程度是重叠的，进一步验证了两种测验的意义可能无太大区别。Daniel 等人为了进一步研究，剪辑了 158 个 3～5 s 的视频，要求受试者对每段视频给出最适当的动词描述，同时对每个受试者进行静态命名测验。研究发现：额叶盖和颞枕叶后外侧与动态动作命名测验的缺损有关（此区域损伤者无法完成动态动作命名测验);动态动作命名测验和静态动作命名测验高度相关,在动态动作命名测验中失败者也总是在静态动作命名测验时失败。

本研究验证了动态和静态动作命名在神经系统有相当大的共同区域这一假说。

(郭起浩)

第七节
成套语义测验

语义记忆的概念最早由 Tulving 教授于 1972 年系统性地提出,它有序地存储了人们对词汇以及其他语言符号的含义、指代对象及彼此间关系的知识,包含了人们关于世界的事实、观点、信念和概念等的知识,与情景记忆并列,是长期记忆的重要组成部分。语义记忆在人的各种计划、语言、思考和对象识别中起到至关重要的作用。

目前代表性的语义记忆理论假说有 Patterson 等提出的“中心-辐射”假说和 Binder 等提出的多模态多层级综合的语义记忆模型。Patterson 认为语义概念表征广泛分布于较初级的感觉运动皮质,这些区域存储了概念对象的一些较初级特征,如对象的外在形态、运动方式等,这些来源于感觉运动皮质的信息,在语义“中心”区进行整合,从而形成高级的、概括的、概念化的知识,而这一中心区位于前部颞叶。Binder 等认为模态特异性表征位于相应的感觉、运动和情感网络附近,模态汇聚区位于下顶叶以及腹侧和外侧颞叶,这些高级汇聚区综合两个或两个以上模态的表征,使得抽象、概要性的概念知识的运用更加有效。

语义性痴呆(semantic dementia, SD)又称为语义型原发性进行性失语(semantic variant of primary progressive aphasia, svPPA),是一种以隐袭的、逐渐进展的语义记忆障碍为最显著表现的临床综合征,属于额颞叶痴呆(frontotemporal dementia, FTD)的一种亚型。SD 患者的典型症状包括命名障碍、单个词语理解障碍、对象知识受损、朗读单词出现规则化错误和表层失读,但复述、自发语言的流畅性相对完好。由于 SD 患者具有自发的、特征性的语义功能损害,它一直是语义记忆的神经机制研究的重要疾病模型。

针对语义功能的系统评估,北京师范大学毕彦超教授、韩在柱教授设计了的语义成套测验(semantic battery)全面评估患者的语义功能。全套测验在计算机上运行,约需 7 h 完成,有 33 个分测验。采用来自不同范畴(如生物、人造工具、人物,各类别可再进一步细分)的,相同的一批对象,以不同感觉通路(视觉、听觉、触觉等)呈现,测试患者的核心语义功能;测验包含口语任务和非口语任务,对象涵盖不同的难度等级。包括以下内容:

1. *命名测验* 通过使用不同输入输出模式的任务评估,以确保命名困难不是由于某一知觉感知或识别障碍,包括:

(1) 口语图片命名:7 个范畴[动物、水果及蔬菜、工具、一般人造物品、大型不可造作对象(如建筑物等)、动作和人脸],每个范畴 20 项,共 140 个单项。受试者需说出每张图片的名称。

(2) 声音命名:36 个项目,包括动物、工具、一般人造物品和其他物品的声音(如:打雷的声音)。受试者需要在耳机上听声音,并说出目标声音的名称(如,打雷)。

(3) 触觉命名:包括工具、一般人造物品和水果。受试者背靠椅子,触摸目标对象,并说出名称。

2. *单个词语理解测验* 设计了三种不同的输入刺激的任务,确保理解障碍在不同刺激类型都是显著的,包括:

(1) 金字塔棕榈树测验——图片版:包括来自上述 7 个范畴的 70 个项目,每个范畴 10 项。每项包含 3 张同一范畴的图片,呈正三角排列。受试者需要从下面的两张图片(如,蝌蚪和狮子)中选出与上面一张图片(如,青蛙)语义更相关的一张。

(2) 金字塔棕榈树测验——词语版:任务设计与图片金字塔棕榈树测验相同,不同之处仅在于呈现的材料由图片改为中文词语。

(3) 词图匹配测验:70 个项目,上述每个范畴 10 个。每个项目中,目标对象的图片(如,西瓜)在两个分开的部分中呈现,一次和目标词汇一起呈现(如,西瓜),一次和来自同一范畴的在语义上相关的词汇(如,苹果)一起,两次呈现的顺序是随机的,且在不同受试者之间相同。受试者需要判断的对象图片与名称是否一致。只有当受试者两个部分都判断正确时才被认为是正确的。

3. 低频概念的客体对象知识 采用定义命名任务。来自口语图片命名测验中7个范畴的70个项目。对于每个项目，受试者可以同时在耳机里听到和在屏幕上看到该对象定义的解释（主要是采用百科全书中的解释），然后需要说出该对象的名称。

4. 对象属性知识 通过语言和非语言形式测验评估对象的形状、颜色、运动、操作、声音和功能等6个方面的知识，以及人脸识别方面知识。

（1）形状知识测验：包括对象形状核证测验和形状属性判断测验。对象形状核证测验包括60个项目，每项在屏幕上呈现上下两张黑白图片（如，熊猫的头和熊猫的下半身），需要受试者判断这两张图片是否来自同一个物体。形状属性判断测验包括75个项目，每项在屏幕上呈现一个对象形状知识相关问题（如，偏圆形的是）和两个选项（如，萝卜和番茄），需要受试者从两个选项中选择合适的答案。

（2）颜色知识测验：包括对象颜色核证测验和颜色属性判断测验。对象颜色核证测验包括20个项目，每项在屏幕上呈现两张图片，上面一张是色块图（如，绿色），下面一张是对象的黑白图片（如，斑马），需要受试者判断色块是不是下面图片中对象的常见颜色。颜色属性判断测验包括30个项目，每项在屏幕上呈现一个对象颜色知识相关问题（如，表皮偏黄色的是）和两个选项（如，姜和萝卜），需要受试者从两个选项中选择合适的答案。

（3）运动知识测验：包括对象运动核证测验和运动属性判断测验。对象运动核证测验包括57个项目，每项在屏幕上呈现一段视频（如，光点构成的勺子运动）和一张图片（如，勺子），需要受试者判断图片中的物体运动起来是否和视频中的运动一样。运动属性判断测验包括30个项目，每项在屏幕上呈现一个对象运动知识相关问题（如，动作比较快的是）和两个选项（如，大象和斑马），需要受试者从两个选项中选择合适的答案。

（4）操作知识测验：包括操作方法判断测验和操作属性判断测验。操作方法判断测验包括20个项目，每项在屏幕上呈现三张图片，上面一张图片（如，锤子），下面两张图片（如，斧头和锯子），需要受试者从下面两张图片中选出与上面的图片操作方法相似的图片。操作属性判断测验包括30个项目，每项在屏幕上呈现一个对象操作知识相关问题（如，单手使用的是）和两个选项（如，刷子和火柴），需要受试者从两个选项中选择合适的答案。

（5）声音知识测验：包括对象声音核证测验和声音属性判断测验。对象声音核证测验包括42个项目，每项在屏幕上呈现一张对象的黑白图片（如，大象的图片），同时双耳呈现声音（如，鸭子的声音），需要受试者判断听到的声音是否是图片中对象所发出来的声音。声音属性判断测验包括45个项目，每项在屏幕上呈现一个对象声音知识相关问题（如，声音比较大的是）和两个选项（如，汽车喇叭和自行车铃），需要受试者从两个选项中选择合适的答案。

（6）功能知识测验：包括功能判断测验和功能属性判断测验。功能判断测验包括30个项目，每项在屏幕上呈现3张图片，上面1张图片（如，手表），下面2张图片（如，闹钟和书包），需要受试者从下面两张图片中选出与上面的图片功能相似的图片。功能属性判断测验包括60个项目，每项在屏幕上呈现一个对象功能知识相关问题（如，有运输作用的是）和两个选项（如，火车和城堡），需要受试者从两个选项中选择合适的答案。

（7）面孔核证测验：人脸为特殊的语义知识，故未包括在对象各属性知识测验中，而单独进行测验。该测验包括36个项目，每项在屏幕上呈现上下两张黑白图片，分别为同一个人或不同人相同或不同角度的人脸，需要受试者判断两张图片呈现的是否是同一个人。

笔者近10年在临床工作中积累语义性痴呆（SD）患者100多例，其中轻度或极轻度50多例，每例患者给予全套测验，包括传统神经心理测验、语义测验、阅读测验等，全部完成约需要15 h左右，分3天进行，并完成研究性MRI，针对这些测验数据与脑结构、脑网络的关系，已经发表了6篇国际顶刊论文，包括Brain杂志与自然-通讯（nature communication）杂志的论著各1篇，提出许多新颖观点，随访数据还在总结中。有科研需要的同道请与笔者或陈科良博士联系，学习推广这套测验，期待有更多出色的研究成果,在大脑皮质这个环形山上铭刻中国人的青云谱。

本书附录了词语材料的语义测验,而彩色图片、物品、动画与声音等测验材料无法附录到本书里。

附件 5-7-1 成套语义测验

[**图片命名**]

动作图片命名。指导语:请说出图片里的动作或事情叫什么。如插、撕、指、滑冰、射箭、跳绳、踢球,等等。

物体图片命名。指导语:请说出图片里的物体叫什么。如风车、西瓜、花生、手套、开关、裙子、螺丝钉,等等。

[**看图说话**]

请说说图片里都有什么,发生了什么事情,像讲故事一样,越详细越好。

[**复述**]

指导语:下面我将读一些词和句子,请您重复我说的话。

词复述			句复述		
1	门		1	听说过	
2	窗		2	别告诉他	
3	尺		3	掉到水里啦	
4	哥		4	吃完饭就去遛弯	
5	窗户		5	办公室电话铃响着吧	
6	汽车		6	他出去以后就没有回来	
7	八十		7	吃葡萄不吐葡萄皮	
8	新鲜		8	所机全微他合	
9	天安门		9	当他回家的时候,发现屋子里坐满了朋友	
10	四十七				
11	拖拉机				
12	活蛤蟆				

[**特性(句子)判断(321 题)**]

请判断下面的话是否正确。注:这些句子可以听觉和视觉同时呈现,也就是说既让患者自己看,同时也读给他听。这样的目的是让患者尽量理解每句话。

序号	句子	
1	衬衫是布做的	
2	绵羊通常是白色的	
3	罐头瓶有一个盖子	
4	罐头瓶是玻璃做的	
5	斑马看起来像一匹有条纹的马	
6	旅游鞋是一种鞋	
7	勺子是用来喝汤的	
8	袜子是穿在鞋里的	
9	连指手套是在天冷的时候戴的	
10	电话是用来储存食物的	
11	斑马是家禽	
12	麻雀是一种个头很大的鸟	
13	勺子顶部有一个洞	
14	洋葱当你切它时,它使你流眼泪	
15	马是一种晚上活动的鸟	
16	苹果都是黄色的	
17	刷子有硬的短毛	
18	蜗牛是一种鸟	
19	毛巾有一个手柄	
20	梳子是布做的	
21	衬衫可以有袖子	
22	豹子在它的驼峰里储存着水	
23	毛巾通常有一个把儿	
24	松鼠吃坚果	
25	连指手套是一种鞋	
26	狐狸两腿站立	
27	松鼠是一种个头非常大的动物	
28	手套是可以保护手	
29	狮子看起来像一匹有条纹的马	
30	皮带可以有衣领	

（续表）

序号	句　　子	
31	灯泡下面是圆的，上面是细的	
32	梳子是用来梳理头发的	
33	老虎是一种小型动物	
34	连指手套是戴在手上的	
35	订书机是在把纸放到它的里面后，再把它按下去	
36	瓶子能盛液体	
37	松鼠是一种个头比较小的动物	
38	梳子有齿	
39	狮子是一种小鸟	
40	水果糖都是黄绿色的	
41	插头可以插进插座里	
42	插头和电线连在一起的	
43	刷子是用来远距离通话的	
44	长颈鹿鼻子上长着角	
45	皮带经常有一个面罩	
46	洋葱是圆的	
47	长颈鹿抓老鼠	
48	老虎长着很长的腿，腿上长着蹄子	
49	铁链是用来吃的	
50	钉子是可以录音的	
51	鳄鱼织网来捕捉昆虫	
52	瓶子是金属做的	
53	老鼠愤怒时拍打自己的胸脯	
54	梨是一种水果	
55	蜘蛛织网来捕捉昆虫	
56	帽子戴在手指上	
57	袋鼠生活在澳大利亚	
58	公鸡头上长有红冠子	
59	钢笔用来翻烙饼用的	
60	大猩猩前肢又长又壮	

（续表）

序号	句　　子	
61	猫可以捕捉老鼠	
62	曲别针有一个把儿	
63	豹子是黄色的，上面有黑斑点	
64	铅笔是玻璃或塑料做的	
65	订书机是用来把纸张固定在一起	
66	狗肚子上长着大乳房	
67	兔子是一种个头较大的动物	
68	袋鼠长着一个育儿袋	
69	胡萝卜对眼睛有好处	
70	苹果狗喜欢吃它	
71	钳子有两个很长的把儿	
72	天鹅是一种在水上生活的鸟	
73	蜘蛛能吐丝	
74	犀牛是一种不会飞的鸟	
75	瓶子是能够带电的	
76	猪背部有一个驼峰	
77	狐狸行动非常慢	
78	铅笔在打开它后就变亮了	
79	兔子长着短尾巴	
80	铁链是由小环连成的	
81	大象是一种个头非常大的动物	
82	兔子能吐丝	
83	蜗牛用后腿来跳跃	
84	毛巾是布做的	
85	企鹅长着黑色的头和白色的胸脯	
86	肥皂是用来吸收液体的	
87	鸭子脚趾上有蹼	
88	平底锅有两个或更多的尖	
89	猫脚趾上有蹼	
90	毛巾是用来钉钉子的	

(续表)

序号	句　子	
91	插头拧它才能把它插进物体里	
92	领带系在脖子上	
93	皮带通常是皮子做的	
94	奶牛是家畜	
95	香蕉是橙色的	
96	钳子是金属做的	
97	电话有一个接话筒	
98	铅笔是用来削东西的	
99	骆驼是一种狡猾的哺乳动物	
100	刷子有一个盖子	
101	平底锅是用来煎东西的	
102	旅游鞋有一个橡胶鞋底	
103	孔雀能够像一把扇子一样展开	
104	帽子穿在脚上	
105	蜗牛长着片状的大耳朵	
106	孔雀有毛茸茸的尾巴	
107	熊,人为了用它的毛、奶和肉而养它	
108	铅笔是一种写字的工具	
109	锤子是用来钉钉子的	
110	狐狸长有一条毛茸茸的长尾巴	
111	骆驼长着腿和手,手上有手指	
112	曲别针有相互连在一起的小环	
113	胶水有两个长手柄	
114	猪是家畜	
115	肥皂是用来清洗东西的	
116	叉子有两个或更多的尖	
117	猪长着大眼睛	
118	蜗牛行动非常慢	
119	鹿长着大鹿角	
120	奶牛有大鬃毛	

(续表)

序号	句　子	
121	钳子是用来梳理头发的	
122	剃须刀是用来喝汤的	
123	麻雀是一种小鸟	
124	皮带系在腰上	
125	胶水是用来清洗东西的	
126	鹰长着厚厚的皮毛	
127	插头有两个或三个尖	
128	剪刀是一种写字的工具	
129	铲刀有一个把儿	
130	斑马长着红棕色的皮毛	
131	公鸡是捕猎能手	
132	孔雀是一种鸟	
133	胶带是由小环连成的	
134	叉子很厚	
135	灯泡通常是金属做的	
136	松鼠是家畜	
137	蜘蛛长着一个育儿袋	
138	公鸡是家禽	
139	熊长着长脖子	
140	天鹅身体是亮红色的	
141	海绵是用来加固东西的	
142	斑马长着黑白相间的条纹	
143	骆驼长着又大又有力的爪子	
144	衬衫有一个扣环	
145	鸵鸟长着很长的腿	
146	海绵用木头做的	
147	袋鼠用后腿来跳跃	
148	梨是黄色的或绿色的	
149	铁链有相互连在一起的小环	
150	鸵鸟是一种个头比较大的鸟	

（续表）

序号	句　子	
151	皮带是穿在鞋里的	
152	老鼠是一种个头比较小的动物	
153	肥皂用的时候，要有水	
154	企鹅长着一条五颜六色的长尾巴	
155	胶水是用来把东西粘在一起的	
156	曲别针是用来把纸张别在一起	
157	蜗牛身体上覆盖有外壳	
158	犀牛，猫可以捕捉它	
159	刷子通常是金属做的	
160	兔子是一种个头较大的鸟类	
161	袋鼠是一种鸟	
162	铅笔里面有铅芯	
163	剪刀有两个刀刃	
164	螺丝钉带着许多螺纹	
165	熊长着厚厚的皮毛	
166	犀牛长着黑色的头和白色的胸脯	
167	水果糖是小孩喜欢吃的东西	
168	钉子有一端是尖的	
169	长颈鹿长着又细又长的脖子	
170	香蕉剥了皮才能吃	
171	鹰长着又细又长的脖子	
172	纸巾是动物使用的	
173	皮带有一个扣环	
174	马长着很长的腿，腿上长着蹄子	
175	瓶子一般情况下是方形的	
176	狗对主人很忠诚	
177	水果糖是一种水果	
178	绳子是用来捆东西的	
179	平底锅里面有墨水	
180	老鼠长有长尾巴	

（续表）

序号	句　子	
181	梳子是吃饭用的	
182	龙虾肉很贵	
183	骆驼生活在沙漠里	
184	手套可以有袖子	
185	狗长着长脖子	
186	公鸡长着卷曲的短尾巴	
187	铁链是用锤子敲的东西	
188	猪长着白色的羽毛	
189	瓶子是玻璃或塑料做的	
190	旅游鞋系在腰上	
191	鳄鱼是红棕色的	
192	锤子是一种工具	
193	猫喵喵地叫	
194	钢笔是一种写字的工具	
195	鸵鸟长着长脖子	
196	连指手套系在脖子上	
197	纸巾在你哭的时候，使用它	
198	猫头鹰长着大眼睛	
199	钉子有许多纹路	
200	狮子是一种个头较大的动物	
201	犀牛是一种个头较大的动物	
202	孔雀喂养它是为了吃它的肉和奶	
203	灯泡有一个把儿	
204	洋葱必须敲开它的外壳后才能吃	
205	天鹅长着长脖子	
206	豹子脚趾上有蹼	
207	苹果有坚硬的外壳	
208	犀牛鼻子上长着角	
209	海绵是用来把纸张放在一起	
210	山羊有八条腿	

(续表)

序号	句　子	
211	驴有胡子	
212	曲别针有两个或三个尖	
213	猫吃坚果	
214	水果糖是甜的	
215	猫是一种宠物	
216	鳄鱼有一条很壮实的长尾巴	
217	洋葱是可以吃的	
218	奶牛肚子上长着大乳房	
219	奶牛吃鱼	
220	帽子是戴在头上的	
221	水壶通常是圆的	
222	绳子在你哭的时候,使用它	
223	松鼠有毛茸茸的尾巴	
224	鹰是一种比较大的鸟	
225	抹刀是用来清洗东西的	
226	麻雀是很常见的	
227	曲别针有两个或三个尖	
228	梳子是金属做的	
229	兔子用后腿跳跃	
230	鹿是游泳能手	
231	肥皂里面有铅芯	
232	长颈鹿是粉色的	
233	螺丝钉拧它才能把它插进物体里	
234	坚果松鼠吃它	
235	剪刀是用来剪开东西的	
236	鸭子长有一条毛茸茸的长尾巴	
237	胶布是一种小金属环	
238	领结系成一个结	
239	老虎是橙色的,上面有黑条纹	
240	龙虾身体是亮红色的	

(续表)

序号	句　子	
241	袜子是塑料做的	
242	电话是用来远距离通话的	
243	胶布有齿	
244	剃须刀通常是白色的	
245	猫头鹰喵喵地叫	
246	胶水通常是白色的或透明的	
247	衬衫是穿在衣领下的	
248	小鸡是橙色的,上面有黑条纹	
249	猫抓老鼠	
250	绳子是液体或固体的	
251	狮子是美国的象征	
252	洋葱长在大树干上	
253	麻雀长着厚厚的白色羽毛	
254	蜘蛛有个钩子状的嘴巴	
255	大象长着特别长的牙	
256	肥皂用来粘东西	
257	鸭子通常生活在有水的地方	
258	海豹是一种鸟	
259	鳄鱼有个小尾巴	
260	大猩猩长着腿和手,手上有手指	
261	抹刀是用来敲打东西的	
262	狐狸是一种狡猾的哺乳动物	
263	骆驼背部有一个驼峰	
264	胶水是金属的	
265	剪刀可以插进插座里	
266	龙虾长着厚厚的卷毛	
267	马长着鬃毛	
268	罐头瓶是一种办公用品	
269	鳄鱼长着大嘴,锋利的牙齿	
270	绳子通常是金属做的	

（续表）

序号	句 子	
271	水果糖是可以吃的	
272	大猩猩是一种水鸟	
273	坚果必须掰开它的外壳后才能吃	
274	老虎在动物园或马戏团里能够见到它	
275	海绵是用来吸水的	
276	胶布是粘的	
277	连指手套只有一个洞用来放拇指用的	
278	螺丝钉是用来烧开水的	
279	叉子有一个把儿	
280	苹果是一种水果	
281	领带只有一个洞用来放拇指用的	
282	蜘蛛在动物园或马戏团里才能见到它	
283	坚果有坚硬的外壳	
284	企鹅两腿站立	
285	订书机需要和水一起用	
286	铲刀连着一根电线	
287	领带是一种穿在脚上的物品	
288	熊是一种很小的动物	
289	螺丝钉是透明的	
290	小鸡是一种爬行动物	
291	衬衫是戴在手上的	
292	钢笔里头有墨水	
293	钉子是布做的	
294	豹子是一种海里的动物	
295	水壶是用来擦干身体的	
296	平底锅通常是金属做的	
297	袜子用来保护手的	
298	猫长着长长的尖耳朵	
299	剃须刀是一种厨房用具	
300	洋葱是甜的	

（续表）

序号	句 子	
301	剪刀通常是金属做的	
302	猫头鹰是一种夜里活动的鸟	
303	螺丝钉是用来加固东西的	
304	钳子是一种工具	
305	叉子有硬的短毛	
306	电话通常是圆的	
307	胡萝卜当你切它时，眼睛特别辣	
308	马是黄色的，上面有黑斑点	
309	鹿会汪汪地叫，以此进行相互交流	
310	胡萝卜长在树上的	
311	袜子穿在脚上	
312	大象尾巴特别长	
313	插头是用来捆东西的	
314	坛子是用来储存食物的	
315	水壶是用来把东西粘在一起的	
316	马是一种个头较大的动物	
317	袋鼠老发出特别大的声音	
318	香蕉是一种蔬菜	
319	大象耳朵大、扁	
320	叉子是吃饭用的	
321	毛巾是用来擦干身体的	

［特征生成(55 题)］

指导语：请说说关于下面的东西你都知道什么，比如样子、功能等等，越多越好。例如：关于“老虎”你可以说：体型较大，有四条腿、一条尾巴，一般是黄色的，有黑色斑纹，头上有“王”字，很凶猛，擅长捕猎，食肉，在陆地上生活，是猫科动物，包括东北虎、华南虎等。又例如：关于“绣花针”你可以说：又细又小，前面有尖，后面有针鼻。可以扎破东西，可以用来缝衣服。

测验对象：锚、围裙、斧子、桶、皮带、书、桥、扫帚、刷子、公交车、蝴蝶、蜡烛、猫、吊灯、教堂、奶牛、鹿、书桌、钻孔机、鸭子、大象、信封、栅栏、叉子、锤子、马、壶、刀、灯笼、龙虾、镜子、老鼠、铅笔、枕头、管子、兔、耙子、剃刀、戒指、剪子、绵羊、铲、臭鼬、蜗牛、蜘蛛、松鼠、潜艇、坦克、电话、帐篷、温度计、烤面包机、火车、海龟、扳手。

［名人名胜的命名］

名人命名

N	图　片	回　答	N	图　片	回　答
1	张曼玉		16	刘亦菲	
2	巩　俐		17	孙燕姿	
3	毛泽东		18	徐静蕾	
4	赵本山		19	赵　薇	
5	刘　翔		20	王小丫	
6	林志颖		21	刘德华	
7	梁朝伟		22	李宇春	
8	胡锦涛		23	孙中山	
9	姚　明		24	周杰伦	
10	周恩来		25	王　菲	
11	陈　坤		26	周　迅	
12	李连杰		27	温家宝	
13	张柏芝		28	周星驰	
14	王力宏		29	杨　澜	
15	陈　好		30	成　龙	

名胜命名

N	图　片	回　答
1	比萨斜塔	
2	华表	
3	自由女神像	
4	圆明园	
5	悉尼歌剧院	
6	天坛	
7	天安门	

(续表)

N	图　片	回　答
8	泰姬陵	
9	人民英雄纪念碑	
10	人民大会堂	
11	秦始皇兵马俑	
12	鸟巢	
13	毛主席纪念堂	
14	罗马斗兽场	
15	凯旋门	
16	乐山大佛	
17	金字塔	
18	国家歌剧院	
19	故宫	
20	富士山	
21	东方明珠	
22	长城	
23	布达拉宫	
24	埃菲尔铁塔	

［金字塔与棕榈树测验(pyramid and palm tree Chinese adaptation, PPT)］

图片版的文字记录

序　号	目标词	选项 1	选项 2	答　案
练习 1	坎肩	领结	项链	1
练习 2	酒	茶杯	玻璃杯	2
练习 3	小丑	狮子	长颈鹿	1
1	眼镜	眼睛	耳朵	1
2	手	手套	拖鞋	1
3	电池	台灯	手电筒	2
4	青蛙	蝌蚪	狮子	1
5	鞍	山羊	马	2

（续表）

序　号	目标词	选项1	选项2	答　案
6	锚	小舟	轮船	2
7	信封	邮票	相机	1
8	老鼠	狗	猫	2
9	树	洋葱	苹果	2
10	皮带	裤子	手表	1
11	火柴	灯泡	蜡烛	2
12	亭子	长椅	楼房	1
13	十字架	教堂	城堡	1
14	桶	井	碑	1
15	网	苍蝇	蜘蛛	2
16	铁轨	火车	公共汽车	1
17	降落伞	轮船	飞机	2
18	帐篷	篝火	暖气片	1
19	洗脸盆	手电筒	水龙头	2
20	钥匙	秤	锁	2
21	狗窝	狗	猫	1
22	领带	西服	马甲	1
23	毛毛虫	蝴蝶	蜻蜓	1
24	毛线	狗	绵羊	2
25	公鸡	蚯蚓	蛇	1
26	蝙蝠	猫头鹰	啄木鸟	1
27	沙发	靴子	拖鞋	2
28	木头	锤子	锯	2
29	黑板	课桌	帐篷	1
30	大雨	云彩	太阳	1
31	站牌	公交车	飞机	1
32	老鼠	笼子	狗窝	1
33	相册	打火机	照相机	2
34	电钻	螺丝钉	钉子	1
35	鱼	猫	狗	1

（续表）

序　号	目标词	选项1	选项2	答　案
36	听诊器	舌头	心脏	2
37	奖章	士兵	因纽特人	1
38	订书机	写字台	音响	1
39	猴子	桃子	萝卜	1
40	婴儿	床	摇篮	2
41	剃须刀	下巴	鼻子	1
42	窗帘	门	窗户	2
43	风扇	星空	太阳	2
44	锁	自行车	小汽车	1
45	路	手	脚	2
46	风箱	篝火	蜡烛	1
47	胶卷	摄像机	微波炉	1
48	墨水	铅笔	钢笔	2
49	电梯	楼房	城楼	1
50	碗	筷子	夹子	1
51	伞	裤子	雨靴	2
52	被子	口罩	枕头	2
53	婚纱	戒指	手镯	1
54	浴缸	吹风机	水龙头	2
55	纽扣	针	长椅	1
56	书架	写字台	双杠	1
57	吸管	光盘	杯子	2
58	鼠标	算盘	电脑	2
59	子弹	手枪	长弓	1
60	电视机	手电筒	遥控器	2
61	枕头	床	椅子	1
62	蛋糕	兔子	老鼠	2
63	鸡蛋	母鸡	天鹅	1
64	牧羊人	老鼠	绵羊	2

［**亲吻与跳舞测验**(kissing and dancing test-Chinese adaptation, KDT)］

图片版的文字记录

序　号	目标词	选项 1	选项 2	答　案
1	照镜子	喝水	梳头	2
2	下雪	落雨	烧焦	1
3	掉落	跌倒	游泳	1
4	掸灰	编织	吸尘	2
5	吃	吹	喝	2
6	读书	缝纫	写字	2
7	游泳	飞翔	航行	2
8	钻孔	观光	建筑	2
9	教	学	吃	1
10	切开	掰断	驾车	1
11	剃胡子	舔	梳头	2
12	亲吻	跳舞	跑步	1
13	洗澡	剃须	抽烟	1
14	书写	打字	搅拌	1
15	摁铃	敲门	偷看	1
16	植树	扫地	播种	2
17	祝福	祈祷	抽烟	1
18	寄信	画画	写字	2
19	拍	踢	拉	1
20	教书	抬	运算	2
21	烤	蒸	写字	1
22	扣鞋带	挥手	拉拉锁	2
23	煮	煎	滴	1
24	扫地	倒垃圾	弹琴	1
25	脱衣	洗澡	跌倒	1
26	溺水	洗衣	游泳	2
27	掰开	撕开	包裹	1
28	推	抬	拉	2

(续表)

序　号	目标词	选项 1	选项 2	答　案
29	扯破	擦除	缝纫	2
30	扔雪球	扔保龄球	拳击	1
31	唱歌	收听	画画	1
32	纺织	织毛衣	拍苍蝇	1
33	微笑	大笑	哭	1
34	唱歌	爬山	跳舞	2
35	跑步	跳高	跳水	1
36	野营	晒衣服	烧烤	2
37	眺望	观看	剥皮	1
38	问候	吹气	挥手	2
39	跳水	航海	游泳	2
40	除草	荡秋千	浇花	2
41	演奏	舔	鼓掌	2
42	刷牙	洗脸	穿鞋	1
43	跳绳	跨栏	砌墙	1
44	耙	开车	铲	2
45	看	读	钉	1
46	拉	推	喂	1
47	割	切	织	1
48	跑	唱	走	2
49	煎鸡蛋	吃东西	打棒球	1
50	剪	拍	撕	2
51	敬礼	前进	跪着	1
52	写字	救人	擦掉	2
53	出汗	跑步	举手	1
54	弹琴	跳舞	拳击	1
55	推	拉	插	1
56	磨刀	浇花	切苹果	2
57	洗澡	睡觉	敬礼	1
58	种树	雕刻	摘花	2

（续表）

序　号	目标词	选项 1	选项 2	答　案
59	吼	咬	叫	2
60	吃	剃	舔	2
61	争吵	打架	触摸	1
62	站	跪	吃	1
63	爬	哭	滑	2
64	骑马	站立	开车	2
65	洗澡	擦干	剥皮	1
66	唱歌	爬山	跳舞	2
67	耙	掰	铲	2

［分类相似测验（object taxonomy matching, OTM）］

序　号	目标词	选项 1	选项 2	答　案
1	公鸡	老鹰	鸭子	2
2	玉米	蒜	麦穗	2
3	香蕉	洋葱	橘子	2
4	猫头鹰	蝙蝠	斑马	1
5	辣椒	姜	葡萄	1
6	苹果	梨	四季豆	1
7	书架	双杠	写字台	2
8	土豆	地瓜	苹果	1
9	锯子	扳手	衣夹	1
10	蜘蛛	虾	蝎子	2
11	企鹅	北极熊	大象	1
12	海豚	鲸鱼	蟑螂	1
13	西瓜	苹果	核桃	1
14	萝卜	藕	茄子	1
15	铁锅	吹风机	水瓢	2
16	黑板	书架	帐篷	1
17	算盘	针	秤	2

（续表）

序　号	目标词	选项 1	选项 2	答　案
18	浴缸	水池	书架	1
19	花生	核桃	土豆	1
20	姜	菜花	蒜头	2
21	南瓜	梨	白菜	2
22	骆驼	松鼠	大象	2
23	羚羊	大象	野鹿	2
24	尺子	杆秤	勺子	1
25	铅笔盒	锚	信封	2
26	楼房	飞机	城堡	2
27	胶卷	光盘	口罩	1
28	螃蟹	蜻蜓	大虾	2
29	猫	老虎	青蛙	1
30	井	栅栏	水龙头	2
31	轮船	汽车	电梯	1
32	手电筒	蜡烛	手套	1
33	耗子	松鼠	野鹿	1
34	亭子	烟囱	城楼	2
35	照相机	摄像机	微波炉	1
36	曲别针	夹子	铅笔	2
37	手表	闹钟	杯子	1
38	手套	枕头	裤子	2

［操作相似测验（object manipulation matching, OMM）］

序　号	目标词	选项 1	选项 2	答　案
1（练习）	拖布	铁锹	铁耙	2
2（练习）	筷子	吸管	镊子	2
3	围巾	项链	相机	1
4	马甲	雨衣	枕头	1
5	锅	杯子	帽子	1

(续表)

序　号	目标词	选项 1	选项 2	答　案
6	勺子	瓢	盆	1
7	锯子	订书机	熨斗	2
8	手镯	手表	瓷碗	1
9	刷子	鼠标	橡皮	2
10	遥控器	眼镜盒	手电筒	2
11	皮带	手表	项链	1
12	信封	钱包	橡皮	1
13	吸管	斧头	烟斗	2
14	锤子	斧头	扳手	1
15	吹风机	锯	手枪	2
16	夹子	镊子	叉子	1
17	水壶	烟斗	电钻	2
18	书包	枕头	马甲	2
19	剪子	钳子	小刀	1
20	扳手	勺子	阀门	2
21	相册	信封	挂历	2
22	闹钟	摄像机	微波炉	2
23	钓鱼竿	鞭子	铅笔	1
24	扫帚	铁耙	叉子	1

[功能相似测验(object function matching, OFM)]

序　号	目标词	选项 1	选项 2	答　案
1	刷子	算盘	滚筒刷	2
2	书架	柜子	站牌	1
3	相册	温度计	磁带	2
4	水壶	遥控器	盆	2
5	夹子	订书机	瓢	1
6	碑	浴缸	雕像	2
7	手镯	项链	信封	1
8	烟囱	抽油烟机	书架	1

(续表)

序　号	目标词	选项 1	选项 2	答　案
9	喇叭	音响	滑梯	1
10	黑板	城楼	站牌	2
11	相机	电钻	摄像机	2
12	帐篷	楼房	雕像	1
13	眼镜	放大镜	手电筒	1
14	电扇	空调	微波炉	1
15	城堡	楼房	城楼	2
16	钓鱼竿	拉锁	渔网	2
17	扫帚	拖布	瓢	1
18	筷子	叉子	钳子	1
19	火车	公交车	围墙	1
20	算盘	刷子	计算器	2
21	火柴	叉子	打火机	2
22	伞	雨衣	皮带	1
23	纽扣	阀门	拉锁	2
24	栅栏	围墙	公交车	1
25	刀子	剪子	鞭子	1
26	蜡烛	盆	手电筒	2
27	桶	亭子	浴缸	2
28	暖气片	空调	站牌	1
29	手表	书包	闹钟	2
30	锅	手表	微波炉	2
31	唱片	磁带	书	1
32	电梯	楼梯	围墙	1
33	扇子	电扇	熨斗	1
34	围巾	手表	帽子	2
35	勺子	橡皮	吸管	2
36	斧头	扳手	锯子	2

[物体形状确认(object from verification)]

指导语：下面是两张图片，请您判断这两张图片中的物体是否来源于同一物体。举例 3 题如下。

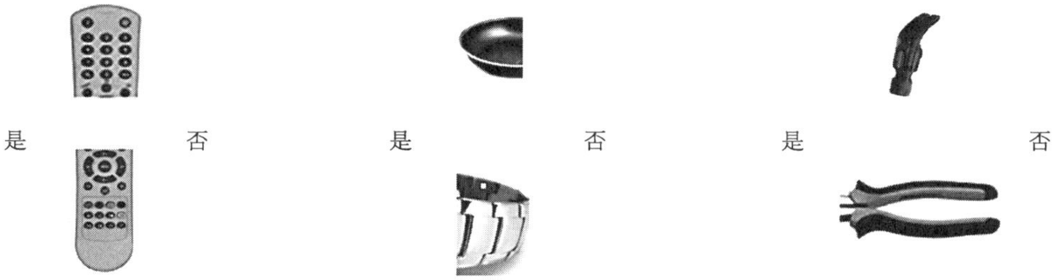

［**形状知识测验（不同角度看物体）**］

屏幕上将呈现3张图片，上面1张，下面2张，请从下面两张图片中选出与上面图片是同一物体的图片

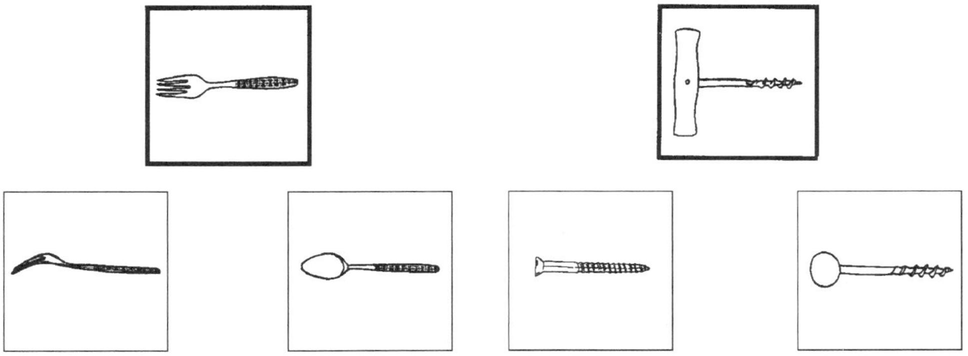

（韩在柱　毕彦超　陈科良　黄　琳　郭起浩）

第八节

成套阅读测验

失读症是指对文字的理解处理能力受损或丧失，表现为患者尽管智力正常，拥有完整的感知能力，仍然不能准确或流利地识别文字和拼写单词。阅读的最终目的是理解，通常包括文字信息加工解码和口头语言理解能力两部分。随着脑成像技术的成熟与发展，人们基于脑功能定位的思想，将大脑功能分为不同模块，如词形、语音和语义加工区等，通过对比失读症患者和正常人阅读时脑区激活的不同，揭示出阅读障碍者在特定脑区结构或功能上的异常。但是，近些年来越来越多的研究表明人脑的各个脑区并不是独立活动的，高级认知加工不仅依赖个别脑区的充分活动，更需要远距离脑区间有丰富的信息传递和足够的交流协作，基于这些发现，有研究者提出失读症可能是一种失连接综合征。

1891年和1892年，Dejerine就分别报道了2例失读失写的脑卒中患者，通过随访及尸解，提出语言优势半球侧的角回是理解文字的视觉图像分析中枢（又称阅读中枢），该脑区的损伤是产生失读失写的重要病理基础，该区域若被破坏，阅读和书写能力均可受损，若角回完整，但与视皮质的联系阻断，患者就表现严重失读而书写能力保留。随着现代医学影像学研究的进展，人们发现阅读加工主要由语言优势半球侧脑区（通常为左侧）所组成的一个神经网络协同完成，包括负责语音加工和字母转换的颞顶叶脑区以及负责视觉识别的颞枕叶脑区，也有报道指出部分患者存在额下回脑区的异常。而失读症患者在上述阅读相关脑区表现出功能激活的不足和结构灰质体积的改变，以及相应的非语言优势半球侧脑区（通常为右侧）的过度发育和异常激活。

颞顶叶脑区包括了颞上回后部、角回和缘上回，是背侧语音通路的一部分，它与语音加工有关，该区域的激活不足或灰质体积的减少被认为反映了阅读障碍者语音加工能力的损伤，尤其是形-音整合能力。

颞枕叶脑区构成了阅读加工中的腹侧正字法通

路,基于功能影像学和神经心理学证据,研究者们提出视觉词形加工区域(VWFA)假说。额下回脑区在阅读中的作用十分复杂,有研究认为它和语音加工、语义提取、语言产出、言语命名等密切相关。目前左侧额下回的异常和阅读障碍的关系还不明确。

目前已有的研究表明,失读症的脑区结构连接异常主要有下述两种情况:一种是枕内侧型,病灶位于左侧枕叶距状回或外侧膝状体至距状回的视觉通路上,多累及胼胝体压部或紧邻压部的外侧白质。另一种是枕外侧型,病灶位于角回下白质;这些区域几乎都是左大脑后动脉供血区。同样地,对于枕外侧型,角回下白质的损伤阻断了双侧视皮质所获信息向左侧角回的投射,也会产生失读。大脑半球枕叶对各种视觉、语言符号存在着不同的阅读中枢,占据优势半球枕叶的大部分解剖功能部位,因此左侧枕叶损伤时文字阅读能力最易受损。也有研究者发现中文失读症患者存在双边顶枕叶脑区的损伤。

而脑区间神经信息远距离传递的结构基础是白质纤维束,其完整性是各个脑区间进行有效信息传递的保证。弥散成像技术的发展使得研究者可以通过对比正常人与患者脑组织结构来揭示特定认知损伤与白质纤维束特征改变之间的关系,较为一致的发现是失读症群体在连接关键脑区的白质纤维束,包括弓形束、下纵束和下额枕束等上的局部各向异性要显著小于对照组。

失读症患者存在脑区功能连接异常的证据最早来自一项PET研究。研究者发现在单字词阅读任务中阅读障碍组的角回和左侧额叶、颞叶、颞枕区的功能连接显著小于对照组。考虑到视觉词形区(VWFA)在阅读中的重要作用,有研究者选取VWFA及其周围一系列相邻脑区作为种子点,在全脑范围内做相关分析,结果发现阅读障碍者表现出VWFA与相关脑区功能连接的缺失。以上研究说明,阅读相关脑区之间的功能连接对于流畅的阅读是重要的,而失读症患者在完成阅读相关任务时却没有表现出这些脑区间应有的连接,反而表现为大脑后部脑区与左侧前额叶间功能连接的减少。

失读症的脑机制研究目前仍有很多局限。东方语素文字与西方的字母文字相比,有很多独特之处。有研究者发现汉字加工的神经中枢和网络通路与拼音文字阅读均不同。左侧前额叶中部,尤其是BA9,可能是汉字加工的中枢。对亚词汇水平涉及对汉语声调的声学和语音加工,当不需要主动注意参与时,现有研究在左右半球优势上,尚未取得明确结论;当需要主动注意参与时,优势主要表现为左侧化,涉及左侧的Broca区、前运动区、前部脑岛、顶叶、顶枕联合区以及双侧听皮质附近脑区,这与语言加工双通路模型中的背侧通路有很大重合。词汇水平涉及对汉语声调的识别,由双侧半球参与,顶叶、颞叶等部分脑区左侧优势更加明显,同时涉及颞中回等语言加工腹侧通路的核心区域。此外,个体对汉语声调认知加工的脑机制会受到语言经验的影响。近年来已经有越来越多的研究者开始关注汉语失读症这一领域,相关神经心理学和功能影像学研究方兴未艾,今后会有更多这方面的讨论以丰富和完善失读症的脑机制研究。

阅读的神经心理测验评估是基于以下理论假设:

1. *阅读的双通路模型*(dual-route model) 阅读时词汇如何从视觉输入通达语义信息是有关词汇加工研究的核心问题之一。双通道理论认为,由词形通达词义和由词形通达语音再通达词义两条通路同时并存:① 直接通路即词汇-语义通路(lexico-semantic route),单词的视觉形式可以直接激活它的语义信息,语音的提取是语义通达以后的一个附加过程。该通道受损导致表层阅读障碍,典型测验是不规则词(irregeular word)阅读成绩低,存在典型的规则化错误(regularization error)(如将pint的辅音读成mint)、同音混淆(如读出pair后才理解pear),或把同音假词当成真词(如把rite作为right接受为真词);② 形-音通路(亦称间接通路,非词典通路),需要将词按形音转化规则(grapheme-to-phoneme correspondence)转化成对应的听觉副本(从亚词汇建构语音)后通达其意义。该通道受损导致语音阅读,仅保留直接通路(词汇-语义通路)理解书面语,对先前没有建立形-义关联的词阅读困难(不常用的词、假词、新的名字,以及那些缺乏固定意思的词),典型测验是假词/非词阅读(pseudo/no-word)成绩低。

2. *阅读的连接主义范式* Plaut等(1996)假

定，对词与非词的发音是以一个高度交互作用的系统为基础的。双通路理论认为规则的单词读音可以通过规则（regularity）产生，而不规则单词，其读音是不规则的，所以，对规则单词的读音会更迅速。相反，Plaut 认为单词的一致性（consistency）更重要，一致性是指单词的读音与那些拼写相似单词读音之间的相似程度，一致性高的单词的发音要比那些不一致单词读音更为准确与迅速，因为有更多可利用信息来帮助对这些单词进行正确发音。

3. *双通道级联模型*（dural-route cascaded model，DRC） 和连接主义学习模型可以被整合为连接双加工模型（connectionist dual-process，CDP），该模型成功模拟了从正常单纯阅读到获得性失读症的广泛现象（Perry，2007）。CDP＋模型保留了双通道结构，包括了词典通路，但非词典通路通过双层集合（two-layer assembly，TLA）网络实施，TLA 是通过训练学习字形和音素之间的规则，不清楚的规则给予详细说明。CDP＋＋模型是针对多音节单词的阅读（如重音分布）的理论，因为汉字是单音节为主，对 CDP＋＋不做详细介绍。

4. *双通道交互激活模型*（Bi-modal interactive activation model，BIAM） Grainger（2009）通过阅读的电生理学研究提出双通道交互激活模型强调的是阅读过程的时间进程，在 DRC 模型基础上增加了听觉通道的词汇认知加工过程，并在正字法表征和语音表征通道上分离出亚词汇水平和词汇水平，正字法和语音可以在每条加工路径的不同节点建立连接，最终语义系统的激活是正字法和语音的整词水平加工共同作用的结果。

5. *多层弥散模型*（hierarchical diffusion modeling） 由 Froehlich 等（2016）最近提出，它包括 4 个阅读亚成分，即亚词汇（sublexical）、正字法（orthographic）、语音（phonological）与词典-语义（lexico-semantic）加工，作者具体比较了年轻阅读者与年老阅读者在以上 4 个成分表现的差异，发现对于有良好阅读能力的被试者，年龄老化的影响是正字法与词典-语义加工的速度加快了，而亚词汇与语音加工速度减慢了。已有研究显示汉字的亚词汇与拼音文字的亚词汇有本质差别，汉字的声旁亚词汇的加工与独体字和合体字的词汇加工没有明显区别。

汉字的特征与汉字阅读障碍

由于文化背景差异，中国人的阅读损害不同于西方国家的受试者。以下的描述基于大陆通用的普通话。现代汉语的词语可以是一个字，也可以是多个字组成。单个字由笔画的空间排列组成，通常有偏旁与表音部分。除了象形、指事、会意、转注和假代等少部分汉字生成方式，84％是形声字（Yin & Rohsenow，1994），形声字的形旁表义的透明度不同、声旁表音的程度也不同，可以分为规则字、半规则字、不规则字。汉语阅读过程中的语音是自动激活的，呈现汉字的时候，通常是字形、语音、语义依次激活（Liu，2003）。一个汉字一个音节，有 4 声（包括平声、上声、去声和入声），与字母文字不同，汉语没有形-音转化规则（Law & Or，2001；Siok 等，2004；Weekes 等，1997；Yin 等，2005；Bi 等，2007），尽管也有学者不同意这个观点。几乎没有英文单词的字母长度效应（length effects）与正字法深度（orthographic depth，由形知音的程度）的规律。

综上所述，与拼音文字相比，汉语特有的现象包括：多字组成词、声调、语音自动激活、规则性与假字（词）有更多形式。Weekes 等（1997）指出，汉语阅读有 2 条通路，语义通路与词典介导的非语义通路，后者与词形表证（如笔画、偏旁、字形）和语音表证（如音节、韵律、声调）直接连接，以这个模型为基础，Weekes 预测，表层失读症以选择性词典-语义通路受损为特征，导致阅读的成分合理选择阅读（legitimate alternative reading of components，LARC）错误。

针对汉语阅读的脑结构与脑网络机制已经取得丰硕成果。例如，使用任务态 fMRI 发现语义和同音判断的激活峰值在左脑额中回（LMFG，BA9 区）（Tan，2001；Mo，2005），声调激活的脑区为左侧颞上回与壳核（Veronica 等，2015）。汉语阅读领域是中国学者神经心理学中最有可能取得突破性成果的领域之一。成套阅读测验包含了以上诸多内容（表 5-8-1）。

此外，笔者编制的同义词与反义词测验附在最后，不同于同义词判断测验的三选一，这是自由回忆，而且多是抽象词语，所以，难度比较高。可以设计成选择题。

表 5-8-1 成套阅读测验内容

	测验类别	英文名称	分测验项目
一	字词阅读	Word reading	汉字、词语、非词阅读
二	复述	Repetition	词汇、非词复述
三	真假词/字判断	Lexical/Character decision	真假字/词判断
四	字形判断	Orthographic decision	听觉、视觉
五	音素判断	Phoneme decision	声母【f】、【b】、【h】 韵母【ó】、【ù】
六	数字联系判断	Number proximity judgement	
七	延迟抄写	Delayed copy	词汇、非词延迟抄写
八	同义词判断	Synonymy triplet task	视觉、听觉同义词判断
九	同义词与近义词	Synonymy and homoionym	

附件 5-8-1 成套阅读测验

字词阅读

1. 汉字阅读(120 字)

指导语：请你阅读以下每个字。(录音)

	1	2	3	4	5	6	7	8	9	10
规则形声字	瞄	姨	滚	躲	葱	懂	筷	桥	狮	楼
	催	淋	舔	熄	鹅	停	舱	杖	碗	证
	清	城	渔	战	放	歌	露	箱	盒	笠
	烈	阁	病	哲	材	猕	肤	薯	簧	栏
不规则形声字	喊	秤	柴	轨	睹	池	投	牌	笋	江
	晒	碰	扯	堤	课	护	扮	眺	撑	跳
	松	情	功	救	草	剪	窥	忘	恭	问
	闻	伶	厅	近	挚	醉	嫂	饭	捺	拉
非形声字	丰	了	丁	丙	也	刀	兆	云	几	力
	午	又	仓	人	夫	反	巾	门	马	方
	斤	毛	火	欠	果	水	山	心	爪	甲
	玄	立	鱼	身	角	舟	竹	页	羊	苗

2. 词汇阅读(72 词)

指导语：请你阅读以下词语。(多音字组词，了解同样文字在不同语义背景下读音不同。注意有些读音是完全不一样，有些只是四声差别)

1	2	3	4	5	6	7	8	9	10
转身	转动	属意	亲属	中央	打中	种子	种植	生长	长短
钻石	钻研	只身	只有	挣扎	挣脱	叉开	鱼叉	会场	场院
茂盛	盛物	吵架	吵吵	差别	参差	采地	采访	参观	人参
率领	效率	散会	散漫	妨害	不妨	哄骗	起哄	晃眼	摇晃
安宁	宁可	拘泥	泥沙	脊背	背包	汤匙	钥匙	威吓	吓唬
报答	搭理	单于	孤单	补给	给予	号召	号叫	会计	会合
茄子	雪茄	假期	真假	角斗	角落	亲家	亲密	调换	调皮
反省	省份								

3. 非词阅读　下面请阅读一些你以前从没见过的双字词。你的任务是每看到一个词，把它快速准确地大声朗读出来。明白了吗？下面开始。

1	2	3	4	5	6	7	8	9	10
起男	肥刺	泛各	甩途	迫荟	祖罗	史可	波蹄	夫空	李算
11	**12**	**13**	**14**	**15**	**16**	**17**	**18**	**19**	**20**
东辆	语跨	拐唱	因犯	企坤	流田	山栏	粒社	豆湾	寺宙

复述

1. 词汇复述　下面复述一些你以前听到过的词。也就是每听到一个词，请把它照样说出来，请尽量准确快速地复述。

1	集体主义	11	计划生育	21	出发点	31	丝绸之路	41	自个儿
2	之所以	12	有助于	22	尽管如此	32	大气层	42	村委会
3	节假日	13	少数民族	23	服务员	33	紧接着	43	意味着
4	两极分化	14	于是乎	24	为什么	34	联产承包	44	有限公司
5	催化剂	15	受不了	25	辩证法	35	来得及	45	怎么着
6	一方面	16	自由市场	26	扭亏增盈	36	必需品	46	如果说
7	对不起	17	考虑到	27	董事长	37	阿弥陀佛		
8	阶级斗争	18	以至于	28	要不然	38	有利于		
9	和平共处	19	农副产品	29	交响乐团	39	舍不得		
10	什么样	20	无论是	30	取决于	40	另一方面		

2. 非词复述　下面复述一些你以前从没听到过的词。也就是每听到一个词，请把它照样说出来，请尽量准确快速地复述。

1	汽涂	10	操憎	19	舍支	28	谎训	37	痛场	46	件害
2	扩河	11	勇漠	20	尖羡	29	欢取	38	盆力	47	认创
3	嗓察	12	悲正	21	工充	30	丧警	39	美疼	48	体汽
4	急吃	13	画乐	22	嘹努	31	高起	40	正街	49	慕赞
5	练安	14	到伤	23	决调	32	观写	41	材总	50	沉林
6	严美	15	怒肉	24	肮利	33	车烤	42	夸门	51	死务
7	来马	16	工排	25	盗堡	34	运沮	43	载河	52	子奉
8	惑甲	17	区吹	26	伦默	35	承小	44	远肥	53	森体
9	岸患	18	束威	27	欺别	36	调炽	45	森律		

真假词判断

1. 真假词/字判断(视觉)　下面请判断一些看到的词汇是否是以前见过的。如果是以前见过的,按左键;如果是以前从没见过的,按右键。例如,当看到“车忘”时,应该按右键;而当看到“同学”时,应该按左键。明白了吗?请您尽量快、尽量准确地按键。

1	队列	11	改共	21	盆须	31	运载	41	乐曾	51	认真	61	关于
2	深刻	12	重大	22	碧绿	32	结束	42	因此	52	行刚	62	命讯
3	彩冷	13	肮脏	23	彩霞	33	蓝跑	43	视玻	53	考值	63	创造
4	精致	14	吕泪	24	构文	34	抚奏	44	解散	54	对此	64	条有
5	器械	15	以及	25	优秀	35	冷漠	45	材料	55	挽舍	65	挑风
6	各步	16	筛台	26	施舍	36	飘损	46	荣部	56	基于	66	餐馆
7	故而	17	贬值	27	年善	37	尘埃	47	玩见	57	弓群	67	身体
8	提供	18	责任	28	类感	38	热占	48	正式	58	出牛	68	取饱
9	虫乱	19	吃饭	29	而是	39	其余	49	利晨	59	鼓励	69	安逸
10	价格	20	林等	30	严福	40	虽然	50	挽救	60	这般	70	工人

2. 真假词判断(听觉)　下面请判断一些听到的词汇是否是以前见过的。如果是以前见过的,按左键;如果是以前从没见过的,按右键。例如,当听到“chē(车)wàng(忘)”时,应该按右键;而当听到“tóng(同)xué(学)”时,应该按左键。请您尽量快、尽量准确地按键。

1	倘若	11	项目	21	推测	31	背影	41	兄开	51	闲置	61	练陆
2	伟大	12	化主	22	研具	32	准土	42	商品	52	同蜕	62	想群
3	到能	13	潮湿	23	音响	33	正常	43	龙车	53	河件	63	美快
4	伴奏	14	前者	24	运疼	34	观念	44	财物	54	即使	64	追求
5	于是	15	下捉	25	端庄	35	辽阔	45	国闹	55	续特	65	发生
6	叫木	16	独学	26	特殊	36	侧劳	46	包揽	56	广泛	66	天该
7	声音	17	允许	27	努致	37	普幸	47	质量	57	吸引	67	正如
8	东邦	18	深图	28	而且	38	乏味	48	波峰	58	综困	68	平科
9	至此	19	保持	29	后者	39	按照	49	为顿	59	捐赠	69	如此
10	多跳	20	积极	30	高寻	40	岩童	50	脉搏	60	谦虚	70	非海

3. 真假字判断　下面您每次会看到一个字，请您判断它是否是以前见过的。如果是以前见过的，按左键；如果是以前从没见过的，按右键。请您尽量快、尽量准确地按键。

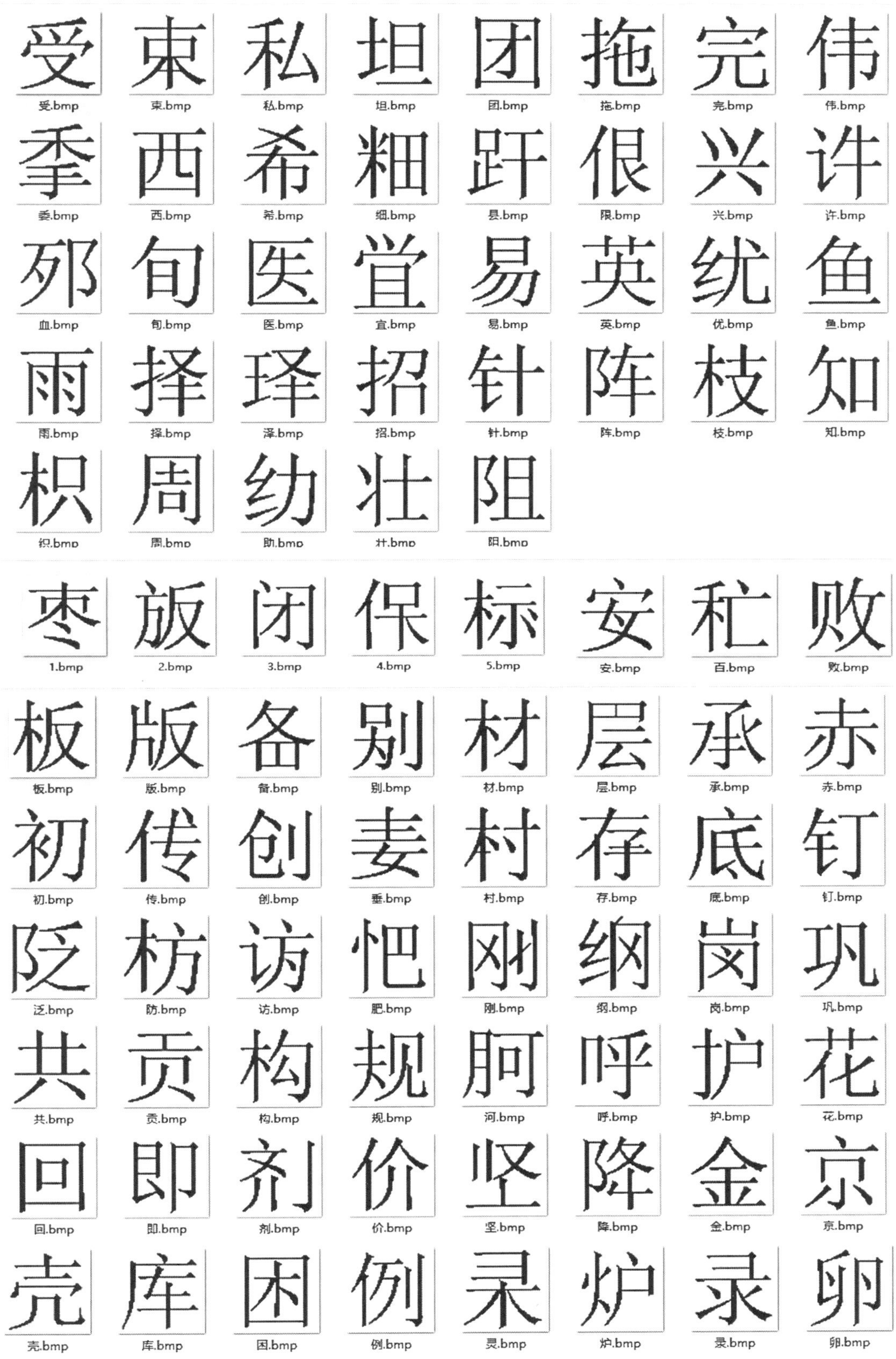

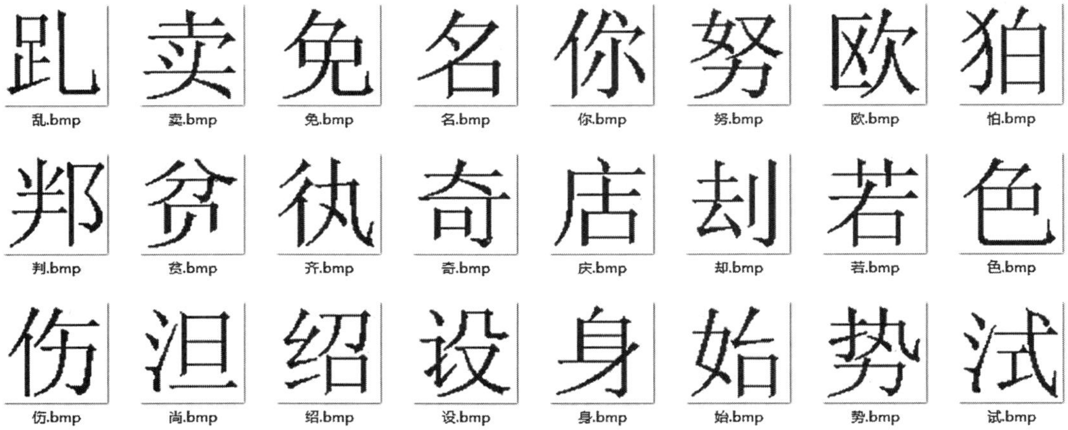
乱.bmp
卖.bmp
免.bmp
名.bmp
你.bmp
努.bmp
欧.bmp
怕.bmp
判.bmp
贫.bmp
齐.bmp
奇.bmp
庆.bmp
却.bmp
若.bmp
色.bmp
伤.bmp
尚.bmp
绍.bmp
设.bmp
身.bmp
始.bmp
势.bmp
试.bmp

字形判断

1. 听觉字形判断

(1) 判断下面的词是否含"木"这个部分。

"梦境"的"梦"含有木字部分?

序　号	词　语	判　断	序　号	词　语	判　断
1	梦境		11	草地	
2	检查		12	决策	
3	蘑菇		13	资本	
4	繁荣		14	选举	
5	禁止		15	遮挡	
6	悠闲		16	依稀	
7	杰出		17	奖励	
8	理睬		18	移动	
9	腐朽		19	秘密	
10	芝麻		20	糟糕	

(2) 判断下面的字是否含有"三点水"这一部首。

"漂亮"的"漂"是否含有"三点水"?

序　号	词　语	判　断	序　号	词　语	判　断
1	漂亮		5	深入	
2	所谓		6	形象	
3	供应		7	满意	
4	旅游		8	参观	

(续表)

序　号	词　语	判　断	序　号	词　语	判　断
9	治疗		15	签订	
10	表演		16	起点	
11	看法		17	身影	
12	资本		18	深度	
13	准确		19	标准	
14	眼泪		20	平淡	

(3) 判断下面的字是否含有"口"字。

序　号	词　语	判　断	序　号	词　语	判　断
1	元旦		11	思念	
2	呈现		12	夜晚	
3	吵闹		13	大象	
4	幼小		14	和平	
5	方向		15	成功	
6	祈求		16	司机	
7	明亮		17	名字	
8	启动		18	核桃	
9	炒菜		19	员工	
10	叶子		20	考虑	

2. 视觉字形判断　渐进字猜读(N=13)(第1步读出来计1分,第2步读出来计2分,以此类推)。

音素判断

下面您每次会听到一个字,请您判断这个字的读音中是否含有指定的声母或韵母。如果含有，请按左键；如果不含有，请按右键。例如，要求判断是否含有声母【d】，如果听到的字是【大】，那么应该按左键；如果听到的字是【洒】，那么应该按右键。请您尽量快、尽量准确地按键。

下面开始练习

下面请判断呈现的字的读音中是否含有声母【f】

1	肥	+
2	锅	−
3	否	+
4	落	−
5	浇	−

下面请判断呈现的字的读音中是否含有韵母【ɑ́】

1	爬	+
2	余	−
3	级	−
4	吕	−
5	拿	+

下面开始正式实验

下面请判断呈现的字的读音中是否含有声母【b】

1	麻	−		11	菜	−	
2	北	+		12	郎	−	
3	冰	+		13	八	+	
4	金	−		14	夫	−	
5	博	+		15	动	−	
6	吸	−		16	鼻	+	
7	理	−		17	搬	+	
8	捕	+		18	大	−	
9	变	+		19	拜	+	
10	笨	+		20	架	−	

下面请判断呈现的字的读音中是否含有韵母【ù】

1	顾	+		11	踏	−	
2	瀑	+		12	字	−	
3	乐	−		13	酷	+	
4	各	−		14	促	+	
5	兔	+		15	刻	−	
6	那	−		16	辣	−	
7	布	+		17	鹿	+	
8	易	−		18	弃	−	
9	幕	+		19	壁	−	
10	渡	+		20	务	+	

数字联系判断

选择与第一个数字更接近的数字。

18	15	22		40	42	46		56	57	50
86	84	89		24	22	28		68	66	74
49	53	58		11	13	17		42	45	47
93	92	86		14	11	23		32	35	27
86	82	91		28	31	22		81	83	89
79	76	72		48	46	43		95	94	91
27	31	36		92	93	88		19	15	12
50	52	54		21	25	28		47	44	56
37	38	43		82	85	77		16	15	21
78	79	71		44	48	35		41	43	49
97	99	92		73	69	65		31	35	39
74	73	67		20	24	26		62	66	55
52	50	55		51	54	60		29	27	34
13	14	19		65	68	55		39	36	34
25	26	31		30	33	25		22	18	27
83	87	74		87	88	94		45	48	52
54	53	62		67	69	62				

延迟抄写

每次视觉呈现一个字，5 s 后移开，根据记忆写出这个字。

(1) 词汇延迟抄写：靶、篱、钳、橙、蚌、镐、杏、

蝎、汞、藤

（2）非词延迟抄写

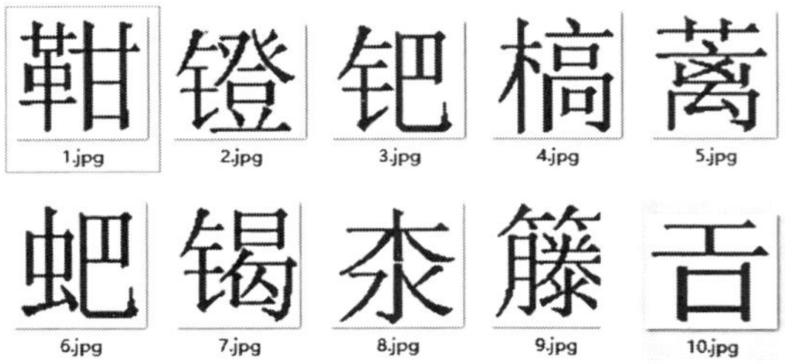

同义词判断

听觉版与视觉版的词语材料相同。

听觉版指导语：您将听到每组三个词汇，请您从听到的3个词汇中选出与其他两个语义关系最远的一个，如当听到"小孩""儿童""老头"这3个词时，应选"老头"。明白了吗？

视觉版指导语：您将看到每组3个词汇，请您从看到的3个词汇中选出与其他两个语义关系最远的一个，如当"小孩""儿童""老头"这3个词时，应选"老头"。明白了吗？

1	病人	医生	患者
2	沮丧	愤怒	生气
3	泥坑	溪流	小河
4	森林	沙漠	树丛
5	沮丧	窘迫	尴尬
6	灾难	欺骗	背叛
7	怜悯	同情	疼痛
8	畏惧	生气	害怕
9	庆祝	骚动	混乱
10	街道	小巷	马路
11	悬崖	山洞	隧道
12	技巧	才能	勇气
13	奉承	夸张	吹牛
14	剃刀	榔头	锤子
15	肥肉	脂肪	牛奶
16	图形	图章	图画
17	城堡	高楼	宫殿

（续表）

18	凳子	桌子	椅子
19	老师	领导	教授
20	丝	绳	缆
21	疼	痛	病
22	脂肪	牛奶	肥肉
23	森林	沙漠	树丛
24	偷盗	抢夺	撒谎
25	图形	图画	图章
26	勇气	信心	才能
27	衬衫	马甲	皮鞋
28	鼓励	允许	同意
29	小河	湖泊	溪流
30	诺言	语言	誓言
31	责任	爱好	义务
32	牛	驴	骡子
33	茶馆	餐厅	食堂
34	悬崖	山洞	隧道
35	沼泽	泥塘	土块
36	摇篮	床	婴儿床
37	大祸	灾难	急事
38	伦理	道德	法律
39	医生	治疗学家	大夫
40	证据	证件	证词
41	火车	轿车	汽车
42	忠告	忠诚	忠心
43	反对	憎恶	痛恨
44	补充	代替	更换
45	卡车	货车	推车
46	顶棚	窝棚	帐篷
47	表扬	建议	赞美
48	敲打	涂写	撞击

（续表）

49	棍子	棒子	绳子
50	渴望	妒忌	羡慕
51	绳子	棍子	棒子
52	砍	切	撕
53	总部	办公室	大厅
54	优点	缺陷	长处
55	抱	擦	搂
56	岩石	翡翠	玉
57	牙	齿	舌
58	安静	沉默	声音
59	怒气	敌意	困惑
60	齿	牙	舌
61	承认	撒谎	坦白
62	威胁	尖叫	呼喊
63	农场	操场	牧场
64	获取	欺骗	得到
65	牢房	监狱	笼子
66	技能	努力	才干
67	河岸	河水	河滩
68	咬	喝	嚼
69	律师	警察	公安
70	学生	徒弟	干部
71	擦	刷	切
72	爱好	职业	工作
73	高兴	乐观	快乐
74	蒸汽	香味	香气
75	翡翠	岩石	玉
76	泥浆	小溪	河流
77	尘	灰	石
78	森林	树林	园林
79	悲伤	困惑	痛苦

（续表）

80	胜利	控制	征服
81	杀	勒	掐
82	扯	撕	切
83	拽	拉	推
84	柜子	椅子	凳子
85	马	羊	牛
86	跑步	走路	散步
87	途径	方向	目标
88	绝望	悲观	愤恨
89	盘	勺	碗
90	打	捆	揍
91	掩饰	笼罩	隐藏
92	理想	愿望	企图
93	牛奶	果汁	酒精
94	书	本	笔
95	箱子	盒子	柜子
96	月亮	太阳	彩虹

同义词与反义词测验

1. 反义词 60 个

指导语：现在我说一个词语，请你说一个反义词。听觉呈现。

指导语：现在我给你看一个词语/字，请你说出一个反义词/字。视觉呈现。

出发—	困难—	舒服—	暖和—	热闹—
空闲—	流动—	弯曲—	开始—	错误—
宽敞—	秘密—	熟悉—	静止—	希望—
傍晚—	高大—	光滑—	清楚—	纯洁—
骄傲—	责备—	成功—	真理—	善良—
独特—	明白—	坚定—	敏感—	关切—
胖—	香—	明—	忙—	凉—

(续表)

来—	好—	轻—	前—	左—
是—	尖—	深—	升—	快—
饿—	贫—	旧—	细—	明—
始—	首—	美—	粗—	开—
曲—	高—	硬—	爱—	远—

2. 近义词45个

指导语：现在我说一个词语，请你说一个意义相近的词语。听觉呈现。

指导语：现在我给你看一个词语/文字，请你说一个意义相近的词语/文字。视觉呈现。

便宜—	喜欢—	发展—	调皮—	回顾—
伤心—	胆怯—	指望—	捉弄—	节省—
绰号—	故意—	允许—	暂时—	责怪—
惟独—	珍贵—	赞赏—	预计—	镇静—
坚固—	关心—	模范—	普通—	体面—
温和—	立即—	开心—	机灵—	艰难—
疼—	肥—	降—	奔—	久—
冷—	假—	黑—	微—	消—
找—	斜—	猜—	亮—	想—

反义词标准答案

出发—归来	困难—容易	舒服—难受	暖和—寒冷	热闹—寂静
空闲—忙碌	流动—固定	弯曲—笔直	开始—结束	错误—正确
宽敞—狭窄	秘密—公开	熟悉—陌生	静止—移动	希望—失望
傍晚—清晨	高大—矮小	光滑—粗糙	清楚—模糊	纯洁—混浊
骄傲—谦虚	责备—表扬	成功—失败	真理—谬论	善良—凶恶
独特—普通(一般)	明白—糊涂(疑惑)	坚定—动摇(犹豫)	敏感—迟钝	关切—冷淡
胖—瘦	香—臭	明—暗	忙—闲	凉—暖(热)
来—去	好—坏	轻—重	前—后	左—右
是—非	尖—钝	深—浅	升—降	快—慢
饿—饱	贫—富	旧—新	细—粗	明—暗
始—终	首—尾	美—丑	粗—细	开—关
曲—直	高—矮(低)	硬—软	爱—恨	远—近

近义词标准答案

便宜—廉价	喜欢—喜爱	发展—进展	调皮—淘气	回顾—回忆
伤心—难过	胆怯—害怕	指望—盼望	捉弄—戏弄	节省—节约
绰号—外号	故意—有意	允许—同意	暂时—临时	责怪—责备
惟独—只有	珍贵—宝贵	赞赏—欣赏	预计—估计	镇静—冷静
坚固—牢固	关心—关怀	模范—榜样	普通—一般	体面—风光

（续表）

温和—和气（温柔）	立即—马上（连忙）	开心—快乐（高兴）	机灵—灵巧	艰难—困难
疼—痛	肥—胖	降—落	奔—腾	久—长
冷—寒	假—虚	黑—暗	微—小	消—灭
找—寻	斜—歪	猜—测	亮—明	想—思（念）

（韩在柱　毕彦超　汤　乐　黄　琳　郭起浩）

第九节
爱丁堡功能性交流能力检查法（EFCP）

在西方国家，经典的失语检查法包括波士顿诊断性失语检查（the Boston diagnostic aphasia examination，BDAE）、西方失语成套测验（the western aphasia battery，WAB）和双语失语症检测法（the bilingual aphasia test，BAT）等。国内迄今发表的失语检查法都是参照国外传统的失语症检查法（主要是BDAE和WAB），结合国情，并考虑汉文化、语言特点及方言等因素，比较常用的有5个版本：中国科学院心理研究所胡超群等编制的“临床汉语言语测评方法”、北京医院王新德等编制的“汉语失语检查法（草案）”、北京大学第一医院高素荣编制的汉语失语检查法（aphasia battery of Chinese，ABC）、中国康复研究中心李胜利等编制的“汉语失语症标准检查法”和暨南大学附属第一医院陈卓铭等编制的基于计算机辅助的“汉语失语检查法”。以使用广泛的ABC为例，具体检查内容为：谈话、理解、复述、命名、阅读、书写、结构与视空间、运用和计算等。

这些检查法的优点是：以明确的“运动/感觉”“表达/接受”两维模式取向为分析基础；能比较好地区分常见的失语类型，如运动性失语、经皮质运动性失语、感觉性失语、经皮质感觉性失语、混合性失语、传导性失语等；其失语分类和影像学证实的失语的解剖定位之间有比较高的符合率（67%～94%）。传统汉语失语检查法的局限性之一是把失语视为单纯的语言问题，而没有充分考虑其他认知功能（如记忆和执行功能）对语言功能的影响作用；失语治疗效果可能反映在“沟通能力指数（PICA）”和“功能沟通轮廓图（FCP）”上，而并没有反映在听、说、读、写、算为内容的失语检查法上。

语言交流的主要目的在于人际沟通。传统的语言功能标准化测试只是描述失语症患者交流能力的一部分，因为传统的评估为患者提供的是非真实的语言标准，是脱离人际环境孤立地进行评定的语言运用能力。Holland指出，患者语言的恢复往往取决于他能多好地适应残存语言功能，而不是在语言技能的再学习上取得了多大进步。大量证据表明失语症患者因神经系统损害而导致的语用学技能损害并不如语言技能损害重。Wilcox引用许多研究表明失语症患者保留了交流活动的起始和维持、上下文信息的编码和解码，以及对检查者的反馈做出反应的能力。

爱丁堡功能性交流能力检查法（Edinburgh functional communication profile，EFCP）是一种描述失语症患者交流有效性的观察法，1990年修订版，它的设计基于功能性交流就意味着“信息传递”的理念。在激发语言自然运用的环境下没有任务呈现的检测手段就是功能性的。EFCP在观察者之间的一致性信度、复测信度和效度良好。非言语行为的观察较之言语形式，无论在语言发展还是生理发生方面，都更原始，因此更能抵御脑部的损伤。尽管非语言交流可能并不如认知模式那么受关注，但唯有它能提供交际水平上的应对策略。实际上，“聪明的”失语症患者可能运用的交流方式远多于EFCP中的描述，比如，手势、视线、点头、指示、画图。

一、EFCP 的发展目标和背景

大量证据表明失语症患者因神经系统损害而导致的语用学技能损害并不如语言技能损害重。Wilcox(1983)引用许多研究表明失语症患者保留了起始和保持交流活动、编码和解码上下文信息及对听者的反馈做出反应的能力。完成这些功能的策略可能包括：指出需要一些时间来回应；鼓励听者提供两者择一的选项；指出重复的需要；听者对不能理解的项目进行解释。这些策略能通过各种形式或其组合来实现。EFCP 的设计旨在通过精确地参考语言环境，对各种策略的形式及其实现程度进行结构观察和分析。

二、EFCP 的信度和效度

作为一种观察方法而不是标准化测试意味着某些个体差异是不可避免的。这当然也存在于日常面对面交流中。只要这些差异不是由于对观察项目的误解而致，那么作为观察者之间个体差异的反映是可以接受的，事实上还可能成为使人感兴趣的方面。尽管为了研究的目的可自该表得出量化的结果，但应避免用数字得分来表示，因为有迹象表明给定的分数会掩盖行为观察法所收集到的信息。表中的反应等级是按言语分类的，并不是与数字序列相关的连续体。两个月的控制研究，表明观察者之间的一致性水平是可以接受的。大多数治疗师认为该检查表有助于评定患者在真实但又系统的方式下的总体交流能力，且在某些情况下是唯一可行的评估方法。

三、EFCP 与传统测试的关系

设计这一检查表并不是为了替代任何传统量表。当制定基于认知过程的任务导向疗法时——对应基于沟通过程的交流导向疗法，标准化量表依旧能提供最多信息。迄今为止的效度试验表明 EFCP 与传统测试之间存在负相关，正如预期所料。例如，患者可能在波士顿诊断性失语检测中得到令人沮丧的 z 得分——大部分亚项在 −1 到 −2 分之间。但是在 EFCP 测试中，却显示出有效地进行问候、确认、回应、要求等交流能力。这表明尽管存在残存语言交流困难，患者仍可胜任一系列的功能性交流。对其使用策略进行分析能够为治疗提供指导。

四、EFCP 的检查内容

(一) 交流形式

并非所有的老年患者都使用言语作为首选交流方法。患者在不同的情景下可能会使用以下 5 种交流形式：(S)言语；(G)姿势，包括形式化的手势；(F)面部表情；(V)不成字词的嘟囔之音；(W)书写。

如果可行的话，大部分患者都会运用言语来交流，但也补充以姿势和/或面部表情的有效运用。如果一个策略包含多种形式，需要注明。

如果并不是一种形式补充另一种，而是运用了各种形式的组合——它们独立运用时都不能有效地交流，那么应当在检查表中注明，用括号把各项括起来。

某些形式可能并不适用于每位患者(比如，具有充分姿势和言语能力的患者不需要运用书写)，这种情况下可留空而不需记录。

(二) 反应等级

患者的反应可以有很大的差异：一些病患的反应局限，另一些比较多样化。每个交流项目尽可能只记录一个最常发生的等级。如果对同一项目的反应变化很大，则有必要记录多次，并在注释栏中加以说明。反应分 7 个等级：无反应，答非所问，词不达意，刻板语言，达意，合格，详细。

1. *无反应*(NR)　5 种形式中任何一项都没有反应。需注意，某一形式的无反应要与广泛交流障碍相鉴别。如果仅仅是没有运用某种形式的交流，并没有不适当的行为(比如，某位患者没有用书写的形式来问候)，需要留空而不是记录为无反应。

2. *答非所问*(Inap)　不相关的回答，比如，对患者打招呼：你好，Bloggs 先生，你今天感觉怎样？他的回答是：

言语：谢谢你。

姿势：指向说话人。

表情：困惑的，皱眉。

发音：—

书写：写数字。

3. *词不达意*(Inad)　不足以表达特定含义的局限回答。比如，问患者“你到达这里有没有困

难?”,回答是:

言语:哦,呃……我……想……是的。

姿势:摆手(表示否认)。

表情:抬起眉毛。

发音:运用降调。

书写:潦草难辨。

4. 刻板(Ste) 如果患者出现刻板回答,需加以记录。这种回答的有效性差异很大,在一些情况下可能是达意的。比如问他“你今天怎样?”,回答是:

言语:很好。

姿势:握手。

表情:微笑。

发音:升调。

书写:写“好”。

每个形式的回答都达意。但是,当这些反应在交流过程中反复出现以造成刻板印象时,需记录为刻板。可通过观察各种交流形式及日后随访来确定这种形式能传递多少患者欲表达的信息。这些交流信息需在表格相应的可交流或不可交流项中记录下来。

5. 达意(Ad) 能传达特定含义但是交流比较局限。比如,问“你到达这里有什么困难吗?”,回答是:

言语:“哦,很好,没问题。”

姿势:指向门。

表情:—

发音:合适的音调。

书写:写“好”。

6. 合格(Qu) 较之达意的回答,还增加了一些内容,比如,对上述相同问题的回答:

言语:“啊,我想,还不坏。”

姿势:竖起大拇指。

表情:有目光接触,噘嘴表示有找词困难。

发音:运用语音停顿来表示某些不满意。

书写:写“我不得不使用我的拐杖”。

7. 详细(Elab) 提供完整的信息。比如,对上述问题的回答:

言语:“嗯,我想我尽力了,但是和以前当然没法比,走台阶困难。”

姿势:使用合适的手势,摇头。

表情:有目光接触,运用表情表示不满意(皱眉,噘嘴)。

发音:运用语音停顿表示正在思考。

书写:写“没有运用。”

8. 无证据(NE) 在观察过程中没有充分的证据来评价患者某一形式的反应。这种情况下应记录为无证据而不是无反应,以便在日后可以再次评定。

除了以上所述的各种等级,患者在各个形式上的反应可能是不一致、相互组合的。

9. 不一致的反应 通常,患者的反应包括了有效性不同的各种方式。要注意避免这种倾向——只记录能成功交流的形式。比如,招呼患者:“早上好,Bloggs 先生。”回答是:

言语:“呃……电话(Inap)。”

姿势:握手(Ad)。

表情:目光接触,微笑(Ad)。

发音:升调(Inad)。

书写:写“没有运用。”

与此相对的是,详尽的自我中心的言语加上不适当的非语言形式。比如,问患者“你今天感觉如何?”,回答:

言语:“当然,我目前的健康状况比起几个月前好多了。但问题是我真的很需要四处走动,现在这种情况却不允许我这么做(Elab)。”

姿势:摇头,挥动手臂(Inap)。

表情:皱眉,面无表情,目光闪躲(Inap)。

发音:过度的音量(Inap)。

书写:写“没有运用(留空)。”

10. 组合 患者的反应可以由各种形式组合,任一形式在独立运用时都不能有效交流但相结合后就组成了一个成功策略。在检查表中用括号把 2 个或更多的形式括起来。比如,提到患者的丈夫时,问患者“他是个好厨师,是吗?”,回答是:

言语:“嗯……呃……锅……啊……锅。”
姿势:做出持锅的姿势,当尝试记起一些词摇头。
表情:目光、嘴唇的动作表示不满意。
发音:降调。
书写:写“没有运用。”
} Qu

每个形式独立地看,几乎连达意都够不上,但是当组合起来后就能传达较多意义。在这个例子中,可以将言语、姿势、表情、语音几项括在一起,评定为合格。

(三)交流内容

该检查表分为6个交流方面:问候、确认、回应、要求、提议和口头解决问题。每个部分都包含了交流能力的不同等级,除了第六项——只运用于那些具备有效交流能力的患者。

1. *问候* 有人进门时,患者的觉察反应。

他是否望向别处,没有回应?—yes→检查他是否能听到或看到你。—no→记录为NR,再次问候,他是否有反应?

患者是否虽然没有说话,但是注视你或者对你微笑挥手等?—yes→在得分纸以下各项中(GFV)记录为Ad或Ste。

患者是否对常用问候语,比如,“你好”“早上好”做出简短回答?—yes→在相应项记录为Ad:SGFVW。

患者是否用一些短语发表对特定地点或人物的评论,比如,“今天这里很冷”,—yes→在相应项记录为Qu或Elab:SFGVW。

“我喜欢你的发型”“你感觉好些了吗?”确认他的反应不符合前述各项。

2. *确认* 患者做出反应——确认其他人说的话语已被理解。这种确认能够通过多种形式表示,但是必须保证其可靠性以作为进一步交流的基础。

配偶或护士报告的反应必须要附以具体事例做参考,以防止过分乐观的结论。将这些信息以“来自报告”记录在注释栏中。

当你对患者说话,要求他做出确认的时候,他是否有反应?—no→重复话语后他是否有反应?—no→记录为NR。

虽然保持沉默,但是点头或摇头,或运用脸部表情或语音来表达意思。—yes→在相应项中记录为Ad:GFV。

他是否回答“是/否”问题?—yes→在得分纸相应项记录为Ad:SGW。

重复2~3次以引出更多回答,记录下反应的形式和等级。

3. *回应* 患者在以下各种情形下的回应:① 非语言形式的问题。② 闭合式问题,比如:是/非问题,正/误判断。③ 开放式问题,比如:特殊疑问,需患者解释、表示认可或同意的问题。④ 描述,比如,描述他的家/他玩的游戏/如何煮汤。

患者是否对有意义的姿势做出回应?—no→对非语言形式的要求:NR。

患者是否对是非问题作出回应?—no→记录下对非语言形式要求的回答及其形式等级。闭合式问题:NR。

患者是否回答需表达个人意见的问题?—no→记录下对闭合式问题的反应形式及其等级,开放式问题:NR。

患者是否能描述病房、医院、他的家或一幅图画?—no→记录下开放式问题的反应形式及其等级,描述性问题:NR。

4. *要求* 患者提出要求的能力怎样?通过观察患者或(和)配偶及护理人员的会谈后记录。

患者吸引他人注意和提出要求的能力都要考虑在内:① 引起注意:作为提出要求的准备步骤,患者是否尝试着引起别人的注意。对于只能通过非语言形式来提出要求的患者,这一步尤其必要。② 索要物品,要求做某事:患者如何表示他想要做某事,比如,他想去洗手间,他想睡觉,他饿了,渴了,想关掉电视机,等等。③ 要求信息:患者如何表示他想得到信息,比如,关于来访者、钱、管理等方面的信息,或者要求提问者重复一下问题。

患者是否有想要交流的表示?—no→在“吸引注意”一栏记录为NR。

患者提出的要求可被理解吗?—no→在“吸引注意”一栏记录为Inad或Ste(不可交流)。

他是否尝试吸引?如果有人为引起注意,记录为Ade,并记下其形式。如是否有特定人员的注意?—no→走近他,他是否有特定交流?—no→如果反复出现则记录为Ste。

他是否把他人的注意引向他要求做某事或要求得到信息?—no→在“吸引注意”一栏中记录为Qu,并记下其形式。

记录下“索要物体,要求做某事,要求信息”的形式及其等级。

5. 提议　这一项包括患者引出话题与他人交流。提议能通过以下形式表达：① 传递物体，比如，他如何表达希望传递给听者一个物品，比如，一个空茶杯。② 引出话题。

他是否有自发传递物体的行为，记在“物品传递”一栏中，或有传递物体的愿望？—yes→记录下反应的形式及等级。

他是否引出话题？—yes→在引出话题一栏中记录下反应形式及等级。

他是否持续地以自我为中心地谈话而不顾及他人。—yes→在引出话题栏中记录为 Ste(可交流)，并在注释栏中记录。

6. 口头解决问题　这个部分只用于具备有效交流能力的患者，要求患者在谈话中能运用一些口头形式来解释问题。比如：① 日常生活情景的问题：“你今天是怎么到达这里的?”② 什么样的帮助对残疾人是有用的？你能想出一些应对这些问题的办法吗？

(四) 检查表和得分纸

EFCP 是为了提供非正式情景下或功能性交流而设计的检查表。它可以与其他标准化失语成套测验联合运用，互为补充，以提供受损语言能力的精确信息。

EFCP 作为标准测验的补充，提供了更多关于 AR 的精神状态和交流能力的信息，尽管针对语言功能的测试项目相对较少。它描述了传递信息的形式、传递的程度，以及这些形式的交互程度。实际上，它检查了那些语言能力受损而交流能力尚存的患者。

五、EFCP 的评分表或样例

EFCP 的评分表或样例见表 5-9-1。

表 5-9-1　EFCP 的评分表或样例

形　式	不可交流				可交流				注释 延迟 形式 组合	
	NR	Inap	Inad	Ste	Ste	Ad	Qu	Elab		NE
问候	S									
	G									
	F									
	V									
	W									
是非问题确认	S									
	G									
	F									
	V									
	W									
非语言形式的要求	S									
	G									
	F									
	V									
	W									
闭合式问题	S									
	G									
	F									
	V									
	W									

(续表)

形　式	不可交流				可交流				注释	
	NR	Inap	Inad	Ste	Ste	Ad	Qu	Elab	延迟 形式 组合	NE
开放性问题	S									
	G									
	F									
	V									
	W									
描述	S									
	G									
	F									
	V									
	W									
引起注意	S									
	G									
	F									
	V									
	W									
索要物品或要求做某事	S									
	G									
	F									
	V									
	W									
信息	S									
	G									
	F									
	V									
	W									
物体传递	S									
	G									
	F									
	V									
	W									

（续表）

形　式	不可交流				可交流				注释 延迟 形式 组合	
	NR	Inap	Inad	Ste	Ste	Ad	Qu	Elab		NE
引出话题	S									
	G									
	F									
	V									
	W									
口头解决问题	S									
	G									
	F									
	V									
	W									

注：表中的缩略词意义。① 形式：言语（S）、姿势（G）、表情（F）、发音（V）、书写（W）。② 反应：无反应（NR）、答非所问（Inap）、词不达意（Inad）、刻板（Ste）、达意（Ad）、合格（Qu）、详细（Elab）、无证据（NE）。

（郭起浩　马　洁）

第十节

波士顿诊断性失语检查（BDAE）

波士顿诊断性失语症检查（Boston diagnostic aphasia examination，BDAE）最初由 Goodglass 和 Kaplan 于 1972 年发表，并在 1983 年和 2001 年进行修订，目前最新版本为第三版（BDAE－3）。BDAE 是国际上（尤其是西语国家）最常用的失语检查和评估量表之一，主要用于：① 诊断失语症；② 评估失语症患者语言功能的范围和严重程度；以及③ 提供全面的语言功能评估以指导临床治疗。需要注意的是，量表作者强调并不能仅根据 BDAE 评定结果直接诊断失语症或直接指明最适合的治疗方案，评估结果需要由临床专业人员综合解读以辅助诊治。

一、版本和分测验

原版 BDAE－3 包括三个版本：标准版（standard）、短版（short）和扩展版（extended）。其中，标准版与更早的 BDAE 版本最为近似，短版量表适合进行简单评估，扩展版则提供更为全面的神经语言学评估。BDAE－3 共包含 50 余个分测验，涵盖了 5 个语言相关领域（即会话和说明性言语表达、听理解、口语表达、阅读和书写）；扩展版还包含一个运用（praxis）领域量表（表 5－10－1）。此外，BDAE 还提供视空间功能成套测验（在更早的 BDAE 版本中叫“波士顿顶叶功能成套测验”），作为可选的附加非语言补充量表（表 5－10－2）。

原版 BDAE 是英文版本，目前已有希腊语（Tsapkini 等，2010）和西班牙语（Pineda 等人，2000）等修订版。中文版 BDAE 由汪洁等根据 1972 年版 BDAE，考虑我国语言、文化背景进行修订，编制形成了波士顿诊断性失语症检查汉语版（汪洁等，1996）。汉语版 BDAE 的对原版的修订主要包括以下方面：① 在保持测验难度、测验中心思想的情况下，对不符合中国社会文化背景的图片进行更换；② 将使用英文字母的测验进行文化修订或删减，如将听词辨认测验中的字母改为拼音、自动语序测验由字母改为季节名称、阅读测验中的字母改为汉字、听写测验中的字母改为部首等；③ 对测验中使用的英文词汇、诗歌、外国地名、人名、生活习惯和文化背景等在保持测验难度不变的情况下进行文化适应性修订；④ 对色彩对比差、视觉辨认难度高的图片进行更换。

表 5－10－1 波士顿诊断性失语症检查(第 3 版)领域和分测验

测验领域	标准版	扩展版
会话和说明性言语(conversational and expository speech)	简单社会性问答(simple social responses) 自由会话(Free conversation) 图片描述(“偷饼干”图)(picture description)	伊索寓言
听理解(auditory comprehension)	基础词辨别(basic word discrimination) 指令(commands) 复杂概念(complex ideational material)	范畴词理解——工具/器具(word comprehension by categories—tools/implements) 范畴词语理解——食物(foods) 范畴词语理解——动物(animals) 范畴词语理解——身体部分(body parts) 范畴词语理解——理解(comprehension) 范畴词语理解——地图位置(map locations) 语义检查(semantic probe) 句法加工——用 B 碰 A(semantic processing—touch A with B) 可逆所有格(reversible possessives) 嵌入式语句(embedded sentences)
口语表达(oral expression)	非口语灵活性(nonverbal agility) 口语灵活性(verbal agility) 自动语序(automatized sequences) 背诵(recitation) 音调(melody) 节奏(rhythm) 单个词复述(single word repetition) 句子复述(repetition of sentences) 反应命名(responsive naming) 波士顿命名测验(Boston naming test) 特殊类别命名筛查(字母、数字、颜色)[screening for naming of special categories (letters, numbers, colors)]	
阅读 (reading)	字型匹配(matching across cases and scripts) 数字匹配(number matching) 图词匹配(picture-word match) 词辨别(lexical decision) 同音字匹配(homophone matching) 自由语法词素(free grammatical morphemes) 基本口语词阅读(basic oral word reading) 句子口语阅读理解(oral reading of sentences with comprehension) 阅读理解——句子和段落(reading comprehension—sentences and paragraphs)	高级语音分析——拟同音字匹配(advanced phonic analysis — pseudohomophone matching) 受限语法词素(bound grammatical morphemes) 派生词素(derivational morphemes) 特殊词口语阅读(混合形式)(oral reading of special word lists — mixed morphological types) 特殊词口语阅读(语义易错词)(oral reading of special word lists-semantic paralexia prone words)
书写 (writing)	书写技能(mechanics of writing) 初级词汇(primer word vocabulary) 规则拼写(regular phonics) 常见不规则拼写(common irregular forms) 图片书写命名(written picture naming (objects, actions, animals)) 叙述性协作(“偷饼干”图)[narrative writing (cookie theft)]	罕见不规则拼写(uncommon irregularities) 口头拼字(oral spelling) 无意义词(nonsense words) 认知/语法影响(功能词、构词词缀、动词形态)[cognitive/grammatical influences—part of speech (functors, derivational affixes, verb forms)] 复合句(loaded sentences)
失用 (praxis)		自然手势(natural gestures) 常规手势(conventional gestures) 模拟物品使用(use of pretended objects) 口－颜面、呼吸运动(bucco-facial respiratory movements)

表 5-10-2　视空间功能成套测验

结构障碍 (constructional deficits)	按指令绘画(drawing to command) 棍结构记忆(stick construction memory) 三维积木(three-dimensional blocks)
手指失认 (finger agnosia)	口语：理解(verbal：comprehension) 视觉：手指命名(visual：finger naming) 口语-视觉：配对手指辨别(verbal-visual：paired-finger identification) 视觉-视觉：双手指位置匹配(visual-visual：matching two finger positions) 触觉-视觉(tactile-visual)
失算症 (acalculia)	计算(arithmetic) 调时钟(clock setting)
左右定向 (right-left orientation)	双人测验(他人)(double-other person) 双人测验(自身)(double-own body) 单人测验(他人)(single-other person) 单人测验(自身)(single-self)

二、评分

BDAE 提供对被试者语言功能表现的定量和定性评价，评分时首先将原始分转换为百分比排序，在量表配套的操作手册中提供具体的评分指导和百分位表。除了各分测验的分数，BDAE 还提供三个总体评分：严重程度分级(the severity rating scale)、言语特征评定量表(the rating scale profile of speech characteristics)，以及语言能力指数(the language competency index)。

严重程度分级(the severity rating scale)用于评估被试者语言表现损害的严重程度。但需要注意的是，被试者进行测试时表现出的功能损害并不一定是由于失语症导致的，也可能受到其他言语障碍的影响，如构音障碍。BDAE 严重程度分级的评分范围为从 0(即不存在有功能的理解和言语表达)到 5(即正常的理解和言语表达)。

言语特征评定量表(the rating scale profile of speech characteristics)是对一些较难客观定量的言语表现进行概要评价，包括：发音灵活性、短语长度、语法能力、旋律(韵律)和找词困难程度。每个维度由主试者按照 7 分的量度进行评分。此外，考虑到句子复述和听理解维度对鉴别诊断具有重要价值，该评分还包括这两个维度客观平均百分位评分。此外，主试者还可以提供对于被试者言语速度、音量和嗓音性质的评分。

语言能力指数(the language competency index)是一项基于百分位数的对失语严重程度的总体评分。该评分综合了被试者在言语流畅性、听理解和命名分测验的评分。语言能力指数等于表达分(expression component)和听理解分(auditory comprehension component)的均值。其中，表达分是两个表达分测验百分位数的均值，即波士顿命名测验(Boston naming test)和语法能力分级(grammatical form rating from the severity rating)；听理解分则是三个听理解分测验得分百分位数的均值，即词辨别(word discrimination)、指令(commands)和复杂概念(complex ideational material)。

三、人口统计学效应

根据现有研究，年龄、性别、受教育程度等基本人口统计学变量对 BDAE 评定结果可能产生影响，但对于不同版本量表，各分测验的效应有所差异，在具体应用时应当注意。

对于西语人群的应用中，年龄对于 BDAE 评定结果的影响尚存在争议。有研究者认为年龄对评定结果影响很小，但也有报道年龄会影响被试者部分 BDAE 分测验和顶叶功能测验的成绩，被试者越年轻则得分越好。性别据报道对测验评分的影响很小或几乎无影响。相比之下，受教育程度对测验结果有明显影响。研究发现被试者的低受教育水平与低测验分数相关，但影响程度对不同的分测验有差异。

除以上因素外，被试者种族、国家和所熟悉使用的语种对 BDAE 测验结果可能也存在影响。Pineda 等(2000)发现,职业和社会经济状况对某些分测验表现具有弱但显著的预测效应。但对于 BDAE 的大多数表达类分测验,中、高社会收入状况的非裔美国人和高加索人得分没有显著差异。关于种族因素,Jacobs 等(1997)比较了说英语和西班牙语的老年人在 BDAE 在高频短语复述和复杂概念分测试两项测验中的表现,发现说西班牙语的被试者在听理解测验上的得分较低,但英语熟练程度较高的西班牙语母语被试者与用英语作为母语者得分没有显著差异。

对于汉语版 BDAE,汪洁等收集了 119 例健康成年人的测验数据进行分析,发现女性被试者在词辨别和识图命名两项测验中的成绩好于男性,而男性的描述书写得分好于女性。将同样一组被试者按年龄进行分组,老年组的言语灵活性测验得分低于中、青年组;常用句复述、词辨别、身体部分辨认、回答命名、看图书写和听写句子测验成绩青年组好于中、老年组,而罕用句复述被试者年纪越轻得分越好。将同一组被试者按照受教育程度分为小学(2～6 年)、中学(7～12 年)、大学(>12 年)组,对于词辨别、执行指令、复杂概念、识图命名、列名、常用句复述、罕用句复述、阅读句子和段落、看图书写、听写句子和描述书写等测验,被试者受教育程度越高则得分越好;回答命名、背诵检查测验大学组得分最好;而身体部分辨认、读句、自动语序、字辨认、听词辨认和初级水平听写测验,小学组成绩最差。

四、常模

较早 BDAE 版本的常模数据来自波士顿退伍军人管理医学中心(Boston veterans administration medical center)长期积累的住院患者资料。BDAE-3 常模的失语症患者常模数据则是由多个测验中心同期收集的,包含了住院、门诊和私人诊所人群,在功能障碍严重度上具有更广泛的代表性,其严重程度分级(the severity rating scale)评分分布更均匀。BDAE-3 测验手册提供了失语症患者测验得分的均值和标准差,不同分测验被试者的数量从最少的 31 例到最多的 85 例不等。此外,手册还提供了 15 名健康被试者的得分均值。对于大多数分测验,健康成年人平均每个分测试失分小于一个项目。但有一个健康被试者在"用 B 碰一下 A(touch A with B)"分测验上做错了超过一半以上的题目。视空间功能成套测验的常模数据由 Borod 等(1980)收集,包含 147 名健康男性成年被试者(年龄 25～85 岁,受教育程度从小于 8 年到大学)数据;健康被试者在该量表分测验中不一定能获得满分。此外,部分其他语言版本的 BDAE 也已有常模数据,如西班牙语版、希腊语版短版量表。

汪洁等(1996)收集制定了汉语版 BDAE 的健康成年人常模数据。该常模样本在石家庄、济南和连云港按职业分类、文化程度和年龄进行分层取样,共收集 119 名语言功能正常成年人的评定数据(年龄 20～60 岁,文化程度小学至大学)。常模给出了 15 项测验的得分均值、标准差、得分范围和建议临界值;同时提供了按照受教育程度分组(见上文)后,小学、中学、大学教育水平组测验得分的均值和标准差。此外,汪洁等(1996)还于 1988 至 1995 年收集了 105 例失语症被试者的汉语版 BDAE 测验数据,给出了汉语版 BDAE 各分测验的分数范围、均值、标准差和百分位量表。

五、信度与效度

BDAE 测验的内部一致性信度大部分较好,但各分测试之间存在差异(Goodglass 等,2001),且 BDAE 的三个总体评分尚无内部一致性数据。测验手册中没有给出重测信度的稳定系数数据。量表作者认为失语症被试者的重测信度可能低于其他人群,但当患者语言功能恢复趋于稳定后,重测信度应相当接近基线水平;但该说法并未提供数据支持。此外,目前尚无三种总体评分、操作评分和视空间功能量表评分的重测信度信息。对于大多数 BDAE 分测验而言,短版和标准版量表之间的相关性非常高($r>0.9$)。但词语辨别和数字匹配分测验在两种版本间的相关性稍低,r 分别为 0.77 和 0.76。言语特征评定量表的评定者间信度最早是基于原版 BDAE 量表进行验证的,由 3 名主试者对 99 例被试者录音样本进行评估。评定者间信度最低的是找词困难和言语错乱,其余各维度的相关系数均在 0.85 以上。其他评定者间信度研究得到的结果也较高。

汪洁等(1998)对汉语版 BDAE 的重测信度和检查者间信度做了初步分析，发现大部分测验信度较好；个别分测验(执行指示、节律等)重测相关性低。但需注意该信度研究的重测信度仅由 1 名言语治疗师对 20 例被试者进行 2 次测验(间隔 1 月)，而检查者间信度是由 2 名治疗师对另一名治疗师的检查结果进行评分；其统计效力需要慎重对待。

对于部分 BDAE 分测验，已有研究调查了其与其他语言、认知测验评分的相关性。Love 和 Oster (2002)分析了句法听理解分测验和 SOAP 测验(subject-relative, object-relative, active, and passive)评分的相关性，显示 BDAE 句法理解测验具有良好效度。但是，也有研究者报道句法理解评分和其他认知领域功能存在相关性，如工作记忆、执行功能(Giovannetti 等，2008)。BDAE 的言语失用任务评分与其他构音(articulation)任务存在显著相关性。Divenyi 和 Robinson(1989)报道 BDAE 听理解评分与 Token 测验，以及 Porch 交流能力指数的部分评分(Porch index of communicative ability, PICA)(Porch, 1971)存在相关性。然而，当使用标准化材料对被试者进行独立测验时，BDAE 听理解分测验得分并不能很好地预测被试者的语段听理解结果。此外，Fong 等(2019)收集了 355 例失语症被试者的测验数据，采用主成分分析方法调查了 BDAE - 3 的结构效度；发现 BDAE - 3 结构效度较好，且主要包含 7 个成分：听理解、意念运动性失用、命名、阅读、发音-复述(articulation-repetition)、语法理解、语音加工。

六、临床研究

现已有一系列研究探索了使用 BDAE 量表对失语症患者进行分型的可靠性。Goodglass 和 Kaplan(1983)报道将身体部位识别、高概率句子(high-probability sentences)复述、错语评分、找词评分、短语长度评分和乱语纳入方程时，对 Broca 失语、Wernicke 失语、传导性和命名性失语的区分效度最佳。Li 和 Williams(1990)指出，传导性失语患者在短语和句子复述分测试中表现出更多的发音尝试(phonemic attempts)、词汇修正(word revision)，以及词语和短语重复；而 Broca 失语患者出现较多的语音错误和缺失；Wernicke 失语患者的语言表达包含更多的无关联词汇和杂乱语。需要注意的是，基于量表的失语症分类更多的是基于被试者的临床表现，而非测验的结构效度。BDAE 或其分测验也被广泛应用于失语症临床研究中受试者失语症的诊断、分型依据，或为失语症的心理语言学机制分析提供数据。此外，Grechuta 等(2019)采用 BDAE 的部分分测验作为失语症患者言语治疗评价的主要终点，发现经治疗后患者评分有显著改善。

除失语症外，已有研究分析了 BDAE 早期版本在痴呆患者中应用的敏感性。对于阿尔茨海默病(AD)痴呆，Cummings 等(1986)发现句子理解得分和患者的痴呆严重度相关。Tsantali 等(2013)采用希腊版 BDAE - 2 对遗忘型 MCI 和轻度 AD 被试者进行研究，发现遗忘型 MCI 患者的言语流畅性、听理解、阅读理解和叙事能力受损轻于轻度 AD 痴呆患者。对于血管性痴呆，Gorelick 等(1993)发现 66 例多灶性梗死痴呆患者的 BDAE 指令和反应性命名分测验得分低于 86 例无痴呆的脑梗死患者。血管性痴呆患者在句法分测验中的表现也差于 AD 患者。此外，BDAE 的分测验(如“偷饼干”图片描述)也常被用于各类认知障碍患者的语言功能评定。

七、评论

BDAE 是国际上最常用的失语症成套评定测验之一。然而，该成套测验实施总耗时过长(约 90 min)，影响了其在日常临床工作中的应用。相对而言，该测验可能更适用于对失语症进行较详细的临床研究，或在失语症康复的医疗场景中进行应用。使用短版 BDAE - 3 量表可以减少测验时间，扩展版量表则提供了比标准版量表更广泛的评定，可以根据评定目的选择相应版本。

除客观评分外，BDAE 还提供了观察和记录失语症患者多种特定类型错误(如错语)的实用指导。这些观察、记录还可用于言语特征评定量表即失语症严重程度分级量表的评分，并且对做出失语症诊断，以及进行流畅性/非流畅性判断至关重要。

BDAE 的一个重要特征是提供了详细的会话(conversational)和说明性言语(expository speech)检查。同时，BDAE 提供了详细、覆盖广泛的分测验帮助进行失语症分型。基于其丰富的分测验，BDAE-3可以提供对各类语言障碍的评估，具有很大的灵活性。而使用包含较少项目的短版测验则使该测验也非常适合用于疾病急性期被试者(如脑血管意外或急性脑损伤后)和严重功能障碍患者(如痴呆)的语言功能评估。

BDAE量表使用手册提供了判断经典和非经典失语症类型的资料。但需要注意，虽然该量表的名称中包含"诊断"一词，但是基于量表对失语症类型做出分型仅在部分情况下有效，尤其需要注意许多失语症患者的表现是复合的而非单纯的。

此外，在应用BDAE的常模数据时需要注意其并未详细描述失语症被试者样本的一些重要信息，尤其是在年龄、性别和教育等基本人口统计学信息方面存在缺陷；并且英文原版健康被试者的样本量很小(15例)。这是目前BDAE应用的主要局限。由于已有研究报道受教育程度、种族、文化适应等因素可能影响BDAE评分，需要注意基于常模对低教育水平个体进行失语症诊断有过度诊断的风险。此外，如采用其他语言版本的BDAE量表则需要使用相应常模。使用汉语版BDAE时，需注意失语症被试者常模中的重度患者占比较大。

BDAE的另一问题在于多个分测验及总体评分仍缺乏一些重要的信度、效度信息。现有的信、效度分析结果很多是基于较早的BDAE版本，并未对BDAE-3进行分析。汉语版BDAE是基于英文版的早期版本，与英文版相比更加缺乏部分重要信度、效度信息。目前就笔者所知，尚无汉语版BDAE-3量表。

(杨　青)

参考文献

[1] 郭起浩，洪震，史伟雄，等. Boston命名测验在识别轻度认知损害和阿尔茨海默病中的作用[J]. 中国心理卫生杂志，2006，20(2)：81-85.

[2] 汪洁，吕艳玲，张清丽，等. 波士顿诊断性失语症检查汉语版的信度[J]. 中国康复，1998，13(3).

[3] 汪洁，张萍. 波士顿诊断性失语症检查汉语版的编制与常模[J]. 中国康复，1996，11(2)：3.

[4] Angela K. Troyer, Morris Moscovitch, Gordon Winocur, et al. Clustering and switching on verbal fluency tests in Alzheimer's and Parkinson's disease[J]. J Int Neuropsych Society, 1998, 4: 137-143.

[5] Barton JJ. Structure and function in acquired prosopagnosia: lessons from a series of 10 patients with brain damage[J]. Journal of Neuropsychology, 2008, 2(1): 197-225.

[6] Belleville S, Fouquet C, Hudon C, et al. Neuropsychological measures that predict progression from mild cognitive impairment to Alzheimer's type dementia in older adults: a systematic review and meta-analysis[J]. Neuropsychology Review, 2017, 27(4): 328-353.

[7] Butler RA, Lambon Ralph MA, Woollams AM. Capturing multidimensionality in stroke aphasia: mapping principal behavioural components to neural structures[J]. Brain, 2014, 137 (Pt 12): 3248-3266.

[8] Clague F, Dudas RB, Thompson SA, et al. Multidimensional measures of person knowledge and spatial associative learning: can these be applied to the differentiation of Alzheimer's disease from frontotemporal and vascular dementia? [J] Neuropsychologia, 2005, 43(9): 1338-1350.

[9] Cui L, Huang L, Pan FF, et al. Chinese preclinical Alzheimer's disease study (C-PAS): design and challenge from PET acceptance[J]. The Journal of Prevention of Alzheimer's Disease, 2023, 10(3): 571-580.

[10] Cui L, Zhang Z, Guo Y, et al. Category switching test: a brief amyloid-β-sensitive assessment tool for mild cognitive impairment[J]. Assessment, 2024, 31(3): 543-556.

[11] Cummings JL, Houlihan JP, Hill MA. The pattern of reading deterioration in dementia of the Alzheimer type: observations and implications[J]. Brain Lang, 1986, 29(2): 315-323.

[12] Fong MWM, Van Patten R, Fucetola RP. The factor structure of the Boston diagnostic aphasia examination, third Edition[J]. J Int Neuropsychol Soc, 2019, 25(7): 772-776.

[13] Garcia S, Cuetos F, Novelli A, et al. Famous faces naming test predicts conversion from mild cognitive impairment to Alzheimer's disease[J]. Acta Neurologica Belgica, 2021, 121 (6): 1721-1727.

[14] Gefen T, Wieneke C, Martersteck A, et al. Naming vs knowing faces in primary progressive aphasia: a tale of 2 hemispheres[J]. Neurology, 2013, 81(7): 658-664.

[15] González R, Rojas M, Rosselli M, et al. Linguistic profiles of variants of primary progressive aphasia[J]. J Commun Disord, 2022, 97: 106202.

[16] Goodglass H, Kaplan E, Barresi B (2001b). Boston Diagnostic Aphasia Examination (3rd ed.)[M]. Philadelphia: Lippincott Williams & Wilkins.

[17] Grechuta K, Rubio Ballester B, Espín Munne R, et al. Augmented dyadic therapy boosts recovery of language function in patients with nonfluent aphasia[J]. Stroke, 2019, 50(5): 1270-1274.

[18] Joan C, Borod, et al. Normative data on the boston diagnostic aphasia examination, parietal lobe battery, and the boston naming test[J]. Journal of Clinical Neuropsychology, 1980.

[19] Langlois R, Fontaine F, Hamel C, et al. The impact of aging on the ability to recognize famous faces and provide biographical knowledge of famous people[J]. Canadian Journal on Aging = La Revue Canadienne Du Vieillissement, 2009, 28 (4): 337-345.

[20] Love T, Oster E. On the categorization of aphasic typologies: the SOAP (a test of syntactic complexity)[J]. J Psycholinguist Res, 2002, 31(5): 503-529.

[21] Molrine, Charlotte J, et al. Black and white adults' expressive

language performance on three tests of aphasia[J]. American Journal of Speech-Language Pathology, 2002.

[22] Montembeault M, Brambati SM, Joubert S, et al. Naming unique entities in the semantic variant of primary progressive aphasia and Alzheimer's disease: Towards a better understanding of the semantic impairment [J]. Neuropsychologia, 2017, 95: 11 - 20.

[23] Paplikar A, Varghese F, Alladi S, et al. Picture-naming test for a linguistically diverse population with cognitive impairment and dementia[J]. International Journal of Language & Communication Disorders, 2022, 57(4): 881 - 894.

[24] Piccininni C, Gainotti G, Carlesimo GA, et al. Naming famous people through face and voice: a normative study[J]. Neurological Sciences: Official Journal of the Italian Neurological Society and of the Italian Society of Clinical Neurophysiology, 2020, 41(7): 1859 - 1864.

[25] Pineda DA, Rosselli M, Ardila A, et al. The Boston diagnostic aphasia examination-Spanish version: the influence of demographic variables[J]. J Int Neuropsychol Soc, 2000, 6(7): 802 - 814.

[26] Pozo E, L TG, Scheuer L, et al. Evaluating the reliability and validity of the famous faces doppelgangers test, a novel measure of familiar face recognition[J]. Assessment, 2023, 30(4): 1200 - 1210.

[27] Stasenko A, Jacobs DM, Salmon DP, et al. The multilingual naming test (MINT) as a measure of picture naming ability in Alzheimer's disease [J]. Journal of the International Neuropsychological Society: JINS, 2019, 25(8): 821 - 833.

[28] Tsapkini K, Vlahou CH, Potagas C. Adaptation and validation of standardized aphasia tests in different languages: lessons from the boston diagnostic aphasia examination — short form in Greek[J]. Behav Neurol, 2010, 22(3 - 4): 111 - 119.

[29] Vogel A, Mellergaard C, Frederiksen KS. Different language profiles on neuropsychological tests in dementia with Lewy bodies and Alzheimer's disease[J]. Applied Neuropsychology Adult, 2023: 1 - 8.

第六章

注意的评估

注意是指把感知和思维等心理活动指向和集中于某一事物的能力。人类大脑的容量是有限的，有效的信息处理必须对信息进行选择。通俗地说，“注意”就是信息流进大脑的那扇门。但是，各种有关注意的理论模型并不简单，而是相当复杂的。

注意的评估工具可分为：① 注意选择，是个体在同时呈现的两种或两种以上的刺激中选择一种进行注意，而忽略另外的刺激。如数字划销测验（如Ruff 2&7 选择注意测验）、字母划销测验。② 注意维持，指注意在一定时间内保持在某个客体或活动上，也称为注意的稳定性。如同步听觉连续加法测验（PASAT）、持续操作测验（CPT）、符号数字模式测验（SDMT）、连线测验 A（TMT－A）。③ 注意广度，是注意的范围，指同一时间内能清楚地把握对象的数量。如数字广度测验、视觉记忆广度测验。④ 注意分配，是个体在同一时间内对两种或两种以上的刺激物进行注意，或将注意分配到不同的活动中，如双任务测验（dual task test）、运动认知双任务（MCDS）等。

除了以上 4 类评估测验，还有日常注意测验（test of everyday attention，TEA）、注意变化测验（test of variables of attention，TOVA）以及忽视的评估。临床上，最为常用的是 SDMT，有 3 种形式：提供符号填写数字、提供数字填写符号，以及符号与数字交替填写。

第一节 数字广度测验（DST）

数字广度测验（digit span test，DST）是在测试者读出一系列数字后，检测受试者以正确顺序顺背、倒背该条目的能力。DST 是 WAIS 各种版本与 WMS 各种版本的一部分，这是唯一一个既出现在韦氏智力测验中，又出现在韦氏记忆测验中的分测验，也许韦氏（Wechsler）认为 DST 既能够反映智力也能够反映记忆能力。同时，它也是一种常见的测试工作记忆的手段，工作记忆是指保持多个信息处于在线状态，使人们可以在短时间（3 min）以内用这些信息做一些事情，这一信息加工是基于监测和更新过程。

一、指导语

测试者说出一些数目，受试者仔细听，当测试者说完时，受试者就跟着照样背出来（以每秒 1 个数字的速度匀速读出）（表 6－1－1）。

表 6－1－1 数字广度测验（DST）

顺背		倒背	
3	5－8－2	2	2－4
	6－9－4		5－8
4	6－4－3－9	3	6－2－9
	7－2－8－6		4－1－5

（续表）

顺　背		倒　背	
5	4-2-7-3-1	4	3-2-7-9
	7-5-8-3-6		4-9-6-8
6	6-1-9-4-7-3	5	1-5-2-8-6
	3-9-2-4-8-7		6-1-8-4-3
7	5-9-7-1-4-2-8	6	5-3-9-4-1-8
	4-1-7-9-3-8-6		7-2-4-8-5-6
8	5-8-1-9-2-6-4-7	7	8-1-2-9-3-6-5
	3-8-2-9-5-1-7-4		4-7-3-9-1-2-8
9	2-7-5-8-6-2-5-8-4	8	9-4-3-7-6-2-5-8
	7-1-3-9-4-2-5-6-8		7-2-8-1-9-6-5-3
10	5-2-7-4-9-1-3-7-4-6	9	6-3-1-9-4-3-6-5-8
	4-7-2-5-9-1-6-2-5-3		9-4-1-5-3-8-5-7-2
11	4-1-6-3-8-2-4-6-3-5-9	10	6-4-5-2-6-7-9-3-8-6
	3-6-1-4-9-7-5-1-4-2-7		5-1-6-2-7-4-3-8-5-9
12	7-4-9-6-1-3-5-9-6-8-2-5		
	6-9-4-7-1-9-7-4-2-5-9-2		

1. 数字广度测验——顺背　受试者重复一系列随机数字，速度为一秒钟读出1个数字，一般是从3个数字的条目开始，不断增加长度继续测试直至12个数字的条目或连续2次回答错误为止。受试者被要求以正确顺序重复所有数字，如果受试者知道某数字的位置但忘记该数字是几，就说“空”。任何一个项目中的两个测试全部没有答对时即终止。

从哪个数字开始，在临床医生的实践中，可以灵活处理，为了节约时间，可以从5个数字串开始，通过则往更长数字，失败则往更短数字。当然，如果是多中心的科研评估，必须按照事先的操作规程执行，不允许这样变通。

2. 数字广度测验——倒背　该测试要求受试者以倒序方式重复测试者所说数字。每组数字由数字1到9随机组成。按如下内容指导患者：“现在我将说出更多的数字，不过这次我停下来时，我要你由后向前说出这些数字。例如，如果我说2-8-3，你该如何说？”如果回答正确，则说：“对。现在听这些数字，请记住你要由后向前说出这些数字。”如果回答错误，则说：“不是这样，我说2-8-3，那么由后向前说时，你应该说3-8-2。现在试试这些数字。请记住你要由后向前说出这些数字。准备好了吗？6-2-9。”

二、评分

(1) 每回答正确一串数字计1分，总分：顺背____+倒背____=____这是最常用的分析方法；也可以分析倒背与顺背的比例。

(2) WAIS的评分手册有粗分转化为标准分的方法。然而，正常人的DST的顺背得分范围比较窄，89%为5～8分（即6±1），标准分还没有粗分直接可靠。

(3) 分析指标还包括最长的一次通过的数字串、最长的第二次测试才通过的数字串，两者的比例。

(4) 错误类型：① 心理追踪困难：在数字串的中间搞混数字次序；② 数字替代：如3-5-6代替3-5-9；③ 持续错误；④ 数字减少，如4-8-2-9代替4-8-2-9-5。

三、评价

因为随机数字容易生成，很容易做成DST的不同版本，适合药物临床试验的前后比较或者需要复测的检查。DST数字阅读时应该均速，否则，容易产生“组块”策略记忆（如3-2-6-8，记为32-68）。

Ardila(1989)提出顺背 5 分是正常的下限,4 分是边缘状态,3 分有肯定的损害。由于中文数字的发音与英文不同,中文数字是单音节,相对来说,相同长度的数字音节比较少,这可能有助于中国受试者的 DST 得分提高,相应的中国人的 DST 的划界分至少比年龄、教育匹配的西方人高 1 分。

患者 DST 失败的影响因素可能是分心、配合不佳、不理解测试要求,比如,有些患者 2 次复述失败,以为有第 3 次复述,而如果进行第 3 次复述,该项目复述可能正确完成。如果第 3 次复述能够完成,那么,至少能够完成延长 1～2 个数字的项目。如果患者的倒背优于顺背,显然是患者的主观努力不够。尽管 DST 的低分可能与情绪(如焦虑、应激)有关,有研究发现不同的焦虑水平的正常人的 DST 得分并没有显著差异。

Waters 等人研究表明年龄对 DST 的倒背有明显影响,对 70 岁以下正常人的顺背几乎没有影响,70 岁以上的影响也非常小。Craik(1990)报道 84～100 岁健康老人的顺背可以达到 5.7±1.0,范围 4～8 分。而受教育程度对顺背有决定性影响。数字广度测验-倒背与画钟实验有高度相关性。

DST 检测即刻记忆和注意力。在 AD 的神经退行性病变进程的早、中期,即刻记忆能力没有显著下降,因此,有的研究者将 DST 作为 AD 早期其他测验的阴性对照。但是,也有研究者认为 AD 早期的 DST 顺背数字长度已经出现引人注目的减少。

总之,DST 尽管操作简便、耗时少,但它的局限性也是明显的:它对于认知障碍的早期诊断不够敏感,表现受文化背景的影响。

四、其他版本

DST 有许多相似的版本,如点数广度(point digit span,Smith,1975)、字母广度(letter span)、Knox 立方体测验(Knox cube test,Arthur,1947)、Corsi 积木敲击测验(Corsi block-tapping test,Milner,1971)、句子复述、次序操作系列(sequential operation series)等。

数字次序测验(adaptive digit ordering test,DOT-A)是由 Cooper 等 1991 年编制的一种新型数字次序测验,用于分析数字广度。Katja Werheid 等(2002)采用 DOT(表 6-1-2)对帕金森和额叶损伤患者进行数字顺序测试,发现这些患者常常表现为执行功能障碍中的工作记忆损害,表现为 DOT-A 得分低,而 DST 顺背得分则无明显变化;DOT-A 与 DST 倒背得分在同一水平。DOT-A 对帕金森患者有独特敏感性。

表 6-1-2　数字次序测验(DOT)

Digit Ordering-A		测试 1	1/0	测试 2	1/0	得分	0/2
条目	广度长度						
1	3	3 7 2 (2 3 7)		6 1 6 (1 6 6)			
2	4	8 4 7 3 (3 4 7 8)		7 2 7 6 (2 6 7 7)			
3	5	2 6 5 3 1 (1 2 3 5 6)		5 1 8 5 2 (1 2 5 5 8)			
4	6	4 8 3 9 2 7 (2 3 4 7 8 9)		3 0 3 7 2 5 (0 2 3 3 5 7)			
5	7	7 4 3 1 8 2 6 (1 2 3 4 6 7 8)		9 6 5 2 8 6 3 (2 3 5 6 6 8 9)			
6	8	3 7 6 1 8 2 5 0 (0 1 2 3 5 6 7 8)		2 6 3 2 1 8 7 5 (1 2 2 3 5 6 7 8)			
备注:				得分(12 分): 得分百分比: 最大跨度:			

（续表）

Digit Ordering-B		测试 1	1/0	测试 2	1/0	得分	0/2
条目	广度长度						
1	3	4 8 3 (3 4 8)		7 2 7 (2 7 7)			
2	4	9 5 8 4 (4 5 8 9)		6 1 6 5 (1 5 6 6)			
3	5	3 7 6 4 2 (2 3 4 6 7)		6 2 9 6 3 (2 3 6 6 9)			
4	6	3 7 2 8 1 6 (1 2 3 6 7 8)		4 1 4 8 3 6 (1 3 4 4 6 8)			
5	7	6 3 2 0 7 1 5 (0 1 2 3 5 6 7)		8 5 4 1 7 5 2 (1 2 4 5 5 7 8)			
6	8	4 8 7 2 9 3 6 1 (0 1 2 3 5 6 7 8)		1 5 2 1 0 7 6 4 (0 1 1 2 4 5 6 7)			
备注：				得分(12 分)： 得分百分比： 最大跨度：			

注：在以上测试中，测试者将随机读出一些数字，请按从小到大的顺序重复出该组数字，如果数字出现两次，请重复两次。例如：5－2－8－2，答案：2－2－5－8。以相同音调、每秒钟 1 个数字的速度读出每条，在读每条的最后 1 个数字时音调降低，任一条目的 2 条均回答错误，测试终止。

DOT-A 是由逐渐增加长度的 6 个条目组成(3～8 个数字)，每个条目有 2 个数字串，其中第二串有重复数字。测试者以每秒 1 个数字的速度读出条目后，要求受试者立即以从小到大的顺序重复这些数字，计分方式同 DST。如果同一长度的 2 条测试题均错误，则测试终止，因此，本测试与 DST 唯一不同的是数字的顺序。如果最后回答的条目中只有 1 条回答正确，减去 0.5 分，比如：如果 5 个数字的条目中只有 1 条回答正确，最大广度长度计分为 4.5 分。

Cooper 等人认为 DOT-A 是一种有前途的诊断工具，它的组成、与 DST 的直接可对比性及对患者的敏感性使其非常适合临床实践。

（郭起浩）

第二节

符号数字模式测验(SDMT)

符号数字模式测验(symbol digit modalities test, SDMT)是 Aaron Smith 1973 年发表、1982 年修订的，用来评估注意分割、视觉扫描、跟踪和运动速度。测试中的编码键(code key)包含 9 个不同的抽象符号，每个符号与一个数字相对应。要求受试者看过编码键后，以最快的速度写下对应于每个符号的数字。测验可用书写或口头方式进行。书写形式也可用于团体测验。在文字版本中，患者应根据页面上方编码键中提供的信息，填入与符号相对应的数字。在口语版本中，测试者记录患者说出的数字。当两个版本都施行时，建议先施行文字版本。

一、指导语

将测试表(图 6－2－1)放在患者面前，然后说："请看这些方格(用手指着表的上方的图解)，可以看见上面一行的每一个方格里都有一个符号，符号下面一行的方格(用手指着)，有对应的数字。根据这个配对关系，请您在每一个空的方格内填上数字，数字必须与上面的符号配对。例如，当您看了第一个符号标记后，您将会发现 1 可以写到第一个空格中。如果填错了，请不要涂抹，直接将正确的答案填在错误答案上就行。现在请你练习一下，将余下的空格填完，填到双线处停止。"在练习时，为患者指出所有的错误，并加以纠正。注意，如果患者不按顺序填空，应提醒他或她不要跳着填。继续测验，告诉患

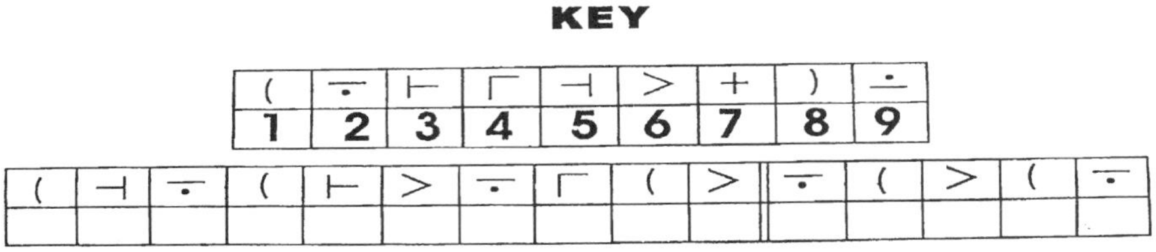

图 6-2-1 符号数字模式测验之模板

者:“现在,当我说开始时,请您立即按刚才练习过的方法开始填写数字,越快越好,一直到我叫停为止。不要跳格,填得越快越好。准备好了吗? 开始。”准确计数 90 s,然后说:“停!”

对于不能书写的受试者,可以要求口头说出配对的数字,由测试者记录。Feinstein 发展了 SDMT 的计算机版,Uchiyama(1994)要求在完成 90 s 配对后附带回忆与每个符号相配的数字。在 Uchiyama 的附加回忆版中,在标准流程的基础上,会给予受试者一张新的纸,上面有一行 15 个符号,包括译码的 9 个符号。Miller(2005)提出符号的次序可以根据 SDMT 最后一行组成。

二、评分

90 s 内正确填写的个数为最后得分,不包括在练习时填的数字,填写错误的数字个数也应记录,最高分为 110 分。

三、评价

1. 影响因素

(1) 年龄:SDMT 分数不管文字版还是口语版都随着年龄的增长而降低,或许反映了运动反应速度和信息处理速度、视觉查找和记忆的改变。

(2) 性别:Smith(1991)报道性别会影响表现,通常女孩的表现较男孩更好。这在非西方国家孩童中也得到验证。总体来说,在 8～13 岁的儿童中,无论男孩还是女孩,口语皆比文字形式表现好。然而两性之间的差异随着年龄增长而逐渐消失,尤其是 14～17 岁的青少年。成人中,虽然有些报道提示女性较男性表现好,但并非所有研究都发现两性间的差异。在一项大型的社区研究中($n>7\,000$),女性 SDMT 的表现优于男性;当对于教育、健康状态等影响因素做出校正后,这个差别更突出,也就是较好的教育及健康因素不能解释女性表现较好的情况。

(3) 教育:受过良好教育的个体(13 年以上)较低受教育程度个体(12 年以下)的表现好。根据这些不同,SDMT 需要提供对于年龄和受教育程度(12 年以下对比 13 年以上)的不同标准。

2. 信度与效度　SDMT 的复测信度是相当不错的。Smith(1991)报道对 80 位正常成人进行 2 次文字版和口语版的测试,中间平均间隔 29 天。复测信度的相关性在文字版 SDMT 为 0.80,而口语版为 0.76。在一个男性的大型研究中($n>1\,000$),Uchiyama 报道的间隔 6 个月的复测信度为 0.79。对更长间隔的复测信度,在较小的样本中也表现相当不错(在第一年和第二年时 $r=0.72$,$n=39$)。Uchiyama 提出了附加学习试验的试验-重试验可靠性,但并不是非常强(6 个月、1 年、2 年的重试验可靠性分别为 $r=0.46$、0.52 和 0.71)。测验手册中说明在复测时会增加 4 分左右。Hinton-Bayre(1997)使用替代版本,发现在重测验中正确数目会有 2%的增长。但是 Uchiyama(1994)的超过 2 年的时间间隔复测文字版本并没有发现任何显著的练习效应。Hinton-Bayre(1999)发现练习效应的大小取决于复测的间隔时间。

文字版与口语版存在高相关性,但并不完全可转换使用。在正常成人中,文字与口语版本的相关性达到 0.78 以上。相同的,Ponsford 和 Kinsella(1992)在颅外伤的患者中报道了 0.88 的相关性。但两个版本的平均得分有差异。Yeudall 在 15～40 岁的 225 名志愿者中发现口语版的得分较高(约高 11 分)。

SDMT 用于评估注意的扫描和轨迹,其作用与数字划销测验、连线测验、WAIS 的数字符号分测验和反应时间测验相似。

3. SDMT 与 DSST 比较　SDMT 的测验材料和操作过程与 WAIS 的数字符号分测验(digit symbol-coding subtest)相似,前者在符号下写数字，后者在数字下写符号。符号都是 9 个无意义几何图形。WAIS－DS 的回忆有两种：偶然学习(incidental learning)要求受试者就数字回忆匹配的符号；自由回忆(free recall)要求写下尽可能多的符号。

SDMT 与 WAIS－DS 的相关性在不同人群中介于 0.62 到 0.78 并达最高的 0.91。虽然他们有非常高的相关性，但 SDMT 的原始分数一般较 WAIS－DS 低，这可能是由于 SDMT 难度的提高。由于 SDMT 需书写或表达的是已熟悉的数字，它的书写反应会较书写不熟悉符号的 WAIS－DS 来得容易许多。但从注意力的角度，WAIS－DS 比 SDMT 来得容易，因为，在 WAIS－DS 中，空间位置的线索都包含在编码键里，因为数字根据大小排列在页面上，容易找到。在 SDMT 中，符号的出现是随机的，编码键中没有任何提示位置的线索，符号之间没有内在联系。

4. 临床应用　SDMT 已经广泛用于各种神经疾病患者，如头部外伤、癫痫、帕金森病、脑血管意外，也用于药物依赖、衰老、内科疾病和中毒性疾病等的脑损害程度的评估。

SDMT 对成人和儿童的颅脑损伤格外敏感，尤其因为它的敏感性及在研究中的高使用频率，它已成为在脑外伤(TBI)、多发性硬化(MS)、亨廷顿病(HD)和脑震荡中最常用的标准测试之一。表现的下降也与其他一些情况相关，包括癫痫、卒中、有机溶剂暴露、帕金森病；年龄、运动、脂肪摄入、整体健康，还有，事件相关脑电位的 P300；物质滥用、精神分裂症、睡眠呼吸障碍和酗酒者的认知功能障碍。它对患有进展性脑肿瘤的成人也有识别作用，也被用于在机组人员中评估机油对认知功能影响的神经毒性研究，以及用于癫痫研究中评估抗癫痫药对认知功能的损害。Kinsella 发现 Stroop 色词测验、同步听觉连续加法测验、反应时间测验和 SDMT 都是脑外伤患者信息加工速度的良好的预测因子，但 SDMT 对加工速度减慢最敏感。SDMT 对运动员中脑震荡的影响敏感性很高，包括随时间的改变及不同严重程度中的康复率。在运动员中，它是决定是否回到赛场的标准指标之一。SDMT 也被用来鉴别 MS 的类型。在一项研究中，作为 MS 患者一套全面评估组的一部分，它是筛查 MS 患者中神经心理障碍敏感性最高的测试。Pfeffer 应用 MMSE、瑞文推理测验和 SDMT 等鉴别痴呆和认知正常老人，发现 SDMT 是最佳鉴别指标。

SDMT 具有容易执行、快速、可靠性高的优点。它的口语版本优势在于对手功能障碍的个体也能进行测试，而它的文字版本适用于口语障碍的个体。用于团体测验，它快速又经济，并且可用于筛查儿童或成人神经认知障碍，或是用于特殊情况，就像是获取运动员赛季前的基线表现。最重要的是，它是神经心理学中最敏感的测试，有大量的研究支持它识别认知障碍、功能改变、疾病进展和不同临床患者群残疾状况的能力。它对于认知障碍的敏感性也使它成为许多临床疾病的标准化成套测试之一。

就像 Smith 提出的，文字与口语的替代试验需要结合许多复杂的认知能力，比如视觉功能、运动功能、口语语言能力和注意功能。然而 Bate 提出由于 SDMT 的多因素复杂性，因此很难鉴别是特定的注意力不足还是信息处理速度减慢。这可能也是 SDMT 相较于其他具有更细分能力范围测验的优势，因而它在不同人群中都有很好的敏感性。

（郭起浩）

第三节 同步听觉连续加法测验(PASAT)

同步听觉连续加法测验(paced auditory serial addition test，PASAT)是通过一系列加法任务评估受试者的工作记忆、注意分配和信息处理速度。该测试的适用年龄很广。Gronwall 版 PASAT 的适用年龄范围为 16～74 岁，Levin 版为 20～68 岁，计算机版适用年龄由其原版决定。儿童版同步听觉连续加法测验(CHIPASAT)的年龄范围为 8～14.5 岁。

一、PASAT 版本

PASAT 最初被 Gronwall 等用于评估头部外伤患者的信息处理速度。该测试是根据 Sampson 1956 年版发展来的。虽然 1956 年版还包括视觉呈现项目，但听觉呈现项目更常用于神经心理评估。

各版本的测试,都是逐渐呈现一系列随机数字(1～9),受试者需要在数字出现后立即将相邻的两个数字相加,如第一个数字与第二个数字相加,第二个与第三个相加,第三个与第四个相加。举例来说,第一个数字为1,接着出现第二个数字9,受试者需要立即回答它们的和是10,之后出现第三个数字4,受试者需要回答13(答案为第三个数字和上一个数字之和,而不是第三个数字与之前第一和第二个数字的和相加),然后按这样的规律继续直到该组测试结束。然后继续相同的测试,但数字出现的时间间隔(interstimulus interval, ISI)会缩短,共4组。PASAT通过加快刺激时间、缩短反应时间来增加难度。

PASAT要求受试者对每个数字集中注意力,通过个位数的计算运用工作记忆,适应逐渐增加的难度,减少反应时间。PASAT是评估注意分配、注意保持和工作记忆的有效测验。迅速完成测试任务也需要信息处理速度。当然,该测试同样需要基本的计算能力,但不同于以前评估初级信息处理速度的概念化测试,PASAT被认为是一项高要求的多因素测试。

现在还有很多不同版本的PASAT,主要区别在于刺激的感觉模式(听觉或视觉)和刺激的形式(录音带或电脑)。测试的数字个数和实际刺激间隔时间(ISIs)也与标准版不同。大多数版本是模仿Gronwall版(每组测试61个数字)或Levin版(每组测试50个数字)。简短版(录音带版)PASAT只测试1次(PASAT－50)或2次(PASTA－100)。儿童版数字相加的和不超过10。电脑版通过听觉或视觉呈现数字,故记录受试者的回答方式也不同(人工记录 vs. 电脑记录)。

与中国有许多方言一样,在讲英语的不同地方,人们的发音也有口音的差异,所以听觉版PASAT的英语口音存在地域区别,如Gronwall版的口音为新英格兰口音,Levin版的口音为美国口音,其他还有加拿大、英国、法裔加拿大口音。

也有其他版本已经被用于fMRI研究或成为MS研究的核心评估工具。基于计算机辅助的版本称为调整版PASAT(adjusting－PASAT, Tombaugh, 1999),可以根据受试者的表现调整刺激间隔时间,同时减轻受试者的紧张情绪。

Deary于2001年编制的非数字的PASAT,称为同步听觉连续对立测验(paced auditory serial opposites task, PASOT),受试者听录音带播放的一系列单词,受试者每次听到一个单词,要求他(她)说出前一个单词的反义词,例如,大—热—(受试者说小)—高—(受试者说冷)—快—(受试者说低)—上—(受试者说慢),以此类推,共10个常用单词,每隔4 s播放一个。移除了计算步骤,编制者认为消除了焦虑之源,能够更好地反映注意力。

二、测试方法

以Gronwall版为例,指导语在录音带里。播放时音量调节到受试者能够清晰听到。对某些病情严重的受试者,测试者需重复或解释指导语。记录纸见表6－3－1。

测试先从练习开始,再进行第一组测试(ISI 2.4 s)。在之后的每组测试前,测试者需告知受试者下一组测试各数字间的间隔时间比上一组更短。两组测试间隔时间至少60 s。很多受试者被发现即使是较慢的测试(2.4 s和2.0 s)完成都很困难,故只有在2组较慢的测试中表现良好的受试者才进行2组较快的测试(1.6 s和1.2 s),如2.4 s间隔时间测试正确数超过40个或2.0 s间隔时间测试正确数为20个以上。

其他版本如Levin编写的普通版、Diehr等编写的简短版(PASAT－50、PASAT－100、PASAT－200)、CHIPASAT、电脑版PASAT、调整版PASAT(Tombaugh, 1999),它们的指导语与测试表大同小异,由于PASAT几乎全部版本都是免费的,有兴趣的读者可以很容易地在网络上检索到具体内容。需要注意的是,当发现受试者在使用“组块”策略(选择性回答以规避工作记忆)时,需要停止测试并重复指导语。

完成不同版本需要的测试时间不同。Gronwall版的所有4组测试共耗时15～20 min。Levin版的时间更简短,所有4组测试耗时约11 min。简短版(PASAT－200、PASAT－100、PASAT－50)只耗时6～8 min。

表 6-3-1 Gronwall 版 PASAT 的记录纸

	2.4 s	2.0 s	1.6 s	1.2 s		2.4 s	2.0 s	1.6 s	1.2 s		2.4 s	2.0 s	1.6 s	1.2 s
7(9)					8(12)					5(13)				
5(12)					7(15)					4(9)				
1(6)					1(8)					8(12)				
4(5)					6(7)					2(10)				
9(13)					3(9)					1(3)				
6(15)					5(8)					7(8)				
5(11)					9(14)					5(12)				
3(8)					2(11)					9(14)				
8(11)					7(9)					1(10)				
4(12)					5(12)					3(4)				
3(7)					3(6)					6(9)				
2(5)					4(7)					2(8)				
6(8)					7(11)					9(11)				
9(15)					1(8)					7(16)				
3(12)					5(6)					8(15)				
4(7)					8(13)					2(10)				
5(9)					3(11)					4(6)				
8(13)					4(7)					7(11)				
6(14)					6(10)					6(13)				
4(10)					8(14)					3(9)				

三、评分方法

1. *总正确数* 最常用的评价 PASAT 表现的指标。需要注意的是，使用总错误数（不包括遗漏数）而不是正确数可能会令人误解，因为随着测试难度的增加，受试者只能回答更少项目，错误数也会逐渐减少。

对 Gronwall 版评分时，测试者需记录每一组测试的正确数。每组测试最大的正确数为 60（总正确数最大为 240）。测试者需要计算所有测试错误答案的比例（包括遗漏数）。错误答案比例需小于 10%，若超过 20%，则显示 PASAT 可能无效。实际错误答案数可能比遗漏数少。举例来说，Wingenfeld 等（1999）的研究中只有一个受试者符合错误数超过 20%的排除标准。

大多数 Levin 版或每组测试 50 项目的版本使用每组测试的正确数作为主要结果指标。使用 Diehr 等（2003）编写的简短版时，需要计算所有组测试的总正确数（最大正确数为 196），然后根据基本资料用总正确数换算量表分。

评分 CHIPASAT 时，需计算总正确数，也可以计算每组测试的正确数。有研究觉得每组测试的正确数更能反映信息处理能力。

2. *每个正确回答所需时间* 将总正确数转换为每个正确回答所需时间来反映受试者的信息处理速度可能不正确。这个方法为测试的持续时间除以测试的正确数。但问题是测试结果中实际上并没有提供受试者回答的速度。如果需要评估信息处理速度,则计算受试者实际回答时间更合适,而只有电脑版可以记录受试者的实际回答时间。

3. *二数分*(dyad scoring)/*组块分*(chunking scoring) 附加分也有高灵敏度。其中之一为二数分。当受试者连续回答正确两个项目即二数分得1分。二数分可以测定受试者是否能尽量完成每一个项目而不是采用"组块"策略来提高分数(如回答间隔的项目而不是回答连续的项目)。只回答间隔的项目会显著降低测试任务的工作记忆成分,延长每个正确回答所需时间,错误估计信息处理速度。二数分百分比可通过二数分除以总正确数再乘以100%计算得到。

组块分即为遗漏项后第一个正确回答数。随着测试难度的增加,临床患者和正常对照组都倾向于使用组块策略。需要注意的是,测试者需要将受试者的回答分为不正确、正确、遗漏,以此获得二数分和组块分。

由此可见,二数分反映了受试者遵从测试指令要求,而组块分反映了随着测试难度的增加,受试者采用的补偿策略。二数分百分比并不反映受试者表现的准确性,而反映了受试者跟上指令的能力。例如,被试者总正确数低,二数分高,说明受试者跟上指令的能力强,相比通过组块策略强行跟上指令的受试者具有更好的信息处理能力。

Snyder 和 Cappelleri(2001)通过计算所有测试二数分的平均数来评估受试者的表现和策略,该分数比其他传统的 PASAT 分具有更高的临床灵敏度。

Diehr 等(2003)则使用更简单的方法,要求如果受试者在测试时使用组块策略,测试者需停止测试并重复指导语。

4. *计算机分数* 计算机版具有很多的评分,包括显示遗漏回答的列表、错误数、抑制错误数(受试者将呈现数字与之前所回答的数字和相加,而不是与上一数字相加)、连续三个正确回答个数、最长连续正确回答长度。但很少人知道这些分数的心理测量意义和研究相关性。电脑版也有受试者反应时间,但因为各种不同技术的限制,如不能区分实际回答和其他声音(如清喉咙)、因软件或硬件限制不能精确地反映时间等,受试者反应时间未得到应用。

调整版 PASAT 使用时间阈限(正确回答所需最短 ISI)和正确回答数评分,这可能是最能反映信息处理速度的变量。

四、人口统计学影响

1. *年龄* 在大多数样本中,年龄与 PASAT 表现相关。在一些研究中,年龄的影响主要存在于50岁以上老人。综合所有正常人的表现发现,所有年龄段的受试者都存在 ISI 越短测试表现越差的现象。年龄和较差的数学能力影响儿童的信息处理能力。在指定时间中,年龄大的儿童能给出更多的正确回答。随着年龄增大,信息处理速度指数性地加快,尤其是8～10岁儿童。

2. *受教育程度/IQ* 受教育程度与 PASAT 表现相关,受教育程度越高,测试表现越好。相似的是,IQ 也与 PASAT 表现相关。然而,受教育程度的影响并不见于所有研究,如 Brittain 等发现受教育程度对 Levin 版 PASAT 表现几乎无影响。最近,大规模的正常人 Levin 版 PASAT 研究报道了 IQ(非受教育程度)与 Levin 版 PASAT 的表现具有相关性。

3. *性别* 一些研究中,男性表现略优于女性,但这影响并无临床意义。在一项大规模的研究中,性别对 PASAT 分数的影响小于1%。无报道显示性别对电脑版 PASAT 有影响。在儿童中未发现性别影响。

4. *种族* 很少有研究报道种族/文化背景对 PASAT 表现的影响。大规模的正常人 Levin 版 PASAT 研究中,Wiens 等(1997)发现种族对 PASAT 的影响实际上是因为 IQ、年龄和受教育程度,而不是种族本身。Diehr 等(2003)报道了年龄、受教育程度和种族显著影响简短版 PASAT 的得分。

五、信度

1. *内部一致性* 四组 PASAT 测试都具有很高的克隆巴赫系数($r=0.90$)。在不同年龄段的儿童中,儿童版 PASAT 折半信度都接近0.90,提示其具有较高的内部一致性。在青少年中,儿童版 PASAT 折半信度也很高($r=0.96$)。各组的测试得分也有很高的相关性(0.76～0.95)。

2. 重测信度　PASAT 测试短间隔(7～10 天)的重测信度很高($r>0.90$)。部分研究报道了 PASAT 测试长间隔(如 4 周)的重测信度有所降低($r=0.73$ 或更高)。PASAT 测试长时期(超过 3 个月)的稳定性也很高($r=0.83\sim0.96$)。儿童版 PASAT 4 周间隔的重测信度为 0.78～0.83。

3. 练习效应　PASAT 具有明显的练习效应。在给正常受试者 PASAT 测试后 1 周再进行测试，第二次测试得分较第一次提高 18%(6 分)。相似的练习效应也见于脑外伤(TBI)和 HIV 感染患者。在儿童中，重测得分提高约 20%(平均 3.8～7.3 分)。Baird 等发现电脑调整版 PSAT 的练习效应也很显著，无论第二次测试是 20 分钟后、1 周后或 3 个月后。效应持续 6 个月，并不受刺激的感觉模式(听觉 vs. 视觉)和数字表的类型(简单和 vs. 复杂和)影响。PASAT 存在高练习效应的其中一个原因是，在了解测试方式后，受试者重测时减少了其客观的紧张情绪，故受试者在基线时表现较差而重测时分数较高。毫无疑问，PASAT 会引起某些受试者的焦虑情绪。

六、效度

1. 各版本间相关性　听觉模式下，电脑版和录音带版具有可比性，但仍需更多的研究证实。简短版和长版在正常人和 HIV 患者中均具有高相关性。视觉版和听觉版也具有高相关性。听觉版 PASAT (Gronwall)和视觉版 PVSAT 具有高相关性($r=0.63\sim0.73$)。但两个版本间的基本差别可能会在不同临床患者之间产生不同的结果。同其他注意测验一起评估时 PASAT 和 PVSAT 具有相似因子结构。Fos 等在正常人和脑外伤患者中未发现 PASAT 和 PVSAT 具有顺序效应；但在某些患者中存在表现差异，例如，多发性硬化患者在两个模式的测试中都表现差，而慢性疲劳综合征患者则表现好。

视觉版的干扰效应较听觉版少。一些研究表明使用相似的输入/输出模式(听觉输入-语言输出)会导致刺激反应竞争，特别是随着 ISI 的缩短，竞争会更显著。当考虑到测试需要信息处理速度时，这个干扰就会降低 PASAT 对某些患者(如头部外伤)的敏感度，这也能解释为什么视觉版通常比听觉版简单。视觉版没有干扰效应是因为使用了不同刺激反应模式(视觉输入-语言输出)。通过各版本的比较显示，模式相比计算力更影响 PASAT 的表现；相反，因为没有干扰效应，视觉版减少了工作记忆的要求，更适用于评价信息处理速度。

一些版本的长 ISI 会出现天花板效应，这使得简短版不适合能力高的人。Fos 等发现在正常人和大学学历的头部外伤患者中，视觉版 PVSAT 的前两组测试具体天花板效应，而随着后两组测试难度的增加，未发现地板效应。

2. 与其他注意测验的相关性　PASAT 与其他需要注意分配的测验相似，也是主要评估信息处理能力，同时还包括至少 3 个组分：工作记忆、信息处理能力和信息处理速度。PASAT 与其他注意测验，如数字广度、d2 测验、连线测验(特别是测验 B)、视觉搜索和注意测验(VSAT)、Stroop 色词测验和选择反应时间任务呈现中等相关性。Sherman 等在头部外伤患者中也发现 PASAT 与韦氏记忆量表注意/不分心因子中等相关。同数字广度和韦氏记忆量表的计算部分一样，该测试在正常人中反映了注意-集中因子，但计算能力在测试中所起的作用更强。

大多数因子分析显示该测试也反映了其他注意/信息处理因子。例如，Larrabee 和 Curtiss 在多种神经心理门诊患者中发现同数字广度、数字串联和韦氏记忆之心理控制分测验一样，PASAT 反映了注意、即刻回忆和信息处理因子。Bate 等在严重脑外伤和正常人的混合样本中发现同日常注意成套测验(TEA)彩票任务(注意保持)和视觉电梯任务(注意转换)、数字广度倒背任务一样，PASAT 反映了注意-保持因子。在严重头部外伤患者中，PASAT 和符号数字转换测验反映的因子相同。在糖尿病患者中，PASAT 高度反映韦氏智力测验的注意集中因子。在精神分裂症谱系障碍患者中，PASAT 与第三版韦氏测验处理速度指数和连续操作测验的注意-保持因子具有高度的相关性。另外，PASAT 还反映连线测验 B 的执行专注因子。

该测试还评估与其他测验不同的注意功能。例如，Fos 等发现 PASAT 和 PVSAT 反映了一个与数字广度、连线测验和 Stroop 色词测验不同的因子。需要注意的是,因为 PASAT 评分的多样性,该因子受到测试方法的影响。

有研究表明,不同的 PASAT 速度标志不同的处理阶段。Deary 等发现呈现速度慢与 Rey 听觉词语学习测验中等相关,而呈现速度快与记忆功能基本不相关。在其他研究中,PASAT 的得分与记忆功能的相关度不大,并与 ISI 相关性不明确。

3. 与 IQ 相关性　研究表明,PASAT 测试与 IQ 至少呈中度相关。Crawford 等对 152 名正常受试者进行了 PASAT 和韦氏智力测验,首因分析表明 PASAT 高度反映智商,并超过韦氏智力测验的许多亚测验。许多研究也支持了 PASAT 与 IQ 的明显相关性。

4. 与计算能力相关性　许多研究发现不论是正常人还是临床患者,PASAT 与计算能力高度相关。在头部外伤患者中,数学相关测验(韦氏智力计算部分、美国标准化测验计算部分)是 PASAT 表现最显著的预测因子。该测试表现也与调整版 PASAT 计算分高度相关,可以解释 26%的变化,特别是在用听觉通道时。其他研究表明,PASAT 表现与简单加法的反应时间和最近的学校数学成绩及数学能力的自我评级有关。

计算能力对 PASAT 的贡献与反应时间有关。做加法时反应时间短的受试者拥有更长的时间来记住、回忆或预演上一个数字,而反应时间长的受试者则只有一点点时间来反应上一个数字。长反应时间的受试者在保持前一个数字并与新呈现的数字相加情况下的认知资源的干扰和竞争,与随着测试难度增加,ISI 逐渐减短的情况相似。

尽管 PASAT 所需的计算能力很基本,测试表现仍与加法任务的难度有关。Royan 和 Tombaugh 等发现计算简单的项目(和为 2～10)的正确率高于计算难(和为 11～18)的项目。但是,有研究认为呈现 2～9 范围的数字改为 2～19 范围的数字并不增加 PASAT 的敏感性。使用严格的数字表(所有和都为 2～10)可以减少(非消除)计算能力对测试表现的影响。

Ward 报道了年轻受试者完成测试比老年受试者简单,虽然年轻受试者其他注意测试的表现较好,但在 PASAT 的表现比美国成人阅读测试相匹配的老年受试者差。Ward 认为计算能力的跨代效应影响 PASAT 的表现。Ward 还注意到不是所有的个体都必须通过同一种方法(直接从记忆中检索)完成简单加法的,而是有反应时间不同的多种策略。这又需要提出计算能力在 PASAT 表现中所占角色的问题了。Crawford 等注意到如果存在计算能力的跨代效应,这能减弱(非消除)年龄对 PASAT 表现的影响。

CHIPASAT 表现与韦氏智力量表中的计算能力中等相关。因为儿童的计算能力不是那么好,在解释 CHIPASAT 的表现时需要注意。许多 8～9.5 岁儿童在测试时数手指,这提示该测试最好应用于具有合适计算能力的儿童。

七、临床研究

1. 脑外伤研究　PASAT 对轻度脑震荡的注意力评估很敏感。相比其他注意测验(包括韦氏记忆量表注意/集中指数、连线测验),PASAT 对头部外伤(traumatic brain injury, TBI)患者的信息处理能力更敏感。该测试对严重头部外伤高度敏感,并与外伤发生时间相关。同时,大量研究未发现 PASAT 与头部外伤的严重度指标,如脑外伤后遗忘(PTA)和意识障碍(LOC)有关。在轻度脑震荡患者中,PASAT 与严重度无关;在轻度脑外伤中,PASAT 的敏感度比连续操作测验低,比连线测验和数字广度高。在外伤前能力高的患者中(如大学学历的头部外伤患者),PASAT 对头部外伤的敏感度受限。

然而,相比其他注意测验(包括连线测验、Stroop 色词测验和数字广度),PASAT 对持续性脑震荡后综合征(PCS)更有效,这可能因为其还需要工作记忆能力和信息处理速度。Schmidt 等报道其敏感度为 56%。Bradshaw 等报道了 45%严重脑外伤患者的 PASAT 得分在或低于 10 个百分点。总的来说,测试特异度比敏感度高,即测试对排除 PCS 和 TBI 比确诊更实用。PASAT 在一些研究中的敏感度不理想可能与各研究中参数不同有关。Bate 等发现受试者 ISI 长的组(ISI 2.4 s 和 2.0 s)不能区分严重脑外伤患者和对照组,严重脑外伤患者在 ISI 短(ISI 1.6 s 和 1.2 s)的组 PASAT 得分低。

PASAT对脑外伤的敏感度与外伤类型相关，至少部分相关。Roman发现PASAT对检测伤害是由于第二次加速/减速力量和伴有皮质下损害的脑外伤最有效，如机动车事故后脑外伤。然而Sherman等发现PASAT得分与机动车事故患者的PTA或LOC不相关。

回顾性TBI/PCS研究可能存在选择偏移。这些研究结果取自能完成测验的患者，这说明样本可能更代表了能力高的患者，使得研究的拒绝/停止率不同。

2. 多发性硬化（MS）研究　有关MS患者的PASAT研究很多。因为大脑信息处理是以皮质下系统和脑白质连接为基础的，而这些区域在MS患者中优先受影响。MS患者是信息处理速度受损而不是工作记忆受损，故PASAT比评估工作记忆的测试（如第三版韦氏测验的字母-数字排序）更敏感。

因为PASAT对MS相关认知损害的高敏感性，故PASAT被认为是评估MS患者的核心测验。多发性硬化功能综合评分所采用的PASAT是间隔3.0 s、60项的测试，它被用于多项多中心的MS结局的研究中。同时它也是多发性硬化成套神经心理筛查量表（Rao，1991）的组成部分。

PASAT不同得分的MS患者对其的敏感度不一样。一些研究未发现MS和对照组有区别。而在使用正确数而不是二数分来评价测试表现时这些阴性结果将消失。Fisk和Archibald发现随着速度的加快，MS患者和对照组总正确数的差别逐渐减少，而反映回答策略的二数分/组块分的差别逐渐显著。换句话说，他们发现MS患者在后面的测试中跟不上测试要求时会人为地降低测试的难度。当测试难度太高时，正常人和MS患者都会有这样的表现。

PASAT对评价MS治疗效果敏感，并与损害体积高度相关，特别是在使用四组测试的二数分平均值作为指标时。PASAT对评价MS亚型也很敏感。

对于其他临床患者，PASAT对评价中度低血糖敏感，增加了反应时间和遗漏数。有研究报道慢性疲劳综合征患者的PASAT表现差，重症肌无力患者的表现并无报道。PASAT对非痴呆的帕金森病患者的认知加工速度减退非常敏感。PASAT对评价精神分裂症谱系障碍（包括首发精神障碍和分裂型人格障碍）高度敏感。PASAT还被用于评价慢性疼痛患者的认知功能和足球队员头顶球对其的认知影响。系统性红斑狼疮患者即使没有神经损害，其组块分也较预期差。

儿童CHIPASAT的实用性仍需要研究证实。Mendley和Zelko报道了肾脏移植后儿童CHIPASAT的表现有提高。

3. 神经解剖学相关性研究　大脑定位研究表明PASAT激活了许多区域，与其多因素任务需求和其所评估的特异性认知损害一致。功能磁共振（fMRI）研究显示PASAT可激活大面积脑网络，包括注意和工作记忆网络（额顶区）；发现MS患者与对照组在评估PASAT时激活不同的大脑系统。PASAT激活MS患者的双侧额叶（Brodmann 6、8、9、39区），而激活对照组右扣带回（Brodmann 32区）。MS患者为保持正常表现和/或补偿功能而调动其他大脑系统被认为是导致激活区域不同的原因。

在解释PASAT fMRI研究结果时需注意输入（视觉和听觉）和输入模式（使用不需要公开回答的默想和标准的口头表达）的区别。如果使用单刺激-反应通道（听觉-语言）比双刺激-反应通道（视觉-语言）所产生的干扰更少，fMRI则不需要受试者实际回答来避免运动干扰。

4. 焦虑、任务难度、情绪和疲劳的影响　PASAT拥有一个令人厌恶的测试的名声。它被实验性地用于引起压力和增加疲劳。Diehr等对HIV患者长期随访研究发现患者宁愿做腰椎穿刺也不愿做PASAT。研究中，超过一半的受试者在完整长度的PASAT测试中感到不适，而30%的受试者在简短版PASAT中感到不适。在一项涉及MS患者的研究中，PASAT的拒绝/停止率最高，17%的患者拒绝尝试测试，6%的患者在听指导语时放弃。另一项研究发现，PASAT使原本情绪平稳或高兴正常的受试者情绪变差。情绪悲伤的受试者在ISI 1.2 s的那组测试里的表现比情绪平稳的受试者差，提示了情绪对测试表现的负面影响。事实证据表明CHIPASAT会使儿童紧张。笔者于2008年在上海城市社区做正常老年人认知功能调查，也发现

PASAT 的完成率只有 2/3 左右。

毫无疑问,PASAT 令人感到吃力和沮丧,对焦虑患者不适合。Mathias 等回顾了以前的研究发现即使是非焦虑受试者,指导任务也可能有困难。传统 PASAT 修改版(如简短版或调整版 PASAT)减短了测试长度,对减少受试者不适有帮助。还有一个版本测试(PASOT)使用单词替代数字来避免计算能力的影响,虽然受试者对其不那么厌恶,但其难度较标准版本低,可能对某些人群不敏感。

虽然临床印象是疲劳会影响测试表现,但 Johnson 等研究发现,不论是在正常人中还是在高疲劳水平的患者如慢性疲劳综合征、MS 和抑郁患者中,在同一时期测试 4 次也未发现疲劳对结果的影响,抑郁严重度与 PASAT 表现是否明显相关还有争议。Demaree 等认为在 MS 患者中,抑郁增加了 PASAT 所评估的信息处理速度损害。

5. 生态效度　PASAT 与患者对症状的主观感受、人格改变和重返工作的准备状态有关。PASAT 还是头部外伤后工作状态的强烈预测因子。在 MS 患者中,PASAT 与患者的生活质量,特别是生活质量的精神和情绪方面和模拟驾驶时事故发生率有关。

PASAT 对鉴别装病敏感。假装脑外伤的受试者的表现比未诈病者差得多,至少在间隔时间 2.0 s 的那组测试时明显。研究表明在使用 PASAT 评估有夸张风险的人群(脑外伤、脑震荡后综合征患者)时,需要采用技巧(症状有效性测验)来鉴别假装认知损害的受试者。

八、评价

作为评估受试者的工作记忆、注意分配和信息加工速度的工具,PASAT 已经被使用了很多年,它对多种临床情况敏感。它还适用于能力高的受试者,不至于会像其他注意测试一样出现天花板效应,因为 PASAT 需要计算能力,与 IQ 及受教育程度相关,适用于平均水平及以上的受试者,包括能力高的儿童。最近的几个大型正常资料也增加了测试的适用性。运用时可以根据人口统计学的不同使用不同版本的 PASAT,如 PASAT - 200、PASAT - 100 和 PASAT - 50。

测试者需要知道 PASAT 的一些独特的限制,在哪些情况和对哪些患者不适用。PASAT 使用前需要筛查受试者的计算能力,以避免干扰。简短版 PASAT(PASAT - 50 和 PASAT - 100)也很实用,但其只有一组测试,可能有明显的天花板效应,因此两组的 PASAT - 100 更合适。

PASAT 具有不同版本。版本间最显著的区别为模式不同,另外每组的测试项目数、ISIs 和项目数字表也有不同。数字表不同比例的复杂加法和简单加法也会影响测试表现。所以仔细选择 PASAT 版本是很有必要的。

测试时还需要注意的是测试模式。多项研究表明使用相同感觉通道的输入/输出模式(听觉输入-语言输出,标准录音带版)会导致刺激-反应竞争,特别是 ISIs 缩短时更显著。当受试者关注听明白数字时可能来不及表达数字,关注表达数字时可能来不及听清楚。当考虑到测试需要信息处理速度时,这种干扰就会降低 PASAT 对头部外伤的敏感度,这也能解释为什么视觉版通常比听觉版简单。视觉版没有这种干扰效应是因为使用不同刺激反应模式(视觉输入-语言输出)。视觉版更适用于能力低的受试者,这些受试者在标准版测试时可能会出现地板效应。然而,各视觉版之间不是等价的,例如,调整版 PSAT 使用一个视觉遮掩来防止残留影像,而该方法在其他视觉版中未被使用。视觉版减少了工作记忆的要求,可以纯粹评估信息处理速度。

测试者在给予受试者录音带版测试时,最好使用匹配其英语口音的录音带(如给美国受试者美国口音的录音带)。然而,英语口音差别似乎不影响测试表现。有研究显示加拿大受试者无论给予美国口音还是新西兰口音的录音带,PASAT 的得分相似。

分数来源一样很重要。当受试者表现很差时,错误主要为遗漏错误而不是错误回答。越来越多的证据表明传统得分(如总正确数或每个正确回答所需时间)不适合反应工作记忆和信息处理速度。正如前面所说,受试者随着测试难度的增加,会倾向使用组块策略,这时使用总正确数就会过高地评价受试者的工作记忆和信息处理速度,就需要使用二数分百分比或组块分百分比。当前者低而后者高时,说明受试者跟不上测试的速度。PASAT - 50、

PASAT-100 和 PASAT-200 通过测试者在测试开始使用组块策略时通过停止测试、重复指导语来避免这个问题，通过使用调整版 PASAT 可以完全消除这个问题。

另一个需要注意的评分是信息处理速度。测试者倾向通过调整版 PASAT 来评估受试者信息处理速度。调整版 PASAT 可以减少工作记忆需求而更好地评价信息处理速度。但需要注意的是，调整版 PASAT 根据受试者的能力调整 ISI，也就消除了 ISI 的敏感性。

反应时间也是一个合适的"速度"指标，几乎无天花板效应，而反应时间需要通过电脑测试，其数据的可靠性受到各种软件/硬件的限制。Wingenfeld 等也提到，电脑通过声音激活技术编码反应时间数据，即电脑是根据受试者第一个发声（清喉咙、叹气等）而不是第一个实际回答来收集数据的。

使用录音带版本时无疑需要消除时间准确性问题，录音带重复拷贝会降低声音质量，改变 ISIs。录音带使用一段时间后，测试者特别需要检查 ISIs。录音带重复使用后质量会下降，录音带重复拷贝会丧失时间精确性，所以频繁使用 PASAT 的测试者需要准备更换的录音带。R. McInerney 建议如果录音带版本测试每天使用，录音带需每年更换 2 次。

数字加法：不同文化，比如中文的数字发音都是单音节，中国儿童通常要求熟背加法口诀表，强化心算、珠算，进行简单数字相加像自动回答一样熟悉，估计会影响信息处理速度，当代儿童是否习惯使用计算器也可能影响心算速度，所以，PASAT 需要建立当地的、当代的常模。

最后，该测试需要快速的语言回答，这阻止了该测试应用于构音障碍或其他语言障碍的患者。该测试不仅不适用于严重焦虑患者，还会引起非焦虑患者的负面反应。该测试也不适用于正处于负面情绪的患者，ISI 最快的测试对情绪的影响可以独立于注意损害而影响测试表现。一些患者可能拒绝或中断测试，测试后对患者进行解说可能可以减少该测试对情绪的负面影响。

（陈科良　郭起浩）

第四节

Flanker 任务

一、概述

Flanker 任务又称侧抑制任务，主要用于测量注意或执行功能中的反应抑制和认知控制。由于注意能力和执行功能紧密相关，根据不同研究目的和不同理论模型，Flanker 任务有时被归为注意相关范式，有时则被归为执行功能相关范式（表 6-4-1）。相比可测量相似认知域的 Stroop 测验（可能受被试者语言能力的影响），Flanker 任务更能直接反映被试者的抑制能力；相比常规纸笔化的 Stroop 测验，Flanker 任务可以提供更多更精准的指标反映被试者的抑制能力。

表 6-4-1　Flanker 任务相关认知理论与可测量认知域

相关认知理论	可测量认知域
Posner 模型（Posner and Petersen 1990）	注意的执行控制
Tipper 理论（Tipper and Cranston 1985）	选择性注意的分心抑制
Miyake 模型（Miyake et al. 2000）	执行功能的反应抑制
Anderson 模型（Anderson 2002）	执行功能的注意控制（包括选择性注意）

二、范式

Flanker 任务为电子化测验，屏幕刺激包括中央靶刺激和两侧分心物（Flanker 汉语版翻译为：两侧的东西，下同）。测验要求被试者忽视两侧分心物，仅对中央靶刺激做出反应。核心的 Flanker 任务包括一致试次任务（该试次两侧分心物与中央靶刺激一致，可参见图 6-4-1A）和不一致试次任务（该试次两侧分心物与中央靶刺激不一致，可参见图 6-4-1B）。为更深入地了解两侧分心物对被试者反应的影响，常用的 Flanker 任务范式还会包含中性试次任务（该试次两侧分心物既不引起与中央靶刺激相同的反应,也不引起与中央靶刺激相反的反应,可参见图 6－4－1C)和无 Flanker 试次任务(该试次两侧无分心物,可参见图 6－4－1D)。被试者进行一致试次任务时的反应显著快于不一致试次任务时的反应,即 Flanker 效应。

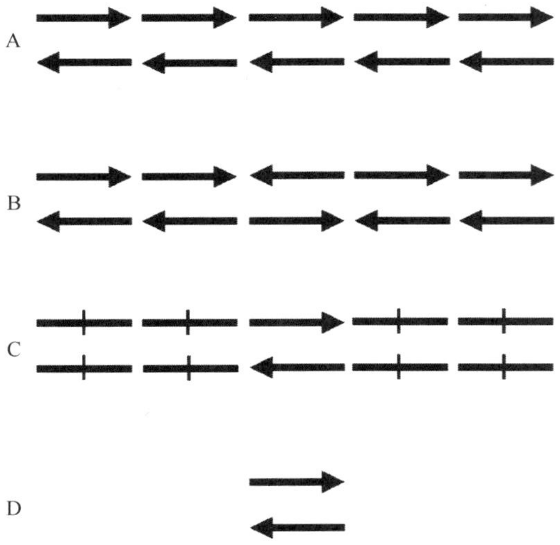

图 6－4－1　Flanker 任务介绍

Flanker 任务自 1974 年诞生(Eriksen and Eriksen 1974)后,应用广泛,存在众多版本。国内使用比较广泛的标准化版本是免费开源心理学实验编程软件 PEBL 自带的 Flanker 任务(http://pebl.sourceforge.net/),包含上述 4 种试次任务。国外使用比较广泛的标准化版本是 NIH EXAMINER 里的 Flanker 任务,包含上述两种核心 Flanker 任务。

三、PEBL 版本操作方法

1. 施测者资质　要求施测者在评估之前熟悉测验操作步骤及注意事项。

2. 测验耗时　测验的总耗时约 6 min。

3. 操作步骤与注意事项

(1) 操作步骤:在网站 http://pebl.sourceforge.net/下载安装好 PEBL 后,可按如下操作步骤进行施测。

1) 双击打开程序 PEBL2。

2) 单击"use without password"后点击"OK"。进入界面后找到左侧面板的"battery",双击。再根据英文字母排序找到"flanker\",双击。

3) 于界面中上位置的"Participant Code"输入被试者编号"XXXX"(例如 2001)。

4) 选中"flanker.pebl",再点击左上方的"Run selected test"。

5) 根据出现的指导语(原版是英文,可对照本指导语向被试者解释):"在这个任务中,您需要确定一组箭头内最中间的箭头,即'中心箭头'的方向。如果它指向左侧,请按左 Shift 键。如果它指向右侧,请按右 Shift 键(左右手双手操作)。中心箭头周围的箭头方向、形状等不一,请记住您要始终忽略周围的箭头符号,只对中心箭头方向做出反应。我们看一些例子(按任意键继续)"。[请举例确保被试者完全理解再按任意键(推荐空格键)进行下一步!]

6) 到下一步后出现第二段英文指导语,请念给被试者如下第二段指导语:"下面是一段练习。每个练习后面均会有答案提示您回答得正确与否,同时显示您的反应时间(以 1/1 000 s 为单位)。请您尽可能快而准确地做出反应。记住,使用左右 Shift 键进行回答(按任意键开始)。"

7) 按空格键开始练习,可根据被试者回答正确与否评估其对测验的理解,如有需要可纠正其回答错误的地方。练习结束后,按空格键进入正式测验。

8) 测验结束,通过如下路径找到对应被试者编号的测验结果报告(以被试者编号 2001 为例):C:\Users\电脑用户名\Documents\pebl-exp.2.1\battery\flanker\data\2001。

(2) 注意事项:

1) 要求电脑的两个 Shift 键分别位于电脑键盘两侧,使用左右双手进行操作,一般为左手示指按左 Shift 键,右手示指按右 Shift 键。

2) 为减小干扰,提醒被试者将手机调成静音模式,并保证测试环境的安静。

4. 评分指标　PEBL 版本 Flanker 任务会自动生成如下评分指标,详见表 6－4－2。

表 6－4－2　Flanker 任务评分指标

Item	名　称
total errors	总错误数
mean accuracy	平均准确率

（续表）

Item	名　称
mean response time	平均反应时
congruent mean (ms)	一致条件下的平均反应时 A(ms)
incongruent mean (ms)	不一致条件下的平均反应时 B(ms)
conflict cost	冲突成本

四、信度和效度

多项研究表明，Flanker 任务经过具有良好的信度和效度（Weintraub et al. 2013；Zelazo et al. 2014；Jones et al. 2016；Paap and Sawi 2016；Sanders et al. 2018）。其中，NIH 版本的 Flanker 任务具有相对全面详细的信效度资料。

1. 信度

（1）内部一致性信度：反应时和准确率的 Cronbach's α 系数在 0.80～0.98，提示测验具有良好的内部一致性信度。

（2）重测信度：包括反应时和准确率的复合指标的 ICC 在 0.94～0.95，提示测验具有良好的重测信度。

2. 效度

（1）结构效度：在 8～85 岁的人群中，Flanker 任务复合指标聚合效度为 $r=-0.48$（$p<0.001$），区分效度为 $r=0.15$（$p<0.01$），提示该测验具有良好的聚合效度和区分效度。

（2）校标效度：在 18 岁以上的人群中，患病人群与正常对照之间的 Flanker 任务复合指标效应值 Cohen's $d=5.31$（$p<0.001$），提示该测验具有良好的校标效度。

五、临床应用

Flanker 任务是研究抑制控制中经典可靠的测量范式，广泛用于认知障碍在内的不同人群的研究。尽管 Flanker 效应的计算方法不一致，但多项研究表明，相比对照组，AD 患者组（Collette et al. 2009；Wang et al. 2013；Chen et al. 2017）与 MCI 个体组（Wylie et al. 2007；Wang et al. 2013）均表现出较显著的 Flanker 效应。Rabi 等基于 2 184 例 aMCI 患者和 3 049 例正常被试者的 Meta 分析结果显示，aMCI 患者表现出一致且显著的 Flanker 效应，其效应值（Hedges' $g=-1.39$）远远大于 WCST（$g=-0.76$）、Stroop 任务（$g=-0.68$）、CPT 任务（$g\doteq-0.67$）、Go/No - Go 任务（$g=-0.53$）等任务（Rabi et al. 2020）。Krueger 等的研究发现，即使常规执行功能测验未见显著异常的 bvFTD 患者，亦比对照组表现出更显著的 Flanker 效应，提示 Flanker 任务可能是早期诊断 bvFTD 的敏感指标（Krueger et al. 2009）。Staffaroni 等在家族性 FTD 患者病前期进行的研究同样支持上述观点（Staffaroni et al. 2020）。所以，多国研究者编制 FTD 患者认知成套测验时均纳入了 Flanker 任务（Moore，Convery，and Rohrer 2022；Taylor et al. 2023）。

此外，范津等融合线索提示反应时任务和 Flanker 任务开发了注意网络测验，可较精细地评估注意网络的警觉、定向和执行控制三个子网络（Flanker 效应由执行控制子网络评估）。多项研究表明其在客观、有效辅助诊断认知障碍方面具有一定前景（McDonough，Wood，and Miller 2019；Sarrias-Arrabal，Izquierdo-Ayuso，and Vazquez-Marrufo 2023）。

部分影像学研究也支持 Flanker 任务用于辅助诊断认知障碍。Luks 等发现，认知障碍患者在 Flanker 任务中准确率下降，与左侧背外侧前额叶和前扣带回的萎缩有关；认知障碍患者在 Flanker 任务中反应时增加，则与右侧颞顶联合区、腹外侧前额叶、背外侧前额叶的萎缩有关（Luks et al. 2010）。Borsa 等发现 aMCI 患者 Flanker 任务表现不佳与前扣带回的萎缩有关（Borsa et al. 2018），与既往研究类似。

总之，Flanker 任务具有良好的信度和效度，能够可靠地测量注意或执行功能中的反应抑制和认知控制，在客观、有效辅助诊断认知障碍方面有一定前景，适合在临床与科研工作中使用。

（熊凌川　王华丽）

第五节
忽视症的评估

忽视症，又称单侧空间忽视症（unilateral

spatial neglect, USN),是一种以健侧空间认知障碍为主要表现的临床综合征,患者通常表现为对来自脑病变对侧的定向、注意以及刺激的应答能力减退。例如,患者在用餐时可能会忽略掉一侧的食物,或者在行动中由于未注意到一侧的障碍物,而频繁发生碰撞等意外。

忽视症是脑卒中或脑损伤后常见的功能障碍之一,特别是右侧顶枕交界区的损伤所引起,一定程度上限制了患者的日常生活功能。流行病学研究指出右半球损伤一周内忽视症的发病率约为85%,而仅有13%的忽视症患者在发病6个月后完全消失。目前国内针对忽视症的研究有限且测查材料不统一,临床上忽视症的识别率较低。因此,加强对忽视症准确的评估、方法学上合理的诊断对于患者的康复及减轻社会负担至关重要。

结合国内外的研究,评估忽视症常用的方法有行为忽视测验(behavioural inattention test, BIT)、凯瑟林-波哥量表(Catherine Bergego scale, CBS)以及传统的纸笔测验。

一、行为忽视测验(BIT)

英国神经心理学家Wilson等人于1987年开发了一套完整的忽视症评估工具,称为行为忽视测验(behavioral inattention test, BIT)。BIT整合了传统的纸笔测验,并增加了日常行为方面的评估,可用来评估忽视症的各个方面,包括视觉空间能力、记忆和执行功能。BIT的开发基于对大量患者的观察和研究,并对其信度和效度进行了反复验证,已成为诊断忽视症的标准方法之一。BIT包含六项纸笔测验和九项行为评估,综合评估患者在各个方面的表现。纸笔测验在既往的基础上进行了完善,主要包括线条划分、划销试验等,而行为测试则模拟现实生活中的任务,如拨打电话、阅读菜单等。研究表明BIT中的行为测试并没有明显增加BIT的灵敏度,因此很少用于忽视症的临床诊断。目前BIT在全球范围内得到了广泛推广和应用,并被翻译成多种语言,不同文化背景的患者和临床医生通过使用BIT,能够进行标准化的评估和比较。尽管BIT可以评估忽视症的多个方面,但可能无法完全反映忽视症对日常功能的影响,此外,BIT的测验虽然相对简单,但其评估耗时较长。

二、凯瑟林-波哥量表(CBS)

凯瑟林-波哥量表(Catherine Bergego scale, CBS)由Azouvi等人于1996年开发,通过观察患者在日常生活中的表现来评估忽视的程度,相比传统的纸笔测验及BIT测验,CBS更侧重于实际生活中的功能性评估。CBS由10个与日常功能相关的项目组成,包括个人卫生、进食、行走和阅读等。每项活动根据忽视行为的严重程度从0到3进行评分,0分表示没有忽视,3分表示严重忽视,总分范围为0~30分。CBS由治疗师根据患者的表现进行评估,同时患者本人也填写一份,以评估他们对自身忽视症的意识程度。尽管CBS更侧重于实际生活中的功能性评估,但缺乏对其他认知功能影响的评估。此外,CBS测验缺乏BIT的大规模验证,评估方式也主要依赖于治疗师的主观判断,可能会存在一定程度的误差。

三、传统的纸笔测验

传统的纸笔测验较简单易行,只需要笔和纸在床边即能完成,这些测验主要用于评估患者的视觉搜索能力,可有效评估忽视症。

由于临床工作任务繁重,疾病评估时间相对有限,目前针对忽视症的临床评估手段仍然以传统的纸笔测验为主。这些测验简便易行,仅需借助纸和笔便能在患者床边进行。在本节中,我们将详细介绍几种常用的纸笔测验方法,如线段划销测验、自发画钟测验、分线段测验、临摹画花测验等。

1. 分线段测验(line bisection test)　是评估忽视症的重要神经心理测试方法之一。其具体内容和操作步骤如下。

(1) 测试目的:评估患者对空间的注意力是否存在偏差,特别是检查患者是否有半侧忽视(通常是对左侧空间的忽视)。

(2) 测试材料:

1) 一张白纸或卡片,上面绘有若干条水平线,长度和位置可以不同,通常为10~20 cm长。

2) 铅笔或其他书写工具。

（3）测试步骤：

1）准备工作：在一张白纸或卡片上绘制若干条水平线，长度和位置可以不同。这些线条可以分布在纸的不同位置，以便全面评估患者的忽视程度。

2）测试开始：将纸张放在患者面前，确保其视线水平，且纸张正对患者。患者可以坐在桌子前进行测试。

3）任务说明：告诉患者其任务是找到并在每条线的中点做标记。可以使用如下指示语："请在每条线的中点画一条短线。"

4）进行测试：观察患者在每条线上的分割位置，记录每条线的中点标记位置。患者可以依次进行每条线的分割，不需要特定顺序。

5）记录结果：在纸张上记录患者每次分割的位置，并标注每条线的中点实际位置。通过比较患者标记的位置与实际中点的位置，评估是否存在偏差。

（4）结果评估：

1）偏右：如果患者标记的中点普遍偏向右侧，可能提示存在左侧忽视。

2）偏左：如果患者标记的中点普遍偏向左侧，可能提示存在右侧忽视。

3）偏差程度：通过测量每条线的偏差距离，可以量化忽视的严重程度。

（5）结果解读：

1）如果患者在所有或大多数线条上都显示出显著的偏向一侧（通常是右侧），这通常是半侧忽视的迹象。

2）如果偏差较小且不一致，可能是轻度忽视或其他因素引起的注意力问题。

（6）注意事项：

1）确保纸张放置在患者的正前方，且视线水平。

2）在测试过程中避免干扰，确保患者集中注意力。

3）根据需要，可以在不同条件下重复测试（如不同线条长度、不同位置等），以全面评估忽视程度。

通过线条分割测试，临床医生可以初步评估患者的忽视情况，为进一步的治疗和康复提供参考依据。

2. 线段划销试验（line cancellation test）　是评估忽视症患者空间注意力的一种有效方法。其具体内容和操作步骤如下。

（1）测试目的：评估患者是否存在半侧忽视，特别是检查患者对一侧空间的注意力是否有显著减少。

（2）测试材料：

1）一张纸，上面随机分布一定数量的水平线段。线段可以是相同长度也可以是不同长度，但通常较短（通常为 1～2 cm），以避免患者仅通过视觉边缘检测来完成任务。

2）铅笔或其他书写工具。

（3）测试步骤：

1）准备工作：在一张白纸上均匀分布多个短水平线段，确保这些线段覆盖整个纸面，左、中、右三部分都有。

2）测试开始：将纸张放在患者面前，确保其视线水平且纸张正对患者。患者可以坐在桌子前进行测试。

3）任务说明：告诉患者其任务是找到并划掉（画一条线）所有看到的短线段。可以使用如下指示语："请划掉这张纸上所有的短线段。"

4）进行测试：观察患者如何进行划销任务，记录患者划掉的线段位置和遗漏的线段位置。

5）记录结果：在纸张上记录患者划销的线段和遗漏的线段，通过比较左、中、右三部分的划销情况，评估是否存在偏差。

（4）结果评估：

1）忽视一侧：如果患者普遍忽略了纸张左侧的线段，且主要集中在中间和右侧划销，这通常提示存在左侧忽视。

2）全覆盖：如果患者能够均匀地划掉左、中、右三部分的线段，则说明没有明显的忽视。

3）偏差程度：通过计算每个区域（左、中、右）的划销线段数量，量化忽视的严重程度。

（5）结果解读：

1）左侧忽视：患者对左侧线段的划销显著少于中间和右侧线段，表明左侧忽视。

2）右侧忽视：虽然少见，但如果患者对右侧线段的划销显著少于中间和左侧线段，表明右侧忽视。

3）轻度忽视：如果患者在一侧有轻微的划销减少，可能提示轻度忽视。

（6）注意事项：

1）确保纸张放置在患者的正前方，且视线水平。

2）在测试过程中避免干扰，确保患者集中注意力。

3）根据需要，可以在不同条件下重复测试（如线段密度、纸张大小等），以全面评估忽视程度。

通过线段划销试验，临床医生可以初步评估患者的忽视情况，为进一步的治疗和康复提供参考依据。这种方法简单易行，且直观易懂，对于忽视症的评估具有重要意义。

（田仰华）

参考文献

[1] Azouvi P, Olivier S, de Montety G, et al. Behavioral assessment of unilateral neglect: study of the psychometric properties of the catherine bergego scale[J]. Arch Phys Med Rehabil, 2003, 84(1): 51 - 57.

[2] Azouvi P, Samuel C, Louis-Dreyfus A, et al. Sensitivity of clinical and behavioural tests of spatial neglect after right hemisphere stroke[J]. J Neurol Neurosurg Psychiatry, 2002, 73(2): 160 - 166.

[3] Borsa VM, Della Rosa PA, Catricalà E, et al. Interference and conflict monitoring in individuals with amnestic mild cognitive impairment: a structural study of the anterior cingulate cortex[J]. J Neuropsychol, 2018, 12(1): 23 - 40.

[4] Gammeri R, Iacono C, Ricci R, et al. Unilateral spatial neglect after stroke: current insights[J]. Neuropsychiatr Dis Treat, 2020, 16: 131 - 152.

[5] McDonough IM, Wood MM, Miller WS Jr. A review on the trajectory of attentional mechanisms in aging and the Alzheimer's disease continuum through the attention network test[J]. Yale J Biol Med, 2019, 92(1): 37 - 51.

[6] Rabi R, Vasquez BP, Alain C, et al. Inhibitory control deficits in individuals with amnestic mild cognitive impairment: a meta-analysis[J]. Neuropsychol Rev, 2020, 30(1): 97 - 125.

[7] Sarrias-Arrabal E, Izquierdo-Ayuso G, Vázquez-Marrufo M. Attentional networks in neurodegenerative diseases: anatomical and functional evidence from the attention network test [J]. Neurologia (Engl Ed), 2023, 38(3): 206 - 217.

第七章

视觉空间能力的评估

当我们观察一个物品的时候，我们不仅想知道它是什么，还要知道它在那里，即它的空间位置，这两方面的知识是有不同的相互独立的脑结构基础的。常用的视觉空间能力评估测验包括气球划销测验（balloons test）、钟划销测验（bells test）、Benton面孔再认测验（facial recognition test，FRT）、线条方向测验（judgment of line orientation，JLO）、Rey-Osterrieth复杂图形测验（Rey-Osterrieth complex figure test，CFT）、物品识别与判断测验（VOSP）、视觉运动整合测验（visual-motor integration test）、Hooper视觉组织测验（Hooper visual organization test）、画钟测验（clock drawing test，CDT）、图形模仿测验、顶叶测验，源于韦氏智力测验的物品拼凑测验、图形排列测验、积木测验等。

除了以上纸质版的空间能力评估，目前很有一大类电子版的空间相关的功能及其脑机制的研究。基于功能核磁共振（fMRI）的导航能力（spatial navigation）测量，不仅包括宏观的综合空间导航能力、大尺度环境下的不同侧面能力（如路径整合能力、导航策略使用能力等）和更为基础的空间能力，包含空间图形、心理旋转能力、空间工作记忆等小尺度相关能力。测量范式如虚拟水迷宫测试、记忆岛任务、寻路任务、虚拟走廊任务、环路终止任务、3D迷宫指向任务、三角形完成任务，不胜枚举，有兴趣的同仁可以查阅相关专著或论文。

第一节 画钟测验（CDT）

画钟测验（clock drawing test，CDT）是不需要特殊材料可以在床边进行的简短测验，它既可以单独应用，也可以是各种成套测验的组成部分，比如剑桥认知评估（CAMCOG）、7分钟筛查量表（7－MS）、蒙特利尔认知评估量表（MoCA）、Addenbrooke认知功能检查量表第3版（ACE－Ⅲ）等都有CDT的项目。画钟测验常用的有以下8种形式：① 无圆圈自发画钟（常用时间点是1:45，涉及左右两侧，并需要简单除法）；② 有圆圈自发画钟（如11:10）；③ 有圆圈、有锚定数字的自发画钟（如8:20）；④ 模仿画钟；⑤ 系列钟面时间阅读；⑥ 钟面指错；⑦ 图-时匹配：如将“十点差一刻、10:45等”与图面匹配；⑧ 钟面知识。目前最常用的是自发画钟，通常是要求被试者在不预设圆圈的白纸上画“1:50”或“3:40”的钟。

一、评分

方法非常多，至今没有统一的评分标准。以下介绍较有代表性的一些评分方法。

1. *总分3分*　如MoCA画钟项目的评分：画出圆形计1分；钟面数字正确，计1分；标出正确时间，计1分。

2. *总分3分*　Monica Ricci（2016）采用画钟的3簇评分系统（three-cluster-scoring-system），包括数字或指针遗漏、数字或指针位置错误、写错数字或指针，识别MCI的敏感性76%、特异性84%，识别轻度AD的敏感性91%、特异性90%。

3. *总分4分*　辉瑞与卫材公司采用的评分法：共4分。画圈、正确数字、正确的数字位置及正确的指针位置各得1分。Mini－Cog由3词延迟回忆＋CDT组成，其中CDT的平分方法就是该4分法。

4. *总分5分*　Shulman编制的定性评分：完整5分，小的视觉空间错误4分，指针不准确3分，视觉空间组织中度混乱 2 分,视觉空间组织重度混乱 1 分,不能画或根本不像钟 0 分。≤3 分有损害。

5. Müller(2019)编制了数字画钟测验(digital clock drawing test) 采用数字笔在微软 SP4 数字转换器(microsoft surface Pro 4 digitizer)画钟,画"11:10"的钟,画钟结果根据 Shulman 评分标准。dCDT 评分系统包括画钟速度、面板承受的压力、压力/速度关系、每分钟触拭次数、停顿时间、抬笔高度、抬笔/落笔关系等,据报道 dCDT 识别 aMCI 优于 CERAD 总分。

6. *总分 7 分 Watson 的评分方法*

(1) 用两条线把钟面平分为 4 份,其中一条线穿过表心和数字 12,另外一条线垂直平分第一条线。

(2) 从数字 12 的位置开始按顺时针方向计算每个象限中的数字,每个数字只能计数一次。如果某个数字恰好在两条平分线上,则这个数字归于线的顺时针方向的那个象限。正确的是每个象限有 3 个数字。

(3) 第一、二、三象限中的数字的数目有任何错误,计 1 分。如果第四象限中数字的数目有错,则计 4 分。

(4) 正常范围 0~3 分;4~7 分为异常。其检测痴呆的特异度和敏感度分别为 87%和 76%。

7. *总分 7 分笔者方法* 通过轻度认知损害的长期随访,把文献中出现的 20 多个 CDT 的评分条目分为纵向敏感与不敏感条目,其中敏感条目是:锚定数字、有其余 8 个数字、数字是顺时针、数字没有写错、数字间距离相等、有 2 根指针、指针有箭头。已经发表在 PLoS ONE, 2014, 9(5): e97873。

8. *总分 10 分 Wolf-Klein 评分法* 按照错误程度评分 1~10 分。6 分为划界分,≤6 分可考虑为认知障碍。与 Sunderland 评分法不同,Wolf-Klein 法白纸上已画好圆圈,而且也不要求时间设置。其检测痴呆的特异度和敏感度分别为 93%和 87%。

9. *总分 10 分 Sunderland 评分法* ① 10 分:正常画钟,数字和指针在正常位置;② 9 分:指针位置轻微错误,如指向数字不精确,但不是偏向旁边数字;钟面遗漏一个数字;③ 8 分:时针和分针更明显的错误,如偏向达到 1 个数字;数字位置出现间断;④ 7 分:时针和分针显著的错误,如偏向超过 1 个数字;数字位置非常不恰当,如都画在一侧;⑤ 6 分:指针运用不恰当,如越过数字或圆圈;数字云集在钟面,最后或数字重复;⑥ 5 分:指针不是清楚地指向数字;数字安排不恰当,如圆点表示数字;⑦ 4 分:没有指针或画在圆圈外面;数字缺失或画在圆圈外面或次序错乱;⑧ 3 分:没有指针;数字和圆圈没有关联;⑨ 2 分:有理解指导语的证据,但钟模糊不清;⑩ 1 分:不相干,不理解,不动笔。总分≤5 分可认为存在认知损害。检测痴呆的灵敏度为 78%,特异度为 96%。

10. *总分 16 分* Royall 的评分方法,空间位置(12~6 轴线二侧的数字对称)得 2 分,以下条目各 1 分:总体图形象一只钟;画出圆圈;直径大于 1 寸;所有数字在圆圈内;先画出"12,3,6,9";空间位置无错误,没有改正或涂擦现象;只有阿拉伯数字;呈现的阿拉伯数字只有 1~12;数字次序正确、没有遗漏或插入;只有 2 根指针;时针和分针都有箭头;时针指向正确;分针比时针长;没有以下情况:写上 1 点 50 分或文字或图片或其他东西。自发画钟(CLOX1)<10 分、模仿画钟(CLOX2)<12 分有损害。CLOX1 使用比较多,1998 年发表的论文,目前已经被引用 1 000 多次。

11. *总分 20 分* Mendez 评分法。其中 3 分反映钟的一般特征;12 分反映数字及位置;还有 5 分反映指针的位置。正常≥18 分。

12. *总分 20 分笔者方法* 笔者在临床实践中发现,被试者在写完数字后往往会问"刚才要我画的是几点几分?",相当于前瞻性记忆受损,所以在编制 CDT 评分标准时,加了一个条目:是否询问"几时几分"。经过几百例试用,发现有地板效应,也就是说,不管是认知正常老年人还是认知障碍患者,几乎都会有这个提问。所以,笔者把这个条目细化,结合其他临床经验,编制了动态画钟测验评分系统(dynamic clock drawing, dCD)(表 7-1-1),不同于以往主要依据钟面的最后结果,dCD 偏向考察画钟过程,如对指导语的准确记忆与实施、是否涂改数字位置或指针方向(典型表现是被试者开始把时针指向 2、在画完分针后,领悟过来,改为指向 3)。dCD 的效度尚在验证中。

表 7-1-1　动态画钟测验评分系统(dCD)

成　分	评 分 标 准	得　分
1. 执行功能-策略的运用	(1) 圆圈太小或错误需要重新画=0 分,圆圈正确=1 分	1　0
	(2) 四个关键点 12-3-6-9 位置锚定(有点无数字亦可)=1 分	1　0
	(3) 写数字从 12 开始,计 1 分	1　0
	(4) 写完 12 个数字,再画指针,计 1 分;数字指针交替画=0 分	1　0
	(5) 全部数字无涂改=1 分	1　0
2. 指导语记忆:在整个画钟过程中,询问"数字""几时几分"的次数	(1) 不询问是否写数字,主动全部写上 12 个数字,计 2 分 (2) 只有部分数字,需要提醒 1 次或多次才能全部写上,计 1 分 (3) 提醒也不能写上全部数字,计 0 分	2　1　0
	(4) 不询问几点几分,主动画上,计 3 分 (5) 询问 1 次,计 2 分 (6) 询问 2 次,计 1 分 (7) 询问>2 次,计 0 分	3　2　1　0
3. 数字位置	(1) 刚好 12 个数字(无遗漏或重复)、次序正确,计 1 分	1　0
	(2) 数字在圆圈内并靠近圆圈,计 1 分	1　0
	(3) 数字之间的距离大致相等,计 1 分	1　0
	(4) 12-6 轴线两侧的数字对称,计 1 分	1　0
	(5) 9-3 轴线两侧的数字对称,计 1 分	1　0
4. 指针位置	(1) 分针指向 10,无修改痕迹,计 2 分 (2) 分针指向 10,有修改痕迹,计 1 分	2　1　0
	(3) 时针指向 2~3 中间、靠近 3,无修改痕迹,计 3 分 (4) 时针指向 2~3 中间、靠近 3,有修改痕迹,计 2 分 (5) 时针在 2~3 之间,靠近 2,计 1 分 (无指针,或分针不指向 10,或时针不在 2~3 之间,计 0 分) (注:指针的粗细、长短、箭头不计分)	3　2　1　0
	总　分	

(1) 指导语:"请你画一个钟表的表面,应该写上所有的数字,指针指向 2 点 50 分"。

(2) 注意:指导语只能说一次,① 只写部分数字,可以提醒要全部写上。② 忘记几点几分,可告知、记录询问次数。

13. 总分 30 分　笔者编制的一个评分系统(30-score system)(中华神经科杂志,2008,41(4):234-237.):① 所有数字在钟面圆圈内 3 分(数字逾过钟面或遗漏的扣除 0.5 分/个,直至 0 分);② "12-3-6-9"四个标志性数字分布对称 2 分(3 和 9 在水平线上 1 分、12 和 6 在垂直线上 1 分);③ 其他数字的位置 3 分,每个数字位置错误或偏移扣除 0.5 分,直至 0 分;④ 中央点位置正确 1 分;⑤ 钟面完整 1 分;⑥ 先锚定"12-3-6-9"四个关键点 4 分(每个点 1 分);⑦ 12 个数字书写 4 分(每个数字错误或遗漏扣除 0.5 分,直至 0 分);⑧ 顺时针排列 1 分;⑨ 1~12 数字次序正确得 1 分;⑩ 时针和分针 2 分;⑪ 时针指向正确 2 分;⑫ 分针指向正确 2 分;⑬ 分针比时针长 2 分;⑭ 时针和分针都有箭头 2 分。其中反映画钟过程的是第 6 项,称为"CDT30 分法-A(Anchoring)",共 4 分;反映钟面表现的是其余 13 项,称为"CDT30 分法-C(Clockface)",共 26 分,总分 30 分。30 分法-A≤2 分,识别 MCI 的敏感性为 70.6%,特异性为 73.9%,30 分法-C≤17 分,识别 MCI 的敏感性为 38.2%,识别轻度 AD 的敏感性为 75.3%,特异性为 75.9%。

二、评价

一般认为要求受试者模仿已画好的钟反映的是非语言的空间结构能力,这反映了右侧或双侧颞顶叶的功能;要求受试者在空白的纸上画钟,需要整合空间组织、数字次序和时间概念等多个任务,反映的是执行能力,这是额叶的功能。应用 Sunderland 10 分法编制常模制定的划界分为小于 6 分。CDT 判别 AD 的敏感性和特异性有比较大的差异，Cahn 的大样本调查结果分别是 82%和 98%，综合众多文献，CDT 的敏感度和特异度平均约 85%。CDT 识别 MCI 的效度有争议，早期的研究认为 CDT 结果评分系统不能用于识别 MCI，只能辅助识别痴呆，比如 Peters R(2009)发表在痴呆与老年认知障碍(DGCD)杂志上的综述表明，各种 CDT 评分系统识别 MCI 的曲线下面积均小于 0.7，不值得推荐。但近几年，随着 CDT 评分方法的不断改良，CDT 有助于识别 MCI。把 CDT 与其他神经心理测验组合或与影像学指标(如海马容积)结合，可以提供早期诊断或预测痴呆的能力。

血管性痴呆患者在书写运动、数字安排、指针位置和执行控制错误(如标数字时转动纸张、逆时针标数和持续动作)方面的总错误数多于严重度匹配的 AD 组。有的 CDT 评分标准中要求在钟面上优先标出“12，3，6，9”这四个数字或四个点，中国小学以上受教育程度的健康老人中运用这一策略使两侧数字对称分布的比例大约是 80%。

(王　莹　郭起浩)

第二节

复杂图形测验(CFT)

复杂图形测验(complex figure test，CFT)最早在 1941 年由 Rey 设计而成，当时作为一种评定脑损伤患者视空间结构能力及视觉记忆的工具。1944 年 Osterrieth 用自己的评分系统将 Rey 的施测程序标准化并首次提供了 230 例儿童和 60 例成人的常模，此后便成为现今所广泛应用的神经心理测验——Rey-Osterrieth 复杂图形(Rey-Osterrieth complex figure，ROCF)测验(图 7-2-1)，在临床工作及研究中用于评定视觉空间结构能力和非语言记忆。

尽管诸如 Taylor 图(图 7-2-2)、MCG 图(图 7-2-3)等被设计成可与 Rey-O 进行比较并用于复测，Rey-O 仍是使用最广泛的复杂图形。由于 Taylor 图的得分高于 Rey-O 图，Hubley 和 Tremblay(2002)减少了 Taylor 图中一些有特点的部分，附加一些线条以增加视觉测验的复杂性，并对一些有特点的细节位置做调整。

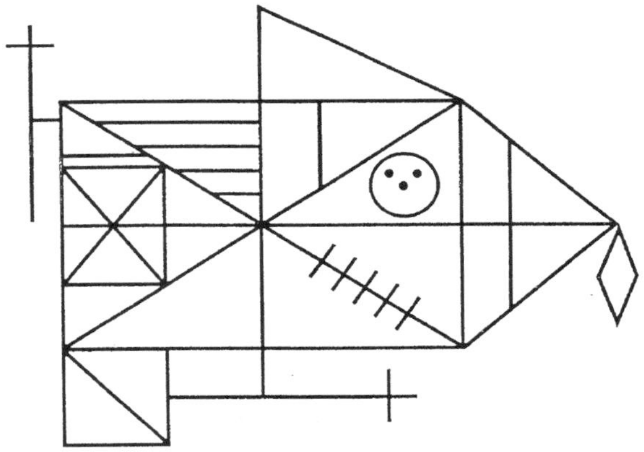

图 7-2-1　Rey 复杂图形

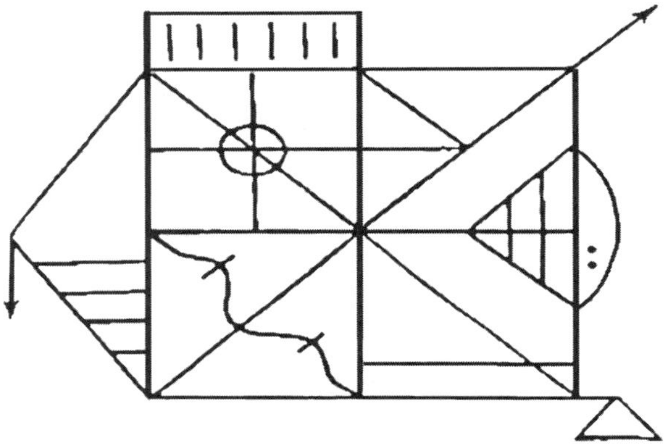

图 7-2-2　Taylor 复杂图形

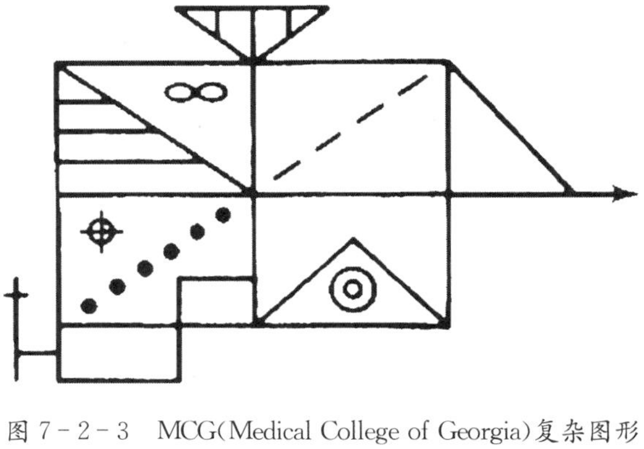

图 7-2-3　MCG(Medical College of Georgia)复杂图形

一、测验材料

(1) 黑色或彩色钢笔，铅笔或彩色马克笔(felt-tip markers)。

(2) 计时器。

(3) ROCF 标准图(8 英寸×11 英寸)及评分

手册。

说明：出版的手册包括用于记录各项原始分及标准化分的分数汇总页，以及其他用于记录即刻回忆、延迟回忆和/或再认的部分。另外，还可以为测试者提供素描图用于跟踪受试者描画次序并做相关记录。

二、测验步骤

在大部分施测程序中，说临摹部分的指导语时不事先告知受试者之后将要求其根据记忆重新画出该图。MCG 图被设计用于临床试验的重复测验，复测时间间隔较短，受试者被告知在完成临摹后将对其记忆进行测试以保证该任务要求在整个测试中保持稳定（Lezak，2004）。

以下以波士顿定性评分系统（Boston qualitative scoring system，BQSS）为例，介绍 ROCF 测验步骤，再认部分的步骤来自 Meyers 等的研究。

1. 临摹（copy）

（1）BQSS 将印有 ROCF 标准图的卡片及空白的测验纸水平地放在受试者面前的桌上。准备好为受试者提供彩色马克笔和/或把受试者的画同步记录在流程图中。关键点：对于那些容易分心、对刺激敏感或那些有其他临床障碍可能由于更换马克笔导致过度偏移的受试者应避免使用彩色马克笔。

（2）指导语：“请你临摹这张图片。不需要像艺术家作画那样，只需要你尽可能仔细、精确地把它临摹下来。在你画的时候，我会给你不同颜色的马克笔，每当我递给你一支新的马克笔，你只需要跟我换就行。这些彩色马克笔只是用来帮助我记忆你是如何画这张图的，你不用管自己用了哪些颜色。临摹没有时间限制，所以，有足够的时间可以让你尽可能仔细、精确地临摹。现在，你可以开始了。”关键点：如果用流程图替代彩色马克笔，关于彩色马克笔的指导语可省略。

（3）指导语说完后就开始计时。如果受试者在下笔前尝试旋转刺激卡片或空白测验纸，请将其恢复至水平方向。但如果受试者在已开始临摹之后旋转刺激卡片，则无须干预，将其旋转的情况做记录即可。

（4）记录笔画顺序。这步可通过使用彩色马克笔或流程图两种方法完成。可选择其中一种或两者兼用。当用彩色马克笔时，在下列情况需更换颜色：开始画一个细节（element），尚未完成就去画另一个细节；作画中有停顿；将图中的细节分解；犯其他相关的计划错误（Stern 等指出按照事先决定的时间间隔，如 30 s，换笔效果不佳）。不允许在受试者画线条的中途或画好部分的局部细节时换笔而迫使其图形破碎。使用流程图时，无论是替代彩色马克笔还是同时使用彩色马克笔都要在受试者临摹时同步记录其绘图情况。彩色马克笔的使用提供了丰富的关于笔画的视觉记录，但流程图可能在描绘笔画顺序方面比彩色马克笔更精确和完整。具体采用何种方法一部分取决于受试者的性格特征，一部分取决于测试者的偏好。

（5）当受试者完成任务后，记录临摹所花的时间，移去标准图和受试者画的图。

（6）不要告诉受试者之后还会要求其根据记忆重画。

2. 即刻回忆（immediate recall）

（1）在临摹结束后马上在受试者面前水平地放一张空白的测验纸。

（2）在桌上放完测验纸后马上说下述指导语：“接下来请你根据记忆重新画刚才那幅图。我仍然会给你换不同颜色的马克笔，你不用顾虑用了哪些颜色。再次声明，你有足够的时间可以尽可能仔细、精确地画。请开始。”

（3）开始计时并采用与临摹部分相同的可辨识的方法同步记录受试者的作画顺序。

（4）当受试者完成这部分任务后，按照要求记录所花的时间以结束延迟回忆部分，移去受试者画的图。

3. 延迟回忆（delayed recall）

（1）等待 20～30 min 后，在受试者面前水平地放一张空白的测验纸。

（2）指导语：“一小会儿前我曾请你临摹了一张图。现在请你再一次根据记忆把刚才那幅图画出来。我仍然会给你换不同颜色的马克笔，你不用顾虑用了哪些颜色。再次声明，你有足够的时间可以尽可能仔细、精确地画。请开始。”

（3）计时并采用与临摹部分相同的可辨识的方法同步记录受试者的作画顺序。

（4）当受试者完成这部分任务后，记录延迟回忆所花的时间并移去受试者画的图。

4. 再认(recognition)

(1) 在延迟回忆部分结束后,将再认测验纸及笔放于桌上。

(2) 指导语:"这张纸上的一些图案是之前请你临摹的那张大图上的局部。请圈出属于你所临摹的那张大图局部的图案。这张图上的每个图案的方向均与原始完整的图一致。共有 4 页,图案的编码从 1 到 24。请开始。"

5. 不同的施测程序 4 种不同的施测程序见表 7-2-1。临摹是必需的步骤,不同版本的回忆时间间隔不一样。

表 7-2-1 4 种不同的施测程序

施测程序	A	B	C	D
临摹	√	√	√	√
即刻回忆	—	√	—	—
3 min 回忆	—	—	√	√
30 min 延迟回忆	√	√	—	√
再认	—	—	—	√
评分标准	LB Taylor	EM Taylor	EM Taylor	Meyers and Meyers

三、测验时间

(1) 测验时间:40~60 min。

(2) 临摹:按受试者临摹的速度而异,但一般在 5~10 min 完成。

(3) 即刻回忆和延迟回忆:按受试者的绘图速度而异,但一般 5~10 min。

(4) 即刻回忆与延迟回忆之间的间隔:20~30 min。

四、评分

由于 Rey 在其最初的测验描述中省略了评分标准,后人在各自的研究中采用的评分系统各不相同,既有相对较宽松的,也有相当严格的。尽管根据不同的评分系统得到的分数有所不同,主要还是包含 3 个部分:位置、准确性和结构。以下列出了一些国际上较常用的评分系统以供参考。

(一) Rey 复杂图形评分系统

1. 评分单位

(1) 长方形外面左上角的十字形。

(2) 大的长方形。

(3) 交叉的对角线。

(4) 大长方形 2 的水平中线。

(5) 大长方形 2 的垂直中线。

(6) 在大长方形 2 内左侧的小长方形。

(7) 在小长方形 6 上的一条线段。

(8) 在大长方形 2 内左上方的 4 条平行线。

(9) 在大长方形外右上方的三角形。

(10) 大长方形 2 内、9 下面的小垂直线。

(11) 大长方形 2 内的带三点的圆圈。

(12) 大长方形 2 内右下方对角线 3 上的 5 条平行线。

(13) 与大长方形 2 右侧相连的三角形。

(14) 与三角形 13 相连的菱形。

(15) 三角形 13 内的垂直线,与大长方形 2 的右侧垂直线相平行。

(16) 三角形 13 内的水平线,即大长方形内水平中线 4 的延续。

(17) 大长方形 2 下面的十字形,与大长方形的垂直中线 5 相连。

(18) 与大长方形 2 左下方相连的正方形。

2. 评分方法 对 18 个单位分别进行评分,每个单位最高分为 2 分,总分为 36 分。评价每个单位的准确度及在整个图中的相对位置的细则如表 7-2-2 所示。

表 7-2-2 Rey 复杂图形测验评分标准

图 形	位 置	得 分
图形正确	位置合适	2
	位置不合适	1
图形扭曲或不完整,但可辨认	位置合适	1
	位置不合适	0.5
图形缺失或不可辨认		0

3. 评分意义 临摹低分说明视觉感知、视觉运动整合能力下降,即刻及延迟回忆低分提示视觉空

间回忆能力下降。此外，通过进一步分析可得到编码模式及储存过程方面的信息。比如即刻回忆高分但延迟回忆低分说明记忆储存过程被打乱。

4. 评分系统举例

(1) Rey-Osterrich 复杂图形的评分：

1) 测验图形：见图 7-2-4。

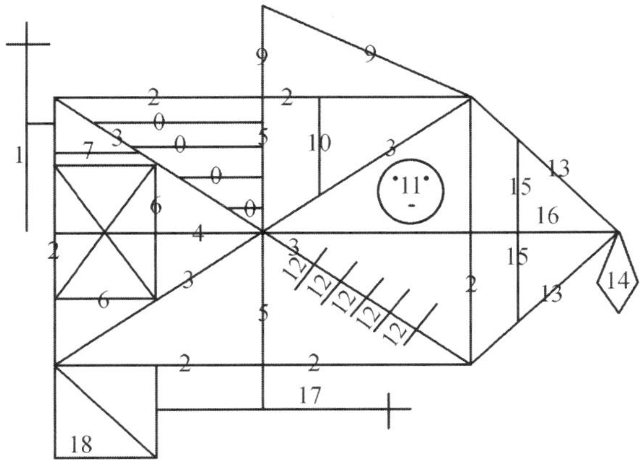

图 7-2-4　Rey-Osterrich 复杂图形的评分示意图

2) Taylor 对 Rey-Osterrich 复杂图形的评分单位：见表 7-2-3。

表 7-2-3　Taylor 对 Rey-Osterrich 复杂图形的评分单位

1. 左上角的十字，在长方形之外，与长方形的平行，其位置必须在长方形上方，连接十字与长方形的线必须接近十字的中点，介于第 7 条和长方形的顶边之间

2. 大长方形，长方形的水平长度不必超过垂直长度的两倍，但不能像正方形。由于长方形变形的可能性非常多，对位置进行评分是不可能的，如果长方形不完整或有任何形式的变形，只给予 1 分

3. 对角线必须连接长方形的 4 个角，相交在长方形的中心

4. 长方形的水平中线须以一连贯的直线清晰地通过长方形左边中点与右边中点

5. 垂直中线必须起始于长方形底边中点，以一连贯的直线，穿过长方形顶边中点

6. 小长方形必须在大长方形之内，并在其左边。小长方形的界限是长方形顶端介于直线 2 和 3 之间(这些平行线组成第 8 部分)，小长方形的宽必须接近大长方形宽的 1/4，也就是说，小长方形的右边应该通过大正方形左边与垂直中线之间的中点。小长方形内的对角线必须经过它的 4 个角，且相交于小长方形的中点

7. 小长方形上的直线，必须短于小长方形的宽度，必须介于小长方形的顶端与第 8 条的第 2 条线之间

8. 在长方形左上角内的 4 条平行线，必须是平行的，间距应该大致相等。如果直线过度弯曲、少于或多于 4 条，应扣分

9. 长方形右上方的三角形，高度小于底边

10. 长方形内的短直线，刚好在三角形下方，线条必须清晰地伸至大长方形内右上四边形的左侧

11. 有三点的圆，必须位于右上四边形的右下部分。圆不触及三角的任何一条边，点的位置应该是两点在上、一点在下，看起来像一张脸

12. 5 条平行线，经过右下方对角线，必须都在右下方的四边形内，它们不能碰到四边形的任何一条边，彼此之间的间距大致相等

（续表）

13. 大长方形右侧的三角形，其高不超过长方形中间水平线的 1/2，其斜边并不是第 9 条三角形斜边的延续

14. 钻石形，连接在第 13 条的尾端

15. 第 13 条三角形内的垂直线，必须是平行于第 2 条大长方形的右侧垂直线，在第 13 条内靠近左侧

16. 第 13 条内的水平线，是第 4 条向右的延续，必须起自大长方形右边的中点直到三角形的顶端。如果第 13 条三角形轻微倾斜或第 4 条不通过长方形右边的中点，只要它从长方形右边中点到三角形顶端，第 16 条依然计满分(2 分)

17. 与长方形下侧中间区域相连的十字形，其右边必须明显长于左边，但不超过大正方形的右侧，其左侧末端应在正方形右边中点上。

18. 第 2 条的左下方，必须明显是一个正方形，与第 6 条的长方形相对，它的边长必须与第 6 条长方形的宽度相等，即等于大长方形长边的 1/4

3) Taylor 对 Rey-Osterrich 复杂图形(ROCF)的定量评分：Rey 的评分系统将 ROCF 分成 18 个单位(图 7-2-4)，对每一个单位的准确性和位置同时进行评分(表 7-2-4)。各单位的得分总和即为原始分(0.0～36.0)，同时可以得出基于年龄的标准 T 分。

表 7-2-4　Taylor 对 Rey-Osterrich 复杂图形的定量评分

得分	准　确	位　置
2	图形准确	位置正确
1	图形准确	位置不正确
1	图形不准确	位置正确
0.5	图形不准确，但可辨别	位置不正确
0	图形不准确且无法辨别，或遗漏	位置不正确

(2) Rey-Osterrich 复杂图形(B 型)的评分：

1) 测验图形：见图 7-2-5。

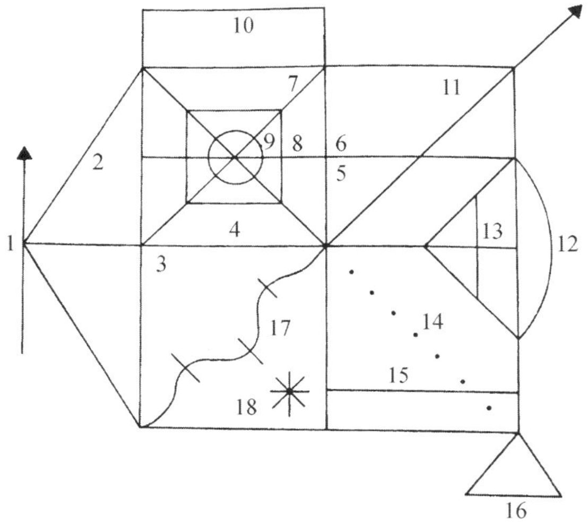

图 7-2-5　Rey-Osterrich 复杂图形(B 型)的评分示意图

2) Rey-Osterrich 复杂图形(B 型)的评分单位：见表 7-2-5。

表 7-2-5 Rey-Osterrich 复杂图形(B 型)的评分单位

1. 左侧垂直向上的箭头线，在正方形之外，与正方形平行，其位置必须在正方形左侧中间
2. 大正方形左侧的三角，位于正方形外面，三角形底边是大正方形左侧边，顶点位于 1 中点
3. 大正方形
4. 正方形的水平中线须以一连贯的直线清晰地通过正方形左边中点，右边中点及 2 的顶点
5. 垂直中线必须起始于正方形底边中点，以一连贯的直线，穿过正方形顶边中点
6. 正方形上半部分水平中线，须以一连贯的直线清晰地通过正方形上半部分左边中点与右边中点
7. 正方形左上象限内的对角线
8. 大正方形左上象限内的小正方形
9. 大正方形左上象限内的圆
10. 大正方形左上方的矩形，在大正方形外面，且长度是大正方形的一半
11. 大正方形右上象限外的箭头线，沿着大正方形的对角线延伸出来
12. 大正方形右侧的半圆，在正方形外面，与正方形右侧垂直线的 1/4 及 3/4 点相交
13. 大正方形内右侧的三角形，包括三角形内的垂直中点线，三角形 3 点分别位于大正方形右侧垂直线的 1/4 点及 3/4 点以及大正方形中间水平线右 1/4 点处
14. 大正方形内右下象限内的点线，包括 7 点
15. 点线之间的水平线，位于大正方形右下象限内
16. 大正方形下的三角形，位于大正方形外，三角形底线与大正方形水平线平行，顶点位于大正方形右下角
17. 大正方形左下象限内的曲线和正交线
18. 大正方形左下象限内星形

(3) 改良的 Taylor 复杂图形(MTCF)评分：

1) 测验图形：见图 7-2-6。

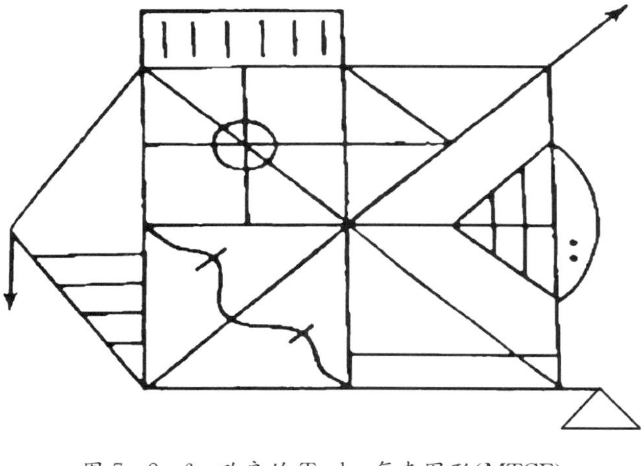

图 7-2-6 改良的 Taylor 复杂图形(MTCF)

2) 改良的 Taylor 复杂图形(MTCF)的评分单位：见表 7-2-6。

表 7-2-6 改良的 Taylor 复杂图形(MTCF)的评分单位

1. 大正方形
2. 大正方形内的对角线
3. 正方形的水平中线须以一连贯的直线清晰地通过正方形左边中点及右边中点
4. 垂直中线必须起始于正方形底边中点，以一连贯的直线穿过正方形顶边中点
5. 大正方形右上象限内的短水平线，起始于正方形右上象限左边中点及右上象限对角线的中点
6. 大正方形右上象限内的短对角线
7. 大正方形右角上的斜箭头线，位于大正方形外侧，是 2 的向外延伸
8. 大正方形内右侧的三角形，包括三角形内的垂直中点线，三角形 3 点分别位于大正方形右侧垂直线的 1/4 点及 3/4 点以及大正方形中间水平线右 1/4 点处，包括三角形内的 2 个垂直线
9. 大正方形右侧的半圆，在正方形外面，与正方形右侧垂直线的 1/4 及 3/4 点相交，包括半圆内 2 个点
10. 大正方形下的三角形，位于大正方形外，三角形底线与大正方形水平线平行，顶点通过短水平线与大正方形右下角相连
11. 右下象限内水平线
12. 大正方形左下象限内波浪线，包括 2 个短线
13. 大正方形左侧的三角，位于正方形外面，三角形底边是大正方形左侧边
14. 13 内的 4 条短水平线，位于 13 下方
15. 连接 13 顶点的向下垂直箭头线
16. 大正方形左上象限内的水平中线和垂直中线
17. 左上象限内的圆形，以大正方形左上象限中点为圆心
18. 大正方形左上方的矩形，在大正方形外面，且长度是大正方形的一半，包括矩形里面 6 条垂直线

(4) MCG 复杂图形 Ⅰ 的评分：

1) 测验图形：见图 7-2-7。

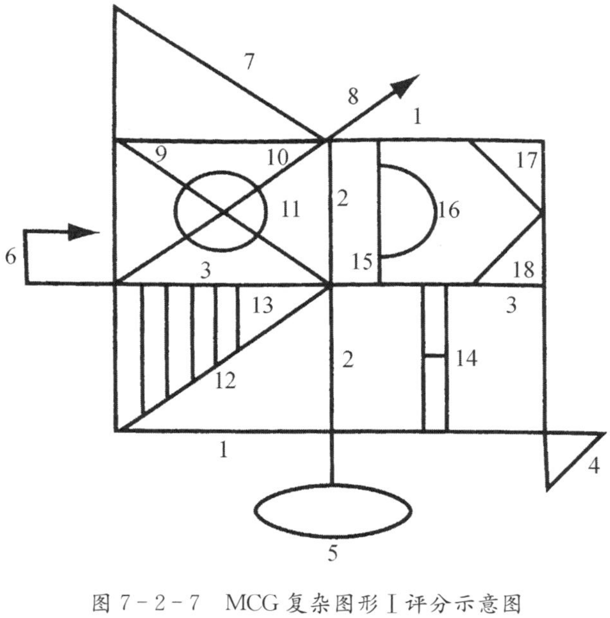

图 7-2-7 MCG 复杂图形 Ⅰ 评分示意图

2) MCG 复杂图形 Ⅰ 的评分单位：见表 7-2-7。

表 7-2-7　MCG 复杂图形Ⅰ的评分单位

1. 大长方形
2. 大长方形内的中间垂直线
3. 大长方形内的中间水平线
4. 大长方形右下角外的直角三角形，其中两边分别与水平线及垂直线平行
5. 大长方形下的椭圆形及连接线，椭圆形长轴与水平线平行，连接线连接椭圆上中点及大长方形底边中点
6. 大长方形左侧的弯曲箭头线，起始点位于大长方形左边中点，呈 90°向上弯曲，然后再向右侧呈 90°弯曲
7. 大长方形左上象限上的直角三角形，位于长方形外面，底边是大长方形顶线左半部，另一直角线是大长方形宽的一半
8. 大长方形上的斜箭头线，起始于大长方形顶边的中点
9. 大长方形左上象限内的对角线
10. 大长方形左上象限内的另一个对角线
11. 大长方形左上象限内的圆形，以大正方形左上象限中点为圆心
12. 大长方形左下象限内的对角线
13. 在长方形左下象限内的 5 条垂直线，必须是平行的，间距应该大致相等
14. 大长方形右下象限内的 2 条垂直线及其内的水平连接线
15. 大长方形右上象限内的垂直线
16. 15 右侧的半圆形
17. 大长方形右上角的对角线，起点位于右上象限右侧边中点，17 与大长方形顶边相交形成等腰直角三角形
18. 起点位于右上象限右侧边中点，延伸到 3 的对角线，形成等腰直角三角形

（5）MCG 复杂图形Ⅱ的评分：

1）测验图形：见图 7-2-8。

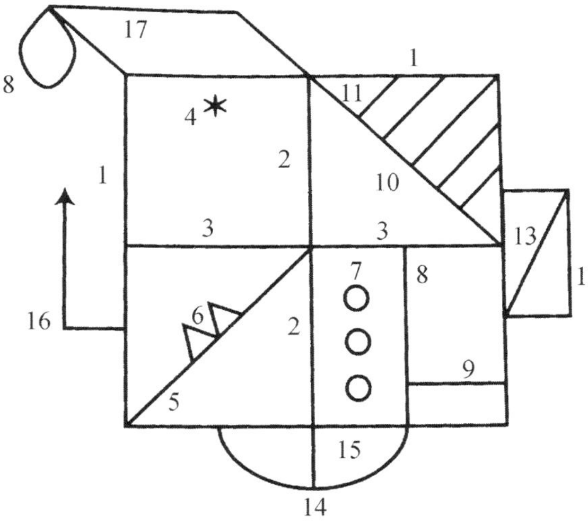

图 7-2-8　MCG 复杂图形Ⅱ评分示意图

2）MCG 复杂图形Ⅱ的评分单位：见表 7-2-8。

表 7-2-8　MCG 复杂图形Ⅱ的评分单位

1. 大正方形
2. 大正方形内的中间垂直线
3. 大正方形内的中间水平线

（续表）

4. 大正方形左上象限内的星号
5. 大正方形左下象限内的对角线
6. 5 上的 2 个紧邻的小等腰三角形
7. 大正方形右下象限内的 3 个圆形，呈垂直排列
8. 大正方形右下象限内的中间垂直线
9. 连接大正方形右边到 8 的水平线
10. 大正方形右上象限内的对角线
11. 5 个位于 10 上方，并垂直于 10 的对角线，呈等距排列
12. 大正方形右侧的小长方形，位于大正方形外
13. 12 内的对角线
14. 大正方形下的半圆形，在正方形外面，与正方形底边的 1/4 及 3/4 点相交
15. 14 内的垂直线，起于大正方形底边的中点
16. 大正方形左侧拐角箭头线，起于大正方形左下象限左边中点水平线，然后呈 90°向上弯曲的箭头线
17. 大正方形上方的平行四边形。底边是大正方形顶边左半部分
18. 连接 17 左顶部的泪滴状

（6）MCG 复杂图形Ⅲ的评分：

1）测验图形：见图 7-2-9。

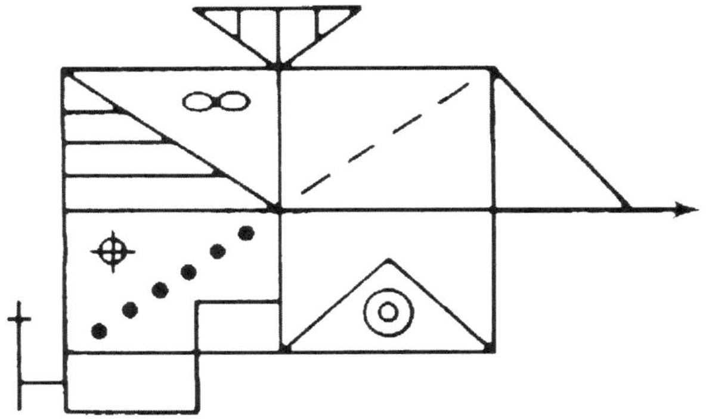

图 7-2-9　MCG 复杂图形Ⅲ评分示意图

2）MCG 复杂图形Ⅲ的评分单位：见表 7-2-9。

表 7-2-9　MCG 复杂图形Ⅲ的评分单位

1. 大长方形
2. 大长方形内的中间垂直线
3. 大长方形内的中间水平线
4. 大长方形左上象限内的对角线
5. 在长方形左上角内的 3 条平行线，必须是平行的，间距应该大致相等，3 条水平线延伸到 4 的左侧
6. 大长方形左上象限内 4 上方的无穷大符号
7. 大长方形左下象限内的小圆形及穿过圆心的垂直十字形
8. 大长方形左下象限内的 6 个点对角线，6 个点大致等距
9. 大长方形左下象限内小长方形
10. 大长方形下面向下延伸的小长方形
11. 大长方形左侧外面十字形通过水平短线连接于 10 左边中点
12. 大长方形右下象限内 2 条线形成直角，以大长方形底边右半部分为底边形成直角等腰三角形

（续表）

13. 12 形成的三角形内 2 个同心圆
14. 大长方形右上象限内虚线形成的对角线，5 条虚线大致呈等距
15. 大长方形上的三角形，顶点位于大长方形顶边中点，三角形底边呈水平
16. 15 内的 3 条垂直线，中间线位于 15 中间，另 2 条垂直线大致呈等距
17. 大长方形右侧的三角形，直角边分别为大长方形右边上半部分及 3 的延长线
18. 连接 17 的水平箭头线

(7) MCG 复杂图形Ⅳ的评分：

1) 测验图形：见图 7-2-10。

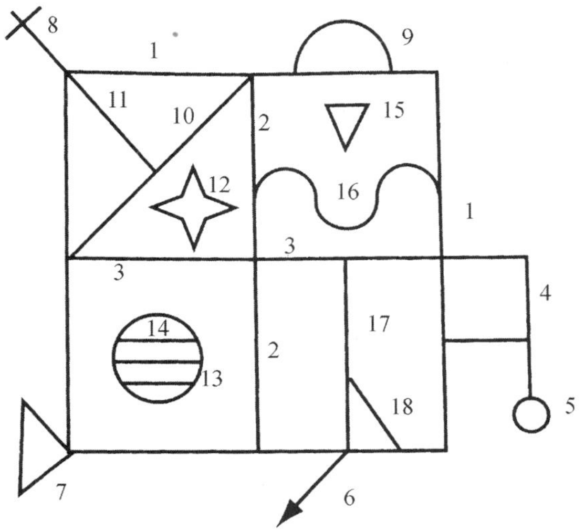

图 7-2-10 MCG 复杂图形Ⅳ的评分示意图

2) MCG 复杂图形Ⅳ的评分单位：见表 7-2-10。

表 7-2-10 MCG 复杂图形Ⅳ的评分单位

1. 大正方形
2. 大正方形中间垂直线
3. 大正方形中间水平线
4. 大正方形右侧的正方形，位于大正方形外面，与大正方形平行
5. 连接 4 的圆形及其垂直连接线
6. 大正方形底部的斜箭头线，起始于大正方形右下象限底边中点，箭头呈 45°向左下方向
7. 大正方形左下角连接的小三角形，顶点位于大正方形的左下角，底呈垂直线
8. 大正方形左上角外面连接的十字形，与大正方形顶边呈 135°
9. 大正方形上方的半圆形，圆心位于大正方形顶边右半部分中点
10. 大正方形左上象限内的对角线
11. 10 上方与 10 垂直的延伸对角线
12. 大正方形左上象限内的四角星，位于 10 下方
13. 大正方形左下象限内的圆形，以左下象限中点为圆心

（续表）

14. 13 内的 3 条水平线，大致呈等距
15. 大正方形右上象限内的顶点向下的三角形
16. 大正方形右上象限内的正弦波
17. 大正方形右下象限内的中间垂直线
18. 起始于大正方形右下象限底边右 1/4 点，延伸到 17 右侧的对角线

(二) BQSS 评分系统

BQSS 评分系统提供了 17 个维度的量化分和 6 个基于这些维度的总分。这 17 个维度包括存在(presence)、准确性(accuracy)、位置(placement)、碎片整理(fragmentation)(低分说明将图片分解成零碎的部分、在细节整合方面表现很差)。存在的评价包括构型存在(configural presence)、组合存在(cluster presence)及细节存在(detail presence)。准确性评价包括细节构型(configural element)和细节串联(clusters)。位置的评价包括图形组合的位置(cluster placement)和细节位置(detail placement)。计划，根据各个细节的作画顺序评价整体规划能力；整洁度，所画的图中有多少波浪线、间断、画过头(overshoots)及不必要的交叉(cross-outs)；尺寸变形的评价包括垂直向的拉长、水平向的拉长及缩短；旋转、持续地重复、虚构作为图形的附加评价，如受到之前所做视空间任务的干扰或对图片做新的添加；不对称，对变形程度的比较和(或)在图的左、右侧缺少应有的细节。

6 项总分包括存在和准确性得分，是对损害整体评价的量化得分；即刻保持，代表临摹到即刻回忆丢失或获得的信息的百分比，以存在和准确性得分为基础；延迟保持，代表从即刻回忆到延迟回忆丢失或获得的信息的百分比；组织、评价碎片整理和计划能力，提供了更具普遍性的组织能力的评价。

(三) DSS 评分系统

DSS 评分系统可得到 3 项分数(组织、准确性和错误)及在 3 种情况下对风格(style)的评级。基于 ROCF 标准得出的组织分分值为 1～13，高分说明受试者的画具有高度的组织性及准确性。通过组织方面的得分可以确定基础组织水平(basal organization level)，即儿童视觉组织能力的发育水平。

风格得分来自儿童所画的图中所表现的加权(weighting)特点，依赖于基础组织水平。有 3 类主要分风格(部分定位、中间及构型),中间类别内的2个子类别为我们提供了一般规律性的假设——儿童的认知风格偏向广阔的视野甚于细节,抑或相反。一般来说,部分定位(part-orientation)在年幼的儿童中更为突出。随着年龄的增长,儿童的绘图逐步显现其格局。此外,风格评级为发育趋势提供了有用的指示。

准确性得分是计算符合儿童所画的ROCF图中具有代表性的64个线段单位的数目。64个单位按照图形类别分组,包括由大长方形和主要的子结构得出的结构性元素的准确性得分,以及由外部构型和内部细节得出的附加元素的准确性得分。在临摹部分,准确性得分表明儿童在组织、监控及材料复制方面的表现良好程度。在回忆部分,随着年龄增长,儿童对结构性元素的回忆相对优于附加元素,这说明感知基本组织框架的能力逐步发育完善,通过运用这一框架使回忆更容易。

错误总分即所犯的错误数——旋转性错误、持续性重复错误、位置错误及混为一谈的错误总数。高分可以提示发育不良的元认知策略,以及对图形中的各个元素如何相互联系存在困惑。在回忆部分,错误分高可能提示材料在记忆中被扭曲。

(四) Savage评分系统

Savage评分系统可得到结构准确性及组织策略两项分数。结构准确性使用Denman(1987)改进的评分系统进行量化,该评分系统对图片的24个部分进行评估,使用的评分标准诸如象限位置、线的角度、线长及线条的数目。每个部分有3条标准,每条标准1分。得分范围为0～72分,高分提示良好的结构及视觉细节回忆能力,而非将各个部分组织得有多好。

组织策略包括对组织序列的量化分析和描述性分析。量化分析有5项评价(图7-2-11)——大长方形、对角线、垂直中线、水平中线及右上方顶部的三角形;大长方形作为重要的图形基本结构,评2分,余下4项各1分。分值为0～6分,高分提示良好的组织能力。在对组织序列的描述性分析中,需要注意那些从细节开始图形构建的受试者。所谓细节即5项基本构型单位以外的部分。在这样的情况下,对接下来的2个构造单元进一步检查以评估受试者是否最终能画出5个构型单位之一。这为早期组织序列提供了信息。

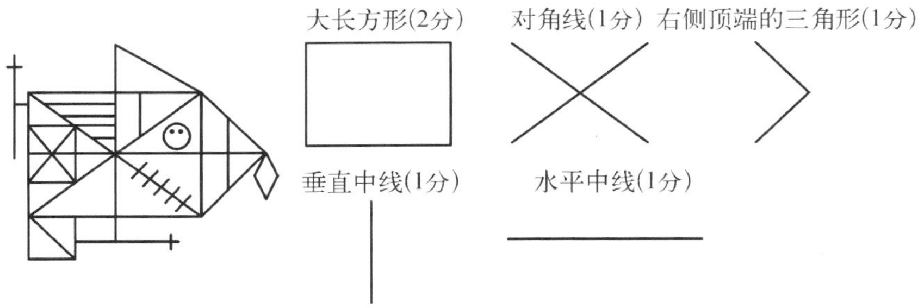

图7-2-11　Savage评分系统的5项基本构型单位

五、常模

国内汤慈美等曾对116名正常人用Rey图及Taylor图进行测查,结果见表7-2-11。

表7-2-11　正常人Rey图和Taylor图测验结果

项目	例数	得分		时间(s)	
		临摹	回忆	临摹	回忆
Rey图	62	35.4 (0.9)	22.9 (6.3)	190.5 (100.3)	201.1 (75.7)
Taylor图	54	35.6 (0.7)	28.6 (5.0)	198.7 (106.9)	198.3 (93.6)

笔者2000年采用Taylor(1981)的评分标准对111名正常老人的Rey图测验进行评定,该人群的模仿得分为31.2±4.0分,延迟回忆得分为14.7±5.6分,再认得分为18.9±3.4分,以文化程度进行分层得到的3个部分的均分见表7-2-12。

表7-2-12　不同受教育程度正常老人Rey图临摹、回忆和再认得分

受教育程度	模仿	回忆	再认
文盲(n=11)	22.11(7.55)	6.33(5.87)	16.17(5.81)
小学(n=26)	29.06(5.60)	11.54(5.70)	18.72(1.81)

(续表)

受教育程度	模　仿	回　忆	再　认
中学(n=50)	31.02(3.42)	15.64(5.87)	19.41(2.06)
中学以上(n=24)	33.01(2.13)	18.53(5.35)	20.20(2.03)

注：文盲组，未接受过教育；小学组，受教育程度为1～6年；中学组，受教育程度为7～12年；中学以上组，受教育程度在12年以上。n为例数。

笔者2011年采用Taylor(1981)的评分标准对636名初中及以上受教育程度的正常中老年人的Rey图测验进行总结，见表7-2-13。值得注意的是，与年龄、教育匹配的西方老年人相比，中国老人的CFT模仿得分高约2分，这可能与汉语文字结构和书写方式有关。英语是字母系统，汉字是图形性文字，讲究笔画整齐、间架均衡、轮廓方正，受教育程度较高的中国老人，长期使用方块文字，这种训练使其在模仿画几何图形方面具有一定的优势。

表7-2-13　不同年龄正常老人Rey图临摹和回忆得分

年　龄	模　仿	回　忆
50～59(n=210)	34.41(1.63)	19.42(7.07)
60～69(n=215)	33.42(2.33)	15.95(5.20)
70～79(n=211)	33.48(3.23)	13.66(5.06)

注：n表示例数。

六、信度与效度

1. *内部一致性*　Rey图内部一致性的评定是把每个细节作为一个子项并计算折半信度系数(split-half)及α系数。成人临摹部分的折半信度系数与α系数均大于0.60，回忆部分均大于0.80，提示所有的细节之间的联系为单因素。

2. *重测信度*　Meyers等指出一些分数(如临摹、再认)的得分范围在大部分正常受试者中，因其表现为满分或接近满分而受到限制，人为地降低了重测相关系数的大小。而且，当受试者在原来的测试结束后进行复测会使偶然学习范式(incidental learning paradigm)受到污染。基于上述考虑，Meyers等人仅对得分偏低的受试者进行重测信度的评定，12位正常受试者间隔6个月的重测信度为：即刻回忆，相关系数r=0.76；延迟回忆，r=0.89；再认正确总数，r=0.87。

为了评估临床解释的时间稳定性(temporal stability)，Heaton等对这些测量结果按年龄进行修正并得到相应的T分：45～54中等，40～44低于中等，35～39轻度受损。对上述3项测试结果(即刻回忆、延迟回忆和再认正确总数)的临床解释，首次和第二次测试的百分比一致性(the percentage agreement)高达91.7。

Berry等对老年受试者1年之后进行的复测结果并不理想。他们发现在1年的间隔下，临摹部分的重测信度不可靠(r=0.18)；即刻回忆(r=0.47)和延迟回忆(r=0.59)的系数也很低。其他研究者报道了稍微好些的结果。Mitrushina和Satz(1991)对老年人进行了为期3年，每年一次的评定，得到的信度系数临摹部分为0.56～0.68，3 min延迟回忆为0.57～0.77(Mitrushina and Satz，1991)。Levine等2004年亦有类似的报道。

3. *学习效应*　Levine等在4～24个月不等的时间间隔(平均天数=251天，SD=129)对478名健康男性(平均年龄=42.2岁，SD=8.6，平均受教育年数=16.4年，SD=2.3，大部分为高加索人)的Rey图即刻回忆和延迟回忆做了评定，分别得出临摹、即刻回忆、延迟回忆的回归方程，重测的时间间隔长度和受试者的受教育程度均非第二次表现的预测指标。

4. *评分员间信度*　18项关于评分员间信度的研究得到的结果好坏不一，差的仅为0.14，好的则高达0.96，这意味着Osterrieth评分系统将受益于更为精细的量化评分标准。其他采用严格评分标准的研究得到的评分员间信度同样较高(>0.90)。

5. *效度*　相关分析及因素分析方面的研究支持复杂图形测验作为视觉构造能力和记忆(回忆及再认)的测量工具的有效性，而在特定的执行功能方面相关的数据较少。

七、临床评价

为什么语言类的记忆，如听觉词语学习测验、逻辑记忆测验，都是学习后告诉受试者一段时间后要求再次回忆，而非语言类的记忆，如复杂图形测验的回忆部分、符号数字模式测验的符号与数字匹配部分，都是不予提醒的？这并不清楚。提醒与不提醒的记忆是有区别的，提醒记忆（intentional memory task）更集中反映记忆能力；而非提醒记忆（incidental memory task）是附带的、伴随的记忆任务，有更多注意和/或动机的成分。

大脑右半球损伤患者比左半球损伤患者的画图准确性差、扭曲更多、回忆成绩更差，但患者 CFT 的表现不能作为左右侧病灶判别的准确的预测指标。大脑后部（顶枕叶）病灶比前部（额叶）病灶患者的空间组织能力差。对该图的模仿有助于发现偏侧忽视。绝大部分遗忘是在模仿后几分钟出现的，正常人 3 min 和 30 min 延迟记忆的得分没有显著差别，这并不意味着间隔时间较长的延迟记忆可以忽略，因为不同病因的遗忘症患者有不同的记忆储存模式和能力。阿尔茨海默病（AD）患者早期即有 CFT 模仿和回忆能力受损。有迷路、无目的闲逛和不认识熟悉环境等症状的 AD 患者，其图画模仿能力也差。MMSE 的结构模仿仅 1 分，非语言的空间结构模仿和记忆能力在临床检查中常常被忽视，而视觉空间记忆缺损正是 AD 患者最重要的早期表现之一。我们在对偏侧忽视的研究中发现患者在完成 CFT 模仿图形（图 7-2-12）时采用的是从右到左渐渐推进的方式，而语义性痴呆患者相反，采用的是从左到右渐渐推进的方式，不同于上述定性分析的 6 种类型。

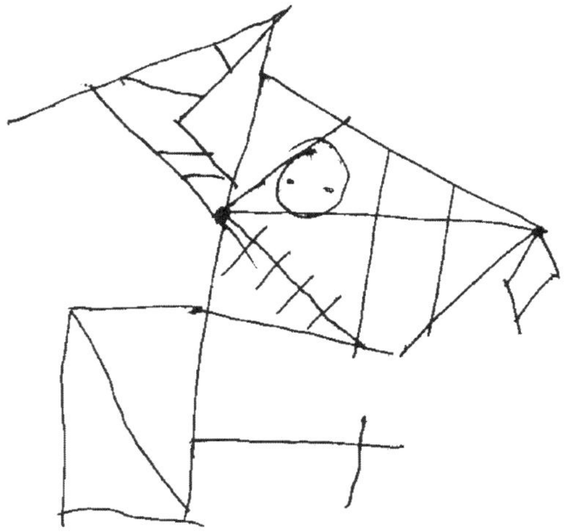

图 7-2-12　偏侧忽视患者画的 CFT 模仿图形

（郭起浩）

第三节

线方向判断测验（JLO）

线方向判断测验（judgement of line orientation，JLO）用于评估被试者空间感知和定向能力，国外有针对 7～96 岁的常模。有关空间能力的测验繁多，1978 年，Benton 编制了 JLO，最初的目的是在右利手大学生中研究大脑左右半球的不对称性，之后逐步演化为今天的版本，样例见图 7-3-1。

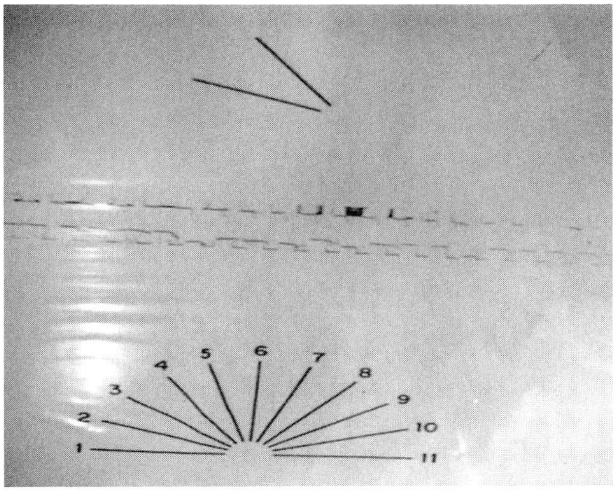

图 7-3-1　线方向判断测试卡示例

JLO 由 35 组卡片组成，目前有 H 版与 V 版两种版本，试题相同，仅呈现顺序有所差异，但总体均为由易至难。前 5 组为练习题，后 30 组为正式测试题。如图 7-3-1 所示，下半部分为参照卡，由扇形排列的 11 条线段组成，每两条线段夹角均为 18°，且有相应编号。上半部分为测试卡，印刷有两条不同方向、不同长度的线段，为参照卡中两条线段的一部分。

一、实施方法

测试时，施测者面对受试者，取出测试卡片置于桌面，按照顺序依次翻开，呈 45°角，使受试者能够清楚地看到测试卡及参照卡。要求受试者仔细观察测试卡中的线段，指出其“在位置和所指方向上与参照卡中哪两条线段完全一致，告诉相应的编号”。如果受试者回答有困难，施测者可询问“请指出其中的一条线段，在位置和所指方向上与参照卡中的那一条线段完全一致，告诉我相应的编号”。指导语和练习卡可以重复，直至受试者能正确回答练习卡中的两条线段方可正式测试。否则，测试终止。答题无时间限制。整个测试耗时 15～20 min。

二、评分

30 项标准版的得分为正确总数。如果要参照常模比较，需根据年龄和性别进行校正。50～64 岁受试者的总分在粗分基础上加 1 分；65～74 岁受试者加 3 分；不论何年龄段的女性受试者，均可额外再加 2 分。15 项简化版(O：奇数版；E：偶数版)的得分也为正确总数。如需参照常模评判，女性受试者需在粗分基础上加 1 分。

Ska 等曾将错误分为 4 种类型：① 同一象限错判(如将测试线段错判为同一象限的另一线段)；② 垂直或水平线段错判(例如，1、11、6 号线段的错误判断)；③ 不同象限错判(如将某一象限的线段错误判断为另一象限的线段)；④ 复合错误(水平/垂直线段错判及不同象限错判，即②+③)。

三、人口统计学影响因素

1. *年龄*　测试得分随年龄呈曲线变化。儿童期随着年龄的增长测试得分提高，不同性别的儿童均至 13 岁达到成年人水平。无论是完整版还是简化版，50 岁以后的得分随年龄增长缓慢下降。

2. *性别*　多项研究表明，男性在 JLO 中的表现优于女性，在 30 项标准版和 15 项简化版测试中，男性得分均较女性高 2 分。

3. *教育*　Benton 等发现受教育程度对 JLO 的表现有中等程度的影响。标准版测试中，低教育人群的得分低于高教育的。对 15 项简化版的研究也表明，JLO 得分高与教育年限有相关性。

4. *智商(IQ)*　相较于受教育程度而言，受试者的 IQ 与 JLO 的相关程度更高，如果已将 IQ 影响因素纳入考虑，就无须再纳入受教育程度。但在高智商群体中，这种相关性的强度略有减弱。Benton 等还曾报道，儿童的言语商(VIQ)与 JLO 得分无关。

5. *文化/种族*　目前绝大多数有关 JLO 的报道都集中在欧美人群。Benton 发现意大利和北美儿童在该测验中的表现相当；有关高加索人和非洲裔美国人的研究，则结果不一致。Trahan 报道两人种的卒中人群 JLO 的表现相似，但 Lucas 等则发现非洲裔美国老年人群 JLO 的得分较低。针对不同语言的研究相对较少，Rey 报道西班牙语人群 JLO 的中位得分为 24 分，划界分为 17 分，与 Benton 报道的英语人群(JLO 中位得分为 25 分，划界分为 15 分)的得分比较接近。我国近年才开始引进该测验，系统常模还未建立。复旦大学附属华山医院观察 180 例认知正常的老人发现，JLO 的中位得分为 22 分(未发表数据)，略低于上述报道，可能是因为本组样本的平均年龄比较高(平均 70 岁)。

四、常模

西方 JLO 的最初常模数据来源于 1994 年 Benton 的工作，包括成年人和儿童。Benton 对 137 名 16～49 岁的成年人进行测试，发现男性平均得 26.6 分，女性平均为 23.3 分；93%的受试者的得分≥21 分，因此推荐 19～20 分为划界分。Benton 也对 221 名 7～14 岁的儿童进行测试，建立了儿童常模。

此后，Glamser 和 Turner 对 167 名 18～30 岁的大学生进行测试，女性平均得分为 22.80 分(标准差 5.66)，男性平均为 26.21 分(标准差 4.37)，与 Benton 的研究结果较接近。Mayo 诊所的 Ivnik 对高加索较大样本的人群进行了测试，将常模数据的年龄适用范围扩大到 55～97 岁，给出了各年龄段的百分位数，十分细致，有兴趣的读者可参阅表 7-3-1。除了粗分之外，Ivnik 还建立了标准分计算公式，将 JLO 粗分换算为校正年龄和受教育程度的 MOANS 量表分。值得一提的是，Ivnik 最初的工作在高加索人群中开展，Lucas 在 2005 年应用参加 MOANS 研究的黑种人进行分析，发现其得分要低于白种人，提示了该测验的人种差异。目前我国还没有大规模的 JLO 常模数据，考虑到文化、语言、教育等多方因素的影响，读者在参考西方常模时应当谨慎。

表 7-3-1　梅奥中心 56～79 岁 JLO(MOANS) 常模

百分位数	56～62(岁)	63～65(岁)	66～68(岁)	69～71(岁)	72～74(岁)	75～77(岁)	78～80(岁)	81～83(岁)	84～86(岁)	87～89(岁)	90～97(岁)	量表分
N	119	119	119	119	119	119	119	127	113	82	82	
<1	—	—	—	—	—	—	—	—	—	—	—	2
1	—	—	—	—	—	—	—	—	—	—	—	3
2	0～7	0～7	0～7	0～7	0～7	0～7	—	—	—	—	—	4
3～5	8～11	8～11	8～11	8～11	8～11	8～11	0～10	0～10	0～8	—	—	5
6～10	12～14	12～14	12～14	12～14	12～14	12～14	11～13	11～13	9～12	0～9	0～9	6
11～18	15～17	15～17	15～17	15～17	15～17	15～17	14～16	14～16	13～15	10～14	10～14	7
19～28	18～19	18～19	18～19	18～19	18～19	18～19	17～18	17～18	16～17	15～16	15～16	8
29～40	20	20	20	20	20	20	19～20	19	18	17～18	17～18	9
41～59	21～22	21～22	21～22	21～22	21～22	21～22	21～22	20～21	19～21	19～21	19～21	10
60～71	23	23	23	23	23	23	—	22	22	22	22	11
72～81	24	24	24	24	24	24	23～24	23～24	23～24	23	23	12
82～89	25～26	25～26	25～26	25～26	25～26	25～26	25	—	—	24	24	13
90～94	27～28	27～28	27～28	27～28	27～28	27～28	26	25～26	25	25	25	14
95～97	29	29	29	29	29	29	27～28	27～28	26～28	26～27	26～27	15
98	30	30	30	30	30	30	29	29	29	28～29	28～29	16
99	—	—	—	—	—	—	30	30	30	30	30	17
>99	—	—	—	—	—	—	—	—	—	—	—	18

注：MOANS 数据引自梅奥中心老年人常模研究(Mayo's Older Normative Studies)，Ivnik，1996。

对于简化版而言，1998 年 Woodard 等对 131 名 55～84 岁的高加索认知正常人群(MMSE 27.5±2.0)进行测试，采用的是 JLO 奇数版和偶数版(15 项，JLO-O、JLO-E)，发现正常人群中极少得分低于 8 分。由此提出，JLO-O/E 得 10 分为临界，8～9 分提示轻度受损，6～7 分为中度受损，0～5 分为严重受损。同样，女性受试者得分加 1 分。

五、信度

已有多项研究验证了 JLO 标准版的折半信度较好，儿童中相关系数 $r=0.84$，成人中 $r=0.84$～0.91。但 15 项简化版(JLO-O，JLO-E)的信度系数相对低一些($r=0.69$～0.75)，与测验条目缩减有关。其他简化版，如 Winegarden(1998)报道的 20 项版的内部一致性为 0.80；而 Quall(2000)修订的 15 项版的内部一致性也达 0.82。

复测信度及学习效应：为避免学习效应，通常交替使用 JLO-V 版和 JLO-H 版，因为这两个版本的试题相同，仅呈现顺序有异，Woodard 认为这并不是严格意义上的替代版本。Benton 也曾对 37 名患者试用了上述两版，复测间隔 6 小时至 21 天不等，发现其信度系数为 0.90，并未发现学习效应。2001 年 Montse 给帕金森病患者和对照组进行测试(JLO-H)，20 min 后复测，也未发现学习效应。

六、效度

JLO 与韦氏智力测验的视空间分测验具有一定相关性，如积木测验($r=0.68$)、物品拼凑($r=$

0.69)。与之相比,与韦氏智力测验中的语言类分测验则相关度较弱,如常识($r=0.45$)、词汇($r=0.28$)。

七、临床研究

凡是累及视空间能力的疾病状态,均可在JLO中有所体现,例如视觉忽略、阿尔茨海默病、Turner综合征、帕金森病。值得注意的是,绝大部分研究分析的是JLO的正确总数,而较少关注错误类型。因此,阿尔茨海默病患者是否具有特征性的错误类型还未可知。Ska(1990)发现,与对照组相比,AD患者更易发生不同象限错判。但Finton(1998)并未发现AD患者的特征性错误。这种矛盾的研究结果可能与认知损害的不同严重程度有关。对于帕金森病,研究结果相对一致。Finton和Monste都发现,PD患者较正常对照组更易出现不同象限错判和水平线段错判,而较少出现同一象限错判。

Benton等的经典研究提示,右侧大脑后部的损伤较左侧大脑半球损伤者的JLO表现更差。Trahan和Qualls的研究也表明,右侧半球损伤,尤其是存在视觉忽略的患者,与左侧半球损伤的患者相比,JLO测试的错误更多。Ng则指出,尽管左侧顶叶病变也会影响JLO的表现,但右顶叶病损显然与更为严重的视觉功能障碍相关。上诉观点也得到了功能磁共振(fMRI)研究结果的支持。Gur与Ng发现,右侧大脑半球后部在受试者完成该项测试的过程中占据主导地位,很可能是视觉信息处理的触发脑区。

抑郁和精神疾病(如精神分裂症)可影响测试表现,但非急性期精神分裂症患者的得分明显改善,与正常人基本相仿。

其他影响因素包括视力、测试时间和测试人群。

视力:由于该测验的视觉图像并不复杂,分辨率也较高,因此一般的视力下降、视物模糊并不影响测试成绩。当然,严重的眼部疾病(如黄斑变性)等仍会影响测验得分。

测试时间:选择哪个时间段进行测试对老年人的测验得分有一定的影响,但较轻微,目前并无统一的时段推荐。

测试人群:成年人的JLO测试表现不佳提示右侧半球病变,但儿童并非如此。Paquier(1999)发现,儿童JLO得分低并不一定提示脑病,也无法定位在某侧半球。本章节侧重于JLO在中老年人群中的应用,对儿童受试者并不重点阐述,但读者应了解,在儿童受试者中,该测验更多反映的是视觉-空间处理能力,而并非特异的脑部病变。

八、简化版

JLO有多种简化版,常用的为奇数版(O)和偶数版(E),分别为选取30项完整版(V版)中的奇数页或偶数页组成。Qualls等应用内部一致性分析,开发出15项的Q版和S版;Winegarden选取V版中的11~30项组成了20项的简化版。

JLO-E和JLO-O两版得分的相关度较高($r=0.71 \sim 0.81$),平均分和分值分布都比较接近。试题的呈现顺序对结果影响不大,提示,在对同一患者长期随访进行多次测试时可以选择不同顺序的替代版本。多项研究都证实,JLO-E/O与30项完整版的相关度很高($r=0.90 \sim 0.95$)。与完整版一样,简化版JLO-E/O也适用于多种神经、精神科疾病的患者群的测评,但能否鉴别左侧半球或右侧半球病变还未可知。

应当注意的是,不能将JLO-E/O的得分简单翻倍来对完整版常模做评判,应当参照简化版相应的常模。Qualls(2000)开发的JLO-Q同样也是15项,选择了JLO-V(标准版)中的16、9、6、2、12、30、7、17、19、28、20、21、26、24、22题组合而成(以上为Q版的施测顺序)。研究表明,JLO-Q与完整版得分高度相关($r=0.94$),识别功能损害与完整版也具有良好的一致性($\kappa=0.85$)。但在区分不同严重度(鉴别正常、轻/中/重度损害)的患者方面,JLO-Q与标准版判断的一致性差强人意。而在鉴别左侧半球和右侧半球卒中患者方面,无论是JLO-Q或是标准版,都没能获得理想的结果。此外,Winegarden(1998)的20项简化版与标准版的相关度也较高($r=0.97$)。同样,简化版需参照其相应的常模及划界分。

九、评价

JLO测验有许多优点。完成测验所需的肢体活动较少,也基本不需复杂的语言介导,评价了较基本的视觉空间能力。在北美和欧洲地区的正常值较接近,具有良好的信度,基本没有学习效应。

研究发现,年龄、性别、教育和智商对测验得分有一定的影响。55岁以下成年人的正常值考虑了年龄和性别的因素,但未校正教育或智商因素。55岁以上人群的常模分别校正了年龄+性别或年龄+教育/智商因素,但没有同时校正年龄、性别、教育/智商三个因素。该测验的"天花板效应"是其重要的局限性之一,许多受试者得到满分或接近满分。因此,仅凭JLO得分"正常"并不能断定视觉空间能力无损害;反之,得分低也并不一定有认知障碍,例如,针对美国黑种人的研究发现,JLO的低分可能与文化、测验熟悉程度、测试场所、受试者教育水平等均有关。

综上所述,JLO具有良好的信度、效度,是评价视空间能力的理想量表。然而,读者在使用时,有几个注意点:第一,对于老年受试者和认知功能严重受损的患者而言,JLO可能难度过高,受试者可能会在逐个测试条目上,如线段的斜率判定上,花费大量的时间。第二,尽管简化版与标准版有较高的相关性,但简化版并不能做认知损害严重度的分级判断。而且,简化版的重测信度数据还比较少。对于脑内偏侧病灶的定位、视知觉障碍的鉴别等,简化版是否适用,目前也没有充足的数据。因此,简化版可能更适用于筛选,或测试极易疲劳的状况;如需判定认知缺损严重程度,应当使用标准版。此外,将简化版分数翻倍后参阅标准版常模的做法是不可取的。最后,成年人中,JLO对右侧半球病变比较敏感。在儿童则主要用于评价视觉空间能力,尚不足以预测脑内病变或做病灶侧定位。

（赵倩华　郭起浩）

第四节
视觉物体与空间感知测验(VOSP)

视觉物体与空间感知测验(visual objective and space perception battery, VOSP)(Warrington和James,1991)是用以评估受试者对物体和空间的感知能力的一组测验,适用于20～84岁的受试者,共包含8项分测验,由Warrington等编制而成。该测验主要用于评价大脑右侧半球病变的认知损害。Warrington认为,物体感知和空间感知定位于不同脑区,在功能上相互独立,病变时可出现分离性损害。VOSP的8项分测验中第1～4项(字母辨识、剪影测验、物体识别、递进剪影测验)用于评估物体感知;而第5～8项(数点测验、位置判别、数字位置、立方体分析)用于评估空间感知能力。为确保受试者的视觉能力符合VOSP测试的要求,在正式测试之前,还设计了筛查测验。所有分测验均对大脑右侧半球病变较敏感,无须绘图或拼搭,对肢体操作和运动的要求极低。因此,肢体活动不便者,如卒中偏瘫、帕金森病患者等也适用。

一、实施方法

本节提供了各项分测验的操作说明和图示举例,读者可参考表7-4-1和图7-4-1。

表7-4-1　VOSP分测验描述

形状筛查测验(shape detection screening test)	由20张测试卡组成,如图7-4-1所示,要求受试者选择出其中隐含字母"X"的图形。记录正确数。筛查测验得分低于15分的受试者不适合接受VOSP正式测验
分测验1:字母辨识(incomplete letters)	如图7-4-1所示,向受试者呈现20个印刷不完整的英文字母图案(隐蔽30%～70%),要求受试者说出是什么字母。记录正确数,满分20分
分测验2:剪影测验(silhouettes)	本测验由15种动物和15种常用物品的图像组成,图像为从某个不常见视角观测的黑色剪影,测试卡由易至难呈现。记录正确数,满分30分
分测验3:物体识别(object decision)	每张测试卡上有4个剪影,其中之一为真实物体的剪影,另外三个是干扰项(非真实物体)。要求受试者选择出真实物体的剪影。记录正确数,满分20分
分测验4:递进剪影测验(progressive silhouettes)	两个物体(手枪和小号),以不同的视角呈现,逐步给出更为完整的剪影。每个物体从难至易逐一呈现,最多10次,直至受试者回答正确为止。记录每个物体受试者的尝试次数(最大为10+10=20分)

(续表)

分测验 5：数点测验(dot counting)	由 10 张测试卡组成，每张卡片印有随机排布的数个黑点。要求受试者准确答出黑点个数。记录回答正确的卡片数，满分 10 分
分测验 6：位置判别(position discrimination)	由 20 张测试卡组成，每张卡片有两个方框，中间分别有一黑点。其中一个在方框的正中心，另一个黑点略微偏离正中一些。要求受试者选择黑点位于方框正中的那幅图。记录正确数，满分 20 分
分测验 7：数字位置(number location)	由 10 张测试卡组成，每张卡片有上下排列的两个方框，上半部的方框中为随机排布的一些数字，下半部方框中有一个黑点。要求受试者对比两个方框后，说出上部方框中与下方黑点位置一致的相应数字。记录正确数，满分 10 分
分测验 8：立方体分析(cube analysis)	由 10 张测试卡组成，每张卡片上有重叠摆放的数个立方体的侧面图，要求受试者说出立方体的个数（“隐藏”的立方体不计数）。记录回答正确的卡片数，满分 10 分

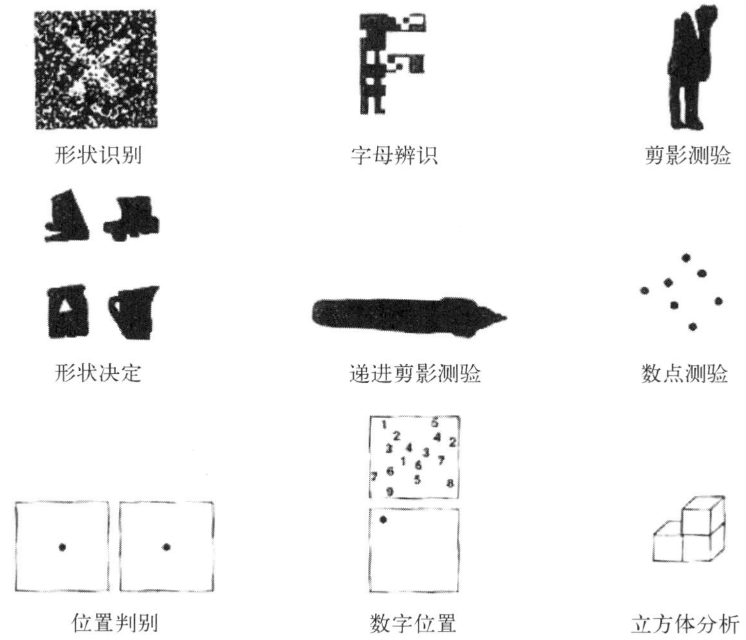

图 7-4-1　VOSP 分测验图示举例

每个分测验都有两次练习机会。各分测验测试顺序无特殊规定。测试不限时，每个分测验耗时 5～10 min，整个 VOSP 测试时间在 40～80 min。

二、评分

Warrington 的操作手册中附有判定异常损害的划界分(即得分低于相应年龄组认知正常受试者的 5%百分位数)；剪影测验和递进剪影测验，除 5%百分位数外，操作手册中还提供了 25%、50%、75%百分位数以供参考。

三、人口统计学影响因素

1. 年龄　研究表明，50 岁以后，受试者的所有分测验表现有所下降。部分测验表现(包括数字位置、物体识别、剪影测验、递进剪影测验)在受试者 70 岁后进一步下降；其余测验(数点测验、字母辨识、位置判别)并未出现随年龄增长的下降趋势。Bonello 与 Herrera-Guzman 认为这可能与其“天花板效应”有关。但也有人认为，随着年龄增大，物体感知能力的衰退先于空间感知。

2. 性别　Benello(1997)认为该测验不受受试者性别的影响。但 Herrera-Guzman(2004)发现，8 项分测验中的 5 项(剪影、物体识别、递进剪影、位置辨别、立方体分析)测验，男女性的表现有所差异(表 7-4-2)。

3. 教育/智商(IQ)　研究发现,以下分测验的表现与受教育程度有较弱的相关性：数字位置、物体识别、剪影测验(表7-4-3)。以下测验与智商IQ有较弱的相关性：剪影测验($r=0.29\sim0.30$)、数点测验($r=0.27$)、立方体分析($r=0.29$)。

4. 种族/文化　有关种族和文化背景是否会影响VOSP的表现,研究结果还有争议。目前有文献报道曾做过对照研究的是英国人群、美国人以及西班牙人。Herrera-Guzman(2004)比较了西班牙老年人与英国人和美国人的VOSP各分测验平均分,认为不存在显著差异(表7-4-4)。Bonello(1997)报道了英国人群与美国人群在该组测验中的差异,但由于不同研究的受试者来源不同(医院病例与健康人群),使得结果分析扑朔迷离。目前还没有中国人在该组测验中表现的报道,笔者的数据正在统计中。

表7-4-2　西班牙语人群中VOSP各分测验的不同性别均分

VOSP测验	男				女			
	n	*M*	*SD*	Min～Max	*n*	*M*	*SD*	Min～Max
字母辨识	45	18.96	1.15	15～20	45	19.33	0.90	17～20
剪影测验	45	21.04	3.42	11～28	45	18.44	4.65	8～27
物体识别	45	16.89	2.16	10～20	45	15.87	2.78	8～20
递进剪影测验	45	10.20	2.63	4～14	45	11.58	2.29	8～16
数点测验	45	9.80	0.40	9～10	45	9.71	0.59	8～10
位置判别	45	19.56	1.31	14～20	45	18.64	2.40	7～20
数字位置	45	8.51	2.03	1～10	45	8.60	1.50	4～10
立方体分析	45	9.00	1.71	1～10	45	8.13	1.98	2～10

注：引自Herrera-Guzman, Clin Neuropsychocologist, 2004。

表7-4-3　西班牙语人群中VOSP各分测验的不同受教育程度均分

VOSP测验	Basic				Medium				Higher			
	n	*M*	*SD*	Min～Max	*n*	*M*	*SD*	Min～Max	*n*	*M*	*SD*	Min～Max
字母辨识	30	18.87	1.11	16～20	30	19.10	1.18	15～20	30	19.47	0.73	18～20
剪影测验	30	18.97	3.69	10～26	30	19.03	4.87	26～28	30	21.23	3.87	13～28
物体识别	30	15.97	2.46	10～20	30	15.77	3.01	8～20	30	17.40	1.69	13～20
递进剪影测验	30	11.27	2.45	6～16	30	11.37	2.14	6～16	30	10.03	2.86	4～15
数点测验	30	9.73	0.45	9～10	30	9.67	0.61	8～10	30	9.87	0.43	8～10
位置判别	30	18.77	1.69	13～20	30	19.07	1.74	14～20	30	19.47	1.22	15～20
数字位置	30	8.13	1.77	4～10	30	8.57	1.98	4～10	30	8.97	1.52	4～10
立方体分析	30	8.23	1.61	5～10	30	8.30	1.56	5～10	30	9.17	1.12	6～10

注：教育分组：Basic,正规教育年限,0～5年;Medium,6～11年;Higher,12～20年。
引自Herrera-Guzman, Clin Neuropsychocologist, 2004。

表 7-4-4　不同人种的 VOSP 各分测验的比较

VOSP 测验	英国人群 (*n*=160)		美国人群 (*n*=111)		西班牙人群 (*n*=90)	
	Mean	*SD*	*Mean*	*SD*	*Mean*	*SD*
字母辨识	18.8	1.4	19.46	0.73	19.14	1.04
剪影测验	22.2	4.0	20.40	3.77	19.74	4.46
物体识别	17.7	1.9	17.54	1.89	16.38	2.53
递进剪影测验	10.8	2.5	9.62	2.20	10.89	2.55
数点测验	9.9	0.2	9.77	0.61	9.76	0.5
位置判别	19.6	0.9	19.48	1.34	19.10	1.98
数字位置	9.4	1.1	9.08	1.31	8.56	1.77
立方体分析	9.2	1.2	9.54	0.8	8.57	1.89

注：引自 Herrera-Guzman，Clin Neuropsychocologist，2004。

四、常模

VOSP 操作手册中提供的常模来自 Warrington 等在英国进行的两项独立的研究。其一为标准化研究，用以获得各个分测验不同年龄组人群的正常值；另一项为验证性研究，用以检验该测验对右侧大脑半球的敏感性，以及对左侧大脑半球病变的“非选择性”。标准化研究的 350 名受试者来自英国某医院，年龄 20～69 岁，均为非脑部病变的神经科病患(根据成人阅读测验 NART 估计，平均智商约 110)。考虑到年龄对测验结果的影响，操作手册中分别提供了 50 岁以下和 50 岁以上人群的测验均分和标准差。

然而，该常模不久之后便受到质疑。1997 年 Bonello 在美国密歇根对 111 名、年龄 50～84 岁、教育 4～18 年的认知正常老人(根据 Shipley 测验估计，平均智商约 112.5，与英国研究相近)进行测验。结果发现，如果采用操作手册中的划界分，不少认知正常的受试者会被误判为“认知损害”，在“剪影”和“数字位置”两项分测验中尤为严重。Bonello 还指出，操作手册中仅以 50 岁年龄为界提供常模可能并不合适，因为受试者在 70 岁前后测验的表现仍有显著差别。英、美这两项研究对象的来源、种族并不相同，造成结果差异的确切原因并不十分明了。我国目前还没有 VOSP 的常模，读者在使用该测验，或参阅西方常模数据时，应尤其谨慎。表 7-4-5 为 Bonello 报道的美国人群的正常值数据。

表 7-4-5　美国人群 VOSP 各测验得分的正常值(均数与标准差)

分　测　验	<70 岁(*n*=52)	≥70 岁(*n*=59)
字母辨识	19.46(0.73)	19.12(1.37)
剪影测验	20.40(3.77)	15.53(3.87)
物体识别	17.54(1.89)	15.61(2.43)
递进剪影测验	9.62(2.20)	12.03(2.40)
数点测验	9.77(0.61)	9.68(0.68)
位置判别	19.48(1.34)	19.27(1.03)
数字位置	9.08(1.31)	7.12(2.88)
立方体分析	9.54(0.80)	8.54(2.05)

五、信度

1. *内部一致性*　根据 Bonello 报道，对认知正常的老人，VOSP 的内部一致性总体而言不高(表 7-4-6)。各项分测验中，数字位置、剪影测验、立方体分析的内部一致性较高；但字母辨识、物体识别、递进剪影、数点测验的内部一致性相当低。递进剪影测验只设两种物体，可能是造成其内部一致性低的主要原因。而每项分测验中的各个测试卡的价值也不相同。Bonello 等甚至建议，如果对 VOSP 进行修订，原版中仅一部分测试卡（字母辨识中的 7/20 题、剪影测验中的 14/30 题、数点测验中的 2/10 题、位置辨别中的 9/20 题、数字位置中的 9/10 题、立方体分析中的 9/10 题）值得被保留下来，而递进剪影测验的两题均无保留价值。

表 7-4-6 VOSP 的内部一致性

相关系数	分测验
很高（≥0.90）	—
较高（0.80～0.89）	数字位置
尚可（0.70～0.79）	立方体分析 剪影测验
临界（0.60～0.69）	位置判别
较低（≤0.59）	字母辨识 物体识别 递进剪影测验 数点测验

2. *重测信度及学习效应* Bird（2004）对 99 名 39～75 岁的健康成年受试者进行“剪影测验”，1 个月后复测，重测信度较高（$r=0.88$），学习效应较弱，且不受年龄或智商的影响。

六、效度

Rapport 等对 Bonello 研究的亚组人群进行因子分析，证实了 VOSP 存在物体感知和空间感知两个因子，印证了 Warrington 的“双因子”学说。但同时亦发现，VOSP 中物体感知因子较强，其相关测验作为受试者结构能力检查手段更可靠。

七、临床研究

1991 年，Warrington 和 James 报道了一系列基于一侧脑部损害患者的研究。根据 CT、血管造影或手术所见，将受试者分为左侧大脑半球或右侧大脑半球病变组。发现右侧大脑半球病变组的各项分测验表现均较左侧大脑半球病变组更差。在物体识别、递进剪影、数点测验、位置辨别、数字位置、立方体分析等分测验中，左侧大脑半球病变组与正常对照组的表现基本相近，提示该测验的假阳性率较低。

此外，Henry 等发现，22 号染色体长臂基因片段缺失导致的颚-心-面综合征患者出现 VOSP 表现的损害，与遗传因素导致的认知损害有关。Calderon 发现，痴呆严重度匹配的路易体痴呆患者与阿尔茨海默病患者相比，VOSP 多项分测验（字母辨识、物体识别、立方体分析）的表现更差。Sanchez-Pemaute 则发现亨廷顿病患者的剪影测验与其脑内纹状体神经元细胞丢失有关。

八、评价

综上所述，VOSP 测验证实了 Warrington 等有关物体感知和空间感知定位于独立的不同脑区并可选择性损害的理论。在正常人群中，部分 VOSP 测验的内部一致性较差，尚需在临床患者中进一步评价。剪影测验的重测信度较高，适合长期随访，监测患者的物体感知能力变化。对于其他分测验的复测研究还很缺乏，目前尚无法评价。

现已发现，最初英国研究的常模显然不适用于北美人群。其中的一个原因可能是，英国的研究选择院内患者作为研究对象，而不是社区正常人群。其二，标准化研究的 350 名受试者中，Warrington 等对其中的 200 人进行了 VOSP 中 5 项分测验的测试，而对另外 150 人进行了其余 3 项分测验研究。双重样本的设计阻碍了对受试者疲劳度、测验熟悉程度等因素的分析。目前，已有北美人群、西班牙人群等的研究数据，是对 VOSP 测验常模的有益补充。

VOSP 的因子分析结果证实了 Warrington 的双因子理论。其中，物体感知因子显然更强，是反映受试者结构能力的更可靠指标。这也提示，对 VOSP 中的空间测验部分（尤其是位置辨别分测验）还需进一步改进。目前也已知，VOSP 能反映右侧大脑半球病损，但对于部分分测验（字母辨识、数点测验、位置辨别）的“天花板效应”是不容忽视的问题。因此，该测验对于轻度损害患者的识别能力可能受到限制。

（赵倩华 郭起浩）

第五节

同时失认症计算机图形测试(CFT-S)

同时失认症是一种视觉失认症，患者可以识别图片或场景中的单个物体或人物，但不能正确理解整个图片或场景，是后部皮质萎缩(posterior cortical atrophy, PCA)最具代表性的症状之一。既往由于检测工具有限且推广程度不高，该症状的临床识别主要依靠患者叙述结合影像学结果，容易与其他眼部疾病或视空间疾病混淆。针对这一问题，2023年首都医科大学宣武医院武力勇教授团队自主研发了一种基于量表的同时失认症检测方法——同时失认症计算机图形测试(the computer figures test for simultanagnosia, CFT-S)。该检测工具便于推广且特异性强，现已申请专利(ZL 2023 1 0676490.6)并应用于PCA患者的相关研究中。

一、CFT-S的研制

1. 研制过程　CFT-S遵循德尔菲法过程开发，研发小组由22名神经病学、心理学、量表统计学及计算机学等各领域专家组成。首先由开发组成员设计多种待选图形及试用图片，每张试用图片均呈现一个由多个相同小待选图形拼接成的大待选图形。然后通过邮件进行多轮评估和投票，根据投票结果确定测试图形和图片，并基于测试框架拟定实施细则。最终我们从大量待选图形中选取出三角形、正方形和圆形这三种最常见的基本几何图形，并构成了18张不同的测试图片(图7-5-1)。每张测试图片均重复三次以构成包含54张图片的图片数据库，并基于此数据库由E-Prime软件(2.0.8.22)编写测试程序。

2. 测试介绍　本测试应在安静环境中进行，需配备一名经过专业培训的测试人员，并使用已安装测试程序的计算机设备。测试开始前测试人员将进行讲解，并指导受试者练习。测试由局部图形测试和整体图形测试两部分组成，每部分测试都将在电脑屏幕上按固定的伪随机顺序显示出图片数据库中的所有图片。局部图形测试要求受试者识别图片中较小的基本几何图形，用于检测受试者对单个物体形状的识别能力；整体图形测试要求受试者识别由较小的基本几何图形拼成的大几何图形，用于检测受试者对由单个物体组合成的整体形状的识别能力。受试者被要求在图片显示后尽快按下对应形状的按键(改良的键盘按键)，答对记1分，答错扣1分，若反应时间超过5 s仍未按键则判定为0分。局

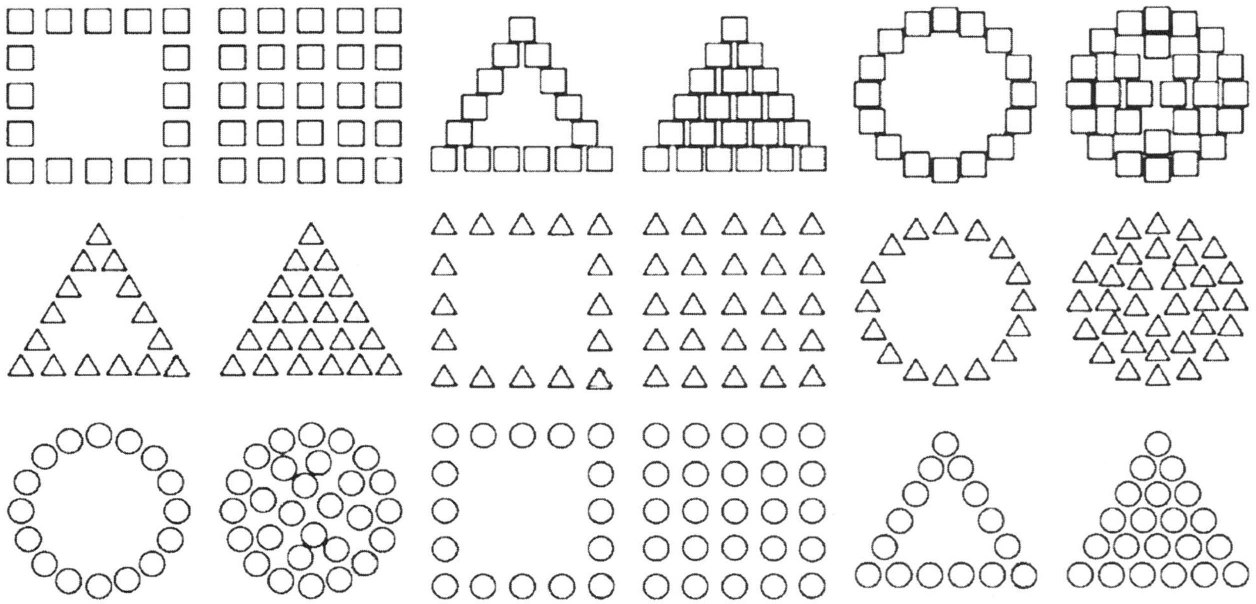

图7-5-1　同时失认症计算机图形测试示例图片

部图形测试和整体图形测试各自总分均为 54 分。

3. 指导语和操作步骤　请受试者舒适地坐在屏幕前，屏幕上显示出练习图片，确保受试者能看清图片并触碰到按键。

练习部分由 5 张测试图片组成，练习指导语如下："下面我将为您详细讲解测试流程并指导您进行练习。屏幕上将显示一些大的图形，这些大图形包括三角形、正方形和圆形，而且这些大图形都是由无数小的三角形、正方形或圆形组成的。比如目前屏幕上显示的大图形为正方形，组成它的小图形为圆形，您是否可以理解？（换下一张练习图片）那么请您告诉我这张图片上的大图形和小图形分别是什么？请您按下对应大图形形状的按键。请您按下对应小图形形状的按键。"请受试者重复练习直至 5 张测试图片结束，确保受试者理解测试规则。

局部图形测试部分测试指导语如下："屏幕上将逐一出现 54 张图片，每次图片出现后请您尽快按下对应其**小图形**形状的按键。按下按键后，屏幕上会出现下一张图片，请您继续作答直至所有图片放映结束；若您在图片出现 5 秒内没有按键，屏幕上会自动出现下一张图片，您继续作答即可。每次按键答对得 1 分，答错扣 1 分，未答则不得分，我们会同时记录您的答题时长。您准备好后我们将开始测试。"

整体图形测试部分测试指导语如下："屏幕上将逐一出现 54 张图片，每次图片出现后请您尽快按下对应其**大图形**形状的按键。注意和刚才的测试不一样，您需要按下对应**大图形**形状的按键。按下按键后，屏幕上会出现下一张图片，请您继续作答直至所有图片放映结束；若您在图片出现 5 秒内没有按键，屏幕也会自动出现下一张图片，您继续作答即可。记分规则没有变化，您准备好后我们将开始测试。"

4. 评估指标　局部图形测试分数及总用时，整体图形测试分数及总用时，整体图形测试与局部图形测试差异得分。

二、CFT - S 的信效度

笔者初步纳入了 30 名 PCA 患者，40 名阿尔茨海默病(AD)患者，以及 30 名性别和受教育程度相匹配的健康对照者进行信效度验证。

1. CFT - S 的信度　CFT - S 局部图形测试的 Cronbach's α 系数为 0.948，整体图形测试的 Cronbach's α 系数为 0.960，两部分测试总体的 Cronbach's α 系数为 0.953，说明 CFT - S 具有良好的内部一致性。15 名 PCA 患者进行了两次 CFT - S 检测，两次检测结果的相关系数为 0.906，说明 CFT - S 具有良好的重测信度。两名临床医生同时检测了另外 15 名 PCA 患者，检测结果的相关系数为 0.921，说明 CFT - S 具有良好的评定者间信度。

2. CFT - S 的效度　分别评价内容效度、结构效度和效标效度。

（1）采用相关系数评价量表的内容效度：18 张不同图片的局部图形测试分数与局部图形测试总分的相关系数均在 0.5～0.9，其中 12 张不同图片的整体图形测试分数与整体图形测试总分的相关系数也在 0.5～0.9。另外 6 张图片与整体图形测试总分的相关系数均小于 0.4，这些图片中的大图形均与小图形相同。

（2）采用主成分分析和最大方差旋转检验量表的结构效度：先采用 KMO 检验和 Bartlett's 检验评估因子分析的可行性，获得 KMO 值为 0.831，Bartlett 检验 $P<0.01$，证明分析可行。共选择 6 个因子载荷大于 0.6：因子 1 包括小图形和大图形不一致的整体图形测试题目，因子 2 包括小图形与大图形不一致的局部图形测试题目，因子 3 包括小图形与大图形一致的局部图形测试题目，因子 4 包括小图形与大图形一致的整体图形测试题目，因子 5/6 分别包括一项局部图形测试题目和一项整体图形测试题目。

（3）以重叠图形测验分数为金标准，采用相关系数评估效标效度：整体图形测试分数与重叠图形测验分数呈正相关($r=0.667$, $P<0.01$)，差异得分(局部图形测试分数减去整体图形测试分数)与重叠图形测验分数呈负相关($r=-0.670$, $P<0.01$)，说明 CFT - S 的校标效度良好。

3. CFT - S 的诊断效能　用局部图形测试与整体图形测试的差异得分作为测试结果，绘制受试者工作特征曲线并计算曲线下面积(AUC)。CFT - S 鉴别 PCA 患者和阿尔茨海默病患者的 AUC 为 0.932(95% CI：0.870～0.994)，鉴别 PCA 患者与健康对照者的 AUC 为 0.979(95% CI：0.947～

1.000)。当 CFT-S 的截止点取 3.5 时,诊断 PCA 患者的准确性最高,灵敏度和特异度分别可达 93.1%和 100.0%。

三、CFT-S 的临床意义

CFT-S 作为一种新开发的同时失认症状评估工具,目前仅在小样本队列中初步验证,尚需进一步优化并在大规模样本中进行外部验证。当前用于评估同时失认症状的检测工具各有其局限性,并未推广于我国临床实践中。例如,饼干盗窃图测试,最初用于阿尔茨海默病患者的逻辑性描述评估,后被引入用于同时失认症状的识别,但始终难以排除语言能力对结果的潜在干扰。Navon 测试亦可用于同时失认症状的检测,然而该工具最早是基于大小写字母识别设计的,其改进的图形版本仅在多动症患者中进行过评估,尚未进行系统的信效度验证。重叠图形测试种类繁多,也常用于同时失认症状的检测,但该工具无法精准捕捉同时失认症状的核心特征——即整体视觉处理能力下降的同时局部图像识别能力保留。CFT-S 的开发弥补了现有工具的不足,有望在临床中更准确地识别和评估同时失认症状及其严重程度,这将对于 PCA 的早期诊断具有重要意义。

(崔 玥 武力勇)

参考文献

[1] 郭起浩,吕传真,洪震,等. Rey-Osterrieth 复杂图形测验在中国正常老人中的应用[J]。中国临床心理学杂志,2000,8(4):205-207.

[2] Cui Y, Liu Y, Yang C, et al. Brain structural and functional anomalies associated with simultanagnosia in patients with posterior cortical atrophy[J]. Brain Imaging Behav, 2022, 16(3): 1148-1162.

[3] Della Sala S, Laiacona M, Spinnler H, et al. Poppelreuter-Ghent's overlapping figures test: its sensitivity to age, and its clinical use[J]. Arch Clin Neuropsychol, 1995, 10(6): 511-534.

[4] Hoffmann M, Keiseb J, Moodley J, et al. Appropriate neurological evaluation and multimodality magnetic resonance imaging in eclampsia[J]. Acta Neurol Scand, 2002, 106(3): 159-167.

[5] Huang L, Chen KL, Lin BY, et al. An abbreviated version of Silhouettes test: a brief validated mild cognitive impairment screening tool[J]. Int Psychogeriatr, 2018, 19: 1-8.

[6] Morris S, Dumontheil I, Farran EK. Responses to navon tasks differ across development and between tasks with differing attentional demands[J]. Vision Res, 2021, 185: 17-28.

[7] Qualls CE, Gourash N, Anthony B, et al. Short forms of the benton judgment of line orientation test: development and psychometric properties [J]. Archives of Clinical Neuropsychology, 2000, 15(2): 159-163.

[8] Tang-Wai DF, Graff-Radford NR, Boeve BF, et al. Clinical, genetic, and neuropathologic characteristics of posterior cortical atrophy[J]. Neurology, 2004, 63(7): 1168-1174.

[9] Thomas C, Kveraga K, Huberle E, et al. Enabling global processing in simultanagnosia by psychophysical biasing of visual pathways[J]. Brain, 2012, 135(Pt 5): 1578-1585.

第八章

执行功能的评估

执行功能指有效地启动并完成有目的活动的能力，涉及计划、启动、顺序、运行、反馈、决策和判断，是日常生活能力、适应新环境、躯体与心理健康的保证，可以分为基本成分与高阶功能两部分。

基本成分包括工作记忆、定势转移和优势抑制等，对应评估测验分别是：①工作记忆：数字排序测验、N－back 任务等。②定势转移：连线测验 B（TMT－B）、交替流畅性测验（CaST）、威斯康星卡片分类测验（Wisconsin card sorting test，WCST）、加利福尼亚卡片分类测验、图案流畅性测验（design fluency test）、Ruff 图形流畅性测验（Ruff figural fluency test，RFFT）；③优势抑制：Stroop 色词测验（SCWT）中词色不一致部分、go－nogo 测验、信号停止任务（stop signal task，SST）。不同测验用于不同研究对象，比如，WCST，该测验难度较高、耗时较长，一般用于精神分裂症、抑郁症等成年患者的检测，很少用于老年人认知受损的评估。

高阶执行功能包括：① 抽象概括能力：范畴测验（category test，CT）、韦氏成人智力量表（WAIS）的相似性分测验、图片排列分测验；② 推理能力：瑞文推理测验（Raven's progressive matrices，RCPM）；③ 解决问题的能力：搭积木测验、汉诺塔测验（TOH）、伦敦塔测验（TOL）、迷宫测验和积木玩具组装测验（Tinkertoy Test）等。

第一节 连线测验（TMT）

连线测验（TMT）是 1944 年美国陆军开发的测验，是 Halstead-Reitan 成套神经心理测验中的一个分测验，是目前世界上最普及、最常用的神经心理学测验之一，它反映注意、次序排列、心理灵活性、视觉搜索和运动功能，反映定势转移（set shifting）能力，同时反映手-眼协调能力、空间知觉和注意能力。定势转移是内源性注意控制机制，当两项任务竞争同一认知资源时，对两项任务相互转换进行控制的过程。TMT 分 A、B 两部分，其操作与提醒语言均有详细规定，简要描述是：TMT－A 部分（图 8－1－1），从 1～25 的数字按照顺序连起来。TMT－B 部分（图 8－1－2），按顺序连接，数字和字母交替。正式开始之前均有练习。

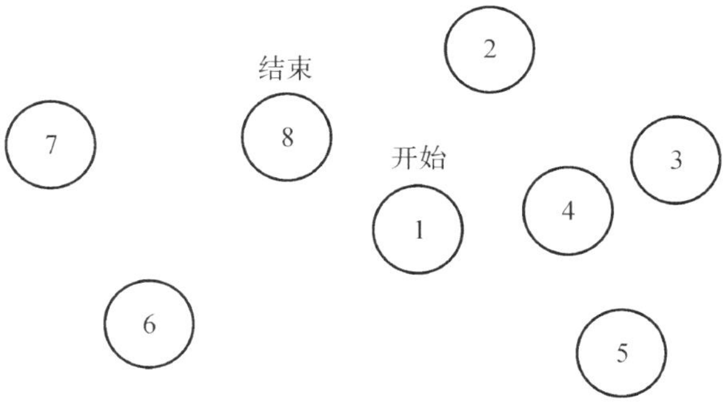

图 8－1－1　TMT－A 练习题

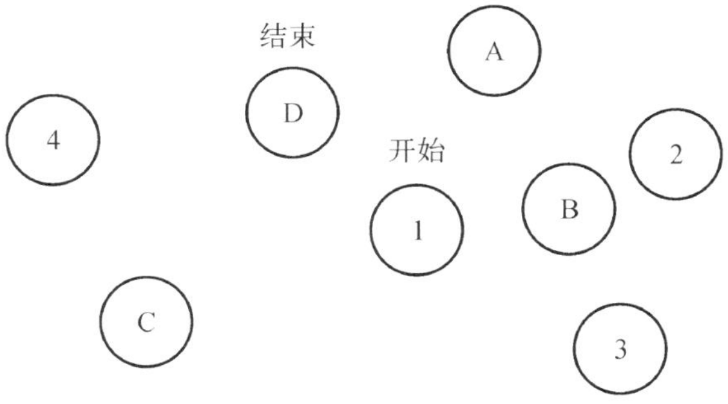

图 8－1－2　TMT－B 练习题

一、版本介绍

除了经典的 TMT 版本,还有许多变异版本。

1. 口头 TMT　口头 TMT 省略了视觉运动成分,适合视觉障碍和利手瘫痪的受试者,要求 1 - A,2 - B,3 - C……这样数字-字母配对,到 13 - M 止。

2. 着色 TMT　由于 TMT - B 部分是数字和字母交替连接,而非西方文化背景的人群对字母次序不熟悉,最常见的跨文化版本是着色 TMT,又称为 CTT(color trails test)(图 8 - 1 - 3),有圆圈底色为红色与黄色的,也有用灰色与白色的,用两种不同颜色的数字代替数字和字母,体现文化公平,但在不同种族的(非裔、西班牙裔和高加索裔)美国人中依然有显著差异。

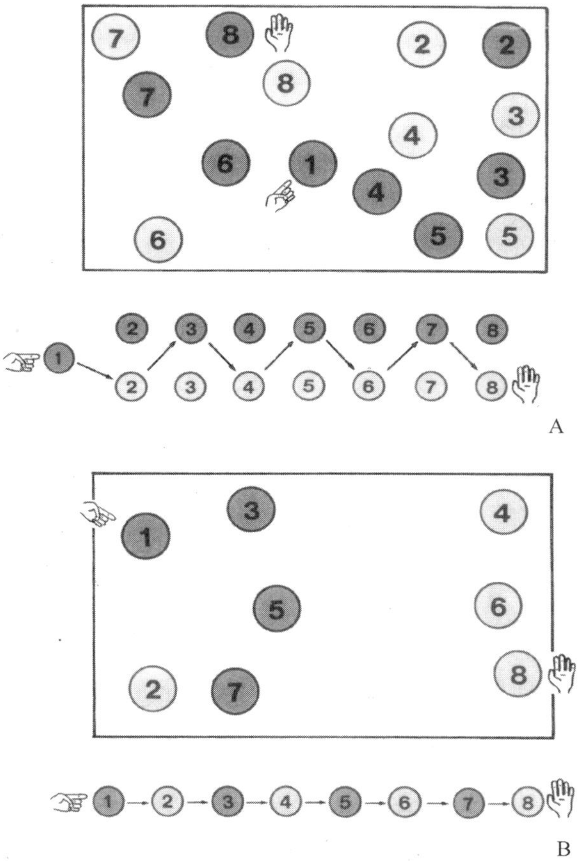

图 8 - 1 - 3　CTT 练习题

3. 形状连线测验(shape trails test,STT)　复旦大学附属华山医院神经心理室采用的 TMT 是将数字包含在正方形和圆形两种图形中(图 8 - 1 - 4 和图 8 - 1 - 5)。TMT - B 部分,按顺序连接数字时两种图形要交替进行。这种基于不同形状的 TMT,我们称为 STT。

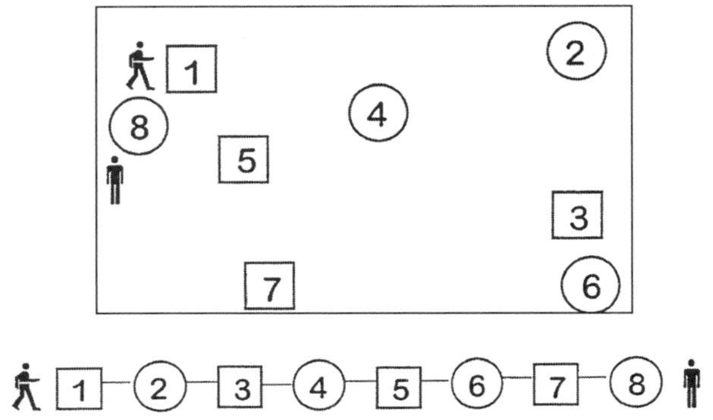

图 8 - 1 - 4　STT 练习题 1

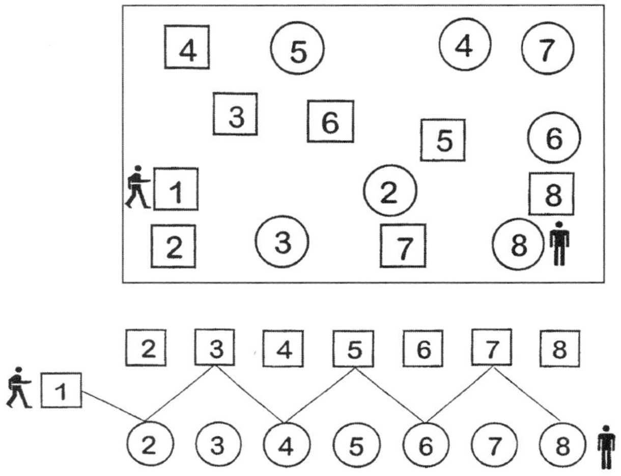

图 8 - 1 - 5　STT 练习题 2

4. 综合 TMT(comprehensive trail making test,CTMT)　Reynolds 2002 年开发的一套 TMT,称为 CTMT,共分 5 个部分。第一部分与 TMT - A 相似;第二部分是在第一部分的基础上增加了 29 个空心圆圈作为分心;第三部分是在第一部分的基础上增加了 2 种类型的分心,如 13 个空心圆圈、19 个圆圈内有不规则图形的圆圈;第四部分为阿拉伯数字(如 1,7,在圆圈内)与拼写数字(如 six,nine,在长方形内)之间转移连接;第五部分是数字与字母交替连接,类似 TMT - B 部分,但是有 50 个空心圆圈作为分心。该版本目前没有中文版。

二、指导语

1. STT - A 部分

(1) 练习题:“这里有些数字,当我说‘开始’时,请你把它们顺序连起来。从1(指着1),到2(指着2),再到3(指着3)……如此类推,直至完成为止。注意笔尖切勿离开纸张。如果你做错了,我会指出,那么你退回来,从前一个正确的数字再开始。你所画的线必须穿过图形。现在请你把笔放在这里(指着起点)。当我说'开始'时,你尽快把数字顺序连起来,直到这个终点为止(指着终点)。准备好了吗?开始。"(计时)

(2) 测验题:"这里有更多数字,跟刚才一样,请你按照顺序把它们连起来。要尽快做,笔尖切勿离开纸张,所画线条亦必须穿过图形。从这里开始(指着起点),直至这里为止(指着终点)。准备好了吗?开始。"(计时)

2. STT-B部分

(1) 练习题:"这里的数字包含在两种图形中,现在要你按照顺序把数字连起来,而两种图形要梅花间竹地排列。例如正方形1(指着正方形1),到圆形2(指着圆形2),再到正方形3(指着正方形3)……如此类推,直到终点。注意:形状是要梅花间竹地交替排列的。如果你做错,我会指出,那你便要从最前面那个正确的图形再开始。你所画的线必须穿过图形。现在你把笔放在这里(指着起点),当我说'开始'时,你尽快把数字顺序连起来,直到这个终点为止(指着终点)。准备好了吗?开始。"(计时)

(2) 测验题:"这里有更多数字,跟刚才一样,请你按照顺序把它们连起来,而图形要梅花间竹地排列。要尽快做,笔尖切勿离开纸张,所画线条亦必须穿过图形。从这里开始(指着起点),直至这里为止(指着终点)。准备好了吗?开始。"(计时)

注意:① 如果受试者连接错误,应该即刻告诉他(她),所以,你要密切观察受试者的表现,尽可能快地发现受试者的错误。② 如果受试者手遮住答案,下一个数字找不到了,你可以等大概10 s,还是找不到,可以告诉受试者数字在哪里,这个指点算是"提示(prompt)",不作为错误分,但是,要记录提示次数。

三、评分

1. 评分方法　让受试者开始连接到结束,记录总耗时数:① TMT-A和TMT-B的耗时数,练习与测试题,共4个指标。② 推导指标:差值(difference score)=B耗时数-A耗时数;比率值(ratio score)= B/A耗时数;对数(Log)=Log B∶A;常比(proportional score)=B-A/A,因为与B/A直线相关,所以不主张采用。③ 连接错误次数。④ 提示次数。

2. 评分时间　给予4 min界定,4 min内完成,得满分25分,没有完成者,连接到那个数字得该分;推导指标、错误数、提示数等分析指标同上。

3. 第一分钟到达数　笔者要求评定员记录受试者完成STT-B部分时第一分钟达到的数字与全部完成的耗时数,发现2个指标的识别力没有显著差异,也就是说,为了节约时间,提高依从性,可以把第一分钟达到的数字作为STT-B的分析指标(表8-1-1)。但是,在美国,55~69岁中学以上受教育程度的正常老人的TMT-B的耗时数为60~70 s(表8-1-2),也就是接近一半的受试者耗时不到1 min,所以,并不需要"第一分钟到达数字"指标。但是,在日本,正常老人的TMT-日文版本(TMT-B是数字与假名交替)的耗时数(表8-1-3)通常大于2 min,是可以采用"第一分钟到达数"指标以节约测验时间的。

表8-1-1　根据636例正常老人制定的STT的划界分

指　标	$\bar{x}-1.5SD$			$\bar{x}-1SD$		
	50~59岁	60~69岁	70~79岁	50~59岁	60~69岁	70~79岁
STT-A中学教育	85	90	120	70	80	90
STT-A大学教育	70	80	85	65	67	75
STT-B中学教育	200	230	290	180	200	260
STT-B大学教育	200	210	240	180	190	220

注:引自笔者即将发表的论文。

表 8-1-2 美国正常老人的 TMT 表现

年龄(岁)	教育(年)	例数	Part A	Part B	教育(年)	例数	Part A	Part B
55～59	0～12	58	35.1(10.94)	78.84(19.09)	>12	37	31.72(10.14)	68.74(21.02)
60～64	0～12	55	33.22(9.1)	74.55(19.55)	>12	31	31.32(6.96)	64.58(18.59)
65～69	0～12	65	39.14(11.84)	91.32(28.89)	>12	32	33.84(6.69)	67.12(9.31)
70～74	0～12	76	42.47(15.15)	109.95(35.15)	>12	30	40.13(14.48)	86.27(24.07)
75～79	0～12	74	50.81(17.44)	130.61(45.74)	>12	34	41.74(15.32)	100.68(44.16)
80～84	0～12	84	58.19(23.31)	152.74(65.68)	>12	34	55.32(21.38)	132.15(42.95)
85～89	0～12	29	57.56(21.54)	167.69(78.5)	>12	13	63.46(29.22)	140.54(75.38)

注：引自 Tombaugh TN. Trail making test A and B: normative data stratified by age and education. Archives of Clinical Neuropsychology, 19 (2004): 203-214。

表 8-1-3 日本正常老人的 TMT-日文版本的表现

年龄(岁)	教育(年)	例数	Part A	Part B	教育(年)	例数	Part A	Part B
65～69	0～9	11	53.4(19.1)	140.6(60.8)	>10	13	40.0(9.0)	105.0(22.7)
70～74	0～9	10	45.2(15.1)	128.4(62.2)	>10	17	49.8(19.0)	116.7(55.9)
75～79	0～9	18	57.4(11.9)	152.8(59.5)	>10	10	51.4(12.6)	135.2(57.5)
80～85	0～9	8	60.6(18.0)	176.0(70.1)	>10	5	79.6(19.5)	174.0(54.2)

注：引自原田浩美. 高级脑机能研究. 2006,26(1): 16-21。

4. 连接错误的分类 ① 追踪错误(sequential or tracking errors)：指连接到错误的数字或字母上。② 持续错误(perseverative errors)：在 TMT-B 部分，不能在数字与字母之间转换。③ 邻近错误(proximity errors)：连接到最近但错误的数字或字母上。

四、评价

Lee (2000)调查 84 例右利手受试者，分英汉双语(Chinese-English bilingual, CEB)和英语(English monolingual, EM)两组，结果发现 EM 组的 TMT 和 CTT 高度相关，而 CEB 组两者没有显著相关性，除了 TMT-A，TMT-B、CTT-A 和 CTT-B 这 3 部分在 2 组之间没有显著差异。Dugbartey 认为 CTT-B 和 TMT-B 没有等效性。CTT 中可能存在 Stroop 效应。

TMT-B 反映的是快速视觉搜索、视觉空间排序和认知定势转移。TMT 对闭合性脑损伤、酒精中毒、药物依赖高度敏感，但对甲醛暴露受害者不敏感。Cahn 评估 238 例正常老人、77 例 AD 危险人群和 45 例 AD 患者，TMT-A 的平均得分分别为 48 s、56 s 和 84 s，TMT-B 的平均得分分别为 124 s、173 s 和 228 s，能有效区分这 3 组样本，TMT-B 的敏感性(87%)优于 TMT-A(69%)，特异性相似(分别为 90%和 88%)。TMT 是识别轻度痴呆最敏感、最常用的评估工具之一。严重度匹配的 AD 和血管性痴呆之间没有显著差异。以往曾经将 TMT-A 和 TMT-B 的表现定位在左额叶，但近来发现左额叶损伤和右额叶损伤患者的 TMT 耗时数并没有显著差异，病灶容积与测验得分也没有相关性。

(郭起浩)

第二节

Stroop 色词测验(SCWT)

Stroop 色词测验(Stroop's color word test, SCWT)的目的是通过测量认知控制来评估受试者保持心中目标，抑制一个习惯性反应，而倾向一个较不熟悉的反应的能力，评估选择性注意及认知灵活性。

一、Stroop 色词测验的不同版本

Stroop 于 1935 年开发了 SCWT，其范例可追溯至 Cattell 于 19 世纪末的工作。目前发展出 10 多个版本的 Stroop 色词测验，主要区别在于使用卡片的数目(卡片的数量从 2 张到 4 张不等)、每张卡片的长度(即字数，少则 17 个、多则 176 个，如 Victoria 版本采用 24 个，D-K 执行功能系统版本采用 50 个，Golden 和 Comalli 版本采用 100 个)、字的颜色(少则 3 种、多则 5 种，如 Comalli 版本、Delis 版本和 Graf 版本为 3 种；Victoria 及 Golden 版本为 4 种；而原始的 Stroop 版本则为 5 种)以及评分方法(有的采用完成一定字数的时间消耗，有的采用限定时间内的完成字数)。举例来说，有时印有颜色名称的黑色字体卡片(卡片 A)会被省略(如 Trenerry 版本，1989)，有时也会加入一张字体颜色与颜色名称一致的卡片(如 Graf 版本，1995)。有些测验不是单词，而是使用彩色的斑块、圆点(如 Comalli 版本、Victoria 版本、D-K 执行功能系统)或符号"X"(Golden 版本，1976；Graf 版本，1995)。D-K 执行功能系统还涵盖第 4 项条件，要求受试者需在命名字体颜色与命名与其不符的颜色文字间相互交错。这些不同版本的局限性包括：缺乏正常受试者错误得分的数据，未能校正干扰试验中的普遍性减慢(generalized slowing)，缺乏详细的年龄校正的正常受试者的数据，以及缺乏儿童中应用的数据。

1. 经典版　经典的 CWT 由四部分组成。第一部分(卡片 A)，受试者读出黑色印刷的表示颜色的字(蓝、绿、红、褐、紫)。第二部分(卡片 B)，受试者读出不同颜色(蓝、绿、红、黄)印刷的字(蓝、绿、红、褐、紫)，要求忽略字的颜色(字与印刷它所用的颜色相矛盾，如"蓝"用绿色印刷)。第三部分(卡片 C)，受试者需说出彩色方块的颜色(蓝、绿、红、褐、紫)。第四部分，再次给予受试者卡片 B，但受试者需说出字的印刷颜色而不是读出字。此试验主要观察受试者对于颜色名称用不匹配的颜色呈现时的表现。Stroop 报道正常人读出字体颜色不同的颜色名称的速度与使用黑色字体时一样快(第二部分对比第一部分)。然而，当要求受试者读出字体颜色而非文字本身时(第四部分对比第三部分)，完成任务的时间则明显延长。对于颜色命名速度的减退称为"颜色命名干扰效应"。

2. Victoria 版　Victoria 版本(Victoria Stroop test，VST)(Regard，1981)与 Perret(1974)设计的版本相似并且有许多优势。首先，它很简短。与其他测验相比在每个部分都有大量的项目(如 60～112 个单词)，而 VST 3 个部分(命名圆点的颜色，文字本身，以及以不对应颜色印刷的文字)各自只有 24 个项目。有证据显示较短的测验时间可能对于识别对这项任务有困难的个体更可取。Klein 等(1997)发现在 100 项的 Stroop 版本中，老年人较年轻的成人受到的干扰更多，并且这个效应在前 40 项比后 60 项更突出。从而，VST 不仅测试时间短，而且可能对于检测反应抑制的困难程度较理想，因为避免了受试者任务延长导致的学习效应。第二，可评估与信息加工速度相对独立的分数，包括可校正普遍性减慢的错误分数和干扰分数。第三，可获得一个合理的正常人的数据库(常模)。最后，VST 是公开的，使用者可制作自己的测验卡片。

VST 包括 3 张 21.5 cm×14 cm 的卡片：圆点(D 部分)、文字(W 部分)及颜色(C 部分)。每张包含 6 行，每行有 4 个项目(Helvetica 字体，28 分)。每行中间距离 1 cm。在 D(圆点)部分中，受试者必须以最快的速度读出蓝、绿、红或黄颜色的 24 个圆点。每个颜色出现 6 次，并且 4 个颜色以一个伪随机的顺序排列在阵列内，每个颜色在每一行都出现一次。与 Stroop 色词测验不同，VST 的 W(文字)部分与 D 部分相似，只是圆点被一些常见的文字取代(when，hard，over)，以小写字母打印。要求受试者说出字体颜色而忽略它的含义。C(颜色)部分与 D 部分及 W 部分相似，但彩色的文字为小写字母打印的颜色名称"蓝色、绿色、红色和黄色"，且字体颜色与颜色名称矛盾(如"红色"以蓝色字体打印)。后面这项任务要求受试者抑制原本的自动阅读反应而产生一个更费力的命名反应。干扰效应决定于干扰任务比控制任务中命名颜色所需要多少额外的时间。

3. Golden 版　Golden 版本经常被使用。它包括一页黑色字体的 100 个颜色文字(红、绿、蓝)，一页使用红、蓝或绿色字体的 100 个"X"，及一页采用

第一页的 100 个文字(红、绿、蓝)和第二页的字体颜色(字体颜色与文字不匹配)。受试者阅读每一页,以最快的速度一栏一栏往下读出文字或说出字体颜色,限时 45 s。此测试基于每一页完成的项目个数一共产生 3 个分数。此外,也可以计算出干扰分数。

4. Comalli 版　此版本包括 3 张 24 cm×24 cm 的白色卡片,各自包含 100 个项目(10×10)。第一张卡片包含黑色字体的文字"红色、蓝色和绿色",随机排列成 10×10 的矩阵。第二张卡片包含红、蓝、绿色的斑块,随机排列成 10×10 的矩阵。第三张卡片包含以不匹配字体颜色打印的颜色名称。完成每张卡片所需要的时间作为一个独立的变量。Comalli-Kaplan 修改版中要求先呈现颜色命名卡片且需将错误做记录。做此修改的理由为:① 色盲的个体可以被快速识别;② 此过程通过在干扰测试之前展示文字阅读部分从而将干扰效应最大化。Comalli 版本有西班牙文版本,用于 6~12 岁的儿童。D-K 执行功能系统采用 Comalli 版的修改版。

5. 华山版　根据现有版本的使用资料与我们自己的使用经验,笔者编制了华山版 Stroop 色词测验,它有如下特点:① 难度中等:共 3 张卡片,每张 50 个项目,卡片 A 是阅读黑色印刷的汉字(红、黄、蓝、绿),卡片 B 是 4 种颜色的圆点,卡片 C 是文字颜色与文字意义不一致的汉字;② 记录耗时更客观:增加了卡片 C 的练习题,只有练习题阅读正确才开始做卡片 C;正式开始后记录耗时,出现的阅读错误不予提醒(但予记录,便于分析错误类型)。由于不用针对每个错误进行提醒,受试者的读速没有被干扰,所以耗时数的记录应该更客观。

二、操作

1. Victoria 版　在这个版本中,3 张卡片依照固定的顺序呈现:圆点(D 部分)、文字(W 部分)及颜色(C 部分)。指导语如下。D 部分:"以最快的速度说出圆点的颜色。从这里开始并沿着每行由左至右。"指示受试者的眼睛沿着每行由左至右。W 部分:"这次,以最快的速度说出文字的颜色。从这里开始并沿着每行由左至右。"如果必要可特别澄清:"说出文字的字体颜色。"C 部分:"再次以最快的速度说出文字的颜色。" 必要时可澄清:"不要念出文字,请告诉我文字的字体颜色。"每个部分文字命名的错误若受试者没有自发更正,则立即由测试者更正,接着指示受试者以最快的速度继续。测试者在给完操作指示后立即启动计时器,需记录每个部分中产生的错误数及所花费的时间。

2. Golden 版　要求受试者从最左上方的文字开始,顺着往下读。在颜色命名测验中,要求受试者说出项目的颜色,其余要求皆与先前相同。在颜色-文字干扰试验中,要求受试者沿着每栏往下读,命名文字的颜色而忽略文字本身的含义。在所有试验中,皆要求受试者以最快的速度完成。错误由测试者单独指出,纠正受试者并继续。45 s 后,记录每个测试中最后说出的项目。不记录错误数目。

三、评分

1. Victoria 版　在每个部分,由测试者记录完成所需的时间及错误数量。受试者自发更正的也算正确。研究者一般采用"差异分"指标:定义为干扰测试(C 部分)与颜色部分(D 部分)所需的时间差。

Victoria 版的常模性资料见表 8-2-1。使用重叠的年龄组,包含 272 位健康成年人,年龄在 18~94 岁之间,居住于维多利亚、哥伦比亚或多伦多,64%为女性,平均受教育年限 13 年。他们通过大学老年数据库、老年中心、在社区及大学张贴广告招募。参与者经过筛查排除可能影响认知功能的神经系统疾病(失去意识 1 h 以上、卒中、癫痫、多发性硬化)及心理障碍(需住院的抑郁或焦虑)。所有受试者都能说流利的英语。

表 8-2-1　不同年龄组 Victoria 版耗时数与错误数表现(时间单位:s)

年龄(岁)	18~29	30~49	40~59	50~64	60~69
D部分	11.0(2.5)	11.1(1.9)	12.3(2.4)	12.0(2.3)	12.1(2.3)
W部分	13.0(2.9)	13.9(2.6)	15.2(2.9)	15.4(3.2)	15.9(5.1)

（续表）

年龄(岁)	18～29	30～49	40～59	50～64	60～69
C部分	22.1(7.2)	25.7(9.0)	27.8(8.2)	28.5(9.5)	29.4(9.0)
错误数	0.8(1.0)	0.8(1.0)	0.7(1.0)	0.6(1.0)	0.5(0.9)
D部分	13.3(3.6)	14.2(3.9)	15.1(3.8)	15.9(4.2)	
W部分	16.9(5.1)	18.6(5.4)	20.7(6.7)	22.1(6.0)	
C部分	32.6(9.6)	37.1(11.9)	43.3(17.7)	50.4(23.9)	
错误数	0.6(1.2)	1.1(1.6)	1.7(1.8)	2.1(2.0)	

注：引自 Strauss E，Sherman E，Spreen O. A compendium of neuropsychological tests (Third edition). Oxford university press，2006：487。

2. *Golden版*　这个版本产生3个分数：文字阅读分数(W)为45 s内完成的项目个数；颜色命名分数(C)为45 s内完成的项目个数；而颜色-文字分数(CW)为45 s内完成的项目个数。另外还可计算干扰分数。

Golden版评分系统包括根据正常个体年龄和教育年限表现的预测值做出的调整分数。测验手册的表Ⅰ～Ⅲ提供W、C和CW的预测值。每项评分都由原始分数减去年龄/受教育程度调整分数，所得数值再根据手册的表格Ⅳ转化为T分数(M＝50，SD＝10)。CW减去CW的预测值可得出15岁以上受试者的干扰T分数(根据手册中的表格Ⅴ和Ⅵ得出)。对于年龄5～14岁的受试者，干扰T分数则是颜色-文字T分数与颜色T分数之间的差值。W、C和CW的T分数，分值越高则说明表现越好。干扰分数较低的(T分数＜40分)则提示存在问题。已经有研究者对其样本量大小、干扰分数计算方法等提出质疑。

四、相关因素

1. *性别*　虽然女性似乎有较杰出的颜色命名技巧，但在颜色-文字干扰部分中并未呈现优势或优势非常小。

2. *教育/IQ*　受教育程度与成人Stroop干扰分数中等相关(＜0.30)。在非裔美籍人群中，Moering (2004)发现受教育程度对Stroop分数的影响最大，合计有8%～26%的差别，其次是性别与年龄。但Lucas (2005)报道无论受教育程度还是年龄，对干扰试验表现的差异都为8%～9%。与受教育程度相比，IQ与测试分数间表现出更强的关联性。随着测试的难度增高，受教育年数的相关性随之下降，但智商的相关性则随之上升。总的来说，个体的智力越高，他们受到的干扰则越少。

3. *种族或语言*　种族对测试的结果也存在影响，纵然将受教育程度也考虑在内，非裔美籍族群的表现皆比白种人要差。双语人群(西班牙文-英文)的表现也较单语种人群表现差，尤其是颜色命名部分。

4. *视力与阅读*　视觉能力非常重要。在老年人中，结果的混淆可能与年龄所致的视觉敏锐度或色觉的下降相关。Van Boxtel(2001)检验52～84岁的中老年人时发现经过年龄、性别、受教育程度的调整，较低的敏感性与文字命名所需时间较长相关，色盲与较慢的颜色命名相关，而距离敏锐度的下降与干扰卡片的速度下降相关。Stroop色词测验表现中，一半由年龄解释的差距也可由视觉功能的不同来解释。显然，色盲应避免使用此试验；但这些发现提示，即使是正常衰老过程中视觉功能的微小缺陷都可影响Stroop测验的表现。

干扰的程度同样也依赖于受试者对刺激物的熟悉度，以及对材料语义方面的理解。阅读时，自动化反应的程度也是一项重要的因素。

5. *等效版本*　虽然Stroop(1935)以卡片上的项目顺序倒过来读做了一个形式相当的测验版本，大多数测试者还是以同样的一套卡片重新测试受试者。Sachs发展了5种与Dodrill版本形式相似的测试。平行版本的可靠性系数为0.82。基于明显练习效应的现状，希望在相同或相似的版本上通过重复测验记录差异的测试者,应保证受试者在正式测验前有足够的练习。

五、效度

1. 测试间的相关性　在正常人群中,Victoria版测试间的相关性中等,而 Golden 版则是中等偏上,提示他们相似但不完全相同。

2. 与其他测验的相关性　干扰分数与其他注意力测试的方法之间有良好的相关性,包括连续操作任务(CPT)和连续加法测验(PASAT)中的遗漏错误。干扰分数与其他优势反应抑制(如连线测验A和B间的差异得分)呈中等相关($r=0.55$)。

3. 工作记忆对 Stroop 干扰有贡献　根据 Kane 和 Engle(2003)的报道,工作记忆能力的个体差异可预测 Stroop 测验的表现,提示在面对来自习惯的竞争时,维持目标的重要性。这些作者提出 Stroop 效应的双重机制观点,也就是 Stroop 干扰可反映受试者对于维持"忽略文字内涵"这项目标的失败。干扰也可能反映在成功激活的目标中,由于反应竞争导致耗时延长。

4. Stroop 干扰也可能反映受试者的概括能力和处理速度　正常老年人在 Stroop 词色与词义不一致的卡片中,85%的年龄相关差异取决于总体的处理速度。在临床样本中,不像威斯康星卡片分类测验(WCST)和连线测验 B 部分这类测查执行功能的测试,Stroop 干扰承载一些似乎能代表处理速度的因素。此外,Stroop 干扰还涉及语义系统和计划性。Hanes(1996)发现在精神分裂症、帕金森病和亨廷顿病的患者中,Stroop 干扰与语义流畅性任务的表现($r=0.58$)和伦敦塔测验($r=0.65$)有很强的相关性,但与其他的任务只有很小的相关性,如 Rey 复杂图形测验的延迟回忆($r=0.31$)和钉板测验得分($r=0.12$)。

六、临床研究

Stroop 干扰效应出现在精神分裂症、帕金森病、亨廷顿病、弗里德赖希共济失调、MCI 与 AD、孕期酒精暴露、慢性酗酒、HIV 感染、儿童良性局灶性癫痫和儿童多动症等疾病中。在轻度的颅外伤患者中使用一个更具挑战的 Stroop 版本可以更容易地引出干扰效应。这个更具挑战的版本主要是在颜色文字分测验中进行修改——在 1/5 随机选取的项目周围画上长方形线条。在框住的项目中,要求受试者说出文字而非字体颜色。任务对于不同项目阅读和命名间注意力的转换要求较高,从而提升了任务的复杂程度。

Stroop 干扰效应也与痴呆相关。抑制程序的降低常于 AD 早期即出现,而且干扰效应的强度随着 AD 严重程度的增加而增加。但 Stroop 表现与 AD 严重程度只是中等相关(相关系数约 0.30),提示与 AD 早期识别的比较,此任务对于监测疾病的进展可能作用较小。干扰的增加在无痴呆皮质下腔隙性脑梗死患者中也有报道,白质高信号的程度与 Stroop 表现相关。笔者比较正常老人、MCI 患者和 AD 患者发现,轻度 AD 患者在处理速度和正确性的关系方面,以牺牲正确数来换取阅读速度,而 MCI 组的应答策略是试图延长阅读时间(减慢阅读速度)来换取阅读正确性。

前额叶皮质似乎对年龄增长特别敏感,因为这个区域是影响 Stroop 表现的重要因素,随着年龄增长干扰效应增高。Uttl 和 Graf(1997)统计了一个年龄跨度较大的样本(12~83 岁),他们发现年龄在"文字颜色与意义"不一致情况的结果中有一定的影响。他们假设 Stroop 干扰的年龄效应是由于处理速度随着年龄下降,而并非一项特定的认知功能降低。但是后来的研究发现,就算将普遍性的减慢列入协变量,年龄仍与干扰的增加有显著相关性,提示 Stroop 的年龄相关的得分下降与认知处理相关,而并非普遍性降低引起。Shilling(2002)建议,智力的年龄相关递减或许可解释 Stroop 的年龄相关改变。

Stroop 色词测验表现的降低也见于抑郁患者,尤其是患双相障碍的患者较单纯抑郁和焦虑的患者尤甚。这意味着测试者不应完全将表现不佳归因于症状本身。

七、评价

神经影像和电生理研究显示额叶是活动最持续的部位。与这些相符,局灶性额叶病变的患者在 Stroop 测验中表现出超出正常范围的干扰。一项近期的 meta 分析比较额叶损害与后脑损害患者,在

Stroop 的所有测验中皆发现显著差异。但单独的 Stroop 表现对于分辨额叶或非额叶组并不显著，组间少部分病例的分离从而导致敏感性及特异性较差。额叶的多个区域被认为对于 Stroop 测验的认知控制起重要作用，包括外侧前额叶皮质和前扣带回皮质。基于对健康个体的 fMRI 研究，Kerns(2004)认为前额叶皮质与实施控制以克服冲突的过程相关，而前扣带回皮质(ACC)可以识别行动计划间的冲突，并实现冲突监测的功能。虽然额叶功能显得非常重要，但 Stroop 测验任务是借由一个基础更为广泛的系统介导的。Stroop 表现与 AD 患者海马和数个新皮质区域包括后脑区域的病理表现相关。另外，健康成年人在实行 Stroop 测验过程中的 fMRI 活动不仅是额叶区域，也包含了下颞叶、顶叶皮质以及尾状核。

根据 Van Gorp(1999)的报道，虽然 Stroop 测试本身并不能识别诈病患者，但诈病患者会花费更多时间完成颜色命名和干扰测试。Lu(2004)提出 Stroop 测试对主诉自己是完全文盲的诈病患者特别有用。他们描述了 6 位患者主诉其无法进行文字阅读试验，但在颜色-文字干扰试验中，他们都犯了读出文字的错误。6 位中的 5 位在颜色-文字相关的干扰试验中，完成速度大幅减慢，提示他们其实在抑制阅读反应。主诉完全没有阅读能力的情况很少见，然而，当有这种情况时，抑制 Stroop 效应的失败可作为鉴别此症状表现的有效工具。

Stroop 色词测验是用于检测注意力和反应抑制最老也是最广泛应用的工具之一。目前存在许多不同的 Stroop 版本，这些差异对临床工作者造成极大的挑战，因为这些版本很可能用的不是同一个程序。举例来说，Salthouse 和 Meinz(1995)发现 3 个不同的 Stroop 测验的差异分数间只有低到中等的相关性。相似的，Shilling(2002)报道在 4 个不同的 Stroop 测验中，其中一个测验干扰的敏感性无法代表其他 3 项测验的干扰敏感性。表现的个体一致性程度取决于采用 Stroop 测验的相似程度。对于临床常用的几种 Stroop 测验，究竟他们之间的分数是否高度相关无从得知。

对一个特定的患者该选用何种版本的 Stroop 测验，有许多因素应列入考量。Stroop(1935)使用了中性和词色不一致的两种情况的差别来衡量干扰程度。若未使用基线(中性)情况，用 Stroop 结果来衡量干扰的解释不值得被采用。不一致状态可测试一般性表现和干扰。若是只给予一种条件，则不可能将这两种特征分开。有时，患者会被给予不一致状态用的卡片，并被要求念出文字忽略颜色，至于第二个条件，他被要求说出颜色并忽略文字。这项比较也存在问题，因为它混淆任务和干扰间的差异。举例来说，颜色命名与文字阅读的差异既可以反映颜色对文字的干扰，也可反映文字对颜色的干扰。

部分研究者担忧在一致与不一致分开的间隔测验中(比如在 Victoria 和 Golden Stroop 测验中)，可能让受试者有机会发展出一套专注于卡片项目是一个维度还是两个维度的策略。然而，这样的设计形式(不同于 D-K 执行功能系统的混合设计)可能加强了在不同临床情况下(如痴呆)的敏感性，因为这种策略较少被患者应用。相反地，这种不一致测验的间隔呈现可能会使工作记忆的参与最小化，因为这项任务要求在任务中始终保持一贯，使受试者更容易记住自己的目标。每个不一致的词都要求忽略文字，从而强化了目标。

目前有许多方法可以分析测试时间。不同情况下的差异分数常被使用，但不一定能完全独立于一般性的减慢。为了解决基线反应速度的差异，一项将个体基线速度考虑在内的比例分数常被推荐。Golden 假设的模型中，阅读一个 CW 项目的时间是阅读文字所需时间和命名颜色所需时间的总和。相比之下，Chafetz 等研究者(2004)提出阅读一项 CW 的时间反映抑制文字阅读的时间加上命名颜色的时间。这个模型与临床数据较匹配。笔者在使用华山版时发现，卡片 C 的耗时数大于卡片 A 和 B 加在一起的耗时数，即受试者在读字和颜色命名的反应竞争中有时间消耗。

Stroop 的错误分析的研究较耗时数得分的研究少，但在某些版本还是有相关资料的(如 Victoria 版与 D-KEFS 版)。脑部疾病可能损害文字或颜色处理过程或导致分心、速度减慢、重复行为或冷漠。这些不同的特质会影响对错误的感受，因此，在神经系统损害的患者群中分析错误显得格外重要。

华山版的评分指标考虑了错误分析。其指标包括：① 每张卡片的总耗时数、正确数(满分 50 分)。② 干扰量 SIE(stroop interference effects)耗时数=卡片 C 的耗时数－卡片 B 的耗时数；SIE 正确数=卡片 C 的正确数－卡片 B 的正确数。③ 语义错误分析Ⅰ型：在卡片 C 中，四种颜色，每种颜色读正确的个数(满分 12 分)与比例，读正确的颜色种类(满分 4 分)。④ 语义错误分析Ⅱ型：在卡片 C 中，四种汉字，每种汉字的干扰程度不同，每个汉字的颜色读正确的个数(满分 12 分)与比例，读正确的汉字-颜色种类(满分 4 分)。⑤ 空间错误分析Ⅰ型：卡片 C 共 5 行，每行 10 个字读正确的个数(满分 10 分)，分析上、中、下空间的差别。⑥ 空间错误分析Ⅱ型：左、中、右空间分别读正确的个数(左 20 个、中 10 个、右 20 个)，分析左、中、右空间的差别。

总之，Stroop 任务的心理学机制包括工作记忆、处理信息的速度、语义激活和强化反应特征的能力。此试验需要具备与其他执行力测试不同的能力，因此，需要不止一项执行功能测试来进行充分的评估。在不同情况下表现的神经基础并非确定的，尤其是在不一致的情况下，虽然存在不同的报道说明额叶的重要性，尤其是前扣带回皮质和侧前额叶皮质。虽然额叶系统很重要，但任务的表现依赖于一个更广泛的系统。由于结果可能会受到色觉和视觉敏锐度的影响，因此完好的视力非常重要。Stroop 的测试结果在高龄老年人中应谨慎解释，且在某些年龄组(如>90 岁)，这个测试并不合适。最后，Stroop 测验还不能单独用于诊断决策，如果要明确执行功能，Stroop 测验与其他测验指标相结合是必要的。

Stroop 测验有很多版本，其经典版本是受试者阅读色词出现主动反应与自动反应哪种占上方，评估解决两个竞争反应倾向的冲突的能力。Stroop 测验甚至对轻度 AD 患者也具有良好的敏感性。这种敏感性是来源于测验的复杂性和内在难度还是反应选择或反应抑制的特异缺陷，目前还不清楚。反应抑制、竞争反应倾向、习惯化和对新鲜事物的反应构成 MCI 与 AD 认知研究的重要领域。除了经典版本，本节列举了两种其他范式：数字范式，要求读数字的数量而不是数字本身，如表 8－2－2 中是读 5－1－8，而不是读 6－3－1；字母范式，如表 8－2－2 中要求读成 H－L－S，而不是 H－E－H。

表 8－2－2　Stroop 测验版本举例

红	蓝	白
6 6 6 6 6	3	1 1 1 1 1 1 1 1
H H H H H H H H H H H HHHHH H H H H H H	E E E E E E EE E E E E E E	H H H H H H H H H H H H H H H H H H H H H H H H H

(郭起浩)

第三节
执行缺陷综合征行为测验(BADS)

执行缺陷综合征行为测验(behavioral assessment of the dysexecutive syndrome, BADS)的目的是为了预测执行缺陷导致的日常问题。整套工具包括测验手册、测试材料、25 张评分和评级单。成人版适用于 16～87 岁的个体;儿童版(BADS - C)适用于 8～16 岁的青少年。

Wilson 等(1996)注意到大多数神经心理测验包括一个明确的任务、一个简短的试验、由测试者激发的任务动机和定义完善的任务完成指标。受试者很少被要求在较长的时间内组织、计划自己的行为或在面对两个或更多的竞争任务中执行主动权,但事实是这样的,执行能力是日常活动的主要组成部分。BADS 包括 6 个测验,它们与真实生活活动相似,会对有执行缺陷的患者造成困难。另外,还有一个执行缺陷问卷(dysexecutive questionnaire, DEX)。DEX 可以独立使用,也不是 BADS 必需的分测验。以下 6 个测验组成了 BADS。

1. *规则转换卡片测验*(rule shift cards test)　使用非图片扑克牌来检测受试者对一种规则正确反应的能力和从一种规则转换到另一种规则的能力。因此,这个测试是评估从一种规则转换到另一种规则的能力和工作记忆能力。

2. *程序性动作测验*(action program test)　由 Klosowaska(1976)最先描述的任务改编而来,要求受试者制定一个五步计划来解决一个新问题。

3. *搜索钥匙测验*(key search test)　要求受试者找到他们丢失的东西,然后评估搜索策略的效率。

4. *时间判断测验*(temporal judgment test)　由四个关于常见事件的简短问题组成,评估患者进行合理猜测和估计的能力。

5. *动物园分布图测验*(zoo map test)　要求受试者说明他们怎样才能到达动物园地图上显示的一系列指定地点,并且遵循一定的原则。用来评估计划能力。

6. *六元素测验修订版*(modified six elements)　修改自 Shallice 和 Burgess 1991 年开发的一个任务,要求受试者在有限的时间内组织自己的行动以完成六项任务,不能违反指定规则。

实施指令见 BADS 手册。一些项目有时间限制。要求测试者在评分单上记录实施过程的各个方面和评分过程。完整测试大约需要 0.5 h。

一、评分

评分标准见 BADS 手册。每一个测验都有一个评分,0～4 分,整套测验总的得分是每个测验得分相加。因此,每一个完成整套测验的受试者都会得到一个 BADS 得分,为 0～24 分。尽管推荐实施完所有的六项测验来获得 BADS 总分,但也可以在五项测验的基础上按比例换算。DEX 并不是 BADS 正式的一部分,它并不用于计算测验评分,而是可以用来补充测验所获得的信息,提供其他有价值的信息。

总分可以转换成一个标准分,平均数为 100,标准差是 15。这样可以将 BADS 的表现分类为受损、临界、平均水平以下、平均水平、高于平均水平或出众。总分的评价分为 3 个年龄群(40 岁及以下、41～64 岁、65～87 岁)。

二、人口统计学影响因素

年龄影响任务表现,65 岁及以上个体的受试者总分较低。研究者没有报道性别、受教育程度、智力的可能影响。对于时间判断测验,有证据表明老年参与者的得分比青、中年人低;性别和语言智力与表现无关。

三、信度

1. *内在信度*　Bennett 等(2005)报道认为总分的克隆巴赫系数是 0.60。Gillespie 等(2002)注意到时间判断分测验的项目数太少而不能检测其内在一致性。即使省略了这个分测验,总分的信度也比较低。

2. *再测信度*　Wilson 等(1996)报道,29 名正常人在 6～12 个月后再次进行了整套测验(包括 DEX),以及其他三个执行功能测验(修订的卡片分类测验、认知评估测验和音韵流畅性测验)。再测相关性为-0.08(规则转化测验)~0.71(搜索钥匙测验),基本低于可接受的水平。总分的再测信度没有报道,很可能是小样本的天花板效应影响了相关性的计算,在其他的执行功能测试中也发现了轻到中度的测试场合的相关性,总的来说,重复测试时的表现有轻度提高的趋势。研究者也报道了检测再测信度的另一种方法。他们计算了两次测验得到相同得分的一致性百分比,一致性百分比也很低。只有两个测验(程序性动作测验和规则转换测验)在两次测试中相同得分达到70%以上。

在一个患者样本中进行了更短间期的再测,结果相似。Jelicic 等(2001)研究了 DABS 荷兰版(不包括 DEX)的短暂稳定性,使用了一个 22 名成年精神障碍患者组成的样本,所有的患者在间隔 3 周后再次进行 BADS,再测相关性在很低(0.22,程序性动作测验)到很高(0.85,总分)之间。只有一个测验的稳定性系数低于可接受水平(<0.70)。在重复实施中,患者在程序性动作测验中得到更高的得分(大约 1 分),总分也更高(大约 2 分)。

3. *评定员之间信度* Wilson 等(1996)报道,25 名正常人接受了两个评定员的 BADS 六项测试,评定员之间信度很高(高于 0.88)。

四、效度

1. *与其他神经心理测验的相关性* 针对健康个体和神经疾病患者(脑外伤、多发性硬化),BADS 得分和其他的执行功能测验(如 WCST、TMT-B、迷宫测验、罗伊复制策略、认知估计、言语流畅性)有中度相关性,尤其是总分、程序性动作测验、规则转化卡片测验和所有执行功能测验都有轻到中度的相关性。动物园分布图测验和搜索钥匙测验与另一个检测计划能力的测验(迷宫测验)显示出显著的相关性。时间判断测验与执行测验(包括另一个认知评估)之间的相关性很小,且没有显著性。BADS 测验与记忆测验分数之间几乎没有关系。

2. *临床发现* 很多情况下都会出现 BADS 表现受损,它们以不同的方式影响执行功能,包括慢性酒精中毒、精神分裂症、注意力缺陷/多动症。Wilson 等报道,BADS 总分在健康对照者与神经疾病患者(76 名,大多数是近期脑外伤)间差别很大,而且神经疾病患者在 BADS 六项测验中的表现均差于对照者。

BADS 在区分神经疾病(TBI 患者)和非神经疾病患者方面与标准执行功能测验是等同的。在三项测试(程序性动作测验、动物园分布图测验、修订的六元素测验)的总分以及其他的两个测验(迷宫测验、言语流畅性测验)中都观察到有统计学意义的组间差别。BADS 对于区分无脑损伤的个体的正确率很高(84%),对于神经损伤患者的正确区分度较差(64%),总体区分率是 74%。其他的执行功能测验也得到了类似的结果。

3. *生态效度* Wilson 等(1996)报道认为执行缺陷问卷评价与六项测验表现之间呈中度负相关性,也就是说,意识到执行缺陷越差,BADS 测验中的执行功能表现也越差,也就是说,BADS 与日常生活中执行问题的客观评分有关。Bennett 等(2005)评估了有持续性脑损伤的患者,发现各种 BADS 分测验(尤其是程序性动作测验、修订的六元素测验)与临床医生给出的 DEX 评价中度相关。Clark 等(2000)报道,青少年修订的六元素测验的表现与患者的多动症/注意力不集中显示出中度相关性。Norris 和 Tate(2000)发现程序性动作测验、动物园分布图测验和修订的六元素测验的表现可以预测临床医生对神经疾病患者日常角色功能的评价,而标准化测试(言语流畅性测验、瑞文推理测验)则不能预测角色功能。

(徐 岩 郭起浩)

第四节
威斯康星卡片分类测验(WCST)

威斯康星(Wisconsin)卡片分类测验(Wisconsin card sorting test, WCST)是最常用的执行功能测验,这个测验的用途是评估形成抽象概念、转换和维持分类、应用反馈信息的能力。适用于 5~89 岁的个体。

WCST 是 Berg 和 Grant 于 1948 年开发的,用来评估抽象能力和为了环境应急而转换认知策略的能力。这个测验被认为是评估执行能力的方法,因为它要求策略计划、组织搜索、使用环境反馈信息来转换认知分类的能力、目标指向行为和调节冲动反应的能力。Heaton 等指出这个测验有很多优点，部分是因为它能提供关于问题解决行为的多方面信息，多于任务成功或失败这样的基本指数所提供的信息。基本指数包括持续性错误数、不能维持完整分类数和完成分类数。Heaton 在 1981 年将测试工具和打分流程标准化，并将其作为一种临床工具发表。在更新的手册(1993)中，评分规则得以完善，记录形式被修订，而且提供了年龄在 6 岁 5 个月到 89 岁的常模资料。

测验包括 4 张刺激卡，放在受试者面前，第一张上带有 1 个红色的三角形，第二张上带有 2 个绿色的星形，第三张上带有 3 个黄色的十字形，第四张上带有 4 个蓝色的圆形。然后受试者会拿到两叠卡片，每叠包含 64 张反应卡，反应卡上的图案设计与刺激卡相似，但在颜色、几何图形和图形数量上有所不同。受试者被要求将每一张反应卡与 4 张刺激卡中的一张匹配，每一次选择后都会得到正确还是错误的反馈。分类规则改变时，不会有任何提示。这个测验没有时间限制。标准 WCST 的简化版——WCST - 64，仅仅提供受试者第一叠 64 张卡片。

尽管最常用的是 Heaton 开发的版本，这个测验也有其他的版本，比如改良的卡片分类测验(modified card sorting test，Nelson，1976)；密尔沃基卡片分类测验(milwaukee card sorting test，Osmon 和 Suchy，1996)。因为标准版包含一些模棱两可的刺激：可以根据一种以上的类别进行分类，这个缺陷导致测验表现差不是总能被解释。Nelson 在 1976 年移除了可以根据一种以上刺激卡分类的反应卡，从而排除了含糊性。这个测验(WCST - 48)包括两叠卡片，各 24 张，仅要求受试者在每一个类型完成 6 次连续的正确分类后即结束。另外，当目标种类变化时，受试者会被告知。许多作者已经提供了这个版本的成人(20～90 岁)常模资料，然而，要注意 Nelson 改良版改变了这个测验的质量。文献已经表明，改良的卡片分类测验和 WSCT 不完全对等，应该被当作独立的测验。尽管关于它与年龄和其他测验分数之间的相关性有一些可靠的证据，但这个版本的再测信度系数很低，表明它对于监测执行功能跨时间改变是不可靠的工具。

密尔沃基卡片分类测验要求患者在分类之前进行表述，从而提供可能对辨别患者形成、保持、转换分类困难有用的额外评分。然而，仍需要进一步的研究来评估这个版本的信度、效度和常模数据。

WCST 可以在计算机上操作完成。Artiola I Fortuny 和 Heaton (1996)报道计算机版和标准版的结果在正常人群中是非常近似的。同样地，Hellman 等在 1992 年发现计算机版和标准版之间在各种病因所致的精神疾病患者小样本中没有显著差异。但是，两个版本在正常人群之间的得分分布特点尚未发现有均等性。Ozonoff 在 1995 年报道指出自闭症儿童在计算机版中犯错误更少。考虑到文献中指出的两者之间的差异，基于标准版的常模可能并不适用于计算机版。

意大利 Pezzuti(2013)发表了一个新的 WCST 版本(图 8 - 4 - 1)，主要改变有两点：首先是把形状(三角形、星形、十字形和圆形)维度改为交通工具(汽车、气球、飞机)；其次是测验次数改为 54 次。研究认为，这个新版本不仅接受度更好(妙趣横生)，而且对老年人认知障碍的检测也比传统版本更敏感。

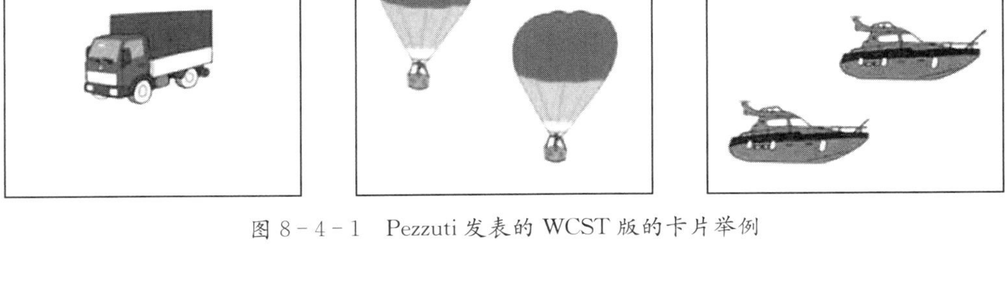

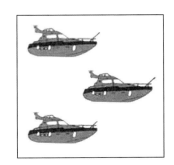

图 8 - 4 - 1　Pezzuti 发表的 WCST 版的卡片举例

一、实施方法

受试者应视觉正常并听到足够的信息,以完全理解测试的结构,且能从视觉上区分刺激卡片的颜色、形状和数量。两叠卡片放在受试者面前。测试员指示受试者把每张反应卡按照他或她所认为应该在的地方堆放在一张刺激卡下面,然后测试员告诉受试者他的选择是正确的还是错误的。受试者会被指导利用这个信息来尽可能多地放对卡片。测试员可以向受试者阐明刺激卡片的意义,以及如何做出反应,但是千万不能通过提供任何分类原则的暗示或从一种类型转换到另一种类型的本质来对WCST的整体性造成妨碍。

受试者首先被要求按颜色分类,所有其他的应答都被判为错误;如果对颜色分类达到了10个连续正确的应答,然后要求受试者转换分类原则到形状,没有任何警告提示,如果现在还是按颜色分类的话就判为错误。对形式分类达到了10个连续正确的应答后,分类原则转换为数量,然后再次回到颜色分类,直到受试者成功完成六次分类(颜色、形状、数量、颜色、形状、数量),或者用完128张卡片为止。

记录受试者的表现可能很困难,尤其是当受试者完成很快时。为了简便,记录表共有128个反应条目,每一项都是"CFNO"(C表示颜色,F表示形状,N表示数量,O表示其他),当受试者选择的反应卡与刺激卡匹配时,测试员在对应的一个字母上画斜线来记录患者的应答。为了方便后来的评分,当连续正确的反应达到10个,测试员将此次分类连续反应的总数目记录在记录册项目左侧的空白处。如果患者在几个连续正确的应答后做出了一个错误的选择,测试员需从1开始重新计数以下的应答。另外,要在10个连续正确应答的最后一项下划线,以表明新一轮的正确分类在此线以下开始。

以上检测耗时15～30 min。

二、评分

WCST记录册共有4页,用来记录患者的信息、患者测试的应答、计算和记录得分。WCST的评分错误很常见,即使是经验丰富的临床医生。目前国内使用的基本是采用计算机评分软件来消除记录和评分错误。

评分方法有很多种,见表8-4-1。比如,完成种类数指在测试中完成的种类数(基于某一分类原则的正确匹配数达到连续10个),计分范围在0～6,达到6后测试停止。当受试者对一个刺激卡的反应发生持续性错误时,以"持续性"来计分。持续性应答数反映了从之前的分类过渡到新分类原则的障碍,或者看见新可能性的障碍。不能维持完整分类数得分是指受试者在完成一个分类过程中,在做出5个及以上连续正确的反应后出现1个错误选择的次数,它指示着持续使用一个成功策略的障碍。概念化水平百分数指连续正确的反应在3个及以上,它反映了对正确分类原则的理解。总应答数、总正确应答数、总错误应答数也要记录。为了有助于研究,持续应答数百分比、非持续性错误数百分比也要计算。但是这些指标并不推荐应用于临床解释,部分原因是这些"百分比"得分的信度低于预期的基本分。

表8-4-1 WCST的评分指标与定义

指标	定义
完成分类数(No. of categories completed)	10个连续正确配对序列的个数(最大值为6)
完成第一个分类所需应答数(trials to complete first category)	完成第一个分类的总应答数
持续性应答数(perseverative responses),持续性错误数(perseverative errors)	受试者对一个刺激类型应答持续错误的项目数
持续性错误百分数(percent perseverative errors)	持续性错误个数除以总测试应答数乘以100
不能维持完整分类数(failure to maintain set)	患者做出5个及以上连续正确的配对,但在成功完成一个类型前做出一个错误应答
概念化水平百分数(percent conceptual level responses)	连续正确应答达到3个
学习到学会(learning to learn)	受试者跨连续分类测试中概念化参数变化的平均值;基于相邻两个分类测试错误百分数的差值

在WCST得分中有很多都是多余的,比如,完成种类数与总错误数、持续性错误数与持续性应答

数是高度相关的，还有一些得分是其他得分的线性组合(如总错误数是持续性错误数与非持续性错误数的和)。在 WCST 中最常用的评估执行功能的数据是完成分类数和持续性错误数。持续性错误数的测量比完成分类数对年龄相关的执行功能下降更加敏感，因此是更好的执行功能衡量标准。

三、人口统计学影响因素

1. 年龄　年龄与其他的人口统计学变量相比，与 WCST 表现的相关性最强，影响测试得分变化值的 20%。从 5 岁到 19 岁，测试表现逐渐提高，在 20 岁到 50 岁之间保持稳定。60 岁以后某方面表现的下降变得很明显。

2. 性别　性别对 WCST 的影响还有争议。大多数作者报道性别与 WCST 的表现无明显相关。Boone 等认为在老年个体中，女性往往比男性表现好。

3. 教育　西方国家的研究表明，受教育水平与 WCST 的得分呈轻度相关性，影响得分变化值的一小部分(4%～7%)，但很重要。在成年人中随着受教育水平的提高，WCST 表现的熟练度逐渐提高。对于儿童，父亲的受教育水平对得分影响很小。

4. 智商　很多作者的文献指出，智商和 WCST 得分有轻度相关性。

5. 种族　母语为西班牙语与母语为英语的个体比较，测试结果相同。

6. 其他　测试表现也受血管健康状况和总体社会经济/健康相关状况影响。

四、信度

1. 再测信度、练习效应和变化识别　对一组 46 名健康儿童和成人分别进行了两次 WCST，中间间隔一个月。调查者报道概化系数(generalization coefficients)在 0.37(持续性错误百分数)到 0.72(非持续性错误百分数)之间。值得注意的是，在正常儿童中 WCST 标准得分的标准误很大。因此，对正常儿童进行再测时很可能会得到不同的结果，对 WCST 得分的解释应该非常谨慎。Paolo 等的发现与此相似。他们在大约 1 年时间的间隔后再测试了 87 名正常老年人，每名参与者在两次测试中的认知功能正常(DRS 大于 130 分)。结果发现稳定系数很低，总错误数范围为 0.12～0.66。大多数受试者在再测时表现更好，再测时 5 项得分平均提高 5～7 个标准得分点。Basso 等在间隔 12 个月后再测 50 名健康人群(年龄均值为 32.5 岁，标准差为 9.27)，发现再测结果的所有指标几乎都显著改善，尤其是完成测验所需应答数。完成第一次测验平均需要 101.12 张卡，12 个月后仅仅需要 84.74 次应答，持续性错误和应答数下降一半。练习效应的存在和效应大小在平均及平均水平以上智商的个体中是相似的。

有研究者认为一旦记忆完好的个体掌握了测试的分类方法和转换原则，WCST 就不再能衡量问题解决能力了。这表明对于正常人来说，WCST 的稳定性低，再测时，不再能以相同的方式衡量问题解决能力。并不是因为规则改变的具体过程被记住了，而可能是测试需要的知识、有效的测试策略被获得了，从而提高了后来的表现。然而，在临床样本中，信度会高很多，提示该测验对于临床人群更加敏感。WCST-64 的稳定性高于标准版 WCST，接受标准版测试的个体在一次测试后会有两倍的经验。需要牢记在心的是，有意义的参数变化给临床医生提供了执行功能改变已发生的证据，但是 WCST 固有的某种程度的不可靠性，意味着即使参数变化在阈值以下，我们也不能确定没有任何变化发生。

2. 评定员之间信度　计算机软件的使用减少了评定员的人为误差，提高了信度。

五、效度

1. 测试内相关性　大量多人群(如混合精神病或神经病患者、精神分裂症患者、创伤性脑损伤患者、脑血管意外患者、正常老年人)的因素分析研究已经发表，大多数使用的是探索性因素分析，已经发现了支持两种以上因素的证据，其中 3 种因素已经确定，这些认知过程包括转换分类能力、问题解决/假设检验和应答维持。

最近的一项大型验证性因素分析，使用的样本包括 620 名神经疾病患者、228 名精神疾病患者和 373 名非临床对照，它支持探索性因素分析文献中报道的 3 个因素。然而，只有反映整体执行功能的第一个因素(包括持续性应答数、概念化水平百分数、完成分类数、总正确数)有统计学合理性。第二类因素(a：概念化水平百分数、完成分类数、总正确数、非持续性错误数；b：总正确数和不能维持分类数)很可能反映的是有意义的认知能力，稳定性比较低，只有当所有的受试者都用完128张卡片才有稳定性。也就是说，相比总体执行能力，WCST对于认知过程更敏感，尽管它没有完美地评估这些过程。Greve(2005)建议使用两种结束标准(即完成6类测试或用完128张卡片)可能会有利于不同的因素分析方法。也有建议所有的受试者都用完128张卡片，因为过早停止会导致一些有用信息的丢失。

2. 与其他神经心理测验之间的相关性　在正常儿童中，WCST的持续性与韦氏儿童智力量表修订本和全量表智商的相关性为0.30～0.37。相比之下，在异质性精神疾病样本中，全量表智商、行为智商而不是言语智商，与WCST的表现轻度相关。在健康成人，总错误数与流体智力关系密切。WCST评估的是一些与心理测量智力有关的总体推理能力。它与记忆、注意力/工作记忆评估之间的关系有争议。比如，一些研究者报道持续性指数与注意力/工作记忆和情景记忆之间轻度相关。Paolo等分析了WCST得分和注意、记忆评估的关系，结果发现在正常老年人和PD患者中，WCST得分不随记忆和注意力/工作记忆得分而变化。

Miyake等将基本执行功能分为定势转移、信息更新、优势抑制。WCST表现可由“转移”能力有效预测。一旦将“转移”能力考虑在内，“抑制”和“更新”能力将不能对WCST表现做出任何解释。这些发现说明我们反复提及的执行功能，即转移能力，大大影响WCST表现，这为WCST是一个执行功能测验提供了支持。

3. 与其他执行功能测验的关系　WCST评估的是概念化处理的范畴。基于多种临床样本下对WAIS-R分测验的因素分析，Golden等认为分类测验反映了空间分析技巧，而WCST评估的是不同于其他测验的要素。Perrine注意到WCST与属性识别有关，包括对相关特征(如正确的答案基于颜色、形状和数量的刺激属性)的辨别。在分类测验中，正确的答案基于识别正确的原则或规则，而不论刺激的属性如何。Perrine注意到这两个过程中有30%的区别，虽然说两个过程有很多重叠，但他们反映的是概念化推理中的不同能力。Minshew等观察到WCST不完全是一个概念识别任务，因为测试对象并不知道相关规则发生变化，这就对自发评价和假设形成提出了要求，两者可被持续性错误得分评估。Macpherso等发现，衰老会影响WCST和其他依赖于额前区背外侧功能的测验，但是对于依赖于腹内侧区的测验几乎没有影响。

六、临床研究

本书侧重归纳WCST在中老年人群中的运用，而儿童人群中的应用资料不在此列举。Milner(1963)在她对WCST的经典研究中发现，额叶背外侧切除的患者和眶前额叶及后部病变的患者有明显不同。额叶背外侧病变的患者表现为“从一种分类原则转换至另一种，明显是由于之前反应模式的保留性干扰”的能力缺陷。一些后来的研究使用了功能影像学(PET或SPECT)和MRI成像，也支持WCST对额叶功能敏感的看法。最近一篇比较额叶损伤和脑后部损伤患者的meta分析表明，额叶损伤测试的表现更差，尤其是背外侧损伤或急性外伤(1年之内)的个体。然而，Demakis注意到虽然效应值很大(背外侧损伤的患者，$D=-1.3$)，但分数重叠也很多(大约35%)。这也就是说，在准确区分额叶和非额叶病变人群时没有足够的间隔。其他人也注意到一些广泛额叶病变的个体测试表现正常。另外，meta分析发现局灶皮质切除的患者音位流畅性(phonemic fluency，如列举F开头的单词)比起WCST得分，与额叶病变存在的关系更密切、更有特异性，这与1 296名创伤性脑损伤患者的30个研究的meta分析结果相似，后者表明音位流畅性对于创伤性脑损伤患者来说比WCST更敏感，可能对于这类人群是更好的执行功能障碍评估。另外，meta分析显示右侧和左侧额叶损伤的受试者，其WCST得分比较没有明显差异。

创伤性脑损伤、孤独症、多发性硬化、帕金森病、强迫症、科萨科夫综合征、注意力缺陷/多动症/冲动型、大量饮酒、产前酒精暴露和长期使用可卡因及多种药物均导致WCST表现不佳。

衰老相关表现下降在 WCST 中非常明显。一些人提出测试表现的年龄差别与年龄相关的工作记忆衰退有关。Fristoe 等对青年人和老年人进行了 WCST、工作记忆和处理速度评估，结果表明 WCST 表现的年龄差异与工作记忆和反馈信息的有效处理都有关系。他们提出，年龄相关的处理速度下降导致 WCST 表现不佳是由于限时和限同时性机制，即处理速度下降导致连续执行实施更少，先前的处理结果可能并不适用于之后的处理。Hazlett（2015）比较了 AD 的认知正常的一级亲属与没有 AD 家族史的对照组的 WCST 表现，发现分类数、概化水平百分比、持续性错误数与非持续性错误数均有显著差异，在控制年龄、性别、教育等元素后，仍然是有家族史的一组表现得更差。

早期有研究认为精神分裂症患者显示出 WCST 表现受损，但是当考虑到语言智商时，患者与对照者的差异不明显，表明 WCST 缺损在精神分裂症患者中反映的是更普遍的智力缺陷，而不是执行功能的障碍。但是，最近的研究认为精神分裂症患者存在执行功能障碍。Vogel（2013）发现精神分裂症患者进行 WCST 检查时，开始 4 张卡片的准确性可以预测完成全套测验的分类数与持续性错误百分比，他认为患者阴性症状与难以恰当使用负反馈相关（这也说明阴性症状不继发于焦虑症、抑郁症）。

另外，有文献表明抑郁症或焦虑症会影响 WCST 的表现，尤其反映在持续性，不能维持完整分类数增加，概念化水平百分数下降。抑郁症与问题解决能力下降有关，症状越重表现越差。这暗示神经心理测验应该包括对情绪紊乱的评估。如果抑郁或焦虑症状出现，临床医生不能总结说 WCST 表现异常就预示着某种神经功能障碍，因为在情绪障碍的情况下可能会表现差，即使没有任何明显的神经疾病。

需要注意的是，精神疲劳也会导致执行能力下降。工作时间长的健康青年比起非疲劳个体，完成种类数更少，持续性更高。Ozonoff 指出在 WCST 中表现良好也要求一定水平的社会意识和动机来参与语言反馈。这是评估社会意识和动机缺陷患者时应当考虑的重要方面。

帕金森病所致痴呆（PDD）的前驱期存在轻微的执行功能障碍。Woods 等在随访患者一年之后，发现 WCST 持续性在识别后来发展为痴呆的 PD 患者身上显示出一些诊断分类精度（总预测能力为 68%）。相似地，对有严重情绪障碍风险人群的长期随访表明，WCST 表现受损与后来双相障碍的发展有关。

七、简化版

虽然使用简化版会降低信度，但 WCST－64 与完整版对应的得分高度相关。然而，在成年人具体测试时，WCST－64 的结果与完整版并不都一致，但对于区分表现受损（＜40 T 分）还是不受损的一致性很高（86%分类相同）。Merrick 等（2003）发现在一个持续创伤性脑损伤成年患者样本中，有 1/4 WCST－64 持续反应 T 分低于相应的 WCST 变异版本 10 分以上。这个发现随年龄而变化，比起青年人，老年人的 WCST、WCST－64 测试结果显示出更强的一致性。

有一些证据表明简化版对 AD 和 PD 的功能缺陷敏感。在创伤性脑损伤后的急性恢复期（中位时间为损伤后 34 天），完整版和简化版对于损伤严重程度的敏感性相同。WCST 对于创伤性脑损伤后的后急性期（中位时间为损伤后 3 个月）损害比 WCST－64 更加敏感，因为更多比例的此类个体在完整版 WCST 中的得分受到影响（58% vs. 32%）。这表明对于疾病更轻微的患者，完整版更合适。然而，WCST－64 与 WCST 在预测创伤性脑损伤患者出院后的功能障碍水平方面是一致的。

八、评价

WCST 是评估认知功能下降最常用的方法。记住这一点很重要——执行功能是可分割的，不同的执行功能成分有助于不同的复杂执行任务的完成。因此，仅仅依赖一个任务，如 WCST 作为执行功能的总体评估是不充分的。

成功完成 WCST 背后的认知过程是复杂的。这个任务要求很多技能，包括基本的视觉处理能力、数字能力、规则归纳能力、识别最相关刺激属性的能力、快速处理能力、维持目前分类的能力、心理定势转换的能力和适当的动机集合。定势转移能力可能是 WCST 表现优劣的核心。然而，除了定势转移能力,其他处理过程的缺陷也会使 WCST 表现受损。也就是说,在这个复杂的测试中,患者有很多种可能方式会显示出表现受损。

同样,在这个测试中表现受损可由于多种病因,并不都与额叶功能相关。WCST 对额叶功能敏感,但并不能用于预测局灶性的额叶病变。因此将 WCST 看作是个要求多处神经元网络功能的多因素测试,貌似更可信。另外,有证据显示,其他的测验(如音位流畅性)可能提供对执行功能更好的评估,因为它们对额叶损伤更加敏感和有特异性。

使用者应该记住,WCST 变异版本的信度在正常人群中很低。信度在临床样本中要高一些(如持续性错误),但不是所有的 WCST 指标都如此。因此,临床医师可能会被错误信息误导,所以在分析个体得分或测试结果的特征性廓图时,应该非常谨慎。

有很多 WCST 的结果是多余的,建议临床医师使用 WCST 有代表性的变量(如持续应答数、不能维持完整分类)。完成种类数和持续错误数都可在年龄相关认知变化研究中被当作预测指标或执行功能的评估值。Rhodes 认为持续性错误比起完成种类数对于年龄差异更加敏感,如果只使用 WCST 中的一个得分,前者可能是认知功能更好的指标。

对于一些患者完成 WCST 可能要花很长时间,因此,他们对简化版使用的兴趣越来越大,特别是 WCST - 64。然而,考虑到一些研究中两者之间的分数缺乏一致性,所以使用简化版时要小心。简化版使用受限的其他原因还有它们不能解释测试过程中出现的表现形式。WCST - 64 可能仅在年龄分布的两极(如≤16 岁的儿童和≥60 岁的成人)是完整版的合理替代者。然而,青年人在完成第二叠卡片时会“领悟”。有证据表明对于轻微功能障碍的患者,完整版可能更适合。同样地,当实施完整版时,有两个结束标准:完成 6 个分类或用完 128 张卡片,看哪个在前。Greve 建议常规使用用完 128 张卡片,因为过早结束会使有用的信息丢失。

计算机版也是可用的。然而,当基于计算机版的得分得出结论时临床医生和研究者应当谨慎。另外,测试老年人时,计算机版和纸质版的差异更应考虑,因为老年人的计算机技巧更差、更不适应。

(徐　岩　郭起浩)

第五节

范畴测验(CT)

范畴测验(category test, CT)的目的是评估受试者的抽象或概念形成能力,面对复杂和新问题解决时的灵活性,以及经验学习能力。

成人版(booklet category test, BCT)包括一本专业手册(professional manual)、两卷刺激板(two volume set of stimulus plates)和 50 本反应手册(50 response booklets)。

电子版允许测验者实施 3 个版本中的任意一个:标准 208 项版和两个简略版,其中的一个 120 项,另一个 108 项。

范畴测验由 Halstead 于 1947 年开发,用以评估概念化特性的能力,如尺寸、形状、数量、位置和颜色,它也是整套 Reitan 测验(Halstead-Reitan 范畴测验,HRCT;Reitan 和 Davison,1974)的一部分。最初的版本包含 336 项,编制为 9 个分测验。1948 年,Reitan 将其减少为 7 个分测验,总共包含 208 个项目,并通过幻灯片投影的方式呈现出来。每一套都基于不同的原则,如物品的数量、奇数(odd)刺激物的空间位置等。例如,第一套显示罗马数字Ⅰ～Ⅳ,患者被要求在反应键上指出测验设计所要求的阿拉伯数字(1～4)。受试者对每个分测验的项目进行猜测,并需要从他们收到的正确或错误的反馈中来猜测分测验的原则,没有关于测验原则的提示。因此,测验需要通过反应-可能(response-contingent)反馈来推测分类原则,并在它有效的时候使用该原则,在它不再有效的时候舍弃该原则。成人版适用于大于 15 岁 6 个月的个体。中间版适用于 9 岁～15 岁 6 个月的个体,包含 168 个项目,分为 6 个分测验。儿童版包含 80 个项目,分为 5 个分测验,适用于 5～8 岁的儿童。

幻灯片版测验的一个问题在于它依赖昂贵的、笨重的设备,很难应用于床旁测验。测验的手册版和计算机版更便捷。有一些证据表明,这些形式得到的结果与最初的幻灯片版是等同的。手册版很流行,最近很多文献都使用成人手册版。Nici(2013)

针对计算机版与原版进行比较研究，发现差异在 2 分以内，计算机版可以代替幻灯片版。同期，Silk-Eglit(2013)也开发了一个计算机版的范畴测验，与传统版相比，所有的分析指标(总分、错误分、分测验错误分)没有显著差异。

另一个问题是认知受损的受试者完成测验需要很长时间(长达 2 h)，致使范畴测验的成人简略版应运而生。简略版范畴测验的手册形式包含 100 个项目，有一些证据表明简略版范畴测验在心理评估方面的特征识别能力，以及与标准神经心理测验的关系都和 HRCT 相似。它的得分也和手册版相似。

一、实施方法

1. *手册版方法*　向受试者呈现测试项目的仪器包括一个幻灯片投影仪、一个有显示屏的控制台和测试者的控制板。受试者必须发现潜在的原则，从而从 4 个刺激物中选出 1 个。受试者通过按 4 个编号为 1、2、3、4 的刺激物中的 1 个做出反应，4 个刺激物从左向右排列，放在屏幕下方。

测试项目被投影出来，首先呈现的是 4 个罗马数字项目，从Ⅰ至Ⅳ。因为受试者反应板上的按键是数字，第一个分测验就用来在条目和受试者反应键之间建立联系，以及让受试者熟悉测验过程，减少测试焦虑。正确的反应会得到一个钟声，错误的反应会得到一个蜂鸣器声。在每个分测验之间会有一个空白框架。

在测试者控制板的左边有一个总开关，打开开关，屏幕和测试者的控制板就可以使用了。控制条目呈现的手控开关在测试者控制板的右边。当快速按下这个开关，新的条目就会取代屏幕上之前的条目，不要一直按这个开关。对应受试者 4 个反应键的四路开关在测试者控制板的中间。为了给受试者反馈，测试者必须在每个条目中都将开关拨到合适的数字位置，在记录单表上可以查询。测试者必须在更换幻灯片之前将答案键拨好。

作为一条基本原则，当受试者认为必要时，指令的任何一部分都是可以重复的。这样做的目的是使受试者清楚地理解他/她所面对的问题以及解决的规则。不能告诉受试者具体原则，但是当遇到概念形成能力严重受损的受试者时，要督促受试者仔细研究图片，要求他们描述刺激物，然后测试者可以这样提问："你知道正确答案是什么了吗?"督促他们试着注意并且记住图片是如何变化的，因为这常常会提供测试原则的线索；试着去思考回答正确时的原因。然而，测试者不应该提供关于测试中问题解决方法的信息。唯一的信息来自每个反应之后的钟声或蜂鸣器声。

认知障碍患者有时会觉得这个测验很费劲而且令人沮丧，测验者必须尽所有努力来鼓励受试者继续测验。如果受试者在任意一个分测验(Ⅲ～Ⅵ)的前 20 个项目中没有任何进展，这时最好打断受试者，并按比例分配错误得分，这样比冒着不能完成测验的风险更合适。

另外还有一些要注意的地方：① 虽然速度不是一个影响因素，受试者也不应该被催促，但是他们也不被允许在过长的时间内做出反应，因为会影响测验的连续性。② 测验者应该一直注意屏幕上的幻灯片，不应仅仅关注受试者的表现，还应该确保幻灯片播放顺序的正确。③ 测验房间的光线应该适当暗一些，只要足以使测验者记录错误即可。④ 受试者应该站在屏幕的正前方，因为从侧方很难辨别颜色。

2. *实施时间*　成人全套，包括常用的 BCT，需要大约 40 min，但是认知损害的个体可能长达 2 h。简略版(SCT)，包括儿童版(CCT)，需要 20 min。

3. *评分方法*　记录总错误数。错误粗分可以转换为量表分，然后转换为人口折算 T 分。

二、人口统计学影响因素

1. *年龄*　随着儿童发育成熟错误数下降，尤其是 10 岁以后，但随着年龄的增加错误数增加。Heaton 等分析，年龄是引起测验得分最大的变异，其次是教育。

2. *智商/教育*　教育水平越低，得分越低。但是也有报道认为教育并不影响测验得分。

3. *性别*　性别对测试得分几乎没有影响。

4. *种族/文化*　表现受文化水平的影响，文化水平低的个体得分低。

三、信度

1. *内部一致性*　使用奇偶对半信度法和 α 系

数来计算范畴测验 208 个项目的内部一致性。正常成年人和脑损伤样本总分的信度系数都很高(>0.95)。分测验Ⅰ(r=0.46)和Ⅱ(r=0.65)的信度系数不佳,其他的分测验信度系数很高(0.77~0.95)。Booklet 版、SCT、CCT 的总分半信度系数稍微低一些,但是可以接受(SCT 为 0.81,CCT 水平 1 为 0.88、CCT 水平 2 为 0.86)。分测验Ⅰ、Ⅱ到Ⅲ的难度水平明显提高,事实上,有证据表明分测验Ⅰ、Ⅱ的项目太简单,有天花板效应。

2. *再测信度* 在正常个体中,短期间隔(3 周)和长期间隔(1 年)的再测信度呈中等到良好。对于严重神经损害患者,范畴测验的再测信度很高,信度系数在 0.90 以上,即使相隔两年进行复测。儿童和精神分裂症患者的相关系数有些低,为 0.63~0.75。长期随访一组学习障碍儿童的结果显示为轻度相关性(相关系数大约 0.4),同时错误得分下降,解释这个结果应该注意到第二次测试从中间版变成了成人版。

3. *练习效应* 相关系数仅仅表明受试者在两次测验中的排名是否在相同的名次,而不是受试者得到了相同的分数。事实上,有意义的变化,或者说练习效应,即使是在中度认知损害的患者中也会出现。因此,第二次测验的分数没有提高可能是异常的提示。年轻、受教育程度高、初次完成者、测试间隔短者的分数提高得更多。另外,表现倒退到平均水平者也可出现,初次得分差者第二次测验的分数可有一个很大的提高,而初次得分高者第二次测验的分数提高很少甚至倒退。

正常成年人在短期间隔(3 周)之后进行再测试,平均最初得分的变化值为 23.5 分(SD=18.5),相对于初次表现的平均变化率约为 46%。Dikmen 等(1999)报道发现在一个 384 名正常人和病情稳定的个体组成的样本中,9 个月后再次测验时的错误得分平均下降约 10 分。

四、效度

1. *与其他测验之间的关系* 范畴测验的总分(成人版和儿童版)与全套量表的智商评定中度相关,尤其与韦氏智力量表的操作分测验得分相关。范畴测验并不能区分非语言推理之外的能力。

范畴测验与学习记忆神经心理评估轻度相关,这为范畴测验是一个学习能力评估指标提供了一些证据。然而,范畴测验并不将学习当作一种单纯的能力概念来评估。范畴测验与学习成绩轻度相关(r 为 0.14~0.38)。

2. *因子分析* 虽然范畴测验是由几个分测验组成的,但临床分析和大多数研究倾向于用一个总分来表示。普遍认同的是,范畴测验是一个复杂的测验,评估很多不同的因素。使用很多不同样本(比如精神分裂症患者,脑损伤患者,对照组)的研究表明范畴测验至少评估两个因素:空间位置推理(分测验Ⅲ、Ⅳ、Ⅶ)和比例推理(分测验Ⅴ、Ⅵ、Ⅶ)。评估空间推理因素的分测验受年龄的影响,而评估比例推理因素的分测验更多地受教育的影响。该测验对脑外伤的严重程度很敏感。

五、临床研究

范畴测验对于很多大脑疾病都很敏感,在评估神经损伤方面是否存在敏感性几乎与全套 Halstead-Reitan 相同。然而,其他依赖于记忆和处理速度的测验(如听觉词语学习测验)对于各种脑损伤和/或脑外伤严重程度方面的敏感性更高。将范畴测验分测验的得分汇总成一个总分可能会限制它的敏感性。

范畴测验表现不佳并没有显示出与脑损伤的特别定位或侧重有一致的关系,尽管它最初是被设计用来检测额叶损伤的。抑郁症和精神分裂症患者的表现也会受损。

在预测效度方面,Barreca 等(1999)发现范畴测验过程中犯错误很少的卒中存活者,其肢体功能恢复最好。

六、评价

范畴测验在神经心理学中的应用时间很长,目前仍然是一个很流行的测验。Lees-Haley 等(1996)发现范畴测验在进行司法评估的神经心理学家所实施的测验中占到 32%,在常用的测验中位列第八。Camara 等(2000)发现范畴测验在神经心理学家最常使用的评估工具中排在第九位。Rabin 等(2005)最近报道范畴测验在最常使用的执行功能评估方法中排列第三。由 De Filippis 提出的手册版比原始幻灯片版使用更广，因为它相对便宜而且便捷。

有证据表明范畴测验在不同的媒体版本（幻灯片、手册、电脑）中具有稳健性。计算机版的优点包括测验实施无误和附加的数据收集，如反应时间和持续计数。然而，随着计算机相关焦虑的个体增加，错误得分和反应延迟也会增加。Heaton 等（1991）提出的常模更加适用于计算机版，然而将其应用于有计算机相关焦虑的个体就会有问题。也许随着计算机的普及，计算机相关焦虑的个体会减少。

虽然 Reitan 和 Wolfson 认为将初始分数根据人口变量进行转换可能并不是一个合理的处理，但是现有的文献表明考虑人口统计学背景的常模能更准确地反映患者的神经心理状况。相对的优点主要是将正常个体错判为认知功能受损个体的可能性减少。

范畴测验是一个多因子测验，将分测验得分汇总为一个总分会限制诊断信息。成人版和儿童版都已被发现范畴测验可以分为两个因子，但是常模数据只有总分，并不适用于这些基于两个因子的得分。

当再测验时，范畴测验有很大的学习效应。如果再测验时没有进步说明存在问题和/或没有尽力。如果有大量错误也是可疑的，特别是在分测验Ⅰ和Ⅱ中。

七、范畴测验和 WCST 的比较

范畴测验和威斯康星卡片分类测验（Wisconsin card sorting test，WCST）在某种程度上都需要通过反应回馈来对分类原则进行推理，当一个原则有效的时候继续使用，在它不再有效时放弃。然而，这两个测验并不相同，仅显示出轻度的共同变异（common variance）。Perrine（1993）认为两个测验与概念形成的不同有关。WCST 与属性辨别有关，包括相关特点的区分，而范畴测验与原则学习更加相关，它评估分类原则的推理能力。类似地，基于对 WAIS－R 分测验的因素分析，Golden 等（1998）认为范畴测验反映的是空间分析能力（依赖于操作分测验），而 WCST 评估的因素并不依赖于其他测验。范畴测验所需的感知抽象能力比 WCST 所要求的更难。另一方面，WCST 需要受试者意识到正确的匹配原则会在没有警告的情况下定期变化，范畴测验没有类似的需要。WCST 提供对持续性趋势的评估，而范畴测验没有。Adam 等（1995）报道在乙醇（酒精）中毒的患者中，HCT 的分测验Ⅶ与扣带回和额叶背外侧、眶回内侧区的葡萄糖代谢程度有关。WCST 的完成种类数仅与扣带回的葡萄糖代谢有关。另外，Anderson 等（1995）分析了 68 名创伤性脑外伤患者的 MRI 扫描，发现范畴测验和 WCST 的表现都与脑外伤有关，但与局部额叶损伤的体积、有无额叶损伤和非特异性结构性变化（萎缩）的程度均无关。

使用两个测验中的哪一个取决于要诊断的问题。比如，如果评估者想检测持续性趋势，就应该选择 WCST。如果检测者想要一个更难、更敏感的抽象能力测验，那么范畴测验是更好的选择。因为有实施顺序的影响，临床医师应该考虑哪一个工具能提供关于问题最好的信息，那么就应该使用适合的那个测验。

（徐　岩　郭起浩）

第六节
加利福尼亚卡片分类测验（CST）

Delis 等于 1992 年根据经典的威斯康星卡片分类测验（WCST）的设计原理编制的修订版，命名为加利福尼亚卡片分类测验（California card sorting test），临床用于执行能力的测验，主要反映优势抑制能力，即将注意力集中在相关信息及处理过程上，抑制无关的信息和不适宜的优势反应，其具有代表性的总评分指标已经在神经精神疾病中广泛应用。

该测验共有 3 套卡片组成，每套为 6 张卡片，每张卡片上均有一个单词，可根据 6 种不同的分类方法将一套卡片平均分成两组，其中 3 种方法是根据卡片上面的字分类，另外 3 种分类方法与卡片上的字无关（表 8－6－1）。标准的测试过程包括以下 3 个方面：

（1）检查受试者的自发分类：将一套的 6 张卡片放在受试者面前，随机排列，嘱受试者将其分为两组，每组3张，并告知有不同的分类方法。当受试者完成一次分类后，询问其分类依据。之后，让受试者换一种分类方法将这6张卡片分成两类。接着给受试者3 min时间，嘱其快速用尽可能多的方法将这6张卡片分成两类。

(2) 检测受试者的描述分类：由检查者将卡片正确分成两类，嘱受试者指出分类依据。

(3) 检测受试者的线索分类：受试者需根据检查者的分类提示将6张卡片分成两堆。检查者首先给出相对抽象的线索(如"请根据颜色分类")，若受试者无法完成，检查者再给出更详细的线索(如"这些卡片是绿色的还是黄色的")。

表8-6-1 加利福尼亚卡片分类测验目标分类方法

分　类	第一套	第二套	第三套
文字分类	地上的物体；空中的物体 运输工具；生物 复合词；非复合词	陆栖动物；水栖动物 家养动物；野生动物 大动物；小动物	宗教；服装 单词以"F"开头；单词以"B"开头 抽象的词；具体的词
非文字分类	大卡片；小卡片 绿卡片；黄卡片 直线边缘；曲线边缘	黑三角形；白三角形 三角形在字上；三角形在字下 背景线左斜；背景线右斜	大写字母；小写字母 圆形；三角形 单词下划虚线；单词下划实线

一、评分

原版的加利福尼亚卡片分类测验分别从自发分类、描述分类和线索分类三个方面进行评分。

1. 自发分类　共有9项评分：① 总分类数，即受试者在3 min内完成的分类数；② 正确分类数，即符合表8-6-1中分类法的数量，每次计1分(最高18分)，包括文字分类得分和非文字分类得分(最大分值各为9分)；③ 非目标分类数，即不符合表8-6-1中分类法的其他分类法数量；④ 非平均分类数，即受试者未将6张卡片平均分成两类的次数；⑤ 重复分类数，当受试者重复做某一种分类时，该重复分类不计分；⑥ 正确描述数，若受试者能正确指出两部分的特点则计2分(如"这些是黄色的，那些是绿色的")，若受试者仅描述某一部分则计1分(如"这些是黄色的，那些不是")，最高得分36分，其中文字分类部分18分，非文字分类部分18分；⑦ 非匹配分类数，即不完全符合表8-6-1中的分类法但又相关的分类数；⑧ 错误分类数，即与表8-6-1中的分类法完全不相关的分类数；⑨ 持续分类数，即在本次分类时说出前一次分类方法的次数。

2. 描述分类　评分与自发分类的⑥～⑨项相同。

3. 线索分类　共有5项评分：① 准确分类数，即受试者按照检查者的提示正确完成的分类数，根据抽象线索完成时计2分，根据详细线索完成时计1分，总分最高36分(文字部分和非文字部分各18分)；② 错误分类数，即与表8-6-1中的分类法完全不相关的分类数；③ 非平均分类数，即受试者未将6张卡片平均分成两类的次数；④ 持续分类数，即在本次分类时说出前一次分类方法的次数；⑤ 重复分类次数。

Fossati等在评价单相抑郁和精神分裂症年轻患者的执行功能时，所采用的每套含8张卡片的8种分类方法(5种空间分类和3种文字分类)，测验自发分类的限定时间为5 min，评分时选取了原版的大部分指标，包括自发分类的总分类数、正确分类数(最大24分)、正确分类的概率、正确描述的概率、重复分类数、重复描述数；描述分类的正确描述数、重复描述数；线索分类的抽象线索时正确分类的概率、具体线索时正确分类的概率和重复分类数。

在临床应用中，研究者往往简化了该测验的分析指标。Greve等在分析儿童和青少年执行能力时采用了以下指标：① 自发分类中的总分类得分；② 自发分类中的正确分类得分；③ 自发分类中的正确描述得分；④ 描述分类中的正确描述得分；⑤ 线索分类中的正确分类得分。

根据加利福尼亚卡片分类测验翻译修订的中文

版在上海市区初中及以上文化程度的健康老年人群中的应用结果显示，平均总评分为 3 分（满分为 8 分），相当一部分受试者呈现“地板效应”，说明该版本对于中国老年人群来说难度过高。为了编制适宜中国老年人群的简短而有效的判断执行能力的测验卡片，笔者开发了中文卡片分类测验（CCST）。该测验分别由图形、词语和数字共 3 套卡片组成，每套为 6 张卡片，要求按照形状、数量、颜色和意义 4 个维度进行自发分类。操作步骤如下：每次提供 6 张卡片，随机排列，嘱受试者将其分为两组，每组 3 张卡片，受试者需说出这样分类的理由；然后，记录所需要的时间，检测者不能告诉受试者共有多少种分类方法，也不能暗示分类原则。如果受试者仅完成 1～3 种分类，可以说“还有吗？”，给予鼓励，但不能告知分类方法；只要求自发分类，不要求结构分类和线索分类。若在受试者所回答的答案中无标准分类方法，视合理性计正确或错误评分，但每套卡片总评分≤4 分，3 套卡片的总评分为 12 分。CCST 的临床适用性良好，几乎无“地板效应”和“天花板效应”，受试者回答无歧义、完成率高、耗时少（平均约为 5 min）；其检测效度亦较高，当 CCST 总评分≤6 分时，鉴别阿尔茨海默病的敏感度为 94.32%，特异度为 74.24%；当 CCST 总评分≤5 分时，鉴别阿尔茨海默病的敏感度为 74.35%，特异度为 89.52%。因此建议，当 CCST 用于受教育程度较低（小学和初中文化）的受试者时，以选择“CCST 总评分≤5 分”作为临界分值为宜；而用于受试者受教育程度较高（高中和大学文化）的人群时，以选择“CCST 总评分≤6 分”为临界分值更佳。

二、评价

目前国内外应用加利福尼亚卡片分类测验分析执行功能的不同方面，如概念的形成、提取以及解决问题的能力。与威斯康星及其他卡片分类测验相比，加利福尼亚卡片分类测验有其独特的优势。第一，将概念的形成分为文字的和非文字的，可分别从两个角度进行评价。第二，可测试患者解决问题能力的极限，进一步对认知能力做出解释；Beatty 和 Monson 认为该测验用于帕金森病患者执行能力时较 WCST 更敏感。第三，当患者在该测验中回答错误时，检查者并不给出提醒，因此患者的体验相对较好，不容易产生厌恶的情绪。Crouch 等研究认为高度偏执的右颞叶切除患者往往不能顺利完成 WCST，而对该测验的耐受性较好。

（王 萍 郭起浩）

第七节

交替流畅性测验（CaST）

传统的言语流利性测试通常用来测试语义记忆功能，国内常用语义类别（如电器、交通工具、动物、水果）的言语流畅性测试。实际上，言语流畅性的表现同样依赖于执行功能。研究表明，言语流利性测试中的语义缺陷不仅仅是语言处理问题的体现，还与执行功能障碍密切相关。基于语义范畴的测试，特别是言语流利性任务中的类别转换能力，是评估执行功能的有效工具。执行功能涉及一系列高级认知过程，如注意力控制、认知灵活性、工作记忆和抑制控制。当语义言语流利性测试中加入语义范畴转换的任务时，受试者需要在不同的语义类别（例如，从动物类转换到水果类）之间进行转换，大脑需要能够迅速调整思维模式，以适应新的任务要求，这种转换能力依赖于前额叶皮质和颞叶皮质的认知控制功能。

语义切换能力的下降往往在轻度认知障碍和痴呆的不同类型中表现明显，当受试者在任务中需要频繁切换类别时，这种语义缺陷可能反映出大脑皮质功能的失调。额叶和颞叶的连接在执行功能中起着至关重要的作用，而这些区域之间的连接如果受损，将导致执行功能的障碍，进而影响受试者在语义流利性任务中的表现。淀粉样蛋白-β（Aβ）是 AD 源性 MCI 的重要生物标志物，Aβ 负荷高的患者更有可能发展为 AD。随着 Aβ 在大脑中的积累，额叶和颞叶的局部功能会下降，这也会削弱这些区域之间的连接。即使在认知功能尚未明显受损的老年人中，这种连接的断开也与执行功能的减退有关。因此，语义范畴的言语流利性测试，特别是涉及类别转换的任务，能够敏感地检测到与这些脑区功能相关的执行功能障碍，从而在认知障碍的评估和区分中发挥重要作用。

一、交替流畅性测验的开发目的和测试方法

交替流畅性测验(category switching test, CaST)开发的目的是为了在评估执行功能的同时判断大脑 Aβ 负荷水平,协助研究者和临床医生筛查大脑中可能存在高 Aβ 负荷沉积水平的 MCI 患者,进行进一步病理诊断。CaST 是一种使用语义范畴切换任务的语言流畅性测试。测试时,测试员要求被测试者在 60 s 内交替说出属于两种不同语义类别(如动物和水果)的词语。例如,被测试者需要按顺序说出"狗、苹果、马、橙子、鼠、香蕉"等。参与者正确回答的数量即为测试的评分,分数越高代表认知功能越好。

二、交替流畅性测验的效度

研究显示,在总体队列中,CaST 表现与半定量分析得到的大脑总体 Aβ 示踪剂(AV45)标准化摄取值比(standard uptake value ratio, SUVR)成反比($r=-0.439$)。当截断值为 15 时,CaST 分数用于判断大脑高 Aβ 沉积的 AUC 为 0.726(95%可信区间:0.633~0.819),灵敏度为 88.7%,特异度为 52.5%,阳性预测值为 62.7%,阴性预测值为 83.8%。CaST 反映的神经功能机制可能与局部神经功能活动强度和功能连接有关,其测试成绩与左侧颞中回的低频波动的分振幅(fractional amplitude of low-frequency fluctuations, FALFF)成正比($r=0.225$),而左侧颞中回 FALFF 与总体 AV45 SUVR 成反比($r=-0.351$)。此外,CaST 成绩也与左侧颞中回至额叶部分脑区的功能连接强度正相关。当 CaST 成绩与左侧颞中回 FALFF 相结合时,判断大脑高 Aβ 沉积的 AUC 为 0.864(0.797~0.930),灵敏度、特异性、阳性预测值和阴性预测值分别为 74.6%、86.8%、72.3%和 87.2%。

因此,CaST 对 Aβ 的敏感性可以在一定程度上辅助判断 MCI 患者是否存在较重的大脑 Aβ 沉积。检测 Aβ 沉积有助于明确参试者的病理诊断,帮助确定可能的临床结果,从而帮助他们及时接受必要的干预。目前,Aβ 病理学的检测主要依靠 PET 扫描或脑脊液检查。然而,前者费用昂贵、操作复杂,难以大规模推广;后者为侵入性检查,且测试结果的横向比较受不同实验室之间的标准化不同所影响。一些简短的 Aβ 敏感的神经心理测试工具(如 CaST)能帮助临床医务工作者判断那些受试者相对来说不太可能存在较高的 Aβ 负荷,减少进行不必要的测试;或帮助确定哪些人可能具有高 Aβ 负荷的风险,需要进一步测试。需要注意的是,尽管 CaST 在敏感性和阴性预测值方面表现出色,但其特异性较低,因此建议结合其他方法以提高预测的准确性。最终的 Aβ 病理诊断仍需依赖生物标志物检测(如 PET 扫描或脑脊液检查)。鉴于 CaST 的简便性和低成本,推荐在 MCI 患者的认知评估中使用 CaST,在评估执行功能的同时初步评估大脑 Aβ 负荷的水平,以帮助判断患者是否需要进一步的 AD 病理检查。

CaST 在不同年龄、受教育程度、性别的表现及其正常值,都需要进一步研究。

(崔　亮)

第八节 迷宫测验

迷宫测验的历史可以追溯到 20 世纪初,它的开发和演变经历了多个阶段,逐渐成为神经心理学评估中用于检测执行功能的重要工具。

一、迷宫测验的发展

迷宫测验的概念最早由美国心理学家 Edward L. Thorndike 在 20 世纪初期提出。他在实验心理学中使用迷宫来研究动物的学习行为,尤其是猫和老鼠如何通过迷宫找到食物。这些早期实验帮助确立了迷宫作为一种研究学习和记忆的工具的价值。经典的 Morris 水迷宫已成为一种非常流行的评估空间学习和记忆的工具,它的优点包括在评估海马依赖性学习和记忆方面的有效性,在各种实验操作中排除动机差异,在各种跨物种研究中的可靠性,以及对各种测试方案和实验条件的适应性。Cincinnati 水迷宫用于评估啮齿类动物的路线记忆和自我中心导航能力,特别是在神经毒性和发育研究中应用

广泛。

随着时间的推移，迷宫测验从动物实验逐渐扩展到人类认知功能的评估。20 世纪 20 年代，心理学家 Clark L. Hull 进一步发展了迷宫测验，并开始将其应用于人类，研究学习、记忆和问题解决能力。他的工作为迷宫测验作为认知评估工具奠定了基础。20 世纪中期，迷宫测验开始被广泛应用于神经心理学领域，特别是在评估前额叶功能方面。1947 年，心理学家 David Wechsler 在其开发的韦氏儿童智力测验（Wechsler intelligence scale for children，WISC）中，首次引入了迷宫测验作为评估儿童智力的一部分。这个版本的迷宫测验帮助评估儿童的计划、组织和问题解决能力。与此同时，其他研究者也在不断改进迷宫测验的设计和应用。Herbert A. Simon 和 Allen Newell 在 20 世纪 50 年代对问题解决行为的研究中，利用迷宫任务探索了人类的思维过程和决策策略。这些研究为迷宫测验的理论基础提供了重要支持。

进入 20 世纪末，随着计算机技术的发展，迷宫测验逐渐从纸笔形式转变为计算机化版本。计算机化迷宫测验提供了更高的精确度和更灵活的测试设计，可以更细致地记录受试者的反应时间、路径选择和错误行为。计算机化迷宫测验还可以通过虚拟现实等技术进一步增强，提供更具沉浸感的测试环境，从而更准确地评估认知功能。等效性研究证实，基于计算机的版本可以替代管理更烦琐的传统形式。Elithorn 感知迷宫测验通常由一系列逐渐复杂的迷宫组成，受试者需要在尽量短的时间内找到从起点到终点的路径。迷宫可以是纸笔形式或计算机化版本。近年来，虚拟现实（VR）技术也被用于迷宫测验。目前，迷宫测验已经成为评估执行功能的标准工具之一。它广泛应用于神经心理学评估中，尤其是在涉及注意力缺陷多动障碍（ADHD）、前额叶皮质损伤、轻度认知障碍（MCI）和痴呆等领域。

二、迷宫测验的种类

普通迷宫测验和隐藏路径迷宫学习任务在神经心理学研究和临床应用中各有其独特的作用。普通迷宫测验通常用于评估计划能力、问题解决能力和执行功能等较为直接的认知能力。Porteus 迷宫测验（Porteus maze test）是最为著名的版本之一，其使用历史已有百年。参与者需要在不回退和不抬起笔的情况下，完成复杂度逐渐增加的迷宫。该测试通过逐渐增加迷宫的复杂性来考察个体的计划能力和冲动控制能力，因此常用于儿童智力测验以及成人的神经心理评估中。类似的，Elithorn 感知迷宫测试（Elithorn perceptual maze test）则更加注重执行功能的评估，要求参与者在复杂的迷宫中找到正确的路径，测试其计划、空间感知和应变能力。地板迷宫测验（floor maze test）是一种空间导航任务，通常用于评估个体的空间记忆和导航能力，特别是对患有轻度认知障碍或阿尔茨海默病的患者。参与者需要在一个模拟的迷宫环境中行走，找到路径，从而测试他们的认知功能。触觉迷宫测验（tactile maze test）是一种用于评估单侧空间忽略（unilateral spatial neglect）患者的任务。参与者通过触觉而不是视觉来感知迷宫，并找到路径。这种测试特别适用于评估视野受损的患者，并考察视觉和触觉之间的相互影响。随着技术的发展，计算机化迷宫测试（computerized maze tests），如 Groton 迷宫测试，则利用计算机界面提供实时记录和分析，能够更精确地捕捉参与者的行为数据。Ott 等使用包含 10 个迷宫的计算机化任务，用以评估轻度至中度痴呆患者的驾驶能力。结果显示，迷宫测验的表现与驾驶能力评级显著相关，因此可以作为识别认知受损老年人潜在驾驶能力问题的工具。

隐藏路径迷宫学习任务（hidden pathway maze learning tasks，HPMLTs）是迷宫测验的一种特殊形式，旨在深入评估个体的空间记忆、学习能力和执行功能。与传统的迷宫测验不同，HPMLTs 的路径是隐藏的，参与者不能直接看到迷宫的全貌，也无法预先知晓正确的路径。在这种情况下，参与者需要通过试错法逐步探索迷宫，并依靠每次选择后得到的视觉或听觉反馈来学习和记住正确的路径。这种测试设计增加了认知负荷，要求参与者不仅要具备良好的空间感知能力，还需要具备较强的学习和记忆能力。步道迷宫（stepping-stone mazes）要求参与者通过试错法找到隐藏在网格中的正确路径，并通过即时反馈逐步记住路径。这种测试不仅测试空间感知，还增加了学习和记忆的难度，因而常用于研究视觉空间记忆和执行功能,尤其是在老化和神经系统疾病的认知研究中。另一种更为复杂的任务是电动步道迷宫(electrical stepping-stone mazes),它通过电动反馈引导参与者学习正确路径,并自动记录每次移动,这种标准化的测试方法消除了实验者的主观影响,有助于深入分析参与者在决策时的认知过程。奥斯丁迷宫(Austin maze)是一种用于临床神经心理学的隐藏路径任务,参与者必须通过反复试验逐步学习正确路径,这种任务特别强调利用错误信息进行行为调整的能力,适用于研究前额叶功能障碍的个体,尤其在评估执行功能和决策能力方面有重要应用。

HPMLTs 的复杂性使其能够评估更为高级的认知功能,尤其是在多次试验中逐步掌握隐藏路径的过程中,测试了个体的学习策略和记忆保持能力。这种迷宫任务通常用于研究涉及前额叶功能的认知过程,如执行功能、决策制定以及错误修正能力。由于其对认知功能的全面评估,HPMLTs 在神经心理学研究和临床诊断中得到了广泛应用,特别是在研究老化、神经系统疾病和精神药理学挑战的认知效应时。

三、Porteus 迷宫测验的操作与评分

将迷宫图以正确的方向面对受试者。指导语:"请您画出这个迷宫入口到出口的路线。用笔从这里(指入口)开始,这里(指出口)是出口。注意不要进入死角或穿过实线,而且笔尖不要离开纸面。"如果受试者抬起笔,提醒他/她笔尖不能离开纸面。限时 240 s,出现 2 次错误或超时即为失败,可结束测试。当受试者进入死角或穿过实线时,可给予帮助一次,第二次错误时即结束测试,并记录时间(图 8-8-1 和图 8-8-2)。

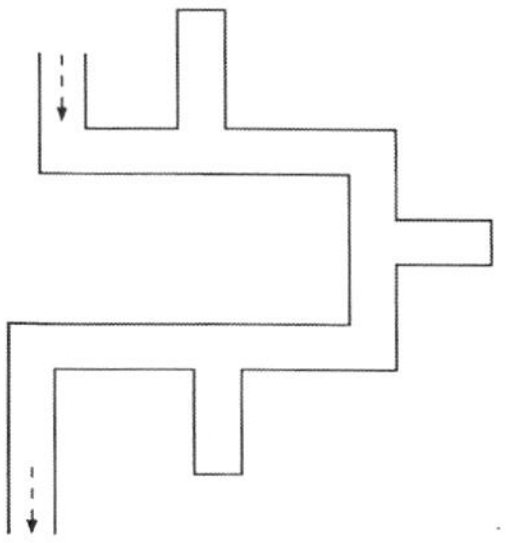

图 8-8-1 Porteus 迷宫测验练习题

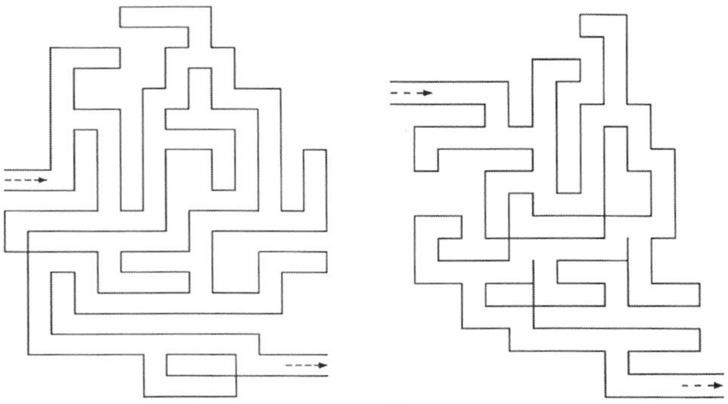

图 8-8-2 Porteus 迷宫测验测试题 A 与 B(举例)

评分标准:因笔画凌乱而出现非特意穿越实线,以及未深入死角超过 1/2 长度的情况,不记为错误。除了总耗时数,还应该记录触壁次数与错误次数。

四、临床应用

迷宫测验在临床中的应用范围广泛,涵盖了从认知和大脑功能到驾驶者安全和毅力评估:

(1) 认知功能评估:Elithorn 感知迷宫测验广泛用于评估执行功能和空间感知能力,研究表明该测试与非语言智力测试之间有中等相关性,可用于全面评估个体的认知能力。患有阿尔茨海默病或轻度认知障碍的患者中,迷宫测验被用来评估其空间导航能力,结果表明迷宫测验能够有效区分不同程度的认知障碍。在血管性痴呆的评估量表(VaDAS)中,有一个迷宫测验作为分测验。

(2) 老年驾驶者安全评估:在老年驾驶者中,迷宫测验可以作为预测未来驾驶安全性的重要工具。特定的迷宫任务能够显著预测未来的安全风险,特别是在非交叉路口事故中,建议将迷宫测验作为其他认知筛查工具的补充。

(3) 大脑损伤:触觉迷宫可用于评估右脑损伤伴有左侧空间忽略的患者。研究发现,这类患者在迷宫中探索左侧的时间明显长于正常对照组,表明迷宫测验的结果在很大程度上依赖于地形处理能力。

(4) 毅力测试:迷宫测验还被用于评估个体的毅力,通过对任务解决过程的分析,可以将毅力视为一个多维度的结构,适用于实验室和远程测试。

迷宫测验因其在评估复杂认知功能中的有效

性，已成为临床和研究中不可或缺的工具。其结果可以为神经心理评估、行为预测以及认知功能障碍的早期诊断提供重要参考。

（崔 亮）

第九节 积木玩具组装测验

积木玩具组装测验（tinkertoy test，TTT）是一项自我结构化的任务，用于评估执行功能，包括启动、计划和构建行为。该测试通常用于评估神经退行性疾病患者的执行功能障碍。该测试通过要求受试者使用Tinkertoy构建玩具的组件来创造一个结构或物体，评估其计划能力、组织能力、问题解决能力和创造性。Tinkertoy®构建玩具是一款专为儿童设计的拼搭套装。它设计于1914年，最初在美国伊利诺伊州埃文斯顿制造，该品牌现在归“孩之宝”所有。

一、tinkertoy test 的发展

tinkertoy test 的概念最早出现于20世纪50年代和60年代。当时，心理学家们开始探索如何通过动手操作的任务来评估认知功能，特别是那些涉及执行功能和创造性的问题解决能力。tinkertoy test 的初衷是提供一种非语言的、操作性强的评估工具，通过让受试者使用简单的玩具组件构建复杂的结构，观察他们的计划能力、组织能力和创新性。tinkertoy test 在20世纪70年代开始在神经心理学评估中得到更广泛的应用。其简便性和灵活性使得它成为一种理想的工具，用于评估那些可能在传统认知测试中表现出局限性的患者，尤其是那些具有语言障碍或其他形式的认知障碍的患者。在这个时期，tinkertoy test 被进一步标准化，以便在不同的临床和研究环境中使用。心理学家和神经心理学家开发了评分系统，允许评估者根据受试者的作品复杂性、功能性和创造性进行量化分析。这些评分系统帮助提高了测试结果的可靠性和可比性，使其在学术研究和临床实践中得以广泛应用。进入21世纪，tinkertoy test 继续在神经心理学评估中发挥作用，尤其是在研究前额叶皮质功能的研究中。由于前额叶皮质与计划、决策和创造性密切相关，tinkertoy test 常用于评估涉及这些脑区的损伤或功能障碍。它还被用于评估阿尔茨海默病、创伤性脑损伤和其他神经退行性疾病患者的执行功能。

二、tinkertoy test 的原理与方法

tinkertoy test 通常包括一套简单的玩具组件，如各种形状的塑料片、连接棒和轮子。受试者被要求在一定时间内使用这些组件构建一个物体，构建的类型和复杂度通常不做具体限制。这种自由度使得测试可以评估受试者的创造性和组织能力。该测试使用一套标准的50个tinkertoys，受试者被要求做任何他们想要的东西。他们被告知他们至少有5 min的时间来完成任务，如果需要，还可以完成更多。完成操作任务的时间不设上限。完成后，测试者会询问被试者他们创建了什么对象。如果对对象进行了命名，则对名称的适当性进行评分。

其实施过程为：准备工作：准备一套经典的Tinkertoy玩具，这套玩具应包括多种形状和大小的木质或塑料构件（如棒、轮子、连接节点等）。提供一个安静的环境，确保受试者能够专注地进行任务。受试者被告知，他们将有一段固定的时间（通常为5～10 min）来使用提供的Tinkertoy组件构建一个“有意义”的结构。测试者应避免给予任何进一步的指导或暗示，确保测试是自主进行的。构建过程：受试者在规定时间内自主选择和使用材料，构建他们认为有意义的结构。测试者可以记录下受试者的构建过程，包括他们如何选择组件，是否有计划性，以及在面对困难时的反应。测试结束：当时间到达时，受试者应停止构建，并展示他们的成品。测试者可以向受试者提问，了解其构建背后的思考过程，这有助于进一步理解受试者的认知过程和执行功能。

三、评分标准

原始的评分标准为：根据使用的棋子数量（np；>20=1分，>30=2分，>40=3分，50=4）和结构的复杂性（comp）。复杂度基于七个变量：是否制作了图形/构造（是=1分；否=0），物体是否命名（有名称=1分；没有想到名字=0分），是否有运

动部件(例如,工作的轮子;移动=1分;运动部件=2分),图形是否有三个维度(是=1分;否=0分),图形是否独立(是=1分;0否),图形是否对称(x2=1分;x4=2分;不对称=0分)以及在构造过程中是否犯了错误(例如,掉落了tinkertoy,将原本不打算组合的部件强行放在一起;是=-1分;否=0分)。所有这些分数的总和得出了复杂性分数。最高可能的总分(np+comp)为12,最低为-1。亦有研究者参考以下七个标准进行评分:① 患者是否制作了任何结构(mc,1分);② 使用的部件总数(np,<20个1分,20~29个2分,30~39个3分,≥40个4分);③ 是否为该结构取了与其外观相称的名称(name,合适的名称3分,含糊或者不合适2分,只能形容1分,不能命名和描述0分);④ 可移动性(例如,轮子可以工作,部件可以移动)(mov,有轮子1分,有活动部件1分);⑤ 是否具有三维空间(3d,1分)⑥ 该结构是否可以站立(stand,1分);以及⑦ 是否存在表现错误(例如,由于强行将部件组合在一起而导致的与部件错配有关的错误、不完全配合/连接不当,或将部件掉在地上)(error,-1分)。所有这些变量的总和是复杂度得分(comp,12分)。在Lezak最初的评分标准中,没有明确描述损伤的临界值。

在测试过程中,考察的主要方面包括:① 构建的复杂性:受试者选择的设计是否复杂且具有功能性。痴呆症患者在tinkertoy test中可能会表现出较低的构建复杂性。他们设计的结构通常比较简单,缺乏功能性。这一维度的评估能够揭示患者在任务中执行复杂计划的能力下降,这是痴呆症患者常见的认知损害之一。② 组织与规划能力:受试者是否表现出合理的计划和组织结构的能力。痴呆症患者往往在任务规划和组织方面表现出明显的困难。在tinkertoy test中,这种困难表现为患者无法有效地将组件合理地组织成一个有结构的整体,或无法在构建过程中保持一贯的计划。这一观察对于评估前额叶皮质功能受损的程度非常重要,因为前额叶皮质在组织和规划能力中起关键作用。③ 创造性:设计的创新性和独特性。痴呆症患者的创造性通常受到限制,他们的设计缺乏创新性和独特性。这反映了他们在生成新想法和适应新情况方面的能力下降。通过观察患者在tinkertoy test中的创新表现,临床医生可以评估患者的思维灵活性和创造性,这些都是高级执行功能的体现。④ 问题解决能力:受试者在遇到构建挑战时,如何调整或改变策略以实现目标。在tinkertoy test中,当患者遇到构建挑战时,他们的反应和应对策略可以揭示他们的问题解决能力。痴呆症患者可能会在应对这些挑战时表现出无效或不合理的策略,这表明他们在灵活调整计划以应对变化的能力上存在障碍功能。

四、临床与研究应用

tinkertoy test从最初作为一种简单的动手操作评估工具,发展成为在神经心理学评估中具有广泛应用的标准化测试。它的发展反映了神经心理学对操作性、非语言评估工具的需求,并随着时间的推移不断演变以适应不同的临床需求。该测试目前被用于以下场景:① 评估执行功能:tinkertoy test主要用于评估执行功能,即计划、组织、决策和自我监控能力。特别是在评估患有神经心理障碍(如前额叶损伤、阿尔茨海默病等)患者的执行功能时,该测试表现出显著的效用。② 精神病学中的应用:该测试也被用于研究精神分裂症患者的认知功能。研究发现,精神分裂症患者往往在tinkertoy test中表现出结构简单、缺乏组织和功能性较差的特点,这反映了他们在执行功能上的缺陷。③ 恢复与康复评估:在康复医学中,该测试被用于评估脑损伤患者的恢复进展,特别是在与执行功能相关的认知恢复方面。通过定期测试,可以观察到患者在规划和组织能力上的改善。与其他执行功能测试相比,tinkertoy test复杂性评分与创伤性脑损伤患者的就业能力更为正相关。

(崔　亮)

第十节
额叶评估量表(FAB)

额叶评估量表(frontal assessment battery,FAB)是一个简易的、筛查执行功能的量表,适于门诊和床旁评估。2000年,法国的Dubois编制了该量表，目前已经得到广泛应用。

一、版本

FAB共有6个亚项，包括相似性（概念化）、语音言语流畅性（思维灵活性）、序列运动（程序编排）、冲突指令（干扰敏感性）、Go－No Go（抑制控制）、应用行为（环境自主性）等。

由于传统汉语里缺乏字母表，中国香港的Mok（2004）在中文版FAB（CFAB）中，将第二项语音流畅性改为语义流畅性，要求1 min内说出尽可能多的动物名称。而中国台湾学者Wang（2016）编制的传统中文版，将第二项调整为1 min内说出尽可能多的符合某种构词特征的字。由于简体中文中有汉语拼音，笔者（Li，2021）尝试设定中文语音版FAB。在第二项中，要求被试者说出尽可能多的以“发”开头的词。

FAB还被翻译成多个国家语言，广泛使用，比如日语、韩语、波斯语、葡萄牙语、西班牙语、德语、瑞典语等。各国版本基于本国语言环境情况进行了调整。如由于郁金香和雏菊在韩国少见，韩语版第一项改为玫瑰、百合、向日葵。而日语版将第一项桌子-椅子的答案家具，调整为家具、学习或工作用的工具；瑞典语版也把雏菊改为蓝铃花。日语版的第二项是说以ka或a开头的字；而韩语版是‘ㄱ’开头的词，相当于英语的k；波斯语版是以B开头的词；智利的西班牙语版是以A开头的词。

意大利学者Ilardi（2022）认为第六项应用行为的方差接近0、内容效度差、判别度差。因此删除了第六项，形成简版FAB（FAB15），共15分。此外，Aiello（2022）还把FAB分为3个亚量表，FAB1（言语执行功能，包括相似性、语音言语流畅性）、FAB2（计划，包括序列运动、冲突指令）、FAB3（抑制，包括Go－No Go、应用行为）。

由于新冠疫情的出现，意大利学者Aiello（2022）修订了电话版FAB（t－FAB）。保留了相似性、语音言语流畅性，删除了序列运动和应用行为。而冲突指令和Go－No Go分为2个版本，运动版（t－FAB－M）和言语版（t－FAB－V）。总分为12分。

意大利学者Scarpa（2006）还修订了针对5～14岁儿童的版本。该版本包括3个亚项：言语流畅性、序列运动、Go－No Go，共9分。

二、指导语

1. 原版FAB的指导语

（1）相似性：香蕉和橘子有什么相似之处？（如果回答错误：“它们不一样”，或者部分错误：“它们都有皮”，提示被试者，“香蕉和橘子都是……”但是标记为0分，下面2项不再提示。）

桌子-椅子，

郁金香-玫瑰-雏菊。

（2）语音流畅性：请您尽可能多地说出以字母S开头的词，什么词都可以，除了名字和专有名词。如果被试者5 s仍无反应，说“比如snake”。如果被试者暂停10 s，提醒他“任何以字母S开头的词”。时长为60 s。

（3）序列运动：“请仔细观察我的动作。”主试者坐在被试者前面，用左手表演Luria用拳敲桌子、手刀敲桌子、手掌拍桌子，连做3次后，“现在，请用右手做同样的动作，一开始和我一起做，然后请您自己做。”主试者和被试者连续做3次后，“现在，您自己做”直到我说停止。

（4）冲突指令：“我敲1下桌子，你敲2下，”确保患者理解指导语，示例3次，1－1－1。“我敲2下桌子，你敲1下，”确保患者理解指导语，示例3次，2－2－2。然后主试者实施，1－1－2－1－2－2－2－1－1－2。

（5）Go－No Go：“我敲1下桌子，你敲1下，”确保患者理解指导语，示例3次，1－1－1。“我敲2下桌子，你不敲，”确保患者理解指导语，示例3次，示例2－2－2。然后主试者实施，1－1－2－1－2－2－2－1－1－2。

（6）应用行为：被试者正对主试者，被试者双手放在膝盖上，手心向上。不要说话或者看被试者。主试者双手靠近被试者，接触被试者双手掌，查看被试者是否自发地抓住主试者双手。如果被试者握住主试者，主试者再次尝试，并且说“现在，不要握住我的手”。

2. 中文版FAB中，第二项语义流畅性，要求1 min内说出尽可能多的动物名称。传统中文版FAB，第二项要求1 min内说出尽可能多的符合某种构词特征的字。中文语音版 FAB,第二项指导语"现在给您一分钟的时间,您尽可能快、尽可能多地说出您所知道的以发开头的词语或俗语,可以两个字,也可以三或四个字,尽量不要重复。请您想一想,预备开始。如 5 秒无反应,提示发明。"

3. t-FAB 中,t-FAB-M 的指导语与原版相同;而 t-FAB-V 中,冲突指令的指导语调整为"我说 1,你说 2","我说 2,你说 1",其余程序相同,Go-No Go 也进行类似调整。

三、评分

耗时 5~10 min 左右。总分 18 分。

原版评分:① 相似性:共 3 分。答案分别为水果、家具、花物,每正确一个给 1 分。② 语音流畅性:共 3 分。大于 9 个为 3 分,6~9 个为 2 分,3~5 个为 1 分,小于 3 个为 0 分(重复、单词变化、姓名、专有名词不算正确反应)。③ 序列运动:共 3 分。被试者连续正确完成 6 次得 3 分;连续完成 3 次以上为 2 分;不能独立完成,但是可以和主试者一起完成 3 次为 1 分;不能和主试者一同完成为 0 分。④ 冲突指令:共 3 分。无错误为 3 分;1~2 次错误为 2 分;超过 2 次以上错误为 1 分,4 次以上同主试者相同敲击为 0 分。⑤ Go-No Go:共 3 分。无错误为 3 分;1~2 次错误为 2 分;超过 2 次以上错误为 1 分,4 次以上同主试者相同敲击为 0 分。⑥ 应用行为:被试者不握主试者的手为 3 分,被试者犹豫问怎么办为 2 分,被试者直接握住主试者的手为 1 分,被试者被再次告知不要这么做后仍握住主试者的手为 0 分。

中文版 FAB 第二项语义流畅性评分:超过 12 个词为 3 分,8~12 个词为 2 分,4~7 个词为 1 分,小于 4 个词为 0 分。中文语音版 FAB 第二项评分:超过 6 个词为 3 分,4~6 个词为 2 分,3~4 个词为 1 分,小于 3 个词为 0 分。

四、人口统计学影响

(1) 年龄:意大利学者 Appollonio(2005)纳入 364 例健康对照(20~95 岁),并建立了正常值;随着年龄的增加,FAB 总分下降。德国学者 Benke(2013)在 401 例 50~95 岁健康对照中证实了年龄效应。爱尔兰学者 Coen(2016)在纳入 2 508 例健康对照(60~95 岁)的研究中,也发现年龄与 FAB 总分呈负相关。中国台湾 Wang(2016)(15~86 岁 301 例)、伊朗 Asaadi(2016)、西班牙 Hurtado-Pomares(2022)(19~91 岁 798 例)、智利 Grandi(2022)的研究,以及 FAB15、FAB1、FAB2 和 FAB3 也证实了年龄效应。年龄可以预测 t-FAB-M 的得分。而巴西 Beato 的 2 项研究(2007,2012)(48 例、275 例)和瑞典 Pellas(2024)(70 例)的研究则未发现年龄的影响。至于儿童版(5~14 岁,283 例)也存在明显的年龄效应。

(2) 性别:研究都显示性别对 FAB 分数影响不大。仅在 FAB15 中,低文化的男性分数高于受教育程度匹配的女性。

(3) 受教育程度:意大利 Appollonio(2005)发现随着教育水平的下降,FAB 总分也下降。爱尔兰 Coen(2016)的研究显示受教育程度与 FAB 评分呈正相关。其他研究(中国台湾、德国、巴西、瑞典、伊朗、西班牙、智利、FAB15、FAB 亚量表等)也证实这一点。受教育程度可以预测 t-FAB-M 和 t-FAB-V 两者得分。

五、信度和效度

1. 原版的测试者间信度适中($\kappa=0.87$,$n=17$);内部一致性较好(cronbach $\alpha=0.78$)。在共时效度方面,FAB 评分与 Mattis 痴呆评定量表(MDRS)($r=0.82$)、威斯康星卡片分类测验(WCST)的原则数量($r=0.77$)、持续性错误($r=0.68$)密切相关。至于判别效度,FAB 评分可以有效识别 89.1%的患者(包括 PD、MSA、CBD、PSP、FTD 等)。

2. 中文版 FAB 的重测信度($r=0.89$,$n=41$)、测试者间信度($r=0.85$,$n=25$)、内部一致性较好(cronbach $\alpha=0.77$)。在共时效度方面,中文版 FAB 评分与 MDRS、WCST 的指标存在较低到较好的相关性。在判别效度方面,FAB 评分可以有效识别 80.6%的皮质下血管性认知障碍患者,其中第 2、3、5 亚项组合区别能力更高(86.6%),而 MMSE 只有 77.6%。新加坡的研究显示 FAB 与 MMSE、数字广度相关,有效区分轻度痴呆与健康对照；相似性、言语流畅性能有效区分 MCI 与健康对照。

3. 传统中文版的重测信度（r=0.88，n=30）较好而内部一致性较差（cronbach α=0.68）。在共时效度方面，传统中文版 FAB 评分与语义流畅性存在较好的相关性。结构效度方面，健康人群 FAB 评分与年龄呈负相关。要素结构方面，双因素结构提示有认知控制（概念化、思维灵活性、抑制控制）和行为控制（程序编排、干扰敏感性、环境自主性）；三因素结构包括自动行为控制（干扰敏感性和环境自主性）、认知控制（概念化和思维灵活性）和监测行为控制（抑制控制和干扰敏感性）。总分和结构流畅性可以有效区分皮质下缺血性血管病源性 MCI 和 AD 源性 MCI，而且结构流畅性与脑室周围白质、深部白质病变程度相关。

4. 中文语音版 FAB 重测信度（r=0.819，n=20）、测试者间信度（r=0.997，n=23）、内部一致性较好（cronbach α=0.736）。在共时效度方面，中文版 FAB 评分与多种认知量表存在一定的相关性，其中与 MoCA 和 stroop 色词测验 C 组关系最紧密。在判别效度方面，FAB 评分可以有效识别 89.4%的轻度 AD、70.9%的遗忘型 MCI 和 61.6%的非遗忘型 MCI 患者，并且能对三种类型患者进行一定的区分。

5. 第六项应用行为与 FAB 总分相关性低（r=0.03）。简版 FAB 在排除了第六项后，内部一致性变好（cronbach α 从 0.69 增加到 0.72），重测信度（r=0.98）、测试者间信度（r=0.99）更好。

6. 电话版 FAB 中，t-FAB-M 和 t-FAB-V 的重测信度（r=0.88、0.94）和测试者间信度（r=0.84、0.78）都很好。两个版本统计学上相当，t-FAB-M 分数略低于 t-FAB-V。结构效度上，两个版本都和意大利版 MMSE、语音流畅性、语义流畅性、交替流畅性等密切相关。

7. 其他版本的结果也类似。内部一致性差异较大（cronbach α=0.458～0.592、0.675～0.715、0.802）；而重测信度（r=0.70～0.769、0.82～0.89）、测试者间信度（r=0.90～0.972、0.72～0.98）较好。共时效度上，不同版本 FAB 与 MMSE、数字广度倒背、威斯康星卡片测验、连线 B、stroop 测验、SDMT、言语流畅性、画钟测验的相关性比较好。而 FAB 与 NPI-Q 无关。FAB 亚量表和 MoCA 总分、多数分项明显相关。儿童版存在明显屋顶效应，重测信度较差（r=0.389）。

六、临床研究

1. 不同版本划界分　CFAB 划界分为 12/13，区别轻度痴呆和 MCI 的敏感性 92%，特异性 78.7%；而大于 6 年教育人群，调整为 13/14，敏感性 91.8%，特异性 70.3%。韩语版划界分 10/11，诊断 AD 的 AUC 为 0.854，敏感性 0.717，特异性 0.827。西班牙语版分别以 12.5 和 11.5 为划界分区分帕金森病的认知障碍和痴呆，AUC 分别为 0.795、0.792，敏感性为 74.1%、72.2%，特异性为 77.5%、81.6%。西班牙语健康对照中，按年龄划界分为：16（≤29 岁）、15（30～39 岁）、14（40～49 岁、50～59 岁）、12（60～69 岁）、10（≥70 岁）。日语版以 10 分为划界分，可有效区分 FTD 和 AD，敏感性 85%，特异性 92%。智利版以 13.5 为界划分，区分痴呆的敏感性 80.8%，特异性 90.4%。巴西版以 10/11 为界划分，可有效识别亨廷顿舞蹈病，敏感性 75.6%，特异性 79.2%，AUC 为 0.84；早期和晚期患者的 FAB 评分差异明显。正常人群中，FAB 平均得分 10.9±2.3（1～3 年教育），12.8±2.7（4～7 年），13.8±2.2（8～11 年），15.3±2.3（12 年及以上）。

2. 评估神经系统疾病的执行功能异常　50～65 岁无认知障碍的人群中，14.7%会出现 FAB 的异常（FAB 小于 16），而且与肥胖或代谢综合征有关。健康老年人（85～97 岁）的 FAB 评分低于年轻的老年人（61～74 岁）；两组的相似性受损最明显；而冲突指令和 Go-No Go 区别两组效果最好。退伍军人的研究中，63.7%的不伴有神经系统疾病的患者存在 FAB 异常。

早期 Oskarsson（2010）的研究提示 ALS 患者 FAB 的标准化评分可以识别 50%的执行功能异常，而 MMSE 评分仍保持正常。Ahn（2011）在 23%的 ALS 患者中发现 FAB 异常，而且与病程和严重程度相关。Barulli（2015）认为如果以 13.5 分为划界分，可以筛查出 13.7%的 ALS 患者具有执行功能异常，而调整为 16 分，判别强度明显增加。球部-脊髓亚组、球部亚组的 FAB 异常率高于脊髓组。21.5%

的 ALS 患者由于构音障碍、运动障碍无法完成全部 FAB。随着临床分期的进展，FAB 完成率下降，而低于划界分的患者比例不受影响。FAB 可以有效筛查 PD 患者执行功能异常，其评分与 MMSE，以及其他注意、执行、记忆等测验相关。低 FAB 评分与 H－Y Ⅲ期 PD 患者的跌倒相关，特别是冲突指令、Go－No Go。FAB 评分也可以有效区分伴 MCI 的 PD 和认知正常的 PD。对于非痴呆的 PD，FAB 可以有效预测基线和随访的 MoCA 评分。Marconi(2012)的研究显示非典型帕金森综合征患者 FAB 总分及各亚项评分均低于 PD 患者。Gerstenecker(2013)发现 PSP 患者存在明显的执行功能异常，其中 74%的患者 FAB 异常。Nagata(2009，2010)在 AD 患者中，发现 FAB 评分与异常运动行为、妄想密切相关。FAB 加 MMSE 比单纯 MMSE 能更好地筛查痴呆，特别是非 AD 源性痴呆。FAB 也可以用于特发性正常压力脑积水的腰穿放液试验的认知指标，其有效区别放液试验有反应者和无反应者，并与步态评估得分呈负相关。意大利 Solca(2022)认为 FAB 可以有效识别亨廷顿舞蹈病和健康对照(AUC＝0.86)，而识别 MoCA 异常和无异常的亨廷顿舞蹈病患者能力也很好。

3. 神经系统疾病的鉴别诊断　早期法国 Slachevsky(2004)发现 FTD 患者的 FAB 评分低于 AD 患者，而 MMSE 评分无差异，12 分可以作为划界分；同时意大利的 Iavarone(2004)也得出类似结论。美国的 Lipton(2005)发现 FAB 和 AD 的 FAB 评分没有差异；FTD 患者在言语流畅性亚项较 AD 差，而序列运动优于 AD。而 Castiglioni(2006)也提出 FAB 不能区分 AD、FTD。AD 患者在 Go－No Go 亚项分数低于 FTD。Go－No Go 亚项和 Mini－SEA、反向学习测验、爱荷华赌博测验同样识别腹内侧前额叶功能；其识别 bvFTD、鉴别 bvFTD 和 AD 的能力稍逊于 Mini－SEA，优于爱荷华赌博测验。

FAB 总分不能区分 AD、FTD 和皮质下血管性认知障碍，但是 FAB 亚项具有一定鉴别作用，如语音流畅性，FTD 低于 AD 和皮质下血管性认知障碍；序列运动，皮质下血管性认知障碍低于 FTD 和 AD；冲突指令，皮质下血管性认知障碍低于 AD。

在 Oguro(2006)关于 AD 和皮质下 VD 的研究中，VD 的 FAB 总分及语音流畅性评分都低于 AD 患者。D'Onofrio(2018)比较了 AD 和 VD，如果以 12 分为划界分，两组异常率类似(84.3%：77%)。AD 患者的 FAB 总分和除了言语流畅性以外的其余 5 个亚项均低于 VD 患者。中重度 AD 患者 FAB 总分和相似性、冲突指令、Go－No Go、应用行为等 4 个亚项低于中重度 VD 患者。

Yamao(2011)发现早期 AD 患者的 FAB 总分和冲突指令、Go－No Go 分数低于遗忘型 MCI，而且冲突指令、Go－No Go 有助于诊断这两者。进一步 Aiello(2022)的研究提示 FAB 可以区别生物标志物明确的 AD 源性 MCI 和痴呆。

在 AD 和 DLB 的研究中，DLB 的 FAB 总分低于 AD，尤其是语音流畅性，但是 Kawai(2013)的进一步研究显示矫正 *P* 值未到达统计学差异。

Miyoshi(2005)发现尽管 AD 和 iNPH 的 MMSE 得分类似，iNPH 患者的 FAB 总分和语音流畅性明显低于 AD 患者。

Paviour(2005)的研究显示 PSP 的 FAB 评分低于 MSA 和 PD，而 MSA 低于 PD。语音流畅性和序列运动可以鉴别 70%的 PSP、MSA 和 PD。Alster(2021)认为 FAB 可以一定程度上识别 PSP 的亚型：PSP－理查德森型和 PSP－帕金森型。以 12 分为划界分，AUC 分别为 0.691 和 0.726。

4. 与 FAB 相关的脑区或神经结构　韩国 Han(2020)的研究显示额叶卒中患者的 FAB 评分低于额叶皮质下和其他脑区卒中患者。Kopp(2013)在右侧半球额叶卒中发现，FAB 总分、相似性、Go－No Go 与右侧前岛叶损害相关，相似性、语音言语流畅性与右侧额中回损害相关；Go－No Go 与右侧额下回损害相关。

Terada(2018)的研究显示 PD 患者 FAB 评分明显减低，并且与左侧额下回容量呈正相关。而另一项研究显示 FAB 评分下降与右侧腹内侧前额叶、楔前叶灰质密度减低相关。Matsui(2006)在 SPECT 研究中发现，低 FAB 评分非痴呆 PD 患者的左侧顶下小叶和缘上回的灌注减低。Meles(2015)在 FDG PET 的研究中，观察到 PD 认知相关模式(PDCP)与 FAB 评分关系密切。在 PSP 的功能影像研究中，Piattella（2015）发现 FAB 下降与背侧中脑被盖网络连接下降有关。而 MSA 患者中，右侧海马 CA2/3 区容量与 FAB 评分明显相关。

Matsuoka（2018）在 AD、MCI 和健康对照中，发现 FAB 评分显示与右侧中央前回灰质容量呈正相关，而 EXIT25 与左侧额叶外侧、CLOX1 与右侧眶额回、左侧缘上回相关。随着海马萎缩程度增加，轻度 AD 或遗忘型 MCI 患者的 FAB 中 Go－No Go 亚项分数下降。低 FAB 评分的遗忘型 MCI 患者较高 FAB 评分患者左外侧额叶、右内侧额叶 SPECT 的脑血流减低。低 FAB 评分的 AD 患者的左侧额中回、双侧额上回血流灌注减低。Lee（2015）在 AD 患者中观察到 FAB 评分与额、颞、顶脑区局部代谢有关；控制 MMSE 评分后，FAB 评分与双侧前额叶局部代谢呈正相关。AD 患者的 FAB 评分与内侧额叶和巨细胞基底核的 $\alpha 4\beta 2$ 烟碱型乙酰胆碱受体标记物呈正相关；而健康人群中，FAB 评分与前额叶和顶上小叶的标记物呈正相关。

Guedj（2008）发现 FTD 患者的 FAB 评分与双侧内侧、背外侧额叶的脑血流相关。Yoshida（2009）观察到早期痴呆患者的 FAB 评分与左侧缘上回、中央前回的局部脑血流呈正相关；低 FAB 评分组的双侧缘上回、左侧中央前回局部脑血流更差。ALS 患者右侧眶额回体积减小与 FAB 分数下降有关。Chapados（2013）的脑损伤研究显示，FAB 亚项中，只有言语流畅性与额叶损害有关，特别是左侧背内侧额叶。而 Rojas（2019）的脑外伤研究，顶叶病变与 FAB 总分、相似性、序列运动以及冲突指令等亚项相关；额叶病变与序列运动以及冲突指令等亚项相关。

Koedam（2013）发现 bvFTD 患者的 FAB 评分与脑脊液 $A\beta_1 \sim A\beta_{42}$ 水平呈正相关。Yamashiro（2014）的脑小血管病研究中，基底节、丘脑、脑叶的微出血与 FAB 评分减低相关。酒精中毒的患者的左侧额中回头部和小脑皮质可以预测 FAB 评分。

5. 与其他量表的比较　意大利学者 Aiello（2022）在健康人群研究中，发现 FAB 和 MoCA 有类似的区别能力；而 FAB 在 75 岁以上人群的诊断准确性稍高于小于 75 岁的人群。Mazancova（2020）认为在鉴别伴有 MCI 的 PD 和无认知障碍的 PD 患者方面，MoCA 区别度最好；FAB、MoCA、MMSE 和 DRS－2 都可以有效鉴别伴有 MCI 的 PD 和正常对照组；在鉴别无认知障碍的 PD 患者和正常对照组方面，FAB 效果最好。MoCA 和 FAB 可以有效识别 ALS 的认知障碍，而且 MoCA（53％）比 FAB（21％）能筛查出更多认知异常者（包括非执行功能）。匈牙利学者 Kaszás（2012）认为在识别 PD 痴呆和非痴呆的人群方面，MDRS 优于 MMSE、ACE、FAB。Wong（2007）发现在识别卒中相关小血管病方面，MDRS 的启动/持续亚项和 FAB 有类似的诊断能力。INECO 额叶筛查量表（IFS）是一个更复杂的额叶筛查量表，阿根廷 Gleichgerrcht（2011）的小样本研究，提示 IFS 鉴别轻度 bvFTD 和 AD 优于 FAB；秘鲁 Custodio（2016）的研究中，bvFTD 患者 FAB 和 IFS 得分均低于 AD，而且 IFS 的敏感性、特异性均好于 FAB；古巴 Fernández－Fleites（2020）的小样本研究中也提示 IFS 筛查多领域遗忘型 MCI 的敏感性、特异性好于 FAB。而芬兰 Heikkinen（2024）的研究则提示 IFS 和 FAB 有类似的区别早发痴呆、MCI 和 SCD 的能力；而 IFS 识别执行功能异常优于 FAB。Moorhouse（2009）认为另一评估执行功能量表 EXIT25 花费时间长于 FAB，但与 FAB 有很好的相关性。

七、评价

FAB 在临床上应用广泛，但是它也存在一定的局限性。其第六项应用行为的敏感性较差，不适合疾病的早期评估。作为执行功能的量表，它评价的认知域有限，因此在筛查 PD 和 ALS 等疾病的认知障碍时，不如 MoCA 等综合性量表。由于条目较少，在评价执行功能时，不如 IFS。

尽管如此，FAB 还是一个耗时短、无需纸笔、简便易行的执行功能筛查量表，特别适合于门诊或社区筛查。其中 CFAB 和中文语音版都有很好的信度效度，可供临床选用。与回忆测验等其他小测验相结合，可以一定程度上弥补其不足。

（李旭东）

参考文献

[1] Aiello EN, Pucci V, Diana L, et al. Telephone-based frontal assessment battery (t-FAB): standardization for the Italian population and clinical usability in neurological diseases[J]. Aging Clin Exp Res, 2022, 34(7): 1635 - 1644.
[2] Anderson LB, Jaroh R, Smith H, et al. Criterion validity of the D-KEFS color-word and verbal fluency switching paradigms following traumatic brain injury[J]. Journal of Clinical and Experimental Neuropsychology, 2017, 39(9): 890 - 899.
[3] Birn RM, Kenworthy L, Case L, et al. Neural systems supporting lexical search guided by letter and semantic category cues: a self-paced overt response fMRI study of verbal fluency[J]. NeuroImage, 2010, 49(1): 1099 - 1107.
[4] Cui L, Zhang Z, Guo Y, et al. Category switching test: a brief amyloid-β-sensitive assessment tool for mild cognitive impairment[J]. Assessment, 2024, 31(3): 543 - 556.
[5] Dubois B, Slachevsky A, Litvan I, et al. The FAB: a frontal assessment battery at bedside[J]. Neurology, 2000, 55(11): 1621 - 1626.
[6] Gammeri R, Léonard J, Toupet M, et al. Navigation strategies in patients with vestibular loss tested in a virtual reality T-maze[J]. Journal of Neurology, 2022, 269(8): 4333 - 4348.
[7] Heikkinen AL, Tikkanen V, Hänninen T, et al. Utility of the INECO frontal screening and the frontal assessment battery in detecting executive dysfunction in early-onset cognitive impairment and dementia[J]. J Int Neuropsychol Soc, 2024, 30(4): 339 - 349.
[8] Hurtado-Pomares M, Carmen Terol-Cantero M, Sánchez-Pérez A, et al. The frontal assessment battery in clinical practice: a systematic review[J]. Int J Geriatr Psychiatry, 2018, 33(2): 237 - 251.
[9] Ilardi CR, Chieffi S, Scuotto C, et al. The frontal assessment battery 20 years later: normative data for a shortened version (FAB15)[J]. Neurol Sci, 2022, 43(3): 1709 - 1719.
[10] Iudicello JE, Woods SP, Weber E, et al. Cognitive mechanisms of switching in HIV-associated category fluency deficits [J]. Journal of Clinical and Experimental Neuropsychology, 2008, 30(7): 797 - 804.
[11] Kuczynski B, Kolakowsky-Hayner SA. Tinkertoy Test[M]// Kreutzer JS, DeLuca J, Caplan B. Encyclopedia of Clinical Neuropsychology. New York, NY: Springer, 2011: 2521 - 2521.
[12] Lambert M, Stenger J, Bielajew C. Assessment of executive function using the Tinkertoy test [J]. Behavioural Pharmacology, 2018, 29(8): 709 - 715.
[13] Lezak MD, Howieson DB, Bigler ED, et al. Neuropsychological assessment. 5th ed [M]. New York, NY, US: Oxford University Press, 2012: xxv, 1161.
[14] Li X, Shen M, Jin Y, et al. Validity and reliability of the new Chinese version of the frontal assessment battery-phonemic [J]. J Alzheimers Dis, 2021, 80(1): 371 - 381.
[15] Loe BS, Rust J. The perceptual maze test revisited: evaluating the difficulty of automatically generated mazes [J]. Assessment, 2019, 26(8): 1524 - 1539.
[16] Mok VC, Wong A, Yim P, et al. The validity and reliability of chinese frontal assessment battery in evaluating executive dysfunction among Chinese patients with small subcortical infarct[J]. Alzheimer Dis Assoc Disord, 2004, 18(2): 68 - 74.
[17] Moreira HS, Costa AS, Castro SL, et al. Assessing executive dysfunction in neurodegenerative disorders: a critical review of brief neuropsychological tools [J]. Front Aging Neurosci, 2017, 9: 369.
[18] Othman MZ, Hassan Z, Che Has AT. Morris water maze: a versatile and pertinent tool for assessing spatial learning and memory[J]. Experimental Animals, 2022, 71(3): 264 - 280.
[19] Ott BR, Heindel WC, Whelihan WM, et al. Maze test performance and reported driving ability in early dementia[J]. Journal of Geriatric Psychiatry and Neurology, 2003, 16(3): 151 - 155.
[20] Scarpa P, Piazzini A, Pesenti G, et al. Italian neuropsychological instruments to assess memory, attention and frontal functions for developmental age[J]. Neurol Sci, 2006, 27(6): 381 - 396.
[21] Staplin L, Gish KW, Lococo KH, et al. The maze test: a significant predictor of older driver crash risk[J]. Accident; Analysis and Prevention, 2013, 50: 483 - 489.
[22] Sumner PJ, Bell IH, Rossell SL. A systematic review of task-based functional neuroimaging studies investigating language, semantic and executive processes in thought disorder [J]. Neuroscience and Biobehavioral Reviews, 2018, 94: 59 - 75.
[23] Tangen GG, Engedal K, Bergland A, et al. Spatial navigation measured by the floor maze test in patients with subjective cognitive impairment, mild cognitive impairment, and mild Alzheimer's disease[J]. International Psychogeriatrics, 2015, 27(8): 1401 - 1409.
[24] Thomas E, Snyder PJ, Pietrzak RH, et al. Behavior at the choice point: decision making in hidden pathway maze learning [J]. Neuropsychology Review, 2014, 24(4): 514 - 536.
[25] Vermunt L, van PaasenA JL, Teunissen CE, et al. Alzheimer disease biomarkers may aid in the prognosis of MCI cases initially reverted to normal[J]. Neurology, 2019, 92(23): e2699 - e2705.
[26] Vorhees CV, Williams MT. Cincinnati water maze: a review of the development, methods, and evidence as a test of egocentric learning and memory [J]. Neurotoxicology and Teratology, 2016, 57: 1 - 19.
[27] Wang TL, Hung YH, et al. Psychometric properties of the Taiwanese (Traditional Chinese) version of the frontal assessment battery: a preliminary study [J]. Appl Neuropsychol Adult, 2016, 23(1): 11 - 20.
[28] Wendland D. The use of Tinkertoys® for teaching hip anatomy and alignment[J]. Internet Journal of Allied Health Sciences and Practice, 2020.
[29] Zhao Q, Guo Q, Hong Z. Clustering and switching during a semantic verbal fluency test contribute to differential diagnosis of cognitive impairment[J]. Neuroscience Bulletin, 2013, 29(1): 75 - 82.
[30] Zhao Q, Guo Q, Li F, et al. The shape trail test: application of a new variant of the trail making test[J]. PLoS ONE, 2013, 8(2): e57333.

第九章

社会认知的评估

社会认知(social cognitive)是指个体如何理解与思考他人,根据环境中的社会信息形成对他人或事物的推论。社会认知是个人对他人的心理状态、行为动机、意向等作出推测与判断的过程。这个过程既依赖于认知者的过去经验及对有关线索的分析,又必须通过认知者的思维活动(包括信息加工、推理、分类和归纳)来进行。社会认知研究的目的是通过认知加工理论理解社会心理学现象的内在逻辑,它涉及社会刺激的感知、判断、记忆,信息加工的社会与感情因素的作用,认知过程的行为预后与人际关系结局。

美国精神疾病诊断与分类手册第 5 版(DSM - 5)把认知领域区分为 6 个,除了记忆、语言、注意、执行、空间,还有社会认知功能,后者包括:情绪识别:辨别面部图像中的情绪,这些面部图像表现各种积极或消极的情绪。心理推测:能够考虑他人的心境或经历的能力。行为调控:对于失抑制和冲动的评估。Sachdev 等发表的血管性认知障碍(VCD)的认知评估领域也包括社会认知(情绪识别、社会抑制、心理理论、移情)。

社会认知的核心组成部分是心理理论(theory of mind,ToM),它是一种推测他人心理状态或根据他人心理状态推测其行为的能力,这种能力在人际交往、学习及社会适应等方面有着重要作用。社会认知的常见评估工具包括反映情绪认知的眼区阅读测验(reading the mind in the eyes test, RMET)与面孔情绪识别,反映心理理论的社会排序测验(SSS)、错误信念图片故事、心智理论图片故事(TOM - PST),反映决策能力的爱荷华博弈任务(IGT)、骰子博弈测试(GDT)以及道德判断测验等。

第一节

眼区阅读测验(RMET)

RMET 常用于研究社会和情感技能,是最常用的心理理论测验之一,它简单而实用,无暗示风险,被广泛应用于不同文化背景及不同的人群中。

RMET 是一种通过面部表情,特别是眼睛区域以评估受试者理解别人感情、思想、意图的能力的测试,早在 1997 年由 Baron-Cohen 等首先提出。他们意识到语境本身的信息不足以理解他人的意图,人们利用面部表情资源来分析他人的想法和愿望。该版本 RMET 包括 25 张男女演员展示眼周面部区域的照片。受试者被要求在两个词中选择出最能描述照片中人物想法或感觉的词语,这些词语包括描写基本心理状态(如快乐)和复杂心理状态(如傲慢)的词语。旨在通过使用眼周表情评估参与者识别他人心理状态的能力,来评估成人的社会认知。

由于项目的数量和两个选项的格式并没有充分区分获得较高分数的个体,该版本有一定的局限性。因此,Baron-Cohen 等在 2001 年对 RMET 进行修订,照片数量由 25 张增加到 36 张,每个项目的可选项由 2 项增加到 4 项(描述可能心境的单词),最大正确猜测率减少到 25%。可能的心理状态的描述主要为复杂心境。该测试有足够的分析复杂性以适用于有或无精神疾病、脑损伤或痴呆的成年人,可评估有平均智力的成年人群的社会认知。修订后的 RMET 在社会敏感性方面提高了检测细微个体差异的能力。

RMET 不仅是先进的心理理论测试,也用于评估情感识别。完成该测试不仅需要识别情绪表达的能力,还需要基于个体部分面部表情判定复杂的认知心理状态的能力。在拥有这些能力的前提下,人们才能识别一个心理状态的词汇,并了解心理状态术语的意义。

一、不同语言版本

多项社会认知障碍的临床研究表明,典型个体的 RMET 得分显著高于精神分裂症、孤独症、进食障碍和社交焦虑患者,这些研究表明,RMET 可用于评估成年人的社会认知。RMET 也被证明可用于评估不同文化背景下的社会智力及其轻度损伤。RMET 已经被翻译成多国语言,包括中文、土耳其语、意大利语、匈牙利语、瑞典语、希腊语、日语、法语、德语、阿根廷语和西班牙语等。

1. *RMET -西班牙语版*　RMET -西班牙语版同英语原版一样,受试者被展示不同个体的 36 张眼区图片,被要求为每张图片在 4 个选项中选择出最能描述该图片心理状态的词语。每回答正确记 1 分,满分 36 分。

2. *RMET -巴西版*　RMET -巴西版最初的版本有 37 个项目,修订后的 RMET -巴西版有 36 个项目外加练习项目,保留原英文版本格式。

3. *RMET -中文版*　RMET -中文版选用的 36 个项目,各项目中的 4 个选项及正确答案均与 Baron Cohen 等的 2001 版 RMET 相同,仅将照片更换成中国人群的眼区图像。测试后,将正常组完成率<50%,且在正常组、MCI 组和 AD 组的比较中均无显著差异的项目剔除,组成 RMET - S (RMET - short),共 20 项。

二、指导语与评分

RMET 既可以使用纸笔,也可以使用电脑版完成。该测试很简单,检查者不局限于专业人士。RMET 英文修订版包含的 36 张图片均为黑白色的面部相同区域的(从鼻梁中间到眉毛上部)照片,外加 1 张练习图片,所有照片都同等大小(15 cm×6 cm)。每一张图片周围围绕 4 个描述心理状态的词语,选项均为复杂的心理状态(如羞耻、内疚、好奇等)。检查者告知受试者,在做出选择之前,请确保已经阅读了所有的 4 个单词,应该尽可能快地回答,但尽可能不要犯错误。受试者必须选择正确描述图片中表达心理状态的词语。该测试还包括一个词汇表,它是一个包含所有测试单词、每个单词相应的同义词和它们在短语中使用例子的列表。词汇表必须在测试开始前展示给受试者,以防止语言偏差。

在电脑版本中,检查者应告知受试者在 20 s 内选择最合适的项目,一旦受试者做出了决定,下一张照片就会出现。如果没有在 20 s 内决定,它会自动进行下一张照片。

每回答正确 1 张照片记 1 分,满分 36 分。RMET 结果常常是用总成绩来解释的,然而,一些研究已经分离出因子分。最常见的划分由积极的、消极的和中性的情感项目组成,但这个结果尚未得到公认。

三、影响因素

研究表明,性别对 RMET 得分有影响(女性优势),这种性别差异可能部分反映了大脑结构和功能的发展差异,这是在胎儿睾酮和成人缩宫素的影响下形成的,这种影响通过执行功能(如行为抑制和注意力)起作用。此外,职业、移情、艺术观、受教育程度等均会影响 RMET 的表现。也有研究表明,受教育程度、研究领域和社会期望对 RMET 的表现无显著影响。

四、信度、效度与常模

Baron-Cohen 等评估 RMET 修订版的正常值为 26.2±3.6 分。美国 RMET 相关研究对 25 名健康人群(女性 60%,年龄 26.4±12.0 岁,教育年限 14.8±1.4 年)进行了 RMET 修订版测试,RMET 平均得分为 25.0±3.63 分;另一项美国研究(272 名健康人群,女性 48%)评估 RMET 修订版的正常值为 24.9±5.2 分。英国 RMET 的相关研究表明,女性 RMET 的正常值为 27.4±3.4 分(共 168 人,年龄 39.2±10.8 岁),男性 RMET 的正常值为 25.5±4.6 分(共 152 人,年龄 37.7±12.6 岁)。

西班牙的一项研究对 358 名心理学本科生采用 RMET -西班牙语版进行测试,其中女性 283 名,初次测试的平均年龄为 34.2±9.0 岁(18～65 岁)，结果 RMET-西班牙语版的平均得分为 27.2±3.6 分，1 年后重复测试，得分为 27.2±3.7 分，重测信度为 0.6 ($P<0.01$)。土耳其的一项研究对 117 名健康志愿者进行 RMET-土耳其语版测试(由 36 张不同个人的眼睛区域的照片组成)后，正确项目的平均值为 24.5±3.4 分，重复测试后得分为 24.1±4.4 分。笔者对 95 名(教育年限 12.7±3.0 年，年龄 65.7±8.4 岁，女性 52 名)上海社区健康老人进行 RMET-中文版测试，平均得分为 23.7±4.7 分。这个得分明显低于欧美国家的得分，所以笔者采集更典型的图片，重新进行验证。

有研究对 200 名(男性占 46%)18～32 岁的大学生进行 RMET-意大利语版调查，发现该测试的内部一致性为 0.6，重测信度为 0.8(95%可信区间 0.8～0.9)。RMET-波斯语版在线测试在 545 名 16～69 岁成年人(女性 51.7%)中进行，发现该测验的内部一致性为 0.4，重测信度为 0.7(95%可信区间 0.5～0.9)。

RMET 的不足之处：RMET 按照"全或无"的方式来评价受试者的心理理论能力，没有将心理理论视为一种连续的变量进行评估，而且此任务是离线(off-line)的，受试者并没有参与到实际的社会互动中进行心理理论推理，影响了测验的生态效度。

五、临床应用

RMET 能够测试一个更深入的社会推理的独立领域，而不仅仅是识别面部表情的心理状态的能力。RMET 也是测量个体大脑功能的好方法，最重要的是，其他心理理论测试大多专为评估儿童发育、脑损伤或孤独症设计，而 RMET 在一般成人中有实质性差异，解释其结果要考虑语言与非语言两个方面。RMET 已被广泛应用于精神疾病与神经系统退行性疾病的研究。

Morris 等发现眼区和整个面部一样能唤起人类杏仁核活动的增加。RMET 表现差与左侧额下回病变相关，左侧额下回是理解眼区心理的关键区域，很可能涉及语义工作记忆系统的更普遍的损伤，该系统便于通过眼睛的表达来推理别人的感觉和思想。在青春期前，人类从他人眼睛中解读感觉和想法的能力已产生。在所有年龄段，阅读眼区心理时可在其后颞上沟发现大脑活动。只有早期的青少年在检测时表现出内侧前额叶皮质、额中回和颞极的额外参与。

（马 洁 郭起浩）

第二节 社会排序测验

社会活动排序测验(sequencing of social stimuli，SSS)是用来测量被试者社会问题解决能力的常用测试，给被试者提供若干社会情景，在每个社会情境中以标准的混淆顺序呈现若干卡片，被试者被告知这些卡片描述一种特定的社会活动，被试者需要根据目的将卡片进行排序，根据排序时间以及排序的正确率来测量被试者的社会问题解决能力。

一、编制

Bower 他的同事(1979)采用情境图式来评估对符合特定情境图式的行为的认知，并对组成动作进行适当的排序。在图式成分排序任务中，研究人员向受试者展示了"餐馆"和"医生办公室"中随机排列的 5 个或 9 个动作，并指示他们将这些动作按正确的顺序排列。这项任务的测量依据是被试者的动作顺序中正确放置到相邻卡片上的动作数除以可能正确放置的总数；例如，如果一个被试者按照 C-B-D-E-A-I-F-G-H 的顺序排列 9 个项目，那么他或她会把相邻的 8 对中的 3 对(D-E、F-G 和 G-H)按顺序排列，因此得分为 0.375。

二、操作及评分

有 100 名本科生参加配以六种社交场合的标题(即：去买鞋，去上班或上学，去杂货店买东西，预约看医生，去面试，去约会)，要求生成所有操作并将它们按顺序排列。下一步让研究助理编写这些动作的频率和位置。这样做是为了减少动作的数量约为 10 个(对象通常生成 15～18 个/情境)。那些被提到的概率超过 50%的动作被保留下来，用于之后的研究。

在之后的研究中,包含每种社会情境的行动以标准的混合顺序在索引卡上呈现给受试者。受试者被告知,这些卡片描述了某些情况(例如,去购物),并被要求按照"有意义"的顺序排列这些卡片。每个受试者的情境呈现的顺序都是随机的。这个任务记录完成任务的时间和一个序列中正确的相邻操作的数量。每题满分 1 分,每两个动作的正确连接数与正确连接动作总数的比值为每一题的得分、六题得分相加为总分。

三、应用

社会活动排序测验在临床上通过评估个体对社会刺激的处理方式,为诊断、治疗和干预提供了重要的参考数据。通过对社会情境的排序来评估患者的社会认知能力,帮助诊断与社交理解相关的障碍。例如,SSS 可用于研究在精神分裂症、自闭症、认知障碍等患者对社会刺激的感知和反应模式,以识别认知功能受损的具体方面,辅助制定个性化的治疗计划。在康复过程中,SSS 可以用来跟踪患者的进展情况,评估他们在社交技能方面的改善,并调整干预策略以更好地满足患者的需求。

附件 9-2-1　社会活动排序测验(SSS)

下面列出了六个日常生活中经常出现的活动,每一项活动由 6~8 个动作组成,这些动作的先后顺序被打乱了,请将完成这项活动所需的正确动作顺序的序号填在横线上。

一、到商场二楼买衣服

1. 付钱、拿衣服　2. 上楼　3. 下楼　4. 走进商场　5. 走出商场　6. 选衣服

正确排序为: ______________________

二、约会

1. 结账　2. 与朋友分手　3. 一起吃饭　4. 在相约地点等朋友　5. 打电话约朋友吃饭　6. 与朋友打招呼

正确排序为: ______________________

三、看电影

1. 坐下　2. 买票　3. 去影院　4. 找座位　5. 进放映厅　6. 看电影

正确排序为: ______________________

四、早晨坐公车上班(在家中吃早餐)

1. 下车　2. 等车　3. 洗漱　4. 出门　5. 上车　6. 起床　7. 走进公司　8. 吃早餐

正确排序为: ______________________

五、做饭

1. 切菜　2. 洗菜　3. 进家门　4. 走出菜场　5. 炒菜　6. 走进菜场　7. 出家门　8. 买菜

正确排序为: ______________________

六、看病

1. 走进医院　2. 划价　3. 交药费　4. 拿药　5. 走出医院　6. 挂号　7. 看医生　8. 开药

正确排序为: ______________________

(胡盼盼)

第三节
失言认知测验(FPT)

失言认知测验(faux pas test, FPT)由 Valerie Stone 和 Simon Baron-Cohen 等于 1999 年编制,由 10 个失言故事与 10 个没有失言的对照组故事组成。所谓失言,就是某人无意之中说的话引起了他人尴尬。笔者翻译的 FPT 的内容如下,同道在应用时可以把英文的姓名、地址改为中国人习惯的名称。笔者的使用体会是 FPT 对社会认知障碍有一定的敏感性,但检测耗时偏长。

一、操作

印一份只有故事没有问题的版本放在患者面前。对他说:"我将念几个短篇故事,并问你一些关于故事的问题。你前面放了一份故事的复印件,因此你可以跟着读或返回阅读。"

接着朗读这些故事,并问下面的问题。如果患者对第一个问题的回答是"没有,没有人说了什么不该说或显得尴尬的话",直接跳到此故事的控制问题。无论患者对于"有没有人说了尴尬的话?"回答"有"或"没有",请确保一定要问控制问题。

二、评分

对于含有一个失言之处的故事(故事 2、4、7、

11～16、18)，患者每答对一个问题可得 1 分。

问题 1:“是否有人说了什么不该说或显得很尴尬的话?”

失言问题　正确：是;错误：否

控制问题　错误：是;正确：否

问题 2:“是谁说了不该说或显得尴尬的话呢?”

任何可以明确表示正确的人的答案皆可以算正确。

关于将小女生叫成小男生的故事：Mary(可接受：邻居)

关于水晶碗的故事：Anne(可接受：屋主、结婚的女人等)

关于律师的故事：Claire(可接受：那个女人、心情不好的女人等)

关于窗帘的故事：Lisa(可接受：那位朋友)

关于癌症玩笑的故事：Jake(可接受：迟到的那个人)

关于输掉故事比赛的故事：Jake(可接受：赢的男生)

关于打翻咖啡的故事：Tim(可接受：打翻咖啡的人)

关于学校新学生的故事：Joe(可接受：Joe 和 Peter)

关于惊喜派对的故事：Sarah(可接受：打翻咖啡的女人)

关于派的故事：Joe(可接受：Kim 的表兄)

对于问题 1 回答“否”的患者不会被问这题，并且这题记为 0 分。

问题 3:“为什么他/她不该说那些话，或者为什么会显得尴尬?”

任何合理的、可以解释故事中失言之处的答案都可以被接受。

患者无须特别提到精神状态，如“他不知道有人得了癌症，但其他人都知道”。说出以下回答已足够:“因为 John 已经得了绝症”或“因为站在那里的男人娶了一位律师”或“你不应该走进一个新公寓又批评它，你不知道是谁买了什么”。

如果患者的答案无法反映对失言之处(也就是可能显得冒犯之处)的理解，这个问题只被记为不正确。

举例:“Claire 不应该说她需要她的咖啡”(忽略对 Roger 的冒犯)“你参加会议不应该迟到”(没有提到开得不适当的玩笑)。

对于问题 1 回答“否”的患者不会被问这题，并且这题记为 0 分。

问题 4:“他们为何那样说?”或“你认为他/她为什么会说那些话?”

同样地，任何合理的、可以解释故事中失言之处的答案都可以被接受。只要患者的回答显示他理解故事中的某个角色并不知道某件事或没有发觉某件事都算正确，就算没有特别提到精神状态。如果患者认为那个失言的人是故意说出了那些话，这个问题被记做错误。

对于问题 1 回答“否”的患者不会被问这题，并且这题记为 0 分。

问题 5:“X 知道 Y……吗?”

同样地，这是要测试他们是否知道失言是无意的。打分很简洁明了。

问题 6:“X 有何感受?”

一个测试患者对于故事中角色的同理心的问题。应该反映出受伤、愤怒、尴尬、失望的感受，是合理的。

问题 7 和问题 8：控制问题。

这些问题可以告诉你患者是否搞混并忘记故事的细节了。答案都很显而易见。这些问题与其他问题应分开评分。

失言故事的举例：

“故事中，Sally 在哪里?”“在她阿姨 Carol 家。”

“故事中，Jeanette 送了 Anne 什么结婚礼物?”“一个水晶碗。”“一个碗。”

“故事中，Robert 的太太是做什么职业的?”“她是一名律师。”

“故事中，Jill 刚买了什么?”“新的窗帘。”“窗帘。”

“故事中，主管 Jean 在会议中跟员工说了什么?”“VP 得了癌症。”

“故事中，谁赢了比赛?”“Jake。”

“故事中，Jack 站在哪里?”“收银机旁边。”

“故事中，Joe 与 Peter 在谈话时 Mike 在哪里?”“在厕所间里。”

“故事中，Helen 的先生举办惊喜派对是为谁办的呢?”“Helen。”

“故事中,Kim做了什么口味的派?”“苹果。”

举例来说,额叶背外侧受损的患者经常将这些弄错。一位患者说:“惊喜派对为Sarah的生日办的,Helen之所以生气是因为她的丈夫为另一个女人举办派对,且她担心他们是不是有婚外情。”

所有的患者都需要被问这些问题,就算他对于问题1回答了“否”。

总的来说,患者在10个失言故事中对问题的回答一共能得到总分60分。当患者对问题1回答了“否”,他整个故事将会获得0分。

在10个控制故事中,患者如果正确地说出没有人说了什么不该说的话可得2分,如果回答有人说了不该说的话则得0分。控制故事的总分一共是20分。每答对一题控制问题则得1分。

分开记录失言故事的失言相关问题得分、失言故事的控制问题得分、控制故事的失言相关问题得分和控制故事的控制问题相关得分。之后你能够有个整体概念,患者是否在回答失言相关问题(心理理论错误)时犯的错误较回答控制问题时多。

如果有患者将任何控制问题回答错误,那么他们在此故事中的其他错误应当被小心地解释。你可以排除患者在此故事中的其他回答,并只对剩余的故事进行评分,将总分改成54分或48分等进行答对率的评分。

如果对问题1和问题5的回答不符,应该做记录。

为了减少篇幅,笔者对评分标准中各种错误回答的大量举例基本删除了。

附件9-3-1 失言认知测验(FPT)的故事材料与提问

1. Vicky在她朋友Olivia家参加一个派对。当她正在跟Olivia说话时,Olivia的其中一位邻居上前与她们打招呼,她说完“你好!”又转向Vicky说:“我想我们还没见过面。我是Maria,请问你叫什么名字?”“我叫Vicky。”

Olivia问:“有没有人想喝点饮料呢?”

问题:

“是否有人说了什么不该说或显得很尴尬的话?”

如果有,请问:

“是谁说了不该说或显得尴尬的话呢?”

“为什么他/她不该说那些话或为什么会显得尴尬?”

“你认为他/她为什么会说那些话?”

“你认为Olivia知道Vicky和Maria并不认识吗?”

“你认为Vicky有何感受呢?”

控制问题:

“故事中,Vicky在哪里?”

“Vicky和Maria认识彼此吗?”

2. Helen的丈夫打算为Helen办一场生日惊喜派对。他邀请了Helen的一位朋友Sarah,并对她说:“不要告诉任何人,尤其是Helen。”生日派对的前一天,Helen在Sarah家,Sarah不小心将一些咖啡打翻在挂在椅背上的洋装上。“哦!”Sarah说:“我原本打算穿这件去参加你的派对的!”“什么派对啊?”Helen问,Sahara接着说:“走吧!我们去看看能不能将这个污渍去掉。”

问题:

“是否有人说了什么不该说或显得很尴尬的话?”

如果有,请问:

“是谁说了不该说或显得尴尬的话呢?”

“为什么他/她不该说那些话或为什么会显得尴尬?”

“你认为他/她为什么会说那些话?”

“Sarah记得这个派对是一个惊喜派对吗?”

“你认为Helen有何感受呢?”

控制问题:

“故事中,惊喜派对是为谁举办的?”

“是什么被打翻到洋装上了?”

3. Jim去逛街想买一件可以搭配他套装的衬衫。店员给他看了好几件衬衫,Jim看完终于找到一件他想要的颜色的衬衫,但是当他到试衣间试衣服时才发现衬衫的大小不合适。Tim对店员说:“我想这件太小了。”“别担心,我们下周还会进更大尺码的货。”店员回应道。Jim接着说:“太好了,那我到时再回来。”

问题：

“是否有人说了什么不该说或显得很尴尬的话?”

如果有，请问：

“是谁说了不该说或显得尴尬的话呢?”

“为什么他/她不该说那些话或为什么会显得尴尬?”

“你认为他/她为什么会说那些话?”

“当 Jim 试衣服时，他知道这件衬衫没有他的尺码吗?”

“你认为 Jim 有何感受呢?”

控制问题：

“故事中，Jim 要买什么东西?”

“为什么他两周后要再回店里?”

4. Jill 刚搬进一间新公寓。她去逛街并为她的卧室买了一些新窗帘。当她刚布置好公寓，她最好的朋友 Lisa 前来拜访。Jill 带 Lisa 参观了她的公寓后问道：“你喜欢我的卧室吗?”Lisa 说：“那些窗帘真是太糟糕了！我希望你会换新的！”

问题：

“是否有人说了什么不该说或显得很尴尬的话?”

如果有，请问：

“是谁说了不该说或显得尴尬的话呢?”

“为什么他/她不该说那些话或为什么会显得尴尬?”

“你认为他/她为什么会说那些话?”

“Lisa 知道那些窗帘是谁买的吗?”

“你认为 Jill 有何感受?”

控制问题：

“故事中，Jill 刚买了什么东西?”

“Jill 在这间公寓住了多久?”

5. Bob 到理发店里剪头发。理发师问他：“你想要剪成什么样子?”Bob 说：“我想要跟现在一样的造型，只是帮我剪短一寸左右。”理发师将前侧的头发剪得有些不对称，因此他必须再剪短才能修饰对称。理发师说：“抱歉，可能剪得比你原本想要的短。”Bob 回应：“那也没办法，它会再长出来的。”

问题：

“是否有人说了什么不该说或显得很尴尬的话?”

如果有，请问：

“是谁说了不该说或显得尴尬的话呢?”

“为什么他/她不该说那些话或为什么会显得尴尬?”

“你认为他/她为什么会说那些话?”

“当 Bob 在剪头发时，他知道理发师会剪得太短吗?”

“你认为 Bob 有何感受?”

控制问题：

“故事中，Bob 想要将头发剪成什么样子?”

“理发师将他的头发剪成了什么样子?”

6. John 在回家途中停靠加油站为他的车子加油。他将信用卡交给收银员，收银员将它刷过柜台上的刷卡机。收银员说：“对不起，这台机器无法识别你的信用卡。”John 说：“嗯，真奇怪！那我就用现金付吧。”John 给了收银员 20 元并说：“我要加满无铅汽油。”

问题：

“是否有人说了什么不该说或显得很尴尬的话?”

如果有，请问：

“是谁说了不该说或显得尴尬的话呢?”

“为什么他/她不该说那些话或为什么会显得尴尬?”

“你认为他/她为什么会说那些话?”

“当 John 将信用卡交给收银员时，他知道机器无法识别他的卡吗?”

“你认为 John 有何感受?”

控制问题：

“故事中，John 停下车来买什么?”

“为什么 John 要用现金付款?”

7. Sally 是一个 3 岁的小女孩，有着一张圆脸和金色短发。她在她阿姨 Carol 家时，门铃响了，Carol 去开了门。来的是一位邻居 Mary，Carol 说：“嗨，你过来拜访真好。”Mary 说：“你好。”并对着 Sally 说：“哦，我想我还没见过这个小男孩。你叫什么名字?”

问题：

“是否有人说了什么不该说或显得很尴尬

的话?”

如果有,请问:

“是谁说了不该说或显得尴尬的话呢?”

“为什么他/她不该说那些话或为什么会显得尴尬?”

“你认为他/她为什么会说那些话?”

“Mary 知道 Sally 是个女孩吗?”

“你认为 Sally 有何感受?”

控制问题:

“故事中,Sally 在哪里?”

“是谁来拜访了?”

8. Joan 带着他的狗 Zack 到公园。她丢了一支棍棒给 Zack 捡。他们在公园溜达了一阵子后,Joan 的邻居 Pam 经过并跟她聊了几分钟。Pam 问:“你正要回家吗? 想要一起走吗?”Joan 回应:“当然好。”她呼叫 Zack,但它正忙着追赶鸽子没有回来。Joan 说:“看来它还没准备好要走,我想我们再待一会儿。”Pam 回应:“好的,那我们待会儿见。”

问题:

“是否有人说了什么不该说或显得很尴尬的话?”

如果有,请问:

“是谁说了不该说或显得尴尬的话呢?”

“为什么他/她不该说那些话或为什么会显得尴尬?”

“你认为他/她为什么会说那些话?”

“当 Pam 邀请 Joan 时,她知道 Joan 无法跟她一起回家吗?”

“你认为 Pam 有何感受?”

控制问题:

“故事中,Joan 带着 Zack 去了哪里?”

“为什么她没有跟她的朋友 Pam 一起走?”

9. Joanne 在去年的校剧中扮演了重要的角色,今年她真的很想担任主角。为此她学习了戏剧课程,到了春天她参加了校剧的试镜。结果公布的那天,她特地去了学校,查看角色当选名单。她不但没有被选上主角,反而只担任一个小配角。她在走廊上遇到了她的男朋友,并对他说发生了什么事。她男朋友说:“我很抱歉,你一定感到很失望。”Joanne 接着说:“是的,我还要决定是否要演出这个角色。”

问题:

“是否有人说了什么不该说或显得很尴尬的话?”

如果有,请问:

“是谁说了不该说或显得尴尬的话呢?”

“为什么他/她不该说那些话或为什么会显得尴尬?”

“你认为他/她为什么会说那些话?”

“当 Joanne 的男朋友刚在走廊上遇到她时,他知道她没有被选上主角吗?”

“你认为 Joanne 有何感受?”

控制问题:

“故事中,Joanne 得到了什么角色?”

“Joanne 在前一年担任的是什么样的角色?”

10. Joe 在图书馆里,他找到了他想要的关于在大峡谷登山的那本书,并前往柜台办理出借。当他查看皮夹时,才发现他把图书证忘在家里了。他对柜台的女士说:“对不起,我好像把图书证忘在家里了。”女士回答:“没关系,你只需要告诉我你的名字,只要我们的电脑系统中能查到,你就可以凭驾照租借这本书。”

问题:

“是否有人说了什么不该说或显得很尴尬的话?”

如果有,请问:

“是谁说了不该说或显得尴尬的话呢?”

“为什么他/她不该说那些话或为什么会显得尴尬?”

“你认为他/她为什么会说那些话?”

“Joe 进入图书馆时,他发现自己没有带图书证吗?”

“你认为 Joe 有何感受?”

控制问题:

“故事中,Joe 在图书馆借了什么书?”

“他有办法租借这本书吗?”

11. Jean 是 Abco 软件设计公司的一位主管,她组织了一场员工大会。会上她说:“我有一件事要告诉大家,我们的一位会计 John Morehouse 得了癌症,身体非常虚弱,正在医院治疗。”现场一片寂静,大家都在消化这个噩耗,这时,一位工程师 Robert

迟到了，他说：“嘿！我昨晚听到一个很棒的笑话！你们猜猜一位绝症患者跟他的医生说了什么？”Jean 说：“好的，我们在会议中继续谈公事吧。”

问题：

“是否有人说了什么不该说或显得很尴尬的话？”

如果有，请问：

“是谁说了不该说或显得尴尬的话呢？”

“为什么他/她不该说那些话或为什么会显得尴尬？”

“你认为他/她为什么会说那些话？”

“当 Robert 进来时，他知道那位会计得了癌症吗？”

“你认为主管 Jean 有何感受呢？”

控制问题：

“故事中，主管 Jean 在会议中跟员工说了什么？”

“是谁在会议中迟到了？”

12. Mike 是一个 9 岁的小男孩，刚转入一所新的学校。他正在学校厕所的一隔间内，这时另外两位男生 Joe 和 Peter 进来并站在水槽边聊天。Joe 说：“你知道班上那个新同学吗？他叫 Mike。你不觉得他很奇怪吗？而且他好矮哦！”Mike 走出厕所隔间，Joe 和 Peter 看到了他。Peter 说：“哦，你好啊，Mike！你现在要去外面踢足球吗？”

问题：

“是否有人说了什么不该说或显得很尴尬的话？”

如果有，请问：

“是谁说了不该说或显得尴尬的话呢？”

“为什么他/她不该说那些话或为什么会显得尴尬？”

“你认为他/她为什么会说那些话？”

“当 Joe 在和 Peter 说话时，他知道 Mike 在其中的一个厕所隔间吗？”

“你认为 Mike 有何感想？”

控制问题：

“故事中，Joe 和 Peter 在讲话时 Mike 在哪里？”

“Joe 说了什么关于 Mike 的事情？”

13. Kim 的表兄 Scott 要前来拜访，Kim 为了他特别做了一个苹果派。吃完晚饭后，Kim 说：“我特地为你做了一个派在厨房里。”Scott 回应：“嗯，真好闻，我最爱吃派了，当然除掉苹果的。”

问题：

“是否有人说了什么不该说或显得很尴尬的话？”

如果有，请问：

“是谁说了不该说或显得尴尬的话呢？”

“为什么他/她不该说那些话或为什么会显得尴尬？”

“你认为他/她为什么会说那些话？”

“当 Scott 闻到派时，他知道那是苹果口味的吗？”

“你认为 Kim 有何感想？”

控制问题：

“故事中，Kim 做了什么样的派？”

“Kim 和 Scott 是怎么认识彼此的？”

14. Jeanette 为他的朋友 Anne 买了一个水晶碗作为结婚礼物。Anne 举办了一场盛大的婚礼，并且要记录的礼物很多。大约一年后，有一天晚上 Jeanette 到 Anne 家吃晚饭，她不小心将一个酒瓶砸到水晶碗上并将碗打碎了。Jeanette 说：“我真抱歉，把碗打碎了。”Anne 回应：“别担心，反正我从来就不喜欢那个碗，它是别人送我的结婚礼物。”

问题：

“是否有人说了什么不该说或显得很尴尬的话？”

如果有，请问：

“是谁说了不该说或显得尴尬的话呢？”

“为什么他/她不该说那些话或为什么会显得尴尬？”

“你认为他/她为什么会说那些话？”

“Anne 还记得那个碗是 Jeanette 送的吗？”

“你认为 Jeanette 有何感受？”

控制问题：

“故事中，Jeanette 送了 Anne 什么生日礼物？”

“碗是怎么被打碎的？”

15. 在 Fernhaven 小学举办了一场说故事比赛，所有人都被邀请。好几位五年级学生参加了。其中一位五年级学生 Christine 非常喜爱她参加比赛的故事。过了几天,比赛的结果公布了,Christine的故事并没有获得任何奖项,她班上的同学Jake获得了头奖。隔天Christine与Jake坐在长凳上一起看Jake的头奖奖杯。Jake说:“这个比赛赢得真容易,其他参赛的故事都好糟糕。”Christine接着问道:“你打算把奖杯放在哪里呢?”

问题:

“是否有人说了什么不该说或显得很尴尬的话?”

如果有,请问:

“是谁说了不该说或显得尴尬的话呢?”

“为什么他/她不该说那些话或为什么会显得尴尬?”

“你认为他/她为什么会说那些话?”

“Jake知道Christine写了故事参加比赛吗?”

控制问题:

“故事中,谁赢了这场比赛?”

“Christine的故事赢了任何奖项吗?”

16. Tim在一家餐厅,不小心将咖啡打翻在地。服务员说:“我再帮你倒一杯咖啡。”并走开了一阵子。Jack是餐厅里的另一位顾客,正站在收银台准备结账。Tim走向Jack,对他说:“我打翻了一些咖啡在桌子旁,能帮我拖一下吗?”

问题:

“是否有人说了什么不该说或显得很尴尬的话?”

如果有,请问:

“是谁说了不该说或显得尴尬的话呢?”

“为什么他/她不该说那些话或为什么会显得尴尬?”

“你认为他/她为什么会说那些话?”

“Tim知道Jack是另一位顾客吗?”

“你认为Jack有何感想?”

控制问题:

“故事中,Jack为什么站在收银台旁边?”

“Tim打翻了什么?”

17. Eleanor在车站等公交车。由于公交车晚点,她已在那里站了好长一段时间。她已经65岁了,站立这么久让她感到劳累。当公交车终于来了,上面已经非常拥挤,且没有剩余的座位了。她看到一位邻居Paul站在公交车的走道上,Paul对她说:“你好,Eleanor,你在那里等了很久吗?”Eleanor回应,“大约20分钟。”之后一位坐在座位上的年轻人站了起来说:“阿姨,你要坐吗?”

问题:

“是否有人说了什么不该说或显得很尴尬的话?”

如果有,请问:

“是谁说了不该说或显得尴尬的话呢?”

“为什么他/她不该说那些话或为什么会显得尴尬?”

“你认为他/她为什么会说那些话?”

“当Eleanor上公交车时,Paul知道她已经等了好久吗?”

“你认为Eleanor有何感受?”

控制问题:

“故事中,为什么Eleanor在公交车站等了20分钟?”

“她上公交车时车上还有剩余的空位吗?”

18. Roger刚开始在一家新公司工作。一天,他在茶水间跟他的新朋友Andrew聊天。Andrew问:“你太太是做什么职业的?”“她是一位律师。”Roger回答。过了几分钟,Claire一脸厌烦地进入茶水间,她告诉他们:“我刚接了一个最痛苦的电话,律师都好自大又贪婪,我真受不了他们!”Andrew接着问Claire:“你要过来过目这些报告吗?”Claire回答:“现在不要,我需要我的咖啡。”

问题:

“是否有人说了什么不该说或显得很尴尬的话?”

如果有,请问:

“是谁说了不该说或显得尴尬的话呢?”

“为什么他/她不该说那些话或为什么会显得尴尬?”

“你认为他/她为什么会说那些话?”

“Claire知道Roger的太太是一名律师吗?”

“你认为Roger有何感受?”

控制问题:

“故事中,Roger的太太是做什么职业的?”

“Roger和Andrew在哪里聊天?”

19. Richard 买了一台红色的标志新车。几个星期后，Richard 倒车时撞到他邻居 Ted 的老沃尔沃车。他的新车没有任何损伤，且也没有对 Ted 的车造成大伤害，只有在轮胎上方有一道小刮痕。尽管不严重，他仍然去敲了 Ted 的大门，当 Ted 应门时，Richard 说："真的很抱歉，我在你的车上撞了一道小刮痕。"Ted 看了看车子说："别担心，这只是个意外。"

问题：

"是否有人说了什么不该说或显得很尴尬的话？"

如果有，请问：

"是谁说了不该说或显得尴尬的话呢？"

"为什么他/她不该说那些话或为什么会显得尴尬？"

"你认为他/她为什么会说那些话？"

"Richard 知道 Ted 会有什么反应吗？"

"你认为 Ted 有何感受？"

控制问题：

"故事中，Richard 对 Ted 的车子做了什么？"

"Ted 对此有何反应？"

20. Louise 到屠宰店买一些肉。店里既拥挤又吵闹，她问了屠夫："你们还有散养鸡吗？"他点了点头并开始为她包装一只烤鸡。Louise 说："不好意思，我想我可能没有说清楚，我是问你们还有散养鸡吗？"屠夫回答："哦，对不起，我们都卖完了。"

问题：

"是否有人说了什么不该说或显得很尴尬的话？"

如果有，请问：

"是谁说了不该说或显得尴尬的话呢？"

"为什么他/她不该说那些话或为什么会显得尴尬？"

"你认为他/她为什么会说那些话？"

"当屠夫开始为 Louise 包装烤鸡时，他知道她要的是一只散养鸡吗？"

"你认为 Louise 有何感想？"

控制问题：

"故事中，Louise 去了哪里？"

"为什么屠夫开始包装一只烤鸡给她？"

（郭起浩）

第四节

心理理论故事图片任务

心理理论故事图片任务（theory of mind-picture story task，TOM－PST）由 Brüne M 于 2003 年编制，该任务包含 6 个故事，每个故事由 4 张图片组成，故事后附 2～6 个问题，要求被试者按照一定的逻辑顺序把四张图片组成一个故事，然后回答相应问题，测试被试者领悟故事中卡通人物心理状态的能力。涉及三种场景：卡通角色相互合作、一个角色欺骗另一个角色和两个角色合伙欺骗第三个角色。每个故事由 4 张图片组成，故事后附 2～6 个问题，要求被试者按照一定的逻辑顺序把四张图片组成一个故事，然后回答相应问题，测试被试者领悟故事中卡通人物心理状态的能力，涉及初级信念、次级信念、三级错误信念、现实感、理解互惠性、理解欺骗和对欺骗的侦测。

一、操作

练习题：

对被试者朗读："我这边有四张卡片，等一下我会把它们一张一张排成一列放在你面前，以便你能很清楚地看到每一张卡片"。将卡片按照编号 1、2、3、4 的顺序放好。

接着继续朗读："当我说开始时，请你将图片按照连环漫画的方式将它们排列组合，第一张图片放在这里，第二张放这里，依此类推（用手指出你要被试者摆放图片的位置）。你需要将这四张图片的正确顺序排出来，以便展现出一个符合逻辑的事件或故事。当你很满意地将图片正确的顺序排列出来时，或是你感觉已经尽力把你认为最合理的顺序排列出来时，我需要你告诉我一声'完成了'。因为我会记录你开始排列到排完所花费的时间，你不需要去担心花费时间的长短，因为排出正确的顺序远比排的迅速更为重要。"

"好，那就来试一试排第一个故事！"把图片放在被试者面前，并且说："开始！"

在被试者完成排序之后，检查这些图片并且确认其排列是否为正确的顺序。图片的背后有英文字母,如果排列顺序正确的话,这些字母可以拼出一个英文单词。例如第一道练习题,如果这些图片排列正确的话,应该能拼出 BEAR 这个英文单词。

若被试者排列正确的话,就对他说:"正确!",然后进行第二道题目。

若被试者排列不正确的话,就把图片排为正确的顺序(可以拼出 BEAR 这个单词),然后接着说:"以这个排列顺序可以说出较为合理的故事!"。

就第一道题目而言,用此泰迪熊(teddy bear)的图画次序告诉被试者这并不是这类图片的顺序,你可以发现这个故事的细节已呈现在每一张图片中。例如:"注意这个排列顺序,从头到尾看一遍,会发现你没办法告诉别人这个小男孩想要泰迪熊。等一下所有我呈现给你的每组图片顺序都会像这样,你需要做一些推论/敲来将图片排列成正确的顺序"。

"好!现在我们再来试试看第二道练习题!"(程序如同前面所述)

正确的排列顺序将可拼出 DUCK 这个英文单词。

练习题	正确顺序	题目内容
练 1:	BEAR	小孩子想要拿 teddy bear
练 2:	DUCK	小男孩喂鸭子

施测正式的题目:

向被试者朗读下列说明:"现在我们将继续进行其他的故事排列,我总共会给你 6 个故事,你会发现其中有些故事并没有比其他故事更明确易懂,如果你发现某一组图片让你感到困惑的话,那你所要做的就是尽可能把那一组图片排出一个你认为比较有可能的顺序。我会把 6 个故事分别以弄乱的顺序呈现,也就是说这些故事不会有一个容易的起头,然后会越来越难,你或许在其中一个故事中觉得有些困惑,而继续往下一个故事时又感觉很容易,你只要用平常做事的速度来进行每一个故事的排列就可以了。"

"有没有任何问题想问?如果没有的话,我们就开始第一个故事的排列。"

将图片按照其背面注记之 1、2、3 和 4 的顺序排列呈现给被试者看。并且说:"准备,开始!"(开始计时)

一旦被试者说:"做完了!"或"完成!",此时将卡片拿起,看看此排列顺序在相对应的图片背面所注记的英文字母拼词是否正确。

正式题目	正确顺序	题目内容
题 1:	HELP	苹果树
题 2:	SACK	纸袋中有虫
题 3:	HOLE	偷皮球
题 4:	JAIL	翻越围墙
题 5:	OPEN	盒中小丑
题 6:	TAKE	脚踏车事故

记录排列的顺序、完成的时间,以及圈选出每一题的得分。为方便计分,把正确顺序的图片分数圈起来,而错误顺序的图片就用斜线划去。

范例:

正确顺序	H	E	L	P
被试所排的顺序	H	L	E	P
得分(≤6)	2	1	1	2
完成时间(秒)	45	注记:		

如果图片的排列顺序不正确的话,施测者在针对该图片故事询问问题之前,请将图片排成正确的顺序。当询问心理理论的相关问题时,请注意计分纸上所注记每个问题所要询问的是哪一张图片,施测者请指着该图片来问问题。

每个问题都提供了有正确反应的范例在计分纸上,当作是该题计分的指引。一般的给分原则是:被试者的解释或说明内容需要接近正确答案。

二、评分

每一个故事包括两部分评分,一是图片排序分数,二是对应的问题得分。

排序得分原则:

- 第 1/4 图片正确=2 分/每张图

- 第 2/3 图片正确=1 分/每张图

问题得分：

1a)（请指着第二张图片问）　得分

“这位穿红衣服的人认为另一位穿蓝衣服的人想要做什么？”　0 | 1

（次级信念）

正确回答：从树上摘下苹果。

1b)（请指着第四张图片问）　得分

“这位穿红衣服的人期待另一位穿蓝衣服的人做些什么？”　0 | 1

（互惠）

正确回答：给他一部分苹果，或和他分享。

故事一总得分(≤8)

被试者共需要回答 23 个问题，若正确排出 6 个故事的顺序，并且全部问题回答正确，总分满分为 59 分，评分越高表明被试者领悟他人心理状态的能力越高。

三、应用

迄今为止，尚未对该测试进行心理测量学分析，因此 ToM－PST 没有临界值或参考标准。该任务经常用于评估精神分裂症患者的心理理论能力，通过对比不同组别的表现，可以进一步了解各类心理障碍对社交认知的影响，不仅可以在患者和正常人之间做出差异研究，还可以分析患者在初级信念、次级信念、三级错误信念等不同方面的得分差异，以此对心理理论的影响因素进行研究。

TOM－PST 还常用于评估儿童的心理理论能力，可用于监测儿童的心理发展进程，通过定期进行测试，可以观察儿童在社会认知能力上的发展变化。

四、心理理论的脑区激活

心理理论涉及神经网络的激活，所述神经网络包括内侧前额叶皮质(mPFC)、扣带回皮质的前部(ACC)、后扣带回皮质(PCC)/楔前叶区域(PC)，以及中颞叶(MT)、上级颞沟(STS)和颞顶叶交界处(TPJ)。在这个神经网络中，mPFC 和 ACC 参与区分自我与他人，进行错误监控和预测，以及将假设状态与现实“解耦”。

PCC 和 PC 似乎对能动性和自我意识的体验很重要。

颞区包含镜像神经元，它们在模仿和学习以及识别有意运动方面起着决定性作用。

TPJ 有助于推理另一个人的思想内容，人物真实和虚假信念的归属，识别合作与欺骗以及自我-他人歧视。

附件 9－4－1　心理理论图片故事任务(TOM－PST)的图片及问题

图片

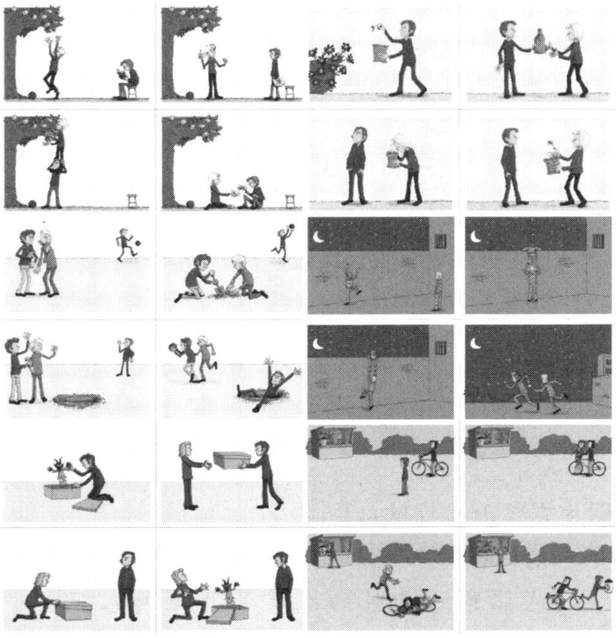

问题

图片故事 1(苹果树)

1a)（请指着第二张图片问）

“这位穿红衣服的人认为另一位穿蓝衣服的人想要做什么？”

（次级信念）

正确回答：从树上摘下苹果。

1b)（请指着第四张图片问）

“这位穿红衣服的人期待另一位穿蓝衣服的人做些什么？”

（互惠）

正确回答：给他一部分苹果，或和他分享。

图片故事 2(纸袋中有虫)

2a)（请指着第二张图片问）

"这位穿蓝衣服的人认为纸袋里面有什么?"
(错误信念)
正确回答:礼物、礼品、花朵(虫子是不正确的)。

2b)(请指着第二张图片问)
"纸袋里面有什么?"
(现实感)
正确回答:黄蜂、蜜蜂、昆虫,或是虫子。

2c)(请指着第二张图片问)
"这位穿蓝衣服的人认为另一位穿红衣服的人想要做什么?"
(次级错误信念)
正确回答:给他一份礼物或礼品。

2d)(请指着第二张图片问)
"这位穿红衣服的人期待另一位穿蓝衣服的人以为他(穿红衣服)想要做什么?"
(三级错误信念)
正确回答:给他一份礼物或礼品。

2e)(指整个故事问)
"你认为穿红衣服的人想要做什么?"
(欺骗)
正确回答:吓唬人、让人受惊吓,或无预警的让人吓一跳。

图片故事3(偷皮球)

3a)(请指着第三张图片问)
"这位穿红衣服的人认为其他两人想要做什么?"
(次级错误信念)
正确回答:想和他一起玩球。

3b)(请指着第三张图片问)
"其他两人想要这位穿红衣服的人去相信他们两人想要做什么?"
(欺骗)
正确回答:想和他一起玩球,或讲讲话。

3c)(指整个故事问)
"到底其他两人想要做什么?"
(欺骗)
正确回答:拿走他的球,或想让他跌进洞里。

3d)(指整个故事问)
"这位穿红衣服的人现在知道其他两人想要做什么?"
(欺骗侦测)
正确回答:骗走他的球,或拿走他的球。

3e)(指整个故事问)
"你认为穿红衣服的人想要做什么?"
(欺骗)
正确回答:吓唬人、让人受惊吓,或无预警的让人吓一跳。

图片故事4(翻越围墙)

4a)(请指着第一张图片问)
"这位光头的人认为另一个人想要做什么?"
(次级信念)
正确回答:翻越围墙,或从监狱脱逃。

4b)(请指着第三张图片问)
"这位光头的人期待另一个人做些什么?"
(互惠)
正确回答:把他拉上来,或帮他翻越围墙。

图片故事5(盒中小丑)

5a)(请指着第三张图片问)
"这位金头发的人认为盒子里面有什么?"
(错误信念)
正确回答:礼物或礼品。

5b)(请指着第三张图片问)
"盒子里面有什么?"
(现实感)
正确回答:会让人吓一跳的小丑在盒子里面,整人玩具。(怪兽也正确)

5c)(请指着第三张图片问)
"这位金头发的人认为另一个人想要做什么?"
(次级错误信念)
正确回答:给他一份礼物或礼品。

5d)(请指着第二张图片问)
"这位黑头发的人期待另一位金头发的人以为他(黑头发)想要做什么?"
(三级错误信念)
正确回答:给他一份礼物或礼品。

5e)(请指着第二张图片问)
"你认为黑头发的人想要做什么?"
(欺骗)
正确回答:吓唬人、让人受惊吓,或无预警的让人吓一跳。

图片故事6(脚踏车事故)

6a)(请指着第一张图片问)

"这位穿蓝衣服的人想要做什么?"

(意图)

正确回答:从店里拿走糖果罐、糖果,或玩具。

6b)(请指着第三张图片问)

"这位女店员认为发生了什么事?"

(错误信念)

正确回答:脚踏车发生事故、有人从脚踏车上跌下来或受伤。

6c)(请指着第二张图片问)

"这两位穿红衣服和穿蓝衣服的人想要做什么?"

(欺骗)

正确回答:让女店员分心并且偷走店里的糖果罐。

6d)(请指着第四张图片问)

"这位穿红衣服的人期待另一位穿蓝衣服做些什么?"

(互惠)

正确回答:帮他偷走糖果罐,或是和他分享糖果。

6e)(请指着第四张图片问)

"这位女店员现在知道这两位小男孩想要做什么?"

(欺骗侦测)

正确回答:从店里偷走东西,或是偷走糖果。

(胡盼盼)

第五节　爱丁堡社会认知测试(ESCoT)

社会认知学研究的是个体解释他人行为的高阶认知过程,这些能力使我们能够处理和了解社会信息,以便在日常互动中做出适当的反应。社会认知包括心智理论、情绪识别、共情、道德判断和对社会规范的理解。

目前没有一项测试能同时评估社会认知的不同方面,如认知和情感心智理论,以及对社会规范的理解。一些研究人员认为,应该采取多方面不同模式的措施来对个体的社会认知进行可靠评估,包括认知心智理论、情感心智理论等。这可能是文献中报道了相互矛盾结果的原因。此外,目前已有的关于社会认知方面的测试,如电影评估社会认知(MASC)、社会推理意识测试(TASIT)、尴尬时刻测试和移情准确性范式等,各有其局限性。例如,TASIT 摘录短时间交互进行测试,所以会缺乏重要的上下文信息;MASC 使用英语进行测试;尴尬时刻测试使用电视广告内夸张的互动进行测试;移情准确性范式使用隐藏拍摄的场景进行测试,限制了能被推断的精神状态的范围。

一、爱丁堡社会认知测试(ESCoT)的来源

爱丁堡社会认知测试(Edinburgh social cognitive test, ESCoT)是一种新的社会认知测试,可以解决这些问题。ESCoT 可在同一测试中明确测量认知和情感心智理论。ESCoT 还提供了非常必要的人际和个人社会规范理解方法。很少有测试可以在一次测试中测量一种以上的社会认知能力,但 ESCoT 提供了四种不同的、潜在的社会认知能力的评估。

ESCoT 是由社会场景测试(social scenario testing, SST)的测试发展而来。SST 是由亚伯拉罕斯教授和麦克弗森博士开发的一种静态的视觉任务,用来评估心智理论、情绪理解和社会规范。它由 10 个部分彩色的故事板组成。每个故事板包含 4 个单独的面板,描述了一个特定的社会互动。该测试包含 5 个描述的"日常"互动和 5 个描述的社会互动,且其中一个角色违反了社会规范。为了让参与者的注意力集中在社会情境上,参与互动的关键人物会用鲜艳颜色表示,而其余的人物/背景用黑白表示。

SST 作为一种社会认知测试的主要局限性包括:

(1) 年轻人发现这个测试太容易了,反应的可变性太过有限,进而在结果中展示出"天花板效应"。严重限制了 SST 研究和临床试验应用。此外,"天花板效应"使得和年龄相关的结果无法解释,因为即使年龄相关的影响可能存在,"天花板效应"也会导致许多错误的"没有影响"的结论。

(2) 自我参考问题(self-reference question)没有得到评估。自我参考问题体现了个体自身对社会规范的理解,但在社会认知领域,相关研究甚少。

(3) SST 使用了静态刺激,但静态测试在生态上并不很有效。有证据表明,动画测试提高了生态效度,而且在区分孤独症谱系障碍患者和正常成年人方面比其他类型的测试更有效。因此,如果将静态故事板转换为动画,以提高测试的生态效度,则 SST 可能会得到改进,并可能让 SST 这种社会认知测试被更广泛地应用。

ESCoT 正是对以上提及的 SST 局限性进行改良后创建的。

二、内容

ESCoT 测量了四种社会认知能力:认知心智理论、情感心智理论、对社会规范的人际理解和对社会规范的内在理解。ESCoT 包括 11 个动态的、卡通风格的社会互动(每一个约 30 s):1 个练习互动,5 个互动涉及违反社会规范,5 个描述了不涉及违反社会规范的日常互动。每个动画都有一个不同的上下文和与该上下文相关的具体问题。动画呈现在电脑屏幕的中央,在每个动画的最后,都有一个静态的故事板,描述了交互的总结版本(见补充材料中的 S1 图)。故事板在试验期间一直出现在屏幕上。

三、操作步骤

(1) 要求参与者总体上描述展示出的互动场景发生了什么,以确保参与者理解了每一个动画(这个问题的回答不会纳入评分中)。

(2) 参与者将被问到四个问题,分别对应认知心智理论、情感心智理论、人际间社会规范理解和个人社会规范理解四个社会认知方面。实验操作者将对被试者的回答进行评分。

(3) 为了使参与者能给出最理想的关于每一个互动的理解并捕捉到他们回答的质量,当回答缺乏互动中的重要信息时,鼓励参与者们补充细节。如鼓励他们"你能告诉我更多你的理解吗?"或者"你能更详细地解释你的回答吗?"之类的问题。注意,每一个参与者的每一个问题都只会被鼓励补充一次。

四、评分方法

每个回答都是根据回答的质量进行评分的,成功地从交互中提取和整合相关信息并以特定情境的方式表达该回答将获得最高分。值得注意的是,回答的时长与质量无关;参与者可以以最短的回答获得最高的分数。在对社会规范的个人理解子测试的得分中,考虑到互动的社会细微差别的回答会比强调参与者的个人特质的回答得分更高。每个问题最多得 3 分,所以每个社交互动场景得 12 分。该测试的总分最高为 120 分。ESCoT 需要 20～25 min 完成,动画可在媒体播放器上观看。

五、信效度

ESCoT 的评分者间信度可用类内相关性(ICCs)进行评估:邀请另一名独立评估者对每个年龄组的参与者进行评分。研究表明,对三个不同年龄组的各 5 名参与者进行评分,15 个评分的一致性(ICCs)为 0.90,表明评分者之间的信度较高。

ESCoT 的内部一致性可通过计算 Guttman 的 Lambda 4 信度系数来评估。Guttman 的 Lambda4 信度系数法是一个已被证明的,比克伦巴赫的 alpha 更好的衡量内部一致性的方法。研究表明,ESCoT 的 Lambda 4 可靠性系数为 0.70,说明该测试结果是可接受的。

六、临床意义

ESCoT 能够评估单一任务中社会认知的不同方面,并使用受试者内部的设计,允许对这些能力进行系统的比较。与已建立的社会认知测试相比,ESCoT 在诊断准确性方面是一种优越的社会能力测试。ESCoT 简洁、信息丰富,是经过实践检验的临床社会认知测试。这与目前的临床试验形成了鲜明对比,比如 TASIT 可能需要 60～75 min 才能使用,而 GeSoCS 可能需要 60 min 才能完成。像 ESCoT 这样简短而深刻的测试将为希望在时间敏感的环境中测量社会认知能力的临床医生和研究人员提供便利。结合在小样本中发现的大效应而言,ESCoT 是一个尤其适合在难以招募大量参与者的临床人群中进行的,值得选择的社会认知测试项目。

许多测试只评估一个单一的社会认知能力(例如,RME、RMF 和 SNQ),或者使用不同的测试和不同的刺激来测量认知和情感上的心智理论。ESCoT 则可以在单一刺激下,为研究人员和临床医生测量认知心智理论、情感心智理论、人际间和个人对社会规范的理解四种重要的社会认知能力。在日常的社会互动中,我们经常同时使用几种社会认知能力。因此,与现有的社会认知测试相比,ESCoT 有一个重要的好处,即它为研究人员和临床医生提供了几种社会能力的衡量标准,还可以更好地了解社会认知能力是如何在现实世界中使用的。

同时,ESCoT 结果并不会被智商、言语理解能力等影响,这也是 ESCoT 相较于其他测试方法的独特优势。ESCoT 可能能够更准确地独立于智商来评估社交能力。此外,对社会认知的测试,如错误信念和 JoP,对成年参与者来说往往过于简单,但 ESCoT 似乎没有在这方面表现出局限性。总的来说,健康的参与者在这项措施上的表现没有达到上限,不会产生"天花板效应"。同时,研究表明,自闭症谱系障碍成人和痴呆患者的样本人群没有表现出"地板效应"。综上所述,ESCoT 可用于健康人和临床患者的检测,且更客观、更准确地反映测试者的社会认知能力。

ESCoT 还解决了限制许多社会认知测试广泛使用的背景问题,如 TASIT、RME 和 RMF。这是因为人们处理社会信息需要背景提示,但许多测试缺乏背景介绍。然而,构成 ESCoT 的互动和故事都包含了自己的上下文,可以相对独立地使用,而不会丢失上下文语境或重要的社会信息。

最后,不同于许多现有测试所使用的评分系统,ESCoT 通过提供结构化的回答指导方针来解释参与者答案的可变性。例如,在情感心智理论问题上,参与者可以给出不同的情感状态,而不是试图给出一个特定的答案。这与使用强制选择答案且只有一个正确答案的 RME 形成了对比。在现实世界中,我们并没有遇到许多需要强制选择答案的社会互动,也没有遇到对一个人的思考或感觉只有一种解释的情况。所以,相较于 RME 等测试,ESCoT 显示出独特的优势。

总之,ESCoT 是一种有价值的社会认知测量方法,与现有的和标准的社会认知测试不同,参与者的测试表现与其语言理解和知觉推理能力无关。这对于准确评估年龄对社会认知能力的影响特别有价值。此外,这个测试的结果可用于制定个性化干预措施,以及劝教护理人员认识到患者在处理社会信息和与他人互动时可能遇到的困难。

测试内容范式:

情景1：帮助老年人(违反社会规范)

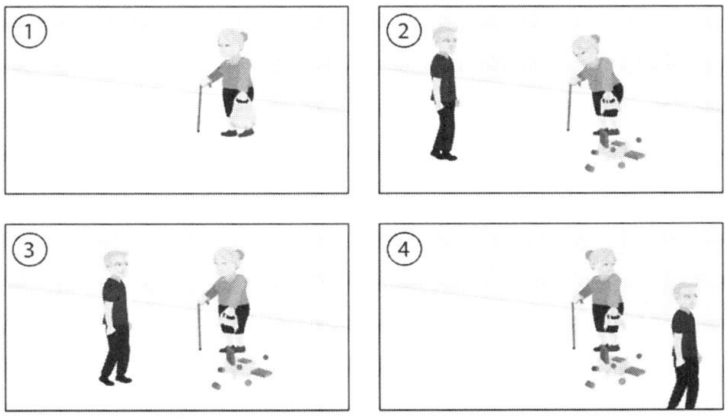

(彭国平)

第六节
爱荷华博弈任务(IGT)

爱荷华博弈任务(Iowa gambling task, IGT)由 Bechara 等模拟真实生活中的复杂决策情景设计出来,用于验证"脑损伤患者不能利用过去经验对将来的事件做出决策"的观点。该任务是测量情感决策功能的经典实验任务,其最大特点是模仿现实生活中的决策情景:既有奖励,也有惩罚,且奖惩具有不确定性。之后该试验范式被广泛用于与决策有关的研究。相关研究认为,IGT 不仅包括了决策的前提和结论,而且包括了奖励-损失及其数量和频率的多重变化;同时 IGT 也是一项涉及情绪、记忆与学习、认知评价、奖赏和运动程序编制与执行等多个系统协同活动的决策任务。

一、最初的爱荷华博弈任务版本(Bechara 等,1994)

在 1994 年 Bechara 等设计的爱荷华博弈任务

中,受试者需要在立即获得一个大奖励(100 美元)而长远看来不利的两副纸牌(A 和 B;每 10 张纸牌损失 250 美元)和立即获得一个小奖励(50 美元)但长远看来有利的两副纸牌(C 和 D;每 10 张纸牌赢得 250 美元)中进行选择(表 9-6-1)。不利牌的每一张比有利牌提供更高的赢钱数(100∶50),但输钱数不固定且不可预测;有利牌虽每次赢钱数较少,但损失是固定的,且总体来说远小于不利牌。所以连续选择有利牌最后会净赢,而持续选择不利牌则会导致净输。测试中每次给受试者呈现 4 张牌,每一张牌翻开后,都揭示不同的赢钱和输钱数目。检查者需记录受试者每次选择的纸牌类型。例如:第一次受试者在 B 中选择,检查者需在 B 的第一格记录"1";第二次受试者还是在 B 中选择,检查者需在 B 的第二格记录"2";第三次受试者在 A 中选择,检查者需在 A 的第一格记录"3",如此选满 100 次。若受试者选中了输钱的纸牌,检查者就告诉他:"这次你赢了 100 或 50 美元,但你同时输掉 X 美元。"

指导语:"你面前有 A、B、C、D 4 副纸牌,每次从任意一副纸牌中选 1 张,然后交给我,我会展示给你看。每一张牌翻开后你都会赢得一定数目的钱,但我现在不会告诉你将会赢得多少钱,测试中你会慢慢明白;有时你会输钱给我,我现在也不会告诉你何时输钱及输多少,测试中你也会慢慢明白。每次你可以从任意一副纸牌中选择 1 张,目的是尽可能多赢,尽量避免输钱。你需要一直选择下去,直到我说停为止。需要提醒你的是,纸牌的颜色与本测试无关,你无法从颜色判断赢钱或输钱,有几副牌好于另外几副。请把纸牌上的钱当作你自己的钱认真对待,现在我给你 2 000 美元,结束时我会收回,并计算你赢钱或输钱的数目。纸牌上的'0'与空牌相同。"

表 9-6-1 最初的爱荷华博弈任务版本的奖励-损失结构(Bechara 等,1994)

(续表)

IGT	A(+100)	B(+100)	C(+50)	D(+50)
1		0		0
2		0		
3	−150		−50	0
4		0		
5	−300		−50	
6		0		0
7	−200		−50	0
8				
9	−250	−1 250	−50	
10	−350		−50	−250
11		0		0
12	−350	0	−25	0
13			−75	
14	−250	−1 250		
15	−200		−25	0
16		0		
17	−300	0	−25	
18	−150		−75	
19				0
20			−50	−250
21		−1 250		
22	−300			0
23		0		
24	−350	0	−50	
25			−25	0
26	−200	0	−50	0
27	−250			0
28	−150	0		
29			−75	−250
30			−50	
31	−350	0		
32	−200	−1 250		0
33	−250			

（续表）

IGT	A(+100)	B(+100)	C(+50)	D(+50)
34		0	−25	0
35			−25	−250
36		0		0
37	−150		−75	
38	−300	0		
39			−50	0
40			−75	
净值（40 次中）	−1 000	−1 000	1 000	1 000
奖励-损失频率（每 10 次中）	10 次奖励，5 次损失	10 次奖励，1 次损失	10 次奖励，5 次损失	10 次奖励，1 次损失

二、最初的爱荷华博弈任务的变异版本（Bechara 等，2000）

2000 年，Bechara 等设计了爱荷华博弈任务的变异版本，与原始版本基本相同，仅奖惩顺序与原始版本相反（表 9－6－2）。变异版本包括 E、F、G、H 4 副纸牌，受试者需要在立即遭遇一次大损失（100 美元）而长远看来有利的两副纸牌（E 和 G；每 10 张纸牌赢得 250 美元）和立即遭遇一次小损失（50 美元）但长远看来不利的两副纸牌（F 和 H；每 10 张纸牌损失 250 美元）中进行选择。若受试者选到了赢钱的纸牌，检查者就告诉他："这次你输了 100 或 50 美元，但你同时赢得了 X 美元。"

指导语与 1994 年版本类似。

表 9－6－2　最初的爱荷华博弈任务变异版本的奖励-损失结构（Bechara 等，2000）

IGT	E(−100)	F(−50)	G(−100)	H(−50)
1	0			0
2			350	
3	1 250			0
4	0	25	250	
5		50		
6	0		300	0
7			200	0
8	0	75		250
9		25	150	
10		75		
11	1 250	50		0
12				0
13		25	350	
14	0			
15			250	0
16	0	25		
17	0	75	200	
18			150	
19				0
20	0	75	300	250
21	1 250			
22			300	
23	0			
24		25	350	
25	0	75		0
26		50	150	0
27	0		200	0
28	0		250	
29		75		0
30		25		250
31	0		150	
32			200	
33	1 250		350	0
34	0	50		250
35		50		
36	0			0

（续表）

(续表)

IGT	E(−100)	F(−50)	G(−100)	H(−50)
37	0	25	200	
38			350	0
39		75		0
40		50		
净值(40 次中)	1 000	−1 000	1 000	−1 000
奖励-损失频率(每 10 次中)	10 次损失,1 次奖励	10 次损失,5 次奖励	10 次损失,5 次奖励	10 次损失,1 次奖励

三、临床爱荷华博弈任务版本(Bechara, 2007)

临床版本与最初版本的基本原理相同,存在以下不同之处。第一,每次的奖励不同,A 和 B 两副纸牌每次奖励 80～170 美元,平均 100 美元,C 和 D 两副纸牌每次奖励 40～95 美元,平均 50 美元。第二,每 10 张纸牌奖励金额的平均数递增(A 和 B 递增 10 美元,C 和 D 递增 5 美元)。第三,A 和 C 两副纸牌,每 10 张纸牌中输钱牌的数量递增,而输钱数一致;B 和 D 两副纸牌,每 10 张牌中输钱牌的数量相同,而输钱数递增。如 A(C)前 10 张牌中有 5 张不利纸牌,每张输钱数 150～350(25～75)美元,第二个 10 张牌中有 6 张不利纸牌,每张输钱数也为 150～350(25～75)美元;而 B(D)前 10 张牌中有 1 张不利纸牌,输钱数 1 250(250)美元,第二个 10 张牌中也只有 1 张不利纸牌,而输钱数增加至 1 500(275)美元。第四,A 和 B 两副纸牌中每 10 张纸牌的输钱数递增 150 美元,而 C 和 D 两副纸牌中每 10 张纸牌的赢钱数递增 25 美元(表 9-6-3)。

指导语与之前的版本类似。

表 9-6-3 临床爱荷华博弈任务版本的奖励-损失结构(Bechara, 2007)

IGT	A	B	C	D
每次奖励	80～170	80～170	40～95	40～95
1				
2				
3	−150		−50	
4				
5	−300		−50	
6				
7	−200		−50	
8				
9	−250	−1 250	−50	
10	−350		−50	−250
11				
12	−350		−25	
13			−75	
14	−250	−1 500		
15	−200		−25	
16				
17	−300		−25	
18	−150		−75	
19	−250			
20			−50	−275
21	−250	−1 750		
22	−300		−25	
23				
24	−350		−50	
25			−25	
26	−200		−50	
27	−250			
28	−150		−25	
29	−250		−75	−300
30			−50	
31	−350		−25	
32	−200	−2 000		
33	−250		−25	
34	−250		−25	

（续表）

IGT	A	B	C	D
35	−150		−25	−325
36				
37	−150		−75	
38	−300		−25	
39	−350		−50	
40			−75	
41	−350		−25	
42	−200			
43	−250		−25	
44	−250		−25	
45	−150		−25	−350
46		−2 250	−25	
47	−150		−75	
48	−300		−25	
49	−350		−50	
50	−250		−75	
51	−350		−25	
52	−200		−25	
53	−250		−25	
54	−250		−25	
55	−150		−25	
56	−250		−25	
57	−150		−75	
58	−300	−2 500	−25	−375
59	−350		−50	
60	−250		−75	
净值（60 次中）	−3 750	−3 750	1 875	1 875
奖励-损失频率（每 10 次中）	10 次奖励，5～10 次损失	10 次奖励，1 次损失	10 次奖励，5～10 次损失	10 次奖励，1 次损失

Kerr 和 Zelazo 简化了 Bechara 等研究中的爱荷华博弈任务，从而设计了儿童博弈任务（children's gambling task，CGT）。此任务运用了两副纸牌，一副纸牌的正面是竖条花纹，另一副的正面是圆点花纹。将两副纸牌翻过来都能看见它们的反面有开心的脸和悲哀的脸。不同的是，正面是竖条纹的纸牌的反面总是有一张开心的脸，偶尔加上一张悲哀的脸；而正面是圆点花纹的纸牌的反面总是有 2 张开心的脸，但有时会出现好几张（如 4、5、6 张不等）悲哀的脸。开心的脸代表赢得糖果，其数量也代表赢得糖果的数量；悲哀的脸代表输掉糖果，其数量也同样代表输掉糖果的数量。每次试验只能选取一张纸牌。显然，选竖条花纹的纸牌虽然每次赢的糖果更少，只有 1 颗，但平均起来，输的糖果也更少；相反，选圆点花纹的纸牌虽然每次赢的糖果更多，有 2 颗，但平均损失却大得多，一旦输，就会输掉 4 颗、5 颗或 6 颗。因此，从长远来看，选竖条花纹的纸牌有利；反之，则不利。试验中，研究者告诉儿童"游戏"结束时要赢得尽量多的糖果（如 50 次选牌，这点儿童事先不知）。开始的 25 次选择可以看作是儿童对两种纸牌的尝试；后面的 25 次试验将被作为对情感决策的诊断。此试验的关键因变量为儿童在第 26～50 次试验中做出不利选择的比例。这种研究方法主要是对儿童情感决策的诊断，通过这种诊断可以判断儿童的"热"执行功能发展与年龄有关的规律。它还考察儿童控制受即时愿望支配的动作的能力和预测他们的动作将会产生后果的能力。它常用于学龄前儿童，但对学龄儿童也适用。他们测查了三四岁儿童在任务中的表现，结果发现 3 岁幼儿无法通过该任务。

Garon 和 Moore 仍使用 4 副牌，试验次数为 40 次，研究了 3 岁、4 岁和 6 岁儿童在任务中的表现，结果发现即使是 6 岁的儿童也只处于概率水平，但是他们随后用 CGT 范式研究 3.5 岁和 4.5 岁的儿童时得出了和 Kerr 等相似的结论。然而 Bunch 等在 CGT 的基础上继续简化任务的复杂性，将之前 Kerr 等研究中涉及的牌、收益、损失三者之间的三元关系修改为收益或损失（另一个保持恒定）与牌的二元关系，发现 3～5 岁的儿童均能通过该任务。

四、评分

常用的有 3 种记分方法：① 方法一：（C＋

D)－(A＋B)或(E＋G)－(F＋H),该记分方法可以分离受试者的冒险策略。该净值>0,表示受试者选择冒险;反之,净值<0,表示受试者选择保守。② 方法二:分为五个 Block,每个 Block 含 20 次选择,(C1＋D1)－(A1＋B1)……(C5＋D5)－(A5＋B5),然后做配对 T 检验,该记分方法可以分离随机与思考之间的决策成绩——归纳学习。③ 方法三:低分组和高分组,以总分 20 分为界,该记分可以区分不同的受试者或人群。

五、评价

爱荷华博弈任务的设计源自对腹内侧前额皮质受损(ventromedial prefrontal cortex, VM－PC)患者的观察和研究。在 Bechara 等的研究中,通过对不同受试者群体的研究结果显示,正常健康个体对纸牌的选择会随着试验的进行逐渐倾向于有利,相反,腹内侧前额皮质受损的个体倾向于做冒险的选择。他们的表现类似于成瘾者、精神变态者以及一些自毁者的行为:这些患者坚持那些从长远来看对他们的健康、人际关系以及经济稳定等方面带来不利后果的行为,可以将其称为“短见主义者(myopia for the future)”。之后该任务被广泛应用,2007 年 Bechara 等设计的版本可用于评价多种神经精神疾病所致的决策障碍,包括局灶性脑损伤、吸毒成瘾、病理性赌博、精神分裂症、强迫症、神经性厌食症、肥胖、慢性疼痛、多动症、攻击性疾病、情感障碍及 Huntington 舞蹈病等。有这些神经精神疾病的患者往往较多选择不利的两副纸牌,而正常人倾向于选择有利的两副纸牌。

爱荷华博弈任务既为人们模拟出一种更接近现实生活的决策情景,也为研究者探究某些患者群体的心理特点提供了可能。利用爱荷华博弈任务对患者群体的研究发现,它能很好地测查出患者个体在现实生活中的决策缺陷,而且任务中某些参数的变化并不影响成绩。比如,在爱荷华博弈任务中无论是用真币还是假币,无论对个体的反应时间做何要求,无论是用手工版本还是用计算机版本,个体的任务成绩都是非常稳定的。因此,它被研究者认为是测量个体模糊决策能力的经典实验室任务。

爱荷华博弈任务的信度和效度受多种因素影响。有研究者认为,受试者个体化差异和情感状态可影响效度,另有研究认为“B 纸牌优势(PDB)”现象(指一部分正常人更喜欢不利的 B 纸牌,赢钱频率高但期望值为负值)会对效度产生影响。因此,该研究的信度和效度有待在更广泛的正常人群中进行考察获取。

(王　萍　郭起浩)

第七节

骰子博弈测试(GDT)

骰子博弈测试(game of dice task, GDT)被认为是评价风险决策的可靠工具,其特点是具有明确的风险概率,且概率与赌注的搭配也恒定,该任务经常被用于测试各种患者群体中的决策缺陷。Brand M 等人为了评估风险行为,基于上述 Bechara 等(1994)的爱荷华州赌博任务和 Rogers 等(1999)的风险任务,构建了一个新的赌博任务,即骰子游戏任务。这项新的任务旨在评估风险明确情况下执行功能对决策的可能影响。

与爱荷华州赌博任务相比,骰子博弈关注的是收益和损失规则的明确性。赢钱或输钱的选择的不同概率可以很容易地推理出来,根据它们发生的概率,不同的收益和损失是显而易见的。因此,爱荷华州赌博任务评估的是在模糊条件下做出的决定,而骰子游戏任务评估的是在不确定或风险的条件下做出的决定。此外,与爱荷华州赌博任务相比,在骰子游戏任务中,参与者被告知他们有 18 次投掷来增加他们的启动资金,并且之前的投掷次数显示在屏幕上。与爱荷华州赌博任务一致,在骰子游戏任务中,一些选择可能会导致高的短期收益,但长期看来会亏损,因为它们的回报概率很低;另一方面,也有一些选择会带来较低的短期收益,但长期来可以保证收益,因为它们有更高的回报概率。

在骰子博弈任务中,参与者可以在每次试验中根据呈现的概率和相关的收益/损失做出反应,同时有处理长期策略的机会。因此,骰子游戏任务在认知水平上更加复杂,包括在整个过程中规划决策的可能性,并应用长期策略以最大化收益。

一、操作

参与者坐在电脑屏幕前观看电脑掷骰子(图 9-7-1)。在每一次投掷之前,他们必须猜测哪个数字会出现。他们可以猜一个数字或两个、三个、四个数字的组合。如果组合中的一个数字与骰子一起掷出,受试者将获得相关金额的金钱。相反,当没有选择的数字被抛出时,受试者将失去相同数量的钱。众所周知,一个数字的中奖概率是 1/6,其赌注是 1 000 美元;两个数字是 2/6,与 500 美元相关联;三个数字是 3/6,与 200 美元相关联;四个数字是 4/6,与 100 美元相关联。每个受试者进行 18 次试验,计算机以伪随机的方式掷骰子。受试者开始测试的资本为 1 000 美元。受试者被要求赢得尽可能多的钱。每一个选择的赢或输将从起始资本中增加或减少,并以不同的声音和颜色表示。选一个或两个号码的中奖概率≤50%,选三个或四个号码的中奖概率≥50%。因此,我们将前两种选择归类为风险或不利,后两种选

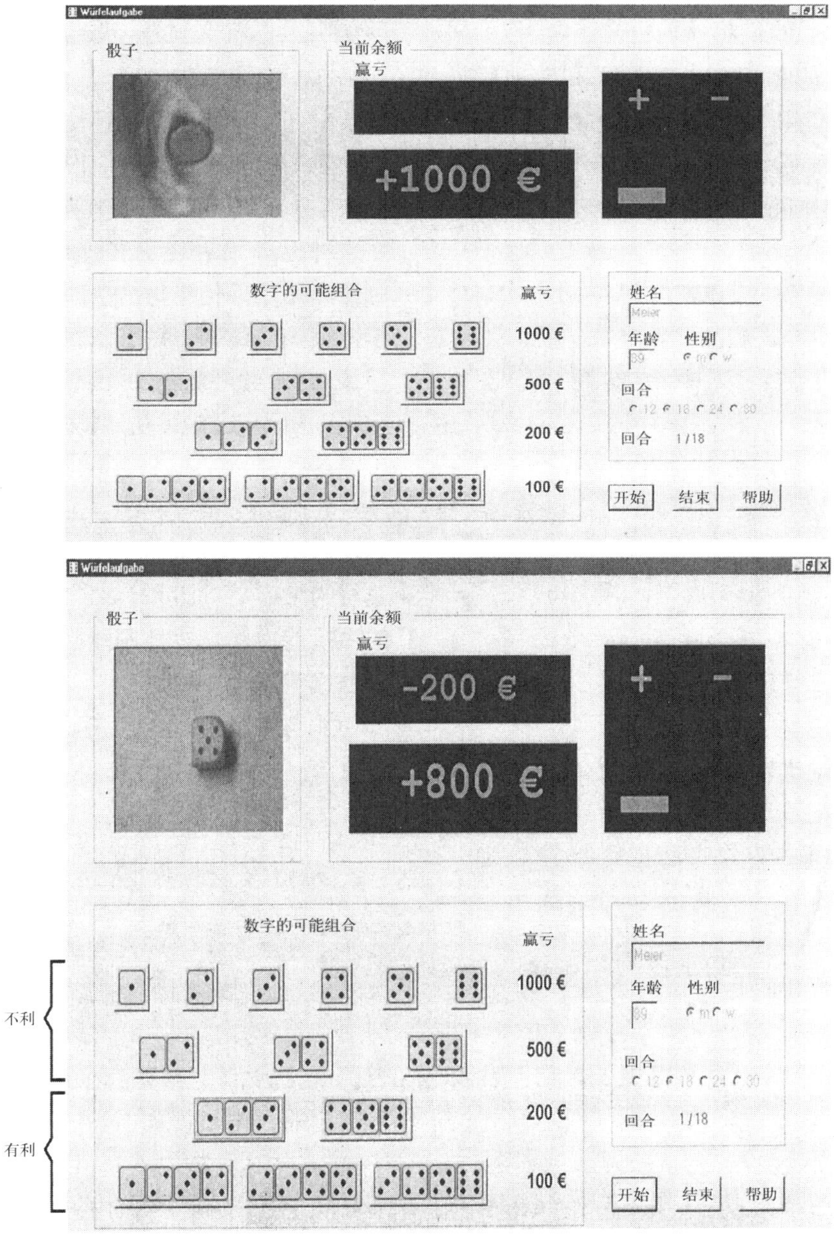

Matthias et al. (2005)

图 9-7-1　骰子博弈测试

择归类为安全或有利。在整个测试过程中选择不利的选项会导致负面结果;相反,选择有利的选项会导致测试过程中的积极结果。

我们计算数据如下:① 最终资本;② 选择不利和有利选项的频率(我们还记了四个可能选项中每一个被选择的次数);③ 负反馈的利用:如果受试者选择了一个不利的选项(一个数字或两个数字的组合)并接受了损失,然后在下一次试验中立即选择了一个有利的选项,我们将这种行为确定为"使用负反馈"。相反,如果受试者在接受不利选项的损失后立即选择了不利选项,我们将这种行为确定为"不使用负反馈"。负反馈的利用率是选择不利选项后损失金钱的频率除以使用负反馈的频率。请注意,如果受试者从未选择任何不利选项或在选择不利选项后从未接受损失,则排除这些数据。

二、指导语

你好!感谢您参与我们的实验研究。

(1) 在你前面的计算机屏幕上,有第 1、第 2、第 3 和第 4 共 4 个骰子。

(2) 请你根据自己的意愿选择 1 个、2 个、3 个或 4 个骰子。

(3) 输入每个自己认为会显示出的点数;点击"掷骰子"按钮,计算机会向你显示,你赢的钱数。我不知道你能赢多少,你要在选择骰子数量过程中自己总结方法。每次选骰子后,如果你赢了,屏幕上面的绿色条就会变长。

(4) 我不知道你什么时候会输,也不知道你会输多少,你要在选骰子过程中自己总结方法。每次如果你输了,屏幕上面的绿色条就会变短。

(5) 你要按照你自己的意愿和想法选择骰子数量。

(6) 这个游戏的目的是让你想办法尽量多赢,如果你自己发现赢不了,那你也要尽量避免输更多。

(7) 我不知道整个游戏要持续多长时间。你要玩到计算机停止为止。

(8) 游戏开始的时候,我先借给你 1 000 美元,这个数额显示在绿色条里,绿色条下面的红色条表示你向我借的,游戏结束后你要还给我,看你最后能赢多少,或会输多少。

(9) 你要把这个游戏想象成是真的比赛,游戏开始后,计算机不能准确地计算出你会输多少,但是游戏是公正的,计算机不能随便让你输,你能赢多少或输多少,完全决定于你怎样掷骰子。

(10) 如掷 18 次仍然没有出现一致的点数,则本次输。

(11) 请你把这个游戏看成是真的。

三、应用

骰子博弈测试(game of dice task, GDT)是一种常用于心理学和神经科学研究中的决策任务,尤其是在研究自我控制和风险决策的领域。在临床心理学中,GDT 可以用来评估个体在面临冲动和延迟奖励时的自我控制能力,比如,某些心理疾病如注意力缺陷多动障碍(ADHD)和成瘾行为的患者可能会在这种任务中表现出较差的自我控制能力。GDT 也可以用于评估个体的决策风格,包括风险倾向、对于反馈的应用等,通过骰子的随机性和对奖励的控制,研究人员可以了解个体在面对不同风险情况下的决策行为,这对评估赌博成瘾、冲动控制障碍等有一定帮助。

在临床干预过程中,GDT 还可以作为干预效果的评估工具,例如,在治疗某些心理疾病如 ADHD 或行为障碍后,通过对 GDT 的测试,可以判断患者的决策能力和自我控制能力是否有所改善。通过结合脑成像技术(如 fMRI),GDT 还可以帮助研究脑部功能与决策过程的关系,特别是在涉及冲动控制和风险评估的任务中。

四、脑区激活

风险决策行为涉及刺激编码、策略形成、比较及选择。神经影像学研究发现这一过程主要与脑内的背外侧前额叶-纹状体环路相关。眶额叶编码外界刺激信息,与内侧前额叶共同参与策略形成与转换;杏仁核、腹侧纹状体则对形成的策略进行比较,预期不确定性收益与损失,且个体在这一过程中激活了伏核与前脑岛;杏仁核、后扣带回、左侧眶额叶、内侧眶额叶、腹外侧前额叶、内侧前额叶共同组成行为选择系统,产生决策行为。既往影像学研究显示,GAD 患者右侧杏仁核与颞上回、岛叶、壳核、小脑前叶及右后叶的功能连接显著增强，且右侧杏仁核与小脑之间的功能连接与焦虑水平呈负相关。由此可见，GAD个体异常的脑功能区与风险决策神经环路存在重叠部分，GAD患者可能因为脑功能区连接异常影响了风险决策神经环路，导致在GDT实验中表现出的决策能力与健康对照组有差异。从认知角度出发，认知灵活性、注意、执行功能等认知功能可能会对风险决策行为产生影响。

（胡盼盼）

第八节 道德判断测验

道德判断(moral judgment)是个体基于道德准则或价值对特定个体或群体的行为赋予道德评价的过程，是人类习以为常的活动。道德判断既可发生于日常生活的道德违规情境中(如，建筑物上涂鸦)，也可发生于具有趋避冲突特性的道德困境中(如，偷药救人)。相对于道德违规判断，道德困境更容易引起判断者的内在心理冲突，因而被道德哲学和道德心理学所关注。

其中，最典型的分歧发生于对电车困境(trolley dilemma)和天桥困境(footbridge dilemma)这两个经典道德困境的解释和预测。电车困境描述的是："一辆疾驰的电车失控了，如果任其继续行驶，前方轨道上正在作业的5名工人将被撞死。电车轨道边上的旁观者可以扳动道岔将电车转至另一轨道行驶，从而挽救5名工人的生命，但该行为将导致正在该轨道上作业的1名工人被撞死。那么，此旁观者是否应该扳动道岔呢？"与此类似，天桥困境描述的是："一辆疾驰的电车失控了，如果任其继续行驶，前方轨道上正在作业的5名工人将被撞死。电车轨道上方天桥上的旁观者可以将他身旁的一位胖子推落天桥，恰好可阻拦电车的行进，从而挽救5名工人的生命，但该行为将导致胖子遇难。那么，此旁观者是否应该推落身边的胖子呢？"上述两个道德情境面临同一道德哲学问题的困扰，即是否应该损害(牺牲)少数人的利益(生命)来维护(拯救)多数人的利益(生命)。

Greene等人将道德两难困境引入心理学研究，随后这一范式被广泛使用，特别是在认知神经科学领域。

一、道德两难困境的两种取向

道德两难困境判断存在功利(utilitarianism)和道义(deontology)两种取向，功利取向的标准是收益最大化；道义取向的标准是符合道德准则。根据Greene等人提出的道德判断双加工模型(dual-process model)，情绪直觉和认知推理都会影响道德判断。在道德两难困境判断中，如果情绪直觉占主导，个体更倾向做出道义判断；如果认知推理占主导，则更倾向做出功利判断。在道德两难困境中，个体做出功利或道义判断都没有对错之分，只是在特定情境下的道德选择，并考察情绪直觉和认知推理的作用。因此，不能因为在两难困境中的功利判断就认为个体是功利主义者，对其做出消极评价；也不能因为做出了道义选择，就认定其是人道主义者。

二、道德两难困境的类型

Greene等人将道德两难困境分成自我道德两难困境(personal moral dilemma, PM)和非自我道德两难困境(impersonal moral dilemma, IM)。非自我道德两难困境以电车难题为代表，表示伤害行为不是亲手造成的(搬动轨道)；自我道德两难困境以天桥难题为代表，表示伤害行为是自己亲手造成的(把人推下天桥)。自我道德两难困境诱发出强烈的情绪体验，个体在情绪直觉主导下，倾向于做出道义判断；而非自我道德两难困境诱发出的情绪体验较弱，个体在理性认知的主导下，倾向于做出功利判断。研究者又将自我道德两难困境分为高冲突两难困境(high-conflict dilemma)和低冲突两难困境(low-conflict dilemma)。当面对高冲突道德两难困境时，个体判断的速度更快；当面对低冲突道德两难困境时，个体判断的速度较慢。

附件9-8-1 道德两难困境

(一) 非个人的道德困境

1. 标准电车(Foot, 1978; Thomson, 1986)

你驾驶着一辆失控的电车，正快速驶向轨道的岔路口。在向左边延伸的铁轨上,有 5 个铁路工人。向右延伸的铁轨上只有一个铁路工人。如果你什么都不做,电车就会向左转,造成 5 名工人死亡。避免这些工人死亡的唯一方法是按下仪表盘上的开关,使电车向右行驶,导致 1 个工人死亡。为了避免 5 个工人的死亡,你会按下开关吗?

2. 标准烟雾(Thomson, 1986) 你是医院里深夜的守夜人。由于隔壁大楼发生事故,医院的通风系统冒出了致命的烟雾。医院的某个房间里住着三个患者。在另一个房间里有一个患者。如果你什么都不做,烟雾就会上升到容纳三个患者的房间里,导致他们死亡。避免这些患者死亡的唯一方法是按下某个开关,这将使烟雾绕过包含三个患者的房间。这样做的结果是烟雾会进入包含单个患者的房间,导致他的死亡。为了避免三个患者的死亡,你会按下开关吗?

3. 捐赠(Unger, 1996) 有一天你在家,邮件来了。你收到一封来自一个声誉良好的国际援助组织的信。信中要求你向他们的组织捐款 200 美元。信中解释说,200 美元的捐款将使该组织能够为世界其他地区的一些穷人提供所需的医疗服务。你会向这个组织捐款吗?

4. 疫苗政策(Baron, 1988) 你在政府机构——卫生局工作。你正在决定你的机构是否应该鼓励使用某种最近开发的疫苗。绝大多数接种疫苗的人会对某种致命疾病产生免疫力,但极少数接种疫苗的人实际上会患上疫苗旨在预防的疾病。所有现有的证据都非常有力地表明,由于缺乏疫苗接种而患病的概率远远高于接种疫苗而患病的概率。你是否会指示您的机构鼓励使用这种疫苗,以促进国民健康?

5. 环境政策 A1 你是政府立法机构的成员。立法机关正在两项有关环境危害的不同政策之间作出决定。策略 A 有 90%的概率不会造成任何人死亡,有 10%的概率造成 1 000 人死亡。政策 B 有 92%的概率不造成死亡,有 8%的概率造成 1 万人死亡。你投票赞成策略 A 而不赞成政策 B 合适吗?

6. 环境政策 A2 你是政府立法机构的成员。立法机关正在两项有关环境危害的不同政策之间作出决定。策略 A 有 90%的概率不会造成任何人死亡,有 10%的概率造成 1 000 人死亡。政策 B 有 88%的概率不造成死亡,12%的概率造成 10 人死亡。你赞成政策 B 而不赞成策略 A 合适吗?

7. 雕塑(Unger, 1996) 你正在参观一位富有的艺术收藏家的雕塑花园。花园俯瞰着一个山谷,山谷中有一组火车轨道。一个铁路工人正在铁轨上工作,一辆空的脱轨电车正沿着铁轨朝工人驶来。要救这个工人的命,唯一的办法就是推一个艺术品收藏家的珍贵的雕塑落入山谷,这样它就会滚到轨道上,挡住电车的通道,但这样做会破坏雕塑。为了救这个工人的命,你会毁掉雕塑吗?

8. 快艇(Unger, 1996) 在一个偏僻的小岛上度假时,你正在海边的码头上钓鱼。你看到一群游客登上一艘小船,驶向附近的一个岛屿。他们出发后不久,你从收音机里听到有一场暴风雨正在酝酿,这场暴风雨肯定会拦截他们。你唯一能保证他们安全的办法就是借附近的快艇来警告他们。这艘快艇属于一个真正的大亨,他不会友好地接受你借用他的财产。为了提醒游客注意暴风雨,你会借用快艇吗?

9. 守卫快艇(Unger, 1996) 在一个偏僻的小岛上度假时,你正在海边的码头上钓鱼。你看到一群游客登上一艘小船,驶向附近的一个岛屿。他们出发后不久,你从收音机里听到有一场暴风雨正在酝酿,这场暴风雨肯定会拦截他们。你唯一能保证他们安全的办法就是借附近的快艇来警告他们。这艘快艇属于一个大亨,他雇了一个极其忠诚的警卫,以确保没有人未经许可使用他的船。要想登上快艇,你必须向警卫撒谎。为了借快艇,提醒游客注意风暴,你对警卫撒谎合适吗?

10. five-for-seven(Foot, 1978;汤姆森, 1986) 你驾驶着一辆失控的电车,正快速驶向轨道的岔路口。在向左边延伸的铁轨上,有 5 个铁路工人。在向右延伸的铁轨上是 7 名铁路工人。如果你什么都不做,电车就会向左转,导致 5 名工人死亡。拯救这些工人的唯一方法是按下仪表盘上的开关,使电车向右行驶,导致另一边的 7 名工人死亡。为了避免 5 个工人的死亡,你按下开关合适吗?

11. three-for-seven 烟雾(Thomson, 1986) 你是医院里深夜的守夜人。由于隔壁大楼发生事故，医院的通风系统冒出了致命的烟雾。医院的某个房间里住着3个患者。在另一个房间里有7个患者。如果你什么都不做，烟雾就会上升到容纳3个患者的房间里，导致他们死亡。拯救这些患者的唯一方法是按下某个开关，这将使烟雾绕过包含3个人的房间。这样做的结果是烟雾会进入容纳7名患者的房间，导致他们死亡。为了避免3个患者的死亡，你按下开关合适吗？

12. 简历　你有一个朋友最近一直在找工作，但不怎么成功。他想，如果他有一份更令人印象深刻的简历，他就更有可能被聘用。他决定在简历上添加一些虚假信息，让它更令人印象深刻。通过这样做，他最终成功地被雇用了，击败了几个实际上比他更有资格的候选人。你的朋友为了找工作而在简历上写虚假信息合适吗？

13. 税收　你是一家小公司的老板，努力维持收支平衡。你突然想到，你可以通过假装你的一些个人开支是商业开支来降低你的税收。例如，你可以假装你卧室里的音响在办公室的休息室里使用，或者你和妻子出去吃饭是和客户吃饭。为了降低你的税收，你把某些个人开支假装成商业开支合适吗？

14. 环境政策B1　你是政府立法机关的成员。立法机关正在两项有关环境危害的不同政策之间作出决定。政策A有90%的概率完全不造成死亡，有10%的概率造成1 000人死亡。B政策有92%的概率不造成死亡，有8%的概率造成1万人死亡。你赞成政策B而不赞成政策A合适吗？

15. 环境政策B2　你是政府立法机构的成员。立法机关正在两项有关环境危害的不同政策之间作出决定。政策A有90%的概率不会造成任何人死亡，有10%的概率造成1 000人死亡。政策B有88%的概率不造成死亡，12%的概率造成10人死亡。你投票赞成政策A而不赞成政策B合适吗？

16. 炒股顾问　你是一名管理顾问，正在为一家大公司客户处理一个案例。你能接触到对投资者非常有用的机密信息。你有一个炒股的朋友。你欠这个朋友一大笔钱。通过向她提供某些机密信息，你可以帮助她赚很多钱，远远超过你欠她的钱。如果你这样做了，她会坚持取消你的债务。以这种方式发布信息是联邦法律严格禁止的。你把这个信息发布给你的朋友，让她取消你的债务，这样合适吗？

17. 非法午餐　你是一名律师，正在处理一个大案。主持审判的法官恰好是你在法学院认识的人。当时你们俩相当友好，但现在，几十年过去了，你的老朋友似乎几乎不记得你了。你很确定，如果你在午餐时和他说话，你可以唤起他的记忆，他会开始把你当作老朋友，这对你在这个案子中的工作非常有帮助。审理同一案件的法官和律师在社交场合见面是违法的。为了帮你打赢官司，你和这位法官在社交场合见面合适吗？

18. 遗失钱包　你走在街上，突然发现地上有一个钱包。你打开钱包，发现里面有几百美元现金和车主的驾驶执照。从钱包里的信用卡和其他物品可以很清楚地看出钱包的主人很有钱。另一方面，你最近遭遇了困难，真的需要一些额外的钱。你考虑把钱包还给失主，把现金留给自己。为了给自己留更多的钱，你把钱包里的钱留着合适吗？

（二）个人道德困境

1. 移植（Thomson，1986）　你是医生。你有5个患者，他们每个人都因为某种器官衰竭而即将死去。你还有一个健康的患者。你唯一能挽救前5个患者生命的方法就是（违背他的意愿）将这个年轻人的5个器官移植到其他5个患者的体内。如果你这样做，这个年轻人会死，但其他5个患者会活下来。为了救5个患者，你做这个移植手术合适吗？

2. footbridge（Thomson，1986）　一辆失控的电车正沿着轨道朝5个工人驶去，如果电车继续沿着目前的路线行驶，工人们将会丧生。你站在铁轨上的人行天桥上，就在驶近的电车和5个工人之间。在你旁边的人行桥上有一个陌生人，他碰巧很高大。唯一能救5个工人性命的办法就是把这个陌生人推下桥，推到下面的轨道上，这样他巨大的身体就会让电车停下来。如果你这样做，陌生人会死，但5个工人会得救。为了救5个工人，你把陌生人推到铁轨上合适吗？

3. country road（Unger，1998）　你正在乡间小路上开车，突然听到路边灌木丛中传来求救声。你把车停在路边，遇到一个男人，他的腿上沾满了血。这个人解释说他在徒步旅行时发生了意外，并要求你带他去附近的医院。你最初的倾向是帮助这个人,如果他不尽快去医院,他可能会失去一条腿。然而,如果你让这个人搭便车,他的血会毁了你车的皮革内饰。为了保护你的皮内饰,你把这个男人留在路边合适吗?

4. 建筑师 你是一个年轻的建筑师,和你的老板一起参观一个建筑工地。你的老板是一个卑鄙的人,他让周围的人都很痛苦,包括你。你突然想到,如果你把他推下你正在检查的大楼,他会摔死,每个人都会认为这是一次意外。为了让你的老板离开你的生活,你把他推下大楼合适吗?

5. 艰难时期 你是一个贫困家庭的户主。你的庄稼已经连续两年歉收,看来你没有办法养活你的家人。你的两个儿子,一个 8 岁,一个 10 岁,还太小,不能去城里找工作。你认识一个你村里的人,他住在城里,拍了一些露骨的色情电影,主角是像你女儿这样的小孩子。他告诉你,你女儿在他的工作室工作一年,就能赚到足够养活你的家人好几个生长期的钱。为了养家糊口,你让女儿从事儿童色情行业合适吗?

6. 为美元窒息 你在医院休息室等着看望一位生病的朋友。坐在你旁边的一个年轻人向你解释说他的父亲病得很重,医生认为他最多只能活一个星期。他进一步解释说,他父亲有一笔数额可观的人寿保险,午夜到期。如果他的父亲在午夜前去世,这个年轻人将得到一大笔钱。他说这笔钱对他来说意义重大,他父亲再多活几天也不会有什么好处。他给你 50 万美元,让你到他父亲的房间去,用枕头闷死他父亲。你为了自己和这个年轻人的钱,去杀了这个人的父亲,这样合适吗?

7. 哭泣的宝宝 敌方士兵占领了你的村庄。他们奉命杀死所有剩下的平民。你和一些市民躲在一所大房子的地下室里。你听到外面士兵的声音,他们来搜查房子里的贵重物品。你的宝宝开始大声哭泣。你捂住他的嘴挡住声音。如果你把手从他嘴里拿开,他的哭声就会引起士兵的注意,他们会杀了你、你的孩子和其他躲在地窖里的人。为了救你自己和其他人,你必须让你的孩子窒息而死。你为了救你自己和其他镇民而让你的孩子窒息是合适的吗?

8. 飞机失事 你的飞机在喜马拉雅山坠毁了。唯一的幸存者是你、一个男人和一个小男孩。你们三个人走了好几天,与极端的寒冷和大风作斗争。你们唯一的生存机会是找到山另一边的一个小村庄,几天后到达。这个男孩的腿断了,不能很快移动。他在旅途中幸存的机会基本上为零。没有食物,你和另一个人可能也会死。另一个人建议你用这个男孩做祭品,在接下来的几天里吃他的遗体。杀死这个男孩,这样你和另一个人就能在安全的旅途中幸存下来,这样合适吗?

9. 被雇佣的强奸犯 几年来,你对自己的婚姻一直不满意。你明显感觉到你的妻子不再欣赏你了。你记得多年前她被强奸后,你照顾她,她是多么感激你。你想出了下面的计划来重获妻子的爱。你将雇佣一个人在你不在的时候闯入你的房子。这个人会把你的妻子绑起来强奸她。而你,在听到这个可怕的消息后,会迅速回到她身边,照顾她,安慰她,她会再次感激你。你雇人强奸你的妻子,让她在你安慰她的同时感激你,这样合适吗?

10. 孙子 一个小男孩周末去看望他的祖母。通常他一到,奶奶就会给他几美元的礼物,但这次她没有。他问她为什么不给,她说他不像以前那样经常给她写信了。男孩被激怒了,决定捉弄她一下。趁奶奶忙着做饭的时候,他从药柜里拿出一把药,放进了奶奶的茶壶里。那天晚上,奶奶泡了茶,溶解的药片让她感到恶心。第二天早上,她就死了。这个男孩为了捉弄奶奶,把药片放进她的茶壶里,这样合适吗?

11. 杀婴 你是一个怀孕的 15 岁女孩。你穿着宽松的衣服,故意增肥,成功地保守了怀孕的秘密。有一天,在学校,你的羊水破了。你跑到女更衣室,躲了好几个小时去接生。你确信你还没有准备好照顾这个孩子。你暗自想,只要把你在更衣室里弄得一团糟的东西收拾干净,用毛巾把婴儿包起来,把婴儿扔进学校后面的垃圾箱里,就像什么都没发生过一样,这将是一种解脱。为了继续自己的生活,把宝宝扔进垃圾桶,这样合适吗?

12. 救生艇 当你在一艘游轮上时,船上发生了火灾,这艘船不得不被遗弃。救生艇上载的人比设计的要多得多。你乘坐的救生艇在水中的位置很低,很危险——再低几英寸就会沉没。海面开始变得波涛汹涌,船开始装满了水。如果不采取任何措施,在救援船到达之前,它就会沉没,船上的每个人都会死去。然而,有一个受伤的人无论如何都不会活下来。如果你把那个人扔下船,船就会浮在水面上,剩下的乘客就会得救。为了挽救剩余乘客的生命,你把这个人扔到海里合适吗?

13. 防止扩散　你是服务员。你无意中听到你的一个顾客说他即将进监狱,在他最后的48小时自由中,他计划让尽可能多的人感染HIV。你很了解他,知道他说的是真话,知道他可以接触到许多潜在的受害者。你碰巧知道他对罂粟籽有很强的过敏。只要他吃了一粒,就会抽搐,必须住院。至少持续48小时。为了防止他传播HIV,你让这个人严重过敏,这样合适吗?

14. 生态学家　你是一群生活在偏远丛林的生态学家中的一员。包括8名儿童在内的整个群体被一群准军事恐怖分子劫持为人质。其中一名恐怖分子看上了你。他告诉你,他的头目打算在第二天早上杀死你和其他人质。他愿意帮助你和孩子们逃跑,但出于善意,他想让你杀死一个他不喜欢的人质同伴。如果你拒绝他的提议,包括孩子和你自己在内的所有人质都会死。如果你接受他的提议,其他人会在早上死去,但你和八个孩子会逃脱。为了逃离恐怖分子,拯救8个孩子的生命,你杀死一个人质同伴合适吗?

15. 炸弹　你正在与一个强大而坚定的恐怖分子谈判,他即将在一个拥挤的地区引爆一枚炸弹。你的一个优势是你有他十几岁的儿子在你的监护下。你能做的只有一件事,就是阻止他引爆他的炸弹,那枚炸弹一旦引爆,将会杀死成千上万的人。要阻止他,你必须通过他建立的卫星连线联系他,在镜头前打断他儿子的一条胳膊,然后威胁如果他不自首,就打断另一条胳膊。为了防止恐怖分子用炸弹炸死成千上万的人,你打断恐怖分子儿子的手臂合适吗?

16. 潜艇　你是一艘军用潜艇的船长,在一座巨大的冰山下面航行。船上的一次爆炸使你失去了大部分的氧气供应,并使你的一名船员受伤,他正在迅速失血。无论发生什么,受伤的机组人员都会死于他的伤口。剩余的氧气不足以让全体船员到达地面。要拯救其他船员,唯一的办法就是射杀受伤的船员,这样剩下的氧气才刚好足够其他船员生存。你为了挽救剩余船员的生命而杀死受致命伤的船员,这样合适吗?

17. 阿拉伯的劳伦斯　你是一支由两个部落的战士组成的小军队的首领,山地部落和河流部落。你不属于任何一个部落。夜里,一个山地部落的人与一个河边部落的人发生了争执,把他谋杀了。除非凶手被处死,否则河流部落将攻击山地部落,但山地部落拒绝杀死自己的战士。要避免两部落之间的战争,导致数百人丧生,唯一的办法就是用剑砍下凶手的头,公开处决他。为了防止两部落之间爆发一场数百人丧生的战争,你砍下这个人的头合适吗?

18. 苏菲的选择　这是战争时期,你和你的两个孩子,一个8岁,一个5岁,生活在被敌人占领的领土上。在敌人的总部有一位医生,他在人类身上进行痛苦的实验,这些实验不可避免地会导致死亡。他打算在你的一个孩子身上做实验,但他会允许你选择你的哪个孩子作为实验对象。你有24小时的时间把你的一个孩子带到他的实验室来。如果你拒绝把你的一个孩子带到他的实验室,他会把他们两个都找来,在他们两个身上做实验。为了避免两个孩子都死,你把其中一个孩子带到实验室来合适吗?

19. 牺牲　你、你的丈夫和你的四个孩子正在穿越山脉,踏上返回家园的旅程。你们无意中在一个当地部族的神圣墓地上搭起了帐篷。氏族首领说,按照当地的法律,你和你的家人必须被处死。但是,如果你自己杀了长子,他会让你、你的丈夫和另外三个孩子活下去。你为了救你的丈夫和其他三个孩子,杀了你的大儿子合适吗?

20. 维生素(Unger, 1998)　你是一支被困在荒野中的登山探险队的队长。你的探险队包括一个六口之家,他们有遗传性维生素缺乏症。少数人的肾脏含有大量的这种维生素。你的队伍里就有一个这样的人。要挽救这个家庭六口人的生命,唯一的办法就是摘除这个人的一个肾脏,以便从中提取必需的维生素。如果你这么做,这个人不会死,但他的健康会受到损害。这个人反对这个计划,但你有权力按照你认为合适的方式去做。为了挽救6个维生素缺乏症患者的生命,你强行摘除这个人的肾脏合适吗?

21. 疫苗测试　一种病毒流行病已经在全球蔓延,造成数百万人死亡。你在家里的实验室里研制出了两种物质。你知道其中一种是疫苗,但你不知道是哪种。你也知道另一种是致命的。一旦你弄清楚哪种物质是疫苗,你就可以用它来拯救数百万人的生命。你身边有两个人在你的照顾下,唯一确定疫苗的方法就是给这两个人每人注射两种物质中的一种。一个人会活下来,另一个会死去,然后你就可以开始用你的疫苗拯救生命了。为了找到一种可以挽救数百万人生命的疫苗,你用致命的注射杀死其中一个人合适吗?

22. 安乐死　你是一小群士兵的首领。你完成了一项深入敌方领土的任务,在返回的路上,你的一名士兵踩进了敌人设下的陷阱,受了重伤。这个陷阱连接着一个无线电设备,现在它已经通知了敌人你的存在。他们很快就会上路了。如果敌人发现你受伤的人,他们会折磨他并杀死他。他恳求你不要丢下他,但如果你试图把他带走,你的整个团队都会被俘虏。唯一能让这个受伤的士兵不受折磨的办法就是亲自开枪打死他。为了不让这个士兵受到敌人的折磨,你射杀他合适吗?

三、应用

对于青少年或儿童,了解其道德发展水平对于教育和干预非常重要,道德判断测验可以用来评估他们在道德推理、伦理决策方面的发展水平,从而提供有针对性的指导和支持。

道德判断测验可以帮助医生评估某些心理障碍或人格障碍(如反社会人格障碍)患者的道德和伦理观念。通过分析个体在不同情境下的道德判断,医生能够更好地理解患者的心理状态及其道德取向,进而制定更合适的治疗方案。

道德判断测验结合脑成像技术(如功能性磁共振成像 fMRI),可以用于识别与道德决策相关的特定脑区。例如,前额叶皮质、杏仁核和扣带回等区域在道德判断中扮演重要角色。通过这些技术,研究人员可以观察到相关脑区在处理道德困境时的激活模式。脑成像还可以帮助研究个体在道德判断中的差异,例如,研究不同的人群(如文化背景、心理状态)在处理道德问题时,脑活动模式是否存在差异,这有助于理解道德判断的个体差异以及影响因素。

四、脑区激活

与情感和社会认知相关的大脑区域[内侧前额叶皮质,BA 9/10;后扣带/前神经,BA 31/7;和双侧颞上沟(STS)/下顶叶 BA39]在个人道德判断方面表现出相对较大的活动,而与工作记忆和其他特征"认知"过程相关的大脑区域(右侧 DLPFC, BA 46;双侧下顶叶,BA 40)表现出相对更强的非个人道德判断活动。

五、影响因素

1. 性别　有研究指出,在自我道德两难困境判断中,存在明显的性别差异,女性更倾向做出道义判断,而男性更倾向做出功利判断;在非自我道德两难困境判断中,则不存在性别差异。道德两难困境中存在性别差异的原因可以归结为以下几点:首先,女性的共情水平高于男性。共情(empathy)是个体与人交往中理解他人情绪状态的倾向。研究中女性在加工情绪信息时,杏仁核的激活水平要显著高于男性,尤其是加工负性情绪时,这种差别尤为明显。在道德两难困境判断中,女性比男性更容易诱发消极情绪,对受害者的共情更高,因而不愿意做出伤害行为。其次,生理激素水平也可能是造成道德两难困境判断的性别差异的原因。最后,道德两难困境中的性别差异可能存在深刻的脑神经根源。人类大脑存在广泛的性别差异,女性的额叶灰质体积显著大于男性,而在扣带回、前脑岛的功能连接上要显著弱于男性。男性和女性在大脑结构上的差异决定了男性更加理性,女性更情绪化,或许这可以解释在道德两难困境判断中女性更多地受情绪直觉支配而做出道义判断,而男性更多地受理性推理支配而做出功利判断。

2. 人格特质　研究表明,一些反社会人格特质可以预测道德两难困境中的功利判断。精神病态特质(psychopathy)是一种人格障碍,表现为情绪功能紊乱、冷漠以及控制力差。研究发现,在道德两难困境中,高精神病态特质的个体对伤害行为的厌恶感较低，更愿意为了利益而采取伤害行为，做出功利判断。除此之外，马基雅维利主义和生活无意义感知等人格特质同样可以预测个体在道德两难困境中的功利选择。另一方面，个体的依恋特质也会影响其在道德两难困境上的选择，研究表明不安全依恋的个体对道德两难困境中的伤害行为关注较少，对受害者的共情水平较低，因而更多地做出功利判断。

3. 情绪状态　厌恶作为一种消极情绪可以预测个体在道德两难困境中的道义取向。研究使用苦涩饮料诱发个体的厌恶情绪，在随后的道德判断中个体对不道德行为的评价标准更加严格，更不能容忍不道德行为。除此之外，认知负荷、文化差异、宗教信仰等等都会对道德判断产生影响。

（胡盼盼）

参考文献

[1] 黎命娟，胡盼盼，周珊珊，等. 面肌痉挛患者决策能力的初步研究[J]. 安徽医科大学学报，2017，52(6)：855－858.

[2] 马建军，孙翠萍，李学，等. 早期未治疗帕金森病患者模糊和风险决策的特点[J]. 中华老年心脑血管病杂志，2016，18(2)：116－118.

[3] 田彦英，Cody D，胡延坤，等. 焦虑、风险决策及其关系的神经机制[J]. 应用心理学，2019，25(2)：169－178.

[4] 朱春燕. 精神分裂症社会认知的神经心理学研究[D]. 安徽医科大学，2006.

[5] Amodio DM, Frith CD. Meeting of minds: the medial frontal cortex and social cognition[J]. Nat Rev Neurosci, 2006, 7(4): 268－277.

[6] Baksh RA, Abrahams S, Auyeung B, et al. The edinburgh social cognition test (ESCoT): examining the effects of age on a new measure of theory of mind and social norm understanding[J]. PLoS One, 2018, 13(4): e0195818.

[7] Baksh RA, Bugeja T, MacPherson SE. Executive functions do not underlie performance on the edinburgh social cognition test (ESCoT) in healthy younger and older adults[J]. J Int Neuropsychol Soc, 2020, 26(5): 527－538.

[8] Baksh RA. The edinburgh social cognition test (ESCoT): a new test of theory of mind and social norm understanding[J]. University of Edinburgh, 2017.

[9] Balgova E, Diveica V, Jackson RL, et al. Overlapping neural correlates underpin theory of mind and semantic cognition: Evidence from a meta-analysis of 344 functional neuroimaging studies[J]. Neuropsychologia, 2024, 200: 108904.

[10] Baron-Cohen S, Wheelwright S, Hill J, et al. The "Reading the mind in the eyes" test revised version: a study with normal adults, and adults with Asperger syndrome or high-functioning autism[J]. Journal of Child Psychology and Psychiatry, 2001, 42(2): 241－251.

[11] Bower GH, Black JB, Turner TJ. Scripts in memory for text[J]. Cog. Psychol, 1980, 11: 177－220.

[12] Brand M, Laier C, Pawlikowski M, et al. Decision making with and without feedback: the role of intelligence, strategies, executive functions, and cognitive styles[J]. J Clin Exp Neuropsychol, 2009, 31(8): 984－998.

[13] Brüne M, Ozgürdal S, Ansorge N, et al. An fMRI study of "theory of mind" in at-risk states of psychosis: comparison with manifest schizophrenia and healthy controls[J]. Neuroimage, 2011, 55(1): 329－337.

[14] Carmona-Perera M, Caracuel A, Perez-Garcia M, et al. Brief moral decision-making questionnaire: a rasch－derived short form of the Greene dilemmas[J]. Psychological Assessment, 2015, 27(2): 424－432.

[15] Ciaramidaro A, Toppi J, Vogel P, et al. Synergy of the mirror neuron system and the mentalizing system in a single brain and between brains during joint actions[J]. Neuroimage, 2024, 299: 120783.

[16] Corrigan PW, Wallace CJ, Green MF. Deficits in social schemata in schizophrenia[J]. Schizophr, 1992, 8: 129－135.

[17] Crone DL, Laham SM. Utilitarian preferences or action preferences? De-confounding action and moral code in sacrificial dilemmas[J]. Personality and Individual Differences, 2017, 104: 476－481.

[18] Domes G, Schulze L, Böttger M, et al. The neural correlates of sex differences in emotional reactivity and emotion regulation[J]. Human Brain Mapping, 2010, 31(5): 758－769.

[19] Greene JD. From neural "is" to moral "ought": what are the moral implications of neuroscientific moral psychology?[J] Nature Reviews Neuroscience, 2003, 4(10): 846－850.

[20] Greene JD, Nystrom LE, Engell AD, et al. The neural bases of cognitive conflict and control in moral judgment[J]. Neuron, 2004, 44(2): 389－400.

[21] Greene JD, Sommerville RB, Nystrom LE, et al. An fMRI investigation of emotional engagement in moral judgment[J]. Science, 2001, 293(5537): 2105－2108.

[22] Ho MK, Saxe R, Cushman F. Planning with theory of mind[J]. Trends Cogn Sci, 2022, 26(11): 959－971.

[23] Liu WJ, Yin DZ, Cheng WH, et al. Abnormal functional connectivity of the amygdala-based network in resting-state FMRI in adolescents with generalized anxiety disorder[J]. Med Sci Monit, 2015, 21: 459－467.

[24] Lucas BJ, Galinsky AD. Is utilitarianism risky? How the same antecedents and mechanism produce both utilitarian an drisky choices[J]. Perspective Psychological Science, 2015, 10(4): 541－548.

[25] Ma H, Lv X, HanY, et al. Decision-making impairments in patients with Wilson's disease[J]. J Clin Exp Neuropsychol, 2013, 35(5), 472－479.

[26] Mulej Bratec S, Xie X, Schmid G, Doll A, et al. Cognitive emotion regulation enhances aversive prediction error activity while reducing emotional responses[J]. Neuroimage, 2015, 123: 138－148.

[27] Penn DL, Spaulding W, Reed D, et al. The relationship of social cognition to ward behavior in chronic schizophrenia[J]. Schizophr Res, 1996, 20(3): 327－335.

[28] Seara-Cardoso A, Dolberg H, Neumann C, et al. Empathy, morality and psychopathic traits in women[J]. Personality and Individual Differences, 2013, 55(3): 328－333.

第十章

行为症状量表

第一节

神经精神量表(NPI)

神经精神量表(neuropsychiatric inventory, NPI)是 Cumming 等于 1994 年针对痴呆患者所呈现的精神病理改变而设计的。本书所附版本是笔者根据英文版本翻译的,可能与国内其他单位采用的版本在个别字句上有一些差别(表 10-1-1～表 10-1-3)。

NPI 有良好的内容效度、内部一致性、复测信度、评定员之间的一致性信度,有良好的敏感性、特异性、阳性与阴性预测值以及对干预的反应性。NPI 发表迄今已经被引用 1 万多次,是认知障碍 A(日常生活能力)B(精神行为)C(认知功能)三大症状中 B 症状评估的代表。据 Cumming 的综述,国际上近 400 项新药临床试验采用了 NPI。

NPI 可以采用专业医生询问患者、照料者(caregiver)、家属(配偶或子女)或知情者(informant),不同对象提供的信息往往有少许差异,所以,应该注明询问的对象。专业医生评估、执业护士评估与照料者自评,这 3 种评估的差异,目前尚鲜有报道。NPI 并没有对行为表现的病因进行调查,也没有对每个项目的权重进行调整。

NPI 每个项目有 7～9 个问题,取其中最严重、最频繁的问题作为该项目的代表。NPI 的总分是 144 分。照料者痛苦程度不计入总分。总耗时 20～30 min。

2000 年出版的神经精神量表问卷(neuropsychiatric inventory questionnaire, NPI-Q)只有 12 个问题,仅评估严重度(因为频度和痛苦度都与症状严重度密切相关),满分 36 分。NPI-Q 也可以用于知情者自评。耗时 3～5 min。已经得到广泛引用,目前的引用也有 2 000 多次。

NPI 的指导语:(面对照料者)对于以下行为是否存在,请您回答"是"或"否"。如果相符请在后面的方框里打勾。并请给这些行为的发生频率(1～4)和严重度(1～3)分别评分。两者的乘积(A×B)为患者的该项得分。再给知情者的痛苦程度评分(0～5)。

表 10-1-1　神经精神量表(NPI)记录纸

内　容	发生频率	严重度	痛苦度
	1 2 3 4	1 2 3	0 1 2 3 4 5
1. 妄想(delusions)			
2. 幻觉(hallucinations)			
3. 激越(agitation)			
4. 抑郁/心境恶劣(depression)			

（续表）

内　　容	发生频率	严重度	痛苦度
	1 2 3 4	1 2 3	0 1 2 3 4 5
5. 焦虑(anxiety)			
6. 情感高涨/欣快(euphoria)			
7. 情感淡漠(apathy)			
8. 去抑制(disinhibition)			
9. 易激惹/不稳定(irritability)			
10. 迷乱的动作行为(aberrant motor behavior)			
11. 睡眠(night-time behaviors)			
12. 食欲和饮食障碍(appetite and eating disorders)			

表 10－1－2　神经精神量表的完全版内容

评定者：		日期：
患者个人信息：		
姓名：	年龄：	性别：M/F
住院/疗养院/门诊		

请您回答"是"或"否"，对于以下行为是否存在或者这些筛检问题并没有提到。如果相符请在后面的方框里打勾。并请给这些行为的发生频率(1～4)和严重度(1～3)分别评分。两者的乘积(A×B)为患者的该项得分。再给您的痛苦程度评分(0～5)。

一、妄想

该患者是否存在某种信念，但其内容与事实不符。例如，坚信有人要毒害或窃听他/她，他是否不承认家里的亲人或者房子？我并非出于猜疑这么问，我只是想知道患者是否坚信这些事情在他身上发生？

不适用的

否(跳到下一个筛检问题)

是(回答以下问题)

1. 他认为有人计划要害他而使他正处于危险中？
2. 他认为被人监视或窃听？
3. 他认为他的配偶有外遇？
4. 他认为有不受欢迎的客人住在自己家中？
5. 他认为他的配偶或其他人不是他们所宣称的那个人？
6. 他认为他的家实际不是他的家？
7. 他认为亲人计划着离弃他？
8. 他认为电视或杂志里的人物实际上存在家里？(他是否尝试和他们对话或彼此影响？)
9. 他相信有某种我不曾提到的异常的事物？

A. 发生频率指数：

偶尔—每周少于一次。	1
经常—每周一次。	2
频繁—每周几次，但非每天。	3
非常频繁—每天一次或更多。	4

B. 严重度指数：

轻度—存在妄想，但看似并非有害，且患者本人很少痛苦。	1
中等—妄想使人苦恼。	2
显著—妄想非常严重以至于成为行为异常的主要来源(如果有药物干预，本身就代表了妄想的严重性)。	3

C. 痛苦度指数：

你认为该项行为对你所造成的情感上的苦恼有多少？

根本没有。	0
略微有一点。	1
轻度。	2

(续表)

中等。 3
严重。 4
极度严重。 5

该项得分(A×B):

二、幻觉

该患者是否有幻视或幻听诸如此类的错觉?他是否看到、听到或经历某些事实上并不存在的事情?这个问题想问的并不是某人已经死了而你却坚信他还活着,而是该患者是否真听到或看到不寻常的事物?

不适用的

否(跳到下一个筛检问题)

是(回答以下问题)
1. 他有幻听或有幻听的表现?
2. 他和某个不存在的人对话?
3. 他有幻视或有幻视的表现(诸如看到人、动物、光等)?
4. 他有幻嗅?
5. 他感觉有东西爬在或触摸他的皮肤或者表现出这种感觉?
6. 他描述某种味道但找不到任何原因?
7. 他描述另一些不同寻常的感知体验?
A. 发生频率指数:
偶尔—每周少于一次。 1
经常—每周一次。 2
频繁—每周几次,但非每天。 3
非常频繁—每天一次或更多。 4
B. 严重度指数:
轻度—存在幻觉,但看似并非有害,且患者本人很少痛苦。 1
中等—幻觉使人苦恼。 2
显著—幻觉非常严重以至于成为行为异常的主要来源(如果有药物干预,本身就代表了幻觉的严重性)。 3
C. 痛苦度指数:
你认为该项行为对你所造成的情感上的苦恼有多少?
根本没有。 0
略微有一点。 1
轻度。 2
中等。 3
严重。 4
极度严重。 5

该项得分(A×B):

三、激越

该患者是否拒绝合作或者不想别人帮助他?他是否很难对付?

不适用的

否(跳到下一个筛检问题)

是(回答以下问题)
1. 他会对那些想要帮助他的人产生不安或是拒绝,像洗澡、更衣这样的活动?
2. 他很顽固,凡事必须按他自己的方式进行?
3. 他不合作,拒绝从别人那里得到帮助?
4. 他有一些别的行为从而使得他很难相处?
5. 他咒骂或是大发雷霆?
6. 他撞门、踢家具、乱摔东西?
7. 他设法伤害或攻击别人?
8. 他有一些攻击或激越的行为?
A. 发生频率指数:
偶尔—每周少于一次。 1
经常—每周一次。 2
频繁—每周几次,但非每天。 3
非常频繁—每天一次或更多。 4

（续表）

B. 严重度指数：
轻度—存在激越，但看似并非有害，且患者本人很少痛苦。 1
中等—激越使人苦恼。 2
显著—激越非常严重以至于成为行为异常的主要来源（如果有药物干预，本身就代表了激越的严重性）。 3
C. 痛苦度指数：
你认为该项行为对你所造成的情感上的苦恼有多少？
根本没有。 0
略微有一点。 1
轻度。 2
中等。 3
严重。 4
极度严重。 5
该项得分（A×B）：

四、抑郁/心境恶劣
该患者是不是看上去悲伤或抑郁的？或者他说自己感到悲伤或抑郁？

不适用的

否（跳到下一个筛检问题）

是（回答以下问题）
1. 他流泪或呜咽，好像很悲伤？
2. 他说出或表现出好似很悲伤，情绪低落？
3. 他贬低自己，感觉自己很失败？
4. 他说自己是个糟糕的人物，应该受到惩罚？
5. 他看上去很气馁，说自己没有未来可言？
6. 他说自己对于家庭是一个负担，家庭没有他的存在会更好？
7. 他有想死的念头甚至自杀？
8. 他有另一些抑郁或悲伤的表现？
A. 发生频率指数：
偶尔—每周少于一次。 1
经常—每周一次。 2
频繁—每周几次，但非每天。 3
非常频繁—每天一次或更多。 4
B. 严重度指数：
轻度—存在抑郁，但看似并非有害，且患者本人很少痛苦。 1
中等—抑郁使人苦恼。 2
显著—抑郁非常严重以至于成为行为异常的主要来源（如果有药物干预，本身就代表了抑郁的严重性）。 3
C. 痛苦度指数：
你认为该项行为对你所造成的情感上的苦恼有多少？
根本没有。 0
略微有一点。 1
轻度。 2
中等。 3
严重。 4
极度严重。 5
该项得分（A×B）：

五、焦虑
该患者是否没有缘由的非常紧张、担心、害怕？看上去紧绷、烦躁？害怕远离你？

不适用的

否（跳到下一个筛检问题）

是（回答以下问题）
1. 他说他担心明明已经计划好的事情？
2. 他感觉摇摆不定，不能放松或感觉非常紧张？
3. 他没有理由的呼吸短促、喘息或叹息？
4. 他抱怨怀里像揣着一只兔子忐忑不安的？（排除生病状态）
5. 他避免某些特定的会使他紧张的场面如驾驶车、和朋友见面或在人群里？

(续表)

6. 一和你(或他的关照人)分开他会变得很紧张或不安(他粘住你不让你离开他)?
7. 他有另一些焦虑的表现?
A. 发生频率指数:
偶尔—每周少于一次。 1
经常—每周一次。 2
频繁—每周几次,但非每天。 3
非常频繁—每天一次或更多。 4
B. 严重度指数:
轻度—存在焦虑,但看似并非有害,且患者本人很少痛苦。 1
中等—焦虑使人苦恼。 2
显著—焦虑非常严重以至于成为行为异常的主要来源(如果有药物干预,本身就代表了焦虑的严重性)。 3
C. 痛苦度指数:
你认为该项行为对你所造成的情感上的苦恼有多少?
根本没有。 0
略微有一点。 1
轻度。 2
中等。 3
严重。 4
极度严重。 5
该项得分(A×B):

六、情感高涨/欣快

该患者是不是看上去异常兴奋却毫无理由的?这里我指的不是正常人的高兴,比如说看到朋友,收到礼物或是和家人在一起。我指的是该患者是否有一种持久的不寻常的高涨情绪。

不适用的

否(跳到下一个筛检问题)

是(回答以下问题)
1. 他看上去过分高兴,和他以往不同?
2. 他发现某种乐趣和嘲笑某种事物而别人却不觉得有趣?
3. 他表现出幼稚,会吃吃地笑甚至不适事宜地大笑(例如某人发生了不幸的事)?
4. 他喜欢讲笑话或说一些别人并不觉得有趣的话,但似乎自己觉得很有趣?
5. 他喜欢玩幼稚的恶作剧并自得其乐?
6. 他说大话,宣称自己既有钱又有才,然而并不真实?
7. 他有其他一些自我感觉很好或很欣快的表现?
A. 发生频率指数:
偶尔—每周少于一次。 1
经常—每周一次。 2
频繁—每周几次,但非每天。 3
非常频繁—每天一次或更多。 4
B. 严重度指数:
轻度—存在欣快,但看似并非有害,且患者本人很少痛苦。 1
中等—欣快使人苦恼。 2
显著—欣快非常严重以至于成为行为异常的主要来源(如果有药物干预,本身就代表了欣快的严重性)。 3
C. 痛苦度指数:
你认为该项行为对你所造成的情感上的苦恼有多少?
根本没有。 0
略微有一点。 1
轻度。 2
中等。 3
严重。 4
极度严重。 5
该项得分(A×B):

七、情感淡漠

该患者是否对他周围的世界失去了兴趣?他是否失去了做事的积极性或缺少开创新活动的动力?他是不是很难投入会话或做家务杂事?他是不是冷漠的?

不适用的

（续表）

否（跳到下一个筛检问题）

是（回答以下问题）
1. 他似乎没有以往积极和主动？
2. 他参与对话的可能性比较小？
3. 若和以往的自己相比现在他缺乏感情？
4. 他现在做家务活比以前少了？
5. 他似乎对别人的活动或计划感兴趣的少了？
6. 他丧失了对朋友和家人的关心？
7. 他对自己以往的爱好也少热衷了？
8. 他有其他一些他不在乎新事物的表现？
A. 发生频率指数：
偶尔—每周少于一次。 1
经常—每周一次。 2
频繁—每周几次，但非每天。 3
非常频繁—每天一次或更多。 4
B. 严重度指数：
轻度—存在淡漠，但看似并非有害，且患者本人很少痛苦。 1
中等—淡漠使人苦恼。 2
显著—淡漠非常严重以至于成为行为异常的主要来源（如果有药物干预，本身就代表了淡漠的严重性）。 3
C. 痛苦度指数：
你认为该项行为对你所造成的情感上的苦恼有多少？
根本没有。 0
略微有一点。 1
轻度。 2
中等。 3
严重。 4
极度严重。 5
该项得分（A×B）：

八、去抑制
他似乎不经思考，表现冲动？他做或说一些公众场合不太做或说的事情？他做一些让你或他人尴尬的事情？

不适用的

否（跳到下一个筛检问题）

是（回答以下问题）
1. 他不经思考，莽撞行事？
2. 他和陌生人说话好像认识一样？
3. 他对人们说一些伤害他们感情的事情？
4. 他会说一些以前从来不说的脏话或摆出性感的姿态？
5. 他开放地谈论一些在公众场合不宜谈论的私人话题？
6. 他行为自由，和别人有过分亲密动作？
7. 他有另一些失去控制的表现？
A. 发生频率指数：
偶尔—每周少于一次。 1
经常—每周一次。 2
频繁—每周几次，但非每天。 3
非常频繁—每天一次或更多。 4
B. 严重度指数：
轻度—存在淡漠，但看似并非有害，且患者本人很少痛苦。 1
中等—淡漠使人苦恼。 2
显著—淡漠非常严重以至于成为行为异常的主要来源（如果有药物干预，本身就代表了淡漠的严重性）。 3
C. 痛苦度指数：
你认为该项行为对你所造成的情感上的苦恼有多少？
根本没有。 0
略微有一点。 1
轻度。 2
中等。 3
严重。 4

(续表)

极度严重。 5

该项得分(A×B):

九、易激惹/不稳定

他容易生气？他的情绪很多变？性情急躁？我指的不是挫折失意或无能完成某项任务，我指的是他是否有不同寻常的易激惹、不耐烦或多变无常的情绪而以往不曾有？

不适用的

否(跳到下一个筛检问题)

是(回答以下问题)

1. 他有一个坏脾气，为一点小事就动怒？
2. 他的情绪变化无常，这一分钟还很好，下一分钟就生气？
3. 他会突然发怒？
4. 他没有耐心，没能力处理日常琐事或等待计划好的活动？
5. 他性情古怪，易激惹？
6. 他爱争论，很难相处？
7. 他有另外一些易激惹的表现？

A. 发生频率指数：

偶尔—每周少于一次。 1

经常—每周一次。 2

频繁—每周几次，但非每天。 3

非常频繁—每天一次或更多。 4

B. 严重度指数：

轻度—存在激惹，但看似并非有害，且患者本人很少痛苦。 1

中等—激惹使人苦恼。 2

显著—激惹非常严重以至于成为行为异常的主要来源(如果有药物干预，本身就代表了激惹的严重性)。 3

C. 痛苦度指数：

你认为该项行为对你所造成的情感上的苦恼有多少？

根本没有。 0

略微有一点。 1

轻度。 2

中等。 3

严重。 4

极度严重。 5

该项得分(A×B):

十、迷乱的动作行为

他是否步调缓慢，反复做同样的事情，比如开橱或抽屉？或者反复缠绕线团？

不适用的

否(跳到下一个筛检问题)

是(回答以下问题)

1. 他在房间里无目的地踱步？
2. 他一遍遍地搜查衣橱和抽屉？
3. 他重复穿上和脱下衣服？
4. 他有重复的行为或习惯使得他一遍又一遍地去做？
5. 他重复一些行为比如扣纽扣，包裹线团？
6. 他非常坐立不安，似乎不能安静坐下来，上蹿下跳，不停敲打手指？
7. 他有另外一些重复的动作？

A. 发生频率指数：

偶尔—每周少于一次。 1

经常—每周一次。 2

频繁—每周几次，但非每天。 3

非常频繁—每天一次或更多。 4

B. 严重度指数：

轻度—存在，但看似并非有害，且患者本人很少痛苦。 1

中等—使人苦恼。 2

显著—非常严重以至于成为行为异常的主要来源(如果有药物干预，本身就代表了严重性)。 3

（续表）

C. 痛苦度指数：
你认为该项行为对你所造成的情感上的苦恼有多少？
根本没有。 0
略微有一点。 1
轻度。 2
中等。 3
严重。 4
极度严重。 5
该项得分（A×B）：

十一、睡眠
他是否睡眠不好（一晚爬起来 1～2 次去盥洗间，回来又立刻入睡的不算在内）？他晚上兴致很高？他在夜晚徘徊、打扮、扰你入眠？

不适用的

否（跳到下一个筛检问题）

是（回答以下问题）
1. 他入睡很困难？
2. 他晚上中途会起床（如果他是起来 1～2 次去盥洗间，然后回来立刻入睡的不计在内）？
3. 他在夜晚徘徊、踱步，做不适事宜的活动？
4. 他在晚上会把你弄醒？
5. 他在晚上把你弄醒，穿上衣服然后计划外出，并认为已经是早晨了可以开始新的一天？
6. 他在早晨醒得很早（比他以往的习惯早）？
7. 他白天睡得很多？
8. 他有另一些会打扰你的晚间活动而我不曾提起？
A. 发生频率指数：
偶尔—每周少于一次。 1
经常—每周一次。 2
频繁—每周几次，但非每天。 3
非常频繁—每天一次或更多。 4
B. 严重度指数：
轻度—存在，但看似并非有害，且患者本人很少痛苦。 1
中等—使人苦恼。 2
显著—非常严重以至于成为行为异常的主要来源（如果有药物干预，本身就代表了严重性）。 3
C. 痛苦度指数：
你认为该项行为对你所造成的情感上的苦恼有多少？
根本没有。 0
略微有一点。 1
轻度。 2
中等。 3
严重。 4
极度严重。 5
该项得分（A×B）：

十二、食欲和饮食障碍
他在食欲、体重和饮食习惯上有所改变（被喂进去的也算在内）？他是否在事物的类别选择上也有所改变？

不适用的

否（跳到下一个筛检问题）

是（回答以下问题）
1. 他食欲不振？
2. 他食欲大增？
3. 他体重有减？
4. 他体重增长？
5. 他在饮食习惯上有所改变，比如一次放很多食物在嘴巴里？
6. 他喜欢的食物种类有改变，比如吃很多糖果或别的特别的食物类别？
7. 他改变了自己的饮食习惯，比如每天吃几乎同一种类别的食物或进食几乎按同样的顺序？
8. 他有另一些食欲或饮食上的改变而我不曾提到？
A. 发生频率指数：
偶尔—每周少于一次。 1

(续表)

经常—每周一次。	2
频繁—每周几次,但非每天。	3
非常频繁—每天一次或更多。	4
B. 严重度指数:	
轻度—存在,但看似并非有害,且患者本人很少痛苦。	1
中等—使人苦恼。	2
显著—非常严重以至于成为行为异常的主要来源(如果有药物干预,本身就代表了严重性)。	3
C. 痛苦度指数:	
你认为该项行为对你所造成的情感上的苦恼有多少?	
根本没有。	0
略微有一点。	1
轻度。	2
中等。	3
严重。	4
极度严重。	5
该项得分(A×B):	

表 10-1-3 神经精神量表问卷(NPI-Q)(询问家属或知情者)

指导语:根据仅一个月老人的情况,回答以下问题。请在相应的数字上打"√"。老人的问题有多严重程度?(对她/他的影响有多大?)

0=从未发生
1=轻微(能注意到,但不太明显)
2=中度(明显,但还不到显著)
3=严重(非常显著或突出)

	最近一个月老人……	严重程度			
1	相信别人正在偷他/她的东西,或正在策划用某种方式伤害他/她吗	0	1	2	3
2	表现出他/她好像听到了某种声音?他或她在和一个根本不存在的人说话				
3	他/她很固执,反对别人的帮助				
4	表现出他/她好像很伤心或情绪低落?他或她哭过吗?				
5	当你离开的时候,他/她会变得不安吗?他/她有一些其他的神经紧张的症状吗?比如,呼吸短促、叹气、不能放松,感到非常紧张				
6	他/她显得感觉非常好或格外高兴				
7	他/她看起来对日常活动或他人的计划兴趣减少吗?				
8	他/她好像行动很冲动?例如,他/她和陌生人交谈时,是否就好像他/她认识他/她似的,或者他/她说的一些事情或许会伤害别人的感情				
9	他/她是否缺乏耐心和容易发脾气?他/她不能很好地处理那些需要延期或需要等待的已经计划好了的活动吗				
10	他/她是否做一些重复性的活动?比如,绕着房屋踱步、扣纽扣、缠线,或者重复做其他的事情				
11	他/她在晚上是否叫醒你,或者早上很早起床,或者白天整天打瞌睡				
12	他/她体重减少了还是增加了?或者对他/她喜欢吃的食物口味发生了变化				

(黄　琳　郭起浩)

第二节

曼彻斯特和牛津大学痴呆病理心理学评定量表(MOUSEPAD)

曼彻斯特和牛津大学痴呆病理心理学评定量表(Manchester and Oxford Universities scale for the psychopathological assessment of dementia, MOUSEPAD)是笔者根据Allen等1996年发表(Br J Psychiatry)的版本翻译的(表10-2-1)。它的优点是包括一些罕见的行为症状,如错觉、饮食异常等。

表10-2-1 曼彻斯特和牛津大学痴呆病理心理学评定量表(MOUSEPAD)完全版

评定者: 日期:
患者个人信息:
姓名: 年龄: 性别:M/F
住院/疗养院/门诊

首先,确定一下痴呆综合征持续的时间是以月来计的:多久前你第一次注意到这个症状?(以下为了方便起见我们都用"他"或"她"代替)

这个评定量表可以评定当前正发生的以及从痴呆一开始就存在的症状和行为。0=不存在;1=轻度,症状明显的不常发生(一周少于1次);2=中度,症状发生得较频繁(一周1次或更多,但少于一周4次);3=严重,症状发生至少一周4次;8=不适用的或没有提及;9=被访问者不知道。

一、妄想

这些信念很坚定,但据查证是错误的,持续时间要大于7天,并且不是发生在有急性器质性疾病的基础上。即使这些错误的信念可能和记忆损害有关,但还是应该被评定。请看下面。

他是否曾经说过:	是/否	严重度	几月(从开始)	持续时间(月)	上个月?是/否	能被说服?	得 分
他被监视?							
他的事物或饮料被下毒?							
他被跟踪?							
他的附体被隐藏了?							
他的附体被偷走了?							
他的房子不再是他自己的房子?							
他的配偶有外遇?							
他被人暗恋或钟情?							
他被家人所遗弃?							
有别人在自己房子里?							

二、幻觉

如果这个患者自发地抱怨某种现象或者有证据表明他被错误的观念所影响,那这种体验就被认为是存在的。这样的体验必须发生在没有急性器质性疾病的基础上,并且已经持续了大于7天时间。请注意:患者和镜子里的自己、照片、电视说话并不算在内,这些应该归在错误识别里。

他是否听到其实并不存在的声音?如果是,这些声音是:	是/否	严重度	几月(从开始)	持续时间(月)	上个月?是/否	得 分
声音						
来自熟知的人						
来自陌生人						
他看上去理解这种声音吗?						

(续表)

他是否听到其实并不存在的声音？如果是，这些声音是：	是/否	严重度	几月(从开始)	持续时间(月)	上个月？是/否	得　分
音乐						
动物						
别的响声						
人 熟知的人 陌生人						
侏儒						
孩子						
动物						
别的						

他是否曾经说过：	是/否	严重度	几月(从开始)	持续时间(月)	上个月？是/否	得　分
他是否说过闻到其实不存在的奇怪的气味？						
他是否说过有种奇怪的感觉在身上？						
他是否说过他的食物或饮料里有种不寻常的味道？						

三、错误识别

这些体验必须持续至少 7 天，并且发生在没有急性器质性疾病的基础上。

当他看到镜中的自己，反映强烈？如果是，他：	是/否	严重度	几月(从开始)	持续时间(月)	上个月？是/否	得　分
宣称在镜中的形象非他自己？						
花时间和镜中的自己说话？						
他是否明确相信： 他的亲戚或照顾者不是他们自己所宣称的那个人？ 他们被一个骗子所替代？ 电视或照片上的形象是真实的事件？ 他被小动物所侵扰？						

四、复制

这些体验必须持续至少 7 天，并且发生在没有急性器质性疾病的基础上。

他是否说过东西被复制了(例如，一个人变两个人或任何别的东西)？如果是，是什么东西？	是/否	严重度	几月(从开始)	持续时间(月)	上个月？是/否	得　分
配偶或照顾者？						
房子或别的没有生命的事物？						
有生命的事物(例如，宠物等)？						

（续表）

五、痴呆的行为改变

标记下任何可能会更正评定结果的身体状况（例如，关节炎可能会影响他的走路）。如果这个身体状况影响评定结果，请评定为 8，并且做一下解释。

六、步行

在记忆问题出现之前，他比以往走路徘徊多了？	是/否	严重度	几月（从开始）	持续时间（月）	上个月？是/否	得　分
1. 轻度：大多数日子能 15 min 里都坐着，并且醒着。						
2. 严重：大多数日子 15 min 里很难坐着，并且醒着。						
他是否老跟随着你或别人？ 0. 每天跟随别人少于 30 min。 1. 几乎每天跟随别人大于 30 min 却少于 2 h。 2. 几乎每天跟随别人要大于 2 h。						
他是否在房子外面徘徊（超出花园范围）？ 0. 几乎不或偶尔（特殊的日子也少于 1 h）。 1. 大多数日子少于每天 3 h。 2. 大多数日子超出每天 3 h。						
他是否在夜晚徘徊（除了他已经睡觉后）？						
他是否徘徊远离家门，要被别人带回来？						

七、进食

起病以来他的体重有否改变？　没有/明显增长/明显下降

在问题出现之前，他比以往吃得多了？	是/否	严重度	几月（从开始）	持续时间（月）	上个月？是/否	得　分
1. 稍微多一点？						
2. 比以前多一倍，或更多？						
在问题出现之前，他吃得比以往快了？ 1. 稍微快一点。 2. 快很多。						
你是否曾限制他进食的量，否则他会吃更多？ 1. 偶尔一些场合会 2. 必须大多数时间都要控制他的摄入						
他比以往吃更多的甜食？						

八、睡眠

他是否出现睡眠问题？	是/否	严重度	几月（从开始）	持续时间（月）	上个月？是/否	得　分
他夜晚没有休息的，一直醒着？						
他昼夜倒置？						
他白天打盹儿打得比以往问题出现前多了？						

(续表)

九、性行为						
他是否有下列表现?	**是/否**	**严重度**	**几月(从开始)**	**持续时间(月)**	**上个月?是/否**	**得　分**
他是否会不适当地谈论性?						
他表现出很性感?						
十、攻击性						
他是否有下列表现?	**是/否**	**严重度**	**几月(从开始)**	**持续时间(月)**	**上个月?是/否**	**得　分**
自记忆问题出现以来,他是否行为和言辞上都爱寻衅?						
如果是的话,是在哪种环境下?当别人照顾他时(例如,清洗,穿衣)?						
无缘无故的或是不耐烦的?						
对幻觉或是错误地以为你要伤害他的一种反应?						
这种攻击反应在: 行为上—抵触别的人? 言辞上—抵触事物?						
他会爆发性地: 笑 哭						
十一、最近一个月另外的行为表现						
他是否有下列行为表现?	**是/否**	**严重度**	**几月(从开始)**	**持续时间(月)**	**上个月?是/否**	**得　分**
他把物品藏起来或者放到莫名其妙的地方?						
他丢失了其他东西?						

(郭起浩)

第三节 额叶损害行为改变评估量表(DEX、FBI)

目前常用的额叶损害行为改变评估量表有5种,执行功能之行为评估清单(behavior rating inventory of executive functions, BRIEF)、执行缺陷问卷(dysexecutive questionnaire, DEX)、额叶行为量表(frontal systems behavior scale, FrSBe)、额叶行为清单(frontal behavior inventory, FBI)和爱荷华人格改变评估量表(Iowa rating scales of personality change, IRSPC)。

本节介绍DEX与FBI。

一、执行缺陷问卷(DEX)

DEX的20个项目用来评估以下特征:抽象思维问题、冲动、交谈、保持、计划问题、欣快、缺少洞察力、淡漠、去抑制、随境转移、知识-反应分离、对社会规则缺少关注或不关注。每一个项目都用5分制打分,从"从不"到"很经常",内容见表10-3-1。

表 10-3-1　执行缺陷问卷(DEX)

注意：首先注明是受试者自评，还是家属或知情者评估，还是评定员评估。

如果是家属或知情者评估，应注意让患者回避。若有知情者或家属不理解的项目，应该给予解释。表格中"当前"：根据近 1 个月表现的症状严重程度圈出相应选项。

0＝无/从不；**1**＝轻度/偶尔(1～2 天/周)；**2**＝中度/经常(3～4 天/周)；**3**＝重度/大部分时间(5～7 天/周)；**4**＝全部时间。

序号	项　　目	得　分
1	**抽象思维问题**：患者缺乏抽象的逻辑推理与演绎归纳能力，对他人的言语只能从字面去理解。	**0 1 2 3 4**
2	**冲动**：患者能遵守社会规范吗？他/她是否行为不合规范？比如随意打扰别人的工作、学习和休息，不遵守公共秩序等。患者做事情前不假思索、不顾后果吗？	**0 1 2 3 4**
3	**虚构**：患者是否凭空虚构？没有遇到的事情他/她认为遇到了，并深信不疑。	**0 1 2 3 4**
4	**计划性**：患者能计划和组织较复杂的活动吗？能够解决工作和生活中遇到的问题吗？保持社会判断吗？	**0 1 2 3 4**
5	**情感高涨/欣快**：该患者是不是看上去异常兴奋却毫无理由？指的不是正常人应有的高兴，比如看到朋友、收到礼物或和家人在一起的那种高兴。该患者有一种持久的不寻常的高涨情绪吗？	**0 1 2 3 4**
6	**时间次序问题**：他/她完成一项工作是否缺乏条理或次序？	**0 1 2 3 4**
7	**自知力缺乏**：患者是否能意识到自己行为、情绪控制、语言、记忆、思维方面的改变？他/她是否倾向于否认这些症状？0＝有自知力，能够正确分析自己病情；1＝承认有病，但不能主动求治(部分自知力)；2＝对自己的症状表现意识到有问题，但是否认是疾病所致；3＝完全否认自己有病。	**0 1 2 3 4**
8	**淡漠、缺乏动力、(对自己)漠不关心**：患者对自己经历的快乐或悲伤的事情的情感反应是否如常？他/她是否丧失了正常的情感反应？	**0 1 2 3 4**
9	**失抑制**：表现为过度滑稽行为、失礼行为、漫游行为、胡乱消费行为、收藏行为、收集废品行为、依赖追随行为、偷窃行为、冒险行为。	**0 1 2 3 4**
10	**反复无常**：想法一会儿这样、一会儿那样，变动不定，做事没有恒心。	**0 1 2 3 4**
11	**情感反应肤浅**：难以正确理解别人的情感，只能主观臆测；表达自己的情感有困难。	**0 1 2 3 4**
12	**攻击行为**：攻击行为是指具有对他人有意挑衅、侵犯或对事物有意损毁、破坏等心理倾向和行为。	**0 1 2 3 4**
13	**兴趣淡漠**：患者对于朋友和日常生活是否不再感兴趣？他/她对于和朋友见面或做事还有兴趣吗？是否对别人的事情不闻不问？	**0 1 2 3 4**
14	**持续性**：刻板言语或动作。患者是否重复或持续说相同的话或动作？他/她是否机械而刻板地重复某些无意义的言语，持续较长时间，同样的话反复不已；他/她是否持久地、单调地重复一个动作，并没有什么意义和指向？如重复穿上和脱下衣服，反复做同样的事情，比如开橱或抽屉，或者反复缠绕线团。	**0 1 2 3 4**
15	**多动**：患者很激动、坐立不安吗？	**0 1 2 3 4**
16	**不能抑制反应**：易怒、易激惹。患者是否很容易发火？缺乏耐心？神经过敏？他/她对于不开心的事情是否反应如常？有无爆发性行为？	**0 1 2 3 4**
17	**知-行分离**：患者是否明知故犯？	**0 1 2 3 4**
18	**分心、注意力涣散**：患者能否集中注意力，关注正在发生的事情？他/她是否无法持续跟踪和关注一件事？比如能专心做一件事，不被外界环境所干扰。	**0 1 2 3 4**
19	**犹豫不决**：患者是否判断力减弱，在做决定的过程中缺乏良好的判断力？	**0 1 2 3 4**
20	**礼节行为**：患者是否能遵守社会规范？他/她是否行为不合规范？比如随意打扰别人的工作、学习和休息，不遵守公共秩序等。	**0 1 2 3 4**

DEX内部一致性很高(>0.90)。DEX的评定员之间信度和再测信度尚不明确。

对DEX的因子分析表明问卷评估至少会在3个或可能更多5个领域发生变化。Wilson等(1996)报道照料者叙述的症状隐含着3个因子,分别代表行为、认知和情感部分,每个因子的唯一有意义预测者是BADS得分,认知估计测试、WCST、NART FSIQ和WAIS-R FSIQ表现以及年龄并不是DEX表现的预测因素。相比之下,Burgess等(1998)报道了一个不同组别神经疾病患者的五因子构面(five-factor solution),分别代表抑制、意图、执行记忆、积极作用和消极作用。前3个因素与执行任务有良好的相关性,而后面两个的相关性要差很多。Chan(2001)在健康的中国香港人群中发现了相似的五因素构面:抑制、意图、知行背离、抵抗和社会规范,这些因素与其他的标准执行功能测试之间有轻到中度的相关性。Simblett(2012)采用Rasch分析区分为3个因子:执行认知、元认知、行为-情绪自我调节。

DEX(自评和他评)对于轻到中度TBI的存在是敏感的,由专业人士进行的DEX评估与损伤的严重程度相关。它是否能区别出额叶病灶还是非额叶病灶仍有待考证。

DEX自评与他评之间的差异被证明是对自我执行功能缺陷洞察力的有用评估。针对TBI患者进行的DEX和BADS测验发现DEX自评报告的问题少于其他人或临床医师所报告的——这就是脑外伤后的一种模式,即对于问题的洞察力下降得很明显。

DEX得分预测其他执行功能的能力大小存在争议,精神分裂症患者的BADS表现和DEX评价之间没有明显关系。但是对于脑外伤患者,BADS总分和DEX评价之间关系密切。在其他神经疾病人群中,DEX他评(DEX-Other)得分与很多神经心理测验中表现出的功能受损相关。相反,DEX他评/自评得分差异——洞察力的粗略估计,与执行测验得分相关,但是与记忆测验得分和智力水平、命名能力测验无关。Chan(2001)报道轻到中度TBI患者的DEX他评/自评得分差异与六因素测试表现显著相关,洞察力越差,表现越差,而且与DEX自评或他评得分的相关性更高。与汉诺塔测验无明显相关性。但是,也有研究不支持TBI患者的两个结论(即DEX他评/自评得分差异和他评得分与执行功能相关),这个差异可能由于评定员及评定环境差异所致。Bennett等发现如果由专业人士(神经心理学家、职业治疗师)来完成的话,通常在一个急性期康复环境中进行DEX评定,而由家庭成员进行DEX评定,评估执行功能的敏感性就要差一些,患者自评与任何BADS测试变量都不相关。

已经有不少证据表明,BADS具有生态信度,可能是发现日常执行功能障碍的有用工具。然而,这套测验的研究还是不充分的,比如,没有基于年龄的常模数据,也没有受教育程度等影响因素分析的资料,测验的信度偏低,有天花板效应。不同BADS任务之间的相互关系、分测验与总分的关系、与非执行功能测试(如智力水平和空间能力)之间的关系,都是今后值得研究的课题。

DEX提供了一个适用于量化日常执行行为,包括执行缺陷自我意识的评定量表。它经济实用,可以进行自评-他评差异评估,只需要评估员很少的监督。它也适用于非英语环境中(如中国香港)。然而,它的效度证据之间有冲突,部分原因可能是由于评定者不同。有证据表明家庭成员不是总能提供最准确的执行功能评估的,在一些情况下(如急性康复期),长期接触患者(而不是门诊或极短时间交流)的专业人员能够进行更好的评估,优于照料者评估。但是家庭成员比患者更加准确,也就是说,就准确性来说,受试者<家庭成员或知情者<了解病情的专业人员。

关于DEX的信度几乎没有公开发表的信息。另外,常模数据也很有限——这是一个很大的限制,因为有证据表明非临床样本在日常生活中也会有执行障碍样的表现。最后,使用者要注意,完成DEX的指导说明是近1个月的表现,若无这个限定时间可能让一些评估者采用一种长期观点来评估患者,而不是当前的行为。

二、额叶行为问卷(FBI)

额叶行为问卷(FBI)对额叶痴呆的诊断准确性最高。它是Kertesz等于1997年编制的结构性问卷，评估行为改变，由有经验的评定员与照料者面谈后填写，不是由患者自评或照料者自行填写的。项目来源于 Lund 和 Manchester 与 Neary 等编制的额颞叶痴呆诊断共识。24 个项目见表 10-3-2。

表 10-3-2　额叶行为问卷(FBI)(询问家属或知情者)

该问卷主要调查患者行为和人格的改变。应单独询问照料者，注意让患者回避。可对问题做必要的解释。根据近 1 个月表现的症状严重程度圈出相应选项。**0**＝无/从不；**1**＝轻度/偶尔(1～2 天/周)；**2**＝中度/经常(3～4 天/周)；**3**＝重度/大部分时间(5～7 天/周)。

序号	项　　目	得分
1	**(对外界)兴趣淡漠：**患者对于朋友和日常生活是否不再感兴趣？他/她对于和朋友见面或做事还有兴趣吗？	**0 1 2 3**
2	**缺乏主动性：**患者能主动做事吗？他/她是否需要别人提出要求才肯去做事？	**0 1 2 3**
3	**(对自己)漠不关心：**患者对自己经历的快乐或悲伤的事情的情感反应是否如常？他/她是否丧失了正常的情感反应？	**0 1 2 3**
4	**缺乏灵活性：**患者能合理地改变主意吗？近来他/她是否变得固执、不懂变通？	**0 1 2 3**
5	**个人忽略：**患者对个人卫生、仪表是否如往常一样在意？他/她是否会忘记换洗内衣？	**0 1 2 3**
6	**组织能力丧失：**患者能计划和组织较为复杂的活动吗？他/她完成一项工作是否缺乏条理或次序？	**0 1 2 3**
7	**注意力涣散：**患者能否集中注意力，关注正在发生的事情？他/她是否无法持续跟踪关注一件事？	**0 1 2 3**
8	**缺乏自知力：**患者是否能意识到自己行为上的改变？他/她是否缺乏自知力或者倾向于否认这些症状？	**0 1 2 3**
9	**言语减少/找词困难：**患者的言语表达能力是否同以往一样？他/她的言语是否明显减少？	**0 1 2 3**
10	**语义理解受损：**患者是否难以理解词语及物体，询问词语的含义？他/她是否知道词语的含义？	**0 1 2 3**
11	**失语和言语失用：**患者是否会用词错误或发音错误？他/她最近是否出现口吃或重复发出某种声音？	**0 1 2 3**
12	**异己手和/或失用：**患者是否动作笨拙、手僵硬，无法正常使用物品器具？一手是否会干扰另一手的动作？或表现得好似某只手不属于自己？他/她能如往常一样自如运用双手吗？	**0 1 2 3**
13	**持续、强迫症状：**患者是否重复或持续做相同的动作或说相同的话？他/她是否有强迫行为或习惯？他/她是否从来都是如此？	**0 1 2 3**
14	**易激惹：**患者是否很容易发火？他/她对于不开心的事情是否反应如常？	**0 1 2 3**
15	**过度滑稽：**患者是否不分时间乱开玩笑冒犯他人？他/她一直是个有奇怪的幽默感、乱玩笑的人吗？	**0 1 2 3**
16	**冲动/判断力减弱：**患者在做决定、花钱、驾驶等过程中是否有良好的判断力？他/她是否缺乏判断力，做事冲动不负责任，不计后果？	**0 1 2 3**
17	**收藏：**患者是否把东西、钱财过度地收藏？他/她是否以往也一样节俭？	**0 1 2 3**
18	**行为失范：**患者是否能遵守社会规范？他/她是否说话或行为不规范？是否表现粗鲁或幼稚？	**0 1 2 3**
19	**坐立不安/漫游：**患者是否过度地行走、踱步、开车？他/她的这些行为还在正常水平吗？	**0 1 2 3**
20	**激动：**患者是否很激动，对人喊叫或打人？他/她在这方面是否没有变化？	**0 1 2 3**
21	**食欲亢进：**患者是否食欲亢进，对任何看得见的东西或饮料都要吃喝或放入口中？他/她是否一直胃口很好？	**0 1 2 3**
22	**性欲亢进：**患者是否性欲亢进或异常(包括脱衣服或涉性言语)？他/她这些方面是否无变化？	**0 1 2 3**
23	**运用行为：**患者是否对看得到或摸得着的东西都要不自主地触摸把玩一番？他能管住自己的手吗？	**0 1 2 3**
24	**二便失禁：**患者是否有大小便失禁？他/她的这些问题是否因尿路感染、前列腺病变或生育所致？	**0 1 2 3**

1. *信度* 评定员之间信度(Cohen $\kappa=0.90$)与项目一致性(Cronbach $\alpha=0.89$)都比较好。

2. *效度* 已经有许多研究发现 FBI 能够有效鉴别 fvFTD 与 PPA、AD、VaD 等,最有鉴别力的项目包括缺乏自知力、淡漠、注意力不集中、持续性、失抑制、行为失范等。推荐划界分 27 分。目前已经有针对 FTLD 的药物临床试验采用 FBI 作为疗效评估工具。

(郭起浩)

第四节 轻度行为损害检查表(MBI－C)

神经精神症状(neuropsychiatric symptoms, NPS)是痴呆的常见表现,在整个病程中,70%～100%出现 NPS。NPS 可以归纳为 3 个症状群:激越、精神病性症状、情绪障碍。NPS 可以早期出现,甚至在认知下降之前就出现。然而,临床上,NPS 的识别率很低,尤其是痴呆前阶段,很少有把 NPS 量表作为筛查工具。

2016 年国际阿尔茨海默病研究与治疗进展协会(ISTAART)神经精神症状专家研究组(NPS－PIA)提出轻度行为损害(mild behavioral impairment, MBI)研究用诊断标准,并在此基础上研制出轻度行为损害清单(MBI－C),对动机损害(impairments of motivation)、情绪调节(emotional regulation)、冲动控制(impulse control)、社会规范(social appropriateness)与信念和感知觉体验(perception or thought content)等 5 个领域的症状进行量化,Zahinoor Ismail 等 2017 年开发了轻度行为损害检查表(mild behavioral impairment checklist, MBI－C),34 个条目,用于筛查 MBI,由家庭成员、知情者或临床医师根据患者近 6 个月的表现填写。用于识别以行为损害为主要早期表现的痴呆风险人群。社区和临床来源的 MCI 最常见的症状为情绪失调、冲动控制和动机下降。

Ismail 等将 MBI－C 用于 111 例 MCI 患者,符合 MBI 标准的 14.2%,MBI 的分界值 6.5 有最佳敏感性与特异性。MCI 患者的 NPS 很轻微,MBI 得分与主观记忆损害、抑郁症状、工具性日常生活能力相关,MBI 对于痴呆的预测指标、干预靶点及预防策略有待今后进一步研究。

国内有多个 MBI－C 汉化版本,均显示其具有良好的信度与效度。需要注意的是,个别条目(如性方面的失礼行为、驾驶表现)评估时应答率低,因子分析显示多个条目对应领域与原版不同,应用该工具时需要考虑文化差异。MBI 检出率受研究人群、样本来源、分界值等多种因素影响,目前尚无公认的 MBI－C 分界值。

武力勇等研究表明,中文版 MBI－C 的信效度良好。与 NPI－Q 相比,中文版 MBI－C 对 AD 患者,特别是中重度 AD 患者的筛查灵敏度和特意度更高。MBI－C 可以作为一种新的 AD 筛查量表应用于临床。中文版 MBI－C 对行为变异型额颞叶痴呆患者筛查的灵敏度和特意度亦优于 NPI－Q,特别是在疾病早期阶段。MBI－C 有望成为一种具有高灵敏度和特异性的行为变异型额颞叶痴呆筛查工具。

附件 10－4－1 轻度行为损害检查表(MBI－C)

评估者:□医生 □知情人 □本人

地点:□诊室 □研究所

如果该行为已经存在至少 6 个月(持续或间断性)并且与其以往的行为模式不符,请在“是”上打勾,否则在“否”上打勾。

严重程度分级:1＝轻微(可以观察到,但不明显);2＝中等(明显但不是巨大变化);3＝严重(非常显著或者突出的巨大变化)。如果一个问题里有不止一个症状,请根据最严重的打分。

附表 10－4－1 轻度行为损害检查表(MBI－C)

项 目	是	否	严重程度
关于兴趣和动力部分			
患者是否对朋友、家人或者家庭活动丧失兴趣	是	否	1 2 3
患者是否对以往引起其兴趣的话题丧失好奇心	是	否	1 2 3
患者的自发性和主动性是否下降—比如他/她是否减少主动交谈或维持谈话	是	否	1 2 3
患者是否丧失承担责任或兴趣的动力	是	否	1 2 3
相比过去,患者是否缺乏情感或情绪	是	否	1 2 3
他/她是否不再在乎任何事	是	否	1 2 3

（续表）

项 目	是 否	严重程度
关于情绪和焦虑症状		
患者是否曾表现得悲伤或情绪低落，他/她是否经常哭泣	是 否	1 2 3
患者是否较难感觉到快乐	是 否	1 2 3
患者是否对未来灰心丧气或者觉得自己很失败	是 否	1 2 3
患者是否觉得自己对家庭是个负担	是 否	1 2 3
患者是否对日常生活比以前感到焦虑和担忧（比如日常活动或者拜访等）	是 否	1 2 3
患者是否非常紧张、无法放松、发抖，或者有恐惧的表现	是 否	1 2 3
关于控制喜悦的情绪、行为和进食		
患者是否容易激动、易激惹、易怒或者喜怒无常	是 否	1 2 3
他/她是否毫无缘由或者异乎寻常地喜欢辩论	是 否	1 2 3
患者是否容易冲动，做事不加思考	是 否	1 2 3
患者是否表现出不可控制的性行为或者侵犯行为，例如碰触（自己或他人）、搂抱、抚摸等不礼貌甚至冒犯的行为	是 否	1 2 3
患者是否容易受挫或者不耐烦，他/她是否难以接受延误或者等待	是 否	1 2 3
患者是否在驾驶时表现得比以前莽撞或者失去判断力（比如加速、不稳定转弯或者突然变换车道等）	是 否	1 2 3
患者是否变得更加固执或死板，也就是一反常态地坚持自己的想法，不愿接受或者不能听取他人观点	是 否	1 2 3
患者的进食习惯是否发生改变（比如暴饮暴食、塞满嘴巴，坚持只吃一种东西或者坚持按照某种顺序进食）	是 否	1 2 3

（续表）

项 目	是 否	严重程度
患者是否不再感受到食物的美味，是否食量下降	是 否	1 2 3
患者是否开始贮藏东西而以前不会	是 否	1 2 3
患者是否出现简单重复的行为或者强迫行为	是 否	1 2 3
患者最近是否难以控制吸烟、喝酒、吸毒、赌博或者开始行窃	是 否	1 2 3
关于遵守社会规范，有社会道德感和社交能力以及同情心		
患者是否很少关心自己的言语是否影响他人，他/她是否对他人的感受不敏感	是 否	1 2 3
患者是否开始谈论在公众场合不适合谈论的私人话题	是 否	1 2 3
患者是否说出以前不会说的粗鲁或者色情的言语	是 否	1 2 3
患者是否丧失了在公众或私人场合恰当谈话和行为的能力	是 否	1 2 3
患者是否对陌生人过于亲密地交谈，或者干涉他们的活动	是 否	1 2 3
关于信念和感知觉体验		
患者是否坚信其处于危险中，或者他人要伤害他们或者偷取其财物	是 否	1 2 3
患者是否怀疑其他人的目的或者动机	是 否	1 2 3
他/她是否对其力量、财富或能力有不切实际的信念	是 否	1 2 3
患者是否描述其听到声音或者与想象中的人或者“神灵”谈话	是 否	1 2 3
患者是否描述或者抱怨其看到想象中的东西（比如人、动物或者昆虫等），而对于其他人来说不存在	是 否	1 2 3

（黄 琳 武力勇）

参考文献

[1] Cui Y, Dai S, Miao Z, et al. Reliability and validity of the Chinese version of the mild behavioral impairment checklist for screening for Alzheimer's disease[J]. J Alzheimers Dis, 2019, 70(3): 747 - 756.

[2] Cui Y, Liu L, Chu M, et al. Application of the mild behavioral impairment checklist in Chinese patients with the behavioral variant of frontotemporal dementia[J]. Neurol Sci, 2024, 45(2): 557 - 564.

[3] Cummings JL, Mega M, Gray K, et al. The neuropsychiatric inventory: comprehensive assessment of psychopathology in dementia[J]. Neurology, 1994, 44(12): 2308 - 2314.

[4] Huang L, Huang Q, Xie F, et al. Neuropsychiatric symptoms in Alzheimer's continuum and their association with plasma biomarkers[J]. J Affect Disord, 2024, 348: 200 - 206.

[5] Ismail Z, Agüera-Ortiz L, Brodaty H, et al. The mild behavioral impairment checklist (MBI-C): a rating scale for neuropsychiatric symptoms in pre-dementia populations[J]. J Alzheimers Dis, 2017, 56(3): 929 - 938.

[6] Kaufer DI, Cummings JL, Ketchel P, et al. Validation of the NPI-Q, a brief clinical form of the neuropsychiatric inventory[J]. J Neuropsychiatry Clin Neurosci, 2000, 12(2): 233 - 239.

[7] Xu L, Li T, Xiong L, et al. Reliability and validity of the Chinese version of mild behavioral impairment checklist in mild cognitive impairment and mild Alzheimer's disease[J]. J Alzheimers Dis, 2021, 81(3): 1141 - 1149.

第十一章

综合性评估

第一节

阿尔茨海默病评估量表(ADAS)

Rosen 和 Mohs 等人于 1983 年编制了阿尔茨海默病评估量表(the Alzheimer's disease assessment scale, ADAS)(表 11-1-1)。ADAS 主要目的是评定 AD 特征性的认知症状和非认知行为症状的严重程度及治疗中的变化。ADAS 评分已成为国内外评价抗痴呆药物改善认知功能的指标，是美国药品与食品管理局承认的疗效主要评估工具，如安理申、艾斯能等抗痴呆药物的临床研究均使用该量表作为主要评价指标，未经治疗的中度 AD 患者每年 ADAS-cog 总分下降 7～10 分。通常将改善 4 分(相当于 6 个月平均自然下降分数)作为临床上抗痴呆药物显效的判断标准。与安慰剂对照组相差 2.5 分以上才能证明治疗组有效。

表 11-1-1 阿尔茨海默病评估量表(ADAS)常用版本的项目组成

序号	项 目	描 述	A11	A13	A14
1	单词回忆	受试者读出 10 个单词的列表，然后要求受试者口头回忆尽可能多的单词。单词阅读和回忆一共做 3 次	10	10	10
2	物体或手指命名	被试者被要求命名 12 个预先准备的物品和利手的手指	5	5	5
3	命令	被试者被要求根据指令完成一个 5 步骤动作	5	5	5
4	结构性练习	评估受试者复制 4 种几何形状的能力(圆、两个重叠的长方形、菱形、正方体)	5	5	5
5	意向性练习	受试者能执行一系列熟悉但复杂的动作(折叠信纸、放进信封、封口、写地址、贴邮票)	5	5	5
6	定向力	要求被试者回答年月日、星期几、季节、时间、地点和人物	8	8	8
7	单词辨认	在混杂 12 个新的单词的 24 个单词中辨认 12 个前面出现过的单词	12	12	12
8	口头语言能力	从 10 min 的自由对话中判断语言能力	5	5	5
9	口头语言理解力	从 10 min 的自由对话中判断语言理解能力	5	5	5
10	找词困难	在谈话中判断找词的困难程度	5	5	5
11	测试指导语的记忆力	单词再认的指示的提示次数做出判断	5	5	5
12	延迟回忆	前面 10 个单词的间隔 10 min 后的正确回忆个数		10	10

(续表)

序号	项 目	描 述	A11	A13	A14
13	数字删除	受试者被要求在 45 s 内划掉尽可能多的目标数字		5	5
14	迷宫测试				5
	满分		70	85	90

ADAS 包括认知行为(ADAS - cog)与非认知行为量表。认知行为量表包括定向、语言、结构、观念的运用、词语即刻回忆与词语再认,共 11 题,费时 20～30 min,满分 70 分。非认知量表包括恐惧、抑郁、分心、不合作、妄想、幻觉、步态、运动增加、震颤、食欲改变等 10 项,每项 5 分,共 50 分。根据量表编制者 Rosen 等报道,对 AD 组,施测者之间信度为 0.99,间隔 1 个月再测相关性 0.92,正常老人组则分别为 0.92 与 0.65。AD 患者组在 ADAS - cog 的每一个项目均显著差于正常对照组的表现。

ADAS - Cog - 11 项版本中,有 7 项在 MCI 与正常样本中有天花板效应(ceiling effects)、2 项有接近天花板效应。词语回忆与再认比较难,使总分避免了天花板效应。项目反应理论(IRT)分析发现,ADAS - Cog - 11 评估 MCI 最具价值的项目是词语回忆、词语再认、定向力、物品与手指命名。其余项目反映痴呆患者的认知功能。

随着 AD 的干预时间窗前移,ADAS - Cog - 11 识别 MCI 的不足受到重视,各种项目增加版不断涌现。如 Mohs 等(1997)在 ADAS - Cog - 11 基础上提出 ADAS - Cog - 13,增加词语延迟回忆、数字划销测验或迷宫测验,得分范围是 0～85。

ADNI 采用的 ADAS - Cog - 13 是在 ADAS - Cog - 11 基础上增加了词语延迟回忆(在图形模仿分测验后进行)和数字划销测验(在一页数字中划去 3 和 7,限时 45 s)。Raghavan(2013)根据 ADNI 数据库分析,由词语即刻回忆、词语延迟回忆与定向力 3 个项目组成 ADAS - 3,可以作为 MCI 与早期 AD 临床试验的评估工具。

ADAS - Cog - 14 是在 ADAS - Cog - 11 的基础上,增加词语延迟回忆、数字划销测验和迷宫测验。Wessels 等(2015)提出综合阿尔茨海默病评定量表(integrated Alzheimer's disease rating scale, iADRS),iADRS score=[-1(ADAS - Cog - 14)+90]+iADL。iADRS 总分是 0～146。

Skinner 等(2012)提出 ADAS - Plus - EF&FA,包括反映执行功能的范畴流畅性、连线测验 A 与 B、数字符号转化测验和反映功能活动的 Pfeffer 功能活动问卷(FAQ)的 5 个项目。这个新版本有助于转化为 AD 的 MCI 的识别与诊断。

在血管性痴呆(VaD)的疗效评定中,修订版的 VaDAS - cog 增加了范畴流畅性、数字-符号转换、迷宫、数字广度的倒数等测验。

有研究认为,从临床药物观察的角度来说,24 个月的治疗效果观察,ADNI 采用的 13 项版本(传统 11 项+数字消减与延迟回忆)比传统的 11 项版本更利于出现阳性结果。乙酰胆碱酯酶抑制剂(如多奈哌齐、卡巴拉汀、加兰他敏)治疗阿尔茨海默病主要改善 ADAS 的记忆项目的得分,近年也不断有研究发现某些治疗措施改善的是 ADAS 的情景记忆项目的得分,所以,不仅是 ADAS 总分,其项目分分析也是有必要的。

由于国内翻译的 ADAS 版本非常多,主要差别是第 1 题词语回忆与第 7 题词语再认所采用的词语不一致,有的版本为了治疗前后比较设计了多套难度相似的词语。本书根据英文版的词语、结合中文词频资料,翻译这些词语供大家参考。实际应用时,词语是可以更新的,一方面是为了避免影响疗效的评估(有些患者会事先背这些词语),另一方面不同的词语并不影响治疗效果的判断(因为是自身前后比较)。ADAS 一般是制药公司做临床试验的时候采用,公司会解决版权与版本问题,临床医生很少把它作为诊断或脑科学研究的辅助工具。

一、DAS 初始交谈记录

具体说明请参考程序手册。前 10 min 进行开放式交谈,以便评估受试者在口语表达和对口语的理解等方面的情况。然后进行其余的认知测试。语言能力通过整个面谈和特定的测试加以评估。引出“是”或“否”答案的问题,用来评估非常基础层面的理解力。其他问题需要特定的信息和健全的沟通技巧。鼓励受试者进行简短的交谈,谈论一些中性的话题(例如:天气、受试者来诊所途中的情况,或是受试者早餐吃了些什么)。这样的交谈有助于受试者在测试开始前保持放松,并且检查者可以借此观察受试者对语言的运用和理解的情况。在此 ADAS 的认知部分中,对语言能力有三种临床评级方式。使用此页来记录你的面谈记录。此份表格(表 11-1-2)中的各种记录应当清晰明确,以便支持口语能力(项目 9)、找词困难(项目 10)和理解力(项目 11)的评级。任何损伤的评级必须得到此页所记录内容的支持。

表 11-1-2 阿尔茨海默病初始交谈记录表

可能的话题	食欲	睡眠	锻炼	其他
1. 口语				
2. 找词				
3. 理解力				

二、ADAS 正式交谈记录

(一) 认知行为

1. 词语回忆 依次呈现以下词语卡片:海岸、玩具、嘴唇、椅子、学生、苹果、骑兵、山谷、宝石、烟斗。

(1) 指导语:开始测试时,说:“我将给您出示一些印在白色卡片上的词语。请大声地朗读出每个词语,并且努力记住它。因为稍后,我会要您努力回忆出我给您出示过的所有词语。准备,请读出词语并努力记住它。”

向受试者出示每个词语,并让他/她大声朗读。出示所有 10 个词语之后,要求受试者尽可能多地回忆词语。(词语不需要按照顺序回忆)

受试者朗读完词语列表后,说:“好了,现在告诉我您能记住的列表中的所有词语。”必要时,提示“还有吗?”在进行第 2 次和第 3 次尝试时,说:“现在我要再次给您出示刚才出示过的词语列表。大声读出每个词语并努力记住它。”对于每个被正确回忆的词语,检查者应当勾选“是”。

(2) 评分:对每一个未被回忆起的词语,在“否”方格上打勾,以便计算分数。计算每次尝试中“否”的方格总数。求尝试中 1、2 和 3 的评分总和,然后除以 3。将得数四舍五入至最近的整数。如果一次尝试未被进行或被受试者拒绝,请不要计算这次尝试的分数。如果一次尝试的分数缺失,请不要记录子分数。

回忆 1+2+3/3=即刻词语回忆子分数:(范围=0~10)

2. 执行指令 这个项目用于评估受试者对口语的理解情况。检查者要求受试者执行五个单独的命令,每个命令包括 1~5 个步骤。每个命令只读一次。如果受试者没有反应或看起来没有听懂,或要求重复命令,则检查者应该再次给出完整的命令。然后进入下一个命令。所有命令都要给予每位受试者。检查者应为每一个命令勾选一个回答(表 11-1-3)。

表 11-1-3 执行指令的 5 个命令记录纸

项 目	对 错
1.“握拳”	
2.“指向天花板,然后指地板” 在桌子上将铅笔、手表和卡片排成一行(这个顺序是从面对受试者而坐的检查者的角度来看)	
3.“把铅笔放在卡片上,然后再把它放回原处”	
4.“把手表放在铅笔的另一边,然后把卡片翻过来”	
5.“闭上您的双眼,然后用两根手指轻拍您的每侧肩膀两次”	

(1) 指导语:开始测试时,说:“现在我要让您做几件事情。首先……”

(2) 评分:数一数不正确的回答数量。如果任何任务未被进行或被受试者拒绝,不要记录子分数(范围=0~5)。

3. 结构实践　此项测试用于评估受试者临摹4种几何图形的能力(图11-1-1)。图形应每次只出示一个。如果受试者看起来没听懂或对所画图形不满意,或要求再试一次,应允许受试者对每个图形进行第二次尝试。如果进行了第二次尝试,让受试者指出哪次画得更好,并仅对画得更好的那次进行评分。检查者应为每一个图形勾选一个回答(表11-1-4)。

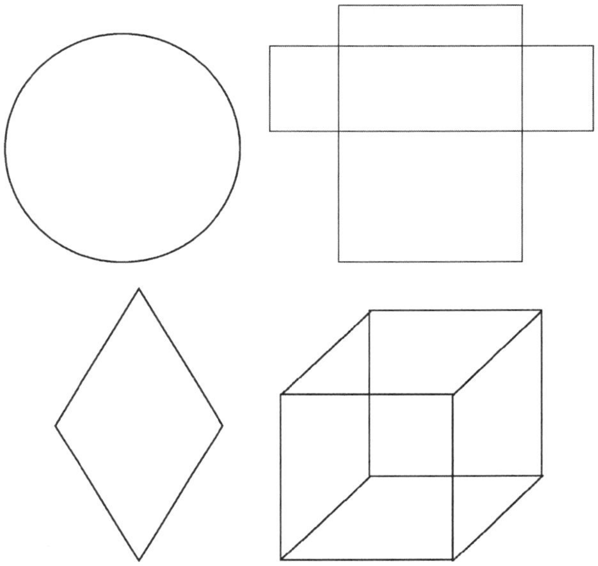

图11-1-1　4种几何图形

表11-1-4　结构实践临摹的4种图形记录纸

项　　目	对　错
1. 画圈:一条封闭的曲线	
2. 重叠的两个长方形:必须是两个四边形,而且重叠必须与所示的样子相似,大小的改变不计分	
3. 菱形:必须是四边形,有方向性以使尖端在顶部和底部,而且边要大致等长(例如,最长的边长不能是最短边长的1.5倍或更长)	
4. 立方体:必须是三维立体,内部线条被正确地画在两个角之间。相对的两个面应当大致平行。只要是绘制了正确的立方体,两种方向均可接受	

(1) 指导语:开始测试时,说:“在这张纸上画有一个图形。试着在同一张纸上的另外一个地方再画一个与它非常相似的图形出来。”

(2) 评分:0=所有4个图形均绘制正确

1=1个图形绘制不正确

2=2个图形绘制不正确

3=3个图形绘制不正确

4=4个图形绘制不正确

5=未绘制出图形,乱涂乱画,部分图形

数一数不正确的回答数量。然后参考左侧的表格以确定子分数。如果任何图形未被进行或被受试者拒绝,请不要记录子分数(范围=0~5)。

4. 命名物品/手指

(1) 指导语:在表11-1-5中,要求受试者给出随机出示的12种真实物品的名称。应该按照随机顺序出示物品。给受试者的说明类似于:“现在我将给您出示一些物品。我想要您告诉我它们的名称。这被称为什么?”(出示物品)。如果受试者说出的是物品的用途,则说:“是的,那是这个东西的用途,但是它的名称是什么?”如果受试者不回答,检查者应该给出那件物品的语义提示(在下面提供)。如果受试者还是不回答或出错,则进行下一个物品。检查者应为每一个物品/手指勾选一个回答。

表11-1-5　命令物品测试记录纸

物品名称	语义提示	对　错
花	生长在花园中的	
床	用来睡觉的	
哨子	吹的时候发出声音	
铅笔	用来写字的	
拨浪鼓	一种婴儿的玩具	
面具	遮住你的脸	
剪刀	剪纸的	
梳子	用在头发上的	
钱包	装你的钱的	
口琴	一种乐器	
听诊器	医生用它来听你的心脏	
夹子	夹起食物	

在表11-1-6中,要求受试者给出他/她的优势手的手指名称。说:“请将您的右(或左)手放在桌

子上。现在我将指出您手上的一个部分,我想让您说出它的名称。这是什么?”

表 11-1-6　命令手指测试记录纸

手　指	对　错
拇指/大拇指	
中指	
环(无名指)	
示指(食指)	
小指/小拇指	

(2) 评分:将命令物品和命令手指的得分小计,记录命名子分数。0=0～2 项不正确;1=3～5 项不正确;2=6～8 项不正确;3=9～11 项不正确;4=12～14 项不正确;5=15～17 项不正确。

5. 观念实践　这个项目用于测定受试者能否做出他们熟悉但次序复杂的行动。这个项目有 5 个任务(表 11-1-7)。在受试者面前放一个大信封,一张 A4 纸和一支铅笔。

表 11-1-7　观念实践完成任务记录纸

任　务	对　错
1. 折纸	
2. 把纸放进信封里	
3. 封好信封	
4. 在信封上收信人的位置写上您自己的姓名和地址	
5. 告诉我邮票贴在哪儿	

(1) 指导语:“我要您假装给您自己写了一封信。把这张纸拿起来折好,使它与信封的大小相符,然后把它放进信封里。再封好信封,然后在信封上收信人的位置写上您自己的姓名和地址,并且告诉我邮票贴在哪儿。”

如果受试者忘记了这项任务的某些部分,或是执行有困难,检查者应当对受试者在这项任务中有困难的部分给予重复说明。给予一次完整的说明后,每项任务只能给予一次额外的提醒。检查者应为每一个任务勾选一个回答。

(2) 评分:数一数不正确的回答数量(范围=0～5)。

6. 定向　这个项目用于测定受试者的时间和空间定向力(表 11-1-8)。

表 11-1-8　定向测试完成任务记录纸

问　题	对　错
1. 全名(必须精确)	
2. 月份(必须精确)	
3. 日期(±1 天)	
4. 年份(必须精确)	
5. 星期几(必须精确)	
6. 季度(在即将到来的季度 1 周之内,或在前一个季度的 2 周之内)	
7. 时钟时间(±1 小时)(说:“不要看手表,告诉我现在的大概时间。”)	
8. 地点(地名不全是可以接受的,但是不能接受总称)(说:“我们现在在哪里?”或“这个地方叫什么名字?”)	

(1) 指导语:询问受试者这些信息时应该一次只询问一项。每个问题只允许重新表达一次(例如,当受试者将星期几与日期混淆时)。检查者应为每一个问题勾选一个回答。

(2) 评分:数一数不正确的回答数量(范围=0～8)。

7. 词语辨认(词语列表省略)

(1) 指导语:在此项测试的记忆部分中,检查者让受试者进行一次尝试,以记忆一份有 12 个词语的列表(表 11-1-9)。说:“我将给您出示一些印在白色卡片上的词语。我要您大声地朗读出每个词语,并且努力记住它。”在此项测试的辨认部分中,检查者应当说:“现在我要给您出示另外一组词语。有些词语在我刚才给您出示的词语列表中出现过,而其他词语则是新的。对于每个词语,我要您告诉我这个词语是否在我刚才给您出示的词语列表中出现过。”检查者出示第一个词语,并说“这个词语在我以前出示过的词语中吗?是还是不是?”或者说“我以前向你出示过这个词语吗?”在出示第二个测试词语前,做出同样的说明。对于剩余的测试词语,检查者应该说:“这个词语呢?”。可以这样鼓励受试者“尽量猜一下”。勾选受试者对每个词语的回答“对”或“错”。如果受试者在测试期间需要对任务进行提醒,检查者应当重复问题并在提醒栏中做出标记。

表 11-1-9　词语辨认测试记录纸

目标词语	对　错	干扰词语	对　错
安静		手肘	
女儿		粉末	
额头		运河	
老虎		洞穴	
黄昏		飞龙	
外甥		姐妹	
回声		侄子	
村庄		责任	
角落		音乐	
胆量		橄榄	
千米*		丝带	
目标		衣领	

注:* 原文为 Bushel(蒲式耳),改为千米。

(2) 评分:数一数已勾选的阴影(不正确的)方格的数量。如果总数等于或少于 12,则将总数写在子分数方格中。如果总数大于 12,则将 12 写在子分数方格中。如果任何词语未被进行或被受试者拒绝,请不要计算子分数(范围=0~12)。

8. *记忆测试说明*　这个项目用来评估受试者对词语辨认任务要求的记忆能力(只能根据在词语辨认任务时的观察)。数一数在词语辨认任务中所给予的提醒次数,以便对该项目进行评级。如果词语辨认任务未被完成或未被尝试,则不得对这个项目进行评分。

损伤水平评分:

0=无—受试者从不需要对说明的额外提醒

1=很轻微—忘记 1 次

2=轻微—必须提醒 2 次

3=中度—必须提醒 3~4 次

4=中重度—必须提醒 5~6 次

5=重度—必须提醒 7 次或以上

记忆测试说明子分数:(范围=0~5)

9. *口语能力*　这个项目是对口语质量的全面评级,即清晰度、使自己让人理解的难度。评定这一项时,检查者应当考虑所有受试者在初始面谈和测试环节中说过的话。第 1 页的各种记录应当清晰明确,以便支持任何 0 分以上的评级(参考程序手册以获得指南)。

损伤水平评分:

0=无—受试者说的话没有让人难以理解的情况

1=很轻微—受试者说的话有一处让人难以理解

2=轻微—受试者说的话让人难以理解的时间少于 25%

3=中度—受试者说的话让人难以理解的时间在 25%~50%

4=中重度—受试者说的话让人难以理解的时间有 50%

5=重度—说出 1~2 个词;流利,但内容空洞;沉默

口语能力子分数:(范围=0~5)

10. *找词困难*　评估此项时,检查者必须确定在面谈和测试期间,受试者在自发性说话时,找到恰当的词语是否有困难。评估时,不要纳入手指和物品命名。第 1 页的各种记录应当清晰明确,以便支持任何 0 分以上的评级(参考程序手册以获得指南)。

损伤水平评分:

0=无—没有证据显示在自发性说话时出现找词困难

1=很轻微—1 或 2 次,无临床意义

2=轻微—明显的迂回陈述或同义词替换

3=中度—偶尔出现的没有进行补救的词语缺失

4=中重度—频繁的没有进行补救的词语缺失

5=重度—几乎完全丢失词语;听起来内容空

洞;说出 1～2 个词

找词困难子分数:(范围＝0～5)

11. *理解力* 这个项目用来评估受试者对口语的理解能力。评估此项时,检查者应该考虑到在测试开始时的对话和测试期间,受试者对检查者所说的话的理解程度。不要包括对命令的反应。

损伤水平评分:

0＝无—没有证据显示理解力差

1＝很轻微—1～2 次理解错误

2＝轻微—3～5 次理解错误

3＝中度—需要几次重复和改变措辞

4＝中重度—受试者偶尔才能回答正确,即对于是/否的问题

5＝重度—受试者很少能恰当地回答问题,这并非由于语言贫乏

理解力子分数(范围＝0～5)

12. *数字划销测验*

(1) 指导语:将图 11-1-2 中的练习题放在受试者面前。说:"这张纸上面是 2 个数字,下面一串数字混合了上面 2 个数字,你从这里开始(测试者手指第一行开始的数字),划掉与上面 2 个数字一样的数字。愈快愈好。"30 s 后中止练习题。

"6" and "1"

1 2 2 4 5 9 5 6 6 9 1 9 6 7 8 3 2 4 3 7 2 1 4 2 2 1 2 6 6 3

图 11-1-2 数字划销测试练习题

然后将正式测验题(图 11-1-3)放在受试者面前,说:"这张纸上面是 2 个数字,下面的一系列数字混合了上面这 2 个数字,你从这里开始(测试者手指第一行开始的数字),一个一个地看,只要与上面 2 个数字一样的数字就划掉。愈快愈好。"30 s 后中止练习题。假如受试者划去第一个数字就不正确,可以说:"这不是正确的要划销的数字",手指划销的目标数字。假如在测验过程中,受试者弄错了要划去的数字或停下来了,测试者应该重复上述指导语。45 s 后中止测验。

"3" and "7"

1 9 8 1 3 2 3 9 4 2 9 3 2 6 4 4 6 6 1 3 8 8 4 2 7 1 4 2 8 5

8 1 9 6 9 7 1 4 5 5 6 7 6 6 5 5 7 2 2 2 5 9 5 4 7 1 7 6 7 5

4 9 8 8 1 4 3 4 4 6 8 4 1 4 1 7 2 4 7 9 2 6 1 7 2 1 3 4 2 3

2 6 4 1 3 7 1 5 6 8 5 4 9 8 2 5 2 2 1 6 9 3 1 4 8 7 9 3 4 1

2 6 1 6 9 4 2 4 2 3 2 6 3 1 4 2 8 6 9 1 7 1 3 4 3 9 8 6 5 1

8 3 4 2 6 9 9 6 1 6 9 3 8 7 2 5 4 4 8 8 6 4 1 4 7 2 6 8 7 5

6 3 2 6 4 4 6 8 4 5 4 6 8 9 7 3 6 8 6 5 4 9 2 5 3 5 4 7 3 5

4 9 5 3 8 1 8 2 2 6 2 6 6 1 5 2 4 2 9 4 9 7 6 1 5 1 4 1 8 8

图 11-1-3 数字划销测试正式题

(2) 评分指标:① 划销目标数字的个数;② 错误个数;③ 测验中提醒次数。

(二) 非认知行为

评定下列项目时,需要查看患者晤谈期间及其前一周的情况。

1. *恐惧* 询问患者/知情者恐惧发生的频度。

1＝很轻,1 周 1 次或仅在测验时发生

2＝轻度,1 周内发生 2～3 次

3＝中度

4＝中重度,几乎每天要频繁地喊出声来

5＝重度,每天频繁地喊出声,每次喊叫持续时间延长

2. *抑郁* 询问患者/知情者患者是否感到悲哀、沮丧、失望。假如回答是,则进一步询问抑郁的严重度与弥漫性,如活动的兴趣是否丧失,对周围环境发生的事件是否无动于衷。主试者还要观察记录患者的面容与对鼓励及玩笑的反应情况。

1＝有轻微恶劣心境,临床上可以观察到

2＝轻度,表现和报告轻度恶劣心境,兴趣部分丧失

3＝中度,时常感到中度的恶劣心境

4＝中重度,几乎一直有恶劣心境,相当程度的活动减少,兴趣丧失

5＝重度,恶劣心境弥漫且严重,完全无动于衷,兴趣全然丧失

3. *集中注意力/分心* 评定患者对无关刺激和/或由于缺乏训练在测验时需要重新领会指导语时表现出来的分心情况,也就是患者驾驭自己思路的能力。

1＝很轻,只有一次注意力不集中

2＝轻度,注意力不集中或分心有 2～3 次

3＝中度,注意力不集中或分心程度介于 2 分与 4 分之间

4＝中重度,整个晤谈过程大部分时间注意力不

集中和/或分心频繁出现

5＝重度，集中注意力极度困难

4. *对测验不合作*　该项目评定患者对晤谈某些方面的敌对程度。

1＝很轻，仅有1次不合作

2＝轻度，有2～3次不合作

3＝中度，不合作次数介于2分与4分之间

4＝中重度，需要频繁的引导才能完成晤谈

5＝重度，拒绝继续晤谈

5. *妄想*　包括妄想新年、先占观念及对患者行为的影响。

1＝很轻，一过性妄想信念

2＝轻度，存在肯定的妄想但患者对此持有疑虑

3＝中度，患者相信妄想但不影响行为

4＝中重度，妄想影响了行为

5＝重度，基于妄想的行为非常明显

6. *幻觉*　包括幻听、幻视、幻触，对幻觉的频度与危害性作出评估。

1＝很轻，听到说一个单词的声音，一次性幻视

2＝轻度，幻觉出现的时间介于1分与3分之间

3＝中度，幻觉占据了一天中的许多时间，且干扰患者的正常功能

4＝中重度，幻觉出现的时间介于3分与5分之间

5＝重度，幻觉几乎持续存在，完全破坏了正常功能

7. *步态*　必须对正常躯体活动与过分的来回走动作出区分。

1＝很轻，极少发生

2＝轻度，每天走动的次数介于1分与3分之间

3＝中度，每天频繁走动

4＝中重度，每天相当频繁地走动

5＝重度，不能静坐，必须过分走动

8. *运动增加*　与患者正常活动水平或以往基础水平比较作出评定。

1＝极轻，运动量极轻微的增加

2＝轻度，运动量轻微的增加

3＝中度，运动量显著增加

4＝中重度，运动量极显著增加

5＝重度，患者必须持续运动，极少静坐

9. *震颤*　测试时让患者平伸双手、张开手指，维持约10 s。

1＝极轻，极轻微的震颤，刚好可以观察到

2＝轻度，可观察到的震颤

3＝中度，可观察到明显的震颤

4＝中重度，可观察到非常明显的震颤

5＝重度，以相当大的移位快速运动

10. *食欲增加/减少*　包括与抑郁相关的食欲变化，应与患者平时的饮食量比较。

1＝极轻，轻微改变，临床可疑

2＝轻度，值得注意的改变，患者不须鼓励仍能进食

3＝中度，明显改变，患者需要鼓励才能进食；患者要求更多的食品

4＝中重度，显著改变，需要不断鼓励才能进食；患者要求大量的食品

5＝重度，患者不进食，需要强制喂饲；患者不断抱怨饥饿，尽管用了足够的饭量

（郭起浩）

第二节

临床痴呆评定量表（CDR）

临床痴呆评定量表（clinical dementia rating scale，CDR）包括记忆、定向、判断和解决问题、工作及社交能力、家庭生活和爱好、独立生活能力6个项目，做出“正常CDR＝0、可疑痴呆CDR＝0.5、轻度痴呆CDR＝1、中度痴呆CDR＝2、重度痴呆CDR＝3”这5级判断（表11-2-1）。有的研究者单纯以CDR＝0.5直接作为MCI的诊断标准，这是否合理可行？新加坡李等（2006）以CDR＝0.5作为MCI的诊断标准，采用综合一项自我报告记忆问题、4项复杂工具性日常生活能力量表作为简短的筛查工具，识别MCI的准确性87.2%，高于MMSE的67.6%，与逻辑记忆延迟回忆的86.1%非常接近。Saxton（2009）调查3 063例社区非痴呆老人，每6个月随访一次，共随访6年，使用CDR＝0.5和标准化成套神经心理测验这两种不同的诊断标准，40.2%符合CDR标准、28.2%符合测验标准（16.6%

为 aMCI、11.6%为 naMCI),15.7%被两种诊断标准共同确认为 MCI、47.4%共同确认为正常老人。认知检测在正常范围而被 CDR 判断为 MCI 的老人一般受教育程度较低、测验得分较低、更多工具性日常生活能力(IADLs)损害、更多抑郁症状和更多健康主诉。测验确认的 MCI 比 CDR 有更高的 AD 转化率。笔者认为采用 CDR=0.5 诊断 MCI 有太高的假阳性而不适合作为 MCI 的诊断标准。

表 11-2-1 临床痴呆评定量表(CDR)

能力	受损程度				
	没有(0)	可疑(0.5)	轻度(1)	中度(2)	严重(3)
记忆力	记忆力没有减退,或轻微性质的偶尔健忘	经常性的轻度健忘,事情只能部分想起:"良性"健忘	中度记忆力减退;对最近的事尤其不容易记起;会影响日常生活	严重记忆力减退;只有高度重复学过的事物才会记得;新学的东西都很快会忘记	记忆力严重减退,只能记得片段
定向力	定向力能力完好	完全能定向,但涉及时间关联性时,稍有困难	涉及时间关联性时,有中度困难。检查时对地点仍有定向能力;但在某些场合可能有地理定向能力障碍	涉及时间关联性时,有严重困难;通常对时间无定向能力,经常对地点无定向能力	只有对患者自己的定向能力
判断与解决问题的能力	日常问题、财务及商业性事务都能解决得很好;和以前的表现相比较判断力良好	在解决问题、分析事物的类似性及差异性时能力稍有减弱	在解决问题、分析事物的类似性及差异性时有中度困难;通常还能维持社交事务判断力	在解决问题、分析事物的类似性及差异性时有严重障碍;社交判断能力通常已受影响	不能做判断或解决问题
社区事务	和平常一样能独立处理工作、购物、义务劳动及社会群体活动	参加这些活动稍有障碍	虽然还能参与这些活动,但无法独立参与;初看起来似乎还正常	在家庭以外无独立行事能力的可能性。外表足够正常,能够带去家庭以外的场所参加社交活动	在家庭以外无独立行事能力的可能性。外表看上去病情严重,不能够带去家庭以外的场所参加社交活动
家务与业余爱好	家居生活、业余爱好、知识兴趣都维持良好	家居生活、业余爱好、知识兴趣方面稍有障碍	居家生活能力方面已明显出现轻度障碍;已经放弃做较困难的家务;已放弃比较复杂的业余爱好及兴趣	只有简单家务还能做;兴趣很少,也维持得不好	在家已基本没有能力做事情了
生活自理	完全能自理	完全能自理	须旁人督促或提醒	穿衣、个人卫生及个人事务之料理,都需要帮忙	个人自理方面依赖别人给予很大帮助;经常大小便失禁

注:评定分数只表示与从前正常水平相比认知能力的下降,而非其他因素所造成的损害。
CDR 使用说明:CDR 不能用于躯体残疾或抑郁患者;6 个条目中,记忆项目是主要的,另 5 项是次要的;当 3 项或 3 项以上与记忆项相同时,CDR=记忆项得分;当 3 项或 3 项以上在记忆项一侧时,CDR=项目得分相同最多的分数;当记忆项两侧分布分别为 2 项或 3 项时,CDR=记忆项得分。

然而,除了 CDR-GS(CDR global score)=0.5 这种分析方法外,目前国际上更流行的是 CDR-SB(clinical dementia rating scale sum of boxes)得分指标。CDR-SB 总分是将 6 个项目的得分简单相加之和。O'Bryant(2010)比较 5 115 例正常老人、2 551 例 MCI 患者与 4 796 例痴呆患者,发现 CDR-SB 能够有效地区分这 3 个组别。CDR-SB=0 表示受试者正常,0.5～4.0 分为可疑认知受损(其中 0.5～2.0 分为可疑受损,2.5～4.0 分为极轻痴呆),4.5～9.0 分为轻度痴呆,9.5～15.5 分为中度痴呆,16.0～18.0 分为重度痴呆。在临床药物试验的疗效评估上,CDR-GS 与 CDR-SB 都是重要的评估指标。

根据额颞叶退行性变修订的 CDR(FTLD-modified clinical dementia rating scale)是在原来 CDR 基础上增加了"行为紊乱"和"语言评估"这两

项，已经证实可以有效反映 FTLD 的病情严重度。

对于晚期痴呆，还可将 CDR 延伸至完全痴呆（CDR＝4）和终末期痴呆（CDR＝5）。完全痴呆（profoundly demented，CDR＝4）：发音或语言理解严重受损，需辅助行走，自主进食、认识家人或控制二便困难；终末痴呆（terminal demented，CDR＝5）：无法交流、卧床、植物状态、二便失禁。

由于完成 CDR（表 11－2－2）耗时长，需要约 30 min，Duara 于 2010 年发表了 CDR 的修订版（mCDR）（表 11－2－3），其全部项目是测试者根据知情者回答获得的信息进行评分，耗时约 10 min。注意 mCDR 的部分项目与 CDR 的检测项目不一致。

表 11－2－2 临床痴呆评定问卷检查内容

此问卷提供一组基本问题来引导面谈，请提问下列所有问题。如有需要，可多问一些问题来评定患者的临床痴呆评定（CDR）情况。请将通过附加问题所获取的有关信息记录下来。

一、由知情者回答的有关记忆力的问题

1. 他/她的记忆力或思维存在问题吗？ □是 □否

1a. 如果是，该问题是不是经常出现？ □是 □否

2. 他/她能回忆起最近发生的事件（或有个人意义的事情）吗？ □通常 □有时 □很少

3. 他/她能记住简短的准备购物的清单吗？ □通常 □有时 □很少

4. 在过去的一年内他/她的记忆力有无减退？ □是 □否

5. 他/她记忆力的受损情况有没有严重到这样一种程度，以至于他/她现在完成日常活动（或退休前的活动）的能力不如几年以前了？（被访者间接看法） □是 □否

6. 他/她是否在几周内会完全忘记刚刚发生的重大事件（如：旅行、聚会、家庭成员婚礼）呢？ □通常 □有时 □很少

7. 他/她会忘记与该重大事件有关的细节吗？ □通常 □有时 □很少

8. 他/她会完全忘记很早以前的重要事情吗？（如：生日、结婚纪念日、就业地点）？ □通常 □有时 □很少

9. 请告诉我最近在他/她生活当中发生的一些他/她应该记得的事件或活动（目的是为获取该事情发生的地点、时间、参加者、历时、完结时间和患者或其他参加者怎样到达场地等详细资料作为稍后的测试之用）。

一周内：______________________________

____

一个月内：______________________________

____

10. 他/她的出生日期？ ______________________________

11. 他/她的出生地？ ______________________________

12. 他/她上的最后一所学校是哪一所？ ______________________________

校名 ______________________________

地点 ______________________________

年级 ______________________________

13. 他/她以前的主要职业/工作是什么（如果患者没有职业，他/她配偶以前的主要工作是什么）？ ________

14. 他/她最后一个工作单位是什么（如果患者没有职业，他/她配偶的最后一个工作单位是什么）？ ________

15. 他/她（或配偶）什么时候退休的？为什么退休？

二、由知情者回答的有关定向力的问题

他/她是否能够准确知道：

1. 今天是几号？

□经常 □有时 □很少 □我不知道

2. 月份？

□经常 □有时 □很少 □我不知道

3. 年份？

□经常 □有时 □很少 □我不知道

4. 星期几？

□经常 □有时 □很少 □我不知道

5. 他/她在判断事件的时间顺序上存在困难吗（当事情按时间顺序发生时）？

□经常 □有时 □很少 □我不知道

6. 他/她在熟悉的街道能找得着路吗？

□经常 □有时 □很少 □我不知道

7. 在自己家居住地区以外的地方，他/她是否能知道怎么从一个地方到另一个地方？

□经常 □有时 □很少 □我不知道

8. 他/她在熟悉的建筑物内能找到路吗？

□经常 □有时 □很少 □我不知道

(续表)

三、由知情者回答的有关判断和解决问题能力的问题

1. 总体来说,如果你要评价他/她现时的解决问题的能力,你认为他/她的能力:
□和以前一样好
□好,但是不如以前
□一般
□差
□完全丧失

2. 评估他/她处理少量金钱(如:找钱、根据重量计算商品价钱)的能力:
□没有丧失
□部分丧失
□严重丧失

3. 评估他/她在处理家庭钱财方面的能力(如:到银行存款、取款,支付水电费等):
□没有丧失
□部分丧失
□严重丧失

4. 他/她能够有效处理家中的急事(如:水管漏水或发生小火灾)吗?
□与从前一样好
□因为思维问题而比以前差
□因为其他原因而不如以前,这些原因是:____

____

5. 他/她能够理解不同的场合或他人的解释吗?
□经常　□有时　□很少　□我不知道

6. 他/她在社交场合或与人交往中能够举止正常吗(即,与他/她发病前的举止比较)(此项目是评估行为,而不是外表)?
□经常　□有时　□很少　□我不知道

四、由知情者回答的有关社区事务能力的问题

职业方面

1. 患者是否仍然在工作?　□是　□否　□不适用
如不适用,跳到问题4
如果是,跳到问题3
如果不是,跳到问题2

2. 记忆力或思维问题是他/她决定退休的原因之一吗?(跳到问题4)
□是　□否　□我不知道

3. 患者是否由于记忆力或思维问题而在工作上出现重大的困难?
□很少或从不　□有时　□通常　□我不知道

社交方面

4. 他/她以前骑过自行车吗?　□是　□否
他/她现在还骑自行车吗?　□是　□否
假若没有,是否是因为记忆力或思维问题?　□是　□否

5. 如果他/她仍坚持骑自行车,他/她在骑自行车时会因为思维能力不佳而出现什么问题或危险吗?　□是　□否

6. 他/她能独立地根据需要去购物吗(如果需要表明患者在该方面的能力水平,请注明)?
□很少或从不　□有时　□通常　□我不知道
(购买任何东西时都需要人陪伴)　(购物数量有限,会买重复或者忘记需要购买的物品)

7. 他/她能独立地从事家庭以外的活动吗?
□很少或从不　□有时　□通常　□我不知道
(在没有人协助的情况一般不能进行活动)　(有限的活动和/或例行活动例如象征性参加社交活动或会议,到发廊理发等)　(有目的地参与一些活动,例如选举投票)

8. 他/她有没有被带去参加家庭以外的社交活动?　□是　□否
如没有,为什么?____

9. 与患者短暂接触的人会觉得他/她有病吗?　□是　□否

10. 如果是在疗养院里,他/她能够很好地参与社交活动吗(智力上参与)?
□是　□否

重要提示:
现在有没有足够的信息去评估患者在社区事务方面的能力衰退程度呢?如果没有,请进一步往下调查。
社区事务:例如参加社交活动、拜访朋友或亲人、参加政治活动、参加行业组织(如律师协会)、其他行业团体、社会俱乐部、服务机构、教育项目。

五、由知情者回答的有关家务和爱好能力的问题

1a. 他/她在做家务方面的能力出现了什么变化?____

____

1b. 有哪些家务他/她现在还仍然能做得好?____

____

（续表）

2a. 他/她在从事业余爱好方面的能力发生了什么变化？______

2b. 有哪些业余爱好他/她现在仍然能做得好？______

3. 如果在疗养院，有哪些家务和爱好他/她再也无法做好了？______

日常活动

	没有丧失		严重丧失
4. 处理家务方面的能力	0	0.5	1

请描述：______

5. 他/她在做家务方面的水平是：
（选一个，不需要直接向知情者即提供有关患者的信息的人发问）。
□缺乏有目的地去做事的能力。
（只有经过许多指导才能做诸如铺床之类的简单工作）
□只能在有限活动中发挥一些作用。
（在一些指导下，洗碗碟能达到可接受的清洁程度，在桌子上摆放餐具）
□能够独立完成某些工作。
（操作诸如吸尘器之类的家用电器或准备便餐）
□能够从事平常的活动，但达不到平常的水平。
□在平常活动中表现正常。

重要提示：
现在有没有足够的信息去评估患者在家务和爱好方面能力的衰退程度呢？如果没有，请进一步往下调查。
家务：做饭、洗衣服、清洁、购买食品杂货、倒垃圾、打理花草、家庭用具简单维护和基本维修。
业余爱好：缝纫、绘画、手工艺、阅读、娱乐、摄影、园艺、去看电影或欣赏音乐会、木工、参与体育运动。

六、由知情者回答的有关个人自理能力的问题

* 请你评估他/她在以下各方面的心智能力如何：

	不需要帮助	偶尔出现扣错纽扣等之类的错误	次序颠倒一般会忘记一些东西	不能穿衣
A. 穿衣	0	1	2	3
	不需要帮助	需要提示	有时需要帮助	是或几乎总是需要帮助
B. 盥洗打扮	0	1	2	3
	能干净地进食，并适当地使用餐具	只会用勺子而且用得一团糟	简单的固体食物（如馒头）	完全需要别人喂食
C. 进食	0	1	2	3
	控制完全正常	有时会尿床	频繁尿床	大小便失禁
D. 大小便控制	0	1	2	3

* 如果患者个人自理能力的水平比以前差，即使他们不需要提示，也可以考虑在此表上打 1 分。

七、由患者回答的有关记忆力的问题

1. 你在记忆力和思维方面有没有什么问题？　□是　□否

2. 刚才，你的（配偶等）告诉了我你近来经历的一些事件或活动。你可否告诉我一些与这些事情有关的细节？（如有需要可询问细节，如：事情发生地点、时间、参与人员、历时多久、何时结束、患者或其他的参加者是如何到达场地的）。

一周内

1.0—大部分正确 ______
0.5 ______
0.0—大部分不正确 ______

一个月内

1.0—大部分正确 ______
0.5 ______
0.0—大部分不正确 ______

3. 我会给你一个名字及地址，请你记住它们几分钟。请跟我重复：
（重复提示直至所给名字和地址被记住或最多 3 次）

(续表)

项目	1	2	3	4	5
	张	三	上海市	南京路	42 号
	张	三	上海市	南京路	42 号
	张	三	上海市	南京路	42 号

(在每次重复正确的部分下面画线)

4. 你的出生日期? ____________________
5. 你的出生地? ____________________
6. 你就读的最后一所学校是哪一所? ____________________

校名____________________

地点____________________ 年级____________________

7. 你以前的主要职业/工作是什么(如果您无业,您配偶以前的主要工作是什么)? ____________________
8. 你最后一个工作单位是什么(如果您无业,您配偶的最后一个工作单位是什么)? ____________________
9. 你(或配偶)何时退休的? 为什么退休? ____________________
10. 请重复刚才我让你记住的姓名和地址(在被正确重复的部分下划线):

项目	1	2	3	4	5
	张	三	上海市	南京路	42 号

(在每次重复正确的部分下面画线)

八、由患者回答的有关定向力的问题

逐字记录患者所给每题的答案

1. 今天是几号? □正确 □不正确
____
2. 今天是星期几? □正确 □不正确
____
3. 现在是几月份? □正确 □不正确
____
4. 现在是哪一年? □正确 □不正确
____
5. 你现在所处的场所叫什么名字? □正确 □不正确
____
6. 我们现在位于哪个城镇或城市? □正确 □不正确
____
7. 现在时间是几点了? □正确 □不正确
____
8. 患者是否认识知情者是谁(根据你本人的判断)? □正确 □不正确
____

九、由患者回答的有关判断和解决问题能力的问题

说明:如果患者最初的反应达不到零分,需要进一步询问,以便鉴别患者对该问题理解的最佳程度。圈出最接近的答案。

相似:

例如:"钢笔和铅笔有什么相似之处?(书写工具)

以下这些东西有什么相似之处?" 患者的回答

1. 白萝卜……椰菜花 ____________________
(0=蔬菜)
(1=能吃的食物、生物、可煮食等)
(2=答语不相关、不同、购买它们)
2. 书桌……书柜 ____________________
(0=家具、办公家具;全用于放书)
(1=木头、腿)
(2=不相关、不同)

区别:

例如:"糖和醋有什么不同?(甜与酸)

以下这些东西有什么不同之处?"

3. 撒谎……错误 ____________________
(0=一个故意、一个无意)
(1=一个不好另一个好,或只解释了一个)
(2=任何其他答案、相似点)
4. 河……运河 ____________________
(0=天然、人工)
(2=任何其他答案)

计算:

5. 1 元里有多少 5 分? □正确 □不正确

（续表）

6. 5.40 元里有多少个 2 角?	□正确	□不正确
7. 用 20 减 3,再用每一个得数接着减 3,一直减下去,请给出过程和结果。	□正确	□不正确
判断:		
8. 当你在没有准备的情况下到达一个陌生的城市,你如何去找到你想见到的朋友?		
(0=查询电话号码簿,到当地户政部门查询,打电话给共同认识的朋友)		
(1=打电话给公安局或派出所,打 114 查询但通常不会给地址)		
(2=没有明确的答复)		
9. 患者对自身能力缺陷和社会地位的评估,以及对他/她参加这次评估的原因的了解程度		
□有良好认识　□有部分认识　□几乎无认识		

表 11-2-3　mCDR 的检查内容

1. 记忆力	① 最近事件的记忆;② 即使中断任务也能完成;③ 记人名;④ 交谈中词语的运用;⑤ 财产所有权的记忆;⑥ 义务的记忆
2. 定向力	① 事件之间的关系;② 找到邻近地区的位置;③ 找到非邻近地区的位置;④ 日期记忆;⑤ 月份记忆;⑥ 年份记忆
3. 判断与解决问题的能力	① 对于错误的自我纠正;② 适当的小心谨慎;③ 计划与组织;④ 购物的找零;⑤ 处理财务;⑥ 判断所购之物是否合适
4. 社区事务	① 社区活动;② 个人卫生;③ 冲动;④ 兴趣缺乏;⑤ 设身处地、将心比心;⑥ 对社交情境的反应
5. 家务与业余爱好	① 家庭杂务;② 器具的使用;③ 处理复杂的日常事务;④ 处理复杂的非日常事务;⑤ 理解和跟踪书籍或电子传媒;⑥ 分享游戏与爱好
6. 生活自理	① 小便控制;② 大便控制;③ 穿衣;④ 盥洗打扮;⑤ 使用饮食器皿

注:跟他(她)成年时期的最佳状态相比,他(她)目前的表现是:0=没有变化;0.5=可疑的恶化;1=恶化但不需要协助;2=明显恶化,需要协助。

（郭起浩）

第三节

Mattis 痴呆评定量表(DRS)

Mattis 于 1976 年编制的痴呆评定量表(dementia rating scale, DRS)是一套标准化的临床精神状态检测工具,在西方国家广泛应用。在中国香港和上海等地有应用的报道。

一、DRS 的内容与修订

DRS 有 5 个因子分,项目与得分见表 11-3-1。其中:① 注意 37 分:包括数字广度、执行比较复杂的口头指令、数出随机排列的 7 的个数、读一组词语和图片匹配。② 起始与保持 37 分:包括言语流畅性、语言重复、两手交替运动和书写运动。③ 概念形成 39 分:包括词语归类和图片相似性。④ 结构 6 分:模仿画几何图形。⑤ 记忆 25 分:包括定向、词语再认、句子延迟回忆、无意义图案再认等。共有 37 道题目,费时 15~30 min,总分 144 分。

表 11-3-1　Mattis 痴呆评定量表

DRS 项目	满分	DRS 项目	满分
注意分测验		结构分测验	
数字广度	8	绘图设计	6
连续两个指令	2	概念化分测验	
单一言语指令	4	相似性	8
模仿	4	归纳思考	3
7 的个数	6	不同点	3
随机排列的 7 的个数	5	相似性-多选题	8
读一组词语	4	相同与不同	16
图片匹配	4	自发语言	1
分测验总分	37	分测验总分	39

(续表)

DRS 项目	满分	DRS 项目	满分
起始/持续分测验		记忆分测验	
语言流畅性	20	句子回忆	4
服装名称	8	自发语言回忆	3
语言重复	2	定向	9
双重交替动作	3	词语再认	5
书写运动	4	图片再认	4
分测验总分	37	分测验总分	25
		总分	144

DRS 的翻译与修订：中国香港广东话版直接从美国英文版本翻译而来，经过回译，并由第三译者校正其偏差，项目修订情况是：① “从随机排列的大量数字中数出 7 的个数”代替“从随机排列的大量字母中数出 A 的个数”，因为中国老人对英文字母不熟悉。② 概念形成分测验中，识别 3 个词中哪两个同类，中英文版所用词语不同。③ 以“香港特区行政长官是谁?” 代替“美国总统是谁?”

中文普通话版在中国香港广东话版的基础上，修改了两道题：① 由“我国现任总理是谁?”代替“香港特区行政长官是谁?”② 言语流畅性中“列举超市物品名称”改为“列举动物名称”，因为当时(1998 年作者修订时)内地超市还不普及，超市内摆放哪些商品老人可能不熟悉，故予修改。

DRS 普通话版的信度与效度：DRS 中文版的效度良好，与 MMSE 的相关系数为 0.71。不管是中文版还是英文版，DRS 总分与老人的年龄和受教育程度显著相关，与性别无关。DRS 中文普通话版根据受教育程度不同制定 DRS 总分的划界分，敏感性和特异性比较理想。

二、评分

DRS 的分析指标为总分和因子分。总分 144 分，注意 37 分，起始与保持 37 分，概念形成 39 分，结构 6 分，记忆 25 分。根据国人受教育程度不同，中文版 DRS 的划界分为：文盲组 90 分，小学组 115 分，初中及以上组 120 分，低于划界分为认知功能受损。

三、评价

由于部分老年患者认知损害非常严重，无法完成全套的韦氏智力测验和韦氏记忆测验，而 MMSE 又没有因子分，DRS 量表可弥补这两者的不足。此外，与 MMSE 比较，DRS 有许多优点，如题量较大易于获得更全面的认知功能缺损与保存状况的信息。每个因子的题目由难到易排列，能完成较难的就不再做该部分中较易的题目，以节约时间，故正常老人只要 10～15 min 就可完成，在各种综合性神经心理测验中属于费时最少的测验之一。由于部分题目非常简单，受试者很少出现“地板效应”，在一组 MMSE 平均为 8 分的 AD 患者中，DRS 平均 58 分，故 DRS 常被用来判断痴呆患者认知损害的严重度，也可用于中-重度患者的纵向随访和中-晚期患者的疗效评定。因而，在临床试验中被用于评价药物疗效。其“起始与保持”和“概念形成”等项目是 MMSE 没有的，被认为对额叶和额叶-皮质下功能失调较敏感，有助于痴呆的鉴别诊断(血管性痴呆和亨廷顿病以额叶-皮质下功能失调为主)。另外，DRS 的语言项目和非语言项目在数量和得分上平分秋色，Kessler 提出语言和非语言双因子模型，这是其他综合性测验没有的，有利于分析语言背景的影响和语言的损害程度。

“记忆”与“起始/持续”2 个因子是 5 个因子分中鉴别效力最好的。但这并不是说另 3 个因子不重要，在今后的测验中可以省略，因为不同的因子反映了受试者不同侧面的认知功能。当 AD 处于不同的严重程度时，其认知功能的保存和缺损的领域也不同，如在痴呆的开始阶段，记忆损害非常明显，而另 4 个因子影响较少，随着痴呆进入中-重度，记忆损害减慢，甚至处于平台期，注意、起始/持续和概念化 3 个因子的损害却在加速。经历长期汉字结构训练的中国老人组在空间结构能力方面明显优于美国老人组的表现，故该因子对美国老人适合，对于中国文化程度较高的老人，其难度过低，因“天花板效应”而降低敏感性。

临床上为了节约时间、快速筛选 AD 型痴呆患者，可以选择性地采用“记忆”与“起始/持续”2 个因子中的部分敏感项目。由“定向、言语流畅性、句子延迟回忆”组成的“敏感因子组合”,耗时不到 5 min,不需借助任何工具,适合在普通门诊初筛时使用。事实上,这个“敏感因子组合”与笔者编制的 MES(见第三章第四节)在内容与形式方面均有相似之处。DRS 的缺点是对临床前痴呆或 MCI 的检测敏感性和特异性与 MMSE 相似,并未改善。

(郭起浩)

第四节 计算机辅助神经心理测验

计算机与信息技术的发展一日千里,它在神经心理学的应用包括:计算机辅助的认知功能评估;移动电信认知评估如电子问卷和电子测验;虚拟现实环境的应用;人工智能或按规则推理的应用。本节只简略介绍第一种情况。

神经心理测验一个令人兴奋的发展方向是计算机辅助神经心理测验,它的基础是项目反应理论,对于正常认知功能和极轻微的损害,它是简洁的、敏感的方法,但是,它的成本比执笔测验高,需要信息科学的专家参与设计与分析,对受试者的教育水平和理解能力有一定要求,这些局限性影响了它在发展中国家的应用。

目前常用的计算机辅助神经心理测验有自动神经心理评估体系(automated neuropsychological assessment metrics,ANAM)、计算机实施的 MCI 筛查(the computer-administered neuropsychological screen for mild cognitive impairment, CANS－MCI)、认知药物研究计算机评估系统(cognitive drug research computerized assessment system, COGDRAS)、计算机辅助成套神经心理测验(computerized neuropsychological test battery, CNTB)、Cambridge 神经心理测验自动化版(Cambridge neuropsychological test automated battery,CANTAB)和 MCI 计算机评估(computer assessment of mild cognitive impairment,CAMCI)等。各种版本的项目大部分是相同的,且大部分项目是根据纸笔版本转化修订而来。

一、内容与修订

(一) CAMCI

CAMCI 有 9 个分测验,其中 7 个分测验是标准化纸笔测验的计算机版本:星星划销测验、数字广度测验、词语记忆与再认测验、图片再认测验、Go/No-Go 测验是根据纸笔版本转化修订而来的,2 个虚拟任务:虚拟现实的商店购物路径测验(包括将要购买物品的前瞻性记忆、路径的选择和偶然记忆等)和虚拟银行的 ATM 取款任务。完成 CAMCI 大约需要 20 min。

为了适应计算机呈现,计算机版本与传统的纸笔测验略有不同。

1. 星星划销测验　反映注意力。计算机屏幕随机呈现星星、圆圈、正方形、三角形,当星星出现在屏幕上的时候要求受试者敲一下键盘。

2. 数字广度测验顺背分测验　反映注意力。每秒 1 个数字,从 3 个数字到 6 个数字,要求受试者按照原来次序回忆这些数字,在屏幕下方的显示器上呈现。

3. 词语再认测验　反映言语记忆。一次性屏幕上呈现一组 6 个单词,要求受试者记住每个单词,并告知后面需要回忆。一段时间间隔后,呈现 6 个组,每组 4 个单词(3 个干扰词、1 个目标词),认准目标词敲一下键盘。

4. 词语回忆测验　反映言语记忆。一次性呈现 5 个由 3 个字母组成的单词,告知需要回忆。共呈现 3 次。大约 10 min 时间间隔后,要求受试者回忆这些单词,在键盘上打出这些单词。

5. 图片再认测验　反映视觉记忆。呈现固定系列的图片,有些是以前呈现过的,有些是新的,假如图片是呈现过的,受试者说“是”,没有呈现过的,说“不”。

6. Go/No-Go 测验　反映执行功能。第一部分,要求患者听到 1 次蜂鸣器的声音,跟着敲 2 次;听到 2 次声音,患者跟着敲 1 次。第二部分,规则改变,听到蜂鸣器叫 1 次,患者敲 2 次,而听到叫 2 次时患者不敲。

7. 数字广度测验倒背分测验　反映工作记忆。

8. 虚拟现实的商店购物路径测验　通过导航

穿过平板电脑的虚拟世界。受试者驾车来到苏利文市场购买商品,在路上,不能出偏差,比如,商店位于银行与邮政局之间。测验取向有更好的生态学效度,更适应老年人的生活。相比实验室的静态评估,这种方法有机会评估受试者的日常功能,如前瞻性记忆(记住将来的事情)、偶然记忆(记住没有刻意去记的材料)和决策能力。

9. *虚拟银行的 ATM 取款任务*　当受试者来到虚拟银行的标准化的 ATM 前,要求受试者取款 250 元。交易业务的每一步都进行评分,并记录完成任务的时间。假如受试者不记得取款任务,测验会自动“载”受试者到银行的 ATM 前,所以,所有受试者都会完成这部分测试。

(二) CANTAB

CANTAB 反映 3 个认知区域:工作记忆和计划、注意力和视空间记忆。通过点击触屏回答问题,并且大部分测验不需要语言指导。虽然许多报道是基于 13 个分测验的小测验,但是这套测验是目前同类测验中被使用最多的测验。基于 770 多个正常人作为对象的主成分分析确定了两个因子:广义学习和记忆、反应速度。最早报道的文章之一显示,Sahakian 和 Owen 确定了对健康对照、AD 早期患者和 PD 患者尤其灵敏的分测验配对联想学习法、延迟样本匹配任务和场景转换注意力。Fray 等早期的综述支持应用 CANTAB 评估其他神经退行性疾病。后续的研究报道了 CANTAB 的重测信度、基于健康老年人的大样本常规数据和用于记忆障碍的早期检测。

1. *图片识别(pattern recognition)*　测验分为两个阶段。第一阶段在屏幕中心白色的方框里展示给受试者 12 张有颜色的图片,一次出现 1 张,每张显示 3 s。第二阶段,12 对有颜色的图片连续出现,一次出现 1 对,每对中有 1 张照片在第一阶段出现过,而另 1 张是新出现的。在识别阶段,目标图片出现的顺序和第一阶段目标图片出现的顺序相反,错误图片和目标图片在形式上有差别,但是颜色没有差别。受试者通过点击图片来选择他们认为正确的目标图片。

2. *空间识别(spatial recognition)*　第一阶段,依次出现 5 个 1 英寸的白色空正方形,每次出现 1 个,且每次出现在屏幕的不同位置,每个出现 3 s。第二阶段,同时出现 2 个正方形。其中一个目标正方形出现在第一阶段出现过的位置,另一个错误正方形出现在第一阶段未出现过的位置。受试者必须识别出目标形状并去点击它。第二阶段,目标正方形出现的顺序和第一阶段目标正方形出现的顺序相反。

3. *同时延迟样本匹配任务(simultaneous delayed matching to sample)*　每个测验开始的时候,会在屏幕中心出现一个复杂的抽象图形,由 4 个象限构成,每个象限的颜色和形式都不一样,每个图形出现 4.5 s。告诉受试者去研究这个图形,因为稍后会要求受试者在 3 个错误图形中识别这个图形。4 个图形同时出现在样品图形下边。要求受试者点击颜色、形状,准确匹配样品图形的图形,每次只有一个图形和样品图形匹配。其他的选择项图形都是新出现的错误图形,和样品图形在颜色和形状上都有差别。和样品图形相比,一个错误图形是颜色相同、形状不同,另一个错误图形是形状相同、颜色不同。

延迟条件和同时条件相同,样品图形 4.5 s 后从屏幕上立即消失。0 s、4 s、12 s之后 4 个选择图形出现,受试者需要做出选择。3 次练习后(同时,0 s 和 12 s),总共有 10 次测验,每次都有 4 个同时和延迟条件依次出现,并且错误图形以随机顺序出现(总共 40 次)。

4. *视空间匹配相关学习(visuospatial paired associated learning)*　在这个测试中,要求受试者记住 8 个图形-位置的相关性。最初,在屏幕周围展示 6 个固体白色盒子,告诉受试者这些盒子会依次打开展示盒子里边的东西,受试者的任务就是寻找盒子里有颜色的图形并且记住每个图形属于哪个盒子。每个盒子打开 3 s 后关上,然后另一个盒子打开,以随机顺序依次打开所有的盒子。第一次测验只有一个盒子含有带颜色的图形。最后一个盒子打开后,这个图形立即出现在屏幕中心,受试者需要点击图形所在的盒子。虽然每次回答后不会立即提供反馈信息,但是如果所有选项都回答正确,“全部正确”字样会出现在屏幕中心,受试者继续进行接下来的测验。如果选项不是全部正确,盒子会重新打开

2 s 后关闭(提醒阶段),然后给予受试者第二次机会尝试去正确分配图形。每次测验,受试者有 9 次提醒的机会,总共有 10 次尝试回答的机会。如果受试者全部回答错误,这个测试就停止了,经历的情况评分就会出现在屏幕下方。如果 9 次提醒中有回答正确的,测验继续进行。一个图形的初始阶段之后,下一阶段会有一个图形,然后 2 阶段,每阶段都有 2 个图形;然后 3 阶段,每阶段都有 3 个图形;然后是 6 个图形的阶段(例如:每个盒子中有 1 个图形)。最后,两个额外的盒子出现在屏幕上,要求受试者总共正确定位 8 个图形。受试者正确回答所有的图形后自动从一个阶段进入下一阶段,或者在最初的展示阶段后,或者在任何一次提醒阶段。

5. 空间工作记忆(spatial working memory)　受试者需要在屏幕上出现的大量盒子中寻找里边隐藏有"蓝色记号"的盒子。展示的盒子中有一个盒子里隐藏有记号,受试者需要通过依次点击、打开盒子寻找。如果含有蓝色记号的盒子被发现,那么这个盒子就不再用来藏记号。前一次找到的含有蓝色记号的盒子如果再次被打开,那么作为一次错误记录。12 次任务(每次 4 个,含有 4、6、8 个盒子)中出现的错误次数之和作为表现指标用来分析。

6. 匹配样本(视觉寻找指定目标)(matching to sample-visual search)　屏幕上有 8 个白色盒子围绕着中心的 1 个红色盒子。每次测试开始的时候,要求受试者把手放在键盘上。一旦受试者按下键,盒子就被打开显露中心的目标刺激,它被选择刺激围绕,选择刺激中有一个和目标刺激是一样的,把它找出来。刚开始的时候,告诉受试者这些任务,并且告诉受试者尽可能快地松下按键,然后在周边的盒子中点击和中心样品一样的目标刺激。屏幕上会显示正确和错误的信息。在试验中分别有 1、2、4、8 个不同的样本可被选择,比例是相同的。开始 48 个测试前,有 4 个样本量逐渐增大的例子。测试刺激和延迟匹配样本测试中的类似。每个测试刺激都有 4 个按照颜色和图形变化的象限组成,但是在给定的选择集中有相同的 4 个颜色。当数据集大于 1 时,通过变化象限的相对位置,刺激一半来自目标刺激,一半来自错误刺激。

二、评价

CAMCI 是一种便携式的基于电脑的测验,包括一项革命性的虚拟环境任务以及根据电脑改良的神经心理测验。它可以有效评估老年人早期认知功能障碍。一项针对 524 名非痴呆的社区居民的研究显示,CAMCI 鉴别轻度认知功能障碍的灵敏度高达 86%,特异度高达 94%。

设计 CAMCI 是为了解决临床上认知功能测验的问题,协助评估怀疑有认知功能障碍的成年患者以及对这些患者的进一步评估,但是 CAMCI 不提供医疗诊断。CAMCI 是一项受试者可以自己进行评估的测验,虽然需要在医疗专业人员的指导下进行,但是 CAMCI 基于电脑,由患者自主控制速度(即按照自己的速度一项一项进行测验;即使受试者不会使用电脑也能完成 CAMCI 测验),自动评分,在训练有素的专业人员初始设置之后不需要专业人员一直在场。受试者完成测验的平均时间为 25 min。受试者的报告可以立刻在屏幕上生成以供查看,或者打印报告供医生、合格的卫生保健专业人员进行分析。受试者的表现根据常模,按照年龄和教育进行调整,最终得到一个综合分数及各分测验的分数,同时给出任务完成精度和反应时间的分数。测试在平板电脑上操作,比台式电脑有更大的便携性和灵活性。这种方法可以确保标准化管理和评分,从而避免单位之间和检查者之间的变异性。

CAMCI 已经被用于下列研究:初级保健患者的认知评估研究、痴呆干预、创伤性脑损伤、与艾滋病相关的认知能力下降、运动评估、运动干预,以及老年人和关节炎的研究。

CAMCI 优点:高敏感度和高特异度,基于计算机,患者自我控制速度,准确度和反应时间的跟踪和报道,可立即在屏幕上查看报告或打印报告,容易使用,报告包括综合得分和各个任务的分数,在医疗级平板电脑预装,便携,手写笔输入,有集成扬声器。

CAMCI 缺点:不能用于无法矫正的视觉或听觉障碍患者,肢体障碍以至于无法使用触屏者。CAMCI 不适用于居家使用。

(梁小妞　郭起浩)

第五节

波士顿神经认知健康远程评估(BRANCH)

阿尔茨海默病(AD)核心病理改变是细胞外淀粉样蛋白形成的老年斑沉积和细胞内磷酸化 tau 蛋白形成的神经纤维缠结聚集,伴随有临床上的记忆力及其他认知功能损害,以及行为、人格的改变和日常生活能力的逐步受损。随着人们越来越重视对 AD 早期阶段的发现和干预,解决临床前 AD 的检测问题迫在眉睫。然而,在二级预防试验中,检测治疗益处所需的大样本量和较长的研究时间严重阻碍了检测方法的快速发展。

相关研究指出,移动认知评估可以加快筛查和跟踪二级预防参与者。基于人们对使用数字和远程评估的兴趣正在增长,研究者通过允许参与者使用自己的电子设备完成研究评估,可收集到以指数级增长的数据,极大地提高了临床试验效率。多项研究已经证明了在有监督和无监督的设置中使用个人设备的计算机化评估的可行性和有效性。其中,一些评估是针对诸如轻度认知障碍(MCI)等特定症状组合或更为广泛的人群而设计的。

目前已设计出一小部分专门用于测量临床前 AD 的细微认知能力改变的移动评估。临床前 AD 会表现出情景记忆能力的下降,特别是配对联想记忆(即整合情境信息,如将面孔与名字联系起来)以及联想推理能力的下降。对联想记忆至关重要的区域,如内嗅皮质和前海马体,是神经原纤维缠结的早期沉积部位。同样地,依赖于齿状回与内嗅皮质和海马体的连接的模式分离能力(即区分先前学习过的项目和那些感知上相似的项目的能力)也会受到 AD 生物标志物的影响。此外,利用语义线索促进学习的措施已被证明在识别临床前 AD 的记忆编码水平下降方面具有较高的敏感性。波士顿神经认知健康远程评估(Boston remote assessment of neurocognitive health, BRANCH)是一套针对临床前 AD 期间衰退的认知过程的数字认知测试,为可能具有改善认知功能治疗效果的预防试验提供了评估手段。

一、操作步骤

实验人员可通过电子邮件或信息发送给参与者,而参与者可在任何支持网络的设备上完成(图 11-5-1)。准确率是所有测试的主要参考标准。此外,实验人员还可以就反应时间分析参与者的探索性。

内容　BRANCH 是一种基于网络的,在个人电子设备(如智能手机)上的无监督完成的成套测验,能够满足医院的数据隐私和安全要求。BRANCH 测试完成时间在 17～27 min,包括类别测试、面孔-姓名-职业推断测试、面孔-姓名-职业识别测试、日常物品价格回忆测试、日常物品模式分离测试和标志测试。BRANCH 测试可以只在某一时间点进行一次,也可以在连续多天时间内每天进行一次。

(1) 类别测试(categories test):模仿"Weschler 成人智力量表"和"自由和提示选择性提醒测试"中相似的任务,这个测试使用语义相关范式以促进对不相关的项目中的一对相同类别项目(如知更鸟和鹰)的记忆编码(图 11-5-1)。在延迟一

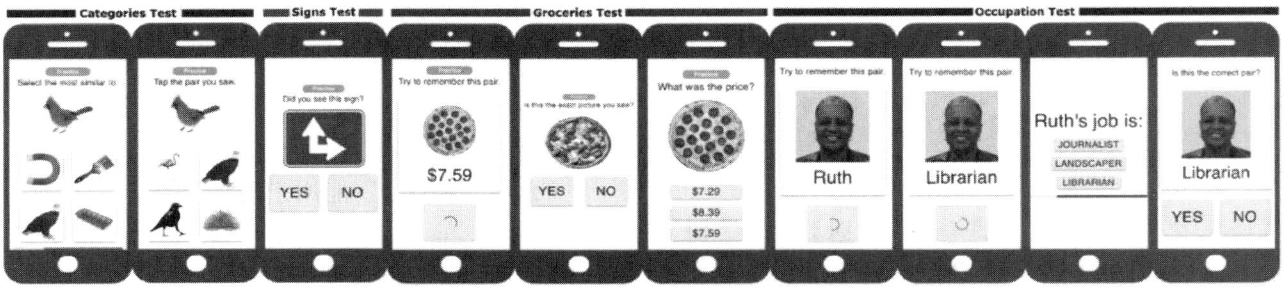

图 11-5-1　BRANCH 测试界面与操作示范

段时间后，参与者需要利用特定的和类似的情景记忆，在类内干扰物（如孔雀和知更鸟）中识别出之前记忆的那一对，包括类别原型。

（2）面孔-姓名-职业测试（face-name-occupation test）：这是面孔-姓名联想记忆考试（FNAME）的一个修改版本，包含了面孔-姓名配对测试和面孔-职业配对测试。参与者被要求记住与面孔相关的名字和职业。每一对配对都是连续呈现的，且每张目标面孔都会看两次（一次有名字、一次有职业）。在学习阶段之后，联想推理程序会要求参与者在不看到面孔的情况下，基于从训练过的面孔-名称对、面孔-职业对中推断出的关联，正确匹配名字和职业，并以此评估关联记忆能力。在结束上一次评估一段时间后，参与者必须在平衡的干扰物中识别出正确的面孔-名称对、面孔-职业对。

（3）日常物品测试（groceries test）：这是一个结合了视觉和数字元素的适应性配对联想学习测试。它不同于现有的仅限于语言刺激或人工刺激的联想学习任务，要求参与者记住一个与图片中日常物品搭配的价格（从1.09～12.99美元，即大约在市场价值的15%以内）。一段时间后，参与者必须在错误平衡的配对和部分新的价格-日常物品干扰物配对中识别正确的价格。然后，参与者需要完成一个改造过的模式分离范式。他们需要判断图片中的日常物品是否是之前出现过的。

（4）符号测试（signs test）：符号测试是一种使用连续识别范式的视觉记忆任务。选择街道标志刺激作测试，一方面可补充主要基于语言的记忆测试，反映更具有临床意义的指标；另一方面可增加在不同教育背景群体和少数群体中的有效性，使BRANCH测试更具普适性。参与者连续重复地观察符号，以达到学习记忆目的。被试者在该项测试的表现优良取决于是否能够区分先前学习过的和新的街道标志。被试者如果回答错误，就会得到视觉刺激和听觉刺激分反馈。

二、评分方法

为了确定BRANCH数据的可用性，实验人员需要根据两个标准来判断数据是否可用。第一，如果完成了超过90%的项目，则认为任务已完成。第二，类别测试的学习部分的准确率大于66%。如果实验数据同时满足以上两个标准，就可认定为数据可用。

每项测试的结果以回答正确的题目数目以及准确率表示。实验人员可以根据实际需求调整测试结果呈现方式，如符号测试结果为配对正确的题目数目；面孔-姓名-职业测试的结果为姓名首字母回忆和面孔-姓名配对准确率；日常物品价格测试的结果为正确配对的题目数目。

三、信效度

相关研究表明，BRANCH测试结果与传统神经心理测量“临床前阿尔茨海默病认知负荷量表-5（PACC-5）”结果具有中度相关性，与“逻辑记忆延时回忆（LMDR）”“自由和提示选择性提醒测试（FCSRT）”两个测试结果均表现出收敛效度（又称聚合效度），与“连线测验-A部分（TMT-A）”结果也表现出收敛效度。这些都印证了BRANCH作为一种无监督的网络认知测量工具的有效性。

一方面，大多数BRANCH测试任务都表现出良好的心理测量特性，重测信度良好。相关研究中，除类别检验外，所有结果均为正态分布。在具有挑战性较低的类别测试中观察到天花板效应。所有测试平均准确率在70%之内，平均BRANCH复合准确率有74%。这对于一种覆盖临床正常人群和早期MCI人群的工具来说是可取的。

另一方面，作为测试效度的基本衡量标准，研究还发现BRANCH测试成绩的下降与参与者的年龄增长有关。鉴于年龄和较低的认知测试表现之间的基本联系，这一发现进一步表明BRANCH是一种有效的认知测量工具。

四、临床意义

与传统的测量方法不同，用数字方法测量认知具有多种好处，包括提高可访问性、实现自动数据捕获和存储、提高可量测性和成本效率。为更好地进行AD二级预防，开发可以在个人电子设备上完成的、发现早期记忆下降的新型数字认知测试的需求愈发迫切，而BRANCH或许可以较好地回应该需求，提供可行、可靠和有效的认知测量方案。

五、局限性

任何无监督认知测试的一个潜在局限性就是完成测试的人是否是指定的参与者。为了解决这个问题,实验人员可以选择要求参与者"证明"他们是指定的参与者,并且正在独自完成 BRANCH 工作,如通过网络视频记录参加测试的参与者。虽然这有可能进一步保证测量的保真度,但仍存在数据隐私泄露的风险。

无监督认知测试的另一个局限性是,实验人员或临床医生无法收集情境信息,比如焦虑感、无聊度等。实验人员可能需要纳入额外的指标(如主观报告、环境因素评价等),为认知数据提供一定的信息背景。

此外,BRANCH 在受教育程度较低的人群中的可行性目前仍需进一步探究。

最后,虽然相关研究已经证明了 BRANCH 用于临床 MCI 测量的可行性,但在远程或非监督环境下 BRANCH 用于临床 MCI 测量的可行性仍有待确认。

总而言之,BRANCH 的功能仍需进一步开发,如 BRANCH 的哪些内容在多大程度上可能随着时间的推移跟踪认知能力下降,BRANCH 的改变是否可以预测 MCI 的进展,BRANCH 在区分临床正常人群和 MCI 人群中的诊断效用如何等。

(彭国平)

第六节 严重损害量表(SIB)

严重损害量表(severe impairment battery, SIB)由 Saxton 等于 1990 年编制,量表包含 51 个项目,包括定向力、注意力、语言、运用能力、视知觉、记忆力、空间结构、呼名回应和社会交往等 9 个因子,同时还包括详细的行为评估,耗时约 30 min,总分范围为 0～100(表 11-6-1)。评分愈低,说明痴呆程度越严重。SIB 重测信度 0.8,测验者之间信度 0.99。此量表目前是评价中重度到重度阿尔茨海默病(AD)疗效的最常用量表,已应用于美金刚的临床试验,也作为多奈哌齐或卡巴拉汀治疗中重度 AD 的治疗效果评估工具。

表 11-6-1 严重损害量表(SIB)

社会交际

1. (SI)

a) 接近受试者并做出要和对方握手的表示,同时口中说:"您好,我叫……"

□ 2 自发与测试者握手

□ 1 起立,有与测试者握手的倾向,但未接触到测试者的手

b) 向一间办公室或桌子做手势并伸出一只手臂,同时说:"我希望您回答我一些问题",再说:"跟我(到办公室里)来或到这边来。"

如果受试者没有反应,可以搀扶受试者的手臂,再说:"跟我来。"

如果受试者不能行走,说:"我希望您回答我一些问题,您能坐下/回去/过来吗?"

如果受试者没有反应,可以搀扶受试者的手臂,并说:"请坐下/回去/过来。"

□ 2 按照指令自动向相应的方向移动或自动地坐下/回去/过去

□ 1 在测试者以搀扶示意后才做动作

c) 伸出手臂并指示一张椅子,同时说:"请坐这儿。"

如果没有反应,可搀扶受试者的手臂并指示其坐在椅子上,说:"坐这儿。"

如果患者当时坐在轮椅内,还可以说:"请到这张桌子旁边坐。"

如果没有反应,可以将你的手温柔地放在受试者的肩膀上,并说:"请把桌子拉到您的旁边。"

如果还没反应,可以再用手拍拍那张桌子,并重复上述指令。

□ 2 自动坐在椅子上或者自动将自己的轮椅转到桌子旁,或者自动把桌子推到椅子旁

□ 1 在测试者以搀扶示意后才行动

记忆力

2. (M) 说:"我叫……"(只说名或姓,可包括身份称谓,如卡尔或史密斯、先生或太太)

重复名字说:"我希望您能记住我的名字,因为我待会儿还要问您",(暂停)再说"我叫什么名字?"然后,不论答案正确与否都说:"是的,我的名字是________。"

□ 2 自动说出正确答案

□ 1 所说答案比较接近正确答案(如以朱莉代替朱蒂)

定向力

3. (O) 说:"您叫什么名字?"

（续表）

如果受试者只说出自己的姓或名，则再问其未说出的部分，如“约翰什么？”
□ 2　说出全名，其间可提醒一次
□ 1　只能说出姓或名，或原用名

语言能力

4.（L）
a）说：“请在这里写下您的名字。”
□ 2　自动写下正确的名字（可以允许签名中存在某些简写甚至缩写，特别是当受试者按照其平时的习惯来签名时）
□ 1　部分正确，如签名中只有姓或名，或者为受试者的原用名
b）如果受试者在回答 4a 题时已得到 2 分，则跳过此题，并给予满分（2 分）。
在黑色的纸上打印受试者的姓名，并说：“您能将这些抄写下来吗？”
□ 2　自动正确抄写（打印体姓名或签名）或 4a 题回答正确
□ 1　部分正确

定向力

5.（O）说：“现在是几月份？”
如果受试者无反应，则给予提示说：“现在是__月、__月还是__月呢？”
所给的备选月份应分别是 6 个月前、当前和下个月的月份
□ 2　自动说出正确答案
□ 1　在给出多选提示后才说出正确答案

语言能力

6.（L）说：“告诉我一年中有哪几个月？”
如果受试者没有反应，则提示说：“一年以一月、二月和三月开始，然后是__月？”
□ 2　自动说出正确答案
□ 1　在提示后说出正确答案，或者仅漏掉 1 或 2 个月份（可以给受试者 2 次提示）

定向力

7.（O）说：“这座城市叫什么名字？”
如果受试者没有反应，则提示说：“这是________，________，或________（城市名）吗？”提示时给出正确答案的城市名和两个其他的城市名作为备选答案。
□ 2　自动说出正确答案
□ 1　在给出多选提示后说出正确答案

语言能力

8.（L）
a）说：“您如何称呼您平时用来喝咖啡的东西？”
如果受试者没有反应，则提示说：“您用来喝咖啡的瓷器/物件/陶器叫什么？”
□ 2　答“杯子”或“茶杯”
□ 1　说出某些与正确答案相关的词汇，如“玻璃杯”或“咖啡壶”，或在提示下说出正确答案
□ 0　说出某些与正确答案不相关的词汇，如“盘子”
b）说：“您如何称呼平时你用来盛汤的东西？”
如果受试者没有反应，则提示说：“您用来喝汤的银质物品/铜质物品/器具叫什么？”
□ 2　勺子
□ 1　说出某些与正确答案相关的词汇，如“汤碗”，或在提示下说出正确答案
□ 0　说出某些与正确答案不相关的词汇，如“小刀”

9.（L）
a）向患者呈现写有“把您的手给我”的卡片，确保患者的注意力已集中于这张卡片上，说：“请阅读这张卡片上的字并按照文字的要求做相应的动作。”
如果受试者没有反应，则通过重复上述指令的方法给予提示，同时向受试者伸出测试者自己的手，张开手掌。
如果受试者仍无反应，则大声阅读卡片上的内容。
□ 2　受试者自动给出自己的手
□ 1　受试者做出较接近题目要求的动作，如抬高自己的手等；或者在提示后做出正确的动作
□ 0　当测试者不得不自己阅读卡片上的内容时
b）说：“现在给我您的另一只手。”
如果受试者没有反应，可重复上述指令，由测试者做手势张开自己的手。
□ 2　受试者自动给出自己的另一只手
□ 1　受试者做出较接近题目要求的动作，如抬高自己的手但是却没有将手移向测试者；或者仍将与上题中相同的手交给测试者；或者在提示后做出正确的动作
c）再次向受试者呈现写有“把您的手给我”的卡片，并说：“这上面说的是什么？”
如果受试者没有反应，可提示说：“大声念出这张卡片上的内容”，再拿走卡片
□ 2　自动阅读卡片上的内容
□ 1　部分正确，如读错了卡片上的内容或者只读出卡片中句子的一部分，或者在提示后做出正确的反应

记忆力

10.（M）说：“对不起，刚才您说的是什么？”
如果受试者没有反应，可提示说：“你说了什么？”

(续表)

☐ 2 受试者自动正确地重复在自己 9c 中说过的话。
☐ 1 部分正确地重复自己先前的话。即只重复句子的一部分或在提示后正确重复刚才的话

语言能力

11. (L) 说:"现在说这个"
a) 说:"人们花钱。"
☐ 2 正确重复
☐ 1 部分正确地重复,或者用该词汇说出评论性的语句,如"钱永远是不够的。"
b) 说:"婴儿。"
☐ 2 正确重复
☐ 1 部分正确地重复,或者用该词汇说出评论性的语句,如"我喜爱婴儿。"

注意力

12. (ATT) 说:"现在说数字。"

"2"	"5"	"87"	"41"		
☐	☐	☐	☐		
"582"	"694"	"6439"	"7286"	"42731"	"75836"
☐	☐	☐	☐	☐	☐

如果受试者没能正确地重复两个相同位数的数字,则停止此项测试。
☐ 2 正确重复含有 3 个、4 个或 5 个数字的数字串
☐ 1 正确重复含有 1 个或 2 个数字的数字串

语言能力

13. (L) 说:"告诉我所有您喜欢吃的东西",和/或"告诉我所有您喜欢在早饭/晚饭/午饭时做/吃的东西",在 1 min 内记录。
☐ 2 说出 4 样或更多的东西
☐ 1 说出 1 样、2 样或 3 样东西

记忆力

14. (M) 说:"您还记得我的名字吗?"
说:"(是的),我的名字是________。"
测试这道题时采用与前面所说的完全相同的名字或称谓。
☐ 2 自动说出正确的答案
☐ 1 说出接近正确的答案,如将"凯伦"说成"卡罗",或将"史密斯先生/太太"说成"史密特先生/太太"等

语言能力

15. (L) 向受试者展示茶杯的照片,并说:"这是什么?"
☐ 2 "茶杯"
☐ 1 说出与之接近的词汇,如"杯子"或"玻璃杯"

应用能力

16. (PR) 说:"告诉我您是怎样使用这样东西的。"
☐ 2 向测试者清楚地示范该物品的使用方法
☐ 1 做出接近正确的表示,如受试者将手抬了起来,却没有明确地使之凑近受试者自己的嘴

语言能力

17. (L) 如果受试者在第 15 个问题中得了 2 分,则此题可给 2 分,但前提是必须完成此题,以便于以后测试其回忆能力。
说:"拿住这样东西。"(把杯子给受试者)"(再问)这是什么?"
☐ 2 自动说出正确的答案,或者患者已经正确地回答了第 15 个问题
☐ 1 说出接近正确的答案

应用能力

18. (PR) 让受试者拿住杯子,同时说:"再向我演示你是如何使用这样东西的?"
☐ 2 向测试者清楚地示范该物品的使用方法
☐ 1 做出接近正确的表示,如受试者将茶杯举了起来,却没有明确地使之凑近受试者自己的嘴

语言能力

19. (L) 如果受试者在第 15 题或第 17 题回答正确,则可跳过此题,并给予满分(1 分)。
说:"这是一顶帽子还是一个茶杯?"
☐ 1 "杯子",或受试者已经正确地回答了第 15 题或第 17 题
☐ 0 "帽子"
(此题没有可得 2 分的答案)
说:"我希望您记住这只茶杯。"(拿起茶杯),说:"请尽量记忆,因为我将要在几分钟后向你提出与此有关的问题。"
20. (L) 向受试者展示勺子的照片,说:"这是什么?"
☐ 2 "勺子"
☐ 1 说出与之接近的答案,如"银器/铜器"

应用能力

21. (PR) 说:"告诉我您是怎样使用这样东西的。"

（续表）

□ 2　向测试者清楚地示范该物品的使用方法
□ 1　做出接近正确的表示，如受试者将勺子举到自己的嘴边，却不把嘴凑上去

语言能力

22.（L）如果受试者在第 20 题中已经得到了 2 分，则此题可给 2 分，但前提是必须完成此题，以便于以后测试其回忆能力。
说："拿住这样东西。"（把勺子给受试者）再问："这是什么？"
□ 2　自动说出正确的答案，或者患者已经正确地回答了第 20 个问题
□ 1　说出接近正确的答案，如"银器/铜器"

应用能力

23.（PR）让受试者拿住勺子，同时说："再向我演示你是如何使用这样东西的？"
□ 2　向测试者清楚地演示该物品的使用方法
□ 1　做出接近正确的表示，如受试者将勺子举起来，却没有将其凑近自己的嘴

语言能力

24.（L）如果受试者在第 22 题或第 20 题中回答正确，则可跳过此题，并给予满分（1 分）。
说："这是一只靴子还是一个勺子？"
□ 1　"勺子"，或受试者已经正确地回答了第 20 题或第 22 题
□ 0　"靴子"
（此题没有可得 2 分的答案）
再次向受试者展示茶杯和勺子，并说："我希望您记住这把勺子"（拿起勺子），"还有这个茶杯"（拿起茶杯），"因为我将要在几分钟后向你提出与此有关的问题，仔细看一下并尽量记住。"

记忆力

25.（M）把茶杯放在白板上，同时按照下面的顺序再放上两样其他的东西：

检查者的左侧	中央	检查者的右侧
塑料容器	盘子	**茶杯**

说："这里面哪个（项目/物品/东西）是我刚才请您记住的？"
把勺子放在白板上，同时按照下面的顺序再放上两样其他的东西：

检查者的左侧	中央	检查者的右侧
勺子	铲子	叉子

说："这里面哪个（项目/物品/东西）也是我刚才请您记住的？"
□ 2　说出"茶杯"和"勺子"
□ 1　要么说出了"茶杯"，要么说出了"勺子"
再次向受试者展示茶杯和勺子，并说："我希望您记住这把勺子"（拿起勺子），"还有这个茶杯"（拿起茶杯），"因为我将要在几分钟后向你提出与此有关的问题，仔细看一下并尽量记住。"

语言能力

26.（L）向受试者展示一个蓝色的木块说："这是什么颜色的？"
如果受试者没有反应，则可提示说："这是蓝色的还是红色的？"
□ 2　自动说出正确的答案
□ 1　受试者说出一种接近正确的颜色（如紫色、海蓝色等），或者受试者从给定的选择答案中选出了正确的颜色

视空间能力

27.（VS）把蓝色、绿色和红色的木块按照下面的顺序分别放在白板上：

检查者的左侧	中央	检查者的右侧
蓝色	绿色	红色

拿着一个蓝色木块在受试者面前来回移动，以引导受试者看这个木块，说："哪个木块（手指着白板或轻拍桌子）和我手里的颜色相同？"
如果受试者没有反应，则可提示说："这是我的蓝色木块，出示你的蓝色木块。"（手指着测试者手里的蓝色木块和白板上的木块）
如果受试者的回答不正确或者没有反应，则拿起蓝色的木块，说："是这个，就是这个木块。"
□ 2　自动说出正确的答案
□ 1　在提示后说出正确的答案
□ 0　由检查者说出正确的木块

记忆力

28.（M）改变木块的摆放顺序如下：

检查者的左侧	中央	检查者的右侧
绿色	**蓝色**	红色

说："把那块木块还给我——也就是你刚才给过我的同一个木块（我给你看过的）。"
如果受试者没有反应，则可提示说："哪一个是你刚才给过我的木块（也就是我给你看过的木块）？是这一块吗？是这块还是那一块？"（手指着白板）。
如果受试者的回答不正确或者没有反应，则拿起蓝色的木块，说："是这个，就是这个木块。"
□ 2　自动说出正确的答案
□ 1　在提示后说出正确的答案
□ 0　由检查者说出正确的木块

(续表)

视空间能力

29. (VS) 说:"现在给我一块不同的木块,要不同于刚才我给你看的那块木块。"

如果受试者没有反应,则提示说:"这是一块蓝色的木块。"(拿起蓝色的木块),说:"再给我一块不同颜色的木块。"

□ 2 自动做出正确的反应

□ 1 在提示后做出正确的反应

语言能力

30. (L)

a) 向受试者展示红色的木块说:"这块木块是什么颜色的?"

如果受试者没有反应,则提示说:"这是蓝色的还是红色的?"

□ 2 自动说出正确的答案

□ 1 受试者说出与正确答案相近的颜色(如粉色或橘黄色),或者受试者从给定的选择答案中选出了正确的答案

b) 向受试者展示绿色的木块说:"这块木块是什么颜色的?"

如果受试者没有反应,则提示说:"这是蓝色的还是绿色的?"

□ 2 自动说出正确的答案

□ 1 受试者说出与正确答案相近的颜色(如橄榄色或柠檬色),或者受试者从给定的选择答案中选出了正确的答案

c) 向受试者展示黑色的方形木块说:"这是什么形状的?"

如果受试者没有反应,则提示说:"这是方形的还是圆形的?"

□ 2 自动说出正确的答案

□ 1 在提示后才说出正确的答案

视空间能力

31. (VS) 把黑色的各种形状的木块按照下面的顺序分别放在白板上:

检查者的左侧	中央	检查者的右侧
三角形	圆形	**方形**

拿起一个形状类似的黑色方形木块,把该木块在受试者面前来回移动,以引导受试者注视这个木块,说:"这些木块中哪一块的形状与这个木块相同?"(说时以手势示意白板或者用手轻轻拍打桌面)。

如果受试者没有反应,则可提示说:"这是一块方形的木块,请你也向我展示一块方形的木块。"(可辅以清楚的手势示意)。

如果受试者仍然没有反应或者没有拿起正确的木块,则说:"是这块,这就是方形的木块。"

□ 2 自动说出正确的答案

□ 1 在提示后才说出正确的答案

□ 0 回答不正确或者由检查者自己拿起了正确的木块

记忆力

32. (M) 按照下面的顺序重新摆放白板上的木块:

检查者的左侧	中央	检查者的右侧
圆形	**方形**	三角形

说:"把那块木块还给我——和您刚才给我的木块相同(也就是我给你看过的那块木块)。"

如果受试者没有反应,则可提示说:"哪一块是你刚才给过我的木块(也就是我给你看过的木块)? 是这一块吗? 是这块还是那一块?"(手指着白板上的木块)。

如果受试者仍然没有反应或者没有拿起正确的木块,则说:"是这块,就是这块木块。"

□ 2 自动说出正确的答案

□ 1 在提示后才说出正确的答案

□ 0 回答不正确或者由检查者自己拿起了正确的木块

视空间能力

33. (VS) 说:"现在递给我一块不同形状的木块,要和我刚才给你的木块形状不同。"

如果受试者没有反应,则提示说:"这是一块方形的木块"(拿起方形的木块),说:"再给我一块形状不同的木块。"

□ 2 自动说出正确的答案

□ 1 在提示后才说出正确的答案

语言能力

34. (L)

a) 向受试者展示一块圆形的木块说:"这是什么形状的?"

如果受试者没有反应,则提示说:"这是方形的还是圆形的?"

□ 2 自动说出正确的答案(答"圆形"或"环形"都可以)

□ 1 在提示后才说出正确的答案

b) 向受试者展示一块三角形的木块说:"这是什么形状的?"

如果受试者没有反应,则提示说:"这是方形的还是三角形的?"

□ 2 自动说出正确的答案

□ 1 在提示后才说出正确的答案,或者答道"锥形"

结构能力

35. (C)

a) 说:"画一个圆圈。"

（续表）

如果受试者没有反应，可为其先画一个圆圈作为示范，并说："照着这个画。"
☐ 2　自动画出环形、椭圆形或卵圆形的图案（允许因小的疏忽而画得形状不规范）
☐ 1　受试者画出接近正确的图案。如一个至少含有半圆的形状，或者在测试者的提示下画出正确的图案，或者在测试者画出的圆圈上描画
☐ 0　直线，点，等等。
b）说："画一个正方形。"
如果受试者没有反应，可为其先画一个正方形作为示范，并说："照着这个画。"
☐ 2　受试者画出正方形、四边形或者长方形（允许因小的疏忽而画得形状不规范）
☐ 1　受试者画出接近正确的图案。如图形的一角没有闭合，但是若闭合就可构成一个正方形（但不能是三角形），或者在测试者的提示下画出正确的图案，或者在测试者画出的正方形上描画
☐ 0　直线，点，等等。

注意力

36. (ATT)说："我要拍打这个桌子，请计数我拍打桌子的次数。现在开始，仔细听！"
拍三下桌子，每次拍打的时间应比 1 s 稍短些，同时口中数着"1 - 2 - 3"，说："现在请你数数我拍桌子的次数，请你一直跟着数下去，不要中断"，拍 5 下桌子。本题只能提示一次。
☐ 2　受试者无须提示即可自己数出测试者 5 次拍击桌面
☐ 1　在测试者的提醒下，受试者数出 5 次
☐ 0　受试者在测试者提醒 1 次以上的情况下才数出 5 次，或者根本没有数出 5 次
37. (ATT) 勾起你的手指，以引起受试者的注意，说："看着我的手指，我竖起了 3 个手指"，测试者竖起第一、第二和第三个手指。然后，扳起大拇指，说："现在，我竖起了一个手指。"然后，扳起大拇指和无名指说："现在，请您数数我的手指""（对），是两个手指。"
然后，只竖起大拇指，如果受试者没有自发地数测试者的手指，测试者就要说："我希望您来数数我的手指，就这样一直数下去，不要停。"
在整个测试过程中，测试者只能提醒受试者一次。按照下面的顺序扳起相应的手指：

大拇指和无名指	大拇指	大拇指、示指和中指	无名指	所有上述 4 个手指
☐	☐	☐	☐	☐

☐ 2　如果受试者在测试者 5 次展示自己的手指时都能正确的数出来，且不中途停顿
☐ 1　如果受试者在测试者 5 次展示自己的手指时都能正确的数出来，但中途曾停顿过 1 次，且受到了测试者的 1 次提醒
☐ 0　如果数得不对或者受试者需要接受 1 次以上的提醒才能继续下去，完成计数

记忆力

38. (M) 把茶杯放在白板上，同时按照下面的顺序再放上两样其他的东西：

检查者的左侧	中央	检查者的右侧
量杯	**茶杯**	碗

说："这里面哪个（项目/物品/东西）是我刚才请您记住的？"
拿掉所有的三样东西，把勺子放在白板上，同时按下面的顺序放上两样其他的东西：

检查者的左侧	中央	检查者的右侧
小刀	量勺	**勺子**

说："这里面哪样东西也是我刚才请您记住的？请指出来。"
☐ 2　说出"茶杯"和"勺子"
☐ 1　要么说出了"茶杯"，要么说出了"勺子"
到此为止，正式的"面对面"测试已经结束了，而测试者应该告诉受试者，他们可以准备离开了。

对名字的定向力

39. (ON) 在受试者走回候诊室的过程中或在其准备离开的过程中，测试者站在受试者的正后方，并呼唤他/她的名字。
☐ 2　自发地做出正常反应，即受试者转过身来
☐ 1　有一定的反应（受试者做出语音的或非语音的反应，但其似乎对声音传来的方向不甚确定）
☐ 0　没有反应

语言能力

40. (L) 如果受试者对第 39 题有反应，则测试者可吸引受试者与自己对话，说："你觉得怎么样？"
如果受试者只回答一个字或词（如"好""不错"），则鼓励其再做更多的反应，说："你这个周末有什么计划？""今天有人会来拜访您吗？"
当受试者对第 39 题没有反应时，测试者即可在受试者离开前的任何时间向其询问上述（那些）问题。
☐ 2　受试者连贯而恰当地回答了测试者所提出的 1 个或多个问题，所回答的内容必须为完整的句子
☐ 1　受试者对测试者的问题给予恰当的回答，但所答内容并非完整的句子。如"好"，或只有 2 到 3 个词，如"我还不错。"或"对，我还行。"

SIB 已经有各种不同语言版本，如德文、意大利文、希腊文、挪威文、韩文、中文，中文版亦有比较好的信度与效度。

Saxton 等于 2005 年发表 SIB 简短版，有 9 个项目：语言表达、言语记忆、非言语记忆、社会交往、颜色命名、运用、阅读和书写、流畅性及注意力，耗时 10～15 min。Schmitt 等于 2013 年提出一个由 8 个项目组成的 SIB - 8 版本，项目包括何年、何月、写名

字、句子回忆、流畅性、命名调羹、使用调羹、数字广度,耗时 3 min,每个项目 0～2 分,满分 16 分。SIB-8 与 SIB 全版的相关系数是 0.859,与 MMSE 总分的相关系数是 0.716。

Malloy(2010)评估 22 名、平均 MMSE=14 分的高龄老人的认知功能与活动能力,发现 SIB 与工具性功能活动评估量表(assessment of instrumental function, AIF)的相关性为 0.664,其 SIB 因子分中,相关性从高到低依次是:语言、定向力、记忆、运用能力、空间结构、视知觉、注意力、呼名回应,后 4 个因子的相关性无显著性。社会交往得分因天花板效应而无法进行相关分析。

在美金刚的多项临床研究中均应用严重损害量表(SIB)作为主要的疗效指标。在两项美金刚治疗中重度 AD 患者的荟萃分析中,研究结果显示美金刚较安慰剂可显著改善 SIB 评分(Patrizia Mecocci, 2009 和 Murat Emre, 2008)。在另外两项随机、双盲、安慰剂的对照研究中,美金刚均较安慰剂显著改善 SIB 评分(Reisberg 等,2003 和 Tariot 等,2004)。

有的研究认为 SIB 仅适用于重度 AD,由于天花板效应,SIB 对于有效区分轻度与中度 AD 不够敏感,故 Peavy 等于 1996 年编制了严重认知损害量表(SCIP),包括注重、语言、记忆、运动速度和协调性、知觉推理、视觉空间、计算及行为举止等 8 个子因子,耗时约 30 min。总分 245 分,其中语言分为 88 分。在 41 例 MMSE 平均分为 8 分的 AD 患者中,SCIP 平均 170 分,SIB 平均 65 分,DRS 平均 58 分。

(周 燕 郭起浩)

第七节 韦氏成人智力测验(WAS)

韦克斯勒(Wechsler)的智力定义:"智力是个人行为有目的、思维合理、应付环境有效的一种聚集的或全面的才能。所以说全面,是因为人类行为是以整体为特征;所以说聚集,是因为由诸要素或诸能力所构成。这些要素或能力虽非完全独立,但彼此之间有质的区别。"

Wechsler 在纽约 Bellevue 精神病院工作期间,感到 Stanford-Binet 量表不适合成年患者,着手自编量表。1939 年编成 Wechsler-Bellevue 量表,1944 年完成标准化工作(简称 WBI)。1955 年将 WBI 修订成 WAIS。1981 年又将 WAIS 修订成 WAIS-R,这次修订修改了一些条目(分测验形式没有改变)和重新标准化。

韦氏智力测验(Wechsler intelligence scales, WIS)包括韦氏成人智力测验(WAIS)、韦氏儿童智力测验(WISC)和韦氏学龄前及学龄初期儿童智力测验(WPPSI),是神经精神科最常用的神经心理测验之一,经常被作为智力测验的"金标准"。以下侧重介绍 WAIS,项目组成见表 11-7-1。前 6 个分测验被称为"语言因子",后 5 个分测验被称为"操作因子"。也有学者提出三因子模型,言语理解因子(VC)包括 I 知识、S 相似、V 词语、C 领悟;知觉组织因子(PD)包括 PC 填图、PA 图片、BD 积木、DA 拼图、MA 迷津;不分心和记忆分因子(FD/M)包括 A 算数、D 背数、CD 译码、DS 数字。

表 11-7-1 WAIS 的项目组成和作用

分测验	英 文 名	作 用
知 识	information	知识、兴趣范围、长时记忆能力
领 悟	comprehension	社会适应、伦理道德的判断能力
算 术	arithmetic	对数的概念和操作,注意力,解决问题能力
相似性	similarities	抽象和概括能力
数字广度	digit span	即刻记忆和注意力
词 汇	vocabulary	词语理解和表达能力
数字符号	digit symbol	学习能力,视觉-运动的精细动作,持久性和操作速度
填 图	object assembly	视觉辨别能力,组成物体要素的认知能力
积木图案	block design	空间知觉能力,视觉分析综合能力
图片排列	picture arrangement	逻辑联想,部分和整体关系的观念及思维灵活性
图形拼凑	picture completion	想象力,把握事物线索的能力和眼-手协调能力

中南大学湘雅二医院龚耀先教授于1980年代修订了WIS的中国版本，分别是韦氏成人智力量表(WAIS-RC)城市版、农村版，中国韦氏儿童智力量表(C-WISC)和韦氏幼儿智力量表(C-WYCSI)。

WAIS-Ⅲ的标准化版本于1997年推出，除了修订原来的11个分测验条目与计分方式，还增加了3个分测验：矩阵推理(matrix reasoning)、符号搜索(symbol search)和字母-数字排序(letter-number sequencing)。产生4个因素指标分数：言语理解、工作记忆、知觉组织和加工速度。

Wechsler于2008年推出WAIS-Ⅳ，有16～90岁的常模，有15个分测验，与WAIS-Ⅲ相比，不变的是知识、词汇、相似性、图形拼凑、积木图案、矩阵推理、算术、符号搜索、数字广度、数字符号转换(译码)和字母-数字排序等11个分测验，删除了领悟、填图、图片排列3个分测验，增加4个分测验，分别是比较(comparisons)、图片称重(figure weights)、视觉谜格(visual puzzles)和划销(cancellation)。图片称重与视觉谜格都是反映知觉推理，不需要运动技巧。图形划销包含Stroop效应，反映加工速度。

因子分析发现6个因子：语言理解指数(VCI)、知觉推理指数(PRI)、工作记忆指数(WMI)、加工速度指数(PSI)、一般能力指数(GAI)和总IQ(FSIQ)。GAI是一个新的指标。WAIS-Ⅲ知觉组织因子，WAIS-Ⅳ是知觉推理因子。

我国内地已经有精神科专家引进WAIS-Ⅳ版本，但只有10个分测验，反映新进展的知觉推理分测验等并没有引进，所以，国内尚无完整的WAIS-Ⅳ中文版。

一、分析指标

智力商数(intelligence quotient，IQ)是智力数量化的单位，是将个体智力水平数量化的估计值。将每个分测验的原始分换算成量表分，通过查阅相应的表得到语言智商(VIQ)、操作智商(PIQ)和总智商(IQ)。每个年龄组平均成绩为100，标准差为15。其等级分类如下：130以上非常优秀、120～129优秀、110～119中上、90～109中、80～89中下、70～79临界水平、69以下智力落后、50～69轻度智力低下、35～49中度智力低下、20～34重度智力低下、少于20极重度智力低下。VIQ和PIQ之间的差异、分测验之间的差异也为诊断提供了有益的补充信息。

二、评价

WAIS的因子分析可以区分出2个因子，语言理解因子测量语言知识和领悟力、正规教育获得的知识以及语言技巧的运用，与Boston命名测验、听觉词语学习测验和Wisconsin卡片分类测验有中等的相关性。知觉组织因子即操作分测验反映了限定时间内理解和组织视知觉材料的能力，与Rey-Osterrich复杂图形测验的图形模仿和回忆及Wisconsin卡片分类测验有相关性。有的研究将算术和数字广度组成分心因子，与注意力和记忆力有关。一般地说，左半球损伤的患者，其VIQ低于PIQ，而右半球或两侧半球损伤的患者，其PIQ低于VIQ。当然，被试者受教育程度和总IQ水平不同，VIQ与PIQ的差值也不同，分析头部外伤患者的半球定位要结合临床。

对于AD患者在WAIS的表现，有一个公式：A>B>C≤D，A>D。A代表知识和词汇分测验，B代表相似性和数字广度分测验，C代表数字符号和积木图案分测验，D代表填图分测验。这个剖面图不是绝对的。

WAIS的优点包括：它是目前内容最全的智力测验；内部结构合理；以因子分析获得结构效度；用离差智商代替比率智商；适用范围广。缺点是测验内容偏重知识性，较少创造性；不适合特别聪明或特别低下的被试者；测试的情境和被试者的情绪对结果有影响；费时长效率低(施测者和受测者只能一对一进行)；不能用于大脑病灶精确定位，即较难定性或定量地发现特异分测验与大脑责任部位之间的对应关系。

(黄　琳　郭起浩)

第八节
老年综合评估(CGA)

老年综合评估(comprehensive geriatric

assessment，CGA)作为筛查老年综合征的核心手段，目前已经成为从事老年医学专业人员必备的技能之一。CGA技术在我国推荐60岁及以上的人群开展，欧美国家推荐65岁及以上的人群开展。CGA的评估不限于医护人员，可以是照料者、社会工作者、志愿者、评估工作相关从业人员，因为评估不仅在医院进行，也可以在社区服务中心、养老机构或居家的老人中进行。

老年综合评估技术涉及17项内容，从一般情况、视力、听力、口腔问题、躯体功能、营养状态、精神和心理状态、衰弱、老年肌少症、疼痛、睡眠状态、尿失禁、压疮、社会支持、居家环境、共病和多重用药等内容。因为内容比较多，Han B & Grant C(2016)提出CGA的FRAIL记忆法(表11－8－1)。

表11－8－1 CGA的FRAIL记忆法

F	Falls/functional decline 跌倒/功能下降	日常生活能力、社会功能评估、财务处理能力评估、步态与跌倒评估
R	Reactions(polypharmacy)反应	多重用药
A	Altered mental status 心理状态改变	抑郁、焦虑、社会心理评估、认知评估、睡眠评估
I	Illnesses(chronic disease)躯体疾病	躯体疾病评估、衰弱评估、营养状态评估
L	Living situation 生活环境	社会环境、居家环境、交通情况

目前国内每家综合性医院老年病科的CGA在检查内容与量表版本方面有比较大的差别，本节所附为上海交通大学附属第六人民医院版的CGA(表11－8－2)，选择原则如下：

表11－8－2 上海交通大学医学院附属第六人民医院老年病科老年综合评估量表(CGA)评定结果记录单

项　目	首　次	第二次	第三次	第四次	第五次
评定时间					
1. 配合程度					
2. 日常生活能力量表(ADL)					
3. 阿森斯失眠量表(AIS)					
4. 简易营养状态评估表(MNA－SF)					
5. 2 min 认知筛查					
6. 汉密尔顿焦虑量表(HAMA)					
7. 汉密尔顿抑郁量表(HAMD)					
8. 老年谵妄评估(CAM)					
9. 疼痛视觉评估					
10. 华人便秘问卷(CCQ)					
11. 衰弱评估量表(FARIL量表)					
12. 社会支持评定量表(SSRS)					
13. 吞咽功能测定					
14. 尿失禁评估表(ICI－Q－SF)					
15. 跌倒/坠床风险评估表					
16. 压力性损伤风险评估表					
评定者签名					

(1) 与住院病史的互补性，侧重评估病史没有呈现或重视的内容，而病史已经详细记录的内容能省则省，比如，用药情况，病史已经有详细记录，再在综合评估中增加多重用药填写，增加的工作量很大，因为有些高龄住院老人，不仅用药品种繁多，而且剂量与用法在不断变化，要在CGA记录每种药物的剂量与起止时间，相当于重复劳动。如果把“美国老年医学会老年人潜在不适当用药共识Beers标准”拷贝到CGA记录手册，篇幅过大。

(2) 医护人员与专职评定员相互补充。上海交通大学附属第六人民医院有比较宽敞的神经心理室

(90 m^2)，所以，需要安静环境的认知评估、步态与平衡评估都在心理室完成。临床医师只要初步评估其依从性。笔者看到许多医院将 MMSE、MoCA 检查安排在床边进行，操作起来其实颇有难度，床边没有宽敞桌子，如何画钟？床边有陪护或家属，如何保证不受干扰？

(3) 针对住院患者特点有所取舍，比如，增加了国内专家共识没有要求的吞咽功能、便秘、跌倒的评估，删除居家环境的评估，因为老人已经不在家居住了。

(4) 不管是采用电子版还是纸质版，设计成可以连续使用，既可以节约成本，又便于观察纵向变化。

(5) 在评估内容创新与医保可支付之间保持平衡，在评估的全面性与有限的时间之间保持平衡，在评估的国际可比性与国情独特性之间保持平衡。

其中日常生活能力量表、FARIL 量表在其他章节已经有介绍，但为了保持 CGA 的完整性，没有删除。

1. 一般情况

姓　名	出生年月		性　别		婚　姻	
身　高	m	体　重	kg	文化程度	职业状况	
业余爱好						
吸烟史	有[　]（　支/天）　无[　]					
酗酒史	有[　]（　年）　无[　]					
步速或握力	心理室完成（步速　　握力　左手　　右手　　）					
基础疾病	1. 2. 3. 4. 5. 6. 7. 8. 9. 10.					
视力障碍评估	能否阅读床边的报纸标题和文字？ 能[　]　有点困难[　]　完全不能[　]					
听力障碍评估	站在受检者后方约 15 cm，气音说出几个字，受检者能否重复说出一半以上的字？ 能[　]　否[　]					
口腔问题评估	有无牙齿脱落？有[　]　无[　] 如果有，脱落了多少？ 有无影响进食？有[　]　无[　]					

2. 日常生活活动量表(ADL)

您可以自己做这些事吗？需要人家帮助，或者您根本没办法做这些事？请填写相应的数字。

1＝自己可以做，2＝有些困难，3＝需要帮助，4＝根本没法做。

(不符合的项目，比如住院后的 1、3、16、20 都不符合，可以空着，不记入总分)

项　　目	评　分	第1次	第2次	第3次	第4次	第5次
1. 自己搭公共车辆	1～4					
2. 到家附近的地方去(步行范围)	1～4					

(续表)

项　　目	评　分	第1次	第2次	第3次	第4次	第5次
3. 自己做饭(包括生火)	1～4					
4. 做家务	1～4					
5. 吃药	1～4					
6. 吃饭	1～4					
7. 穿衣服、脱衣服	1～4					
8. 梳头、刷牙等	1～4					
9. 洗自己的衣服	1～4					
10. 在平坦的室内走	1～4					
11. 上下楼梯	1～4					
12. 上下床,坐下或站起	1～4					
13. 提水煮饭、洗澡	1～4					
14. 洗澡(水已放好)	1～4					
15. 剪脚趾甲	1～4					
16. 逛街、购物	1～4					
17. 定时去厕所	1～4					
18. 打电话	1～4					
19. 处理自己钱财	1～4					
20. 独自在家	1～4					
总　分	20～80					
结　论						

注:≤26 正常;>26 受损。

3. 阿森斯失眠量表(AIS)

本表主要用于记录您对遇到过的睡眠障碍的自我评估。对于以下列出的问题,如果在过去1个月内每星期至少发生3次在您身上,就请您在相应的“□”上打“√”。

1. 入睡时间(关灯后到睡着的时间)	□没问题	□轻微延迟	□显著延迟	□延迟严重或没有睡觉
2. 夜间苏醒	□没问题	□轻微影响	□显著影响	□严重影响或没有睡觉
3. 比期望的时间早醒	□没问题	□轻微提早	□显著提早	□严重提早或没有睡觉
4. 总睡眠时间	□足够	□轻微不足	□显著不足	□严重不足或没有睡觉

（续表）

5. 总睡眠质量(无论睡多长)	□满意	□轻微不满	□显著不满	□严重不满或没有睡觉
6. 白天情绪	□正常	□轻微低落	□显著低落	□严重低落
7. 白天功能(体力或精神：如记忆、注意)	□足够	□轻微影响	□显著影响	□严重影响
8. 白天嗜睡	□无嗜睡	□轻微嗜睡	□显著嗜睡	□严重嗜睡
9. 午睡习惯	□没问题	□轻微影响	□显著影响	□严重影响(原来必须午睡的没午睡了)
10. 药物催眠情况	□无安眠药物	□1种、1～3次/周	□1种、4～7次/周	□使用2种及以上

注：第1～8条，每条从无到严重分为0、1、2、3四级评分(总分<4分：无睡眠障碍；4～6分：可疑失眠；>6分：失眠)。其中第9、10项不计入总分。

4. 简易营养状态评估表(SF-MNA)

A. 过去3个月内有没有因为食欲不振、消化问题、咀嚼或吞咽困难而减少食量
0=食量严重减少
1=食量中度减少
2=食量没有改变
B. 过去3个月内体重下降的情况
0=体重下降大于3 kg
1=不清楚
2=体重下降1～3 kg
3=体重没有下降
C. 活动能力
0=需长期卧床或坐轮椅
1=可以下床或离开轮椅，但不能外出
2=可以外出
D. 过去3个月内有没有受到心理创伤或患上急性疾病
0=有
1=没有
E. 精神心理问题
0=严重痴呆或抑郁
1=轻度痴呆
2=没有精神心理问题
F1. 体重指数(BMI)(kg/m^2)
0=BMI<19
1=19≤BMI<21
2=21≤BMI<23
3=BMI≥23
F2. 如不能取得体重指数，请以问题F2取代F1，如已完成问题F1，不用回答F2。小腿围(CC)(cm)
0=CC<31
3=CC≥31

注：正常营养状况(12～14分)，有营养不良的风险(8～11分)，营养不良(0～7分)。

5. 认知评估(2 min简易认知筛查)

(1) 定向力6分，指导语："现在，我要问你一些问题，请你告诉我。"

现在大约是几点钟？________ 星期几？________月份？________年份？

你现在在哪里？________ 这是哪个城市？________

(2) 流畅性14分(每个1分)，指导语："请你尽可能多地说出水果的名字(计时1 min)。"

记录：

评定标准：满分20分。≥15分，正常认知功能；15～12分，可疑认知损害；≤11分，可能痴呆。5分以上、能够配合检查的老人可以预约神经心理室进行全套认知评估。

6. 汉密尔顿焦虑量表(HAMA)

项　目	评　分	第1次	第2次	第3次	第4次	第5次
1. 焦虑心境	0～4					
2. 紧张	0～4					
3. 害怕	0～4					
4. 失眠	0～4					
5. 记忆或注意障碍	0～4					
6. 抑郁心境	0～4					
7. 躯体性焦虑：肌肉系统	0～4					
8. 躯体性焦虑：感觉系统	0～4					
9. 心血管系统症状	0～4					
10. 呼吸系统症状	0～4					
11. 胃肠道症状	0～4					
12. 生殖泌尿系统症状	0～4					
13. 自主神经症状	0～4					
14. 会谈时行为表现	0～4					
总　分						
结　论						

注：≥29,严重焦虑;≥21,明显焦虑;≥14,肯定有焦虑;≥7,可能有焦虑;<7,无焦虑。

7. 汉密尔顿抑郁量表(HAMD)

序号	项　目	评　分	第1次	第2次	第3次	第4次	第5次
1	抑郁情绪	0～4					
2	有罪感	0～4					
3	自杀	0～4					
4	入睡困难	0～2					
5	睡眠不深	0～2					
6	早醒	0～2					
7	工作和兴趣	0～4					
8	迟缓	0～4					
9	激越	0～4					
10	精神焦虑	0～4					

（续表）

序号	项　目	评　分	第1次	第2次	第3次	第4次	第5次
11	躯体性焦虑	0～4					
12	胃肠道症状	0～2					
13	全身症状	0～2					
14	性症状	0～2					
15	疑病	0～4					
16	体重减轻	0～2					
17	自知力	0～2					
	总　分						
	结　论						

注：≤7，正常；7～17，可能有抑郁；17～24，肯定抑郁；≥24，严重抑郁。

8. 老年谵妄的评估（CAM）

序号	评估项目	评　估　内　容	评　分	得　分
1	急性发作且病程波动	1a. 与平常相比较，是否有任何证据显示患者精神状态产生急性变化	否 0 是 1	
		1b. 这些不正常的行为是否在一天中呈现波动状态？意即症状来来去去或严重程度起起落落	否 0 是 1	
2	注意力不集中	2. 患者是否集中注意力有困难？例如容易分心或无法接续刚刚说过的话	否 0 是 1	
3	思考缺乏组织	3. 患者是否思考缺乏组织或不连贯？如杂乱或答非所问的对话、不清楚或不合逻辑的想法，或无预期地从一个主题跳到另一个主题	否 0 是 1	
4	意识状态改变	4. 整体而言，您认为患者的意识状态为过度警觉、嗜睡、木僵或昏迷	否 0 是 1	

注：1a＋1b＋2 皆为“是”，且 3 或 4 任何一项为“是”，即为谵妄。

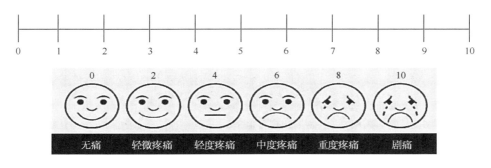

9. 疼痛评估

数值评等量尺：

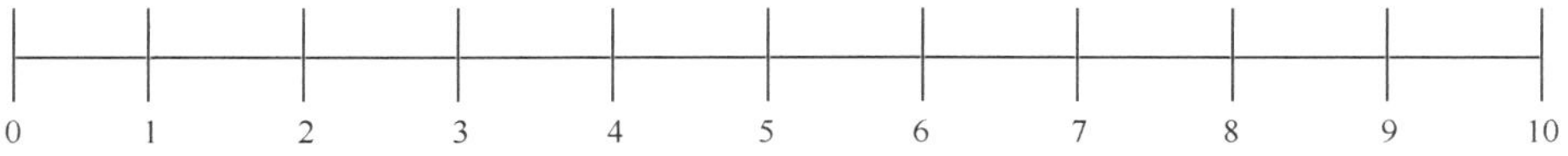

评定标准：0 分，无痛；＜3 分，轻微疼痛；4～6 分，疼痛并影响睡眠；7～9 分，渐强烈疼痛，剧烈或难忍；10 分，难以忍受的最剧烈的疼痛。

10. 华人便秘问卷(Chinese constipation questionnaire，CCQ)

近 3 个月的表现：

项　目	0 无	1 轻微	2 中度	3 中重度	4 严重
1. 有便意而不能解便的严重度					
2. 周大便次数小于 3 次的频率					
3. 解便不尽感的严重程度					
4. 大便干硬的严重程度					
5. 泻剂的使用次数					
6. 腹胀的严重程度					

注：总分超过 5 分即可认为是便秘。

11. 衰弱评估量表(FARIL 量表)

条　目	询 问 方 式	是=1 分 否=0 分
1. 疲乏	过去 4 周内大部分时间或所有时间感到疲乏	
2. 阻力增加/耐力减退	在不用任何辅助工具及不用他人帮助的情况下，中途不休息爬 1 层楼梯有困难	
3. 自由活动下降	在不用任何辅助工具及不用他人帮助的情况下，走完 1 个街区(100 m)较困难	
4. 疾病情况	医生曾告诉你存在 5 种以上如下疾病：高血压、糖尿病、急性心脏疾病发作、卒中、恶性肿瘤(微小皮肤癌除外)、充血性心力衰竭、哮喘、关节炎、慢性呼吸系统疾病、肾脏疾病、心绞痛等	
5. 体重下降	1 年或更短时间内出现体重下降≥5%	

注：≥3 分可诊断为衰弱综合征；＜3 分为衰弱前期；0 分为无衰弱健康老人。

12. 社会支持评定量表(SSRS)

指导语：下面的问题用于反映您在社会中所获得的支持，请按各个问题的具体要求，根据您的实际情况写，谢谢您的合作。

以下 4 项为单选题，即每项只选一个得分。

项　目	1 分	2 分	3 分	4 分	得 分
1. 您有多少关系密切，可以得到支持和帮助的朋友？	一个也没有	1～2 个	3～5 个	6 个或 6 个以上	
2. 近一年来您	远离家人，且独居一室	住处经常变动，多数时间和陌生人住在一起	和同学、同事或朋友住在一起	和家人住在一起	
3. 您和邻居 4. 您和同事	相互之间从不关心，只是点头之交	遇到困难可能稍微关心	有些邻居很关心您	大多数邻居都很关心您	

（续表）

5. 从家庭成员得到的支持和照顾(在合适的框内划“√”)

项　目	无	极少	一般	全力支持
A. 夫妻(恋人)				
B. 父母				
C. 儿女				
D. 兄弟姐妹				
E. 其他成员(如嫂子)				

项　目	选　择	回　答
6. 过去,在您遇到急难情况时,曾经得到的经济支持和解决实际问题的帮助的来源有	(1) 无任何来源 (2) 下列来源(可选多项)A. 配偶;B. 其他家人;C. 亲戚;D. 同事;E. 工作单位;F. 党团工会等官方或半官方组织;G. 宗教、社会团体等非官方组织;H. 其他(请列出)____________	
7. 过去,在您遇到急难情况时,曾经得到的安慰和关心的来源有		

项　目	1分	2分	3分	4分	得　分
8. 您遇到烦恼时的倾诉方式(只选一项)	从不向任何人诉说	只向关系极为密切的1～2个人诉说	如果朋友主动询问您会说出来	主动诉说自己的烦恼,以获得支持和理解	
9. 您遇到烦恼时的求助方式(只选一项)	只靠自己,不接受别人帮助	很少请求别人帮助	有时请求别人帮助	有困难时经常向家人、亲友、组织求援	
10. 您对于团体(如党组织、宗教组织、工会、学生会等)组织活动(只选一项)	从不参加	偶尔参加	经常参加	主动参加并积极活动	

注:第1～4,8～10条:每条只选一项,选择1、2、3、4项分别计1、2、3、4分,第5条分A、B、C、D四项计总分,每项从无到全力支持分别计1～4分,第6、7条如回答“无任何来源”则计0分,回答“下列来源”者,有几个来源就计几分。总分即十个条目计分之和,总分越高表示社会支持度越高。分数越高,社会支持度越高,一般认为总分小于20,为获得社会支持较少,20～30为具有一般社会支持度,30～40为具有满意的社会支持度。

13. 吞咽功能测定(洼田饮水试验)

患者端坐,喝下30 mL温开水,观察所需时间和呛咳情况。

1级(优),能顺利地1次将水咽下。

2级(良),分2次以上,能不呛咳地咽下。

3级(中),能1次咽下,但有呛咳。

4级(可),分2次以上咽下,但有呛咳。

5级(差),频繁呛咳,不能全部咽下。

评定标准:

正常:1级,5 s之内,即达到一级者。

可疑:1级,5 s以上或两次饮完即达到2级者。

异常:3～5级,依次为轻、中、重度。

14. 尿失禁评估表(ICI-Q-SF)

请结合患者近4周来的症状进行评估。

15. 跌倒/坠床风险评估表

患者一般情况:昏迷、完全瘫痪、近1年跌倒次数、预防跌倒采取了哪些措施。

序号	评估内容	评 分 细 则	得 分
1	您溢尿的次数	0分=从来不溢尿 1分=1星期大约溢尿≤1次 2分=1星期溢尿2～3次 3分=每天大约溢尿1次 4分=1天溢尿数次 5分=始终溢尿	
2	在通常情况下,您的溢尿量是多少(不管您是否使用了防护用品)	0分=不溢尿 2分=少量溢尿(常感会阴部是湿的,或用尿垫1块/天) 4分=中等量溢尿(内裤常被尿湿,或用尿垫2块/天) 6分=大量溢尿(外裤常被尿湿,或用尿垫≥3块/天,或有时不小心尿液可沿大腿流下)	
3	总体上看,溢尿对您日常生活影响程度如何	请在0(表示没有影响)～10(表示有很大影响)之间选择某个数字 没有影响 0 1 2 3 4 5 6 7 8 9 10 有很大影响	
4	什么时候发生溢尿(请在与您情况相符合的空格打√) (1) 从不溢尿□ ……… (2) 在睡着时溢尿□ (3) 在活动或体育运动时溢尿□ ……… (4) 在无明显理由的情况下溢尿□ (5) 未到厕所就会有尿液漏出□ ……… (6) 在咳嗽或打喷嚏时溢尿□ (7) 在小便完和穿好衣服时溢尿□ ……… (8) 在所有时间内溢尿□		

注:第1、2、3个问题的分数之和。正常:0分;轻度尿失禁:1～7分;中度尿失禁:8～14分;重度尿失禁:15～21分。

项 目	评 估 内 容	得 分
年龄	1分=60～69岁;2分=70～79岁;3分=≥80岁	
病史	5分=近6个月有跌倒史	
排泄	2分=失禁;2分=紧急或频繁排泄;4分=紧急或频繁失禁	
用药*	3分=1种高危药;5分=2种及以上;7分=24 h内有镇静史者	
管道	1分=管道数1根;2分=管道数2根;3分=管道数3根及以上	
活动	2分=需要辅助和监管;2分=步态不稳;2分=视力或听觉障碍	
认知能力	1分=定向力障碍;2分=烦躁;4分=认知下降,限制或障碍	

注:* 镇痛、抗惊厥、降压、利尿、精神类、泻药。
高风险,>13分;中风险,6～13分;低风险,<6分。

16. 压力性损伤风险评估表

评分内容	计分标准				评 分
	1分	2分	3分	4分	
1. 感知能力	完全受限	大部分受限	轻度受限	正常	
2. 潮湿程度	持续潮湿	非常潮湿	偶尔潮湿	罕见潮湿	
3. 活动能力	卧床	坐椅子	偶尔步行	经常步行	
4. 移动能力	完全受限	非常受限	轻微受限	不受限	
5. 营养摄取能力	非常差	可能不足	充足	丰富	
6. 摩擦力和剪切力	存在问题	潜在问题	不存在问题		

注:无风险,>18分;低风险,15～18分;中风险,13～14分;高风险,10～12分;极度风险,<9分。

(王蓓芸 郭起浩)

第九节

文盲与低教育老人成套神经心理测验(NBEIL)

文盲与低教育老人成套神经心理测验(neuropsychological battery for elder of illiteracy and low education, NBEIL)是2010年笔者与赵倩华、丁玎为上海市静安区MCI流行病学调查设计的,并作为文盲与低教育老人的MCI与痴呆的诊断依据出现在后续多篇论文中。附录版本项目操作步骤、指导语和评分方法根据使用经验略有修改。

NBEIL的4个分测验均不需要动笔,也不需要认字阅读,覆盖了MCI核心的4个认知域(记忆、执行、空间、语言),而以最容易受损的记忆与执行的评估得分的占比最大。

相对于1980年由Fuld等人开发的Fuld物品记忆测验(Fuld object memory evaluation, FOM),物品记忆测验(object memory test, OMT)增加了延迟回忆与再认的评估,而省略了触觉命名的评估。

一、物品记忆测验(object memory test, OMT)

1. 材料　24种实物。

2. 操作步骤

(1) 按照记录表格固定次序呈现12种物品,每种要求命名,命名不能者可以立即告诉正确的名称,并嘱其尽可能记住这个名称(表11-9-1)。

(2) 盖住或转移12种物品,要求受试者立刻回忆,记录回答次序,限时1 min以内完成。

(3) 再次按照次序呈现,要求立刻回忆,如是反复3次;如果前2次回忆已经满分,也要重复第3次;3次结束,移走全部物品,第4、5、6步回忆不需要呈现物品。

(4) 予扣指测验(矛盾刺激和敲-不敲,2～3 min)后,要求第4次回忆。

(5) 予搭火柴测验(stick test,10～15 min)后,要求第5次回忆。

(6) 紧接着做第6次回忆是线索回忆:根据表格中的4个分类线索,要求口头回忆每个类别的物品。

(7) 再认:随机拿出所有24种物品,请受试者指出刚才要求记忆过的物品,不用命名,不用记录次序。

表11-9-1　物品记忆测验

项　目	命名	N1	N2	N3		N4		N5		N6	T	F
调羹					间隔扣指		间隔搭火柴		进餐用		1 调羹	勺子
筷子											2 筷子	叉子
牙签											3 牙签	杯子
扑克牌									游戏用		4 扑克牌	麻将牌
乒乓球											5 乒乓球	网球
毽子											6 毽子	象棋子
肥皂									梳洗用		7 肥皂	牙膏
牙刷											8 牙刷	剪刀
镜子											9 镜子	梳子
毛笔									文具用		10 毛笔	铅笔
橡皮											11 橡皮	夹子
尺子											12 尺子	扇子
正确数												
错误记录												
重复数												

二、扣指测验(finger tapping test, FTT)

1. 材料　不需要实物材料。

2. 步骤

(1) 矛盾刺激

1) 指导语:"我敲二次,你敲一次。我敲一次,你敲二次。"为了使患者理解指导语,举例:检查者敲1次,患者跟着敲2次;检查者敲2次,患者跟着敲1次。每次扣指约1 s。检查者完成以下一系列数字:1-1-2-1-2-2-2-1-1-2-1-2-2-1-1-2-1-2-2-1。

2) 评分:总分10分,圈出错误数字,每个错误扣除1分,直至0分,记录耗时数。

(2) 敲-不敲

1) 指导语:"我敲一次,你也敲一次。我敲二次,你不敲。"为了使患者理解指导语,举例:检查者敲1次,患者敲1次。检查者敲2次,患者不敲。每次扣指约1 s。检查者完成以下一系列数字:2-1-2-1-1-2-2-1-1-2-1-2-1-2-2-1-1-2-2-1。

2) 评分:总分10分,圈出错误数字,每个错误扣除1分。直至0分。记录耗时数。

(3) 综合

1) 指导语:"我敲一次,你也敲一次。我敲二次,你不敲。"为了使患者理解指导语,举例:检查者敲1次,患者敲1次。检查者敲2次,患者不敲。直到被试者表示理解才开始做,进行过程中有错误不予提醒。每次扣指约1 s。检查者完成以下一系列数字:1-2-1-2-1-1-2-2-1-1-2-1-2-1-2-1-1-2-2-1。

2) 评分:总分10分,圈出错误数字,每个错误扣除1分。直至0分。记录耗时数。

三、搭火柴测验(stick test, ST)

1. 材料　一盒火柴。10张火柴图案的图片(图11-9-1)。

2. 步骤

1) 将火柴图案正面朝向受试者,要求逐个模仿;不正确时,可以给受试者搭正确的图形。每个图正确得1分,满分10分。

2) 将每个图案的正面朝向施测者,要求受试者模仿,其图案看起来就与施测者看起来一样(即上下颠倒);如果受试者不理解,施测者可以操作一遍第1个图,直到受试者理解(第1个模仿正确得1分);连续5个错误即终止该测验步骤。满分10分。

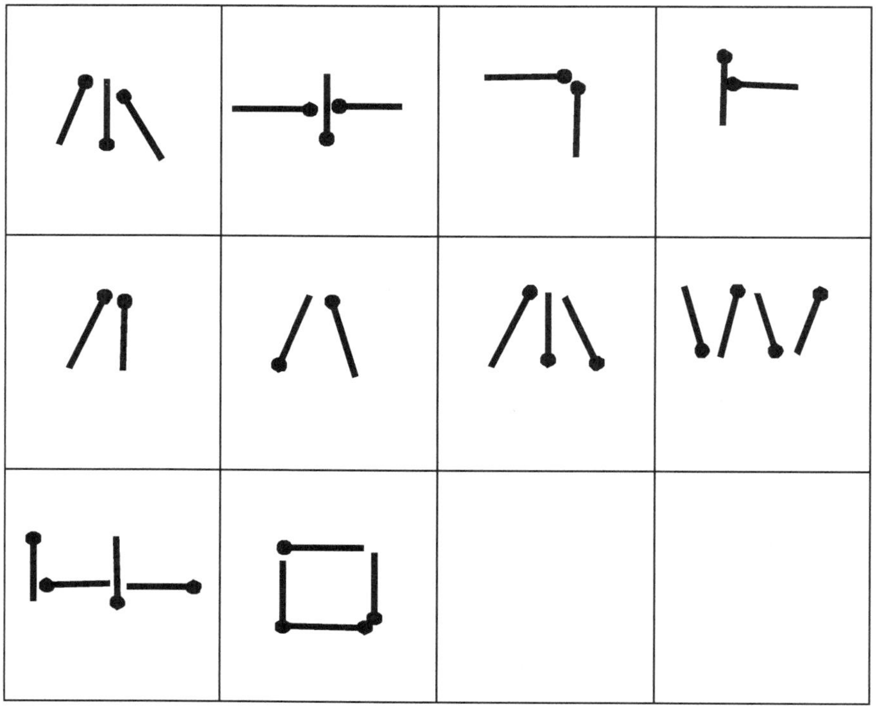

图11-9-1　火柴图案

四、物品分类测验(common objects sorting test, COST)

1. 材料 42张图片。

2. 步骤

1) 随机呈现42种图片,要求命名;命名不能时,可以告诉受试者正确名称(表11-9-2)。

2) 自动分类,“请你把这些图片分为7个不同的类别”。不要提示分类名称。记录时间,要求3 min内完成。

3) 分类结束,要求说出每个类别的名称。

4) 指导语:“请你尽可能多说出图片中的水果的名称”1 min结束。而后,“请你尽可能多地说出图片中的服装的名称”。记录回答名称。

5)“请你自己估计一下,刚才2个类别,你回忆正确的图片数量。”

3. 评分 类别正确数;每个类别项目的错误数。

表11-9-2 物品分类测验

类别	1	2	3	4	5	6
1 动物	蜜蜂	山羊	猫头鹰	马	鱼	兔子
2 蔬菜	萝卜	南瓜	辣椒	茄子	洋葱	青菜
3 家庭用品	雨伞	台灯	梳子	钟	剪刀	电话机
4 交通工具	飞机	汽车	自行车	坦克	卡车	轮船
5 人体器官	眼睛	耳朵	手	嘴巴	鼻子	下巴
6 水果	香蕉	梨	苹果	西瓜	菠萝	桃子
7 服装	鞋子	手套	大衣	靴子	帽子	衬衫

表11-9-3 文盲与低教育老人成套神经心理测验(NBEIL)报告单

领域	项目	满分	
记忆48分	1. OMT物品记忆-即刻(3次平均)	12	
	2. OMT物品记忆-长延迟	12	
	3. OMT物品记忆-再认	12	
	4. COST图片(2个类别)回忆	12	
空间20分	5. ST图形模仿	10	
	6. ST图形颠倒	10	
语言20	7. OMT物品命名(每个正确1/2分)	6	
	8. COST图片物品命名(每个正确1/3分)	14	
执行37	9. FTT矛盾刺激	10	
	10. FTT敲-不敲	10	
	11. FTT综合	10	
	12. COST物品归类	7	
	总分	125	

(郭起浩 赵倩华)

第十节
其他综合性测验

本节介绍各种综合性测验,不同于阿尔茨海默病神经影像计划(Alzheimer's disease neuroimaging initiative, ADNI)等灵活组合的成套测验,以下这些综合性测验的组合是固定的。不同于只看总分、没有因子分的认知筛查量表,这些综合性测验都有因子分。本节依次介绍 Halstead-Reitan 成套神经心理测验(H-R)、Luria-Nebraska 神经心理成套测验(LNNB)、世界卫生组织老年认知功能评价成套神经心理测验(WHO-BCAI)、成套神经心理测验(NTB)、重复性成套神经心理状态测验(RBANS)、AD 合作研究-临床前 AD 认知综合评分(ADCS-PACC)、科罗拉多认知评估(CoCA)。

一、Halstead-Reitan 成套神经心理测验(H-R)

Halstead 根据他的生物智力理论编制此测验,在 1947 年选用了 27 个实验性测验。通过与 Reitan 的合作,发现有一些测验在区别正常和脑病损时不敏感,便加以淘汰。目前的版本是 10 个分测验,可以根据各自的经验与目的增减。我国龚耀先等于 1985 年及 1986 年分别修订成人版与幼儿版。

有成人版、少儿版、幼儿版,本章仅介绍成人版,由 6 个测验与 4 个检查组成。

1. 6 个测验

(1) 范畴测验:有 156 张幻灯片分成 7 组,用投射装置(或卡片式)显示。受试者在 1~4 数字按键上做出选择性的按压后,有铃声或蜂鸣声给以阳性或阴性强化。测量概念形成、抽象和综合能力。

(2) 触觉操作测验(TPT):采用修订后的 Seguin-Goddard 形板,蒙眼后分别用利手、非利手和双手将小形板放入相应形状的槽板中。然后要求回忆小形板形状和在板上的位置。计算时间、记形和记位。测量触觉分辨、运动觉、上肢协调能力、手的动作以及空间记忆能力。

(3) 音乐节律测验:用 Seashore 氏音乐技能测验中的节律测验,磁带播放,要求受试者辨审。测量警觉性,持久注意,分辨非言语的听知觉和不同节律顺序的能力。

(4) 词语声音知觉测验(简称 SSPT):用磁带播放一个词音后,从类似的 4 个词音中选出与之相符合的词音。测量持久注意、听与视觉综合、听分辨的能力。

(5) 手指敲击测验:左右示指敲击,测量双手的精细动作和速度。

(6) 连线测验(trail making test):A 式,1~25 诸数字散乱分布,要求按顺序相连,记速度和错误;B 式,1~13,A~L 诸数字和字母散乱分布,需要按 1-A-2-B……数字与字母顺序交替相连。测量运动速度、视扫描、视觉运动综合、精神灵活性、字与数系统的综合和从一序列向另一序列转换的能力。

2. 4 种检查

(1) 握力检查:利手和非利手分别进行,测量握力,区别两手的偏利。

(2) 感知觉检查:包括单侧刺激和双侧同时刺激。有触、听、视觉的,有手指辨认、指尖触认数字等,测量一侧化的障碍。

(3) 失语甄别测验:包括命名、阅读、听辨、书写、计算、临摹、指点身体部位等,检查各种失语。

(4) 侧性优势检查:检查利侧,包括手、眼、足、肩,测定大脑半球的优势侧。

H-R 检测右半球功能的测验:失语甄别测验发现结构失用;触觉操作测验的记位、记形、速度,左侧差于右侧;握力检查,左侧小于右侧;手指敲击速度,左侧慢于右侧;感知觉检查,发现左侧存在更明显的障碍。

H-R 左侧半球功能的测验:失语甄别中发现失语及计算不能;触觉操作测验记形、速度,右侧差于左侧;握力检查,右侧小于左侧;手指敲击速度,右侧慢于左侧;感知觉检查,发现右侧存在更明显的障碍。

二、Luria-Nebraska 神经心理成套测验(LNNB)

苏联神经心理学家鲁利亚(Luria)根据他的神经心理学理论编制了一套检查方法用于临床,曾在发表论文时提及,但未公布内容。Charales J. Golden 及

Nebraska大学的同事们经过多年努力将此方法修改成美国式的神经心理测验，于1980年发表了鲁利亚检查的修订本，即LNNB。我国由徐云和龚耀先于1986年发表LNNB中文修订版，并已制定了地方性常模。

LNNB包含11个分测验，共269个项目。此外，在11个分测验的269个项目中派生出3个附加量表，即疾病特有的病征量表，左半球和右半球定测量表。

每一项目的原始分计为0～2三种。"0"表示正常，"1"表示边缘状态，"2"表示异常。各分测验的原始积产换算成T分，画出全测验的剖析图，根据临界水平和剖析图判别有无脑病损并定侧。

(1) 运动测验51个项目，要求被试者有按示范或指定完成手、口和舌一系列运动，以测定视觉-空间组织能力，完成复杂行为的能力和图画能力。

(2) 节律测验12个项目，测定近似声音、节律和音调的听辨能力。

(3) 触觉测验22个分测验，测定皮肤触觉、肌肉和关节感觉及实体觉。

(4) 视觉测验14个项目，测定空间定向，估计视-空间能力。

(5) 感知言语测验33个项目，测定区别音素能力、理解言语的能力。

(6) 表达性言语测验42个项目，测定发音，说出语句和对物体命名等能力。

(7) 书写测验13个项目，测定在口授要求下书写出词和短句的能力。

(8) 阅读测验13个项目，测定将词分成字母，从字母组成词，诵读字母、词和短文的能力。

(9) 算术测验22个项目，包括辨认阿拉伯数字和罗马数字，比较数目的大小、计数、计算等。

(10) 记忆测验13个项目，包括无关词的学习，干扰下的视觉记忆和逻辑记忆等。

(11) 智力测验34个项目，包括图片和短文的主题理解、词汇解释、概念形成、物体分类、类比和标本推理等。

根据T分进行研究，在脑病损组与对照组相鉴别时，各分测验均有鉴别作用；而脑病组与精神病患者相鉴别时，14个分测验中有4个无鉴别作用。如以划界分来诊断，在脑病组中各分测验的符合率为58%～86%，正常人划为正常的为74%～96%，精神分裂症患者划为无脑病损的为34%～92%。

三、世界卫生组织老年认知功能评价成套神经心理测验(WHO-BCAI)

世界卫生组织老年认知功能评价成套神经心理测验来源于World Health Organization: battery of cognitive assessment instrument for elderly (WHO-BCAI) (Geneva: WHO, 1996)，是WHO考虑发展中国家检测老年期痴呆的需要，主动推荐给各国的跨文化版本。1996年上海市精神卫生中心肖世富教授翻译为中文，并在国内推广，得到广泛应用。

WHO-BCAI包括听觉词汇学习测验、图片物品回忆测验、语言能力测验(发音、命名、词汇流畅性、简短标记测验、功能联系、语义联系)、视觉推理测验、着色连线测验A与B、划销测验、分类测验、运动测验、空间结构(搭火柴)测验。

WHO-BCAI的优点，首先是跨文化的，比如，不同颜色的交替连线测验避免了数字-字母交替对于非拉丁文字国家的语言阻碍，空间结构模仿采用搭火柴而不是画钟、画复杂图形，避免了书写能力的影响。其次，不仅检测记忆、注意、空间、语言、执行这5个基本认知功能，而且检测运用、推理这两个一般量表不涉及的功能，这对于痴呆的鉴别诊断是有利的。

WHO-BCAI的不足之处，首先是缺少因子分析，也没有不同年龄与教育的正常值，其次，相当多的分测验在用于轻度认知损害(MCI)评估时呈现天花板效应，其难度与MMSE相近，因为1996年MCI的概念还没有普及，测验编制者的目标还是辅助痴呆诊断，而不是痴呆预测。

四、成套神经心理测验(NTB)

成套神经心理测验(neuropsychological test battery, NTB)是Harrison等2007年发表(见Arch Neurol, 2007, 64(9): 1323-1329.)。

在AD的药物临床试验中，对于MMSE总分比较高的患者的认知变化，ADAS-Cog是不够敏感的。Seltzer报道，在多奈哌齐与安慰剂对照研究中,MMSE 总分在 24.3 分(标准差 1.3 分)的轻度 AD 组,安慰剂治疗半年后,其 ADAS－Cog 的变化在 1 分以内。同样,Kurz 报道,在艾斯能治疗 AD 的双盲研究中,288 例基线 MMSE≥22 分的安慰剂组,半年后 ADAS－Cog 总分的变化是 1.13 分。对于轻度认知损害(MCI)患者,ADAS－Cog 的变化更加温和。这说明需要一个新的量表反映早期 AD 和 MCI 的细微的认知变化。

NTB 由 9 个认知分测验组成,包括韦氏记忆量表(WMS)的视觉配对记忆(即刻和延迟)、WMS 的词语配对记忆(即刻和延迟)、Rey 听觉词汇学习测验(RAVLT)、WMS 的数字广度测验、字母流畅性测验和范畴流畅性测验。

NTB 中的视觉配对、词语配对和数字广度均来自 WMS 修订版。言语流畅性的 2 个任务中,前一个是字母流畅性,后一个是语义流畅性测试(动物)。

NTB 各组任务的重测信度为 0.68～0.91,6 个月重测相关系数为 0.92,12 个月为 0.88,Cronbach α 系数为 0.84,表明其有较好的重测信度和内部一致性。

NTB 多应用于临床试验疗效评估。有多项临床试验证明 NTB 有极好的心理测验品质,对轻度 AD 患者的临床试验药物疗效有特殊效用,是轻中度 AD 患者认知改变的一个可靠和敏感的工具。即使轻度的、安慰剂干预的 AD 组,随访 1 年,NTB 得分呈现线性下降。

五、重复性成套神经心理状态测验(RBANS)

Randolph 等于 1998 年编制了重复性成套神经心理状态测验(repeatable battery for the assessment of neuropsychological status, RBANS),是目前国际上最常用的成套神经心理测验之一。

RBANS 包含 12 个测试条目,概括成 5 种认知域,即 5 个因子:即刻记忆(词汇学习、故事复述),视觉空间结构(图形模仿、线条定位),语言(图片命名、语义流畅性),注意(数字广度和符号数字)和延迟记忆(词汇回忆、词汇再认、故事回忆和图形回忆)。

(1) 听觉词语学习测验(list learning),听觉呈现 10 个意义不相关的词语,学习 4 次。

(2) 故事复述(story memory),听觉呈现一段故事,包含 12 个要点,学习 2 次。

(3) 图形模仿(figure copy)(图 11－10－1),由长方形、对角线、水平线、圆圈、3 个小圈、正方形、弧度线、框外十字、三角形、箭头 10 个部分组成,准确性与位置各 1 分,总分 20 分。

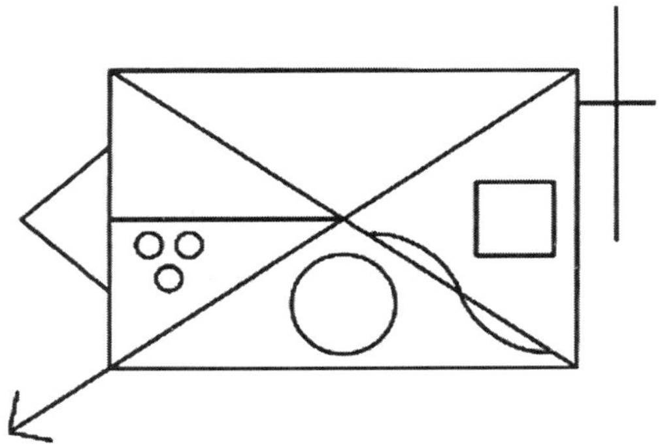

图 11－10－1 RBANS 图形模仿与回忆采用的图形

(4) 线条定向(line orientation),20 分。

(5) 图片命名(picture naming),桌子、兔子、铅笔、苍蝇、斧头、冰箱、香蕉、自行车、钢琴、树等 10 张图片,10 分。

(6) 语义流畅性(semantic fluency),1 min 列举蔬菜名称,总分 40 分。

(7) 数字广度(digit span),总分 16 分。

(8) 数字符号转换(coding),总分 89 分。

(9) 词语延迟回忆(list recall),总分 10 分。

(10) 词语再认(list recognition),是/否回答,10 个目标词语、10 个干扰词语,20 分。

(11) 故事回忆(story recall),12 个要点,12 分。

(12) 图形回忆(figure recall),回忆第 3 个分测验的图形,20 分。

国内张保华(2008)等验证了 RBANS 中文版的信度与效度,反映内部一致性的 Cronbach α 系数在总量表为 0.90,在即刻记忆、视觉广度、言语功能、注意、延迟记忆分量表分别为 0.86、0.68、0.67、0.85、0.80。总量表的重测信度为 0.90,5 个因子分的重测信度分别为 0.65、0.68、0.53、0.80、0.79。王静华(2009)RBANS 总分重测信度 ICC 为 0.877,5 个因子 ICC 从 0.453～0.875。

RBANS 广泛用于精神分裂症、双相情感障碍、抑郁症、脑梗死和帕金森病等，从量表的设计思想(如覆盖尽可能多的认知域、因子分中延迟回忆的权重高等)方面看，用于轻度认知损害与阿尔兹海默病的早期识别是非常适合的，但目前国内外在此方面的应用相对比较少。

RBANS 组成的分测验都是经典的检测方法，不足之处是命名与图形模仿这两个项目过于简单，容易出现天花板效应，与 RBANS 总分的相关性比较低。

六、AD 合作研究-临床前 AD 认知综合评分(ADCS - PACC)

Donohue 等(2014)研究了自由与线索选择提醒测验(FCSRT)总回忆得分的 z 分数、韦氏记忆量表的逻辑记忆Ⅱ分测验的延迟回忆、MMSE 得分、延迟回忆得分和韦氏成人智力量表-第四版数字符号转换分测验的评分，这些测试归纳成一个综合量表——AD 合作研究-临床前 AD 认知综合评分(Alzheimer disease cooperative study-preclinical Alzheimer cognitive composite score, ADCS - PACC)。正如预期的那样，综合评分(包含记忆力、整体认知能力和任务处理速度)下降被看作"同步执行功能紊乱"，它在淀粉样蛋白沉积较高的正常老年人中更为严重，并且已被用作 A4 研究(anti-amyloid treatment in asymptomatic Alzheimer's)的临床主要结局指标。在其他抗淀粉样蛋白药物试验中也使用了多种传统认知量表结合的综合量表。Lim 等(2015)发现，如果用言语流畅性测验代替 MMSE 评分，则 ADCS - PACC 评分对淀粉样蛋白沉积相关的认知功能下降更为敏感。Coley 等(2016)指出这些综合量表研究包含了大量的回顾性分析，但是对有临床意义的终点事件缺乏关注。通过综合 MMSE 的定向力项目、连线测验 B、范畴流畅性和 FCSRT，发现可以以此确定临床上的临界点，这有助于预测纵向认知水平下降。

七、科罗拉多认知评估(CoCA)

Gurnani(2020)设计了一套认知评估，叫科罗拉多认知评估(Colorado cognitive assessment, CoCA)，编制原则是，项目的得分范围大，避免天花板效应与地板效应；覆盖的认知领域多，便于鉴别诊断；评分基于证实性因子分析，同时用于横断面与纵向评估；捕获加工过程与错误表现，有助于观察加工策略；嵌入迫选再认记忆，提供症状效度信息；评估结果的稳定性，把年龄、性别、教育与文化背景的影响最小化。经过验证，编制者认为 CoCA 优于 MoCA。

CoCA 的分测验包括：前瞻性记忆测验、形状连线测验(STT)、词表学习测验(verbal list learning test, VLLT)、图形模仿、动物流畅性、字母流畅性、工作记忆测验、集中注意测验、自发画钟、模仿画钟、相似性测验、数字符号匹配测验、言语命名测验、定向力、VLLT 延迟回忆、VLLT 是/否再认、VLLT 迫选再认、图形延迟回忆、前瞻性记忆的延迟回忆、功能活动能力，共 20 个分测验。

CoCA 的操作手册与评分标准见 https://begavett.github.io/CoCA/。

由于 CoCA 是 2020 年才发表的成套测验，目前文献很少。笔者感兴趣的是，首先，连线测验采用笔者修订的 STT，中国人编写的测验被国际著名大学采用，还是很少见的，值得关注其后续进展。其次，记忆的评估有创新点，相比以往常见的词语测验、图形测验，增加了词语是/否再认、迫选再认、前瞻性记忆的延迟回忆这 3 项，有助于筛查更具预测价值的指标。再次，CoCA 的图形很有特点(图 11 - 10 - 2)，它与很难进行编码的 Rey-Osterrich 复杂图形测验不一样，是需要一定的编码才能记住的，如左边半圆形的个数、右边城墙的长度，可以采用数字加工策略编码，这种编码加工也许更有利于测量海马储存能力。

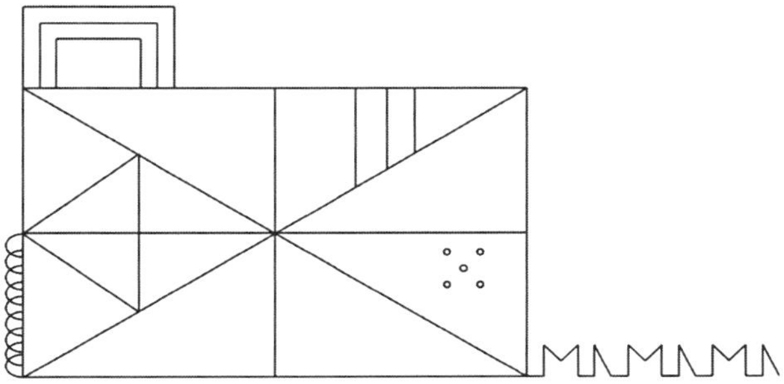

图 11 - 10 - 2　CoCA 图形模仿与回忆分测验采用的图形

(黄　琳　郭起浩)

参考文献

[1] 郭起浩,洪震,吕传真,等. Mattis 痴呆评定量表的效度研究[J]. 中国临床心理学杂志,2004,12(3): 237-238.

[2] 郭起浩,王蓓,洪震,等. ADAS 评估阿尔茨海默病的认知功能[J]. 神经疾病与精神卫生,2003,3(4): 251-253.

[3] Ashford JW, Tarpin-Bernard F, Ashford CB, et al. A computerized continuous-recognition task for measurement of episodic memory[J]. J Alzheimers Dis, 2019, 69(2): 385-399.

[4] Ding D, Zhao Q, Guo Q, et al. Prevalence of mild cognitive impairment in an urban community in China: a cross-sectional analysis of the Shanghai aging study[J]. Alzheimers Dement, 2014, 43(2): 114-122.

[5] Fuld PA, Masur DM, Blau AD, et al. Object-memory evaluation for prospective detection of dementia in normal functioning elderly: predictive and normative data[J]. J Clin Exp Neuropsychol, 1990, 12(4): 520-528.

[6] Lancaster C, Koychev I, Blane J, et al. Gallery game: smartphone-based assessment of long-term memory in adults at risk of Alzheimer's disease[J]. J Clin Exp Neuropsychol, 2020, 42(4): 329-343.

[7] Mohs RC, Knopman D, Petersen RC, et al. Development of cognitive instruments for use in clinical trials of antidementia drugs: additions to the Alzheimer's disease assessment scale that broaden its scope. The Alzheimer's disease cooperative study[J]. Alzheimer Dis Assoc Disord, 1997, 11 Suppl 2: S13-S21.

[8] Öhman F, Hassenstab J, Berron D, et al. Current advances in digital cognitive assessment for preclinical Alzheimer's disease [J]. Alzheimers Dement (Amst), 2021, 13(1): e12217.

[9] Raghavan N, Samtani MN, Farnum M, et al. The ADAS-Cog revisited: novel composite scales based on ADAS-Cog to improve efficiency in MCI and early AD trials[J]. Alzheimers Dement, 2013, 9(1 Suppl): S21-S31.

[10] Rosen WG, Mohs RC, Davis KL. A new rating scale for Alzheimer's disease[J]. Am J Psychiatry, 1984, 141: 1356-1364.

[11] Skinner J, Carvalho JO, Potter GG, et al. The Alzheimer's disease assessment scale-cognitive-plus (ADAS-Cog-Plus): an expansion of the ADAS-Cog to improve responsiveness in MCI [J]. Brain Imaging Behav, 2012, 6(4): 489-501.

[12] Wechsler, D. Wechsler adult intelligence scale — fourth edition: technical and interpretive manual[M]. San Antonio, TX: Pearson, 2008.

[13] Wechsler, D. Wechsler adult intelligence scale — third edition (WAIS-III) [M]. The Psychological Corporation: San Antonio, TX, USA, 1997.

[14] Wechsler D. Wechsler memory scale IV (WMS-IV)[M]. New York, NY: Psychological Corporation, 2009.

[15] Weizenbaum EL, Soberanes D, Hsieh S, et al. Capturing learning curves with the multiday Boston remote assessment of neurocognitive health (BRANCH): feasibility, reliability, and validity[J]. Neuropsychology, 2024, 38(2): 198-210.

[16] Wessels AM, Siemers ER, Yu P, et al. A combined measure of cognition and function for clinical trials: the integrated Alzheimer's disease rating scale (iADRS) [J]. J Prev Alzheimers Dis, 2015, 2(4): 227-241.

第十二章

自评与知情者评估问卷

第一节 常用情绪自评量表

一、流调用抑郁自评量表(CES－D)

流调用抑郁自评量表(center for epidemiological survey depression scale，CES－D)有 20 个项目，4 级评分，总分 60 分，由美国国立精神卫生研究院制定，可以问卷的形式进行问讯评估或自我测查(表 12－1－1)。CES－D 已被使用了 20 多年，通过定式精神问诊和明确的诊断标准证实了 CES－D 对 NINDS 卒中数据库患者的有效性，评分大于 16 分则高度提示临床抑郁(敏感性 86%，特异性 90%，预测阳性率达 80%)。已证明其在老年卒中患者(观察者评估和自我评估)中与其他抑郁测量结果高度一致，也在多个研究中被用以评估卒中后抑郁症状。它还被用于心血管健康研究。

表 12－1－1 流调用抑郁自评量表(CES－D)

项　目	0分	1分	2分	3分
1. 我因一些小事而烦恼				
2. 我不大想吃东西，我的胃口不好				
3. 即使家属和朋友帮助我，我仍然无法摆脱心中的苦闷				
4. 我觉得我比不上一般的人				
5. 我在做事时无法集中自己的注意力				
6. 我感到情绪低沉				
7. 我感到做任何事都很费力				
8. 我觉得我的前途没有希望				
9. 我觉得我的生活是失败的				
10. 我感到害怕				
11. 我的睡眠情况不好				
12. 我感到高兴不起来				
13. 我比平时说话要少				
14. 我感到孤单				
15. 我觉得人们对我不太友好				
16. 我觉得生活得没有意思				
17. 我曾哭泣				
18. 我感到忧愁				
19. 我觉得人们不喜欢我				
20. 我觉得无法继续我的日常工作				

注：以上是一些你可能有过或感觉到的情况或想法。请按照过去 1 周内你的实际情况或感觉，在适当的格子内划一“√”。
0 分＝没有或几乎没有(过去 1 周内，出现这类情况的日子不超过 1 天)；
1 分＝少有(过去 1 周内，有 1～2 天有过这类情况)；
2 分＝常有(过去 1 周内，有 3～4 天有过这类情况)；
3 分＝几乎一直有(过去 1 周内，有 6～7 天有过这类情况)。

在国内，CES－D 总分的划界分是，≤15 分为无抑郁症状；16～19 分为可能有抑郁症状；≥20 分为肯定有抑郁症状。

二、老年抑郁量表(GDS)

老年抑郁量表(the geriatric depression scale，GDS)是 Yesavage 和 Brink 于 1983 年编制的，它的主要优点是评分方法非常简洁，适合老人使用。GDS 也是受试者自评的方法，若由评定员评估，通常总得分比自评低。有轻度认知障碍的老人仍然可以准确地完成 GDS。GDS 有 30 道判断题，满分 30 分，≤10 分为无抑郁症状；11～20 分为可能有抑郁症状；≥21 分为肯定有抑郁症状。GDS 有一个简短的版本是 GDS－15，由 15 项组成。有的研究认为它比 30 项的 GDS 有更高的可接受性，得分判断标准是：0～4 分正常；5～8 分轻度抑郁；8～11 分中度抑郁；12～15 分重度抑郁。其他还有 12 项、10 项、5 项、4 项和 1 项组成的版本。文献中常用的是 15 项与 5 项版本。表 12－1－2 中带 * 的项目组成 5 项版本，带 # 的组成 15 项版本。

表 12－1－2　老年抑郁量表(GDS)

序　号	项　　目	回　答
1 * #	你对生活基本满意吗	是　否
2#	你是否已放弃了许多爱好与兴趣	是　否
3#	你是否觉得生活空虚	是　否
4 * #	你是否感到厌倦	是　否
5	你觉得未来有希望吗	是　否
6	你是否因为脑子里一些想法摆脱不掉而烦恼	是　否
7#	你是否大部分时间精力充沛	是　否
8#	你是否害怕会有不幸的事落到你头上	是　否
9#	你是否大部分时间感到幸福	是　否
10 * #	你是否经常感到孤立无援	是　否
11	你是否经常坐立不安，心烦意乱	是　否
12 * #	你是否愿意待在家里而不愿去室外做些新鲜事	是　否
13	你是否常常为将来的生活担心	是　否
14#	你是否觉得记忆力比以前差	是　否
15#	你觉得现在活着很开心吗	是　否
16	你是否常感到心情沉重、郁闷	是　否
17 * #	你是否觉得像现在这样活着毫无意义	是　否
18	你是否总为已经过去的事忧愁	是　否
19	你觉得生活很令人兴奋吗	是　否
20	你开始一件新的规划很困难吗	是　否
21#	你觉得生活充满活力吗	是　否
22#	你是否觉得你的处境已毫无希望	是　否
23#	你是否觉得大多数人比你强得多	是　否
24	你是否常为一些小事伤心	是　否
25	你是否常觉得想哭	是　否
26	你集中精力有困难吗	是　否
27	你早晨起来很快活吗	是　否
28	你希望避开各种聚会吗	是　否
29	你做决定很容易吗	是　否
30	你的头脑像往常一样清晰吗	是　否

注：选择最切合您 1 周来感受的答案，在每题后选择“是”或“否”。

三、焦虑自评量表 (SAS)

焦虑自评量表(self-rating anxiety scale SAS)由 Zung 编制(1971)。SAS(表 12－1－3)采用 4 级评分，主要评定症状出现的频度，其标准为：“1”表示没有或很少时间有；“2”表示有时有；“3”表示大部分时间有；“4”表示绝大部分或全部时间都有。20 个条目中有 15 项是用负性词陈述的，按上述 1～4 顺序评分。其余 5 项(第 5，9，13，17，19)注 * 号者，是用正性词陈述的，按 4～1 顺序反向计分。分析指标：SAS 的主要统计指标为总分。将 20 个项目的各个得分相加，即得粗分；用粗分乘以 1.25 以后取整数部分，就得到标准分，或者可以查表做相同的转换。Zung 根据美国受试者测评结果，规定 SAS 的标准分 50 分作为焦虑症状分界值。全国协作组吴文源等人对 1 158 例正常人(常模)测评结果分析，正评题 15 项平均值 1.29±0.98；反向 5 项均分 2.08±1.71；20 项总分均值 29.78±0.46，可作为代表常模总分均值之上限。

表 12-1-3　焦虑自评量表 (SAS)

项　目	1	2	3	4	他评
1. 我觉得比平常容易紧张或着急	1	2	3	4	1□
2. 我无缘无故地感到害怕	1	2	3	4	2□
3. 我容易心里烦乱或觉得惊恐	1	2	3	4	3□
4. 我觉得我可能将要发疯	1	2	3	4	4□
*5. 我觉得一切都很好，也不会发生什么不幸	4	3	2	1	5□
6. 我手脚发抖打颤	1	2	3	4	6□
7. 我因为头痛、颈痛和背痛而苦恼	1	2	3	4	7□
8. 我感觉容易衰弱和疲乏	1	2	3	4	8□
*9. 我觉得心平气和，并且容易安静坐着	4	3	2	1	9□
10. 我觉得心跳得很快	1	2	3	4	10□
11. 我因为一阵阵头晕而苦恼	1	2	3	4	11□
12. 我有晕倒发作，或觉得要晕倒似的	1	2	3	4	12□
*13. 我吸气、呼气都感到很容易	4	3	2	1	13□
14. 我的手脚麻木和刺痛	1	2	3	4	14□
15. 我因为胃痛和消化不良而苦恼	1	2	3	4	15□
16. 我常常要小便	1	2	3	4	16□
*17. 我的手脚常常是干燥温暖的	4	3	2	1	17□
18. 我脸红发热	1	2	3	4	18□
*19. 我容易入睡并且一夜睡得很好	4	3	2	1	19□
20. 我做噩梦	1	2	3	4	20□

（续表）

注：* 用正性词陈述。

四、淡漠评估量表(AES)

淡漠评估量表(apathy evaluation scale，AES)由 Marin 等编制(1991)，通过对过去 4 周的表现进行评估，判定患者的淡漠程度。该量表包括临床医师版本(AES-C)、知情者版本(AES-I)(表 12-1-4)和患者版本(AES-S)(表 12-1-5)。每个版本均包含相同的 18 道题，每一道题均采用 4 级评分，主要评定症状同意的程度，其标准为："0"表示完全不是；"1"表示有点同意；"2"表示基本同意；"3"表示完全同意。分析指标：AES 的主要统计指标为总分，得分越高，提示淡漠症状越严重，目前并未明确规定淡漠症状的分界值。研究显示，这 3 个版本的 Cronbach α 系数为 0.76～0.94，3 个版本之间的相关性 $r=0.43$～0.72，患者版本淡漠与抑郁的相关性 $r=0.43$，知情者版本淡漠与抑郁的相关性 $r=0.27$，临床医师版本淡漠与焦虑的相关性 $r=0.35$，患者版本淡漠与焦虑的相关性 $r=0.42$。

五、多伦多移情问卷(TEQ)

多伦多移情问卷(the Toronto empathy questionnaire，TEQ)由 Spreng 等编制(2009)(表 12-1-6)。该量表包括知情者版本和患者版本。每个版本均包含相同的 16 道题，每一道题均采用 5 级评分，主要评定症状出现的频度，其标准为："0"表示从不；"1"表示极少；"2"表示有时；"3"经常；"4"表示总是。16 道题目中有 8 项(第 1、3、5、6、8、9、13、16 题)是用正性词陈述的，按上述 0～4 顺序评分。其余 8 项(第 2、4、7、10、11、12、14、15 题)是用负性词陈述的，按 4～1 顺序反向计分。分析指标：TEQ 的主要统计指标为总分。TEQ 得分与患者本身相关，如疾病严重程度($r=0.53$，$P=0.03$)、行为($r=-0.65$，$P=0.008$)、认知和情感等，知情者版本的得分还与其照料负担、与患者的关系情况等相关。

表 12-1-4 淡漠评估量表(AES-C 或 AES-I)

根据受试者过去 4 周的表现进行评估。

项 目	完全不是	有点同意	基本同意	完全同意
1. 他/她对于各种事情有兴趣				
2. 他/她在计划的时间内做完事情				
3. 他/她认为自己主动去完成事情是重要的				
4. 他/她有兴趣接受新的体验				
5. 他/她有兴趣学习新的事情				
6. 他/她对任何事情都很努力				
7. 他/她对生活充满热情				
8. 他/她有始有终地做一件事情				
9. 对于有兴趣的事情,他/她愿意花时间去做				
10. 不需要每天告诉他/她应该做哪些事情				
11. 他/她关心周围各种事情				
12. 他/她有许多朋友				
13. 与朋友聚会,他/她觉得很重要				
14. 发生好事情时,他/她显得很高兴				
15. 他/她能够准确理解他/她的问题				
16. 对他/她来说,当天的事情当天做完是重要的				
17. 他/她有积极性和主动性				
18. 他/她会不断激励自己				

表 12-1-5 淡漠评估量表(AES-S)

根据你自己过去 4 周的表现进行评估。

项 目	完全不是	有点同意	基本同意	完全同意
1. 我对于各种事情有兴趣				
2. 我能够在计划的时间内做完事情				
3. 我认为自己主动去完成事情是重要的				
4. 我有兴趣接受新的体验				
5. 我有兴趣学习新的事情				
6. 我对任何事情都很努力				
7. 我对生活充满热情				
8. 我有始有终地做一件事情				
9. 对于有兴趣的事情,我愿意花时间去做				

（续表）

项　　目	完全不是	有点同意	基本同意	完全同意
10. 不需要他人每天告诉我应该做哪些事情				
11. 我关心周围各种事情				
12. 我有许多朋友				
13. 与朋友聚会，我觉得这是很重要的				
14. 发生好事情时，我会很高兴				
15. 我能够准确理解我自己的问题				
16. 对我来说，当天的事情当天做完是重要的				
17. 我有积极性和主动性				
18. 我会不断激励自己				

表 12-1-6　多伦多移情问卷(TEQ)

● **患者版本**

请认真阅读以下句子，根据你的感受或行为方式做出程度评估，圈出你的答案，尽可能反映你的真实情况。

项　　目	严　重　度				
1. 其他人觉得很兴奋时，我也会很兴奋	从不	极少	有时	经常	总是
2. 其他人的不幸遭遇不会扰乱我的心情	总是	经常	有时	极少	从不
3. 看到有人受到不公正的对待，我感到很失望	从不	极少	有时	经常	总是
4. 当表现很幸福的人靠近我，我不受影响	总是	经常	有时	极少	从不
5. 我让其他人高兴时，我自己也很喜悦	从不	极少	有时	经常	总是
6. 看到其他人没有我幸运时，我有亲切的、关心的感受	从不	极少	有时	经常	总是
7. 当有朋友谈他/她的烦恼时，我试图中断谈话，转移话题	总是	经常	有时	极少	从不
8. 其他人不开心时，即使口头没有表达出来，我也能够感受到并给予安慰	从不	极少	有时	经常	总是
9. 我发现我跟着其他人的情绪的步调走	从不	极少	有时	经常	总是
10. 有人患重病时，我并不同情	总是	经常	有时	极少	从不
11. 有人哭叫时，我会心烦意乱	总是	经常	有时	极少	从不
12. 我对其他人的感受一点也不感兴趣	总是	经常	有时	极少	从不
13. 当我看到有人苦恼的时候我极力鼓励帮助他/她	从不	极少	有时	经常	总是
14. 当我看到有人受到不公正的对待时，我并不同情他/她	总是	经常	有时	极少	从不
15. 当我听到有人说他/她很幸福时，我觉得这个人很无聊	总是	经常	有时	极少	从不
16. 当我看到有人受骗上当时，我愿意提醒保护他/她	从不	极少	有时	经常	总是

● **知情者版本**

请认真阅读以下句子,根据他/她的感受或行为方式做出程度评估,圈出你的答案,尽可能反映他/她的真实情况。

项　　目	严　重　度				
1. 其他人觉得很兴奋时,他/她也会很兴奋	从不	极少	有时	经常	总是
2. 其他人的不幸遭遇不会扰乱他/她的心情	总是	经常	有时	极少	从不
3. 看到有人受到不公正的对待他/她感到很失望	从不	极少	有时	经常	总是
4. 当表现很幸福的人靠近他/她,他/她不受影响	总是	经常	有时	极少	从不
5. 他/她让其他人高兴时,他/她自己也很喜悦	从不	极少	有时	经常	总是
6. 看到其他人没有他/她幸运时,他/她有亲切的、关心的感受	从不	极少	有时	经常	总是
7. 当有朋友谈他/她们自己的烦恼时,他/她试图中断谈话,转移话题	总是	经常	有时	极少	从不
8. 其他人不开心时,即使口头没有表达出来,他/她也能够感受到并给予安慰	从不	极少	有时	经常	总是
9. 他/她发现他/她跟着其他人的情绪的步调走	从不	极少	有时	经常	总是
10. 有人患重病时,他/她并不同情	总是	经常	有时	极少	从不
11. 有人哭叫时,他/她会心烦意乱	总是	经常	有时	极少	从不
12. 他/她对其他人的感受一点也不感兴趣	总是	经常	有时	极少	从不
13. 当他/她看到有人苦恼时,他/她极力鼓励帮助	从不	极少	有时	经常	总是
14. 当他/她看到有人受到不公正的对待,他/她并不同情	总是	经常	有时	极少	从不
15. 当他/她听到有人说他/她很幸福时,他/她觉得这个人很无聊	总是	经常	有时	极少	从不
16. 当他/她看到有人受骗上当时,他/她愿意提醒保护他/她	从不	极少	有时	经常	总是

(王　萍　郭起浩)

第二节

老年认知功能减退知情者问卷(IQCODE)

使用知情者问卷了解患者日常认知功能,是临床评估认知损害的方法之一。与客观神经心理检查方法比较,知情者问卷的优点是:① 与日常生活状态密切相关。受试者的日常生活表现不仅和认知有关,也和环境需要相关。一个活动范围有限的生活状态与一个需要较高智力水平参与的生活状态所需要的认知水平肯定是不同的。知情者问卷可以很好地了解到患者的功能状态与生活环境所需能力之间是否相匹配。② 易于接受。一些患者会因认知检查的目的是明确其认知有问题而感到不快。而知情者问卷则不需患者直接参与评估。③ 可用于不适于客观检查的患者。认知损害严重患者可能无法完成客观认知检查(即地板效应),知情者问卷可以不受患者认知状态的影响。④ 知情者问卷不需面对面会晤,可以通过信件或电话完成。⑤ 适于纵向观察。认知检查方法通常只能得到一个当前的得分,无法得知与患者既往情况的差异。知情者问卷则可明确患者的日常功能较前有无改变。⑥ 无跨文化差异。认知检查方法通常无法克服文化差异问题。知情者问卷涉及的多是有共性的日常生活内容(如想起熟人的名字),适于不同文化背景患者应用。另外,由于知情者仅需比较患者目前与既往的生活情况,其评估结果也很少受到受教育程度的影响,可在不同的社会经济境况下使用。

当然,知情者问卷也有其自身的不足:首先就是患者有时会缺少一个合适的知情者,无法使用知情者问卷。其次,认知测验可通过一些方法评估患者某一认知域的能力,如记忆、执行功能。但知情者问卷的内容为日常认知能力,混杂了多种认知功能,因而它不适用于评估某一特定认知功能。此外,知情者的情绪状态和人格特征、与受试者的关系融洽与否也都会干扰评估结果。

一、IQCODE 的内容

老年认知功能减退知情者问卷(informant questionnaire on cognitive decline in the elderly, IQCODE)是目前最常使用的知情者问卷之一,由 Jorm 和 Jacomb 于 1989 年在对澳大利亚痴呆人群的研究实践中发展而来。目的是要建立一个不受教育程度、文化背景、病前能力因素影响的评估问卷。该问卷不同于以往的量表,更加注重测量 10 年期间老人的认知变化,而不仅仅是只对当前认知能力进行评估。之所以使用 10 年的时间历程,是当时的流行病学资料表明痴呆患者从有症状初起至死亡的病程不超过 10 年。最初的 IQCODE 版本包含 39 项问题,用于评价老年人日常认知功能的记忆(26 项)和智能(13 项)。记忆条目分为两大类:一是获得新知识的能力;二是回忆已有知识的能力。在这两类条目中,记忆条目的设计涵盖了概念(knowledge of what)、过程(knowledge of how to)和视空间记忆功能。智能条目又进而分为两大类:一是词语方面(使用 WAIS 中的词语量表);二是逻辑方面(使用 WAIS 中的行为量表)。还有一小部分条目是全面评估记忆或智能改变的。后去除了 12 个知情者认为不易评估的条目和一个与总分相关性低的条目,剩余的 26 项具有更好的内在联系性和可施行性,组成了目前常用的 IQOCDE 量表。问卷所涉及的认知功能包括近期、远期记忆力,空间、时间定向力,计算力,学习能力及执行能力。IQCODE 评分方法将患者认知功能水平改变程度分为 5 个等级:1 为"好多了";2 为"好一点";3 为"没变化";4 为"差一点";5 为"差多了"。

测验时,请大声地读给受试者听:"我希望您能记起____先生(太太)10 年前的情形,来和他现在的情形相比较。10 年前是指 20____年。总共认识有____年。首先我要请教您____先生(太太)记忆力方面的情形,包括他对现在的日常生活和以前所发生的事情的记忆力。请记住,我们主要是比较____先生(太太)现在和他 10 年前的情况。所以,假如他在 10 年前就常常忘记东西放在哪里,而现在仍然如此,就请您回答没有什么变化。"

二、IQCODE 的不同版本

IQCODE 已被翻译为多种语言,包括汉语、芬兰语、德语、法语、荷兰语、意大利语、日语、韩语、挪威语、波兰语、西班牙语、泰语等。其相应的版本可在 http: //ageing. anu. edu. au/Iqcode 上免费下载使用。

(一) IQCODE 的版本

IQCODE 的版本可分为 4 种类型:长版(long form)、短版(short form)、极简版(very short form)和回顾版(retrospective form)。

1. 长版　即 26 项 IQCODE 版本,内容见表 12-2-1。

2. 短版　指 16 项 IQCODE 版本,内容见表 12-2-2。Jorm 通过因子分析删除了长版中受教育程度影响较大、信度和效度欠佳的 10 项,形成了短版 IQCODE。短版 IQCODE 被证实与长版有高度的相关性($r=0.98$)且在筛查痴呆方面有着同等的效能,而筛查时间则缩短了近 1/3。此版本目前已有 9 国语言的翻译版,为大多数研究者所采用。

表 12-2-1　IQCODE 长版

项　　目	好多了	好一点	没变化	差一点	差多了	不知道(拒答)
1. 认得出家人和熟人的面孔	1	2	3	4	5	9
2. 记得家人和熟朋友的名字	1	2	3	4	5	9
3. 记得家人和熟人的职业、生日和住址	1	2	3	4	5	9

(续表)

项　　目	好多了	好一点	没变化	差一点	差多了	不知道(拒答)
4. 记得最近发生的事情	1	2	3	4	5	9
5. 记得几天前谈话的内容	1	2	3	4	5	9
6. 话说到一半就忘记了要说什么	1	2	3	4	5	9
7. 记得自己的住址和电话号码	1	2	3	4	5	9
8. 记得今天是星期几、是几月份	1	2	3	4	5	9
9. 记得东西经常是放在什么地方	1	2	3	4	5	9
10. 东西未放回原位,仍能找得到	1	2	3	4	5	9
11. 能适应日常生活中的一些改变	1	2	3	4	5	9
12. 使用日常用具的能力(如电视机、铁锤等)	1	2	3	4	5	9
13. 学习使用新的家用工具与电器的能力	1	2	3	4	5	9
14. 学习新事物的能力	1	2	3	4	5	9
15. 能记住年轻及童年往事	1	2	3	4	5	9
16. 能记住年轻时所学的东西	1	2	3	4	5	9
17. 懂一些不常用的字	1	2	3	4	5	9
18. 看懂报纸杂志上的文章	1	2	3	4	5	9
19. 看懂电视或书本中讲的故事	1	2	3	4	5	9
20. 写信表达的能力	1	2	3	4	5	9
21. 知道一些重要的历史事件	1	2	3	4	5	9
22. 对日常生活事物自己会做决定	1	2	3	4	5	9
23. 会用钱买东西	1	2	3	4	5	9
24. 处理财务的能力(如退休金、到银行)	1	2	3	4	5	9
25. 处理日常生活上的计算问题(如知道要买多少食物,知道朋友或家人上一次来访有多久了)	1	2	3	4	5	9
26. 了解正在发生什么事件及其原因	1	2	3	4	5	9

表 12-2-2　IQCODE 短版

项　　目	好多了	好一点	没变化	差一点	差多了	不知道(拒答)
1. 记得家人和熟人的职业、生日和住址	1	2	3	4	5	9
2. 记得最近发生的事情	1	2	3	4	5	9
3. 记得几天前谈话的内容	1	2	3	4	5	9
4. 记得自己的住址和电话号码	1	2	3	4	5	9
5. 记得今天是星期几、是几月份	1	2	3	4	5	9
6. 记得东西经常是放在什么地方	1	2	3	4	5	9
7. 东西未放回原位,仍能找得到	1	2	3	4	5	9

（续表）

项　　目	好多了	好一点	没变化	差一点	差多了	不知道（拒答）
8. 使用日常用具的能力（如电视机、铁锤等）	1	2	3	4	5	9
9. 学习使用新的家用工具与电器的能力	1	2	3	4	5	9
10. 学习新事物的能力	1	2	3	4	5	9
11. 看懂电视或书本中讲的故事	1	2	3	4	5	9
12. 对日常生活事物自己会做决定	1	2	3	4	5	9
13. 会用钱买东西	1	2	3	4	5	9
14. 处理财务的能力（如退休金、到银行）	1	2	3	4	5	9
15. 处理日常生活上的计算问题（如知道要买多少食物，知道朋友或家人上一次来访有多久了）	1	2	3	4	5	9
16. 了解正在发生什么事件及其原因	1	2	3	4	5	9

3. 极简版　Ehrensperger 将 16 项 IQCODE 德语版进一步缩减为 7 项，并证实 7 项版与 16 项版在区分 MCI 与轻度 AD 上几乎有相同的效能。

4. 回顾版　应用于突发事件导致的患者认知改变的评价，如死亡或突发急性疾病。回顾版 IQCODE 可应用于评价生前未收集到足够认知功能信息的捐献大脑者，在纵向研究中用于评价随访期间死亡患者的认知情况，以及评价患者在卒中、谵妄，或进入重症监护病房之前的认知状况。

（二）优化 IQCODE

以上版本均得到 IQCODE 作者 Anthony F. Jorm 的认可。此外，还有许多研究者尝试在应用中继续优化 IQCODE，主要集中在以下两个方面。

1. 不同的追溯时间　一些使用者发现很难找到可以陪伴受试者达 10 年之久的知情者。此外患者超过 10 年以上的功能改变很可能是由多种因素如退休等引起的，而不单纯是由于认知功能的改变；而且随着对痴呆早期诊断和治疗的进展，短期的知情者评价可以更有利于监测痴呆症状的出现。Barba 和 Pisani 改为 5 年时限，Patel 根据知情者与个体的关系采用更灵活的时间限制。目前尚没有报道这些改动是否会影响到效度。另一些作者尝试进一步减少到 2 年的可能。Schultz 请日间护理人员评估他们照顾的精神发育迟滞老年个体，结果发现信度和效度都仅是中等。而极简版 IQCODE 的作者 Ehrensperger 也是使用 2 年时限的 IQCODE 来区分 MCI 和轻度 AD，正确诊断率分别可达 79.9% 和 90.7%。

2. 其他版本项目　Butt 研究发现 IQCODE 量表各项问题在筛查痴呆时的权重不同，因此存在根据不同诊断需要而简化量表的可能。Morales 等建立了 17 项短版的西班牙语 IQCODE（short Spanish version of IQCODE，SS－IQCODE），其中 12 项与英文版的短版相同。SS－IQCODE 在预测痴呆、不被受教育程度及病前状态影响方面与 26 项长版类似。Fuh 等使用判别分析方法选择了 26 项中文长版中的 17 项组成了新的短版 IQCODE，并发现其效度与长版一致。通过对 399 名社区居民和 61 名痴呆患者进行调查，发现仅单独用其中的 2 项问题（回忆几天前的谈话内容；处理财务的能力）就可以在筛查痴呆时有较高的准确度。Senanarong 等使用泰语版 IQCODE 进行 logistic 回归分析，结果提示 3 项问题对于痴呆有显著的辨别作用（记得今天是几月份，星期几；学习使用新的家用工具和电器的能力；处理日常生活中的计算问题）。单独使用此 3 项筛查痴呆可达到敏感度 85%，特异度 92%。

三、评分方法

评分方法分为两种：一种是求得所有项目的平均分（总分除以项目数），得分为 1～5；另一种是直接将所有项目的得分相加，得到一个总分：26 项版为 26～130,16 项版为 16～80。一般认为,26 项版允许 3 个缺失项(即填 9 的数目),16 项版仅允许 2 个。但也有其他研究允许 5～6 个缺失项的。

四、常模、信度和效度

1. *常模* 不同版本及人群 IQCODE 辨别痴呆的划界分(cut off point)有很大变异性。但总体来讲,社区人群的划界分为 3.3～3.6,住院患者较社区人群偏高,为 3.4～4.0,而短版划界分值会高于长版。

2. *内部一致性与重测信度* IQCODE 量表具有良好的内部一致性,在涵盖了不同人群和语言环境的多项研究中 IQCODE 量表的 Cronbach's α 系数均很高,为 0.93～0.97。重测信度 Pearson 相关系数在 3 天时达到 0.96,在 1 年时达到 0.75;国内研究结果为 IQCODE 量表的内部一致性系数达 0.83,重测信度 Pearson 相关系数为 0.86。

3. *效度* 针对社区人群,IQCODE 对痴呆的敏感度为 76%～89%,特异度为 65%～96%,其中中文版本的 IQCODE 量表的敏感度和特异度分别为 89%和 88%。在医院或诊所等以患者为研究对象时,IQCODE 对痴呆的敏感度可达 74%～100%,特异度达 71%～94%。

Flicker 注意到 IQCODE 在评价住院老年患者和社区正常老年人的阳性预测值具有差异性,分别为 0.85 和 0.45,这种差异性说明了 IQCODE 的效度和其他筛查量表一样,均受到应用人群特性的影响。

五、临床评价

(一) IQCODE 的影响因素

1. *患者方面* 相对于客观的认知功能检查量表,IQCODE 的优势在于既不受患者年龄、受教育程度影响,也不受发病前智能状态的影响。

运用多种衡量受教育程度的方法(如受教育年限,离开学校年龄,成就水平等),多国的研究均证明 IQCODE 分值与患者受教育程度没有相关性(相关系数为 −0.02～0.07),且在这些研究中多支持 IQCODE 分值不受患者的年龄和性别的影响。

有研究使用 NART 或其他阅读测试与 IQCODE 得分比较,发现两者没有显著相关性,说明 IQCODE 得分不受发病前智能水平影响。

同时还有一些探讨 IQCODE 得分与患者焦虑、抑郁和精神应激状态关系的研究,大多数发现它们之间有一定的弱相关性,这可能是由于抑郁状态可能会影响一定程度的认知功能,但也可能是知情者难以区分焦虑抑郁与认知功能下降所致。

2. *知情者方面* IQCODE 分值不受知情者与患者的关系类型,或关系年限,或知情者的年龄及文化程度的影响。大多数研究表明,知情者的情绪状态,如焦虑、抑郁及因照料患者产生的压力会影响 IQCODE 分值。与 MMSE 相比,知情者的焦虑及抑郁状态对 IQCODE 分值有更强的影响:知情者焦虑状态与量表得分相关性为 $r=0.23$(IQCODE) vs. $r=-0.05$(MMSE);知情者抑郁状态与量表得分的相关性为 $r=0.22$(IQCODE) vs. $r=0.14$(MMSE)。

此外,研究人群的不同对 IQCODE 分值也会产生影响。医院人群调查时,由于照料者往往有焦虑情绪,以及试图获得更多的医疗关注,他们往往会夸大认知下降水平,而在社区调查中,家属往往有不愿接受亲人被诊断痴呆的情绪,因而 IQCODE 分值会较低。

(二) IQCODE 与 MMSE 联合使用

两种量表的联合应用可能提高筛查痴呆的性能。

最早发表的进行两种量表联合应用的来自瑞士一家老年医院和记忆诊所的 116 名患者。Mackinnon 和 Mulligan 使用三种 IQCODE 和 MMSE 联合应用方法:①"Or"法:若任一测试阳性则认为患者测试结果为阳性,其敏感度 93%,特异度 81%。②"And"法:只有当两项测试均为阳性使患者的测试结果为阳性,其敏感度 86%,特异度 85%。③"weighted sum"法:用 logistic 回归计算出两种测试结合后的最佳预测值,并建立相应的方程来检测阳性患者,敏感度 97%,特异度 85%。说明使用"And"法并不比单独使用 MMSE 优越;使用"Or"法可提高敏感度,而特异度没有明显降低;"weighted sum"法的效度最好,但在临床上应用比较不便利。在社区人群中也有类似的结论。

Narasimhalu 等发现“weighted sum”法有最优的 AUC 面积和特异性，可以使文化程度对 MMSE 引起的偏差减小，因此对于亚洲老年人群的研究尤其有意义。而“Or”法则有最佳的敏感性。

（李　放）

第三节

多因素记忆问卷(MMQ)

2002 年，Troyer 等根据成人元记忆问卷（metamemory in adulthood questionnaire，MAQ，Dixon，1998）和记忆功能问卷（memory functioning questionnaire，MFQ，Gilewski，1990）在内的 8 种问卷内容和条目，通过信度和效度经验，编制多因素记忆问卷（multifactorial memory questionnaire，MMQ），包括记忆满意度、记忆能力和记忆策略三部分，共 57 个项目，每个项目分 5 个等级：非常同意为 4、同意为 3、不确定为 2、不同意为 1、完全不同意为 0。该版本内容全面，有优良的内容效度、结构效度、再测信度和一致性信度，已经被翻译成不同语言版本使用。笔者将其翻译为中文，个别文化相关的项目做了修改并增加了 3 项，每个因子 20 项，共 60 项，见表 12－3－1。

表 12－3－1　多因素记忆问卷(MMQ)

(一) 请你根据最近 2 周的情况做出回答

1. 我对自己的记忆力还算满意
非常同意—0　同意—1　不确定—2
不同意—3　完全不同意—4

2. 我的记忆力糟透了
非常同意—4　同意—3　不确定—2
不同意—1　完全不同意—0

3. 如果是重要的事情，我一般能记住
非常同意—0　同意—1　不确定—2
不同意—3　完全不同意—4

4. 当我出现遗忘的时候，我害怕有严重的记忆问题，比如可能患了老年痴呆
非常同意—4　同意—3　不确定—2
不同意—1　完全不同意—0

5. 我的记忆力比其他同龄人要差
非常同意—4　同意—3　不确定—2
不同意—1　完全不同意—0

6. 我相信自己能记住要记的事情
非常同意—0　同意—1　不确定—2
不同意—3　完全不同意—4

7. 一想到自己的记忆能力，我就不开心
非常同意—4　同意—3　不确定—2
不同意—1　完全不同意—0

8. 我担心其他人发现我的记忆力不是很好
非常同意—4　同意—3　不确定—2
不同意—1　完全不同意—0

9. 当我为记住某些事情烦恼时，我不勉强自己去记
非常同意—0　同意—1　不确定—2
不同意—3　完全不同意—4

10. 我很关注自己的记忆力
非常同意—4　同意—3　不确定—2
不同意—1　完全不同意—0

11. 最近我的记忆力确实在走下坡路
非常同意—4　同意—3　不确定—2
不同意—1　完全不同意—0

12. 一般来说，我对自己的记忆力还算满意
非常同意—0　同意—1　不确定—2
不同意—3　完全不同意—4

13. 当我有什么事记不住时，我没什么不开心的
非常同意—0　同意—1　不确定—2
不同意—3　完全不同意—4

14. 我担心会忘记一些重要的事情
非常同意—4　同意—3　不确定—2
不同意—1　完全不同意—0

15. 我对自己的记忆力很灰心
非常同意—4　同意—3　不确定—2
不同意—1　完全不同意—0

16. 当我出现健忘时，我很苦恼
非常同意—4　同意—3　不确定—2
不同意—1　完全不同意—0

17. 就我的年龄而言，我对自己的记忆力很满意
非常同意—0　同意—1　不确定—2
不同意—3　完全不同意—4

18. 我担心自己的记忆能力
非常同意—4　同意—3　不确定—2
不同意—1　完全不同意—0

19. 与其他年龄差不多的老人相比，我的记忆还不错
非常同意—0　同意—1　不确定—2
不同意—3　完全不同意—4

20. 想到我的记忆问题，我的睡眠也受到影响
非常同意—4　同意—3　不确定—2
不同意—1　完全不同意—0

(续表)

(二)以下情况在过去2周出现的频率

1. 忘记按时还钱
不出现—4 很少出现—3 有时出现—2 经常出现—1 一直出现—0

2. 将日常用品比如钥匙、眼镜之类的东西摆错地方
不出现—4 很少出现—3 有时出现—2 经常出现—1 一直出现—0

3. 忘记刚刚看过的电话号码
不出现—4 很少出现—3 有时出现—2 经常出现—1 一直出现—0

4. 忘记刚才碰到的人的姓名
不出现—4 很少出现—3 有时出现—2 经常出现—1 一直出现—0

5. 忘记本要带走的东西
不出现—4 很少出现—3 有时出现—2 经常出现—1 一直出现—0

6. 忘记约定的时间
不出现—4 很少出现—3 有时出现—2 经常出现—1 一直出现—0

7. 忘记原本打算要做的事情,举个例子,你走进房间,但是忘记进去后要做些什么
不出现—4 很少出现—3 有时出现—2 经常出现—1 一直出现—0

8. 忘记出去办事
不出现—4 很少出现—3 有时出现—2 经常出现—1 一直出现—0

9. 要用某个词表达时,就是想不起来
不出现—4 很少出现—3 有时出现—2 经常出现—1 一直出现—0

10. 记不清今天早上看的报纸或杂志文章的细节
不出现—4 很少出现—3 有时出现—2 经常出现—1 一直出现—0

11. 忘记服药
不出现—4 很少出现—3 有时出现—2 经常出现—1 一直出现—0

12. 不能回忆早就记住的人名
不出现—4 很少出现—3 有时出现—2 经常出现—1 一直出现—0

13. 忘记带口信
不出现—4 很少出现—3 有时出现—2 经常出现—1 一直出现—0

14. 在交谈中忘记将要说的话
不出现—4 很少出现—3 有时出现—2 经常出现—1 一直出现—0

15. 忘记过去记得很清楚的生日或纪念日
不出现—4 很少出现—3 有时出现—2 经常出现—1 一直出现—0

16. 忘记常用的电话号码
不出现—4 很少出现—3 有时出现—2 经常出现—1 一直出现—0

17. 由于健忘,重复向某人讲同样的故事或笑话
不出现—4 很少出现—3 有时出现—2 经常出现—1 一直出现—0

18. 记不清前几天把东西放哪了
不出现—4 很少出现—3 有时出现—2 经常出现—1 一直出现—0

19. 忘记买本来打算买的东西
不出现—4 很少出现—3 有时出现—2 经常出现—1 一直出现—0

20. 忘记近期与人交谈的细节
不出现—4 很少出现—3 有时出现—2 经常出现—1 一直出现—0

(三)以下改善记忆的方法,你在过去2周使用的频率

1. 用计时器或闹钟来提醒自己做某件事
一直使用—4 经常使用—3 有时使用—2 很少使用—1 从不使用—0

2. 求助其他人(比如家庭成员)提醒你记住一些事情或做事情
一直使用—4 经常使用—3 有时使用—2 很少使用—1 从不使用—0

3. 将常用的地址、电话等信息写在卡片上随身带着
一直使用—4 经常使用—3 有时使用—2 很少使用—1 从不使用—0

4. 借助视觉形象来加深记忆,比方说,记住某个人的相貌,从而来记住人名
一直使用—4 经常使用—3 有时使用—2 很少使用—1 从不使用—0

5. 在日历上做一些备注,比如标明各种活动时间
一直使用—4 经常使用—3 有时使用—2 很少使用—1 从不使用—0

6. 对人名或要记的各种名称做拆字、谐音、字谜、编制口诀之类的方式加强记忆
一直使用—4 经常使用—3 有时使用—2 很少使用—1 从不使用—0

7. 对你想记的内容做出分类,比如根据肉类、蔬菜、饮料、调料等不同类别列出采购清单
一直使用—4 经常使用—3 有时使用—2 很少使用—1 从不使用—0

8. 大声说出某样东西来加深记忆,比如大声说出你看到的电话号码
一直使用—4 经常使用—3 有时使用—2 很少使用—1 从不使用—0

9. 养成一些习惯来记住一些重要的事情,比如你出门时常常检查一下是否带了钱包和钥匙
一直使用—4 经常使用—3 有时使用—2 很少使用—1 从不使用—0

（续表）

（三）以下改善记忆的方法，你在过去2周使用的频率
10. 列出清单或表格，比如购物清单或要做的事情的清单 一直使用—4　经常使用—3　有时使用—2　很少使用—1　从不使用—0
11. 特别花心思记一些事情，比方说通过记住一些关键细节来加深记忆 一直使用—4　经常使用—3　有时使用—2　很少使用—1　从不使用—0
12. 把东西放在醒目的地方来提醒自己做某事，比如把伞放在门前，这样出门时就会记得带上了 一直使用—4　经常使用—3　有时使用—2　很少使用—1　从不使用—0
13. 每隔一段时间想一想，通过反复回忆来加深记忆 一直使用—4　经常使用—3　有时使用—2　很少使用—1　从不使用—0
14. 把要记的信息编进故事里来加深记忆 一直使用—4　经常使用—3　有时使用—2　很少使用—1　从不使用—0
15. 在本子上做笔记来加深记忆 一直使用—4　经常使用—3　有时使用—2　很少使用—1　从不使用—0
16. 首字归纳来加深记忆，比如，用“文新”记“文汇报、新民晚报” 一直使用—4　经常使用—3　有时使用—2　很少使用—1　从不使用—0
17. 对要记的内容特别集中注意力来加深记忆 一直使用—4　经常使用—3　有时使用—2　很少使用—1　从不使用—0
18. 给自己写注意事项或备忘录（并不是指在日历上或者笔记本上简单标记一下） 一直使用—4　经常使用—3　有时使用—2　很少使用—1　从不使用—0
19. 试着回忆一些过去的事情来整理记忆，比如说通过回忆记起将东西错放在哪里了 一直使用—4　经常使用—3　有时使用—2　很少使用—1　从不使用—0
20. 为了提高记忆力而听音乐、背诗词、练书法、画画等 一直使用—4　经常使用—3　有时使用—2　很少使用—1　从不使用—0

笔者在正常老人、MCI和轻度AD中试用MMQ中文版，发现轻度AD中自评是不准确的，即自评得分与客观的神经心理测验没有相关性，所以，MMQ主要是正常老人进行认识训练时作为自我评价的手段，能否作为MCI的检测方法尚需更多研究，估计自评与家属评估相互结合填写可以克服不准确的问题。除了对老人观察了解不足，出于“家丑不可外扬”的社会心理因素，家属未必愿意公开指出受试者的记忆衰退；也可能出于对长辈的尊重、奉承或利益冲突的原因，故意出现偏差，所以，家属填写结果与客体记忆的相关性也不一定很高。

（郭起浩）

第四节

痴呆知情者问卷（AD8、OLD、AQ、Cog-12）

痴呆知情者问卷（AD8）是8项知情者半结构性晤谈量表，是一项询问知情者的认知损害筛查工具。华盛顿大学Galvin等2002年根据文献归纳出55个问卷项目，经过290例验证，于2005年发表正式版本（表12-4-1），共8个条目，评估患者因认知问题导致的改变，耗时<2 min。

表12-4-1　痴呆知情者问卷（AD8）量表

第一栏中的“是”表示在过去的几年中在认知能力方面（记忆或者思考）出现问题	是	不是	无法判断
1. 判断力出现问题（在解决日常生活问题、经济问题有困难，如不会算账了，做出的决定经常出错；辨不清方向或容易迷路）			
2. 缺乏兴趣、爱好了，活动减少了。比如：几乎整天和衣躺着看电视；平时讨厌外出，常闷在家里，身体懒得动，无精打采			
3. 不断重复同一件事。比如：总是提相同的问题，一句话重复多遍等			
4. 学习使用某些日常工具或者家用电器（比如遥控器、微波炉、VCD等）有困难			
5. 记不清当前月份或者年份			
6. 个人经济财产掌控困难（忘了如何使用存折，忘了付水、电、煤气账单等）			
7. 记不住和别人的约定。比如和家人约好的聚会，计划去拜访亲朋好友也会忘			

(续表)

第一栏中的"是"表示在过去的几年中在认知能力方面(记忆或者思考)出现问题	是	不是	无法判断
8. 日常记忆和思考能力有问题。比如自己放置的东西经常找不着;经常忘了服药;想不起熟人的名字;忘记要买的东西;忘记看过的电视、报纸、书籍的主要内容;与别人谈话时,无法表达自己的意思等			
总体得分			

注:如有两个及两个以上的项目回答为"是",很可能是记忆出了问题,建议去记忆障碍门诊或者专业医生咨询。

一、AD8 使用说明

对所有回答的自发的更正都是允许的,且不记录为错误。

(1) AD8 问卷中的问题可以张贴在布告栏中用于自检,也可以由他人大声地读给受试者听,也可以在电话里询问受试者。

(2) 如果可能,AD8 问卷最好由了解受试者的知情者来回答。但如果没有合适的知情者,AD8 问卷也可以由患者自己回答。

(3) 当知情者回答问卷时,需要特别向他/她说明的是评价受试者的变化。

(4) 当受试者回答问卷时,需要特别向他/她说明的是评价选项相关的自身能力的改变,不需要考虑病因。

(5) 如果是念给受试者听,很重要的一点是医护人员要仔细的逐字逐句地朗读,并强调变化是基于认知障碍(而非躯体障碍)。在每单项间需要停顿 1 s 以上。

(6) 对变化发生的时间范围没有要求。

(7) 最终的分数是回答"是,有变化"的项目总数。

二、评价

AD8 不受患者年龄、教育、性别、种族的影响,不需要基线材料,可以自评也可以知情者评估,评分方法简单,耗时短,是临床医生节约时间的好帮手。

AD8 筛查本身不足以诊断痴呆。但 AD8 能非常敏感地检测出很多常见痴呆疾病的早期认知改变,包括阿尔茨海默病、血管性痴呆、路易体痴呆和额颞叶痴呆。异常范围的分数提示需要进一步的检查评估。正常范围的分数提示不太可能存在痴呆症,但不能排除是疾病的极早期。如果存在认知障碍的其他客观证据,则需要做进一步的其他检测。

Galvin(2007)连续评估 325 例就诊者,CDR=0 的占 46%,CDR=0.5 的占 31%,CDR=1 的占 15%,CDR=2 或 3 的占 8%,AD8 识别痴呆的情况见表 12-4-2。知情者评估要优于就诊者自评。Galvin 发现知情者 AD8 与认知筛查量表配合使用,可以改善认知筛查量表的诊断痴呆的准确性。

表 12-4-2 AD8 识别痴呆的敏感性与特异性

指　标	划界分	敏感性(%)	特异性(%)
知情者 AD8 评分	1	90	68
	2	84	93
	3	76	90
就诊者本人自评 AD8 得分	1	80	59
	2	62	73
	3	47	82

Carpenter(2011)比较了 Ottawa 3DY(O3DY,来源于加拿大健康与衰老研究的 4 个项目的筛查量表)、简易阿尔兹海默病筛查(BAS)、简短 Blessed 测验(SBT)与照料者完成的 AD8(cAD8)在老年急诊中的应用,以 MMSE<24 分作为认知受损的标准,cAD8 的识别率为 56%,cAD8 与另外 3 个筛查量表配合,并没有改善认知筛查量表的诊断准确性。

Razavi(2014)发现,区分正常组与痴呆患者,AD8 的曲线下面积为 0.953,IQCODE 为 0.930,AD8 要优于 IQCODE。以 AD8>2,IQCODE>3.4 作为划界分,AD8 有 1 例被误诊,而 IQCODE 有 27 例被误诊。同样,识别 MCI,也是 AD8 要优于 IQCODE。

北京大学精神卫生研究所李涛等(2012)完成对 AD8 的修订与验证,发现 AD8 中文版鉴别认知正常者与 AD 患者曲线下面积为 0.93,以≥2 为认知损害的界限分值,敏感度为 93.9%,特异度为 76.0%。

目前尚缺乏 AD8 在识别 MCI 方面充分的数据支持。由于 MCI 就诊者大部分是在没有知情者陪同的情况下单独就诊,估计自评的 AD8 得分的可信度偏低。

除了 AD8,文献亦有大量类似的量表,如痴呆初期征兆观察列表(observation list for early signs of dementia, OLD,见 Marijke. HR, et al; Int J Geriatr Psychiatry, 2001, 16(4): 406-414.)(表 12-4-3)与阿尔兹海默病问卷(Alzheimer' questionnaire, AQ,见 Malek-Ahmadi, et al. Archives of Clinical Neuropsychology, 2010, 25(6): 475-583.)(表 12-4-4)。这些量表的目的都是帮助临床医生在患者就诊过程中早期识别 AD 患者。借助这些量表,可以更全面、更细致地注意患者的微小变化,留意其家人或照料者提供的信息。OLD 还没有评分标准与认知障碍的判断标准。AQ 的总分: 0~4 分: 不用担心; 5~14 分: 记忆损害,需要排除是痴呆早期表现; 大于 14 分: 可能是痴呆早期。

表 12-4-3 痴呆初期征兆观察列表(OLD)

1	总是忘记日期
2	经常忘记短时间内的事
3	不能重复最近听到的事或信息(例如最近的检查结果等)
4	无意识的经常重复说过的话
5	总是在谈话中重复讲述同一件事
6	经常想不起来特定的词语及语句
7	说话很快就没有了中心(例如话题经常转换)
8	从回答可以得知并未理解问题
9	对话内容变得难以理解
10	没有时间观念
11	制造借口(被指出回答有错误时试图虚构)
12	存在依赖家人的现象(向本人提问后,转向家人求助等)

表 12-4-4 阿尔兹海默病问卷(AQ)

1	您的家人有记忆损害吗	是 1□	否 0□
2	如果有,是否比前几年更严重	是 1□	否 0□
3	是否他/她在同一天内重复同样的问题、话或故事	是 1□	否 0□

(续表)

4	您是否总是需要帮助他/她做完事或他/她总是忘记重要事情	是 1□	否 0□
5	是否他/她每月超过 2 次会乱放东西	是 1□	否 0□
6	是否他/她找不到东西时,怀疑是别人藏起来或偷走	是 1□	否 0□
7	是否他/她经常搞不清星期、日期、月份,或一天里多次查看日期	是 1□	否 0□
8	是否他/她在不熟悉的地方容易迷路	是 1□	否 0□
9	是否他/她在外或旅游时容易迷糊	是 1□	否 0□
10	是否他/她购物找零、算账方面有问题	是 1□	否 0□
11	是否他/她付费、理财方面有问题	是 1□	否 0□
12	是否他/她忘记吃药或按要求用药	是 1□	否 0□
13	是否他/她驾车或骑车有问题或让您担忧	是 1□	否 0□
14	是否他/她购物找零、算账、理财方面有问题	是 1□	否 0□
15	是否他/她做日常的家务事有问题	是 1□	否 0□
16	是否他/她原有的爱好(打牌、跳舞、书法等)已经不再有	是 1□	否 0□
17	是否他/她在熟悉的环境(小区、邻居)中迷路	是 1□	否 0□
18	是否他/她丧失了方向感	是 1□	否 0□
19	是否他/她说话找词(不是姓名)有问题	是 1□	否 0□
20	是否他/她混淆家人或朋友的名字	是 1□	否 0□
21	是否他/她认出熟悉的亲友有困难	是 1□	否 0□

我们把 OLD 与 AQ 也附在本文,有兴趣的临床医生科研比较这些不同的量表在识别 MCI 与痴呆的效力的差异。

表 12-4-5 的认知障碍评价表(Cog-12)是徐俊等编制的认知筛查量表,是在 AD8 的基础上增加 4 个精神行为项目,通过询问知情者是否有相应的改变判断得分。评分采用 0~4 分的 5 级评分法: 0=没有,1=轻微,2=明显有但不影响日常生活能力,3=轻度影响日常生活能力,4=显著影响日常生活。量表总分为 12 个条目的评分总和,总分为 0~48 分。

表 12-4-5　认知障碍评价表(Cog-12)

项　目	评　分
1. 判断力出现问题(例如,做决定存在困难,错误的财务决定,思考障碍等)	0 1 2 3 4
2. 兴趣减退,爱好改变,活动减少	0 1 2 3 4
3. 不断重复同一件事(例如,总是问相同的问题,重复讲同一个故事或者同一句话等)	0 1 2 3 4
4. 学习使用某些简单的日常工具或家用电器、器械有困难(例如,VCD、电脑、遥控器、微波炉等)	0 1 2 3 4
5. 记不清当前月份或年份等	0 1 2 3 4
6. 处理复杂的个人经济事务有困难(例如,忘了如何对账,忘了如何交付水、电、煤气账单等)	0 1 2 3 4
7. 记不住和别人的约定	0 1 2 3 4
8. 日常记忆和思考能力出现问题	0 1 2 3 4
9. 情绪不稳定/性格改变(例如,情绪高涨/低落;容易焦虑;孤僻,对人冷漠,对事物的兴趣降低;整天疑神疑鬼,对他人怀有敌意,无故发脾气或者紧张恐惧,莫名的恐惧/担心)	0 1 2 3 4
10. 行为异常/生活习惯改变(例如,不注重细节,不讲卫生甚至当众解衣,大小便;对异性表现不当的举止等)	0 1 2 3 4
11. 幻觉(例如,看到不存在的东西,自发地听/闻/感觉的异常)	0 1 2 3 4
12. 言语表达/交流出现问题(例如,老是卡壳,突然想不出要如何表达;理解别人的话、交流有问题,答非所问;无法正确说出东西的名字,甚至沉默寡言)	0 1 2 3 4

注:这是对老年人常见症状的客观情况反映,需要您认真读题,尽可能如实反映老年人在下述问题上的表现,选择适合的"0~4"分级评分。0,明显没有;1,可以的或者轻微的;2,明显有,但不影响日常生活能力;3,轻度影响日常生活能力;4,显著影响日常生活能力。

Cog-12 鉴别认知正常与轻度 AD 患者的 ROC 曲线下面积=0.902,≥6 分为认知损害的界限分值,敏感性为 90.0%,特异性为 82.5%;鉴别轻度与中度 AD 患者的 ROC 曲线下面积=0.898,敏感性为 90.5%,特异性为 76.7%(参见梅刚、徐俊等.认知障碍初步评价表信度与效度的初步研究.中华老年心脑血管病杂志,2014,16(10):1045-1047.)。

(徐　俊　郭起浩)

第五节

快速痴呆筛查问卷(QDRS)

快速痴呆评级量表(QDRS)最早由 James Galvin 在 2015 年开发,是一种简单便捷的认知评估工具。QDRS 由 10 个问题组成,开发者根据对既往研究的回顾以及记忆门诊的临床经验,归纳出组成该量表的 10 个问题,包括:① 记忆和回忆;② 定向力;③ 决策和解决问题的能力;④ 户外活动;⑤ 家庭活动和爱好;⑥ 独立生活能力;⑦ 行为和性格变化;⑧ 语言和沟通能力;⑨ 情绪;⑩ 注意力和专注力。覆盖了认知域和行为域的能力评估。通过对这些方面的评估,捕捉了轻度认知障碍、阿尔茨海默病和非阿尔茨海默病认知障碍(包括路易体痴呆、额颞叶变性、血管性痴呆、慢性创伤性脑病和抑郁症等)的突出症状,从而快速地评估受试者的认知水平并进行分级。量表每个问题都有 5 个选项,分别对应评分为:0(正常),0.5(轻度/不一致的损伤),1(轻度/一致的损害),2(中度损伤)或 3(严重损害)。总得分 0~30,得分越高代表认知障碍的程度越严重。

QDRS 作为一个快速便捷认知评估量表,其优势之一是不需要训练有素的临床医生或测试员,不受限于测试的环境,可由受试者本人或看护者完成,用时仅 3~5 min,在临床实践、临床试验、预防筛查、社区调查和流行病学研究都有广阔的应用前景。QDRS 已被多项研究证实具有良好的信度、效度以及筛查效力,并与经典全域认知评估量表以及阿尔茨海默病生物标记物均密切相关。除最初的英文版本外,QDRS 目前已翻译为多种语言,在韩国、新加坡、俄罗斯、伊朗等多个国家地区及文化背景中进行实践,均体现出较好的准确性、稳定性和评估效率。笔者在征得 James Galvin 同意后,首次将该量表翻译修订为中文版本(表 12-5-1),并在临床和研究中应用。

表 12-5-1　QDRS 快速痴呆评分系统记录纸

	项　目	0	0.5	1	2	3
1	记忆和回忆	正常				
2	定向力	正常				

（续表）

	项　目	0	0.5	1	2	3
3	决策和解决问题的能力	正常				
4	户外活动	正常				
5	家庭活动和爱好	正常				
6	独立生活能力	正常				
7	行为和性格变化	正常				
8	语言和交流能力	正常				
9	心情	正常				
10	注意力和专注力	正常				

注：认知计分（问题 1、2、3、8），行为计分（问题 4、5、6、7、9、10），QDRS 总分。

Galvin 版权所有。郭起浩、王一帆翻译修订。

QDRS（知情者评估）

注：以下描述患者认知和功能能力的变化。你被要求将现在的患者与他们过去的情况进行比较——关键特征的变化。为最适合患者的每个类别选择一个答案。

1. 记忆和回忆

0	在日常活动中没有明显的记忆力丧失或持续的健忘，不影响日常活动
0.5	对事件只能部分回忆，轻微影响日常活动，重复提问或陈述、放错物品、忘记约定
1	轻度至中度的记忆力丧失，在最近的事件中更为明显，干扰日常活动的进行
2	中度至严重的记忆力丧失，只记住非常熟悉的信息，新信息迅速遗忘
3	严重的记忆力丧失，几乎不可能回忆新的信息，远期记忆受到影响

2. 定向力

0	定向力正常，几乎每时每刻都能说出自己处于何时何地
0.5	记时间稍有困难；可能比过去更频繁地忘记日期或年代
1	忘记月份或年份；在不熟悉的地方容易迷路或走失
2	中度到严重的困难，即使在熟悉的地方也容易迷路；不适应新环境
3	只能说出家庭成员的名字

3. 决策和解决问题的能力

0	能毫无困难地解决日常问题；能很好地处理个人事务和财务问题；决策能力无变化
0.5	轻微的损害或者需要更长的时间来解决问题；抽象概念的困扰；做决定仍然是合理的

（续表）

1	将许多决定推诿给别人；社会判断和行为可能有轻微退步；失去洞察力
2	处理问题能力严重受损，只做简单的个人决定；社会判断能力退步
3	自己无法决策或解决问题；其他人为患者做几乎所有的决定

4. 户外活动

0	在职业、购物、社区活动、志愿服务或社会团体的表现正常，具有独立的功能
0.5	上述活动略有减损；社会活动范围与交流有减少；驾驶技术略有变化；但仍然能够处理日常事务与紧急情况
1	不能完成复杂工作，但仍可参加和参与简单工作；表面看来“正常”；驾驶容易出现意外
2	在家庭之外没有独立功能；去家庭以外的活动，通常需要有人陪伴
3	没有独立的功能或活动；看来病得很重，不能带出去参加户外活动

5. 家庭活动和爱好

0	与过去的表现相比，爱好和个人兴趣都得到了很好的保持
0.5	有轻微的退步或较少兴趣；操作家用电器或手机有问题（尤其是新购买的）
1	有轻微但明确的家庭活动减少、兴趣爱好减退，部分家务处理有困难或放弃
2	只能完成简单的家务，对兴趣爱好的维持很差且兴趣非常有限
3	在家务琐事或兴趣爱好中没有任何有意义的功能

6. 独立生活能力

0	具备自理能力（穿衣搭配、房间整洁、饮食、梳洗、沐浴、如厕如常）
0.5	对这些活动的能力和注意力有轻微的改变（不是躯体疾病引起）
1	需要提醒或监督才能完成这些活动，但仍可独立完成
2	在着装、卫生、个人物品保管等方面需要帮助；偶尔大便或小便失禁
3	在个人护理和卫生方面需要很大的帮助；经常大便或小便失禁

7. 行为和性格变化

0	在公共和私人场合的行为适当;性格没有变化
0.5	有轻微变化,如行为退缩,或冲动易怒,或没有礼貌
1	行为或性格有变化,有时候"像换了一个人"
2	中度的行为或性格变化,影响与他人的互动;可能会被朋友、邻居或远亲避开
3	严重的行为或性格变化;使与他人的互动变得不愉快或回避

8. 语言和交流能力

0	无语言困难或偶尔搜词;像过去一样读写
0.5	轻度找词困难,使用描述性术语或需要更长时间才能理解,会话减少
1	中度找词困难,不能说出物体名称;理解、对话、写作和/或阅读能力下降
2	中度到严重的言语产生或理解障碍;与他人交流思想有困难;读写能力有限
3	严重的语言和交流障碍;很少或根本不能听懂

9. 心情

0	情绪、兴趣或做事的动力没有变化
0.5	偶尔(1～2 天/周)有悲伤、抑郁、焦虑、紧张或失去兴趣/动力
1	频繁(3～4 天/周)有悲伤、抑郁、焦虑、紧张或失去兴趣/动力
2	几乎每天(5～7 天/周)有悲伤、抑郁、焦虑、紧张或丧失兴趣/动力,有消极念头
3	严重的悲伤、抑郁、焦虑、紧张或丧失兴趣/动力,并付诸行动,如自伤或伤人

10. 注意力和专注力

0	正常的注意力、专注力以及与他/她的环境和周围环境的互动
0.5	轻微的注意力集中问题,以及与周围环境的相互作用,白天可能出现困倦
1	中度注意力问题,可能会出现发呆或长时间闭眼,表现为日间困倦或嗜睡
2	大部分时间都花在睡觉上,交谈时可能会说一些不合逻辑或与话题不一致的话
3	没有能力关注外部环境或周围环境

(苏　杭　郭起浩)

第六节

主观认知下降量表

主观认知下降(subjective cognitive decline, SCD)被认为是 AD 的第一个症状,SCD 研究国际工作组(The Subjective Cognitive Decline Initiative Working Group)于 2014 年提出概念框架与诊断标准。Laura(2015)找到 34 份 SCD 自我报告评估量表,共有 640 个项目,75%的条目只出现在其中一个量表中。项目内容与回答选项千差万别。记忆项目占主导,大约 60%,执行功能 16%,注意力 11%。人名与常用物品位置记忆最常见。SCD 研究者的项目选择往往是根据自己的临床经验、量表简明扼要以及容易获得这 3 个要素,所以,SCD 的诊断有异质性。

一、认知功能检测量表(CFI)

认知功能检测量表(cognitive function instrument, CFI)是 Ferris 等 2006 年发表的一个量表,有自评(表 12-6-1)与他评 2 个部分,每个量表有 14 项,是作为 AD 合作研究(ADCS)的预防评估工具的一部分发展起来的,可以作为 AD 临床试验的预后评估工具之一。

在 ADCS,644 例平均 79 岁的老人 4 年纵向研究,基线,497 例 CDR=0,147 例 CDR=0.5,每年评估 1 次 CFI,同时评估 MMSE 与 FCSRT,结果分析,对于 CDR=0 的老人,CFI 能够很好地预测认知功能变化,而对于 CDR=0.5 的人群,CFI 他评的预测作用更强。

表 12-6-1　认知功能检测量表自测部分(CFI Self)

1	跟一年前相比,你的记忆力明显下降吗	是	不是	部分
2	其他人告诉你,你总是重复提问			
3	你常常找不到东西			
4	你越来越依赖提醒(比如购物清单、日历表)			
5	需要他人帮助记住将要做的事情(如家庭聚会、假期)吗			

（续表）

6	回忆姓名、使用准确词语、说完整句子有困难吗			
7	你在开车或使用交通工具方面有困难吗			
8	跟一年前相比，你处理财务（如处理账单）有困难吗			
9	跟一年前相比，你参与社会活动减少了吗			
10	跟一年前相比，你工作（或志愿活动）的表现变差了吗			
11	跟一年前相比，你在读书、看电视电影方面有困难吗			
12	跟一年前相比，你在业余爱好（如打牌）方面有困难吗			
13	你更容易迷路吗？比如去其他城市旅游的时候			
14	跟一年前相比，你使用家用电器方面有困难吗			

二、主观认知下降问卷（SCD－Q）

主观认知下降问卷（subjective cognitive decline questionnaire，SCD－Q）（表12－6－2）包括两部分，自评与他评，问题是一样的，回答的人不一样。24个问题，询问近2年受试者老人的记忆、语言、执行功能的下降情况，总分：计算"是"的个数。西班牙学者Lorena（2014）采用SCD－Q评估124例正常对照组、144例SCD、83例MCI患者、46例AD患者，共397例。结果发现，在所有组别，自评与他评得分有显著差异。自评得分，与抑郁、焦虑评分有显著相关性，而与客观神经心理测验没有显著相关性。自评得分对于区分正常对照组与SCD组是有效的，对于区分SCD、MCI、AD无效。他评得分与客观认知评估得分有显著相关性，能有效区分有还是没有认知损害。Caselli（2013）针对447例健康老人的6年随访，以转化为MCI为指标，结果表明，自评认知功能下降要早于知情者他评表现。

与后文介绍的"主观认知下降晤谈量表（SCD－I）"相比，SCD－Q并没有明确的5个维度，主要是情景记忆的日常生活表现的项目，只有一个维度，所以，SCD－Q能否作为AD的最早预测指标，尚属未知数。

表12－6－2　主观认知下降问卷（SCD－Q）

第一部分：自评量表

A	你认为自己有记忆减退或其他认知方面的问题吗	是	否
B	如有上述问题，你会因此而就医吗	是	否
C	在过去的两年里，你的记忆力或认知功能减退了吗	是	否

在下面所描述的日常行为当中，如果你认为自己现在做得比两年前差了，就选"是"

1	我不容易记住电话号码	是	否
2	我不容易找到自己的东西（钥匙、手机、厨房里的东西等）	是	否
3	我觉得叙述电影的情节变得困难	是	否
4	我会忘记按时去看病	是	否
5	我看书时记不住故事的情节	是	否
6	我不容易叙述最近家里面发生的事情	是	否
7	我不容易记住要购买的东西	是	否
8	我算不清楚账（付款时或是还款时）	是	否
9	我记不清谈话的细节	是	否
10	我要用纸笔才能记住事情	是	否
11	我记不清最近的新闻	是	否
12	我记不起名人的名字	是	否
13	我记不起最近见过的人的名字	是	否
14	我记不起地名（城市或街道）	是	否
15	我张嘴忘词	是	否
16	我记不清某人只和我说一次的事情	是	否
17	我记不清自己最近去过地方的名字	是	否
18	我集中精神有困难	是	否
19	我变得难以计划自己平常生活之外的事件（旅行等）	是	否
20	我觉得使用电子产品变得更困难	是	否
21	我很难开始做一些新鲜事	是	否
22	我不容易与人开始交谈	是	否
23	我不容易心算	是	否
24	我不容易心平气和地同时做两件或多件事	是	否

第二部分：SCD－Q他评量表

阅读下列问题，选择“是”或“否”

A	你觉得他/她有记忆或认知方面的问题吗	是	否
B	如有上述问题，你会建议就医吗	是	否
C	在过去的两年里，他/她的记忆力或认知功能减退了吗	是	否
在下面所描述的日常行为当中，如果你认为他/她现在做得比两年前差了，就选“是”			
1	不容易记住电话号码	是	否
2	不容易找到自己的东西(钥匙、手机、厨房里的东西等)	是	否
3	觉得叙述电影的情节变得困难	是	否
4	会忘记按时去看病	是	否
5	看书时记不住故事的情节	是	否
6	不容易叙述最近家里面发生的事情	是	否
7	不容易记住要购买的东西	是	否
8	算不清楚账(付款时或是还款时)	是	否
9	记不清谈话的细节	是	否
10	要用纸笔才能记住事情	是	否
11	记不清最近的新闻	是	否
12	记不起名人的名字	是	否
13	记不起最近见过的人的名字	是	否
14	记不起地名(城市或街道)	是	否
15	张嘴忘词	是	否
16	记不清某人只和他/她说一次的事情	是	否
17	记不清自己最近去过地方的名字	是	否
18	集中注意力有困难	是	否
19	变得难以计划自己平常生活之外的事件(旅行等)	是	否
20	觉得使用电子产品变得更困难	是	否
21	很难开始做一些新鲜事	是	否
22	不容易与人开始交谈	是	否
23	不容易心算	是	否
24	不容易心平气和地同时做两件或多件事	是	否

三、主观认知下降晤谈量表(SCD－I)

主观认知下降晤谈量表(subjective cognitive decline-interview，SCD－I)(表12－6－3和表12－6－4)是德国波恩大学神经变性病与老年精神病学Michael Wagner教授编制的，为DZNE纵向认知障碍与痴呆(DZNE longitudinal cognitive impairment and dementia，DELCODE)多中心研究开发的。DZNE是德文Deutsches Zentrum für Neurodegenerative Erkrankungen的缩写，意为德国神经变性病中心(German centre for neurodegenerative diseases)。

笔者与Wagner教授联系SCD－Ⅰ中文版使用版权的时候，Wagner教授表示欢迎更多的研究者使用，对于非营利性的科研使用不需要支付版权费用，希望大家引用Miebach等(2019)在Alzheimer's Research and Therapy杂志发表SCD－Ⅰ效度的论文(Wagner教授是通讯作者)。

SCD是作为pre－MCI的概念提出来的，是AD的危险人群，所以，SCD－Ⅰ与AD生物标志物的关系最为重要。在DELCODE研究的205例认知正常的参与者(平均年龄69岁)，全部完成脑脊液AD标志物检测，即Aβ－42、p－Tau181、Aβ－42/Tau比率、总Tau 4个指标。其SCD的诊断标准是：① 存在主观感觉记忆下降而非其他认知功能减退；② 发病时间＜5年；③ 对认知减退的担忧；④ 自我感觉记忆力较同年龄人差；⑤ 知情者证实。SCD－Ⅰ的2个量化指标是：符合这5个特征的条目数、下降的领域数(记忆、语言、注意、计划、其他共5个领域)。结果表明，自我报告记忆与语言能力下降、起病在5年内、知情者证实、对认知减退的担忧都与Aβ－42水平比较低有关。进一步分析，SCD的2个定量指标，都与$Aβ_{42}$、$Aβ_{42}$/Tau比率比较低有关，而与总Tau或p－Tau181无关。这说明，当前归纳的SCD特征或SCD认知领域数指标作为AD病理的预测指标是有效的。

表12－6－3为主观认知下降晤谈量表1(询问患者的问题，可以当着知情者的面问)。

指导语：以下问题均应被问到。请按实际情况回答题1～5，每题如果回答“是”，则请继续回答额外的“A～E”，并在答案对应的“□”内打“√”。

表 12-6-3　主观认知下降晤谈量表 1

1. 你是否觉得你的记性变差了？　□1＝是；□0＝否。　如果是，请继续回答“A～E”： A□　B□　C□　D□　E□
2. 你说话时是不是比以前找词困难？　□1＝是；□2＝否。如果是，请继续回答“A～E”： A□　B□　C□　D□　E□
3. 你是否感觉自己在做计划、有序地安排事情时越来越难？□1＝是；□2＝否。如果是，请继续回答“A～E”： A□　B□　C□　D□　E□
4. 如果你不全神贯注时是否比以前更容易犯错？　□1＝是；□2＝否。　如果是，请继续回答“A～E”： A□　B□　C□　D□　E□
5. 在其他认知方面你是否存在问题？　□1＝是；□2＝否。如果是，请继续回答“A～E”： A□　B□　C□　D□　E□

注：A. 你是否会担心？　□1＝是；□0＝否
B. 你觉得什么时候情况变差的？　□1＝<6 个月；□2＝6 个月～2 年；□3＝2～5 年；□4≥5 年
C. 你是否觉得你这方面表现得较同龄人差？　□1＝是；□0＝否
D. 你是否因为这些问题去看过医生？或你是否同医生谈过这个问题？　□1＝是；□0＝否
E. 如果是，你第一次跟你的医生谈这些问题是什么时候？________月前

表 12-6-4 为主观认知下降晤谈量表 2(需要知情者回答的问题，知情者可以当着受试者的面回答)。

指导语：所有的问题按以下提问，如果 1～6 中的一个问题被知情者证实，提问者应当询问是何时开始的。1＝近 6 个月内；2＝6 个月～2 年前；3＝2～5 年内；4＝5 年前。

表 12-6-4　主观认知下降晤谈量表 2

项　目	是　否	1	2	3	4
1. 你是否觉得患者的记性变差了	1＝是；0＝否				
2. 患者是否比以前要找词困难	1＝是；0＝否				
3. 患者是否越来越难做计划、有序安排事情	1＝是；0＝否				
4. 如果患者不全神贯注时是否比以前更容易犯错	1＝是；0＝否				
5. 患者在其他认知方面是否变差？是哪些方面	1＝是；0＝否				
6. 患者行为或脾气是否有变化	1＝是；0＝否				

四、记忆自评量表(SMQ)

记忆自评量表（self-report memory questionnaire，SMQ)是笔者编制的记忆简易筛查量表。目前 SCD 量表存在的问题：SCD-Q 的单一维度与 SCD-Ⅰ的项目定性性质。比如，比同龄人差，差 10%说“是”，还是差 20%才能说“是”？每个被试者的判断标准不一样，颇为主观。

Gilewski 于 1990 年发表记忆功能问卷(memory functioning questionnaire，MFQ)，包括 4 个因子：遗忘的频率、遗忘的严重度、回忆功能和记忆术的运用。Dixon 等于 1988 年发表成人元记忆问卷（metamemory in adulthood questionnaire，MIA)，包括 7 个因子：策略（strategy)、能力(capacity)、变化(change)、焦虑(anxiety)、任务知识(task knowledge)、成就(achievement)和控制核心(locus of control)。2002 年，Troyer 等根据此前发表的 8 种记忆问卷的内容和条目，通过信度和效度经验，编制“多因素记忆问卷（multifactorial memory questionnaire，MMQ)”，包括记忆满意度、记忆能力和记忆策略 3 部分，共 57 个项目。综合这 3 个量表，是否运用记忆策略是重要的项目。

SMQ 的项目包括回顾性记忆功能、前瞻性记忆功能、记忆策略、伴随情绪、纵向比较、横向比较 6 个项目，3 min 左右即可完成。项目第一个字是为了便于记忆而设定的(表 12-6-5)。

SMQ 的信效度正在验证中。

表 12-6-5 为记忆自评量表(SMQ)。

指导语：请在符合您实际情况的选项前的“□”内打“√”。

表 12-6-5 记忆自评量表

内　容	评 分 方 法
记：对于计划中要做的重要的事情(如去医院看病、亲戚来访、购物、外出旅游等)，你能记住吗	□0=与平时一样 □1=有减退，很快想起并完成；不影响生活 □2=明显减退，影响到工作、社交或日常生活 □3=转头就忘，显著影响日常生活
忆：对于熟悉的人名、道路、物品摆放的位置，你是否能回忆	□0=没有忘记 □1=有时会忘记，但想一下能够回忆 □2=有时在提示下记得，有时提示了也不记得 □3=常常是即使提醒也想不起
自：自己寻找改善记忆方法，采用各种记忆策略弥补记忆减退	□0=没有、不需要 □1=有，已采用，如列出清单、闹钟定时、经常叮嘱家人或同事提醒自己 □2=有，如在亲朋好友或网上求医问药，或到医院看记忆门诊
评：评价减低，担心、悲观、焦虑	□0=无；根本不担心 □1=有时容易焦躁发怒或担忧焦虑 □2=常常容易焦躁发怒或担忧焦虑
量：量化自己的总体记忆力，你 5 年前的记忆力算 100 分，你目前的记忆力可以打多少分	□0=90 分以上； □1=89～80 分； □2=79～70 分 □3=69～60 分； □4=59～50 分； □5=49 分以下
表：根据外在表现判断，周围同龄人的记忆力算 100 分，你估计自己的记忆力可以打多少分	□0=与他们一样，差异在 10 分以内； □1=少 10～19 分 □2=少 20～29 分； □3=少 30 分以上

(黄　琳　胡笑晨　郭起浩)

参考文献

[1] Ann Faerden, Ragnar Nesvag, Elizabeth Ann Barrett, et al. Assessing apathy: the use of the apathy evaluation scale in first episode psychosis [J]. European Psychiatry, 2007, 23: 33-39.

[2] Duff K, Wan L, Embree L, et al. Change in the quick dementia rating system across time in older adults with and without cognitive impairment[J]. J Alzheimers Dis, 2023, 93(2): 449-457.

[3] Galvin JE. The quick dementia rating system (QDRS): a rapid dementia staging tool[J]. Alzheimers Dement (Amst), 2015, 1(2): 249-259.

[4] Galvin JE, Tolea MI, Chrisphonte S. Using a patient-reported outcome to improve detection of cognitive impairment and dementia: the patient version of the quick dementia rating system (QDRS)[J]. PLoS One, 2020, 15(10): e0240422.

[5] Johns MW. A new method for measuring daytime sleepiness: the epworth sleepiness scale[J]. Sleep, 1991, 14: 540-545.

[6] Jorm AF. A short form of the informant questionnaire on cognitive decline in the elderly (IQCODE): development and cross-validation[J]. Psychol Med, 1994, 24(1): 145-153.

[7] Jorm AF, Scott R, Jacomb PA. Assessment of cognitive decline in dementia by informant questionnaire[J]. Int J Geriatr Psychiatry, 1989, 4: 35-39.

[8] Miebach L, Wolfsgruber S, Polcher A, et al. Which features of subjective cognitive decline are related to amyloid pathology? Findings from the DELCODE study[J]. Alzheimers Res Ther, 2019, 11(1): 66.

第十三章

日常生活能力与照料者负担量表

第一节

日常生活能力量表(ADL)

日常生活能力量表(activity of daily living scale,ADL)非常多,见表13-1-1。最简便、最常用的是由Lawton和Brody制定于1969年的版本,由躯体生活自理量表(physical self-maintenance scale,PSMS)和工具性日常生活活动量表(instrumental activities of daily living scale,IADL)组成。主要用于评定受试者的日常生活能力。ADL共有14项,包括两部分内容:一是躯体生活自理量表,共6项:上厕所、进食、穿衣、梳洗、行走和洗澡;二是工具性日常生活能力量表,共8项:打电话、购物、备餐、做家务、洗衣、使用交通工具、服药和自理经济。评分方法有很多,Lawton和Brody 1969年的版本中(表13-1-2),1分为完全独立完成,0分为部分完成或完全依赖,如果要增加分级,根据不同权重区分,如"使用交通工具"分5级而"服药"分3级。在Lawton 1982年发表的9项MAI版本,每个项目都是1~3分。评定时按表格逐项询问,如果受试者因故不能回答或不能正确回答(如痴呆或失语),则可根据家属、护理人员等知情人的观察评定。如果无从了解,或从未做过的项目,例如没有电话也从来不打电话,记(9),以后按研究规定处理。评定结果可按总分、分量表分和单项分进行分析。ADL受多种因素影响,年龄、视觉、听觉或运动功能障碍、躯体疾病、情绪低落等,均影响日常生活功能。对ADL结果的解释应谨慎。

表13-1-1 日常生活能力量表(ADL)

简称	全称	编制者
ADL-PI	日常生活能力-预防工具	Galasko,2006
ADLQ	日常生活能力问卷	Johnson,2004
ADCS-ADL19/23	ADCS(AD协作中心)编制的19项或23项ADL清单	Galasko,1997
B-ADL	Bayer日常生活能力	Hindmarch,1998
Bristol ADL	Bristol日常生活能力	Bucks,1996
BANS-S	Bedfords AD护理严重度量表	Bellelli,1997
Barthel ADL	Barthel日常生活能力量表	Mahoney&Barthel,1965
DAD	痴呆残疾评估	Gelinas,1999
GERRI	基于家属的老年活动能力评估量表	Schwartz,1983
IADL	工具性日常生活能力量表	Lawton&Brody,1969

(续表)

简　称	全　称	编制者
IDDD	痴呆患者日常生活能力变化晤谈量表	Teunisse,1991
Katz ADL	Katz 日常生活能力独立指数	Katz,1963
PGDRS	老年人心理依赖评估量表	Wilkinson&Graham-White,1980
RDRS	快速残疾评估量表	Linn,1976
PSMS	躯体自我维持量表	Lawton&Brody,1969
SMAF	功能自主评估系统	Hebert,2001
Weintraub ADL	Weintraub 日常生活能力量表	Weintraub,1986

表 13-1-2　日常生活能力量表(Lawton 和 Brody,1969 年)

评　分	工具性日常生活能力量表(IADL)评分项目
□	A. 使用电话的能力
1	1. 自己主动操作电话——查号码、拨号等
1	2. 能拨几个熟悉的号码
1	3. 能接电话但不拨电话
0	4. 完全不会使用电话
□	B. 购物
1	1. 独立处理所有购物需要
0	2. 独立进行少量购物
0	3. 任何购买途中都需要陪伴
0	4. 完全不能购物
□	C. 做饭
1	1. 独立计划、准备并做出适量的饭
0	2. 如果供给原料能准备足量饭
0	3. 加热、服务或做饭,或做饭但不能保持适量
0	4. 需要把饭准备好并做好
□	D. 主持家务
1	1. 独立主持家务或偶尔需要帮助(如重活需要家人帮助)
1	2. 做日常轻体力家务如洗碗、铺床
1	3. 做日常轻体力家务但不能保持可接受的清洁水平
1	4. 所有家务都需要帮助
0	5. 不参与任何家务
□	E. 洗涤
1	1. 能完成个人洗澡
1	2. 洗小件衣物——洗袜子等
0	3. 所有洗涤必须靠其他人完成
□	F. 交通方式
1	1. 独立乘坐公共车辆或驾驶小汽车
1	2. 乘出租车旅行,但不用公共汽车
1	3. 有他人陪伴时乘坐公共汽车
0	4. 在他人帮助下,只能乘出租车或汽车旅行
0	5. 完全不能旅行

（续表）

评　分	工具性日常生活能力量表(IADL)评分项目
□	G. 对自己医疗的责任心
1	1. 能认真按照正确时间、剂量吃药
0	2. 如果预先准备了每次剂量能吃药
0	3. 不能准备自己吃的药
□	H. 理财能力
1	1. 独立处理财务(预算,写支票,付租金、账单,去银行),收集和保持收入渠道
1	2. 管理日常购物,但在银行事务和大的购物等情况下需要帮助
0	3. 不能处理财务
评　分	**躯体性自理能力量表(PSMS)评分项目**
□	A. 大小便卫生
1	1. 在盥洗室能完全自理,无失禁
0	2. 在自我清洁方面需要提醒,或需要帮助,或有少量的事故发生(至少一周1次)
0	3. 睡眠时弄脏或弄湿,超过一周1次
0	4. 清醒时弄脏或弄湿,超过一周1次
0	5. 大小便失禁
□	B. 吃饭
1	1. 吃东西不需帮助
0	2. 吃东西需要少量帮助和/或需要准备特殊食物,或在餐后清洁时需要帮助
0	3. 自己吃饭需要中等帮助,并且不整齐
0	4. 所有的就餐需要多方面的帮助
0	5. 完全不能自己吃饭,并抵抗他人喂食
□	C. 穿衣
1	1. 穿衣服,脱衣服,并能从自己的衣柜选择衣服
0	2. 自己穿衣服和脱衣服,需要少量帮助
0	3. 在穿衣服和选择衣服方面需要中等帮助
0	4. 在穿衣服上需要多帮助,但配合他人的帮助
0	5. 完全不能自己穿衣服,并对他人的帮助有抵触
□	D. 梳理　(整洁,头发,指甲,手,脸,衣服)
1	1. 总是穿戴整洁,妆饰恰当,不需要帮助
0	2. 能自己恰当装饰,偶尔需要少量帮助,如修胡须
0	3. 在梳理上需要中等合理的帮助或指导
0	4. 所有梳理事务都需要帮助,但在他人帮助后能保持整洁
0	5. 主动反对他人所有的帮助梳理的努力
□	E. 躯体步行
1	1. 步行到场地或市区
0	2. 在居住区内步行,或在一条街道附近步行
0	3. 步行需要帮助(选择1个)a(　)手杖,d(　)步行者,e(　)轮椅
	1——出入无须帮助
	2——出入需要帮助
0	4. 不用支持坐在椅子上或轮椅上,但没有帮助就不能自己推进
0	5. 一半多的时间卧床不起
□	F. 洗澡
1	1. 自己洗澡(盆浴、淋浴、擦浴),无须帮助
0	2. 在进出浴盆时需要帮助
0	3. 只洗脸和手,不能洗身体其他部位
0	4. 不能自己洗澡,但配合他人给他洗澡
0	5. 不能自己洗澡,并且抵制让他保持清洁的努力

除了 Lawton 和 Brody 版的 ADL,本节介绍张明园教授修订的 ADL 中文版(表 13-1-3),Bristol 日常生活能力量表(表 13-1-4 和表 13-1-5)和 ADCS-ADL(表 13-1-6),这些量表的共同特点是针对老人的躯体功能(如穿衣、梳头、上厕所、走楼梯和剪指甲等)和使用工具能力(如打电话、做饭菜和购物等),而门诊相当多的就诊者只是工作或职业、社交活动能力的下降,按照 DSM-Ⅳ-R 的痴呆诊断标准,这些复杂能力下降(而不是简单的日常活动能力减退)才是痴呆的早期诊断依据之一,但是,每个就诊者的职业千差万别,要对职业能力进行量化评估是很困难的,所以,笔者设计了一个自评的简易的复杂社会功能量表(PFS)(表 13-1-7),其信度与效度正在验证中。

表 13-1-3 日常生活活动量表(ADL,张明园修订版)

项 目	评 分	项 目	评 分
1. 自己搭公共车辆	1 2 3 4	11. 上下楼梯	1 2 3 4
2. 到家附近的地方去(步行范围)	1 2 3 4	12. 上下床,坐下或站起	1 2 3 4
3. 自己做饭(包括生火)	1 2 3 4	13. 提水煮饭、洗澡	1 2 3 4
4. 做家务	1 2 3 4	14. 洗澡(水已放好)	1 2 3 4
5. 吃药	1 2 3 4	15. 剪脚趾甲	1 2 3 4
6. 吃饭	1 2 3 4	16. 逛街、购物	1 2 3 4
7. 穿衣服、脱衣服	1 2 3 4	17. 定时去厕所	1 2 3 4
8. 梳头、刷牙等	1 2 3 4	18. 打电话	1 2 3 4
9. 洗自己的衣服	1 2 3 4	19. 处理自己钱财	1 2 3 4
10. 在平坦的室内走	1 2 3 4	20. 独自在家	1 2 3 4

注:提问有关患者平常每天需要做的事件。评分标准:1 分为自己可以做;2 分为有些困难;3 分为需要帮助;4 分为根本没法做。

表 13-1-4 Bristol 日常生活能力量表

项 目	0	1	2	3	4	项 目	0	1	2	3	4
1. 做饭菜						11. 行走					
2. 吃饭						12. 时间定向					
3. 准备饮料						13. 空间定向					
4. 喝饮料						14. 对话交流					
5. 穿衣						15. 打电话					
6. 卫生						16. 做家务					
7. 刷牙						17. 购物					
8. 洗澡						18. 理财					
9. 上厕所						19. 业余爱好					
10. 移动						20. 交通工具					

注:这份问卷的设计目的是为了揭示有一种或其他形式记忆障碍的人的日常生活能力。对于每一项行为(第 1～20 项),0～3 选项对应不同水平的能力。请回想一下最近 2 周的情况,圈出代表您的亲戚或朋友相应行为能力的数字。每一项行为只能圈一个数字(如果对圈哪个数字有疑问的话,选择能代表最近 2 周平均情况的能力水平)。

表 13-1-5　Bristol 日常生活能力量表项目评分说明

项　目	说　　明
1. 做饭菜	0分＝能根据需要选择和准备食物；1分＝提供配料的情况下能做饭菜；2分＝一步一步提示的情况下能做饭菜；3分＝即使在提示和指导的情况下也不能做饭；4分＝不符合
2. 吃饭	0分＝能使用正确的餐具正常地吃饭；1分＝在食物容易食用和/或使用汤匙的情况下能正常地吃饭；2分＝用手抓饭吃；3分＝需要喂食；4分＝不符合
3. 准备饮料	0分＝能根据需要选择及准备饮料；1分＝有现成配料的情况下能准备饮料；2分＝一步一步提示的情况下能准备饮料；3分＝即使在提示和指导的情况下也不能制作饮料；4分＝不符合
4. 喝饮料	0分＝能正常地自己喝饮料；1分＝提供帮助、杯子或吸管的情况下能正常地喝饮料；2分＝即使在提供帮助的情况下也不能正常地喝饮料，但努力尝试喝；3分＝不能自己喝，必须由看护喂；4分＝不符合
5. 穿衣	0分＝能选择合适的衣服并且能自己穿；1分＝穿衣的顺序错误和/或穿错前后面和/或穿脏衣服；2分＝不能自己穿衣，但能配合地移动肢体；3分＝不能配合，完全需要别人帮忙穿衣；4分＝不符合
6. 卫生	0分＝能定期自己清洗；1分＝提供肥皂、面巾、毛巾等的情况下能自己清洗；2分＝在提示和指导的情况下能自己清洗；3分＝不能自己清洗，完全需要帮助；4分＝不符合
7. 刷牙	0分＝能定期自己刷牙或假牙；1分＝提供恰当提示的情况下能自己刷牙或假牙；2分＝需要一些帮助，把牙膏挤在牙刷上，把牙刷放到牙齿上等；3分＝完全需要帮助；4分＝不符合
8. 洗澡	0分＝能定期自己洗澡；1分＝需要帮忙打开淋浴开关，但能自己洗澡；2分＝需要监督和指导才能洗澡；3分＝完全需要帮助；4分＝不符合
9. 上厕所	0分＝需要时能自己上厕所；1分＝需要带去厕所并提供帮助；2分＝小便或大便失禁；3分＝小便和大便失禁；4分＝不符合
10. 移动	0分＝能自己坐到椅子上或从椅子上站起来；1分＝能自己坐到椅子上，但站起来需要帮助；2分＝坐到椅子上和站起来都需要帮助；3分＝坐到椅子上和站起来完全依赖于他人的帮助；4分＝不符合
11. 行走	0分＝能自己行走；1分＝行走时需要辅助物(如需要家具、手臂支撑)；2分＝使用辅助器移动(如支架、拐杖等)；3分＝不能行走；4分＝不符合
12. 时间定向力	0分＝时间、昼夜、日期等定向力完整；1分＝不知道时间、昼夜、日期等，但似乎并不关心；2分＝重复地问时间、昼夜、日期；3分＝分不清白天和晚上；4分＝不符合
13. 空间定向力	0分＝对环境的定向力完整；1分＝只对熟悉的环境具有定向力；2分＝在家里迷路，需要提醒浴室的位置等；3分＝不认识自己的家并试图离开；4分＝不符合
14. 交流	0分＝能正常地对话；1分＝能理解他人的话并试图配合手势用言语回答；2分＝能让他人理解自己的意思，但难以理解他人的话；3分＝不回答他人或不与他人交流；4分＝不符合
15. 打电话	0分＝正常地使用电话，包括正确地拨号；1分＝口头告知号码或写下号码或事先拨好号码的情况下能使用电话；2分＝能接电话，但不能打电话；3分＝完全不能或不愿使用电话；4分＝不符合
16. 做家务/栽培花木(园艺)	0分＝能像以前一样做家务或栽培花木；1分＝能做家务或栽培花木，但不如以前；2分＝即使提供很多指导，参与时仍然受到限制；3分＝不愿或不能参与以前的活动；4分＝不符合
17. 购物	0分＝能像以前一样购物；1分＝有或没有清单的情况下只能够买一二样东西；2分＝不能自己购物，有人陪伴的情况下愿意参与；3分＝即使有人陪伴也不愿参与购物；4分＝不符合
18. 理财	0分＝能像以前一样可靠地处理自己的钱财；1分＝不能写支票，但能签名并能分辨金额大小/币值；2分＝能签名，但不能分辨金额大小/币值；3分＝不能签名、分辨金额大小/币值；4分＝不符合
19. 游戏或业余爱好	0分＝像以前一样参加娱乐活动；1分＝能参加娱乐活动，但需要指导或监督；2分＝勉强能参加娱乐活动，很迟钝，需要哄；3分＝不能或不愿再参加娱乐活动；4分＝不符合
20. 交通工具	0分＝能自己开车、骑自行车或使用公共交通工具；1分＝不能开车，但能使用公共交通工具或骑自行车等；2分＝不能单独使用公共交通工具；3分＝即使有人陪伴也不能或不愿使用交通工具；4分＝不符合

表 13-1-6 ADCS-ADL(AD 协作中心 Galasko 等 1997 编制)

序号	项 目	请 选 择	评 分
1	关于吃东西,哪一项最恰当地描述了他/她的通常表现	3 吃东西时不需要帮助,并且没有困难 2 吃东西时不需要帮助,但有些困难 1 吃东西时不需要帮助,但很困难 0 患者通常或总是由别人喂食	□
2	关于行走(或坐在轮椅上四处移动),哪一项最恰当地描述了他/她的通常表现	3 不需要身体上的帮助就能在户外四处活动 2 不需要身体上的帮助就能在房间里四处活动 1 不需要帮助就能从床上转移到椅子上 0 行走或转移时需要身体上的帮助	□
3	关于如厕时的大小便功能,哪一项最恰当地描述了他/她的通常表现	3 不需要监护或帮助就能做一切必要的事情 2 需要监护,但不需要身体上的帮助 1 需要身体上的帮助,通常能控制大小便 0 需要身体上的帮助,通常不能控制大小便	□
4	关于洗澡,哪一项最恰当地描述了他/她的通常表现	3 不需要提醒或身体上的帮助就能洗澡 2 不需要身体上的帮助,但是需要监护/提醒才能完成洗澡的全部过程 1 需要少许身体上的帮助(如:在洗头发时)才能完成洗澡的全部过程 0 完全需要由别人帮助	□
5	关于个人卫生,哪一项最恰当地描述了他/她的最佳表现	3 不需要身体上的帮助就能清洁和修剪手指甲 2 不需要身体上的帮助就能梳头发 1 不需要身体上的帮助就能洗脸和洗手 0 需要有人帮忙梳头发、洗脸、洗手以及修剪手指甲	□
6	关于穿衣		
6A	患者<u>挑选</u>过白天要穿的第一套衣服吗? 如果是,请选择	是 否 0 不知道 0 3 不需要监护或帮助 2 需要监护 1 需要帮助	□
6B	哪一项最恰当地描述了他/她的通常表现	4 不需要监护或身体上的帮助就能完成穿衣的全部过程 3 需要监护才能完成穿衣的全部过程,但不需要帮助 2 只在扣纽扣、扣钩或拴鞋带时需要帮助 1 如果衣服不用系扣,那么不需要帮助就能穿衣 0 不管穿什么类型的衣服总是需要帮助	□
7	患者用过电话吗? 如果是,哪一项最恰当地描述了他/她的最高表现水平	是 否 0 不知道 0 5 能在查询电话号码簿上的号码后打电话;或者能在拨打查号服务号码后打电话 4 在不看电话号码簿或电话号码单的情况下,<u>只</u>能拨打熟悉的号码 3 在使用电话号码簿或电话号码单的情况下,只能拨打很熟悉的号码 2 能接电话;不能打电话 1 不能接电话,但别人把电话给他/她时能说话	□
8	患者<u>看过电视</u>吗? 如果是,就问下列所有问题	是 否 0 不知道 0 a) 患者通常会选择或要求看不同的节目或他/她最喜欢的表演吗? 1 0 0 b) 患者通常会在看节目时谈论节目的内容吗? 1 0 0 c) 患者会在看完节目后的1天(24 h)之内谈论节目的内容吗? 1 0 0	□ □ □ □

（续表）

序号	项　目	请 选 择	评 分
9	患者曾参与对话或闲谈至少 5 min 吗？注意：患者不需要发起谈话。	是　否 0　不知道 0	□
	如果是，哪一项最恰当地描述了通常他/她参与谈话的程度	3　通常说与话题相关的事情 2　通常说与话题无关的事情 1　很少或从不说话	
10	患者在饭后或吃小吃后收拾过桌子吗？	是　否 0　不知道 0	□
	如果是，哪一项最恰当地描述了他/她的通常表现	3　不需要监护或帮助 2　需要监护 1　需要帮助	
11	患者通常能在家里找到他/她的个人物品吗？	是　否 0　不知道 0	□
	如果是，哪一项最恰当地描述了他/她的通常表现	3　不需要监护或帮助 2　需要监护 1　需要帮助	
12	患者为自己获取过热饮料或冷饮料吗？（冷饮料包括水）	是　否 0　不知道 0	□
	如果是，哪一项最恰当地描述了他/她的最高表现水平	3　通常不需要身体上的帮助就能制作热饮料 2　如果有人热了水，通常能制作热饮料 1　通常不需要帮助就能获取冷饮料	
13	患者在家里为自己做过饭或小吃吗？	是　否 0　不知道 0	□
	如果是，哪一项最恰当地描述了他/她准备食物时的最高水平	4　需要很少的帮助或不需要帮助就能烹煮食物或用微波炉热食物 3　需要大量帮助才能烹煮食物或用微波炉热食物 2　没有烹煮食物或用微波炉热食物，将一些食物混合或组合在一起做成一顿饭或小吃（比如做三明治） 1　没有混合或烹煮食物，自己能获取食物	
14	患者把垃圾或杂物扔在家里恰当的地方或装垃圾的容器里了吗？	是　否 0　不知道 0	□
	如果是，哪一项最恰当地描述了他/她的通常表现	3　不需要监护或帮助 2　需要监护 1　需要帮助	
15	患者从他/她家里出来四处活动（或出行）吗？	是　否 0　不知道 0	□
	如果是，哪一项最恰当地描述了他/她的最佳表现	4　独自出门，离家至少 1 km 远 3　独自出门，但在离家 1 km 的范围内 2　不管离家多远，只在有人陪伴和监护时才出门 1　不管离家多远，只在获得身体上的帮助的情况下才出门	
16	患者曾购过物吗？ 如果是，就问 A 和 B：	是　否 0　不知道 0	□
	A）哪一项最恰当地描述了患者通常选择物品的方式	3　不需要监护或身体上的帮助 2　需要一些监护或身体上的帮助 1　根本就不挑选，或者主要挑选的是胡乱拿的物品或不恰当的物品	□
	B）患者通常在不需要监护或身体上的帮助的情况下就能付钱购买物品吗？	是　否 0　不知道 0	□

(续表)

序号	项 目	请 选 择				评 分
17	患者能想起和其他人(比如亲戚、朋友、医生或理发师等)的预约或见面吗?		是	否 0	不知道 0	□
	如果是,哪一项最恰当地描述了他/她事先想起见面的记忆能力	3 通常都能记得,可能需要用书写的方式提醒,比如写在便条上、日记里或者日历上 2 只能在当天口头提醒之后还记得预约的事情 1 尽管当天口头提醒过,但通常还是忘记了				
	注意:如果患者住在养老院就不问问题18,跳到问题19;并在此处打钩 □					
18	患者曾被独自留下吗?(家里有人照料不等同于患者被独自留下) 如果是,就问下列所有问题		是	否 0	不知道 0	□
		a) 患者白天曾被独自留在家外15 min或更长的时间吗?	1	0	0	□
		b) 患者白天曾被独自留在家里1 h或更长的时间吗?	1	0	0	□
		c) 患者白天曾被独自留在家里少于1 h吗?	1	0	0	□
19	患者谈论过最近的事情吗?(即发生在过去1个月里或过去4周里的事情或事件) 如果是,就问下列所有问题		是	否 0	不知道 0	□
		a) 患者谈论的是他/她听过、读过或在电视上看过的,但没有参与过的事情吗?	1	0	0	□
		b) 患者谈论的是他/她在户外与家人、朋友或邻居一起参与的事情吗?	1	0	0	□
		c) 患者谈论的是他/她在家里参与或看到的事情吗?	1	0	0	□
20	患者读杂志、报纸或书籍时一次会超过5 min吗? 如果是,就问下列所有问题		是	否 0	不知道 0	□
		a) 患者通常在阅读时或阅读之后很快(少于1 h)就会谈论他/她读到的细节吗?	1	0	0	□
		b) 患者通常在阅读完1 h或更长的时间后,会谈论他/她读到的东西吗?	1	0	0	□
21	患者曾写过东西吗? 注意:如果患者仅在受到鼓励或获得帮助后才写东西,回答仍应该为"是"		是	否 0	不知道 0	□
	如果是,哪一项最恰当地描述了他/她写过的最复杂的东西	3 其他人能看懂的信件或长便条 2 其他人能看懂的短便条或留言 1 他/她的签名或名字				
22	患者进行过消遣、从事过爱好或玩过游戏吗?		是	否 0	不知道 0	□
	如果是,哪些是他/她进行过的消遣 注意:在本量表里,走路不算作爱好/消遣 询问所有内容,将所有的符合项打钩	□ a) 棋牌游戏(包括麻将、扑克、象棋) □ b) 太极拳 □ c) 乐器 □ d) 阅读 □ e) 游泳 □ f) 猜谜游戏 □ g) 针织 □ h) 园艺(如种花、浇花等) □ i) 家庭修理 □ j) 艺术(包括绘画、书法、舞蹈等) □ k) 缝纫 □ l) 门球 □ m) 钓鱼 □ n) 其他______				

（续表）

序号	项 目	请 选 择	评 分
	如果是，通常患者如何进行最常做的消遣	3 不需要监护或帮助 2 需要监护 1 需要帮助	□
22A	如果患者只在有人照料的时候才从事爱好/进行消遣，请勾选		□
23	患者用过家用电器做家务吗？	是 否 不知道 0 0	□
	如果是，询问以下所有各项，勾选使用过的家用电器	□ a）洗衣机 □ b）熨斗 □ c）燃气灶 □ d）电蚊拍 □ e）饮水机 □ f）微波炉 □ g）吸尘器 □ h）电饭锅 □ i）食品加工器 □ j）其他____________	
	如果是，对于最常用的电器，哪一项最恰当地描述了患者通常如何使用它们	4 不需要帮助，如果需要进行操作，操作不仅仅只是开、关控制 3 不需要帮助，但是只操作开、关控制 2 需要监护，但不需要帮助 1 需要帮助	□
24		总分（0～78）	
25		“不知道”回答的次数	

注：请知情者回答在过去4周里患者的表现。

表 13-1-7 复杂社会功能量表（PFS）

功 能	下降幅度（%）	可 能 原 因			
		躯体疾病	记忆减退	脑力迟钝	情绪异常
1. 炒股					
2. 理财（除外炒股）					
3. 写作（如做笔记）					
4. 讲课或讲座					
5. 打麻将					
6. 打扑克					
7. 下象棋					
8. 绘画与书法					
9. 演奏乐器					
10. 修理电器故障					
总体判断					

注：复杂社会功能量表（PFS）是笔者编制的自评问卷，请患者根据近3个月的情况回答。共列举了10种需要脑力劳动的复杂功能（如果你从来不参与或从事该项活动，请空着）。在能力下降原因里，脑力迟钝指思维迟钝、延缓或阻滞的感觉；情绪异常指焦虑、抑郁、失眠等。

（郭起浩）

第二节

照料者负担量表

在世界范围内,家庭系统一直以来是痴呆照料的基石。国内外研究发现痴呆家属照料者较非痴呆家属照料者经历更多的应激,这些应激包括客观应激源(stressors)和主观角色负担(strain)。客观应激源包括照料者的人口统计学特征、被照料者的认知、行为和躯体功能、照料者角色对家庭和职业的冲突、经济上的压力,以及因照料而导致的社交孤立。主观角色负担包括照料过程的情绪体验、关系剥夺、照料的主观评价、动机和影响。上述这些应激引发家属照料者明显的躯体和心理疾患。澄清和评估这些应激是制定对痴呆患者及其家属照料者有效的服务和干预项目中不可或缺的部分。常用的评估照料者应激工具中,Zarit照料者负担量表(Zarit caregiver burden interview, ZBI)、照料者负担问卷(caregiver burden inventory, CBI)和照料压力问卷(caregiving stress inventory, CStI)的研发过程均来自对痴呆患者家属照料者的研究,因而被广泛地应用于该人群的相关研究,包括评价照料负担、主要影响因子、对照料者健康相关结局的影响等。由于目前上述3个工具中,只有Zarit照料者负担量表(以下简称ZBI)已有中国内地学者修订的中文版,因此本节主要介绍ZBI及该中文版信效度研究结果。

ZBI由美国学者Zarit(1980)根据照料负担测量的理论研制而成。ZBI作为在痴呆患者家属照料者的研究中最常用的工具,主要用于评价照顾者感受到的照料负担及其影响因素包括照料者经常提到的影响其健康、经济、社交、与被照料者的关系的问题。ZBI最初的版本共有29个条目,后经修订发展为22项、18项、12项共3个版本。目前广泛使用的为22个条目的版本(表13-2-1)。12条目的版本主要作为筛查工具而使用。22条目版的ZBI包括角色负担(role strain)和个人负担(personal strain)2个维度共22个条目。角色负担由条目1、4、5、8、9、14、16、17、18、19、20、21组成,评估照料角色的需求,而个人负担(由条目2、3、6、11、12、13组成)评估的是照料者本人对照料角色的自我肯定。量表评分方法为将照顾者感受到的照料负担分为下述5个等级:0=从来没有过,1=很少(每月几次),2=有时(每周1～3次),3=相当频繁(每周4～5次)和4=几乎总是(几乎每天都有这种感觉)。角色负担和个人负担的总分分别在0～48分和0～36分,分数越高提示照料者负担越重。大量研究发现ZBI总分与照料者身心健康、活力和社交功能呈显著负相关。ZBI还被用于筛查照料者抑郁症风险和评价是否需对其进行干预的研究。Schreiner等采用ZBI、GDS和CES-D对卒中($n=80$)、慢阻肺($n=48$)和其他功能残疾(70例,其中70%为痴呆患者)共3组患者家属照料者进行研究,以确定预测家属照料者抑郁症风险的ZBI临界值(cut-off)。结果发现预测抑郁症风险的ZBI临界值为24～26,ZBI总分24时,72%照料者有抑郁症可能。

表13-2-1 Zarit照料者负担量表(ZBI)

下列描述反映了人们在照顾其他人时的一些感受。请根据您自己的感受进行选择。请在相应的数字上打"√"

0=从来没有过;1=很少(每月几次);2=有时(每周1～3次);3=相当频繁(每周4～5次);4=几乎总是(几乎每天都有这种感觉)

您觉得…	感受的频率				
	0	1	2	3	4
1. 老人要求的帮助比他/她实际所需要的多					
2. 因为把时间花在照顾老人身上,自己的时间不够用					
3. 既要照顾老人又要承担其他家庭和工作责任使您紧张					
4. 老人的一些行为让人难堪					
5. 当老人在您身边时,您感到生气					
6. 老人对您与其他家庭成员的关系产生了负面的影响					
7. 您为老人的前途担忧					
8. 老人很依赖您					
9. 当老人在您身边时,您觉得紧张					

（续表）

您觉得…	感受的频率				
	0	1	2	3	4
10. 因为照顾老人，您感到自己的健康受损了					
11. 因为照顾老人，您的个人生活不如期望的好了					
12. 因为照顾老人，您的社交生活受到了影响					
13. 您不太愿意叫朋友过来玩了					
14. 老人在期待您照顾他/她，就好像您是他/她唯一的依靠					
15. 您的收入不够照顾老人					
16. 您没有能力再照顾老人很长时间了					
17. 您的生活被搅乱了					
18. 您希望把照顾老人的任务交给别人					
19. 您不知道拿他/她怎么办					
20. 您应该为他/她做得更多					
21. 您可以在照顾他/她的方面做得更好					
22. 总的来说，您觉得照顾老人对您是一个负担					

中文版 ZBI（表 13－2－2）由王烈等人修订，信效度分析显示量表总的和两维度 Cronbach's α 系数均大于 0.7（0.75～0.88）；条目敏感性分析结果提示量表反应度较好（Cronbach's α 系数为 0.87～0.89）；各条目分与总分相关分析结果发现条目 4（0.230）、6（0.249）、20（0.249）和 21（0.160）的相关系数低于 0.3，提示上述条目内容与量表内容相关性较低；各维度和条目间 Cronbach's α 系数中仅条目 5 与内部条目（角色负担）的 α 系数（0.273）小于外部条目（个人负担）的 α 系数（0.361）。上述信效度研究结果提示中文版 ZBI 信效度较好，但笔者认为还需对该中文版进一步修订。

表 13－2－2 照料者应激过程评估量表

下列描述反映了人们在照顾其他人时的一些感受。请根据您自己的感受进行选择。请在相应的数字上打“√”

0＝从来没有过；1＝很少（每月几次）；2＝有时（每周 1～3 次）；3＝相当频繁（每周 4～5 次）；4＝几乎总是（几乎每天都有这种感觉）

您觉得	感受的频率				
	0	1	2	3	4
1. 老人要求的帮助比他/她实际所需要的多					
2. 因为把时间花在照顾老人身上，自己的时间不够用					
3. 既要照顾老人又要承担其他家庭和工作责任使您紧张					
4. 老人的一些行为让人难堪					
5. 当老人在您身边时，您感到生气					
6. 老人对您与其他家庭成员的关系产生了负面的影响					
7. 您为老人的前途担忧					
8. 老人很依赖您					
9. 当老人在您身边时，您觉得紧张					
10. 因为照顾老人，您感到自己的健康受损了					
11. 因为照顾老人，您的个人生活不如期望的好了					
12. 因为照顾老人，您的社交生活受到了影响					
13. 您不太愿意叫朋友过来玩了					
14. 老人在期待您照顾他/她，就好像您是他/她唯一的依靠					
15. 您的收入不够照顾老人					
16. 您没有能力再照顾老人很长时间了					
17. 您的生活被搅乱了					
18. 您希望把照顾老人的任务交给别人					

(续表)

您觉得	感受的频率				
	0	1	2	3	4
19. 您不知道拿他/她怎么办					
20. 您应该为他/她做得更多					
21. 您可以在照顾他/她的方面做得更好					
22. 总的来说,您觉得照顾老人对您是一个负担					

此外,对照料者负担的定义和影响因素的研究发现,ZBI对照料者负担的评估着重于照顾者个人及其家庭范畴,是单维的。对照料者负担的评估内容应包含更多的维度,比如常见的照料任务、社交限制情况、对照料者本人身心损害、照料者对照料经历引起的应激和负担的主观感受。与影响因素相关的评估范畴还需要包含社区及更大的范围。

除了ZBI,笔者翻译修订了Pearlin(1990)编制的"照料者应激过程评估(measures specifying the caregiver stress process)"(表13-2-3)。前3个维度(角色负担、角色能力和社交受损)被称为"原发性应激",后3个维度(家庭冲突、工作压力和经济压力)被称为"继发性应激"。最后的"观念"部分是笔者加上的。这个量表的优点是建立在全面的应激加工理论模型基础上的,是多维评估。其缺点是,把照料完全看成是负性事件,没有看到照料带来的正面影响。中文版的信度和效度正在验证中。

表13-2-3 照料者应激过程评估量表

(一) 有关照料患者,你的想法是				
1. 希望患者对你的生活没有影响	一直是	有时是	偶尔是	从不这么想
2. 患者对你是一个困境	一直是	有时是	偶尔是	从不这么想
3. 你希望你刚好离家了	一直是	有时是	偶尔是	从不这么想
(二) 有关照料患者,以下的说法				
1. 晚上上床时,你已经筋疲力尽	非常同意	基本同意	有时是	非常不同意
2. 你本来可以做更多事情	非常同意	基本同意	有时是	非常不同意
3. 你留给自己的时间没有了	非常同意	基本同意	有时是	非常不同意
4. 你努力照料患者,但是感到这是徒劳	非常同意	基本同意	有时是	非常不同意
(三) 你在个人关系上的损失				
1. 你丧失了与患者的相互信任	非常同意	基本同意	有时是	非常不同意
2. 患者像换了一个人	非常同意	基本同意	有时是	非常不同意
3. 患者不再了解你、体谅你	非常同意	基本同意	有时是	非常不同意
(四) 对以下问题,你家庭中每个成员的看法是否一致				
1. 患者记忆障碍的严重度	非常一致	有时不一致	相当不一致	非常不一致
2. 是否需要当心患者的安全	非常一致	有时不一致	相当不一致	非常不一致
3. 患者的生活自理能力	非常一致	有时不一致	相当不一致	非常不一致
4. 是否到医院就诊	非常一致	有时不一致	相当不一致	非常不一致
(五) 除了你,其他家庭成员				
1. 没有花时间在患者身上	一直不是这样	偶尔这样	有时这样	一直这么做
2. 没有分担你对患者的照料	一直不是这样	偶尔这样	有时这样	一直这么做
3. 不重视患者	一直不是这样	偶尔这样	有时这样	一直这么做
4. 对患者缺乏耐心	一直不是这样	偶尔这样	有时这样	一直这么做

(续表)

(五)除了你,其他家庭成员				
5. 对患者不闻不问	一直不是这样	偶尔这样	有时这样	一直这么做
6. 不提供任何帮助	一直不是这样	偶尔这样	有时这样	一直这么做
7. 对你的照料工作不满意	一直不是这样	偶尔这样	有时这样	一直这么做
8. 给你多余的或讨厌的建议	一直不是这样	偶尔这样	有时这样	一直这么做
(六)对于你目前的工作状况,以下说法你是				
1. 你工作的精力减退了	非常同意	基本同意	不同意	非常不同意
2. 你的工作出现了更多失误	非常同意	基本同意	不同意	非常不同意
3. 你对自己的工作质量不满意	非常同意	基本同意	不同意	非常不同意
4. 你在工作时,为患者焦虑担心	非常同意	基本同意	不同意	非常不同意
5. 在工作时间与患者通电话	非常同意	基本同意	不同意	非常不同意
(七)与患者得病前相比,你的经济负担				
1. 患者的收入是	明显减少	有减少	没有变化	有增加
2. 你的收入是	明显减少	有减少	没有变化	有增加
3. 你的家庭总收入是	明显减少	有减少	没有变化	有增加
(八)你的观念				
1. 患痴呆是一种耻辱,应该保密	非常同意	基本同意	不同意	非常不同意
2. 痴呆是一种遗传病	非常同意	基本同意	不同意	非常不同意
3. 痴呆就是日常生活不能自理	非常同意	基本同意	不同意	非常不同意

(张曙映 郭起浩)

第三节

照料者自我效能问卷(SEQ)

中国预计将成为阿尔茨海默病患者绝对数量最多的国家,研究表明,在中国90%以上的痴呆患者将由其家属照料。国内外文献都表明痴呆患者的认知和躯体损害,特别是患者病程中高达90%的行为和精神症状(BPSD)是损害家属照料者身心健康的最重要因素。在做好对痴呆患者早发现、早诊断和早治疗的同时,通过支持措施对影响其家属照料者身心健康的风险因素进行早预防、早发现,提高家属照料者尤其是配偶的健康自我管理能力,使痴呆患者得到良好的居家照料,对改善这两类群体生活质量具有重要意义。

Parker 等通过对相关干预结果指标的研究发现,抑郁症状、主观健康、自我效能和照料负担可能是评判干预有效性的指标。较其他结果指标,照料者自我效能(self-efficacy)还是一个较新的评价变量。自我效能的概念来源于 Bandura(班杜拉)的社会学习认知理论。自我效能强调个体对自身在特定情境下执行某一特定行为的能力的判断。这种判断(即自我效能)决定了个体行为的动机和坚持性。近十几年来,国内外研究发现照料者自我效能对照料者身心健康具有保护作用。相关干预研究发现,提高照料者自我效能,有助于增强个体对环境的调整和适应能力,改善照料者的健康结果。本节介绍痴呆照料者自我效能与患者各项损害、照料者的社会支持和健康相关结果间关系,以及自我效能评价工具的研究进展。

一、自我效能与痴呆损害、社会支持的关系

在照料痴呆患者的过程中,患者的认知损害、躯

体功能和行为障碍,以及照料者的社会支持是影响照料者自我效能感的主要情景因素。多数研究关注患者行为障碍对照料者自我效能感的影响,患者其他损害如认知功能、日常生活能力(ADLs)和工具性日常生活能力(IADLs)对自我效能影响的报道相对有限。Pinquart 的 meta 分析发现患者的行为障碍是减弱照料者自我效能感的最重要因素。由于采用不同自我效能评估工具,患者各项损害与特定的自我效能间关系的研究结果也不一致。例如,Fortinsky 等发现行为障碍的严重程度与照料者症状管理自我效能和社区支持服务的利用自我效能水平呈负相关,患者的认知损害程度与社区支持服务的利用自我效能水平呈负相关,但未发现 ADLs 和 IADLs 与特定的自我效能间的相关性。Gottlieb 则报道未发现行为障碍与关系、工具和自我安抚这三个特定的自我效能水平的相关性。

在照料者自我效能的研究中,社会支持被认为是重要的保护性资源。尽管采用不同的自我效能和社会支持工具,研究发现照料者自我效能感水平与社会支持呈显著正相关。采用《修订版照料者自我效能量表》进行研究发现三个维度的自我效能水平即获得休息、回应患者的困扰行为和控制照料相关懊恼想法,与社会支持呈显著正相关。笔者对上海地区痴呆患者家属照料者的调查发现,照料者积极的社交互动水平越高,照料者在收集照料信息、应对患者 BPSD 和压力管理方面的自我效能感也越强,同时照料者的精神健康水平也越高。

在照料负担研究中,社会支持被认为是一个调节因子。Bandura(1997)认为社会支持通过自我效能的中介作用影响人们的健康行为。Au 等报道自我效能对社会支持与照料者抑郁症状间存在部分中介作用。笔者对上海地区痴呆患者配偶照料者的研究发现,照料者不同行为维度的自我效能感对其社交受限程度与精神健康水平间的关系有部分中介作用。例如,收集照料信息和照料相关的压力管理自我效能感对积极社交互动与照料者精神健康间的关系有部分中介作用。笔者的研究还发现,配偶照料者的自我效能感是社会支持和照料者主观负担间的调节因子,社会支持也是自我效能感和照料者主观负担间的调节因子。虽然照料者自我效能的研究越来越受到痴呆家属照料领域研究者的关注,但基于自我效能理论的相关路径分析的研究仍然很有限。

二、自我效能与照料者健康结果

尽管大量的文献报道了照料痴呆患者导致家属照料者不良健康的结果,但照料者自我效能与其健康结果的研究较有限。抑郁症状是最常见的与照料相关的不良健康结果,也是大多数照料者自我效能研究关注的结果指标。采用不同自我效能量表的研究发现照料者自我效能与抑郁症状呈负相关。研究发现以下 3 种自我效能——症状管理和自我照顾的自我效能、获得休息与回应患者的困扰行为、控制照料相关懊恼想法——水平高的照料者的抑郁症状明显较轻;症状管理自我效能对患者神经精神症状和照料者抑郁症状之间关系存在中介作用;面对患者行为障碍时,控制照料相关懊恼想法自我效能水平高的照料者照料负担较轻。研究还发现自我效能水平高的照料者对照料有较多积极的想法,消极情绪反应如焦虑和愤怒也较少。此外,笔者的研究发现不同行为维度的自我效能感对其社交受限程度与精神健康水平间的关系存在部分中介作用,如收集照料信息和照料相关的压力管理自我效能感对积极社交互动与照料者精神健康间的关系有部分中介作用。

主观负担也是最常见的结果评价指标。研究发现照料者自我照顾和照料自我效能以及解决问题自我效能水平与主观负担呈显著负相关。症状管理自我效能与主观负担呈显著负相关。

相对于精神心理相关的结果指标,自我效能与照料者躯体健康关系的研究非常有限,并且研究结果也不一致。Haley 等和 Wijngaart 等均未发现自我效能与照料者自评躯体健康间的关系。Wijngaart 等推测这一结果可能与两者反映的是照料者对自身能力评价的不同方面有关。照料者自我效能反映的是有效面对照料过程中困难的信心,而自评躯体健康反映的是其执行日常生活的能力。与之相反的是,Fortinsky 等报道照料者症状管理和社区支持服务利用自我效能感高的照料者躯体健康水平较高。

Gottlieb 和 Rooney 采用 SF－36 评价照料者自我效能与躯体健康的关系，发现自我安抚自我效能与躯体功能水平呈正相关，与躯体疼痛呈负相关。此外，对照料者应对自我效能（coping self-efficacy）的研究发现，控制年龄、性别、烟酒史、BMI、糖尿病史、服用抗高血压药物史和痴呆严重程度等影响因素后，积极应对的自我效能较高的照料者平均动脉压、收缩压和脉压较低；配偶照料者应对自我效能对照料负担和其 IL－6 值间有交互作用，在应对自我效能较低的照料者中照料负担与 IL－6 值显著相关，而在应对自我效能较高的照料者中未见这一显著相关性。

照料者的健康相关生活质量（health-related quality of life，HRQoL）一直是痴呆照料研究中的重点，负面的情绪、主观负担、躯体症状均为 HRQoL 的重要方面，但有关照料者自我效能与 HRQoL 的研究较有限。Gottlieb 采用《RIS 老年照护自我效能量表》和常用评价照料者 HRQoL 的工具 SF－36 进行的队列结果发现 RIS 的 3 个分量表分（工具、关系和自我安抚自我效能）均与 SF－36 的精神健康与活力分量表分呈显著正相关。然而，笔者对照料者不同照料行为维度的自我效能感与其健康相关结果（主观照料负担、精神健康和生活质量）间关系的研究发现，管理患者日常生活的自我效能感水平越高，照料者的精神健康水平越低，提示家属照料者对患者日常生活照料的信心越高。这一结果进一步提示对照料者自我效能及其影响因素的研究必须涵盖该群体主要照料行为维度的自我效能感，而非一或两个维度。笔者的研究还发现照料者自我效能感对其感受到的社会支持与其健康相关生活质量间关系有部分中介作用。

此外，已报道的一些将照料者自我效能感作为二级结果指标的干预研究并没有依照自我效能的理论模型选择干预形式，而是简单地将该指标列入各自的研究，从而导致结果不一致，因此还需要进一步的研究确定体现该结果指标的敏感性的干预形式。

三、自我效能评估

作为较新的评价变量，目前的研究所采用的量表包括《照料者自我效能量表》《照料者自我效能问卷》《RIS 老年照护自我效能量表》《激惹管理自我效能量表》《修订版照料自我效能量表》，以及《中国家属照料者自我效能问卷》（self-efficacy questionnaire for Chinese family caregivers，SEQCFC）（表 13－3－1）。这些自我效能量表的评价维度不同，但均包含了患者行为障碍管理和寻求相关帮助的维度。但其中大部分量表都非针对痴呆照料者群体而研发，有报道的国内外针对痴呆照料者照料行为的自我效能量表仅有两个，即《修订版照料者自我效能量表》和笔者研发的针对国内痴呆照料者的《中国家属照料者自我效能问卷》（SEQCFC）（Cronbach's α 均＞0.8）。根据 Bandura 的自我效能理论，自我效能的广度只有与特定目标行为密切相连，才能有效预测个体的行为；且自我效能水平的变化及个体的行为还受个体所处的社会、经济、文化等情境因素的影响。简而言之，评价照料者自我效能感的工具必须能体现照料者在所处的社会文化背景下的常见照料行为。国内外文献表明，痴呆患者家属照料者最常见的照料行为包括寻求帮助或获得休息、管理 BPSD、照料压力的管理等。笔者对上海地区痴呆患者家属照料者照料行为的质性研究发现中国家属照料者有五大类常见照料行为，即收集照料信息、获取帮助、回应患者 BPSD、对患者日常生活的管理，以及照料相关的压力管理。SEQCFC 是在该质性研究的基础上，借鉴了《修订版照料者自我效能量表》的部分条目发展而成的。特别指出的是，《修订版照料者自我效能量表》和 SEQCFC 均以 Bandura 自我效能理论为框架，条目内容反映了痴呆照料者的特定照料行为，笔者在研制 SEQCFC 的同时也完成了中国痴呆患者照料者自我效能理论模型的初步测定。虽然上述量表的信效度是可接受的，但都需要更广泛的研究，特别是干预性研究进一步验证。

表 13-3-1　照料者自我效能量表

名　称	条目、维度和评分	心　理　评　估　特　性	备　注
照料者自我效能量表	1. 共 14 个条目 2. 2 个维度：自我照顾(CSCE)和解决问题(CPSSE) 3. 每条目按 0～100 分评分，分量表总分为 0～100 分，得分越高，自我效能量水平越高	1. Cronbach α：CSCE，0.76；CPSSE，0.83 2. 11 周重测信度：CSCE，0.675；CPSSE，0.683 3. 会聚效度 社会支持：CSCE，r=0.30，P<0.0001；CPSSE，r=0.19，P<0.05 应对：CPSSE，r=0.19，P<0.05； 抑郁症状：CSCE，β=−0.262，P<0.001；CPSSE，β=−0.322，P<0.001； 总体困扰：CSCE，β=−0.111，P<0.05；CPSSE，β=−0.262，P<0.01； 主观负担：CPSSE，β=−0.202，P<0.01； 4. 判别效度：应对，CSCE，r=−0.04。	1. 并非针对痴呆家属照料者而研制 2. 部分条目存在天花板效应
照料者自我效能问卷	1. 9 个条目 2. 2 个维度：症状管理(SXEFF)和社区支持服务的利用(SERVEFF) 3. 每条目按 1～10 分评分，得分越高，自我效能量水平越高	1. 结构效度：探索性因子分析产生两因子(SXEFF & SERVEFF) 2. Cronbach α：SXEFF，0.77；SERVEFF，0.78 3. 会聚效度 患者行为障碍：SXEFF，r=−0.22，P≤0.01；SERVEFF，r=−0.17，P≤0.05 患者认知状态：SERVEFF，r=−0.15，P≤0.05 照料能力：SXEFF，r=0.49，P≤0.01；SERVEFF，r=0.27，P≤0.01； 照料者抑郁症状：SXEFF，β=−0.17，P<0.05； 照料者躯体症状：SXEFF，β=−0.16，P<0.05；SERVEFF，β=−0.20，P<0.01	1. 并非针对痴呆家属照料者而研制 2. 未检验重测信度
RIS 老年照护自我效能量表	1. 10 个条目 2. 3 个维度：工具、关系和自我安抚 3. 每个条目按 0～4 分 5 级评分，得分越高，自我效能量水平越高	1. 结构效度：探索性因子分析产生三因子(工具、关系和自我安抚) 2. Cronbach α：工具，α_1=0.72 和 α_2=0.73；关系，α_1=0.74 和 α_2=0.78；自我安抚，α_1=0.79 和 α_2=0.72 3. 4～6 个月重测信度：工具，γ=0.69，P<0.001；关系，γ=0.48，P<0.001；自我安抚，γ=0.60，P<0.001 4. 同时效度 SF-36 a) 精神健康分量表：工具，γ=0.19，P<0.05；关系，γ=0.30，P<0.01；自我安抚，γ=0.28，P<0.01 b) 活力分量表：工具，γ=0.18，P<0.05；关系，γ=0.28，P<0.01；自我安抚，γ=0.29，P<0.01　人格特质 a) 乐观：工具，γ=0.28，P<0.01；关系，γ=0.41，P<0.001；自我安抚，γ=0.36，P<0.001 b) 随和：工具，γ=0.31，P<0.01；关系，γ=0.22，P<0.05；自我安抚，γ=0.25，P<0.05 c) 尽责：工具，γ=0.33，P<0.01；关系，γ=0.40，P<0.001；自我安抚，γ=0.29，P<0.01 愤怒情绪：工具，γ=−0.29，P<0.01；关系，γ=−0.35，P<0.001；自我安抚，γ=−0.22，P<0.05 5. 会聚效度 社会支持：工具，γ (134)=0.20，P<0.01；关系，γ (134)=0.23，P<0.001；自我安抚，γ (134)=0.30，P<0.001 应对效能：γ (134)=0.26，P<0.01 至 γ (134)=0.32，P<0.001	并非针对痴呆家属照料者而研制
激惹管理自我效能量表	1. 43 个条目 2. 4 个维度：无身体攻击行为，身体攻击行为，无语言攻击行为，语言攻击行为	1. 表面效度 2. Cronbach α：总量表，0.86；各分量表(0.59～0.90)	1. 并非针对痴呆家属照料者而研制 2. 未做其他效度和重测信度检验

（续表）

名　称	条目、维度和评分	心　理　评　估　特　性	备　注
修订版照料自我效能量表	1. 15个条目 2. 3个维度：获得休息（SE：OR），回应患者的困扰行为（SE：RDB）和控制照料相关懊恼想法（SE：CT） 3. 每条目按0～100分评分，分量表总分为0～100分，得分越高，自我效能量水平越高	1. 结构效度：探索性因子分析和验证性因子分析产生三因子（SE：OR；SE：RDB和SE：CT） 2. Cronbach α：SE：OR，0.85；SE：DB，0.82；SE：CT，0.85 3. 2周重测信度：SE：OR，0.76；SE：DB，0.70；SE：CT，0.76 4. 会聚效度和判别效度 抑郁症状：SE：OR，$\gamma=-0.38$，$P<0.001$；SE：DB，$\gamma=-0.34$，$P<0.001$；SE：CT，$\gamma=-0.38$，$P<0.001$ 焦虑：SE：OR，$\gamma=-0.24$，$P<0.01$；SE：DB，$\gamma=-0.20$，$P<0.05$；SE：CT，$\gamma=-0.37$，$P<0.001$ 愤怒：SE：OR，$\gamma=-0.04$，N；SE：DB，$\gamma=-0.45$，$P<0.001$；SE：CT，$\gamma=-0.31$，$P<0.001$ 社会支持：SE：OR，$\gamma=0.47$，$P<0.001$；SE：DB，$\gamma=0.08$，N；SE：CT，$\gamma=0.10$，N 5. 同时效度：低批判组的照料者（$n=58$）SE：DB和SE：CT分高于边界和高批判组（$n=34$）	1. 在Zeiss的量表基础上，针对痴呆家属照料者而修订 2. 条目内容反映了痴呆照料者的特定照料行为
中国家属照料者自我效能问卷	1. 27个条目 2. 5个维度：收集照料信息（GI），获取帮助（OS），回应患者行为障碍（RBD），对患者日常生活的管理（MHPMC），照料相关的压力管理（MDC） 3. 每条目按0～100分评分，量表及分量表总分为0～100分，得分越高，自我效能量水平越高	1. 结构效度：探索性因子分析产生5因子 2. Cronbach α：量表几个分量表均>0.8 3. 四周重测信度：0.64～0.85 4. 会聚效度 社会支持：GI，$\beta=0.25$，$P<0.001$；OS=0.42，$P<0.001$；RBD，$\beta=0.28$，$P<0.001$；MDC，$\beta=0.23$，$P<0.001$ 认知功能：RBD，$\beta=-0.24$，$P<0.05$ 躯体功能：MHPMC，$\beta=0.33$，$P<0.01$ 行为障碍：RBD，$\beta=-0.22$，$P<0.05$；MHPMC，$\beta=-0.31$，$P<0.001$；MDC，$\beta=-0.30$，$P<0.001$	1. 中国痴呆家属照料者而研制 2. 条目内容反映了痴呆照料者的特定照料行为

（张曙映　郭起浩）

第四节

阿尔茨海默病相关结果评价量表（ROSA）

阿尔茨海默病相关结果评价量表（relevant outcome scale for Alzheimer's disease，ROSA）评定是对于阿尔茨海默病（AD）病程严重程度基于临床表现进行的反复评估。它作为测量工具被开发用于临床实践中，可以由受过训练的医师和其他人员进行评估（如经过培训的心理测验评定员）。

ROSA估计疾病程度时，按照疾病的严重程度（早、中、晚3个阶段），使用了14个项目，并设计了患者生活质量的评估和照料者生活负担评估，共16个项目。患者能力评估涉及4个方面：① 认知（项目1～3）；② 沟通（项目4～6）；③ 行为（项目7～11）；④ 日常生活活动（项目12～14）。这14个项目都是日常情景描述。评估方法是相同的，按照严重性进行分段来区分疾病的严重程度和预测患者的能力/行为；评估是依据患者的能力/行为在数值范围10到0之间选相应的数值（如很好、很差）。最终，评估者得出总分并给予患者相应的评价结果。

ROSA以访谈的形式进行。在疾病的早期阶段，可与患者访谈。同时，一般情况下，患者的陪同人员因经常和患者在一起，他们可以回答一些常见的问题。该评估的最终结果由测量者根据评估结果、患者的既往史、临床数据并结合测量者个人经验获得。使用ROSA的一个条件是，用户必须熟悉必要的背景资料，确认患者可以作为评估对象。

如何使用ROSA？首先，评定员须对AD患者进行全面临床评估。这一评估的基础是必须对患者的临床表现准确判断。另外，要会使用评估量表，如GDS可用来确定患病阶段。但是，这不是一个强制性的要求。

阿尔茨海默病可分早、中、晚三期。早期，患者表现不明显，亲人、朋友或同事一般不易觉察到患者的认知障碍。认知障碍包括：词和名字难以被想起,记忆反复出现最近经历的事情或过往生活中的琐事。患者可能会在计划及执行社会角色方面出现困难(如家庭聚会、结识新朋友)。中期,近事健忘和已往记忆增加,完成复杂事物有困难(如策划活动、写信件、支付账单等),抑郁,退出社交,或有其他行为的明显改变;其日常生活可能发生障碍,如根据季节选择合适的服装或准备食物不能自理。晚期,会发生患者失忆事件,忘记自己是谁,日常生活不能自理(如饮食和如厕),空间和时间定向严重受损,依据季节选择合适的衣服需要帮助,个性和行为变化(如冷漠、抑郁、妄想、不安),以及夜间睡眠模式发生改变,反应能力严重受损。

在ROSA中,提出了14个情景。对于疾病每个阶段严重性依据患者的能力表现都有3个程度的描述。评估患者的能力或行为应符合患者的实际能力,运用量表中从10到0的数值进行标记。在评估时,每个问题只能有一个值被标记。使用ROSA前确定每个阶段患者的严重程度。请注意,患者疾病的严重程度是动态的,这仅仅是在当下评估的患者的能力/行为。

请记住,每一种情况下患者的能力和行为在最后一周应评估。评价应结合情景帮助以及参考相关例子。如果没有为患者得出一个恰当的结论,则应请教相关领域的专家。这些都必须加以记录(如一个附加页),进一步重复测试,并且保持不变。例如:

场景3:患者会喜欢去购物/准备食物。其他:患者要挂一幅画/修剪草坪/种花/启动工艺品项目。

场景8:患者安静地坐着。其他:向大家介绍孙子就读的学校/音乐/剧院/与朋友聚餐的场景。

使用ROSA的步骤如下:

(1) 基于不同阶段的阿尔茨海默病(早期、中期、晚期)全球评估程度的一致性。请用×表明严重程度。

(2) ROSA量表1～14。阅读相关情景/例子,这个量表可反映阿尔茨海默病(早、中、晚期)的程度。继续评估患者:标记数值尺度。这样的场景评估可以推断阿尔茨海默病的严重程度。该说明中提到个别不适用的患者,可使用合适的替代方案。目前提供的这张纸,可作为个别患者进一步评估的模板,以便更好地处理患者的情况。差或不足数值代表最低点为0,最好的表现是10。

(3) 最后两项是对患者生活质量和照顾者负担的评估,需要结合评估者在前14项所做的ROSA评估的基础上对患者的整体状况进行评价。

(4) ROSA总分是输入所有标明的数值及有关项目的得分框旁边的得分而获得的。总得分可反映每个患者的严重程度,从0～160。除了总分,为了准确评估AD患者的病情,也可以编写相应的项目分数值标注在量表之后。

一、重复评估

如果是同一种疾病同一病程做的ROSA评估结果可以直接比较。如果患者病情出现变化,ROSA评估结果可以和另一个患者对照。请记住,一般ROSA评估必须始终在相同条件下进行,最好是相同的评估者,这样才能保证评估结果的相对一致性。请注意每一个人的偏差(如情景、采访合作伙伴)。亲戚或照料者在参与评估过程中,应尽可能使家属自由地表达自己的感受。

二、ROSA的优缺点

1. 优点 ① 全面性:不仅覆盖了ADAS-cog反映的记忆、语言、执行这些基本认知功能领域,DAD反映的日常生活能力,NPI反映的神经精神症状,还包括社交活动、配合性、兴趣、生活质量等更高层次的评估。② 得分范围大,便于随访观察严重度变化。③ 简洁、易携带、耗时少、易推广。

2. 缺点 ① 主观性:在10个等级中,要准确区分级别是有难度的,尤其是没有经过严格训练的评定员。② 总体严重度与项目严重度的不一致:量表要求首先判断总体严重度,分为轻、中、重度,再进一步区分等级。有些项目,如攻击性、坐立不安、配合性,未必是晚期就比中期严重。③ 不典型AD,如额叶型AD、后部皮质萎缩(PCA)、少词性进行性失语(logopenic PPA),ROSA的适用性尚不清楚。

我们已经完成中文版ROSA(CROSA)(表13-4-1)的信度、效度的验证。结果表明,CROSA总分和其各项目分的相关性较好(相关系数基本为0.4～0.7);CROSA总分和常用的评估阿尔兹海默病认知及生活能力受损的量表总分的相关度较高(MMSE, DRS, ADAS-cog, IQCODE, DAD, NPI, ZBI),相关系数基本为0.4～0.7(除与ZBI的

表 13-4-1　阿尔茨海默病相关结果评价量表(ROSA)

患者姓名：________________　评分员姓名：________________　日期：□□ □□ □□□□（日　月　年）

我们希望您能告诉我们，您所照顾的患者所患疾病对其应对日常生活的能力的影响。请在最佳描述患者前一周能力的评价上打叉（×）。请尽量回答所有的问题，即使该问题目前不适用。没有对或错的答案。您的回答应准确反映您对该患者能力的评价。谢谢！

该患者的阿尔茨海默病处于　□早期　□中期　□晚期

条目	评分	权重	得分
1. 该患者能够回忆起很久以前的事情。	←	×1=	□□□
2. 该患者能够回忆起最近的事情。	←	×1=	□□□
3. 该患者能够计划并执行复杂的事情。	←	×1=	□□□
4. 该患者使他人理解的能力。	←	×1=	□□□
5. 该患者的沟通能力。	←	×1=	□□□
6. 该患者表现出社交能力。	←	×1=	□□□
7. 该患者行为的攻击性。	←	×4=	□□□

1. 该患者能够回忆起很久以前的事情。

非常好 □10 □ □9 □ □8 □ □7 □ □6 □ □5 □ □4 □ □3 □ □2 □ □1 □ □0 非常差/根本不

场景：　该患者遇到一位至亲或好朋友。
早期：　该患者认识这位亲戚/朋友，但不知道他的确切姓名。
中期：　该患者难以记起这位亲戚/朋友的姓名以及与他的关系。
晚期：　该患者难以记起这位亲戚/朋友的姓名以及与他的关系。该患者难以记起他自己的姓名。

2. 该患者能够回忆起最近的事情。

非常好 □10 □ □9 □ □8 □ □7 □ □6 □ □5 □ □4 □ □3 □ □2 □ □1 □ □0 非常差/根本不

场景：　该患者想出去走走，但想不起钥匙放在哪里。
早期：　该患者找了几分钟钥匙。该患者没有找到钥匙，也就没有出门。
中期：　该患者知道应该怎么办，但还是没有带钥匙就出门了。
晚期：　大多情况下，该患者不记得他出门时应该带着钥匙。

3. 该患者能够计划并执行复杂的事情。

非常好 □10 □ □9 □ □8 □ □7 □ □6 □ □5 □ □4 □ □3 □ □2 □ □1 □ □0 非常差/根本不

场景：　该患者想出去购物/准备食物。
早期：　该患者能够在少许帮助或指导下进行购物/准备食物。
中期：　该患者购物有很大的难度，但在帮助下仍然能够准备简单的饭菜。
晚期：　即便是简单的事情该患者也需要帮助。

4. 该患者使他人理解的能力。

非常好 □10 □ □9 □ □8 □ □7 □ □6 □ □5 □ □4 □ □3 □ □2 □ □1 □ □0 非常差/根本不

场景：　该患者想告诉别人一些事情。
早期：　该患者需要一些时间找到确切的词语。
中期：　该患者不能使用确切的词语表达他的意思。他人难以理解该患者想说什么。
晚期：　即使该患者仍然能够说话，但难以使他人理解。

5. 该患者的沟通能力。

非常好 □10 □ □9 □ □8 □ □7 □ □6 □ □5 □ □4 □ □3 □ □2 □ □1 □ □0 非常差/根本不

场景：　该患者想让别人为他做些事情。
早期：　该患者常常清楚、确切地表达他的意愿，并能理解他人的回应。
中期：　该患者难以选择确切的词语有条理性地表达他的意愿，难以理解他人的回应。
晚期：　该患者通过声音或手势表达他的意愿，几乎不能理解他人的回应。

6. 该患者表现出社交能力。

非常好 □10 □ □9 □ □8 □ □7 □ □6 □ □5 □ □4 □ □3 □ □2 □ □1 □ □0 非常差/根本不

场景：　该患者想接触他人。
早期：　该患者有时找人与他度过一段时间，或打电话给朋友/家人，以使他们能够与他度过一段时间。
中期：　该患者要在别人的鼓励下接触他人/与他人交谈。
晚期：　大多情况下，该患者没有反应，即使有人想与他接触。

7. 该患者行为的攻击性。

根本不 □10 □ □9 □ □8 □ □7 □ □6 □ □5 □ □4 □ □3 □ □2 □ □1 □ □0 非常多

场景：　该患者想要一些东西，但没有得到/该患者想要别人为他做些事情，但别人没有做。
早期：　该患者用言辞表达对此情形的愤怒。
中期：　在这样的情形下，该患者大喊/咒骂或带有威胁性的手势。
晚期：　在这样的情形下，该患者咒骂或常常变得暴力。

+

中间合计（1）：□□□

评分 | 权重 | 得分

8. 该患者坐立不安。

根本不 □10 □ □9 □ □8 □ □7 □ □6 □ □5 □ □4 □ □3 □ □2 □ □1 □ □0 非常多 ← ×4 =

场景：该患者安静地坐着。
早期：没有任何明显的触发，该患者开始自言自语或轻微摇晃身体。
中期：该患者突然开始转来转去。
晚期：该患者不能安静地坐着，他长时间的转来转去并自发性地咒骂。

9. 该患者因妄想而表现出行为上的变化。

根本不 □10 □ □9 □ □8 □ □7 □ □6 □ □5 □ □4 □ □3 □ □2 □ □1 □ □0 非常多 ← ×4 =

场景：该患者表现出妄想的征象/存在妄想，认为有人偷他的钱或偷他的家或老伴不属于他。
早期：该患者确信有人偷他的钱。
中期：该患者对“错误的”老伴表现出愤怒，或试图离开这个“错误的”家。
晚期：该患者对“错误的”老伴反应激烈，或试图阻止他离开这个“错误”的家。

10. 该患者的不安全感。

根本不 □10 □ □9 □ □8 □ □7 □ □6 □ □5 □ □4 □ □3 □ □2 □ □1 □ □0 非常多 ← ×4 =

场景：该患者不想独自待在不寻常的场合。
早期：该患者独处时，有时表现出不安或焦虑。
中期：该患者独处时，常常表现出紧张、不安或焦虑。
晚期：该患者常常非常焦虑，开始哭或试图抓住他人不放。

11. 该患者行为的配合性。

非常多 □10 □ □9 □ □8 □ □7 □ □6 □ □5 □ □4 □ □3 □ □2 □ □1 □ □0 根本不 ← ×4 =

场景：假定该患者去看医生/睡觉。
早期：该患者不喜欢非得去看医生/睡觉，但还是做了。
中期：该患者一定要在劝说下才去看医生/睡觉。
晚期：该患者强烈拒绝去看医生/睡觉，也几乎不能被劝说去这样做。

12. 该患者能够胜任每天的日常生活。

非常多 □10 □ □9 □ □8 □ □7 □ □6 □ □5 □ □4 □ □3 □ □2 □ □1 □ □0 不多/根本不 ← ×1 =

场景：该患者想穿衣服/吃东西。
早期：该患者能够挑选衣服/食物，能够自己穿衣服/吃东西。
中期：该患者能够穿上为他放好的衣服/自己吃准备好的饭菜。
晚期：该患者自己穿衣服/吃东西有很大的困难。

13. 该患者能够留心周边环境，并表现出兴趣。

非常多 □10 □ □9 □ □8 □ □7 □ □6 □ □5 □ □4 □ □3 □ □2 □ □1 □ □0 非常少 ← ×1 =

场景：该患者对日常事件感兴趣（家庭/体育运动/股票交易等）。
早期：该患者在电视/广播上收看收听日常事件（等），并与他人谈论。
中期：该患者在被问及时会谈论日常事件（等）。
晚期：即使该患者被告知一些日常事件（等），他常常没有反应。

14. 该患者能够自理。

非常多 □10 □ □9 □ □8 □ □7 □ □6 □ □5 □ □4 □ □3 □ □2 □ □1 □ □0 根本不 ← ×1 =

场景：该患者想去一些地方或做一些事情。
早期：该患者自己决定想去哪里、想做什么/仅需少许帮助。
中期：该患者需要在鼓励和帮助下去一些地方/做一些事情。
晚期：即使有他人陪伴，该患者也几乎不能去一些地方/做一些事情。

15. 该患者的生活品质。

非常好 □10 □ □9 □ □8 □ □7 □ □6 □ □5 □ □4 □ □3 □ □2 □ □1 □ □0 非常差 ← ×1 =

16. 照顾者的负担

非常小 □10 □ □9 □ □8 □ □7 □ □6 □ □5 □ □4 □ □3 □ □2 □ □1 □ □0 非常大 ← ×1 =

+

中间合计（2）：

中间合计（1）：

总分范围：0~310　　总分：

相关系数为0.3)；且CROSA对语言、认知等各领域评估的分数与侧重评估该种认知功能的量表的相关度也较好(如CROSA的认知、交流和ADAS-cog、IQCODE的相关度较高，行为和ZBI的相关度较高，等等)。说明CROSA评估有较好的信度和效度。

此外，CROSA也可以快速地、较好地反应药物治疗的效果。在经过12周的治疗后，CROSA总分和某些项目分，都显著地升高，且在行为、生活质量、照料者负担方面都可以看到显著的改善，这是传统的评估中涉及相对较少的方面。

(杨　青　郭起浩)

第五节
日常认知量表(ECog)

日常认知量表(everyday cognition, ECog)是由Tomaszewski Farias S等于2008年编制的，是知情者日常认知评估量表，用于检测认知功能减退，包含39个项目，覆盖6个认知相关域：日常记忆、日常语言、日常视觉空间能力、日常计划、日常组织和日常注意分割(everyday divided attention)(表13-5-1)。对于每一项，知情者都将参与者当前的日常功能水平与他(或她)10年前的比较。个体作为他们自己的对照。

表13-5-1　ECog长版(39项ECog版本)

1=比10年前的状况要好，或跟10年前差不多；2=好像差一点，或者偶尔差一点；3=肯定差一点；4=差多了，或明显减退；5=不知道，无法判断，或者患者从不做该事。

项　　目	严	重	度		
1. 无须列出清单就能记住所有需要购买的东西	1	2	3	4	5
2. 记得最近发生的事情，如近期的外出、最近的新闻事件等	1	2	3	4	5
3. 记得几天以前的谈话内容	1	2	3	4	5
4. 记得自己把东西放在哪里	1	2	3	4	5
5. 能复述故事，或能记得自己提过的问题	1	2	3	4	5

(续表)

项　　目	严	重	度		
6. 记得今天是几号或星期几	1	2	3	4	5
7. 记得自己曾经和某人说过某件事	1	2	3	4	5
8. 能记得预约、会议或债务	1	2	3	4	5
9. 能给其他人下口头指令	1	2	3	4	5
10. 能读懂书中的一个故事	1	2	3	4	5
11. 能听懂其他人谈话的要点	1	2	3	4	5
12. 能描述他/她在电视里看过的一个节目	1	2	3	4	5
13. 能听懂口头的指令	1	2	3	4	5
14. 忘记东西的名称	1	2	3	4	5
15. 在谈话中用词得体	1	2	3	4	5
16. 能记得常用词语的意思	1	2	3	4	5
17. 在与人交谈中能正确表达自己的想法	1	2	3	4	5
18. 能看着地图找到一个新地方	1	2	3	4	5
19. 在其他人开车时，能看地图帮忙指路	1	2	3	4	5
20. 能在停车场找到自己的车	1	2	3	4	5
21. 在商场或其他地方，能找到路去约定好的地点与他人会合	1	2	3	4	5
22. 在熟悉的地方能认得路	1	2	3	4	5
23. 在熟悉的商场里能认得路	1	2	3	4	5
24. 到去过很多次的地方时，能认得路	1	2	3	4	5
25. 在买东西时能合理安排停留地点	1	2	3	4	5
26. 能预计天气的变化，并根据变化调整自己的计划	1	2	3	4	5
27. 对可能要发生的事情预先做好应对计划	1	2	3	4	5
28. 能展望未来，为今后的事情做打算	1	2	3	4	5
29. 在做事之前先把过程思考一遍	1	2	3	4	5
30. 保持工作和生活环境的整洁	1	2	3	4	5
31. 准确记账而不出错	1	2	3	4	5
32. 保持财务记录的条理性	1	2	3	4	5
33. 能根据重要性的不同安排事情的先后顺序	1	2	3	4	5

（续表）

项　　目	严	重	度		
34. 到医院看病时，能安排好次序以节约时间，避免走弯路	1	2	3	4	5
35. 能整理信件和报纸	1	2	3	4	5
36. 能同时做两件事	1	2	3	4	5
37. 在做事的中途被打断后，还能继续做原来进行的事情	1	2	3	4	5
38. 能专心做一件事，不被外界环境所干扰	1	2	3	4	5
39. 烧饭或工作的同时能说话	1	2	3	4	5

2011 年 Tomaszewski Farias S 开发并验证了 ECog 简短版（short form）即 12 项 ECog 版本（ECog－12）（表 13－5－2），其在 ECog 6 个认知相关域中的每个域各挑选出两项，每个域中被挑选出的那两项分别具有最高和最低的项目难度评估。ECog－12 被证实与完整的 39 项版本有极强的相关性，与年龄和教育弱相关，具有高度的内部一致性。ECog－12 能够很好地识别痴呆人群与正常人群［ROC 曲线下面积（AUC）＝0.95，CI＝0.94～0.97］，并有希望将正常年长者从认知受损者（MCI 或痴呆）中识别出来。但是识别 MCI 与正常人群的能力较弱。

表 13－5－2　ECog 简短版(12 项 ECog 版本)

1＝比 10 年前的状况要好，或跟 10 年前差不多；2＝好像差一点，或者偶尔差一点；3＝肯定差一点；4＝差多了，或明显减退；5＝不知道，无法判断，或者患者从不做该事

项　　目	严	重	度		
1. 记得自己把东西放在哪里	1	2	3	4	5
2. 记得今天是几号或星期几	1	2	3	4	5
3. 能听懂口头的指令	1	2	3	4	5
4. 在与人交谈中能正确表达自己的想法	1	2	3	4	5
5. 能看着地图找到一个新地方	1	2	3	4	5
6. 到去过很多次的地方时，能认得路	1	2	3	4	5
7. 能预计天气的变化，并根据变化调整自己的计划	1	2	3	4	5
8. 对可能要发生的事情预先做好应对计划（未雨绸缪）	1	2	3	4	5
9. 保持工作和生活环境的整洁	1	2	3	4	5
10. 准确、有条不紊地记账而不出错	1	2	3	4	5
11. 能同时做两件事（如一边看电视一边打毛线）	1	2	3	4	5
12. 烧饭或工作的同时能说话	1	2	3	4	5

ECog 评分方法将患者认知功能改变程度分为 4 个等级：1＝比 10 年前的状况好，或跟 10 年前差不多；2＝好像差一点，或者偶尔差一点；3＝肯定差一点；4＝差多了，或明显减退。

将所有完成项目的得分相加得到一个总分，然后除以完成的项目数，总体得分范围为 1～4。ECog－39 得分通过计算所有 39 个项目的平均分获得，同样地 ECog－12 通过计算 12 个项目的平均分获得。

信度：内部一致性通过计算 Cronbach's α 系数来测量。ECog－12 的 Cronbach's α 系数为 0.96，支持其作为一种通用的日常认知评估。ECog 量表具有良好的重测信度（r＝0.82）。

效度：ECog－39 与 ECog－12 在识别认知受损者（MCI 或痴呆）与认知功能正常者时同样敏感。ECog 两个版本的 ROC 曲线下面积为 0.91（95% CI＝0.88～0.93）。当设定敏感性为 80%时确定最佳的特异性和划界分，ECog－39 与 ECog－12 的特异性分别为 84%和 81%，最佳划界分分别为 1.81 和 2.30。在识别痴呆与正常人群时，ECog－39 与 ECog－12 的特异性为 95%，最佳划界分分别为 2.34 和 2.83。在识别 MCI 与正常人群时，ECog－39 与 ECog－12 的特异性分别为 61%和 62%，最佳划界分分别为 1.32 和 1.54。ECog 量表还具有较好的会聚效度与分歧效度。

ECog 量表与人口统计学变量（年龄或教育水平）的相关性可以被忽略，ECog－39 和 ECog－12 与年龄的相关系数分别为 0.04 和 0.03，与教育的相关系数为 0.01，说明其不受患者年龄、教育水平的影响。

与 ECog 长版相比，ECog - 12 在痴呆组中显示了"地板效应"，其痴呆组中 26%的得分在最高受损水平，而在 ECog 长版中仅为 5%。因此，临床医生或研究者是选择使用 ECog 简短版还是最初的长版依赖于评估目的及研究样本的特性。如果纵向追踪大范围的能力水平和疾病的严重度，最初的长版较合适。

知情者特征，如情绪或照料者负担程度会影响 ECog 评分分级。

Marshall 等发现 ECog 量表中与工具性日常生活能力(IADL)相关的一些项目可以最好地辨别临床正常个体(CN)与 MCI，并且预测从 CN 到 MCI 的进展。"无须列出清单就能记住所有需要购买的东西""能记得已经约好的会议、事情等""能展望未来，为今后的事情做打算""准确、有条不紊地记账而不出错""能整理信件和报纸"这五项较差表现最有助于将 MCI 从 CN 中辨别出来。"能整理信件和报纸"这一项较差表现可以有助于预测从 CN 到 MCI 的进展。

（郭起浩）

第六节

功能活动问卷(FAQ)

功能活动问卷(functional activities questionnaire，FAQ)由 Pfeffer 于 1982 年编制，是一个关于功能性 ADL 的知情者问卷，用于研究社区老年人的正常老化和轻度老年性痴呆，后于 1984 年进行了修订。FAQ 优于工具性日常生活能力(IADL)量表，运用 FAQ 区分正常与痴呆个体更敏感。

FAQ 原版有 11 个项目，采用 4 级评分，满分 33 分(表 13 - 6 - 1)。中文版最早由张明园教授修订，有 10 个项目，满分 30 分，删除了"收集纳税记录"(表 13 - 6 - 2)。FAQ 主要评定完成项目的正确性：0＝没有任何困难，能独立完成，不需他人帮助；1＝有些困难，需要他人指导或监督；2＝需要帮助才能完成，部分依赖；3＝本人无法完成，或完全由他人代替完成。此问卷可由知情看护者在 5 min 内即可完成。

表 13 - 6 - 1　FAQ 英文直接翻译版

项　　目	评　　分
1. 支付账单/平衡收支	0　1　2　3
2. 汇编税务记录	0　1　2　3
3. 自行购物(如购买衣服或杂货)	0　1　2　3
4. 参加技巧性的游戏(如桥牌或象棋)/从事业余爱好	0　1　2　3
5. 加热水和熄灭炉子	0　1　2　3
6. 准备一顿调配合理的饭菜	0　1　2　3
7. 追踪当前的事件	0　1　2　3
8. 集中注意力并能理解电视节目内容	0　1　2　3
9. 记得约定	0　1　2　3
10. 驾车或外出离开邻近地区	0　1　2　3

注：FAQ 项目得分范围：0～3(得分越高提示功能受损越大；0＝正常，或以前从不做但现在可以完成；1＝有困难但可以自己完成，或以前从不做但现在完成有困难；2＝需要帮助；3＝依赖)。

表 13 - 6 - 2　FAQ 张明园修订版

说明：下面列举了 10 项活动，每项活动的评定分成以下几个等级：
0　没有任何困难，能独立完成，不需要他人指导或帮助
1　有些困难，需要他人指导或帮助
2　老人本人无法完成，完全或几乎完全由他人代替完成
9　不适用，如老人一向不从事这项活动
请仔细阅读(读出问题)，并按照老人的情况，做出能最合适地反映老人活动能力的评定，每一道问题只能选择一个评定，不要重复评定，也不要遗漏

1. 使用各种票证(正确地使用，不过期)	0　1　2　9
2. 按时支付各种票据(如房租、水电等)	0　1　2　9
3. 自行购物(如购买衣、食及家庭用品)	0　1　2　9
4. 参加技巧性的游戏或活动(如打扑克、下棋、打麻将、绘画、摄影、集邮、练书法、做木工)	0　1　2　9
5. 使用炉子(包括生炉子和熄灭炉子)	0　1　2　9
6. 准备和烧一顿饭菜(有饭、菜或汤)	0　1　2　9
7. 关心和了解新鲜事物(如国家大事或邻居中发生的重要事情)	0　1　2　9
8. 持续 1 h 以上注意力集中地看电视或看小说或听收音机，并能理解、评论或讨论其内容	0　1　2　9
9. 记得重要的约定(如领退休金、朋友约会、家庭事务和接送幼儿等)	0　1　2　9
10. 独自外出活动或走亲访友(指较远距离，如相当于公交车辆 3 站路的距离)	0　1　2　9

适用项目：　　　　　　总分：
资料可靠性：　1. 可靠　2. 基本可靠　3. 不大可靠

值得注意的是,时代变迁,各种功能活动也在变化,比如,通信工具由固定电话发展到移动电话,再到现在的智能手机,所以各个 FAQ 版本的条目有差异。

FAQ 只有正确性维度,笔者根据老年人功能缺损的特点,在已有的 FAQ"正确性"维度基础上增加了"完成速度"维度,其评分标准为:0=与平时一样快;1=完成该项目的时间比平时延长约 50%;2=完成该项目的时间延长约 100%;3=无限延长(表 13-6-3)。FAQ 根据完成项目的正确性与速度区分为 FAQ-Right 总分、FAQ-Speed 总分。由于 FAQ 原版本个别项目(如支付账单/平衡收支)不存在完成速度的问题,所以项目有调整。

表 13-6-3 FAQ 双维度评估

评分方法			
正确性		完成速度	
0=没有任何困难,能独立完成,不需他人帮助		0=与平时一样快	
1=有些困难,需要他人指导或监督		1=完成该项目的时间比平时延长约 50%	
2=需要帮助才能完成,部分依赖		2=完成该项目的时间延长约 100%	
3=本人无法完成,或完全由他人代替完成		3=无限延长	
9=该项目不适合,或老人从来不做		9=无法完成该项目	
项目	正确性	完成速度	不适合
1. 使用电话或手机	0 1 2 3	0 1 2 3	9
2. 整理家庭物品井井有条、不凌乱	0 1 2 3	0 1 2 3	9
3. 自行购物(如购买衣服、食品及家庭用品)	0 1 2 3	0 1 2 3	9
4. 参加技巧性的游戏或活动(如打扑克、下棋、打麻将、绘画、摄影、集邮、练书法、做木工)	0 1 2 3	0 1 2 3	9
5. 使用各种电器(如电视、空调、微波炉、电饭煲)	0 1 2 3	0 1 2 3	9
6. 准备和烧一顿饭菜(包括加工蔬菜、使用炉子、调味品用量恰当)	0 1 2 3	0 1 2 3	9
7. 关心和了解新鲜事物(国家大事或邻居中发生的重要事情)	0 1 2 3	0 1 2 3	9
8. 持续 1 h 以上注意力集中地看电视或小说,或收听收音机并能理解、评论或讨论其内容	0 1 2 3	0 1 2 3	9
9. 记得重要的时间点(如领退休金日期、按时服药、接送幼儿等)	0 1 2 3	0 1 2 3	9
10. 独自外出活动或走亲访友(指较远距离、如相当于公交车辆 3 站路的距离)	0 1 2 3	0 1 2 3	9

FAQ 识别痴呆的敏感性和特异性比较高,与 MMSE 等客观评估联合应用可提高检测痴呆的性能。用于 MCI 识别的研究比较少,最近有一篇 Marshall 等的研究,发现 FAQ 中的一些项目可以很好地辨别临床正常个体(clinically normal,CN)与 MCI,并且预测从 CN 到 MCI 的进展。"记得重要的时间点"和"收集纳税记录"这两项最有助于区别 CN 与 MCI。而"持续 1 h 以上注意力集中地看电视""支付账单/平衡收支""加热水和熄灭炉子",这三项有助于预测从 CN 到 MCI 的进展。

(汤　乐　郭起浩)

第七节

Amsterdam 工具性日常生活能力问卷(A-IADL-Q)

日常生活工具性活动(IADL)包括一系列在社会中独立生活所必需的活动,如准备膳食、管理财务、购物、使用公共交通工具、使用电话、管理药物和从事家务活动。由于 IADL 涉及的复杂活动依赖于多种认知过程的结合,因此预计这些活动很容易受到认知障碍的早期影响。轻度认知功能障碍(MCI)患者的IADL会出现细微的障碍,可用于监测认知功能障碍的进展和转化为痴呆症的风险。因此,MCI最初的"日常生活活动正常"标准逐渐被修订为一个不那么严格的标准,允许MCI患者在IADL方面存在某些缺陷(即基本日常生活活动得以保留和/或复杂IADL能力受损程度最小的标准)。这就需要具有严格心理测量特性的工具来捕捉IADL的细微差别并应确定临界分数,以区分正常衰老者、MCI和痴呆患者。现有的大部分IADL问卷开发较早,缺乏重要检测项目如心理测量的信息,且没有与时俱进,不包括兴趣爱好、休闲活动、就业以及数字和/或家居技术的使用等方面的评估内容,故而已不能满足现今的临床和科研需要。

在这种情况下,阿姆斯特丹工具性日常生活能力问卷(Amsterdam instrumental activities of daily living questionnaire, A-IADL-Q)应运而生。它是由荷兰阿姆斯特丹VU大学医学中心(2018年与学术医疗中心合并)阿尔茨海默病中心Sikkes等于2012年开发的针对特定疾病的、基于知情者的计算机化IADL问卷,内容涉及家务、行政、工作、电脑使用、闲暇时间、电器、交通和其他日常活动,原始版本共70个项目。值得注意的是,不同于大部分其他IADL问卷,该问卷信息的获得并非通过自我报告,而是由知情者(伴侣、亲属或亲密朋友)提供,这就大大提高了获取受试者在真实世界中表现信息的可能性。同时,由于以知情者为基础的IADL量表在MCI患者中进行评估时必须进行校正,依赖于更复杂的认知技能和执行功能,包括计算机技能和处理新技术,因而A-IADL-Q又是一个计算机自适应问卷,能够保证测量准确性的同时提高测验的效率。

研究表明,该问卷对于MCI和痴呆症患者早期的IADL损伤具有较高检测效能,并且在临床应用中能敏感地捕捉到IADL的时序性变化,被证明是一种可靠有效的工具。考虑到原始版本项目较多(多达70个),2017年发布了简版问卷(A-IADL-Q-SV),问题减少至30个。与原始版本相比,简版明显缩短了检测时间(由20～25 min减少至10～15 min),但仍保持了较高的检测质量,因此目前推荐应用简版问卷于临床及科研。A-IADL-Q(-SV)最初以荷兰语开发,以英语为第二语言。迄今为止,该问卷已有31种不同的翻译版本包括普通话版本(中国大陆),本节所附问卷为大陆普通话简版问卷,如需其他版本可在https://www.alzheimercentrum.nl/professionals/amsterdam-iadl上填写申请者信息后向开发者索取。需注意的是,虽然A-IADL-Q/-SV对于非营利性的科研和临床使用不需要支付版权费用,但所有使用该问卷的论文均应引用其原始论文。

一、问卷内容

A-IADL-Q-SV(表13-7-1)通过30个问题,涵盖广泛的内容,可检测出神经认知障碍(neurocognitive disorders, NCDs)早期阶段常见的认知IADL问题。该卷表聚焦于过去4周内日常生活中遇到的问题,主要包括7个类别的活动(家务活动、家用电器、财务、工作、电脑、电器、休闲活动)。根据从"完成这项任务没有困难"到"不再能够完成这项任务"的五级李克特量表,对完成IADL的困难程度进行评分。分值从0～120不等,分值越高,说明由于认知障碍而导致的日常生活能力障碍越严重。该量表既适合男性,也适合女性,还适合不同年龄段的人群。由受试者的照顾者(伴侣、亲属或朋友)填写,并在填写前注明自己的身份、受试者的年龄/出生日期、照顾者的年龄/出生日期、照顾者的性别、是否与受试者同住、与受试者认识时间(年)。首选的测试方法是通过在线平台(qualtrics)进行填写,因为它是一种自适应、计算机化、分支性问卷,原版问卷包括7个类别的70项活动,简短版包括7个类别的30项活动,当患者不从事某项特定活动时,不会提出详细的问题。qualtrics对学术用户免费,是目前最方便用户使用的数字问卷平台。授权用户将从开发人员处收到一个链接,用于分发问卷和访问数据。问卷可通过普通链接、离线应用程序或使用个性化链接(有效期60天)通过电子邮件发送。为了优化病前IADL活动的个体差异,项目是根据个体的反应量身定制的,如患者没有进行主要活动,则跳过有关该活动的更多详细项目。

表 13-7-1 A-IADL-Q(-SV)中文版

项 目	问 题	回 答	下一步问题
家务活动	1. 他/她做家务了吗?	是	1A. 他/她发现做家务比以前更困难了? ○ 否 ○ 是,稍微困难了一点 ○ 是,更困难了 ○ 是,困难多了 ○ 是,他/她再也无法进行这项活动了
		否	1B. 他/她因以下原因而没有做家务: ○ 他/她因其记忆力、计划或思维困难而无法再进行这项活动 ○ 他/她因其身体问题而无法再进行这项活动 ○ 他/她以前几乎不做此事 ○ 其他:请说明:____________
		不知道(继续做问题 2)	
	2. 他/她购物了吗?	是	2A. 他/她发现购物比以前更困难了? ○ 否 ○ 是,稍微困难了一点 ○ 是,更困难了 ○ 是,困难多了 ○ 是,他/她再也无法进行这项活动了
		否	2B. 他/她因以下原因而没有购物: ○ 他/她因其记忆力、计划或思维困难而无法再进行这项活动 ○ 他/她因其身体问题而无法再进行这项活动 ○ 他/她以前几乎不做此事 ○ 其他:请说明:____________
		不知道(继续做问题 3)	
	3. 他/她在购物时购买了正确的物品?	是	3A. 他/她发现购买正确的物品比以前更困难了? ○ 否 ○ 是,稍微困难了一点 ○ 是,更困难了 ○ 是,困难多了 ○ 是,他/她再也无法进行这项活动了
		否	3B. 他/她因以下原因而没有购买正确的物品: ○ 他/她因其记忆力、计划或思维困难而无法再进行这项活动 ○ 他/她因其身体问题而无法再进行这项活动 ○ 他/她以前几乎不做此事 ○ 其他:请说明:____________
		不知道(继续做问题 4)	
	4. 他/她做过饭吗?	是	4A. 他/她发现做饭比以前更困难了? ○ 否 ○ 是,稍微困难了一点 ○ 是,更困难了 ○ 是,困难多了 ○ 是,他/她再也无法进行这项活动了
		否	4B. 他/她因以下原因而没有做饭: ○ 他/她因其记忆力、计划或思维困难而无法再进行这项活动 ○ 他/她因其身体问题而无法再进行这项活动 ○ 他/她以前几乎不做此事 ○ 其他:请说明:____________
		不知道(继续做问题 5)	
	5. 他/她做过凉菜吗?	是	5A. 他/她发现做凉菜比以前更困难了? ○ 否 ○ 是,稍微困难了一点 ○ 是,更困难了 ○ 是,困难多了 ○ 是,他/她再也无法进行这项活动了

（续表）

项目	问题	回答	下一步问题
		否	5B. 他/她因以下原因而没有做凉菜： ○ 他/她因其记忆力、计划或思维困难而无法再进行这项活动 ○ 他/她因其身体问题而无法再进行这项活动 ○ 他/她以前几乎不做此事 ○ 其他：请说明：____________
		不知道(继续做问题 6)	
家务活动	6. 他/她对房子进行过小维修吗?	是	6A. 他/她发现对房子进行小维修比以前更困难了? ○ 否 ○ 是，稍微困难了一点 ○ 是，更困难了 ○ 是，困难多了 ○ 是，他/她再也无法进行这项活动了
		否	6B. 他/她因以下原因而没有对房子进行小维修： ○ 他/她因其记忆力、计划或思维困难而无法再进行这项活动 ○ 他/她因其身体问题而无法再进行这项活动 ○ 他/她以前几乎不做此事 ○ 其他：请说明：____________
		不知道(继续做问题 7)	
	7. 他/她使用过家用电器吗?	是	7A. 他/她发现使用家用电器比以前更困难了? ○ 否 ○ 是，稍微困难了一点 ○ 是，更困难了 ○ 是，困难多了 ○ 是，他/她再也无法进行这项活动了
		否	7B. 他/她因以下原因而没有使用过家用电器： ○ 他/她因其记忆力、计划或思维困难而无法再进行这项活动 ○ 他/她因其身体问题而无法再进行这项活动 ○ 他/她以前几乎不做此事 ○ 其他：请说明：____________
		不知道(继续做问题 8)	
家用电器	8. 他/她使用过微波炉吗?	是	8A. 他/她发现使用微波炉比以前更困难了? ○ 否 ○ 是，稍微困难了一点 ○ 是，更困难了 ○ 是，困难多了 ○ 是，他/她再也无法进行这项活动了
		否	8B. 他/她因以下原因而没有使用微波炉： ○ 他/她因其记忆力、计划或思维困难而无法再进行这项活动 ○ 他/她因其身体问题而无法再进行这项活动 ○ 他/她以前几乎不做此事 ○ 其他：请说明：____________
		不知道(继续做问题 9)	
	9. 他/她使用过豆浆机吗?	是	9A. 他/她发现使用豆浆机比以前更困难了? ○ 否 ○ 是，稍微困难了一点 ○ 是，更困难了 ○ 是，困难多了 ○ 是，他/她再也无法进行这项活动了

(续表)

项目	问题	回答	下一步问题
家用电器		否	9B. 他/她因以下原因而没有使用豆浆机： ○ 他/她因其记忆力、计划或思维困难而无法再进行这项活动 ○ 他/她因其身体问题而无法再进行这项活动 ○ 他/她以前几乎不做此事 ○ 其他：请说明：__________
		不知道(继续做问题10)	
	10. 他/她使用过洗衣机吗？	是	10A. 他/她发现使用洗衣机比以前更困难了？ ○ 否 ○ 是，稍微困难了一点 ○ 是，更困难了 ○ 是，困难多了 ○ 是，他/她再也无法进行这项活动了
		否	10B. 他/她因以下原因而没有使用洗衣机： ○ 他/她因其记忆力、计划或思维困难而无法再进行这项活动 ○ 他/她因其身体问题而无法再进行这项活动 ○ 他/她以前几乎不做此事 ○ 其他：请说明：__________
		不知道(继续做问题11)	
	11. 他/她付过账单吗？	是	11A. 他/她发现付账单比以前更困难了？ ○ 否 ○ 是，稍微困难了一点 ○ 是，更困难了 ○ 是，困难多了 ○ 是，他/她再也无法进行这项活动了
		否	11B. 他/她因以下原因而没有付账单： ○ 他/她因其记忆力、计划或思维困难而无法再进行这项活动 ○ 他/她因其身体问题而无法再进行这项活动 ○ 他/她以前几乎不做此事 ○ 其他：请说明：__________
		不知道(继续做问题12)	
	12. 他/她使用过手机吗？	是	12A. 他/她发现使用手机比以前更困难了？ ○ 否 ○ 是，稍微困难了一点 ○ 是，更困难了 ○ 是，困难多了 ○ 是，他/她再也无法进行这项活动了
		否	12B. 他/她因以下原因而没有使用手机： ○ 他/她因其记忆力、计划或思维困难而无法再进行这项活动 ○ 他/她因其身体问题而无法再进行这项活动 ○ 他/她以前几乎不做此事 ○ 其他：请说明：__________
		不知道(继续做问题13)	
	13. 他/她处理过自己的办公事项吗？	是	13A. 他/她发现处理办公事项比以前更困难了？ ○ 否 ○ 是，稍微困难了一点 ○ 是，更困难了 ○ 是，困难多了 ○ 是，他/她再也无法进行这项活动了
		否	13B. 他/她因以下原因而没有处理自己的办公事项： ○ 他/她因其记忆力、计划或思维困难而无法再进行这项活动 ○ 他/她因其身体问题而无法再进行这项活动 ○ 他/她以前几乎不做此事 ○ 其他：请说明：__________
		不知道(继续做问题14)	

（续表）

项　目	问　　题	回　　答	下一步问题
	14. 他/她使用过网银吗？	是	14A. 他/她发现使用网银比以前更困难了？ ○ 否 ○ 是，稍微困难了一点 ○ 是，更困难了 ○ 是，困难多了 ○ 是，他/她再也无法进行这项活动了
		否	14B. 他/她因以下原因而没有使用网银： ○ 他/她因其记忆力、计划或思维困难而无法再进行这项活动 ○ 他/她因其身体问题而无法再进行这项活动 ○ 他/她以前几乎不做此事 ○ 其他：请说明：__________
		不知道(继续做问题 15)	
	15. 他/她使用过密码吗？	是	15A. 他/她发现使用密码比以前更困难了？ ○ 否 ○ 是，稍微困难了一点 ○ 是，更困难了 ○ 是，困难多了 ○ 是，他/她再也无法进行这项活动了
		否	15B. 他/她因以下原因而没有使用密码： ○ 他/她因其记忆力、计划或思维困难而无法再进行这项活动 ○ 他/她因其身体问题而无法再进行这项活动 ○ 他/她以前几乎不做此事 ○ 其他：请说明：__________
		不知道(继续做问题 16)	
财物	16. 他/她从自动取款机(ATM)上取过钱吗？	是	16A. 他/她发现从自动取款机上取正确金额的钱比以前更困难了？ ○ 否 ○ 是，稍微困难了一点 ○ 是，更困难了 ○ 是，困难多了 ○ 是，他/她再也无法进行这项活动了
		否	16B. 他/她因以下原因而没有从自动取款机上取过钱： ○ 他/她因其记忆力、计划或思维困难而无法再进行这项活动 ○ 他/她因其身体问题而无法再进行这项活动 ○ 他/她以前几乎不做此事 ○ 其他：请说明：__________
		不知道(继续做问题 17)	
	17. 他/她用现金付过款吗？	是	17A. 他/她发现用现金付款比以前更困难了？ ○ 否 ○ 是，稍微困难了一点 ○ 是，更困难了 ○ 是，困难多了 ○ 是，他/她再也无法进行这项活动了
		否	17B. 他/她因以下原因而没有用现金付款： ○ 他/她因其记忆力、计划或思维困难而无法再进行这项活动 ○ 他/她因其身体问题而无法再进行这项活动 ○ 他/她以前几乎不做此事 ○ 其他：请说明：__________
		不知道(继续做问题 18)	
	18. 他/她进行过预约吗？	是	18A. 他/她发现记住预约比以前更困难了？ ○ 否 ○ 是，稍微困难了一点 ○ 是，更困难了 ○ 是，困难多了 ○ 是，他/她再也无法进行这项活动了

(续表)

项 目	问 题	回 答	下一步问题
财物		否	18B. 他/她因以下原因而没有进行预约： ○ 他/她因其记忆力、计划或思维困难而无法再进行这项活动 ○ 他/她因其身体问题而无法再进行这项活动 ○ 他/她以前几乎不做此事 ○ 其他：请说明：____________
		不知道(继续做问题 19)	
工作	19. 他/她填过表吗?	是	19A. 他/她发现填表比以前更困难了? ○ 否 ○ 是,稍微困难了一点 ○ 是,更困难了 ○ 是,困难多了 ○ 是,他/她再也无法进行这项活动了
		否	19B. 他/她因以下原因而没有填表： ○ 他/她因其记忆力、计划或思维困难而无法再进行这项活动 ○ 他/她因其身体问题而无法再进行这项活动 ○ 他/她以前几乎不做此事 ○ 其他：请说明：____________
		不知道(继续做问题 20)	
	20. 他/她工作过吗?	是	20A. 他/她发现工作比以前更困难了? ○ 否 ○ 是,稍微困难了一点 ○ 是,更困难了 ○ 是,困难多了 ○ 是,他/她再也无法进行这项活动了
		否	20B. 他/她因以下原因而没有工作： ○ 他/她因其记忆力、计划或思维困难而无法再进行这项活动 ○ 他/她因其身体问题而无法再进行这项活动 ○ 他/她以前几乎不做此事 ○ 其他：请说明：____________
		不知道(继续做问题 21)	
	21. 他/她使用过电脑吗?	是	21A. 他/她发现使用电脑比以前更困难了? ○ 否 ○ 是,稍微困难了一点 ○ 是,更困难了 ○ 是,困难多了 ○ 是,他/她再也无法进行这项活动了
		否	21B. 他/她因以下原因而没有使用电脑： ○ 他/她因其记忆力、计划或思维困难而无法再进行这项活动 ○ 他/她因其身体问题而无法再进行这项活动 ○ 他/她以前几乎不做此事 ○ 其他：请说明：____________
		不知道(继续做问题 22)	
	22. 他/她使用过电子邮件吗?	是	22A. 他/她发现使用电子邮件比以前更困难了? ○ 否 ○ 是,稍微困难了一点 ○ 是,更困难了 ○ 是,困难多了 ○ 是,他/她再也无法进行这项活动了
		否	22B. 他/她因以下原因而没有使用电子邮件： ○ 他/她因其记忆力、计划或思维困难而无法再进行这项活动 ○ 他/她因其身体问题而无法再进行这项活动 ○ 他/她以前几乎不做此事 ○ 其他：请说明：____________
		不知道(继续做问题 23)	

（续表）

项　目	问　　题	回　答	下一步问题
工作	23. 他/她打印过文件吗？	是	23A. 他/她发现打印文件比以前更困难了？ ○ 否 ○ 是，稍微困难了一点 ○ 是，更困难了 ○ 是，困难多了 ○ 是，他/她再也无法进行这项活动了
		否	23B. 他/她因以下原因而没有打印文件： ○ 他/她因其记忆力、计划或思维困难而无法再进行这项活动 ○ 他/她因其身体问题而无法再进行这项活动 ○ 他/她以前几乎不做此事 ○ 其他：请说明：＿＿＿＿＿＿
		不知道（继续做问题 24）	
	24. 他/她使用过电子设备吗？	是	24A. 他/她发现使用电子设备比以前更困难了？ ○ 否 ○ 是，稍微困难了一点 ○ 是，更困难了 ○ 是，困难多了 ○ 是，他/她再也无法进行这项活动了
		否	24B. 他/她因以下原因而没有使用电子设备： ○ 他/她因其记忆力、计划或思维困难而无法再进行这项活动 ○ 他/她因其身体问题而无法再进行这项活动 ○ 他/她以前几乎不做此事 ○ 其他：请说明：＿＿＿＿＿＿
		不知道（继续做问题 25）	
电器	25. 他/她使用过电视遥控器吗？	是	25A. 他/她发现使用电视遥控器比以前更困难了？ ○ 否 ○ 是，稍微困难了一点 ○ 是，更困难了 ○ 是，困难多了 ○ 是，他/她再也无法进行这项活动了
		否	25B. 他/她因以下原因而没有使用电视遥控器： ○ 他/她因其记忆力、计划或思维困难而无法再进行这项活动 ○ 他/她因其身体问题而无法再进行这项活动 ○ 他/她以前几乎不做此事 ○ 其他：请说明：＿＿＿＿＿＿
		不知道（继续做问题 26）	
休闲活动	26. 他/她玩过牌类和/或棋类游戏吗？	是	26A. 他/她发现玩牌类和/或棋类游戏比以前更困难了？ ○ 否 ○ 是，稍微困难了一点 ○ 是，更困难了 ○ 是，困难多了 ○ 是，他/她再也无法进行这项活动了
		否	26B. 他/她因以下原因而没有玩牌类和/或棋类游戏： ○ 他/她因其记忆力、计划或思维困难而无法再进行这项活动 ○ 他/她因其身体问题而无法再进行这项活动 ○ 他/她以前几乎不做此事 ○ 其他：请说明：＿＿＿＿＿＿
		不知道（继续做问题 27）	
交通工具	27. 他/她开过车或骑过电动自行车吗？	是	27A. 他/她发现开车或骑电动自行车比以前更困难了？ ○ 否 ○ 是，稍微困难了一点 ○ 是，更困难了 ○ 是，困难多了 ○ 是，他/她再也无法进行这项活动了

(续表)

项　目	问　　题	回　　答	下一步问题
交通工具		否	27B. 他/她因以下原因而没有开车或骑电动自行车： ○ 他/她因其记忆力、计划或思维困难而无法再进行这项活动 ○ 他/她因其身体问题而无法再进行这项活动 ○ 他/她以前几乎不做此事 ○ 其他：请说明：__________
		不知道(继续做问题 28)	
	28. 他/她使用过 GPS(导航系统)吗?	是	28A. 他/她发现使用 GPS(导航系统)比以前更困难了? ○ 否 ○ 是,稍微困难了一点 ○ 是,更困难了 ○ 是,困难多了 ○ 是,他/她再也无法进行这项活动了
		否	28B. 他/她因以下原因而没有使用 GPS(导航系统)： ○ 他/她因其记忆力、计划或思维困难而无法再进行这项活动 ○ 他/她因其身体问题而无法再进行这项活动 ○ 他/她以前几乎不做此事 ○ 其他：请说明：__________
		不知道(继续做问题 29)	
	29. 他/她使用过公共交通工具吗?	是	29A. 他/她发现使用公共交通工具比以前更困难了? ○ 否 ○ 是,稍微困难了一点 ○ 是,更困难了 ○ 是,困难多了 ○ 是,他/她再也无法进行这项活动了
		否	29B. 他/她因以下原因而没有使用公共交通工具： ○ 他/她因其记忆力、计划或思维困难而无法再进行这项活动 ○ 他/她因其身体问题而无法再进行这项活动 ○ 他/她以前几乎不做此事 ○ 其他：请说明：__________
		不知道(继续做问题 30)	
药物	30. 他/她使用过药物吗?	是	30A. 他/她在自己正确用药方面比以前更困难了? ○ 否 ○ 是,稍微困难了一点 ○ 是,更困难了 ○ 是,困难多了 ○ 是,他/她再也无法进行这项活动了

二、评分

A-IADL-Q(-SV)是一种计算机化的适应性问卷,因问卷中的项目是根据个人的回答量身定制,故不会出现无关的项目回答选项或活动。由于是有针对性的提问,并非所有患者都能完成相同的项目,因此问卷采用项目反应理论(item response theory, IRT)进行评分,该技术能够处理项目层面的数据和缺失数据。IRT 评分会产生一个反映 IADL 功能的潜在特质得分,这一潜在特质得分被转换成平均值为 50、标准差为 10 的 T 分数,最终得分范围为 20～80 分。分数越高,表明 IADL 功能越好,反之表明功能越差。如通过在线平台填写,在评估结束后可收到一封自动电子邮件,其中包含估算的 IRT 得分。如使用纸质版问卷,则需将问卷内容重新在线填写,可获得得分。

三、评价

A-IADL-Q(-SV)被证实是可靠的 IADL 评估工具。研究表明,该问卷不受性别影响,且具有良好的结构效度、内容效度、高度内部一致性(IRT 信度系数：0.97)和高测试-再测试信度(87.9%的评估项目 Kappa 值 >0.60）。

该问卷的一个重要特性是可以检测变化，它不仅能检测 IADL 的时序性变化，还能检测认知（总体认知功能、记忆和执行功能）的时序性变化，用来识别 AD 相关的功能下降，甚至是无症状的 AD 高危人群的细微功能下降，对于临床前 AD 的早期干预有重要意义。问卷的这一特性被称为“对变化的敏感性”或“响应性”，是有效性的一个重要方面。在评估 IADL 时，测量变化是非常重要的，因为它能让临床医生监测患者的疾病进展情况，还能评估潜在的治疗效果。

A - IADL - Q(- SV)在多国进行了验证（荷兰、西班牙、德国、塞尔维亚等），对西方国家的文化差异具有较强的抵抗力，在中国人群中尚未有验证。是否对其他临床人群或其他文化背景的人群 A - IADL - Q(- SV)仍有较好响应性，还需要进一步研究。

（朱云霞）

参考文献

[1] Facal D, Carabias MAR, Pereiro AX, et al. Assessing everyday activities across the dementia spectrum with the amsterdam IADL questionnaire[J]. Curr Alzheimer Res, 2018, 15(13): 1261 - 1266.

[2] Teng E, Li Y, Manser PT, et al. Cross-sectional and longitudinal assessments of function in prodromal-to-mild Alzheimer's disease: a comparison of the ADCS-ADL and A-IADL-Q scales[J]. Alzheimers Dement (Amst), 2023, 15(2): e12452.

第十四章

感觉与运动评估量表

第一节

运动功能评估量表

运动功能评估通常是对手的功能的判断，是大部分成套神经心理测验的组成部分。一般来说，利手要优于非利手。然而，也有变数，利手未必就是熟练的手。一侧运动功能下降未必就是对侧半球病灶，还有可能是周围神经病、视觉障碍、认知加工速度迟滞、注意力不集中、任务启动与监察障碍、动机不足。运动任务不受教育程度和智商的影响，受年龄影响，有助于预测认知功能与预期寿命。

以下简介各种常用的运动功能评估方法。

一、手指敲击测验(FTT)

手指敲击测验(finger tapping test, FTT)评估自我指引的用手操作速度，是 H－R 成套神经心理测验的一个分测验，根据 Reitan 与 Wolfson(1985)的操作要求，手掌向下，五指张开，示指在键盘上敲击，愈快愈好，手臂不能移动。每次 10 s，连续 5 次，先利手、接着非利手。评分指标是历次敲击的总次数或每 10 s 的平均次数。

二、握力

握力(grip strength)评估每只手的力量。请被试者站起来，手握测力计的马镫，手臂下垂，不要贴在身体上，尽最大力气挤压、维持尽可能长时间，利手和非利手，交替测试 2 次，间隔期可以休息几分钟、以免过度疲劳。如果两次的差值在 5 kg 以上，应该做第 3 次。评分标准取两次的平均值。

三、沟槽钉板测试(GPT)

沟槽钉板测试(grooved pegboard test, GPT)评估眼－手协调性、灵活性、注意力与运动速度。GPT 是 1964 年 Matthews 等开发的，金属板上有 25 个洞眼，要求被试者把金属钉子快速插入洞眼(图 14－1－1)。先利手，然后非利手，评分指标是每只手插满洞眼的耗时数。也要注意观察插入位置错误或金属钉子掉到地上的根数。

这个测验简单、容易获得，但容易出现天花板效应，在人群中不是正态分布，所以，通常是采用百分位数制定分界值，而不是均数-标准差的形式。

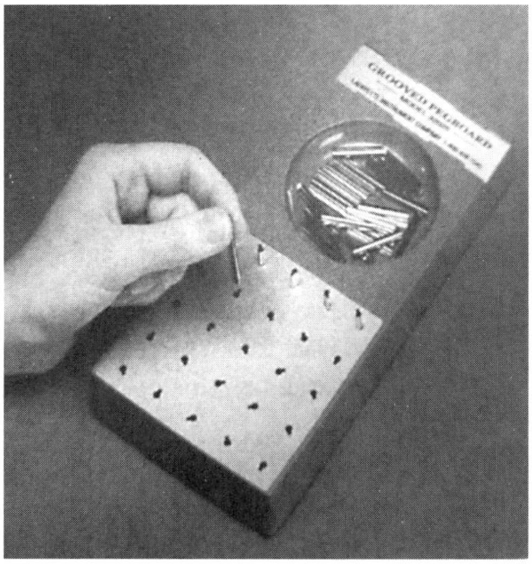

图 14－1－1　沟槽钉板测试(GPT)

四、Puedue 钉板测试

Puedue 钉板测试(puedue pegboard test)是

1940 年代 Tiffin 等开发的，用来评估单手或双手的操作灵活性，钉板有平行的 2 排，每排 25 个洞眼（图 14－1－2）。右手把金属钉子快速插入右边洞眼，左手把金属钉子快速插入左边洞眼，双手同步把金属钉子快速插入两侧洞眼，接着，要求双手交替把金属钉子快速插入两侧洞眼，每次限时 1 min，可以重复做 3 次。评分指标是每次操作的耗时数。利手、年龄、性别都是该测试成绩的影响因素。同步与交替的操作需要更多的认知速度与注意控制能力，所以，该测试与日常生活能力的相关性比较密切。

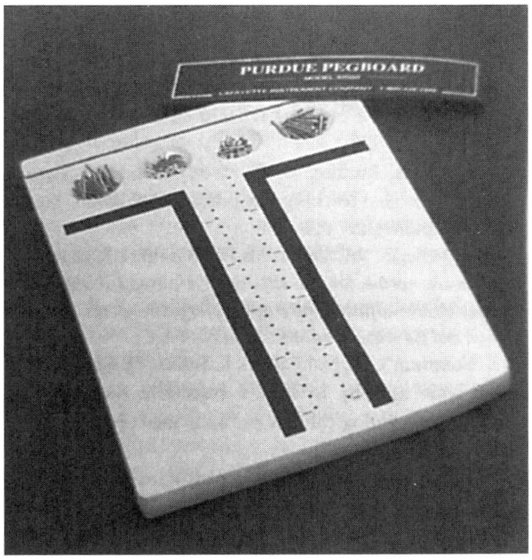

图 14－1－2　Puedue 钉板测试

（崔　亮）

第二节 平衡与步态量表

老年人跌倒发生率高，后果严重，是老年人伤残、失能和死亡的重要原因，老年人跌倒已成为颇受关注的公共卫生问题。发生单次跌倒的老年人需进行步态和平衡能力的评估。步态和平衡表现较差或不能进行步态和平衡能力评估及在评估中站立不稳的老年人需进行多因素跌倒风险评估，包括病史、体格检查与居住环境等。如神经功能体检包括认知功能、下肢神经功能、本体感觉、反射、皮质功能、椎体外系功能及小脑功能测试等。

传统的步态与平衡的评估量表很多，也是本节的主要内容，常用的是 Berg 平衡量表（BBS）、Tinetti 平衡和步态量表（Tinetti POMA）和简易躯体表现量表（SPPB）。

步态研究的进展主要体现在两方面：一方面是可穿戴的应用，基于新技术的应用，另一方面是双任务，需要熟练的神经心理评估知识。

传感器的小型化使得可穿戴式的步态采集设备成为可能，对比基于高速摄像原理的步态采集系统，具有采集信息更加准确、成本低廉、操作简便和应用场景更广等优势。步态有可能作为 AD 的生物标志物。步态分析是一种运动学分析，主要研究步行时肢体运动时间和空间变化规律的科学方法，通常包括测量平均基本步态周期特征。步态研究的参数包括步态速度、步幅时间、步幅长度、步幅高度、步幅频率、双倍支撑时间、对称性、规律性和步态变异性等。目前市面上有各种步态测试系统和运动视频捕捉系统等。

步态的双任务包括认知任务和行走任务，认知任务有听觉 Stroop 任务；计算任务，如从给定数字（例如 100 连续减去 1 或 3）；工作记忆任务；情景记忆任务；以及语义流畅性（如动物或水果名字）任务等。认知任务不宜太难，分析指标包括正确反应的数量、反应时间、错误率和准确性等。

一、Berg 平衡量表（BBS）

Berg 平衡量表（Berg balance scale BBS）是 1989 年加拿大的物理治疗师 Kathy Berg 及其同事所发展而出，当初的目的是设计给小区的独居老人作为平衡能力程度下降的评估参考。

Breg 平衡量表评分标准的制定，可以用于判断患者的平衡功能。评分最高分是 56 分，如果是 0～20 分，提示平衡功能差，患者需要坐轮椅。21～40 分提示患者有一定的平衡能力，可以在辅助的情况下步行。而 41～56 分提示平衡功能比较好，患者可以独立步行。平衡量表的内容见表 14－2－1。每个动作评分标准为 0、1、2、3、4 分，总分在 0～56 分之间。检查工具包括秒表、尺子、椅子、小矮凳和台阶。

BBS 侧重于活动能力中平衡与移动功能的测

评,缺少步行中的平衡测试部分。Downs(2013)总结11项研究668名参与者,BBS的评定员之间信度是0.98。BBS在某些病例有天花板效应,所以,对于轻微的平衡问题可能被疏忽。韩国Yong-Jin Jeon(2017)调查97名社区老人,BBS总分40分为分界值,预测敏感性0.82,特异性0.67。

表14-2-1 Berg平衡量表

内容/得分	4分	3分	2分	1分	0分
1. 由坐到站	不用手帮助能够站起并保持稳定□	用手帮助能够站起□	用手帮助,经过几次努力后能够站起□	需要较小的帮助能够站起并保持稳定□	需要用中度或较大的帮助才能站起来□
2. 独立站立	能够安全站立2 min□	能够在监护下站立2 min□	能够独立站立30 s□	经过几次努力后能够独立站立30 s□	没有帮助不能站立30 s□
3. 独立坐	能够安全地坐2 min□	能够在监护下坐2 min□	能够坐30 s□	能够坐10 s□	没有支撑不能坐30 s□
4. 由站到坐	用手稍微帮助即能够安全地坐下□	需要用手帮助来控制身体重心下移□	需要用腿后侧抵住椅子来控制重心下移□	能够独立坐在椅子上但不能控制身体重心下移□	需要帮助才能坐下□
5. 床-椅转移	用手稍微帮助□	必须用手帮助才能安全转移□	需要监护或语言提示才能完成转移□	需要一个人帮助才能完成转移□	需要两个人帮助才能完成转移□
6. 闭眼站立	能够安全站立10 s□	能够在监护下站立10 s□	能够站立3 s□	闭眼时不能站立3 s,但睁眼站立时能保持稳定□	需要帮助以避免跌倒□
7. 双足并拢站立	能够独立地将双脚并拢并独立站立1 min□	能够独立地将双脚并拢并在监护下站立1 min□	能够独立地将双脚并拢但不能站立30 s□	需要帮助才能将双脚并拢,且双脚并拢后能够站立15 s□	需要帮助才能将双脚并拢,且双脚并拢后不能站立15 s□
8. 站立位上肢前伸	能够前伸大于25 cm的距离□	能够前伸大于12 cm的距离□	能够前伸大于5 cm的距离□	能够前伸但需要监护□	当试图前伸时失去平衡或需要外界支撑□
9. 站立位从地上拾物	能够安全而轻易地捡起拖鞋□	能够在监护下捡起拖鞋□	不能捡起,并且当试图努力时需要监护□	不能尝试此项活动或需要帮助,以避免失去平衡或跌倒□	不能尝试此项活动或需要帮助□
10. 转身向后看	能够从两侧向后看且重心转移良好□	能够从一侧向后看,另一侧重心转移较差□	只能向侧方转身但能够保持平衡□	转身时需要监护□	需要帮助及避免失去平衡或跌倒□
11. 转身一周	两个方向能只用4 s或更短的时间安全地转一圈□	只能在一个方向用4 s或更短的时间安全地转一圈□	能够安全地转一圈,但用时超过4 s□	转身时需要密切监护或言语提示□	转身时需要帮助□
12. 双足交替踏台阶	能够独立而安全地站立且在20 s内完成8个动作□	能够独立站立,但完成8个动作的时间超过20 s□	在监护下不需要帮助能够完成4个动作□	需要较小的帮助能够完成2个或2个以上动作□	需要帮助以避免跌倒或不能尝试此项活动□
13. 双足前后站立	能够独立地将一只脚放在另一只脚的正前方且保持30 s□	能够独立地将一只脚放在另一只脚的前方且保持30 s□	能够独立地将一只脚向前迈一小步且保持30 s□	需要帮助才能向前迈步但能保持15 s□	当迈步或站立时失去平衡□
14. 单腿站立	能够独立抬起一条腿且保持10 s以上□	能够独立抬起一条腿且保持5~10 s□	能够独立抬起一条腿且保持3~5 s□	经过努力能够抬起一条腿,保持时间不足3 s,但能够保持站立平衡□	不能够尝试此项活动或需要帮助以避免跌倒□

二、Tinetti 平衡和步态量表(Tinetti POMA)

Tinetti 平衡与步态量表(Tinetti performance oriented mobility assessment, Tinetti POMA)是 Tinetti 等 1986 年发表的,包括平衡和步态测试两部分,满分 28 分。得分 19～24 分则预示有跌倒风险,低于 19 分提示有高跌倒风险(表 14-2-2)。

Anish Joe 比较 Tinetti POMA 与 Berg 平衡量表,前者耗时长,但预测跌倒风险的能力更强。Sterke(2010)调查 75 名居家护理的痴呆患者,平均 81 岁,3 个月随访,Tinetti POMA 预测跌倒的敏感性为 70%～85%,特异性为 51%～61%,曲线下面积为 0.70。

Knobe(2016)发表 Aachen 移动与平衡指数(mobility and balance index, AMBI),包括双足前后站立、足跟对足尖行走、10 m 行走、坐到站 5 次、360°旋转、计时起立-行走测试和利手握力测试,满分 17 分。预测跌倒的能力与 Tinetti POMA 相近。曲线下面积 AMBI 为 0.57,Tinetti POMA 为 0.60。

表 14-2-2 Tinetti 平衡与步态评估量表

Ⅰ 平衡评估表(POMA-B)		
评估内容	评分标准	得分
1. 坐位平衡	借助于上肢的帮助,或不是圆滑的动作	0 分
	稳定、安全	1 分
2. 站起	在没有帮助的情况下,不能站起来	0 分
	使用上肢帮助下,能够站起来	1 分
	不借助于上肢的帮助,就能够站起来	2 分
3. 试图起身	在没有帮助的情况下,不能站起来	0 分
	尝试的次数>1 次,可以站起来	1 分
	尝试 1 次就可以站起来	2 分
4. 瞬间的站立平衡(第一个 5 s)	不稳定(摇晃、移动了脚、躯干摇摆)	0 分
	稳定,但借助于步行器或其他支持	1 分
	稳定,不借助于步行器或其他支持	2 分
5. 站立平衡	不稳定	0 分
	稳定,但步距宽,需借助支撑物	1 分
	窄步距站立,无须支持	2 分
6. 轻推(患者双脚尽可能靠拢站立,用手轻推三次)	开始跌倒	0 分
	摇晃、抓物	1 分
	稳定	2 分
7. 闭眼站立(同 6 姿势)	不稳定	0 分
	稳定	1 分
8. 转身 360°	脚步不连续,步态不稳定(抓物、摇晃)	0 分
	脚步连续,步态稳定	1 分

(续表)

Ⅰ 平衡评估表(POMA - B)			
评估内容	评分标准		得分
9. 坐下	不安全(距离判断错误,跌坐到椅子上)		0 分
	借助于上肢的帮助,或不是圆滑的动作		1 分
	安全圆滑的动作		2 分
平衡测试得分:　　/16 分			
Ⅱ 步态评估表(POMA - G)			
评估内容	评分标准		得分
1. 起步	有迟疑,或须尝试多次方能启动		0 分
	正常启动		1 分
2. 步伐的长度或高度	(1) 左脚跨步	脚拖地,或抬高大于 2.5～5 cm	0 分
		脚完全离地,但不超过 2.5～5 cm	1 分
	(2) 右脚跨步	脚拖地,或抬高大于 2.5～5 cm	0 分
		脚完全离地,但不超过 2.5～5 cm	1 分
	(3) 左脚跨步	跨步的脚未超过站立的对侧脚	0 分
		超过站立的对侧脚	1 分
	(4) 右脚跨步	跨步的脚未超过站立的对侧脚	0 分
		超过站立的对侧脚	1 分
3. 步态对称性	两脚步长不等		0 分
	两脚步长相等		1 分
4. 步伐连续性	步伐与步伐之间不连续或中断		0 分
	步伐连续		1 分
5. 走路路径(行走大约 3 m)	明显偏移到某一边		0 分
	轻微/中度偏移或使用步行辅具		1 分
	走直线,且不需辅具		2 分
6. 躯干稳定	身体有明显摇晃或使用步行辅具		0 分
	身体不晃,但需屈膝或有背痛或张开双臂以维持平衡		1 分
	身体不晃,无屈膝,不需张开双臂或使用辅具		2 分
7. 步宽(脚跟距离)	脚跟分开(步宽大)		0 分
	走路时两脚跟几乎靠在一起		1 分
步态测试得分:　　/12 分			
总分:			

注:25～28 分低风险;19～24 分中风险;<19 分高风险。

三、十米步行计时测试(10-M Walk Test, 10－MWT)

行走 10 m 计时(当前足脚尖跨过 2 m 标记时计时开始,当前足脚尖跨过 8 m 标记时计时结束,只计时中间 6 m),测试 3 次,取平均值。

指导语: ① 正常舒适速度:"我会说准备,开始,走。当我说走的时候,用你正常的、感觉舒适的速度行走,直到我说停。"② 最大步行速度测试:"我会说准备,开始,走。当我说走的时候,在安全的情况下尽可能快速地行走,直到我说停。"

辅助器具/使用支具: ________________________________

正常速度: 测试 1: ____________ m/s

正常速度: 测试 2: ____________ m/s

正常速度: 测试 3: ____________ m/s

正常速度: 平均速度: ____________ m/s

快速行走: 测试 1: ____________ m/s

快速行走: 测试 2: ____________ m/s

快速行走: 测试 3: ____________ m/s

快速行走: 平均速度: ____________ m/s

最大步行速度: ____________ m/s

四、简易躯体表现量表(SPPB)

简易躯体表现量表(the short physical performance battery, SPPB)是最常用的步态与平衡评估量表之一,是美国国家衰老研究院认可的老年人肌肉功能评定方法,包括三部分,分别是平衡试验、4 米定时行走试验及定时端坐起立试验(表 14－2－3)。

计时起立－步行测试(timed up & go test, TUG)是一种快速定量评定功能性步行能力的方法,1991 年由 Podisadle 和 Richardson 在 Mathias S 等人"起立—步行"测试(get-up-and-go test)的基础上加以改进而形成。

SPPB 也可以作为衡量老年人心血管健康的一项指标,由于 SPPB 的高复测可靠性和低管理负担,SPPB 已成为诊室心血管意外风险评估的常规部分。

表 14－2－3　简易躯体表现量表(SPPB)

Ⅰ 平衡测试: 请先确保患者可以无辅助(不用手杖等辅助工具)站立。测试者可以协助患者站起

指导语: 现在让我们开始进行测验。在这个测验中,请您根据我的提示做动作,在做动作之前,我会先边说动作名称边向您演示一遍如何做该动作,然后,请您跟着我的提示再做一遍。如果您觉得某项动作您无法完成,或者会让您摔倒,请您向我示意,我们将跳过该动作,直接进行下一动作。您还有什么疑问么?

检测项目	检测过程及指令	评分标准	得分
A. 双脚并拢站立	1. 指导语:"现在我们将要开始第一个动作。请您双脚并拢站立约 10 s。可以张开双臂、弯曲膝盖或是移动身体保持平衡,但请不要移动双脚,保持这个姿势直到我告诉您停止。" 2. 测试者站在受试者身边以协助受试者保持这个半串联姿势。协助方式为扶住受试者的手臂,测试者给予受试者尽量少的协助,帮助他保持平衡 3. 当受试者双脚并拢后,询问"你准备好了么?" 4. 当受试者准备好,测试者说"预备,开始",测试正式进行并计时 5. 当 10 s 时间到,或是受试者不能维持这个姿势,或受试者抓住测试者的手臂,测试者停止计时,并告知受试者"停止"	坚持 10 s	1 分
		未坚持 10 s	0 分
		未进行该动作	0 分
		未进行该动作原因________*	
		得分为 0,结束测试 如果坚持时间<10 s,记录坚持时间: ________ s	
B. 半串联站立	1. 指导语:"现在让我们进行第二个动作。请您以一只脚脚后跟着地,触碰另一只脚的大脚趾,保持 10 s。您可以选择任意一只脚放在前面,只要您觉得舒适。您可以张开双臂、弯曲膝盖或移动身体保持平衡,但请不要移动您的双脚,保持这个姿势直到我告诉您停止。" 2. 测试者站在受试者身边以协助受试者保持这个姿势。协助方式为扶住受试者的手臂,测试者给予受试者尽量少的协助,帮助他保持平衡 3. 当受试者双脚并拢后,询问"你准备好了么?" 4. 当受试者准备好,测试者说"预备,开始",测试正式进行并计时 5. 当 10 s 时间到,或是受试者不能维持这个姿势,或受试者抓住测试者的手臂,测试者停止计时,并告知受试者"停止"	坚持 10 s	1 分
		未坚持 10 s	0 分
		未进行该动作	0 分
		未进行该动作原因________*	
		得分为 0,结束测试 如果坚持时间<10 s,记录坚持时间: ________ s	

(续表)

检测项目	检测过程及指令	评分标准	得分
C. 串联站立	1. 指导语:“现在我将向您演示第三个动作。请您一只脚在前,脚后跟着地,并触碰另一只脚的所有脚趾,保持 10 s。您可以张开双臂、弯曲膝盖或是移动身体保持平衡,但请不要移动您的双脚,保持这个姿势直到我告诉您停止。” 2. 测试者站在受试者身边以协助受试者保持这个姿势。协助方式为扶住受试者的手臂,测试者给予受试者尽量少的协助,帮助他保持平衡 3. 当受试者双脚并拢后,询问“你准备好了么?” 4. 当受试者准备好,测试者说“预备,开始”,测试正式进行并计时 5. 当 10 s 时间到,或是受试者不能维持这个姿势,或受试者抓住测试者的手臂,测试者停止计时,并告知受试者“停止”	坚持 10 s 未坚持 10 s 未进行该动作 未进行该动作原因________ * 如果坚持时间<10 s,记录坚持时间:________ s	1 分 0 分 0 分

平衡测验得分:________分

* 如果受试者未进行该动作,请选择:
① 尝试但未成功,② 受试者无法在无辅助工具帮助下完成该动作,③ 测试者认为该动作对受试者不安全,④ 受试者觉得该动作不安全,⑤ 受试者无法正确理解如何完成该动作,⑥ 其他(请说明):
⑦ 受试者放弃

Ⅱ 步行速度测验:
步行测试的长度:4 m□ 3 m□

指导语:现在让我们来测试您的日常步行情况。如果您觉得您短距离步行即需要手杖辅助,请使用手杖

检测项目	指 令	测 试 结 果
A. 第一次步行速度测试	1. 指导语:“这是我们的步行轨道,请您以日常步行速度行走至轨道另一端,就像您平时在逛街一样。” 2. 向受试者演示步行 3. 指导语:“请您一次走完全程,走到轨道的另一端再停下,我将与您一起走,您觉得这样安全么?” 4. 让受试者双脚站立于开始线上 5. 指导语:“当试验开始时,我会说‘预备,开始’。”当受试者理解了这一条指令后,说“预备,开始。” 6. 受试者开始步行时秒表计时。测试者紧跟受试者 7. 当受试者的一只脚触碰终点线时停止计时	第一次步行速度测试的时间 ____ s 有无帮助 没有□手杖□其他□ 如果受试者没有尽力测试或失败,为什么: 尽力了但是不能 1 受试者没有帮助不能行走 2 没有尽力,你觉得不安全 3 没有尽力,受试者觉得不安全 4 受试者不能理解指示 5 其他(请说明) 6 受试者拒绝 7
B. 第二次步行速度测试	指导语:“现在让我们重复一遍该测验,请记住以您日常步行速度行走,一次走完全程,走到轨道的另一端再停下。”	第二次步行速度测试的时间____ s 有无帮助 没有□手杖□其他□ 如果受试者没有尽力测试或失败,为什么(选项同上):

如果受试者不能步行:□0 分

4 m 步行		3 m 步行	
如果时间超过 8.70 s	□1 分	如果时间超过 6.52 s	□1 分
如果时间在 6.21~8.70 s	□2 分	如果时间在 4.66~6.52 s	□2 分
如果时间在 4.82~6.20 s	□3 分	如果时间在 3.62~4.65 s	□3 分
如果时间少于 4.82 s	□4 分	如果时间少于 3.62 s	□4 分

步行速度测试得分:____分

（续表）

Ⅲ 坐站测试

检测项目	检 测 过 程	评 分 标 准	结 果
A. 单独坐站	1. “让我们完成最后一项测试，不使用您的双手，坐着再站起来，这个测试是测量您腿的力量。您认为这样对你安全吗？” 2.（演示并解释步骤）“首先双手在胸前交叉坐在椅子上，脚放在地面上，然后站立，保持双手在胸前交叉” 3. 请站立，保持双手在胸前交叉（记录结果） 4. 如果受试者不使用双手时不能站立，说“好吧，使用你的双手，尽力站起来”。然后结束测试，记录结果然后打分	不用帮助，安全站立	进行重复坐站测试
		受试者用双手辅助站立	0 分，结束测试
		测试不能完成	0 分，结束测试
		如果受试者没有尽力测试或失败，为什么： 尽力了但是不能　1 受试者没有帮助不能行走　2 没有尽力，你觉得不安全　3 没有尽力，受试者觉得不安全　4 受试者不能理解指示　5 其他（请说明）　6 受试者拒绝　7	
B. 重复坐站	1. “不使用你的双手，坐着再站起来，重复 5 次，你认为这样对你安全吗？” 2.（演示并解释步骤）请尽可能快地站立 5 次，中间不要停顿。每一次站立后，坐下然后站立。保持你的双手在胸前交叉，我将会用秒表计时 3. 当受试者坐着时，说“准备，站立”并计时。当受试者每一次站立时，大声计数，直到 5 次。如果受试者在重复站立时变得很累或呼吸短促，停止试验 4. 当他/她已经完成 5 次站立，停止计时；如果受试者使用双手，也停止计时。如果受试者停下来，在完成下一次站立时似乎很疲劳，通过问“你能继续吗？”来确定。如果受试者说“是的”继续。如果受试者说“不”，停止计时 5. 1 min 后，如果受试者没有完成站立，由测试者判断是否停止	不用帮助，安全站立	时间：____ s
		不能完成 5 次站立/完成时间＞60 s	0 分
		坐站时间≥16.7 s	1 分
		坐站时间 13.70～16.69 s	2 分
		坐站时间 11.20～13.69 s	3 分
		坐站时间≤11.19 s	4 分
		如果受试者没有尽力测试或失败，为什么（选项同上）：	

坐站测试计分______________分
总计分________________分

五、动态步态指数（DGI）

为了评估老年人步行时其姿势的稳定性及跌倒风险，Shumway-Cook 等人设计研制了动态步态指数（dynamic gait index，DGI），可通过评估受试者调整步态变化的能力，从而预测受试者发生跌倒的风险。

动态步态指数包括 8 个项目，每个项目分为 0、1、2、3 共 4 个等级，满分为 24 分（表 14－2－4）。分数越高，表示平衡及步行能力越好。得分＜19 分提示跌倒的危险性增高（注：准备一条有标记的长 6 m、宽 30.48 cm 的走道）。

六、功能性步态评价（FGA）

功能性步态评价（functional gait assessment，FGA），通过测量行走相关任务中的平衡，反映了时空步态参数和患者独立生活的能力（表 14－2－5）。量表包括 10 项内容，每个项目分为 0～3 分，共 4 个等级，满分 30 分。分数越高，提示平衡及步行能力越好，跌倒风险越低。老年人得分≤22 分提示高跌倒风险，而在帕金森病患者中≤15 分则提示高跌倒风险。另外，FGA 也可用于针对性干预，以改善慢性卒中患者的功能性步态表现。

表 14-2-4 动态步态指数(DGI)

检查项目	指令	评分标准	得分
1. 基本步态	请用平常步速从这一标识走到下一标识(6 m)	步行 6 m,步速步态正常,无辅助工具,无失平衡现象	3 分
		步行 6 m,使用辅助工具,步速慢,步态轻度异常	2 分
		步行 6 m,步速慢,步态异常,有失平衡现象	1 分
		无帮助不能完成步行 6 m,严重的步态异常或失衡	0 分
2. 步速改变	开始时请用平常步速行走(1.5 m),当我说加速时,请以尽可能快的速度步行(1.5 m),当我说减速时,请以尽可能慢的速度步行(1.5 m)	能顺利改变步速,无失平衡及步态异常,各种速度间有显著差异	3 分
		改变步速时有轻度步态异常,偏离走道(宽 30.48 cm)15.24～25.4 cm,或不能改变步速,或使用辅助工具	2 分
		步速仅有轻度改变,或步速改变时有显著步态异常,或步速改变时失平衡但很快能恢复,并能继续行走	1 分
		不能改变步速,或失去平衡、扶墙或需人扶持	0 分
3. 步行中头部水平转动	开始时请用平常步速行走,当我说"向右看"时,将头转向右侧并继续向前行走。直到我说"向左看",将头转向左侧,继续向前行走。当我说"向前看",转头保持中立位并继续向前行走	能平稳转动头部,无步态步速改变	3 分
		能平滑转动头部,但有轻度步速改变或使用辅助工具	2 分
		转动头部时有中度步速改变,减慢步速、蹒跚,但很快能恢复继续向前行走	1 分
		转动头部时有显著步态步速异常,比如偏离走道超过 38.1 cm,失衡、停下或扶墙等	0 分
4. 步行中头部垂直运动	开始时请用平常步速行走,当我说"向上看"时,继续向前行走同时头部向上抬。直到我说"向下看",低头继续向前行走。当我说"向前看",头部转到中立位并继续向前行走	能平稳转动头部,无步态步速改变	3 分
		能平滑转动头部,但有轻度步速改变,比如轻度偏离走道或使用辅助工具	2 分
		活动头部时有中度步速改变,减慢、蹒跚,但很快能恢复继续向前行走	1 分
		活动头部时有显著步态步速异常(比如偏离走道超过 38.1 cm,失衡、停下或扶墙等)	0 分
5. 步行中转身	开始时请用平常步速行走,当我说"转身停止"时,尽可能快地转身面向相反方向停步	在 3 s 内能快速安全转身立即停步,无失衡现象	3 分
		安全转身时间>3 s,无失衡现象	2 分
		缓慢转身,需言语指导,转身停步过程中需小碎步保持平衡	1 分
		不能安全转身,在转身停步时需帮助	0 分
6. 步行中跨越障碍	开始时请用平常步速行走,当遇到鞋盒,跨越它,不要绕过它,然后继续前进	能跨越鞋盒,无步速改变,无失衡现象	3 分
		能跨越鞋盒,但必须减低步速,调整步子以安全跨越鞋盒	2 分
		能跨越鞋盒,但必须停止步行,然后跨越,可能需要言语指导	1 分
		无帮助下无法跨越鞋盒	0 分
7. 步行中绕过障碍物	开始时请用平常步速行走,当遇到第一个障碍物时(大约 15.24 cm 处),从其右侧绕过,当遇到第二个障碍物时(距第一个障碍物 15.24 cm 处),从其左侧绕过,继续前进	能安全绕过障碍物,无步速改变,无失衡现象	3 分
		能绕过两个障碍物,但必须减低步速,调整步子	2 分
		能绕过两个障碍物,但必须显著降低步速,或者需要言语指导	1 分
		不能绕过障碍物,步行时会碰到一个或两个障碍物,或需要协助	0 分

（续表）

检查项目	指　令	评分标准	得分
8. 上下楼	与您在家时一样走上台阶，如必要时可使用扶手，到顶部后转身然后下台阶	双脚交替上台阶，不需要扶手	3分
		双脚交替上台阶，需要扶手	2分
		双脚同时上一级台阶，必需使用扶手	1分
		不能安全上下台阶	0分

注：3分＝正常，2分＝轻度受损，1分＝中度受损，0分＝重度受损。

表14-2-5　功能性步态评价（FGA）

检查项目	指　令	评分标准	得分
1. 基本步态	请用平常步速从这一标识走到下一标识（6 m）	5.5 s内步行6 m，步速步态正常，无辅助工具，无失平衡现象，偏离走道（宽30.48 cm）不超过15.24 cm	3分
		5.5～7 s内步行6 m，使用辅助工具，步速慢，步态轻度异常，偏离走道（宽30.48 cm）15.24～25.4 cm之间	2分
		步行6 m，步速慢，步态异常，有失平衡现象，偏离走道（宽30.48 cm）25.4～38.1 cm，或步行时间大于7 s	1分
		无帮助不能完成步行6 m，严重的步态异常或失衡，偏离走道（宽30.48 cm）超过38.1 cm	0分
2. 步速改变	开始时请用平常步速行走（1.5 m），当我说加速时，请以尽可能快的速度步行（1.5 m），当我说减速时，请以尽可能慢的速度步行（1.5 m）	能顺利改变步速无失平衡及步态异常，各种速度间有显著差异，偏离走道（宽30.48 cm）不超过15.24 cm	3分
		改变步速时有轻度步态异常，偏离走道（宽30.48 cm）15.24～25.4 cm，或不能改变步速，或使用辅助工具	2分
		步速仅有轻度改变，或步速改变时有显著步态异常，偏离走道（宽30.48 cm）25.4～38.1 cm，或步速改变时失平衡但很快能恢复，并能继续行走	1分
		不能改变步速，偏离走道（宽30.48 cm）超过38.1 cm，或失去平衡、扶墙或需人扶持	0分
3. 步行中头部水平转动	开始时请用平常步速行走，保持直行。走3步后，将头转向右侧，继续直行。再走3步，将头转向左侧，同时直行。这样重复两遍	能平稳转动头部，无步态步速改变，偏离走道（宽30.48 cm）不超过15.24 cm	3分
		能平稳转动头部，但有轻度步速改变，偏离走道（宽30.48 cm）15.24～25.4 cm，或使用辅助工具	2分
		转动头部时有中度步速改变，减慢，偏离走道（宽30.48 cm）25.4～38.1 cm，但很快能恢复继续向前行走	1分
		转动头部时有显著步态步速异常（比如偏离走道超过38.1 cm，失衡停下或扶墙等）	0分
4. 步行中头部垂直运动	开始时请用平常步速行走，保持直行。走3步后，抬头向上看，继续直行。再走3步，低头向下看，同时直行。这样重复两遍	能平稳转动头部，无步态步速改变，偏离走道（宽30.48 cm）不超过15.24 cm	3分
		能平稳转动头部，但有轻度步速改变，偏离走道（宽30.48 cm）15.24～25.4 cm，或使用辅助工具	2分
		活动头部时有中度步速改变，减慢，偏离走道（宽30.48 cm）25.4～38.1 cm，但很快能恢复继续向前行走	1分
		活动头部时有显著步态步速异常（比如偏离走道超过38.1 cm，失衡停下或扶墙等）	0分

(续表)

检查项目	指令	评分标准	得分
5. 步行中转身	开始时请用平常步速行走，当我说"转身停止"时，尽可能快地转身面向相反方向停步	在 3 s 内能快速安全转身立即停步，无失衡现象	3 分
		安全转身时间>3 s，停下无失衡现象，或安全转身时间<3 s，停下出现轻度失平衡现象，需要小碎步保持平衡	2 分
		缓慢转身，需言语指导，在转身停步过程中需小碎步保持平衡	1 分
		不能安全转身，在转身停步时需帮助	0 分
6. 步行中跨越障碍	开始时请用平常步速行走，当遇到鞋盒，跨越它，不要绕过它，然后继续前进	能跨越 2 个叠起的鞋盒(高 22.86 cm)，无步速改变，无失衡现象	3 分
		能跨越 1 个鞋盒(高 11.43 cm)，无步速改变，无失衡现象	2 分
		能跨越 1 个鞋盒(高 11.43 cm)，但必须减慢速度、调整步伐，可能需要言语指导	1 分
		无帮助下无法跨越鞋盒	0 分
7. 窄道步行	请将双手交叉折叠于胸前，双脚脚跟对脚尖行走 3.6 m。我们会记录走在直线上的步数，最多记 10 步	能脚跟对脚尖走 10 步，无摇晃	3 分
		能脚跟对脚尖走 7～9 步	2 分
		脚跟对脚尖走 4～7 步	1 分
		少于 4 步或没有协助无法完成	0 分
8. 闭眼行走	请闭着眼睛用正常步速从这里走到标识处(6 m)	能走 6 m，无辅助工具，无步态步速改变，无失衡现象，偏离走道(宽 30.48 cm)不超过 15.24 cm，在 7 s 内完成	3 分
		能走 6 m，使用辅助工具，步速减慢，轻微步态改变，偏离走道(宽 30.48 cm)15.24～25.4 cm，在 7～9 s 内完成	2 分
		能走 6 m，步速减慢，步态异常，有失平衡现象，偏离走道(宽 30.48 cm)25.4～38.1 cm，所需时间超过 9 s	1 分
		没有帮助不能完成，严重的步态异常或失平衡，偏离走道(宽 30.48 cm)超过 38.1 cm，或不愿尝试任务	0 分
9. 向后退	请向后退直到我叫您停止	能走 6 m，无辅助工具，无步态步速改变，无失衡现象，偏离走道(宽 30.48 cm)不超过 15.24 cm，在 7 s 内完成	3 分
		能走 6 m，使用辅助工具，步速减慢，轻微步态改变，偏离走道(宽 30.48 cm)15.24～25.4 cm	2 分
		能走 6 m，步速减慢，步态异常，有失平衡现象，偏离走道(宽 30.48 cm)25.4～38.1 cm，所需时间超过 9 s	1 分
		没有帮助不能完成，严重的步态异常或失平衡，偏离走道(宽 30.48 cm)超过 38.1 cm，或不愿尝试任务	0 分
10. 上下楼	与您在家时一样走上台阶，如必要时可使用扶手，到顶部后转身然后下台阶	双脚交替上台阶，不需要扶手	3 分
		双脚交替上台阶，需要扶手	2 分
		双脚同时上一级台阶，必需使用扶手	1 分
		不能安全上下台阶	0 分

总分：__________分(满分 30)

结论：__________

七、简短平衡评估系统(Mini－BESTest)

简短动态平衡评定量表(mini-balance evaluation systems test，Mini－BESTest)是一个全面的平衡评估工具，它包括14个项目，涵盖了静态平衡、动态平衡、视觉依赖平衡等多个方面。每个项目根据完成情况得分，总分最高为28分，分数越高表示平衡能力越好(表14－2－6)。

表14－2－6　简短平衡评估系统(Mini－BESTest)

条　目		指导语	注意事项	分数	评分标准
1	坐-站测试	两臂胸前交叉，尽量双手不接触椅子，双腿不倚靠椅子。请站起来		2	独立站起、稳定站立
				1	双手借助椅子一次站起，无停顿
				0	没有辅助无法站起，或需多次双手支撑椅子站起
2	踮脚尖	请两脚分开与肩同宽，双手放于臀部，目视前方，尽可能高地踮脚尖站立。我会大声数3 s，请尽量保持稳定		2	最大高度保持稳定3 s
				1	能踮脚尖，但不能达到最高，或3 s内明显不稳定
				0	站立小于3 s
3	单脚站立	请目视前方，双手叉腰，单脚站立尽可能长的时间，离地腿不能接触站立腿	左右侧各测试两次，每侧取时间较长的一次。计算得分时取左右侧分数较差的一侧成绩	2	20 s
				1	＜20 s
				0	不能
4	向前迈步反应	两脚分开与肩同宽，双手自然下垂放于两侧。身体直立前倾靠在我的手上，然后我的手会撤离，请尽量避免跌倒，可以向前迈步以恢复平衡	评估师把手放在患者胸骨前方，引导躯干前倾并保护。然后评估师的手撤离	2	通过独立迈一大步恢复稳定
				1	1步以上
				0	无迈步反应或无保护会跌倒
5	向后迈步反应	两脚分开与肩同宽，双手自然下垂放于两侧。请身体直立后倾靠在我的手上，然后我的手会撤离，请尽量避免跌倒，可以向后迈步恢复平衡	评估师把手放在患者两个肩胛骨之间，引导和保护后倾。然后评估师的手撤离	2	通过独立迈一大步恢复稳定
				1	1步以上
				0	无迈步反应或无保护会跌倒
6	侧方迈步反应	两脚分开与肩同宽，双手自然下垂。请身体直立侧倾靠在我的手上，然后我的手会撤离，请尽量避免跌倒，可以侧方迈步恢复平衡	评估师把手放在患者肩部，引导和保护侧倾。然后评估师的手撤离。左右侧各测试一次，取分数较差的一侧成绩	2	通过独立迈一大步恢复稳定
				1	1步以上
				0	无迈步反应；需保护
7	睁眼双足站立	请双手放于臀部，双脚并拢，目视前方，尽可能保持稳定，直到我说停止	维持时间：____ s	2	30 s
				1	＜30 s
				0	不能做
8	闭眼双足站立	请站到记忆海绵上。双手放于臀部，双脚并拢站立并闭眼，尽可能保持稳定，直到我说停止。在您闭眼时我会开始计时	维持时间：____ s	2	30 s
				1	＜30 s
				0	不能做

(续表)

	条　目	指 导 语	注 意 事 项	分数	评 分 标 准
9	闭眼斜坡站立	请走上斜坡，脚尖向前站在斜坡上。双脚分开与肩同宽，双臂置于体侧，闭上眼睛，尽量站稳。在您闭眼时我会开始计时	维持时间：____ s	2	30 s
				1	<30 s
				0	不能做
10	变速走	请按照您的正常速度行走，当我说"快"的时候，用最快速度行走。当我说"慢"时，请走得慢		2	显著改变步行速度，不会失去平衡
				1	不能改变步速或有失平衡趋势
				0	不能改变步速并会失去平衡
11	行走时左右转头	请以正常速度行走，当我说"右"时，请转头向右看；当我说"左"时，请转头向左看		2	转头时行走速度不变，且身体保持平衡
				1	转头时行走速度变慢
				0	转头时失去平衡
12	行走时向后转身	请以正常速度行走，当我说"向后转，立定"时，请迅速向后转，并停止行走，转身后双脚并拢	患者以平常的速度开始行走，当评估师说"向后转，立定"时，迅速向后转，并停止行走，转身后双脚并拢	2	转身时脚步停止迅速(<3步)，且身体保持平衡
				1	转身时脚步停止缓慢(>4步)，但身体保持平衡
				0	无法平稳地在行走中转身
13	跨越障碍	请以正常速度行走，当遇到箱子时，跨过它，不要绕过去，继续往前走		2	迈过箱子时步速改变很小，并且身体保持平衡
				1	能迈过箱子，但是会碰到箱子，或是为小心迈过箱子而降低步速
				0	不能迈过箱子，或绕箱子而行
14	3 m 步行测试(站起-行走测试，TUG)	(1) 当我说"走"，请从椅子上站起来，以正常速度开始行走，走到地板上的 3 m 线，转身走回来，坐回椅子上(TUG) (2) 从____开始倒数，每次减 3。当我说"走"，请从椅子上站起来，以正常速度开始行走，走到地板上的 3 m 线，转身走回来，坐回椅子上。行走过程中请继续倒数(双重任务 TUG－C)	如果在干扰 TUG 行走中步速较 TUG 减慢 10%，则减掉 1 分	2	两个测试在坐、站、行走中无明显差异
				1	与 TUG 相比，双重任务影响了数数或行走(>10%)
				0	行走时不能数数或数数时停止行走
				TUG：____ s 双重任务 TUG：____ s	

注：1. 患者测试时应穿平底鞋或光脚。
2. 准备的工具：记忆海绵垫(10 cm 厚，60 cm×60 cm 宽，中等密度)，没有扶手和轮子的椅子，倾斜斜坡，秒表，23 cm 高的箱子，测量出距离椅子 3 m 的位置，并用胶带标记出来。
3. 如果测试者需要使用辅助设备，则该项评分降一个级别。
4. 如果测试者需要外界帮助，则该评分为 0 分。

八、功能性步行评级量表(FAC)

功能性步行评级量表(functional ambulation category scale，FAC)是由 Holden 等人于 1986 年发表的。通过观察评估，主观评定不同疾病患者的步行功能并对其分级(表 14-2-7)。

表 14-2-7　功能性步行评级量表(FAC)

级别及特征	评　分　标　准
0 级：无步行能力	患者不能走，需要轮椅或 2 人协助才能走
1 级：需大量持续性的帮助	需使用双拐或需要 1 个人连续不断地搀扶才能行走及保持平衡
2 级：需少量帮助	能行走但平衡不佳，不安全，需 1 人在旁给予间断的接触身体的帮助或需使用膝-踝-足矫形器(KAFO)、踝-足矫形器(AFO)、单拐、手杖等以保持平衡和保证安全
3 级：需监护或言语指导	能行走，但不正常或不够安全，需 1 人在旁监护或用言语指导，但不接触身体
4 级：平地上独立	在平地上能独立行走，但在上下斜坡、在不平的地面上行走或上下楼梯时仍有困难，需他人帮助或监护
5 级：完全独立	在任何地方都能独立行走

(崔　亮　郭起浩)

第三节
衰弱评估量表

衰弱(frailty)是指老年人生理储备下降导致机体易损性增加、抗应激能力减退的非特异性状态。衰弱现象常见于高龄老人，被认为是预测老人摔倒、残疾、住院和死亡的高风险指标。随着增龄对疾病影响研究的深入，衰弱已成为现代老年医学研究的热点问题之一。越来越多的证据表明，实际年龄不足以预测疾病预后或死亡，而衰弱概念的引入，可以更确切、客观地反映老年人慢性健康问题和医疗需求，预测残疾、意外伤害(如跌倒或骨折)、住院率、急诊就诊率甚至死亡的发生，还可以解释疾病预后、康复效果和生活质量的差异。

衰弱老人可有以下一种或几种临床表现：疲劳、无法解释的体重下降、平衡功能及步态受损和波动性失能等。

衰弱的干预包括运动锻炼、营养干预、共病和多重用药管理、多学科团队合作的医疗护理模式、减少医疗伤害及药物治疗。

衰弱的评估量表很多，常用的有 Fried 衰弱评估量表(frailty phenotype)、衰弱指数(FI)和 FRAIL 量表。衰弱指数评估项目多，需要专业人员进行评估；FRAIL 量表较为简易，更适合进行快速临床评估。本节量表项目，我们是根据英文原文翻译，与目前国内通行版本的项目稍有差异。

一、Fried 衰弱评估量表

2001 年，Fried 等学者在“衰弱循环”理论基础上首先提出了 Fried 衰弱综合征标准，也称 Fried 衰弱表型(phenotype of frailty)，其内容包括 5 个临床指标，即不明原因的体重减轻、自述疲乏、体力活动减少、行走速度下降、握力低下，分别用自评问卷和客观测量获得(表 14-3-1)。其中体力、步速和握力的界值分别根据性别、身高、BMI 进行相应划分。而疲乏则采用流行病学调查用抑郁自评量表(CES-D)中的两个条目作为提问方式。此量表符合一项衰弱指标则计 1 分，计分范围 0～5 分，分值越高表明衰弱程度越重，0 分为不衰弱，1～2 分为衰弱前期，≥3 分为衰弱。Fried 表型把衰弱综合征作为临床事件的前驱状态，可独立预测跌倒、行走能力下降、日常生活能力受损情况、住院率及死亡等不良事件的发生，便于医护人员及早采取措施。与衰弱指数相比，衰弱表型对衰弱症状的总结更具体精炼，在不同国家及不同语言人群中都得到了广泛的认可。不过有研究认为 Fried 表型将所有被测者分为衰弱和非衰弱两种，降低了该工具的灵敏度和特异度。同时，该研究排除了帕金森病、卒中史、认知功能异常及抑郁患者，且在临床使用时评估耗时较长且需专业工具，在该标准中也未包含其他重要系统功能障碍的变量。但是本评估方法目前在临床研究中应用最多，适用于医院和养老机构。

表 14-3-1 Fried 衰弱评估量表

序号	检测项目	男性	女性
1	体重下降	过去一年中,意外出现体重下降>4.5 kg 或者>5%体重	
2	行走时间*(4.57 m)	身高≤173 cm:≥7 s 身高>173 cm:≥6 s	身高≤159 cm:≥7 s 身高>159 cm:≥6 s
3	握力(kg)	BMI≤24:≤29 BMI 24.1~26:≤30 BMI 26.1~28:≤30 BMI>28:≤32	BMI≤23:≤17 BMI 23.1~26:≤17.3 BMI 26.1~29:≤18 BMI>29:≤21
4	体力活动(MLTA)**	<383 kcal/周 (约散步 2.5 h)	<270 kcal/周 (约散步 2 h)
5	疲乏	CES-D*** 的任一问题得分 2~3 分 过去的一周中你多频繁地感觉到以下这样的情况: 我感觉做每一件事都很费力 我觉得我无法继续我日常的工作或生活 0 分:<1 天,1 分:1~2 天,2 分:3~4 天,3 分:>4 天	

注:*行走时间:笔者采用的起立行走测验(timed get-up-and-go test, TGUG):________s
坐位,从椅子(无扶手)上起身开始计时,步行 3 m,转 180°,步行回来,再坐下,计时结束。
**MLTA:即明尼苏达休闲时间活动问卷(Minnesota leisure time activity questionnaire):基于明尼苏达休闲时间活动问卷的简短版本,询问包括散步、做家务(中等强度)、割草、耙地、园艺、远足、慢跑、骑自行车、运动自行车、跳舞、健美操、保龄球、高尔夫、网球、壁球、健美操、游泳等情况。
***CES-D:流行病学调查用抑郁自评量表(center for epidemiological studies depression)。

日常活动量计算方法(按周计算,需将每日数值×7)

散步(km)	×60 kcal/km	=	kcal
爬楼层(10 个台阶为一层)	×4 kcal/层	=	kcal
轻体育活动	×5 kcal/min	=	kcal
中度体育活动或肌肉强度锻炼	×7.5 kcal/min	=	kcal
高强度体育活动	×10 kcal/min	=	kcal
总计			kcal/w

二、FRAIL 量表

FRAIL 量表是 5 个项目的首字母缩写,5 个项目是疲乏(fatigue)、阻力增加/耐力减退(resistance)、自由活动下降(ambulation)、疾病情况(illnesses)及体重下降(loss of weight)(表 14-3-2)。FRAIL 量表是由国际营养、健康和老年工作组的老年专家团提出的,适用于临床老年衰弱人群的筛查。FRAIL 问卷量表基于衰弱表型和衰弱指数(FI)的基础上,选取了医疗结局研究的 36 条目简表(SF-36 FI)及关于疾病和体重下降的一些条目,形成了 5 个项目的量表,每条 1 分,总分为 0~5 分,3 条及以上即为衰弱。5 个条目包括疲惫(对于"过去一个月你是否感觉累"问题的答案是"经常""大部分时间""总是")、耐力(独立上下 10 级台阶的能力受限)、行动力(独立行走 100 m 的能力受限)、疾病(患超过 5 种慢性病)、体重下降(最近 1 年体重下降超过 5%)。FRAIL 量表更为简单、易于操作,可以帮助医务工作者高效地识别衰弱及衰弱前期者,适合在社区中推广应用及进行快速临床评估。

表 14-3-2　FRAIL 量表

序号	条　目	询　问　方　式
F	疲乏	过去 4 周内大部分时间或所有时间感到疲乏
R	阻力增加/耐力减退	在不用任何辅助工具及不用他人帮助的情况下，中途不休息爬 10 级台阶有困难
A	自由活动下降	在不用任何辅助工具及不用他人帮助的情况下，走完一个街区（100 m）较困难
I	疾病情况	医生曾告诉你存在 5 种以上如下疾病：高血压、糖尿病、急性心脏疾病发作、恶性肿瘤（微小皮肤癌除外）、充血性心力衰竭、哮喘、关节炎、慢性肺病、肾脏疾病、心绞痛等
L	体重下降	1 年或更短时间内出现体重下降≥5%

三、衰弱指数（FI）

衰弱指数（frailty index，FI）是 2002 年由加拿大学者 Rockwood 等在"老年人累积健康缺陷（deficit accumulation index，DAI）"的概念上开发的衰弱测量工具，最初用于加拿大健康与衰老研究课题，可以对衰弱程度进行逐级描述。该量表涵盖了 70 个可能的缺陷（表 14-3-3），例如症状、体征、实验室指标异常、疾病和残疾等。根据缺陷程度，每个问题可能是二分类或是三分类，即得分为（0、0.33、0.5、0.67 或 1 分），最后将存在健康缺陷的数目除以被视为健康缺陷项目的总数目，故范围为 0～1。该方法不关注单独某一项健康缺陷，而是从整体的角度进行衰弱描述，健康缺陷累积得越多，则个体越衰弱，出现健康危险的可能性就越大。随着对衰弱问题的进一步理解，FI 的建立只需要涵盖相应类别的条目，变量是选择后天获得的、与年龄相关、会给健康带来不良后果的，且不会过早达到饱和的项目。由于 FI 对危险因素进行了分级，而且包括器官功能缺陷与临床结果之间的相关性，所以 FI 能更敏感地预测患者的预后。该法优点在于易理解，能通过统计推断得出极具特征性的结果，条目是临床检查的项目，预测能力强，但过于烦琐耗时，且在分析过程中对于数学统计学方法要求高，在临床实践中并不常用。常用于流行病学的大规模人群调查，用于人群整体的健康状况评估和预期寿命的计算。

表 14-3-3　加拿大健康与老龄化研究用于构建 70 项 CSHA 衰弱指数的变量列表

· 日常活动改变	· 情绪问题	· 复杂部分性癫痫发作
· 头颈问题	· 感到悲伤、忧郁、沮丧	· 全身性癫痫发作
· 颈部肌肉紧张	· 抑郁情绪史	· 晕厥或黑矇
· 面部运动迟缓	· 持续疲倦	· 头痛
· 穿衣困难	· 抑郁症（临床现象）	· 脑血管问题
· 沐浴困难	· 睡眠改变	· 卒中史
· 个人洗漱困难	· 烦躁不安	· 糖尿病史
· 尿失禁	· 记忆改变	· 动脉高血压
· 如厕困难	· 短期记忆力缺陷	· 外周血管疾病
· 肥胖体型	· 长期记忆力缺陷	· 心脏疾病
· 直肠问题	· 总体心理功能的变化	· 心肌梗死
· 肠胃问题	· 出现认知症状	· 心律失常
· 烹饪困难	· 意识迷糊或精神错乱	· 充血性心力衰竭
· 吮吸困难	· 偏执特征	· 肺部疾病
· 独自外出困难	· 与认知障碍或缺陷相关的病史	· 呼吸异常
· 行动不便	· 与认知障碍或缺陷相关的家族病史	· 甲状腺病史
· 骨骼肌问题	· 振动觉异常	· 甲状腺功能异常
· 四肢运动迟缓	· 静止性震颤	· 皮肤问题
· 四肢肌肉紧张	· 姿势性震颤	· 恶性肿瘤
· 肢体协调性不佳	· 意向性震颤	· 乳房疾病
· 躯干协调性不佳	· 帕金森病史	· 腹部疾病
· 站姿不良	· 帕金森病家族史	· 存在噘嘴反射
· 不规则步态		· 存在掌颌反射
· 跌倒		· 其他病史

四、改良衰弱指数(mFI)

改良衰弱指数(modified frailty index, mFI)是一种在外科学上得到验证的以健康缺陷累积为原理的衰弱评估方式。mFI 源于加拿大健康和衰老虚弱指数(CSHA)研究，南佛罗里达大学的 Velanovich 等于 2013 年对这项评估系统进行了改进，提高了对手术患者的针对性。通过选取原 CSHA 量表 70 个变量中与美国外科医师学会改进计划(NSQIP)中相匹配的 11 个伴随疾病和缺陷变量以进行评估。近年来的研究提出用 mFI 来量化手术老年个体的衰弱程度，相较于年龄，mFI 专注于术前的各项指标，是一种多维度健康综合评估方法，可以更全面、系统地了解老年个体的身体健康状况，并可预测住院时间及预后。根据缺陷累积原理，量表每个变量均计 1 分，mFI＝患者衰弱评分(由各变量所附值相加而得)/患者完成健康缺陷评定项目数量(总分等于所有项目的总和除以 11，范围为 0～1)，mFI 值的增加提示衰弱程度的增加。根据既往研究报道 0.45≤mFI＜1 为衰弱，0.20＜mFI＜0.45 为衰弱前期，0＜mFI≤0.20 为非衰弱。

改良衰弱指数(mFI)的 11 种疾病是：糖尿病、功能状态(生活无法自理)、慢性阻塞性肺疾病或肺炎、充血性心力衰竭、心肌梗死病史、需要药物治疗的高血压、外周血管病史或静息痛、感觉异常、短暂性脑缺血发作或脑血管意外的病史、伴有神经功能障碍的脑血管意外病史、既往经皮冠状动脉介入治疗、既往的冠状动脉手术或心绞痛病史。

五、简化衰弱指数(sFI)

美国明尼苏达大学的 Sathianathen 等在 2017 年使用美国外科医师学会国家手术质量改进计划(ACS-NSQIP)的数据，在其此前提出的由 11 个项目组成的改良衰弱指数(mFI)的基础上，进一步精炼提出了仅有五个变量的简化衰弱指数(simplified frailty index, sFI)，该指数易于在临床环境中使用，以预测手术风险、评估术后预后能力，从而对选择合理的治疗方式提供帮助。既往多项研究提示，sFI 与 mFI 对于预测手术风险和预后的准确性和效力均无显著差异。

简化衰弱指数(sFI)使用来自改良衰弱指数的 5 个最常见的项目，包括糖尿病史、功能状态、慢性阻塞性肺疾病的病史、充血性心力衰竭病史、需要治疗的高血压。

该量表每个变量计为 1 分，最大得分为 5，sFI 得分≥3 的病例则被归类为“3＋”级别。

六、Gill 衰弱评估(GFM)

Gill 衰弱评估(Gill frailty measure, GFM)创建于 2002 年，其制定是为了识别存在衰弱的老年人，以确定干预方案来治疗潜在的身体能力受损者，而 Gill 指数的衰弱筛查包括观察和体力活动测试。只包含两项指标的 Gill 测试只需不到 2 min 就能完成，具有便捷简单的特点，临床医生可以观察到受试者的力量情况和平衡性，但实施过程依然需要密切监督，以尽量减少安全问题。

测试内容包括快速步态测试(尽可能快的速度在 10 英尺长的距离上来回行走)和单椅站立测试(从硬背椅上站起来，双臂并拢)。如果在快速步态测试的完成时间超过 10 s，或不能双臂并拢地从椅子上站起来，则被视为身体衰弱。在快速步态和单椅站立测试上的表现不佳，一般表示下肢力量和平衡能力受损。测试结果分为 3 个等级：无虚弱：两项均可完成；中度虚弱：其中一项无法完成；重度虚弱：两项均无法完成。

七、衰弱/活力评估(frailty/vigor assessment)

1991 年 Speechley 和 Tinetti 等学者提出了衰弱/活力评定的评估方法，其包括 9 个评价衰弱的标准：年龄(80 岁以上)、身体功能(平衡和步态异常、肩部力量下降、膝关节力量下降)、体力活动(缺乏走路锻炼)、心理功能(情绪低落)、药物治疗(服用镇静剂)、残疾(下肢残疾)、感觉功能(近距视力下降)，此外还有 4 个反映活力的标准：年龄(80 岁以下)、认知能力(认知功能完好)、体力活动(经常进行散步以外的运动)、感觉功能(近距视力良好)。该项评估的设计者认为衰弱是指衰弱的特征多而活力的特征少，而精力佳者则相反。因此，受试者拥有至少四种衰弱特征(高衰弱)和不超过一种活力特征(低衰弱)时，则被定义为衰弱者，与之对应，满足 3 项以上的活力指标和不超过两项的衰弱指标时被判定为精力佳者，其余部分的受试者认为是过渡性人群。

八、简易衰弱评估量表(BFI)

简易衰弱评估量表(brief frailty instrument，BFI)是由Rockwood等于1999年基于老年状态量表(GSS)基础上开发的分级评估，该量表被用于针对医院内符合老年病专科干预条件的患者。受试者被分为四个等级，代表了健康到衰弱，亦适用于社区居民。四个等级分别是：

0级：不需要帮助可以行走，能进行基本的日常生活活动(进食、穿衣、洗澡、上下床)，无大小便失禁，无认知障碍者。

1级：仅有小便失禁。

2级：有如下情况一个及以上(如有失禁情况则为两个或以上)。需要协助才能行走、需要协助来进行日常生活活动、有认知功能障碍(尚未进展至痴呆症)、有大便或小便失禁。

3级：有如下情况两个或者以上(如有失禁情况则为三个或以上)。完全依赖协助才能行动、至少一个日常生活活动完全依赖帮助、有大便或小便失禁、被诊断为痴呆症。等级越高，意味着衰弱程度越高。

九、临床衰弱量表(CFS)

临床衰弱量表(clinical frailty scale，CFS)是2005年由Rockwood等在加拿大健康与衰老研究课题中设计的，多用于住院老年人衰弱状况评估的量表(表14-3-4)。临床衰弱量表有4个维度：移动能力、精力、体力活动和功能。其内容不仅包括叙述语，还结合了图标、图形。量表将衰弱程度分为7个等级：非常健康、健康、维持健康、脆弱易损伤、轻度衰弱、中度衰弱、严重衰弱。该量表反映的是医生对老年患者较长时间的纵向观察和多次印象的综合，包含了评定人的主观解释和评价。与其他衰弱评估工具相比，临床衰弱量表简单有效，在评估患有急症的老年患者衰弱程度上优于其他评估工具。另外它还是一个综合性的评估工具，临床医生借助它可以对实际发病的衰弱老年人所表现出的症状特征进行全面整体地评估，有利于及早识别和干预衰弱。

表14-3-4　临床衰弱量表(CFS)

衰弱等级	图　示	具体测量
1. 非常健康	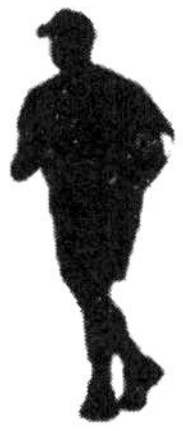	健壮、活跃、精力充沛并充满活力，定期运动且处于所在年龄阶段最健康的状态
2. 健康	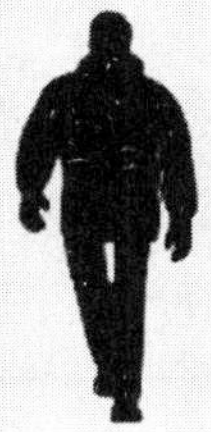	无明显疾病症状但不比等级1的人健康，经常体育锻炼，偶尔活跃(例如季节性地)
3. 维持健康	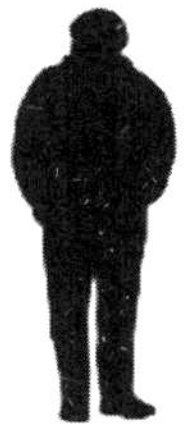	患有疾病但控制良好，除常规行走外，无定期的体育锻炼

(续表)

衰弱等级	图　示	具 体 测 量
4. 脆弱易损伤	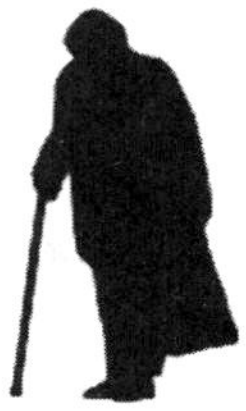	日常生活不需依赖他人,但身体某些症状会限制日常活动,常见的主诉为“行动缓慢”和/或“白天时觉得疲惫”
5. 轻度衰弱	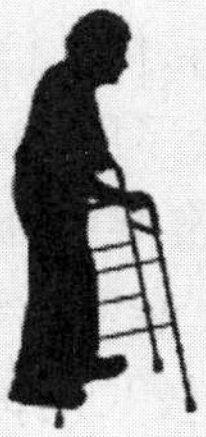	明显的动作缓慢,工具性日常生活活动(如理财、搭乘交通工具、较重家务、服药……)需要帮助。轻度衰弱会进一步削弱患者独自在外购物、行走、备餐及干家务活的能力
6. 中度衰弱	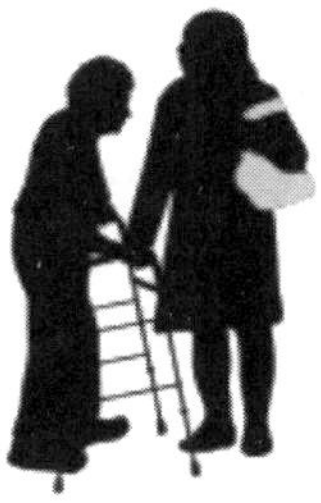	所有室外活动和家务均需要协助,在室内上下楼梯、洗澡需要帮助,可能穿脱衣服也需要(一定程度的)辅助
7. 严重衰弱	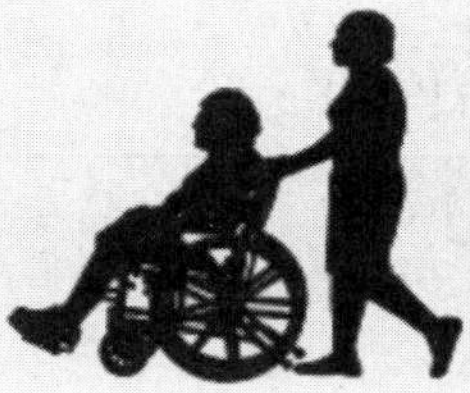	任何原因(身体或认知功能下降)而导致生活完全无法自理,但身体状况相对稳定而无死亡的风险(6 个月内)
8. 非常严重的衰弱	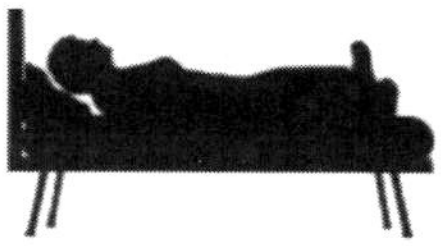	生活完全无法自理,接近生命终点,已经不能从任何疾病中恢复
9. 终末期	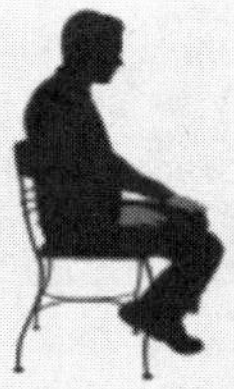	接近生命终点,预期寿命少于 6 个月的垂危患者

十、老年人衰弱调查问卷(VES-13)

老年人衰弱调查问卷(vulnerable elders survey, VES-13)可以用来预测老年人功能衰退、住院或死亡的风险(表 14-3-5)。该量表是通过分析美国具有全国代表性的老年人抽样调查数据而制定的,包括 13 个项目或问题,由临床医生或社区人员在面对面或电话访谈中完成,也可以以自我报告的形式进行,可由老年人或其代理人在 4 或 5 个患者内完成。VES-13 的得分范围为 0～10,分析结果表明与得分 2 分或以下的老年人相比,得分 3 分或以上的受试者死亡或功能下降的风险增加了 4 倍,因此该量表中将分数大于等于 3 分定义为衰弱。VES-13 在社区人群、创伤和慢性住院疾病的老年患者中，其预测功能、简洁性和可靠性都得到肯定和证实。

十一、Winograd 衰弱筛查量表

1991 年美国学者 Winograd 及其同事制定了一套定性的衰弱筛查量表——Winograd 筛查量表(Winograd screening instrument)，旨在更便捷迅速地识别出高死亡风险、家庭护理及住院治疗必要的老年人(表 14-3-6)。量表将受试者人群分为可独立生活的、衰弱的、严重衰弱的 3 类，列出了有关衰弱的 15 项标准，满足其中任一即定义为衰弱，而存在严重的痴呆、日常生活活动需完全依赖帮助以及疾病终末期的受试者则被定义为严重的衰弱。后续的研究证实其预测能力比单纯靠年龄或出院诊断评估更佳，可以作为社区和临床医生简易评估的有效手段。

表 14-3-5　老年人衰弱调查问卷(VES-13)

1. 年龄________　　打分：年龄在 75～84 岁为 1 分；年龄≥85 岁为 3 分

2. 总的来说，相对于跟你同年龄的其他人，你认为你的健康状况是：
□很差*(1 分)
□一般*(1 分)
□良好
□很好
□非常棒
打分：很差或者一般得 1 分

3. 当你做如下体力活动时，平均来说感觉有多困难：

	不难	一点点难	比较难	很难	无法完成
a. 弯腰、蹲下或跪地	□	□	□	□*	□*
b. 携带或搬运 4.5 kg 的重物	□	□	□	□*	□*
c. 举起或伸展手臂高于肩膀位置	□	□	□	□*	□*
d. 写作、搬运或抓住小物件	□	□	□	□*	□*
e. 行走 400 m	□	□	□	□*	□*
f. 繁重的家务如擦洗地板或窗户	□	□	□	□*	□*

打分：每个带*号的为 1 分，问题 a 到 f 最多计 2 分。

4. 因为你的健康状况或身体条件，做下列事情你感到困难吗：

a. 购买个人用品(如厕用品或者药品)？
□是→在购物方面你得到帮助了吗？　□是*　□否
□否
□不去做→是否因为你的健康问题？　□是*　□否

b. 理财(管理财务记录开销或支付账单)？
□是→理财的时候你得到帮助了吗？　□是*　□否
□否
□不去做→是否因为你的健康问题？　□是*　□否

c. 步行穿过房间？可以使用拐杖或助行器。
□是→步行时候你得到帮助了吗？　□是*　□否
□否
□不去做→是否因为你的健康问题？　□是*　□否

d. 做简单家务(如洗盘子、收拾房间、轻度清洁)？
□是→做简单家务的时候你得到帮助了吗？　□是*　□否
□否
□不去做→是否因为你的健康问题？　□是*　□否

e. 沐浴或泡澡？
□是→淋浴或泡澡时候你得到帮助了吗？　□是*　□否
□否
□不去做→是否因为你的健康问题？　□是*　□否

打分：有一项或多项带*号的计 4 分

表 14-3-6 Winograd 筛查量表

独立的	在短期急性疾病的情况下,独立完成所有的日常生活活动(ADL)项目		
衰弱(符合下列任何一项标准)	脑血管意外	抑郁症	营养不良
	慢性或致残性疾病	跌倒	多重用药
	神志不清	行动不便	压疮
	ADL 需要帮助	大小便失禁	长期卧床
	感觉障碍	身体约束	存在社会经济/家庭问题
严重衰弱(符合以下两者任一)	严重的痴呆及 ADL 完全依赖帮助		
	疾病终末期		

十二、蒂尔堡衰弱指标(TFI)

蒂尔堡衰弱指标(Tilburg frailty indicator, TFI)由荷兰 Tilburg 大学的 Gobbens 教授等于 2010 年在整合式衰弱模型的基础上开发的,用于老年人衰弱状况的评估,于 2010 年 11 月在 *American Medical Directors Association* 上发表。Tilburg 量表由两个部分组成(表 14-3-7)。第一部分(10 项)包括衰弱的决定因素:人口学特征、生活事件和慢性疾病状况等,此量表不参与计分。第二部分(15 项)包括生理衰弱(8 项:自然的体重下降、身体健康、行走困难、平衡、视力问题、听力问题、握力、疲劳感),社会衰弱(3 项:独居、社会关系、社会支持),心理衰弱(4 项:认知、抑郁症状、焦虑、应对能力)。该量表有 11 个条目回答"是/否",其他 4 个条目回答"是/否/有时",但所有条目都采取二分类计分法(0 或 1),计分范围为 0~15 分。衰弱界限为 5 分,5 分及以上即为衰弱,分数越高衰弱程度越重。该问卷的一致性信度、内在一致性已得到验证。Tilburg 衰弱量表可以独立作为评估老年衰弱状况的量表,至今已被翻译成巴西、丹麦、波兰、葡萄牙等多种语言版本,接受测验后均具有较好的信效度,证实了该量表的跨文化性和实用性。

表 14-3-7 蒂尔堡衰弱指标(TFI)

第一部分 衰弱的决定因素	
1. 你的性别是?	□男性□女性
2. 你的年龄是?	............................岁
3. 你的婚姻状况?	□已婚/与人同居□未婚□离婚□丧偶
4. 你在哪个国家出生?	
5. 你获得的最高学历是?	□没有或小学教育□中等教育□高等或大学
6. 你的家庭月净收入?	
7. 总的来说,你认为你的生活方式有多健康?	□健康□不太健康□不健康
8. 你是否有两种或多种疾病/慢性疾病?	□是□否
9. 你在过去的一年中是否经历过以下事件?	
- ① 亲人离世□是□否 ② 你自己得了重病□是□否 ③ 你的亲人得了重病□是□否	
- ④ 离婚或者重要亲密关系的结束□是□否 ⑤ 交通事故□是□否 ⑥ 犯罪□是□否	
10. 你对家庭居住环境是否满意?	□是□否
第二部分:衰弱的组成	
生理部分	
11. 你觉得身体健康吗?	□是□否
12. 你最近是否出现计划外的明显消瘦?	□是□否
("明显消瘦"指:过去的 6 个月下降 6 kg 或更多,或者过去的一个月下降 3 kg 或更多)	
你是否在日常生活中遇到如下问题:	
13. ....行走困难?	□是□否
14. ....难以保持平衡?	□是□否
15. ....听力差?	□是□否
16. ....视力差?	□是□否

（续表）

17. ....双手无力/握力下降？	□是□否
18. ....身体疲劳？	□是□否
心理部分	
19. 你的记忆力是否有问题？	□是□有时□否
20. 过去的一个月是否感觉情绪低落？	□是□有时□否
21. 过去的一个月是否感觉紧张或者焦虑？	□是□有时□否
22. 你能很好地应对一些困难吗？	□是□否
社会部分	
23. 你是否独居？	□是□否
24. 你是否有时会怀念有人陪伴？	□是□有时□否
25. 你是否能得到来自其他人足够的支持？	□是□否
对第二部分衰弱的组成评分（范围：0～15）	
问题 11：	是＝0，否＝1
问题 12～18：	否＝0，是＝1
问题 19：	否/有时＝0，是＝1
问题 20 和 21：	否＝0，是/有时＝1
问题 22：	是＝0，否＝1
问题 23：	否＝0，是＝1
问题 24：	否＝0，是/有时＝1
问题 25：	是＝0，否＝1
临界分数：5	

十三、埃德蒙衰弱量表（EFS）

埃德蒙衰弱量表（Edmonton frail scale，EFS）：埃德蒙衰弱量表是 Rolfson 等于 2006 年在加拿大埃德蒙顿亚伯达大学创立的，以衰弱动态模型为支撑的老年衰弱评估量表（表 14-3-8）。它包括认知、一般健康状况、功能独立性、社会支持、药物使用、营养、情绪、自制力和功能性能 9 个领域共 11 个条目。其中认知、一般健康状况、功能独立、社会支持，计分范围为 0～2 分，其他条目计分范围为 0～1 分，总计分范围为 0～17 分。达到 8 分及以上则被认为达到衰弱状态，同时也对低衰弱的严重程度进行了分类：0～5 分为非衰弱，6～7 分为衰弱前期，8～9 分为轻度衰弱，10～11 分为中度衰弱，12～17 分为严重衰弱。EFS 不需要应用老年综合评估的数据，即使没有经过正式训练的非老年照顾领域专业人士也可以进行评估，相较于衰弱指数简单、可操作性强。作为在医院内使用的筛查工具，EFS 是有效和可靠的，因此逐渐被用于确定特定临床人群的衰弱，如血管外科患者、老年急性冠状动脉综合征患者及急诊患者等，在澳大利亚、英国、巴西等多个国家广泛应用。

表 14-3-8　埃德蒙顿衰弱量表（EFS）

衰弱领域	项　目	0 分	1 分	2 分
认知	请把这个预先绘制的圆圈想象成一个时钟。请你将数字安置在正确的地方后用时针和分针指出“十一点十分”	无错误	小的空间错误	其他错误
总体健康状态	过去一年中你住院了多少次 总的来说，你如何评价你的健康状态	0 次 非常好、很好、好	1～2 次 一般	大于 2 次 不佳
功能独立性	下面的活动中多少个你需要帮助（备餐、逛街、交通、通话、家务、洗衣、理财、服药）	0～1 个	2～4 个	5～8 个
社会支持	当你需要帮助时，是否有人愿意并且能够满足你的需求	总是	有时	从不

(续表)

衰弱领域	项　　目	0分	1分	2分
药物使用	你是否定期服用5种或更多不同的处方药 你是否有时忘记服用药物	否 否	是 是	
营养情况	你最近是否体重降低以至衣服变松了	否	是	
情绪	你是否经常感到悲伤和沮丧	否	是	
自制力	你是否有尿失禁问题	否	是	
功能活动	我想请你坐在这张椅子上并放松背部和手臂。然后当我说"走"时，请站起来以安全舒适的步伐行走到地面上的标记点(大约3 m远)，再返回椅子上坐下	0～10 s	11～20 s	超过20 s，或者患者不愿意，或者需要协助
全部	总分是所有列得分之和			

十四、格罗宁根衰弱指标(GFI)

格罗宁根衰弱指标(Groningen frailty indicator，GFI)是由Steverink等于2001年于荷兰格罗宁根大学开发的，用于独居老年人衰弱状况的自评(表14-3-9)。它采用多维视角，分为4个维度、15个项目生理功能。将衰弱概念化为身体(行动能力、多重健康问题、身体疲劳、视力和听力)，认知(认知功能障碍)，社会(情感隔离)和心理(心情沮丧和焦虑)4个维度。量表采用二分类计分法，1分表示有问题或依赖，总分范围0～15分，≥4分被评估为衰弱，分数越高表明衰弱水平越高以及对医护需求更多。研究表明，格罗宁根衰弱指标可以作为自测量表应用于人群衰弱评估研究，并在荷兰、罗马尼亚、瑞典等多个国家得到大规模应用。此量表已广泛用于临床实践，即住院病房、门诊、老年病科临床研究以及初级护理机构，亦可应用于大型人口筛查中，信度和效度良好。

表14-3-9　格罗宁根衰弱指标(GFI)

日常活动：你能够在没有别人帮助的情况下独立地完成这些任务吗？(借助资源，如拐杖、步行架、轮椅，都被视为独立)		
1	购物	是=0；否=1
2	在外散步(住所周围或临近区域)	是=0；否=1
3	穿脱衣物	是=0；否=1
4	上洗手间	是=0；否=1
健康问题		
5	你认为自己的健康可以评多少分？(打分从0到10)	0～6=1；7～10=0
6	你有否因为视力差而在日常生活中遇到困难？	是=1；否=0
7	你有否因为听力差而在日常生活中遇到困难？	是=1；否=0
8	在过去的6个月中，你有否有计划外的明显的消瘦？(1个月内体重减轻3 kg或2个月内6 kg)	是=1；否=0
9	你有否服用4种或以上不同种类的药物？	是=1；否=0
10	你对于自己的记忆力有任何不满吗？	是=1；有时或否=0
社会心理功能		
11	你是否有时会感到空虚？	是或有时=1；否=0
12	你是否有时会想念身边的人？	是或有时=1；否=0
13	你是否有时会感到被抛弃？	是或有时=1；否=0
14	你最近感到伤心或难过吗？	是或有时=1；否=0
15	你最近感到紧张或焦虑吗？	是或有时=1；否=0

十五、G8 量表

G8 量表是专门针对老年肿瘤患者开发的(由 Bellera 在 2012 年发表),包括 8 个项目:在 MNA(迷你营养评估)调查表里的 7 项以及与患者年龄相关的 1 项(表 14-3-10)。从 MNA 中选择的项目涉及营养状况、体重减轻、体重指数、运动技能、心理状况、药物数量和健康自我认知。分数范围从 17(完全不受损)到 0(严重受损)。分数低于或等于 14 时需要进行老年综合评估。它通常由护士或临床研究人员完成,只需不到 10 min 即可完成此问卷。G8 问卷对预测老年综合评估中的异常具有高度敏感性,并能预测老年癌症患者的功能下降和生存率。

表 14-3-10　G8 量表

	项　目	可能的回答(分数)
(1)	在过去 3 个月中,是否有由于食欲不振、消化不良、咀嚼或吞咽困难而导致食物摄入量下降	0:食物摄入量严重减少 1:食物摄入量中等减少 2:无食物摄入量减少
(2)	过去 3 个月的体重减少情况	0:体重减轻大于 3 kg 1:不知道 2:体重减轻在 1~3 kg 3:没有体重减轻
(3)	移动能力	0:床上或椅子上 1:可以离开床或椅子但是不能外出 2:可以外出
(4)	神经心理问题	0:严重痴呆或抑郁 1:中等痴呆或抑郁 2:无神经心理问题
(5)	身体质量指数(BMI)	0:BMI<19 1:19≤BMI<21 2:21≤BMI<23 3:BMI≥23
(6)	每天服用 3 种以上药物	0:是的 1:没有
(7)	相比其他同年龄段的人,患者认为他/她自己的健康状态如何?	0:不如其他人好 0.5:不知道 1:一样好 2:更好
(8)	年龄	0:>85 岁 1:80~85 岁 2:<80 岁
	总分	0~17

注:分数低于或等于 14 时需要进行老年综合评估。

(苏　杭　郭起浩)

第四节

肌少症评估量表

肌少症(sarcopenia)是一种与增龄相关的骨骼肌质量减少、肌肉力量下降和/或躯体功能减退的老年综合征。随着全球老龄化浪潮的到来,肌少症日益受到临床医师的关注,2016 年,世界卫生组织《国际疾病和相关健康问题统计分类》(ICD)正式定义肌少症为一种疾病,代码为 ICD-10-CM(M62.84)。肌少症不仅与跌倒、功能退化、虚弱和病死率等在内的不良后果增加有关,而且增加心血管疾病、糖尿病的发病风险。因此,《中国老年人肌少症诊疗专家共识(2021)》推荐对所有 60 岁以上的社区老年人进行肌少症筛查。

肌少症的评估包括筛查病例和诊断病例,其中诊断病例需进行骨骼肌质量、肌肉力量和躯体功能的评估。目前不同的区域和国际组织共提出 8 种肌少症诊断标准。因性别、年龄、种族等差异,应用的诊断界值及估计界值的方法在不同诊断标准之间尚未形成统一标准。目前使用最为广泛的肌少症诊断标准是欧洲老年人肌少症工作组 2018 年发布的修订版(EWGSOP2,针对欧洲人群,初版于 2010 年发布)和亚洲肌少症工作小组 2019 年发布的修订版(AWGS2019,针对亚洲人群,初版于 2014 年发布)。以下将分别介绍筛查病例和诊断病例的具体评估量表。

一、筛查病例

1. 筛查策略　本节重点介绍 EWGSOP2 和 AWGS2019 提出的筛查策略。

(1) EWGSOP2 建议对存在肌少症症状或体征(如跌倒、自觉虚弱、步速慢、起身困难、体重丢失/肌肉废用)者采用 SARC-F 问卷进行肌少症筛查。该量表是一个针对肌少症风险的自我筛查量表,适用于社区基层医疗机构或其他临床环境,耗时短(约 5 min)。受试者根据自身在力量、行走能力、自椅子上起身、爬楼梯和跌倒经历这 5 方面是否受限来进行问题回答。该量表适用人群范围较广,不仅在非裔美国人,而且在中国人群中也能有效识别肌少症和相关不良后果的风险。

(2) AWGS2019 参考了 EWGSOP2 肌少症评估诊断流程,提出了适用于社区基层医疗机构、医院及研究机构的诊疗路径。在仪器缺乏的基层医疗机构,筛查工具可以选择小腿围或 SARC-F 问卷或 SARC-CalF 问卷。如果小腿围低(男≤34 cm,女≤33 cm)或 SARC-F 问卷≥4 分或 SARC-CalF 问卷≥11 分,则考虑存在肌少症风险,进行下一步的肌肉力量或躯体功能评估以明确诊断。在大型医疗机构或研究机构,如患者存在以下任何情况:功能下降或受限、非意愿性体重下降、抑郁情绪、认知受损、反复跌倒、营养不良;或慢性疾病(心衰、慢性阻塞性肺病、糖尿病、肾病);或者如无以上情况,但存在小腿围低(男≤34 cm,女≤33 cm)或 SARC-F 问卷≥4 分或 SARC-CalF 问卷≥11 分,也将进入下一步的肌少症诊断评估。

2. 筛查工具

(1) SARC-F 问卷:是由美国学者 Malmstrom 等(2013)基于肌少症的临床症状而构建的一种自评量表,并被 EWGSOP2、AWGS2019 及国际衰弱和肌少症研究会议工作组(ICFSR)推荐使用。其包括 5 项条目,依次评估机体肌肉力量(strength,提起或搬运 5 kg 重物的困难程度)、辅助行走(assistance in walking,步行走过房间的困难程度)、座椅起立(rise from a chair,从椅子或床上转移的困难程度)、攀爬楼梯(climb stairs,攀爬 10 级楼梯的困难程度)和跌倒次数(falls,去年跌倒次数),各条目得分 0～2 分,总得分范围为 0～10 分,总分≥4 分即可判断为肌少症高危患者。目前该量表已在西班牙、日本、巴西、德国、韩国等国家进行跨文化调适。国内王晓英在社区老年人群中对其进行汉化研究,结果显示中文版 SARC-F 问卷具有良好的内在一致性及稳定性。该问卷筛查肌少症的特异性较好,但敏感性较差。作为一个自我筛查量表,SARC-F 可方便应用于社区医疗机构和其他临床环境,但在农村地区,因患者文化水平较低而无法自我报告,其应用可能会受限。本节所附 SARC-F 问卷为中文版(表 14-4-1)。

表 14-4-1　中文版简易五项评分问卷(SARC-F)

问　题	程度及评分
您提起或者搬运 5 kg 物品有多大困难?	① 没有,计 0 分;② 有一些,计 1 分;③ 很多或无法完成,计 2 分
您步行穿过一个房间有多大困难?(长度约 20 m)	① 没有,计 0 分;② 有一些,计 1 分;③ 很多或无法完成,计 2 分
您从椅子或床边站起有多大困难?	① 没有,计 0 分;② 有一些,计 1 分;③ 很多或无法完成,计 2 分
您上 10 个台阶有多大困难?	① 没有,计 0 分;② 有一些,计 1 分;③ 很多或无法完成,计 2 分
您在过去的一年里跌倒了多少次?	① 没有,计 0 分;② 1～3 次,计 1 分;③ ≥4 次,计 2 分

(2) SARC-CalF 问卷：是由巴西学者 Barbosa-Silva 等(2016)将 SARC-F 问卷和与肌肉质量具有相关性的小腿围指标相结合而形成的一种肌少症筛查方法(表 14-4-2)。小腿围的具体测量方法：患者取坐位,屈膝 90°,双脚自然置于地面。测量时卷起裤腿,暴露非优势小腿,将皮尺围绕于小腿最粗处测量周径。其中,男性小腿围≤34 cm 为 10 分,女性小腿围≤33 cm 为 10 分,否则为 0 分,其余条目得分不变,总得分范围为 0～20 分,总分≥11 分即可判断为肌少症高危患者。与 SARC-F 问卷相比,该问卷具有更好的准确性和敏感性,被推荐作为一项实用的肌少症筛查工具,尤其在卫生服务及社会经济欠发达地区。但也有学者指出小腿围易受机体脂肪含量、水肿等影响,从而干扰测量结果。

表 14-4-2　中文版简易五项评分联合小腿围问卷(SARC-CalF)

问　题	程度及评分
您提起或者搬运 5 kg 物品有多大困难?	① 没有,计 0 分;② 有一些,计 1 分;③ 很多或无法完成,计 2 分
您步行穿过一个房间有多大困难?(长度约 20 m)	① 没有,计 0 分;② 有一些,计 1 分;③ 很多或无法完成,计 2 分
您从椅子或床边站起有多大困难?	① 没有,计 0 分;② 有一些,计 1 分;③ 很多或无法完成,计 2 分
您上 10 个台阶有多大困难?	① 没有,计 0 分;② 有一些,计 1 分;③ 很多或无法完成,计 2 分
您在过去的一年里跌倒了多少次?	① 没有,计 0 分;② 1～3 次,计 1 分;③ ≥4 次,计 2 分
您小腿最大周长是多少?	① 男＞34 cm,女＞33 cm,计 0 分;② 男≤34 cm,女≤33 cm,计 10 分

(续表)

3. 其他筛查工具　此外还有一些其他筛查工具,如人体测量(指环测试)、量表型(微型肌少症风险评估问卷,mini sarcopenia risk assessment,MSRA)、量表结合指标型(简易五项评分联合老龄和体重指数,SARC-F+EBM)、风险预测型(Ishii 评分、Yu 人体测量预测方程、Goodman 预测方程)。

(1) 指环测试(finger-circle Test)：是日本学者 Tanaka 等(2017)发明的,通过比较人体小腿围与双手手围的一种肌少症自我筛查方法,也是小腿围的一种有效替代方法。被检者取坐位,屈髋屈膝 90°,双足自然垂直平放于地面,双手示指和拇指在非优势小腿的最厚部分对接环绕形成指环,如果指环小于小腿围,表明无肌少症,反之其患肌少症的风险增加。指环实验操作简单,无须任何仪器设备,可作为社区老年人群开展肌少症自我筛查的便捷方法。

(2) MSRA 问卷(表 14-4-3)：是由意大利学者 Rossi 等(2017)基于肌少症的影响因素而构建的一种自评量表,根据问卷条目的数量,有 MSRA-7 和 MSRA-5 两个版本,均包含一般情况和饮食情况两个维度。其中,MSRA-7 包括年龄、去年住院次数、体力活动水平、每日进食次数、乳制品消耗、蛋白质消耗及去年体质量减轻情况等 7 项条目,各条目得分为 0～5 分或 0～10 分,总得分范围为 0～40 分,总分＜30 分即可判断为肌少症高危患者;MSRA-5 包括年龄、去年住院次数、体力活动水平、每日进食次数及去年体质量减轻情况等 5 项条目,各条目得分为 0～5 分、0～10 分或 0～15 分,总得分范围为 0～60 分,总分＜45 分即可判断为肌少症高危患者。2018 年,我国学者杨茗等在社区老年人群中对 MSRA 问卷进行了跨文化调适,根据中国人的饮食习惯,将 MSRA-5 问卷和 MSRA-7 问卷中条目 4 的“牛奶咖啡”替换为“茶”,且删除

MSRA-7问卷中条目5的"奶酪",其余条目不变。作者对MSRA-7、MSRA-5和SARC-F进行了比较。结果表明,基于多个肌少症诊断标准,MSRA均具有更高的灵敏度,在肌少症筛查方面优于SARC-F,尤其是MSRA-5版本,建议优选MSRA-5作为我国肌少症的风险评估工具。但目前MSRA问卷的应用不多,仍需在大样本研究中验证其有效性和临床预测能力。本节所附MSRA问卷为中文版。

表14-4-3 中文版微型肌少症风险评估问卷(MSRA-5/-7)

	MSRA-7评分	MSRA-5评分
您的年龄是?		
≥70岁	0	0
<70岁	5	5
在过去的一年里您住过院吗?		
是的,并且不止1次	0	0
是的,住过1次院	5	10
没有住院	10	15
您的活动水平如何?		
我能步行不超过1 000 m的距离	0	0
我能步行超过1 000 m的距离	5	15
您每天规律进餐3次吗?		
不,我一周至少有2次会不吃饭(比如我不吃早餐或晚餐只喝茶或汤)	0	0
是的	5	15
您摄入以下任何一种食物吗?		
牛奶或乳制品(比如酸奶),但不是每天都吃	0	
牛奶或乳制品(比如酸奶),至少每天1次	5	
您摄入以下任何一种食物吗?		
禽类、肉、鱼、蛋、豆类或火腿,但不是每天	0	
禽类、肉、鱼、蛋、豆类或火腿,至少每天1次	5	
在过去的一年您丢失多少体重?		
>2 kg	0	0
≤2 kg	5	10

(3) SARC-F+EBM问卷(表14-4-4):是由日本学者Kurita等(2019)在SARC-F问卷的基础上添加EBM即老年人(elderly)和体重指数(body mass index,BMI),以改善SARC-F的诊断性能。其中,年龄≥75岁为10分,BMI≤21为10分,否则为0分,其余条目不变,总得分范围为0～30分,总分≥12分即可判断为肌少症高危患者。目前关于SARC-F+EBM问卷的有效性研究较少,故临床实践及科研中应用较少。

表14-4-4 SARC-F+EBM问卷

序号	检测项目	询问方式
1	S (strength)——力量	搬运5kg重物是否困难,无困难计0分,偶尔计1分,经常或完全不能计2分
2	A (assistance in walking)——行走	步行走过房间是否困难,计分同上
3	R (rise from a chair)——起身	从床上或椅子上起身是否困难,计分同上
4	C (climb stairs)——爬楼梯	爬10级台阶是否困难,计分同上
5	F (falls)——跌倒	过去一年跌倒次数,从没计0分,1～3次计1分,≥4次计2分
6	BMI	≤21计0分,>21计10分
7	E (elderly)——年龄	<75岁计0分,≥75岁计10分

(4) Ishii评分:是由日本学者Ishii等(2014)年基于年龄、握力和小腿围而构建的一种预测肌少症发生风险的方程式,具体计算公式为"男性得分=0.62×(年龄-64)-3.09×(握力-50)-4.64×(小腿围-42)""女性得分=0.80×(年龄-64)-5.09×(握力-34)-3.28×(小腿围-42)"。结合得分和Ishii制作的简易得分表,可快速判定肌少症的患病率。男性总分≥105分、女性总分≥120分即可判断为肌少症高危患者。研究表明,Ishii评分对于社区老年人群尤其是老年男性肌少症筛查具有较高的筛选准确性。EWGSOP2也认可Ishii评分在肌少症筛查中的作用。然而,该评分是专为日本社区老年人开发的,没有经过外部验证,因此,可能不适用于我国人群。

(5) Yu人体测量预测方程:是由澳大利亚学者Yu等(2015)基于体质量、体重指数(BMI)、年龄、性别而构建的一种预测四肢骨骼肌质量的人体测量方程,具体计算公式为"四肢骨骼肌质量

(ASM)=10.05+0.35×体质量−0.62×BMI−0.02×年龄+5.10(男性)”。该研究提出,在社区老年人群中,将此方程与握力指标相结合时,可以作为一种肌少症的筛查方法。其中,在男性群体中,若四肢骨骼肌质量指数(ASMI,ASMI=ASM/身高^2)<8.05 kg/m^2,握力<30 kg,即可判断为肌少症高危患者;在女性群体中,若 ASMI<5.35 kg/m^2,握力<20 kg,即可判断为肌少症高危患者。基于该团队前期研究所得的肌少症诊断标准,此筛查方法在男性和女性群体中的灵敏度较低(均<60%),特异度较高(均>94%)。故总体而言,该方程可能是一个较好的排除工具,而非肌少症筛查工具。并且,该方程也未在医院住院患者和非白种人群中得到验证。

(6) Goodman 预测方程:是 Goodman 等(2013)依托美国全国健康和营养调查研究 1999~2004 年的数据,通过统计学方法发现 SMI 与年龄、BMI 预测肌肉质量减少的方法。对≥65 岁以上人群,使用 DXA 测量患者 ASM,如果 SMI<年轻人(20~40 岁)平均 SMI 的一个标准差(SD),则为低肌肉质量。然而,这种筛查工具并不是专门为筛查肌少症而开发的,因为肌少症的定义还包括肌肉力量。此外,该模型在用于肥胖患者时也有局限性。

在老年人群中,以上工具均可用于肌少症高危患者的筛查,但目前临床实践及研究中使用频率相对较高的工具主要是 SARC-F 问卷、SARC-CalF 问卷、Ishii 评分及 MSRA 问卷。肌少症尚缺乏标准化的诊断共识及筛查策略,在不同人群中,基于不同诊断标准,肌少症筛查工具的灵敏度、特异度、AUC 等指标波动较大,且其对临床结局的预测能力可能不一致。因此,临床上在进行肌少症筛查时,应该根据筛查对象的特征及医疗机构的实际条件选择适当的筛查工具,并慎重考虑其对于临床判断的价值。在我国,SARC-F 和 SARC-CalF 问卷由于操作简单且耗时短,故应用较多,而其余工具推广性不佳,有待于进一步的研究以验证各工具的有效性及其在不同人群中的适用性,探索出适合我国人群的肌少症筛查工具。此外,也可考虑开发良好、稳定的筛查工具,以有效筛查肌少症高危患者,为干预治疗提供参考。

二、诊断病例

目前国际上已经发布了 8 版肌少症诊断专家共识,分别是由欧洲肌少症工作小组(EWGSOP,EWGSOP2)、亚洲老年人肌少症工作小组(AWGS2014,AWGS2019)、国际肌少症工作小组(IWGS)、美国国立卫生研究基金会(FNIH)、肌少症定义和结局委员会(SDOC)和我国中华医学会骨质疏松和骨矿盐疾病分会(CSOBMR)制定。不同地区的诊断标准的切点因人群体质不同而存在差异。如前所述,因 EWGSOP、AWGS2014 已有相应更新版,故本节不予介绍,仅介绍其余六种诊断标准(表 14-4-5)。

表 14-4-5 六种肌少症诊断标准

诊断标准	① 低肌肉质量(满足条件之一)	② 低肌肉力量(满足条件之一)	③ 低躯体功能(满足条件之一)	诊 断 标 准
AWGS 2019	a. DXA (ASM/身高^2) 男<7 kg/m^2 女<5.4 kg/m^2 b. BIA(ASM/身高^2) 男<7 kg/m^2 女<5.7 kg/m^2	HSG 男<28 kg 女<18 kg	a. GS(6 m) ≤1 m/s b. 5 次起-坐试验≥12s c. SPPB≤9	①+②或①+③或①+②+③
EWGSOP2 2018	a. DXA (ASM) 男<20 kg 女<15 kg 或 b. DXA (ASM/身高^2) 男<7 kg/m^2 女<5.5 kg/m^2 c. CC<31 cm	a. HSG 男<27 kg 女<16 kg b. 5 次起坐测试 ≥15 s	a. GS(4 m) ≤0.8 m/s b. SPPB≤8 c. TUG≥20 s d. 400 m 步行测试 ≥6 min 或无法完成	①+②或①+③或①+②+③

(续表)

诊断标准	① 低肌肉质量 (满足条件之一)	② 低肌肉力量 (满足条件之一)	③ 低躯体功能 (满足条件之一)	诊 断 标 准
IWGS 2011	DXA (ASM/身高^2) 男≤7.23 kg/m^2 女≤5.67 kg/m^2	—	GS(4 m) ≤1 m/s	①+③
FNIH 2014	a. DXA(ASM/BMI) 男<0.789 女<0.512 b. DXA(ASM) 男<19.75 kg 女<15.02 kg	a. HSG 男<26 kg 女<16 kg b. HSG/BMI 男<1.0 女<0.56	GS≤0.8 m/s	①+②或①+③
SDOC 2020	—	a. HSG 男<35.5 kg 女<20 kg b. HSG/BMI 男<1.05 女<0.79 c. HSG/TBF 男<1.66 女<0.65 d. HSG/LLM 男<6.1 女<3.26 e. HSG/WT 男<0.45 女<0.34	GS≤0.8 m/s	②+③
CSOBMR 2016	a. DXA (ASM/身高^2) 男<7 kg/m^2 女<5.4 kg/m^2 b. BIA (ASM/身高^2) 男<7 kg/m^2 女<5.7 kg/m^2	a. HSG 男<28 kg 女<18 kg b. 膝屈伸运动(股四头肌) 男<18 kg 女<16 kg	GS(6 m) ≤0.8 m/s	①+②

注：ASM：四肢骨骼肌质量，BIA：生物电阻抗法，BMI：体重指数，CC：小腿围，DXA：双能X线法，HSG：握力，LLM：上肢瘦组织，SPPB：简易体能状况量表，TBF：总体脂，TUG：计时起立-行走测试，WT：体重。

1. 诊断标准

(1) EWGSOP2(2018)将肌力下降作为肌少症诊断的关键特征，并提出对肌少症进行严重程度分级。当发现肌力低下时为“肌少症可能”；在肌力下降同时有肌肉质量下降可诊断为“肌少症”。因躯体功能与不良预后相关，可评价肌少症的严重程度。故当出现肌力、肌肉质量及身体功能均低下时，诊断为“严重肌少症”。

(2) 亚洲人相对于欧洲人在体型、身体成分组成、生活方式和体力活动方面存在差异，因此在肌少症诊断方面需有特殊考虑。基于亚洲数据，AWGS2019 对肌少症每个诊断条目的界值做了调整。与 EWGSOP2 不同，AWGS2019 认为肌肉力量和躯体功能下降均是肌肉质量下降的结果，而且对预后有不良影响，因此肌肉质量下降，合并肌肉力量下降或躯体功能下降，可诊断为“肌少症”。若肌力和躯体功能同时下降，定义为“严重肌少症”。

(3) FNIH(2014)标准采用 DXA、步速和握力来评估肌肉组织质量、骨骼肌肌力和躯体功能。FNIH 标准对肌少症的定义更为保守，故与其他标准相比如 IWGS 和 EWGSOP2，其诊断的肌少症患病率较低。此外，需注意的是，FNIH 标准采用体重指数 BMI 来校正四肢骨骼肌质量而非其他标准采用身高的平方来校正。

(4) IWGS(2011)标准对肌力不作要求，当满足低肌肉质量和低躯体功能两个条件即可诊断为肌少症。与之相反，SDOC（2020）标准对骨骼肌质量不做要求，当满足低肌肉力量和低躯体功能就诊断为肌少症。我国也制定了肌少症诊断标准，2016 年中华医学会骨质疏松和骨矿盐疾病分会发布了 CSOBMR 标准。与 AWGS2019 相比，肌肉力量评估增加了膝屈伸运动（股四头肌）这一选项，步速切点亦不同。

总之，目前国际上应用最为广泛的两个肌少症诊断标准是 EWGSOP2（适合欧洲人群）和 AWGS2019（适合亚洲人群）。

2. 评估工具

根据目前多数指南或共识的肌少症定义，肌少症需对 3 方面进行评估，即骨骼肌质量、肌肉力量和躯体功能。以下将详细描述具体的评估方法。

（1）骨骼肌质量评估：骨骼肌质量可通过全身、四肢或特定部位的肌肉质量指数（kg/m^2）评估。以下对骨骼肌质量检测方法进行阐述。

1）DXA：是利用 X 射线穿过不同组织衰减系数不同的原理检测骨骼、脂肪、肌肉含量的设备，因设备昂贵、占地面积大、需配备专门软件系统、专业操作人员，主要应用于大型医疗机构和小样本研究中。DXA 是一种检测身体成分较为理想的检测手段，多个肌少症诊断共识推荐采用其进行肌肉质量评估，尽管各标准的切点略有不同。需注意的是，当应用于肥胖患者时，因其体内水分和脂肪较多，X 射线穿过机体组织时衰减率增加，会导致骨骼肌质量测量被高估。

2）BIA：是通过测量微小电流经过人体时电阻抗变化间接测量肌肉质量的方法。因仪器体积小、无辐射、可移动、费用低，主要应用于基层医疗机构、社区筛查、大规模流行病学调查，也适用于床旁检查和定期随访。与 DXA 相比，BIA 的准确性略差，但因存在上述优点，AWGS2019 和 EWGSOP2 仍推荐其作为无法行 DXA 检查时的替代方法。

3）CT：是根据身体不同部位 CT 值区分各部位肌肉，通过扫描范围内骨骼肌横截面积来反映肌肉质量，一般以骨骼肌指数（skeletal muscle index，SMI）值表示。通常的扫描部位是第 3 腰椎水平（L_3）或大腿内侧中部肌肉。但 CT 辐射大、费用高、使用场所固定，故仅在科研或特殊情况下应用。AWGS 建议男性和女性的 L_3SMI 分别为 40.8 cm^2/m^2 和 34.9 cm^2/m^2。现今有高分辨率外周定量 CT，辐射少、费用低，已在临床研究中开始应用，但测定标准未确定。MRI 是基于组织中氢原子核与系统磁场的相互作用来区分不同的身体成分，对肌肉组织分辨率高，测得的骨骼肌横截面可直观显现，准确性高，且无电离辐射，与 CT 均被认为是检测肌肉质量的“金标准”，但 MRI 操作相对烦琐、检查禁忌证较多、费用高，无法应用于基层医疗机构及大规模筛查中。

4）D_3-肌酸稀释法：是一种直接评估全身肌肉质量的生化方法。受试者口服 D_3-肌酸溶液，然后测定尿液中 D_3-肌酐浓度，最后通过公式换算来评估全身肌肉质量。研究表明，D_3-肌酸稀释法的检测结果较 DXA 和 BIA 更准确，其诊断肌肉质量减少的效能与金标准 MRI 一致，但作为新的生化检测方法，其诊断价值有待进一步研究验证。

除以上方法，近年来肌肉超声也逐渐应用于评估肌肉质量，但因其重现性较低、准确性低且操作者技术差异大，目前仍应用较少。

总之，DXA 是临床实践中最常用的一种，具有准确和广泛可用的优点，当 DXA 无法获得时可用 BIA 替代，但准确性略差。而 CT 和 MRI 则多数应用于科研或特殊情况下，检测结果精确。D_3-肌酸稀释法作为新的生化评估方法，其应用于临床的路途仍较遥远。

（2）肌肉力量评估：

1）握力（handgrip strength，HGS）：多个肌少症诊断标准推荐采用握力评估肌肉力量。具体检测方法：手持液压握力计（JAMAR 握力计是握力测量的金标准）。测量时取坐位，曲肘，前臂置于椅子臂上，双手交替测量，至少测量 2 次，每次间隔 10 s，记录最大值（精确至 0.1 kg）和优势手。亚洲人群研究多使用弹簧握力计，如使用弹簧握力计，需取站立位，手臂自然下垂，伸肘测量；如老年人不能站立，也可坐位测量。低握力与慢步速、失能、功能依赖、认知障碍、抑郁、心血管疾病、住院和全因病死率等相关，而不受年龄、性别和共病等影响。AWGS2019 将男性握力＜28 kg，女性握力＜18 kg 定义为肌量减少；EWGSOP2 则以男性握力＜27 kg，女性握力＜16 kg 为肌力减少的标准。

2）5 次起坐测试（5x chair-stand test）：EWGSOP2 将该测试作为肌肉力量评估工具，当因手部外伤、残疾、指关节炎等无法测握力时，可使用该方法来替代握力。需注意的是，AWGS2019 则将其作为躯体功能评估工具。具体检测方法：测定时使用一张高度约 40～43 cm 的椅子，受试者坐在椅子上，双手交叉抱于胸前，测试在不使用手臂的前提下用最快的速度连续完成 5 次起坐所需要的时间（图 14－4－1）。记录完成时间，结果精确至 0.01 s。注意：测试时须有安全照护措施。如≤11.19 s 计 4 分，11.20～13.69 s 计 3 分，13.70～16.69 s 计 2 分，>16.7 s 计 1 分，>60 s 或不能完成计 0 分。

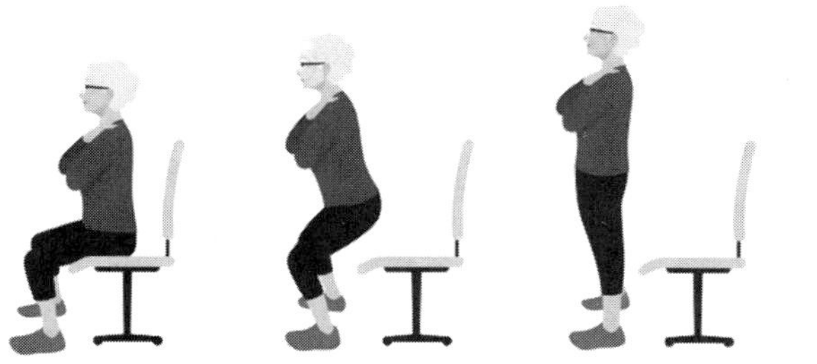

图 14－4－1　5 次起坐测试

此外，还可以采用膝关节伸展实验来精确评估下肢力量，但需要特殊的仪器（等速肌力测试仪），故在临床应用中受限。

（3）躯体表现评估：

1）日常步速评估法（usual gait speed）：根据步行长度和时间，分为 4 m、6 m 和 400 m 步行测试。4 m 或 6 m 步行测试：受试者以平常速度完成 4 m 或 6 m 平地行走，记录越过起止线的时间。重复测量一次，取最短的时间作为测试结果。EWGSOP2 推荐 4 m 步速测试，步速≤0.8 m/s 为躯体功能下降；AWGS2019 推荐 6 m 步速测试，步速≤1.0 m/s 为躯体功能下降。400 m 步行测试：受试者以平常速度在 20 m 长的平地轨道上折返 10 次。开始前测量受试者的血压和 30 s 脉搏。在第 4 次折返后请受试者报告疲劳程度，并记录呼吸困难的 Borg 指数评分。测试过程中允许受试者站立状态下休息 30 s，无次数限制。如受试者休息 60 s 后无法继续行走或需要坐下休息者，需停止测试。记录完成 400 m 的时间，或记录 15 min 内未能完成者的行走距离。测试结束时，测量受试者坐位血压和 30 s 脉搏及 Borg 指数评分，并记录休息的次数、时间和原因。EWGSOP2 中以 400 m 步行测试无法完成或完成时间≥6 min 定义躯体功能下降。

2）简易体能状况量表（short physical performance battery，SPPB）：SPPB 是由美国国立卫生研究院（NIH）下属国家老龄问题研究所（NIA）开发的躯体能力测量工具，客观反映老人下肢功能、关节活动度、平衡能力，是躯体功能的综合体现。SPPB 包括 3 项测试，即平衡能力测试、步行速度测试和 5 次坐站试验。3 项测试评分均为 0～4 分，SPPB 总分为 0～12 分，总分分 3 个等级：0～6 分为活动能力差；7～9 分为活动能力中等；10～12 分为活动能力好。得分越高表示躯体功能越好。AWGS 定义躯体功能下降为 SPPB≤9 分或 5 次起坐时间≥12 s，而 EWGSOP2 以 SPPB≤8 分定义为躯体功能下降。① 步速测试：受试者以最快步速行走 2.44 m，共两次，记录两次间中的最短时间，如果仅完成 1 次行走则记录该时间。计分标准为速度≤0.43 m/s 计 1 分，速度为 0.44～0.60 m/s 计 2 分，速度为 0.61～0.77 m/s 计 3 分，速度≥0.78 m/s 计 4 分，若无法完成计 0 分。由于 4 m 步速在肌少症诊断中的重要作用，我科采用 4 m 步速检测（表 14－4－6）。② 平衡测试：即测试双脚并拢站立、双脚半前后位站立及双脚前后位站立三种姿势站立时间（图 14－4－2）。前两种姿势站立时间≥10 s 计 1 分，<10 s 计 0 分，第三种姿势站立时间≥10 s 计 2 分，3～10 s 计 1 分，<3 s 计 0 分。③ 5 次起坐测试（5x chair-stand test）：见肌肉力量评估部分。

表 14－4－6　简易体能测试

项　目	指　导　语	具体测试指标及评分
1. 并足站立[a]	请您双脚并拢站立，身体站直	坚持 10 s 计 1 分，不能坚持 10 s 或未尝试计 0 分
2. 半足站立[a]	请您双脚前后脚并拢站立，身体站直	坚持 10 s 计 1 分，不能坚持 10 s 或未尝试计 0 分
3. 全足站立[a]	请您一脚站立，另一只脚趾头贴紧前面一只脚的足后跟，身体站直	坚持 10 s 计 2 分，坚持 3～9.99 s 计 1 分，坚持少于 3 s 或未尝试计 0 分

（续表）

项　目	指　导　语	具体测试指标及评分
4. 2.44 m 行走	请您以平常的步速行走 2.44 m 计算时间，如平时在户外需要使用拐杖或其他行走辅助工具，进行此测试时也请使用	以正常速度行走，共测试 3 次。记录最短时间（秒）。速度≤0.43 m/s 计 1 分，速度为 0.44～0.60 m/s 计 2 分，速度为 0.61～0.77 m/s 计 3 分，速度≥0.78 m/s 计 4 分，若无法完成计 0 分
5. 5 次起坐[b]	坐着再站起来，重复 5 次	记录完成耗时(s)。耗时≥16.7 s 计 1 分，13.7～16.6 s 计 2 分，11.2～13.6 s 计 3 分，≤11.1 s 计 4 分，无法完成计 0 分

注：[a] 每个姿势能坚持 10 s 以上并保持身体平衡，不摇晃为通过。解释并示范并足、半足、全足测试。先做半足测试，半足测试不通过则做并足测试，半足测试通过则做全足测试。
[b] 双手放在胸前，双膝与肩同宽，让受试者尽可能快速地从椅子（43 cm 高）上起立 5 次，不使用手臂。

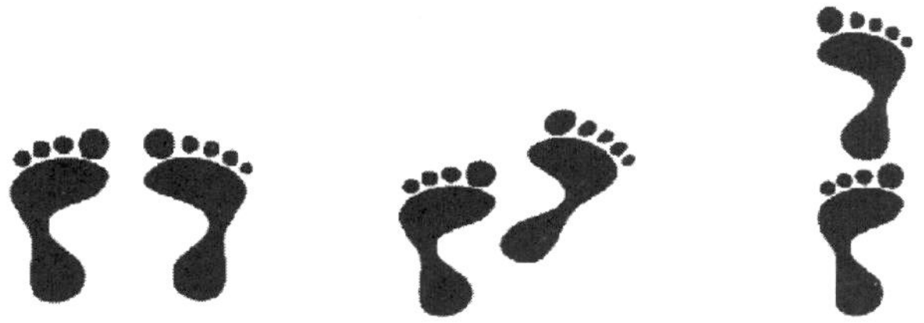

图 14-4-2　串联站立平衡测试

3）计时起立-行走测试（times up-and-go, TUG）：TUG 主要用于评估老年人的活动能力和平衡能力。其具体方法是：受试者坐在一个高约 46 cm 有靠背有扶手的椅子上，椅子正前方 3 m 远的地方贴上显著的彩色标记线。当听到“开始”的指令后，受试者从靠背椅上站起，以平常行走的速度直线行走 3 m，转身返回并坐到椅子上。其中不能给予任何躯体的帮助，平时习惯使用步行辅具的老年人可在测试时使用。用秒表记录患者背部离开到靠回椅面的时间，精确到小数点后两位，测试 3 次，每次中间休息 1～2 min。取三次的平均值为最终成绩，单位为 s。正常＜10 s，10～19 s 为轻度异常，20～29 s 为中度异常，≥30 s 为重度异常。肌少症诊断标准中，EWGSOP2 将 TUG≥20 s 定义为躯体功能下降，而 AWGS 考虑 TUG 测试结果可能受多种因素影响，因此不推荐该方法。

肌少症诊断标准和评估工具众多，各有其优缺点和应用人群，因此在选择上可能取决于患者状况（残疾情况、活动能力），不同的医疗场所（社区、诊所、医院或研究中心）可获得的医疗资源，或不同的检测目的（临床研究监测进展、康复、随访观察）。

（朱云霞）

第五节
痴呆失用症测验(DATE)

痴呆失用症测验（dementia apraxia test, DATE）由德国明斯特大学医院神经病学系 Andreas Johnen 团队研制，于 2016 年正式发表。该测验的研制目的是为了填补当时痴呆症运用（praxis）领域临床评估的空白，用于阿尔茨海默病（AD）与行为变异型额颞叶痴呆（bvFTD）的临床鉴别。

一、研制过程

该测验包括模仿（imitation）和表演性姿势（pantomime）两部分，考虑到操作可行性未包含实际工具使用（actual tool use）的评估。模仿包括象征性（symbolic）姿势模仿和非象征性（non-symbolic）姿势模仿，前者分为：① 表情模仿（6 项），② 词语重复（7 项，真词）；后者包括：① 假词重复（7 项），② 面部动作模仿（8 项），③ 手部姿势模仿（7 项），④ 手部与手指组合姿势模仿（6 项），⑤ 双手与双臂姿势模仿（7 项），⑥ 手指姿势模仿（7 项）。表演性姿势包括：① 根据视觉呈现的物品图片做出使用该物品的手势（object-use），并进一步分为单个物品使用（8 项）和多个物品使用（6 项），② 根据言语提问做出标志性动作（emblems），包括手部或手臂标志性动作（7 项），以及口面部标志性动作（8 项）。

研究团队对上述涵盖 12 个运用亚领域的 84 个项目进行筛选，首先选出 AD 与 bvFTD 差异最大的项目（正向差异和负向差异各 25 项），随后依次根据临床可行性（例如是否令受试者感到不适等）、评分者间信度（Cohen's κ＞0.7）、内部效度（项目与亚领

域总分相关性 $r>0.3$)以及天花板效应(项目难度系数如满分率<0.9)选出 AD 与 bvFTD 差异最大的 20 个项目。最终版 DATE 包括 5 个分测验,即评估肢体失用(limb apraxia)的 2 个分测验:肢体模仿(limb imitation)8 个项目、物品使用表演性姿势(object pantomime)2 个项目;评估口面失用(buccofacial apraxia)的 3 个分测验:面部模仿(face imitation)6 个项目、口面部标志性动作(buccofacial emblems)2 个项目,以及假词模仿(imitation of pseudowords)2 个项目。

二、指导语

1. *肢体模仿项目* ① 项目 1~7:"我会给您看几张照片,照片中的女士用她的手和手指展示不同的手势。请您尽可能准确地模仿这些手势。先花点时间看看这些照片。当您准备好了,请试着流畅地完成对应的动作。"② 项目 8:"下一个手势只涉及一只手的手指。请您完全按照照片上的样子做给我看,也就是说,你的手掌掌面应该朝向我。请确保考虑到每个手指的位置。"

2. *物品使用表演性姿势* "接下来我会给您看不同物体的照片。请用您的手向我展示您会如何使用这些物品。请注意,不要把您的手指当成物品来使用,而是想象这些物品正在您的手中。同样,请尽可能准确、流畅地完成对应的动作。"

3. *面部模仿* "接下来这位女士将展示一些面部动作。同样,请您尽可能准确地模仿这些动作。先花点时间看看照片。当您准备好了,请试着流畅地完成对应的动作。"

4. *口面部标志性动作* "接下来请您做一些面部动作,请展示您是如何……"

5. *假词模仿* "最后,请您跟着我重复一些单词。请仔细听,然后清晰、准确地复述出这些词。"

三、评分

该测验共 20 个项目,每个项目均为 0~3 分的 4 级评分。① 对目标姿势的空间属性和/或顺序提供了清晰明确、易于理解的描述,具体标准如下:如果受试者流畅且没有多余动作地完成目标姿势,得 3 分;如果受试者出现动作停顿或者在空间上修正肢体或面部位置,但在动作开始后的 5 s 内成功完成目标姿势,得 2 分;超过 5 秒则口头提示姿势还不正确,如果受试者在 10 s 钟后成功完成目标姿势,得 1 分;否则该项目得 0 分。② 对假词重复的评分标准如下:立即正确重复,得 3 分;发音正确但回答有所延迟或自我纠正,得 2 分;第 2 次尝试时发音正确,得 1 分;未能正确发音,例如变音(发音鼻化、位置前移或后移)、音素偏误(替换、添加、替代或省略)、语速减慢或中断、重复发音(叠音)、不发声、与施测者同时发音等,得 0 分。③ 肢体失用分量表和口面失用分量表得分范围均为 0~30 分,DATE 总分为 0~60 分。Johnen 等建议低于健康对照 1 个标准差(SD)可保守地解释为"低于平均水平或轻度受损",低于 2 个 SD 为"明显低于平均水平或严重受损"。该测验耗时约为 10 min。

四、信度和效度

1. *信度* Johnen 等对 28 例轻度 AD、24 例 bvFTD 和 35 名老年健康对照的研究显示,DATE 总分内部一致性好(Cronbach's α 为 0.84),但项目数较少的分测验内部一致性明显不如项目数多的分测验;评分者间信度佳(Cohen's κ 为 0.885),5 个分测验的 κ 在 0.832~0.924,肢体失用分量表和口面失用分量表的 κ 分别为 0.907 和 0.847。Renftle 等对 118 例帕金森病(Parkinson's disease,PD)患者的研究显示,基于视频评分和现场评分的 DATE 总分和 2 个分量表分的评分者间信度均良好(r_k 介于 0.81 至 0.87 之间)。

2. *效度* Johnen 等在轻度 AD、bvFTD 和老年健康对照的研究中,推荐以 DATE 总分 45 分为分界值(≤45 分提示痴呆),约登指数为 0.62,区分健康对照组和痴呆的敏感度为 91%,特异度为 71%;进一步以肢体失用分量表得分减去口面失用分量表得分的差值(口面失用分量表得分越低提示损害越严重,继而提示属于 bvFTD)作为鉴别诊断指标,当分界值为 −7 时(≤−7 分提示为 AD)AUC 为 0.897,约登指数为 0.67,区分 AD 和 bvFTD 的敏感度为 74%,特异度为 93%。进一步研究显示,单独使用 DATE 鉴别 AD 和额颞叶变性的正确率达 78.2%,区分 AD($n=27$)、bvFTD($n=31$)、语义变异型原发性进行性失语(svPPA，$n=21$)和非流利型原发性进行性失语(nfPPA，$n=14$)四种痴呆亚型的正确率达64.4%。

对65岁前起病的早发型轻度AD患者，Yliranta等建议以DATE总分≤49分为分界值，AUC为0.968，约登指数为0.88，敏感度为88%，特异度为100%，区分AD与健康对照的正确率达93%。

Johnen等研究显示，DATE总分与CAS(Cologne失用筛查)总分的相关系数(r)为0.48，DATE肢体失用分量表与CAS肢体失用分量表的r为0.44，DATE物品使用表演性姿势与CAS物品使用表演性姿势的r为0.38，DATE面部模仿与CAS面部模仿的r为0.80。

五、临床应用

2017年发表的欧盟神经退行性疾病联合研究计划(the joint program for neurodegenerative diseases，JPND)共识文件中提到DATE鉴别AD和bvFTD的敏感度和特异度良好，可用于评估观念运动性失用(ideomotor apraxia)。DATE对言语理解和工作记忆的要求较低，相较于其他鉴别AD和bvFTD的测验来说更为简单，该测验提示AD与bvFTD失用的鉴别要点在于累及的身体部位(肢体相对于口面)，而非测试项目是否具有象征性，亦或测试模仿或表演性姿势。

Renftle等对DATE在帕金森病患者中的应用研究显示，口面失用项目对PD患者来说过于简单，考虑到运动症状和年龄的潜在影响，少数项目用于PD患者的失用筛查时需要进一步修订。此外，DATE还被用于鉴别早期AD与心境障碍或应激相关障碍等精神障碍引起的认知损害。近期有影像学研究初步发现AD患者失用相关脑区的tau沉积([18F]PI-2620)与DATE或CAS量化的失用严重程度相关，为DATE用于AD失用评估的临床有效性提供了病理学依据。

未来，DATE在临床或临床前AD、其他类型痴呆或伴有认知功能损害的非痴呆人群中的临床应用价值还有待更大样本及严格设计的研究来验证，并进一步明确性别、年龄、受教育程度和文化背景等人口学因素的影响。

(曹歆轶)

第六节
嗅觉评估量表

嗅觉障碍(olfactory dysfunction)是指在气味感受、传导及信息分析整合过程中，嗅觉通路各环节发生器质性和/或功能性病变，导致的气味感知异常。嗅觉障碍包括嗅觉定量障碍及定性障碍，前者包括嗅觉减退、嗅觉丧失(失嗅)和嗅觉过敏，后者包括嗅觉倒错和幻嗅。

一、嗅觉障碍的评估

嗅觉障碍的评估包括主观评估和嗅觉功能的心理物理测试。嗅觉障碍的主观评估为受试者自报嗅觉功能障碍的程度，可以采用视觉模拟量表(visual analogue scale，VAS)或嗅觉障碍调查问卷(questionnaire of olfactory disorders，QOD)，用于区分嗅觉障碍的程度和嗅觉减退的类型。

嗅觉功能的心理物理测试是对嗅觉功能进行定性、定量的主观测试，需要受试者对刺激做出语言或有意识的明确反应，通过受试者对气味刺激的回答来判定其嗅觉功能，主要包括气味阈值测试(odor threshold test，OTT)、气味辨别能力测试(odor discrimination test，ODT)和气味识别能力测试(odor identification test，OIT)。临床应用最多的是气味察觉阈和识别能力测试，气味察觉阈是指受试者刚能察觉到某气味的最低浓度；气味识别能力是指能确切指出所闻到的某种气味名称的能力。目前应用较多的嗅觉心理物理测试方法包括嗅棒测试(Sniffin' Sticks test)、T&T嗅觉计测试(T&T olfactometer test)和宾夕法尼亚大学嗅觉识别测试(university of Pennsylvania smell identification test，UPSIT)。其他的嗅觉心理物理测试还有简要气味识别测试(the brief smell identification test，BSIT)、圣地亚哥气味识别测试(the San Diego odor identification test，SDOIT)、巴塞罗那气味测试-24(the barcelona smell test-24，BAST-24)、康涅狄格化学感觉临床研究中心(Connecticut chemosensory clinical research center, CCCRC)嗅觉功能检查法等。在此,我们将简要介绍主要的人类嗅觉测试(表14-6-1)。

表 14-6-1　常用的人类嗅觉测试

测　试	测试方面	简　介	优　点	缺　点
UPSIT	识别	选择题形式的自填式刮刮乐手册	通用黄金标准 可根据研究需要随时调整 可自行操作,便于广泛测试 灵敏度高	相对耗时 每个受试者都需要一本小册子
B-SIT	识别	自控抓闻选择测试; 仅限12种气味	可自行进行广泛测试; 测试时间更短,测试速度更快	灵敏度有限; 每个受试者都需要一本小册子
SDOIT	识别	受试者能识别出8种常见的气味 在对儿童进行测试时,每种气味旁都会出现一组图像,儿童可从中选择气味标识	可针对儿童进行调整 材料可重复使用 识别时间相对较短	需要在监督下使用 灵敏度有限
BAST-24	识别	气味用毡尖标记呈现,受试者被要求确认检测、识别和鉴定 24种气味中有4种特别针对三叉神经脑区	专为测试大脑区域而设计 在选择气味时展示文化意义 材料成本低 与嗅棒类似,可适用于其他文化	专门用于测试西班牙语人群 管理耗时,且每次仅限一个受试者
T&T嗅觉计	察觉阈	每种嗅素分为8种不同的浓度级别,依次由低浓度向高浓度进行顺序检测。以刚能察觉气味刺激作为嗅觉察觉阈	常用于嗅觉障碍治疗后嗅觉阈值和识别功能的评估	耗费时间,且每次仅限于一个受试者
	识别	每种嗅素分为8种不同的浓度级别,依次由低浓度向高浓度进行顺序检测,以刚能分辨气味的最低浓度作为嗅觉识别阈		
Sniffin' Sticks	识别	气味用毡尖记号笔标出,并附有供识别的多选题	是最适用于不同目的和人群的测试 材料成本低	耗费时间,且每次仅限于一个受试者
	察觉阈	受试者被蒙上眼睛,面前有三根棍子。其中两根只含有溶剂,另一根含有不同浓度的气味剂。通过在连续正确的选项中选择正确的棒来确定检测结果		
	辨别	受试者被蒙上眼睛,面前有三根棍子。其中两根含有相同的气味,另一根含有不同的气味,且具有类似的享乐价值。成功分辨的标志是选择了独特的气味		

注:UPSIT, the university of Pennsylvania smell identification test; BSIT, the brief smell identification test; SDOIT, the San Diego odor identification test; BAST-24, the Barcelona smell test-24。

二、常用嗅觉心理物理测试方法及其应用

1. 嗅棒测试(Sniffin' Sticks)　由Kobal和Hummel研制,该测试由气味察觉阈(odor threshold, T)、气味辨别能力(odor discrimination, D)和气味识别能力(odor identification, I)测试3部分组成,可以较完整地对嗅觉功能进行评估测验,是国际上广泛使用的一种主观嗅觉功能检测方法。

测试过程中戴好眼罩。测试液或固体测试剂溶于丙乙醇4 mL,装在带盖的像钢笔一样的小棒中,

测试时，打开笔帽，笔尖放到单侧或双侧前鼻孔下2 cm处。① 气味察觉阈测试使用共16组不同浓度的嗅棒对受试者依次由低浓度到高浓度进行顺序检测，每组包含2支空白对照和1支不同浓度的嗅棒，最低浓度能察觉者为16分，最高浓度不能察觉者为1分，以此类推。② 气味辨别能力测试共包含16组、每组3支嗅棒，受试者须从3支嗅棒中分辨出与其他2支气味不同的嗅棒，所有组均能辨别为16分，均不能辨别为0分，以此类推。③ 气味识别能力测试包含16种不同气味的嗅棒，受试者闻完每支嗅棒后，从给出的4个选项中选择1个认为最接近所闻到气味的选项，选对1种得1分。气味察觉阈值(T)、气味辨别能力(D)和气味识别能力(I)3项测试的得分相加即为TDI总分。TDI用来评估嗅觉功能，总分为48分，由于嗅觉功能随着年龄的增加而降低，青年人＞30.12分为正常，≤30.12分为嗅觉障碍，其中16～30分为嗅觉下降，＜16分为失嗅。

嗅棒测试结果易受到受试者主观意愿的影响，因此在进行测试时，要密切观察受试者在进行嗅觉功能心理物理测试时的表情神态(如皱眉、避让等不愉快表情)，要注意辨别是否存在伪装嗅觉丧失。该测验总的检测时间较长，容易造成受试者的嗅觉疲劳，长时间的嗅觉测试会造成阈值测试得分较低。因此在检测过程中要控制好测试中的休息时间间隔。

2. T&T 嗅觉计测试(T&T olfactometer test)　T&T嗅觉计测试由日本学者Takagi开发，它是以嗅素稀释倍数作为定量分析依据的比较典型的嗅觉检查方法，可同时检测嗅觉察觉阈和嗅觉识别能力。应用的试剂包含苯乙醇(玫瑰花味)、甲基环戊烯酮(焦煳味)、异戊酸(腐烂味)、十一烷酸内酯(果香味)和三甲基吲哚(臭粪味)5种嗅素，每种嗅素分为8种不同的浓度级别，从低浓度到高浓度分别记为−2、−1、0、1、2、3、4、5的分值。分别予以10倍稀释，取10^{-5}～10^{-2}范围的8种浓度，从低浓度到高浓度分别用−2、−1、0、1、2、3、4、5表示，其中0为正常嗅觉的阈值浓度。测试时，用15 cm×0.7 cm的无味滤纸前端蘸1 cm的嗅素液，置于受检者前鼻孔下方1～2 cm处闻2～3次，依次由低浓度到高浓度顺序检测。首先测试察觉阈，之后测试识别阈。以刚能察觉气味刺激作为嗅觉察觉阈，以刚能分辨气味的最低浓度作为嗅觉识别阈，最高浓度仍无法察觉或识别者记为6分。取受试者对5种嗅素识别阈限的平均值作为判定标准，将嗅觉功能分为6级：＜−1分为嗅觉亢进，−1～1分为嗅觉正常，1.1～2.5分为轻度嗅觉减退，2.6～4分为中度嗅觉减退，4.1～5.5分为重度嗅觉减退，＞5.5分为嗅觉丧失。

3. 宾夕法尼亚大学嗅觉识别测试(university of Pennsylvania smell identification test, UPSIT)　UPSIT是由美国宾夕法尼亚大学医学院临床嗅觉与味觉研究中心Doty等开发的方法，该测试是一种测量气味鉴别能力的经典且高度可靠的测验，可在市场上买到，并可在家中自行操作。该测验重复可靠性系数超过0.9，是目前世界上嗅觉功能的标准测试，全球已有近100万人使用过该测试。

测验选择薄荷醇、樱桃、机油、丁香、洋葱、泡菜、烟草、菠萝、啤酒等40种嗅物质，将其分别置于10～50 μm塑料囊内，再分装在按不同气味编排的小册子内，每10种嗅素装订成1册，共4册，每页有1种嗅物，印有4个候选答案。受试者用铅笔划破胶囊呈现气味，嗅闻后进行选择，答对1个计1分。根据受试者得分对嗅觉功能进行评价，35～40分为嗅觉正常、15～34分为嗅觉减退，＜15分为嗅觉丧失。

三、嗅觉障碍的神经功能研究

人类的嗅觉功能与经历和气味环境有关，不同的气味体验介导了不同地域和文化的气味感知。嗅觉丧失是神经退行性疾病的早期征兆，包括阿尔茨海默病(Alzheimer's disease, AD)、帕金森病(Parkinson's disease, PD)、额颞叶痴呆(frontotemporal dementia, FTD)和肌萎缩侧索硬化症(amyotrophic lateral sclerosis, ALS)。

嗅觉功能的检查对AD的早期筛查和监测具有重要意义。AD患者在嗅觉任务上表现较差，简单的嗅觉测试有助于在确诊后的前7年中，识别出整体认知能力快速下降风险较高的患者。一项对1 430名认知正常的参与者中新出现的轻度认知障碍(mild cognitive impairment，MCI)病例进行的为期3.5年的随访研究表明，嗅觉识别能力的下降与遗忘型MCI风险的增加有关，而B-SIT测试可以预测遗忘型MCI向AD的发展。AD患者的UPSIT得分明显低于正常对照组，而且随着MCI向AD的发展，这一得分会越来越低。研究发现，与健康对照组相比，AD患者的嗅觉习惯化明显受损，但MCI组和对照组是否表现出明显的组间差异尚不清楚。与MCI相比，除了气味识别外，AD患者的气味辨别和习惯也会受到影响，然而，对这两组患者气味阈值的研究结果却不太确定。

与健康对照组相比，处于帕金森病前驱期的患者在气味识别、辨别和检测阈值方面存在缺陷。此外，前驱期帕金森病受试者如果表现出气味识别能力受损、阈值-辨别-识别(TDI)组合得分显著降低和/或特发性快速眼动睡眠行为障碍诊断，则转换为帕金森病的风险会增加。一项由气味识别和多巴胺转运体成像组成的双因素评估预测，4年内前驱型帕金森病向帕金森病的转化率为67%。90%的早期帕金森病患者都有嗅觉功能障碍。与正常对照组相比，帕金森病患者的UPSIT评分明显偏低。在区分帕金森病患者和对照组时，气味识别比气味辨别更容易出现障碍，而且气味识别比气味辨别测试具有更高的灵敏度和特异性。帕金森病患者的嗅觉存在潜在的性别差异，男性的嗅觉缺陷明显高于女性。

嗅觉在很大程度上影响着人们生活的方方面面，从享受食物的味道到识别环境危害的警告信号。遗憾的是，在进行适当的检测之前，大多数人都没有意识到自己的嗅觉问题。52%的帕金森病患者高估了自己的嗅觉，只有27%的患者能正确识别自己是低嗅觉者。同样，只有6%的AD患者在发病初期抱怨嗅觉减退，而实际上超过80%的AD患者的嗅觉功能明显受损。这部分归因于元认知知识的缺陷，即神经退行性疾病中常见的“疾病感缺失”(anosognosia)。对老年人群的嗅觉功能进行持续而充分的评估，对于及早发现嗅觉障碍非常重要。虽然嗅觉障碍不一定预示着神经退行性疾病的发生，但在一定程度上可以预示着风险的增加。

（王 莹）

参考文献

[1] Beninato M, Fernandes A, Plummer LS. Minimal clinically important difference of the functional gait assessment in older adults[J]. Physical Therapy, 2014, 94(11): 1594-1603.

[2] Blum L, Korner-Bitensky N. Usefulness of the berg balance scale in stroke rehabilitation: a systematic review[J]. Physical therapy, 2008, 88(5): 559-566.

[3] Canbek J, Fulk G, Nof L, et al. Test-retest reliability and construct validity of the tinetti performance-oriented mobility assessment in people with stroke[J]. Journal of Neurologic Physical Therapy, 2013, 37(1): 14-19.

[4] Chan WLS, Pin TW, Chan JYH, et al. The ability of physical performance measures to identify fall risk in older adults living with dementia: a systematic review and meta-analysis[J]. J Am Med Dir Assoc, 2024, 25(8): 105100.

[5] Cinnera AM, Marrano S, De Bartolo D, et al. Convergent validity of the timed walking tests with functional ambulatory category in subacute stroke[J]. Brain Sciences, 2023, 13(7): 1089.

[6] Costa A, Bak T, Caffarra P, et al. The need for harmonisation and innovation of neuropsychological assessment in neurodegenerative dementias in Europe: consensus document of the joint program for neurodegenerative diseases working group[J]. Alzheimers Res Ther, 2017, 9(1): 27.

[7] Cruz-Jentoft AJ, Bahat G, Bauer J, et al; Writing group for the european working group on sarcopenia in older People 2 (EWGSOP2), and the extended group for EWGSOP2. Sarcopenia: revised European consensus on definition and diagnosis[J]. Age Ageing, 2019, 48(1): 16-31.

[8] Dan X, Wechter N, Gray S, et al. Olfactory dysfunction in aging and neurodegenerative diseases[J]. Ageing Research Reviews, 2021, 70.

[9] Gômez JF, Curcio CL, Alvarado B, et al. Validity and reliability of the short physical performance battery (SPPB): a pilot study on mobility in the Colombian Andes[J]. Colombia Medica, 2013, 44(3): 165-171.

[10] Jahantabi-Nejad S, Azad A. Predictive accuracy of performance oriented mobility assessment for falls in older adults: a systematic review[J]. Medical journal of the Islamic Republic of Iran, 2019, 33: 38.

[11] Jennings D, Siderowf A, Stern M, et al. Conversion to Parkinson disease in the PARS hyposmic and dopamine transporter-deficit prodromal cohort[J]. JAMA Neurol, 2017, 74: 933-940.

[12] Johnen A, Frommeyer J, Modes F, et al. Dementia apraxia test (DATE): a brief tool to differentiate behavioral variant frontotemporal dementia from Alzheimer's dementia based on apraxia profiles[J]. J Alzheimers Dis, 2016, 49(3): 593-605.

[13] Jonsdottir J, Cattaneo D. Reliability and validity of the dynamic gait index in persons with chronic stroke[J]. Archives of Physical Medicine and Rehabilitation, 2007, 88(11): 1410-1415.

[14] Jung HJ, Shin IS, Lee JE. Olfactory function in mild cognitive impairment and Alzheimer's disease: a meta-analysis[J]. Laryngoscope, 2019, 129: 362-369.

[15] Ke Y, Xu J, Zhang X, et al. Association between serum follicle-stimulating hormone and sarcopenia and physical disability among older Chinese men: evidence from a cross-sectional study[J]. Front Med (Lausanne), 2022, 8: 724649.
[16] Lauretani F, Ticinesi A, Gionti L, et al. Short-physical performance battery (SPPB) score is associated with falls in older outpatients [J]. Aging Clinical and Experimental Research, 2019, 31: 1435 - 1442.
[17] Lima CA, Ricci NA, Nogueira EC, et al. The berg balance scale as a clinical screening tool to predict fall risk in older adults: a systematic review[J]. Physiotherapy, 2018, 104 (4): 383 - 394.
[18] Mehrholz J, Wagner K, Rutte K, et al. Predictive validity and responsiveness of the functional ambulation category in hemiparetic patients after stroke[J]. Archives of Physical Medicine and Rehabilitation, 2007, 88(10): 1314 - 1319.
[19] Murphy C. Olfactory and other sensory impairments in Alzheimer disease[J]. Nat Rev Neurol, 2019, 15: 11 - 24.
[20] Neuls PD, Clark TL, Van Heuklon NC, et al. Usefulness of the berg balance scale to predict falls in the elderly[J]. Journal of Geriatric Physical Therapy, 2011, 34(1): 3 - 10.
[21] Pavasini R, Guralnik J, Brown JC, et al. Short physical performance battery and all-cause mortality: systematic review and meta-analysis[J]. BMC Medicine, 2016, 14: 1 - 9.
[22] Phu S, Kirk B, Bani Hassan E, et al. The diagnostic value of the short physical performance battery for sarcopenia[J]. BMC Geriatrics, 2020, 20: 1 - 7.
[23] Renftle D, Becker S, Brockmann K, et al. Evaluation of the dementia apraxia test in Parkinson's disease patients[J]. Dement Geriatr Cogn Disord, 2022, 51(3): 271 - 278.
[24] Roberts RO, Christianson TJ, Kremers WK, et al. Association between olfactory dysfunction and amnestic mild cognitive impairment and Alzheimer disease dementia[J]. JAMA Neurol, 2016, 73: 93 - 101.
[25] Rumeau C, Nguyen DT, Jankowski R. How to assess olfactory performance with the Sniffin' Sticks test(®)[J]. Eur Ann Otorhinolaryngol Head Neck Dis, 2016, 133: 203 - 206.
[26] Shumway-Cook A, Taylor CS, Matsuda PN, et al. Expanding the scoring system for the dynamic gait index[J]. Physical Therapy, 2013, 93(11): 1493 - 1506.
[27] Soler ZM, Smith TL, Alt JA, et al. Olfactory-specific quality of life outcomes after endoscopic sinus surgery[J]. Int Forum Allergy Rhinol, 2016, 6: 407 - 413.
[28] Su H, Sun X, Li F, et al. Association between handgrip strength and cognition in a Chinese population with Alzheimer's disease and mild cognitive impairment[J]. BMC Geriatr, 2021, 21(1): 459.
[29] Welch SA, Ward RE, Beauchamp MK, et al. The short physical performance battery (SPPB): a quick and useful tool for fall risk stratification among older primary care patients [J]. Journal of the American Medical Directors Association, 2021, 22(8): 1646 - 1651.
[30] Wrisley DM, Marchetti GF, Kuharsky DK, et al. Reliability, internal consistency, and validity of data obtained with the functional gait assessment[J]. Physical Therapy, 2004, 84 (10): 906 - 918.
[31] Yingyongyudha A, Saengsirisuwan V, Panichaporn W, et al. The mini-balance evaluation systems test (Mini-BESTest) demonstrates higher accuracy in identifying older adult participants with history of falls than do the BESTest, berg balance scale, or timed up and go test[J]. Journal of Geriatric Physical Therapy, 2016, 39(2): 64 - 70.
[32] Yliranta A, Nuorva J, Karjalainen VL, et al. The dementia apraxia test can detect early-onset Alzheimer's disease[J]. Neuropsychology, 2023, 37(1): 44 - 51.

第十五章

其他评估量表

第一节

数字与计算测验

数学是人类智慧的重要组成部分，按时支付各种票据（如房租、水电等）、自行购物（如购买衣、食及家庭用品）都需要计算能力。Deloche（1995）与 Rosselli（1998）等研究已经证实，数字加工和计算能力损害是阿尔茨海默病（AD）的核心特征之一，我们采用 EC301 数字加工和计算量表-中文修订版（EC301 number processing and calculation-Chinese revised，EC301-CR）评估轻度 AD 患者，发现轻度 AD 患者依然保持一般的数字大小和运算符号知识，数字大小是 AD 患者计算能力损害程度的主要因素，而不同的计算类型（心算、笔算、估算、珠算和语算）和计算方式（加、减、乘、除），其缺损和保持是近乎均衡和同步的。听写数字、数字转化和“说出相邻数字”方面有明显减退。对于识别 AD 最敏感的指标是“说出相邻数字”的能力，以其总分≤15 分（满分 20 分）作为划界分，识别 AD 的敏感性是 78%，特异性是 87%。（参见中华老年心脑血管病杂志，2008，10(6)：440-443.）

数字与计算测验-中文版（number processing and calculation-Chinese revised）中项目(9)与(10)是“说出相邻数字”的检查方法。

(9) 被试者听：“我读出以下数字，要求你说出该数的前一个和后一个。”如 105。

(10) 被试者看：“请你看以下数字，要求你说出该数的前一个和后一个。”如 132。

“说出相邻数字”涉及即刻记忆向长时记忆转化的能力，开始呈现的数字可以理解为“数字广度测验”，反映的是即刻记忆，其相邻数字即“加 1”和“减 1”，相当于增加了数字链的长度，对于这种扩展的数字广度需要长时记忆。数字位数愈大，AD 患者表现愈差。从正常组、轻度 AD 组和中度 AD 组的“说出相邻数字”比较结果看，AD 对于运算基数的大小相当敏感，正常组能完成 5 个数字（万位数）的“±1”，轻度 AD 组大致能完成 3 个数字（百位数）的“±1”，中度 AD 组一般只能完成个位数字的“±1”，具有明晰的规律性和层次感，与脑网络的关系值得进一步研究。

临床上，100 连续减 7 检查是临床医师常常运用的认知功能障碍检查方法，一般来说，能够完成 100 连续减 7 者，可以增加难度，采用 901 连续减 7；不能完成 100 连续减 7 者，可以做 20 连续减 3。

中西方文化在数字加工和计算功能方面可能存在一定的差异，如英语中，不同月份、星期的语文数字有不同的单词、不同的音节，而汉语直接用阿拉伯数字表示；汉语的语文数字有两种；有许多中国儿童接受珠算能力培训。从目前的数据分析，还没有发现这些文化背景差异对 AD 患者数字和计算功能减退产生特殊影响。

附件 15-1-1　数字与计算测验-中文版记录纸

(1) 数字阅读(Reading numbers aloud)：“请被试者读出以下数字。”

87　5　213　1360　40153　900000　951　35617

(2) 口头重复(Oral repetition of numbers)："我说什么，你也说什么。"

1630　8012　400000　116　785　52319

(3) 指出数字(Pointing to written numbers)：检查者读出数字，被试者指出是那一个。

20000　9340　709　1105

(4) 听写数字(Writing numbers to dictation)："我说什么，你写什么。"

1630　8012　400000　116　785　52319

(5) 抄写数字(Writing numbers from copy)："请将以下数字抄写一遍。"

3698　21752

(6) 数字分解(Decomposition of numbers)："请指出哪个数字是个位数、十位数、百位数、千位数、万位数?"　43217

数字大小评价(Appreciation of numbers)

(7) 被试者听："我读以下数字，请你说出哪个数字大。"

24 与 23　18 与 81　123 与 132　8581 与 8851　65809 与 658002

(8) 被试者看："请你看以下数字，请你说出哪个数字大。"

1 与 1000　122 与 87　2005 与 20005　536 与 546　865 与 217

300313 与 13316　20045 与 20405　329 与 325　1102 与 100002

数字次序(Knowledge of number order)：即"说出相邻数字。"

(9) 被试者听："我读出以下数字，要求你说出该数的前一个和后一个。"

56　105　132　8436　62894

(10) 被试者看："请你看以下数字，要求你说出该数的前一个和后一个。"

56　105　132　8436　62894

顺数与倒数

(11) 顺数 1～30 正确数

(12) 倒数 30～1 正确数

非数字次序

(13) 一年四季名称："请按照次序说出一年四季名称。"

(14) 七音节："请按照次序说出七音节。"

(15) 字母："请按照次序说出英语字母。"

A　B　C　D　E　F　G　H　I　J　K　L　M　N　O　P　Q　R　S　T　U　V　W　X　Y　Z

(16) 数点数(Enumeration of dots)：视觉。算盘上进行"请说出这里数珠的个数。"

第 1 排上(2)，第 1 排下(5)，左上 2 排(4)，左下 2 排(10)底排个数(13)，靠近中栋的个数(分别为 5 个、9 个随机排列)

(17) 数点数(Enumeration of dots)：听觉。敲击计数。

敲 2 次，5 次，9 次

(18) 符号的阅读 Arithmetical signs：naming

＋　－　×　÷　＝

(19) 符号听写 Arithmetical signs：Writing from dictation

＋　－　×　÷　＝

汉语数字阅读 Reading aloud numbers in written verbal forms

(20) 八　三　一　四　六　二　七　九　十　五

(21) 玖　捌　肆　壹　叁　贰　伍　拾　柒　陆

抄写汉语数字(Writing verbal counting)

(22) 八　三　一　四　六　二　七　九　十　五

(23) 玖　捌　肆　壹　叁　贰　伍　拾　柒　陆

数字转化 Numerical transcodings

写出以下数字的阿拉伯数字形式

(24) 二百六十八　三千八百零六　九万一千四百五十七　二十万

(25) 肆佰叁拾玖　玖仟壹佰零贰　叁万玖仟伍佰零柒　陆拾万

(26) 数字转化 numerical transcodings："请将以下阿拉伯数字写成语文数字形式。"

(可以举例，如 3 写成三)

1450　9011　500000　114　387　62718

(27) 听写语文数字(Writing numbers to

dictation)

“请用语文数字形式写下数字”(数字用口头重复)

写出 1630 8012 400000 116 785 52319 的语文数字

(28) 数字目测:“这是一条从 0 到 100 的线,请你看以下数字,指出这个数字在线上的位置。”

86 48 32 5 62

0__________________________________100

(29) 数字目测:“我读出以下数字,请你把这个数字在线上的位置告诉我。”

6 47 33 87 61

0__________________________________100

(30) 写出以下运算(Writing down an operation)

435 加 86 517 除以 43 816 乘 19 908 减去 71

心算 Oral calculation

(31)“我读出以下数字,请你把心算结果告诉我。不能用笔。”

5+8=	9+7=	15+7=
17−5=	14−6=	56−9=
6×7=	8×3=	12×2=
14÷2=	18÷3=	44÷11=

(32)“请你看以下数字,把心算结果告诉我。不能用笔。”

9+7=	15+7=	83+9=
9−5=	56−2=	51−9=
6×7=	8×3=	23×3=
12÷4=	44÷11=	81÷3=

笔算 Written calculation

(33) 23+4=	56+9=	23+52
455+89=	708+494=	458+697=
(34) 53−5=	55−26=	82−43=
373−37=	473−245=	920−612=
(35) 38×8=	77×4=	27×21=
56×65=	324×12=	687×405=
(36) 35÷7=	66÷22=	44÷2=
30÷10=	81÷3=	144÷12=

(37) 运算结果估计

举例 190×2=400 40 200 800,答案 400

275×4=600 1200 2300 50

145×3=700 1400 100 400

545+325=1700 500 900 200

875+745=1600 100 800 3200

710÷3=2200 100 500 250

460÷3=100 1400 150 300

1520−780=2300 1450 400 700

745−375=800 400 1200 200

(38) 珠算

56+8=	72+6=	23+11
544+127=	539+493=	955+856=
57−34=	44−26=	80−48=
277−139=	633−226=	863−737=

数字知识(Knowledge of number facts)

(39) 精确数字(Cardinal facts)

1) 一小时有几分钟?

2) 一年有几个月?

3) 一只手有几个手指?

4) 桌子有几只脚?

5) 中华人民共和国成立有多少年?

(40) 估计数字(Numerical cognitive estimates)

1) 上海夏天的最高气温是多少?(38~41℃)

2) 上海市大约有多少人口?(1 300 万~1 600 万)

3) 上海人的平均预期寿命大约是多少?(78~81 岁)

4) 一般中国南方成年男性的身高是多少?(165~172 cm)

5) 一般大人鞋子的尺码是多少?(40~45)

(41) 数字上下文估计

指导语:“一个房间有 4 个洗手间是‘多’,电影院有 10 个观众是‘少’,请指出以下情况是‘多’‘少’,还是‘刚好’?”

1) 一封信有 20 页(多)

2) 一个学校有 9 个同学(少)

3) 公交车里有 35 个乘客(刚好)

4) 饭店里有 8 只碗(少)

5) 一位母亲生了 8 个孩子(多)

(郭起浩)

第二节
常用睡眠障碍评估量表

睡眠是机体基本的生理需求之一，人的一生中约有 1/3 时间是在睡眠中度过的。持续良好的夜间睡眠有助于消除疲劳、巩固记忆、促进智力与生长发育、增强免疫力、维护身心健康和延缓衰老，以及清除脑内代谢废物等重要作用。由于社会竞争日益激烈，工作和生活节奏加快、压力剧增，睡眠障碍的发病率不断增高。随着睡眠医学临床与科研工作的蓬勃发展，睡眠障碍也受到日益普遍的重视。基于目前睡眠监测等客观专业检查手段尚未广泛普及，因而选择并使用适当的量表进行筛查、评估睡眠障碍不失为一种应对方法。睡眠状况的评估不仅是生理学研究的手段，也是睡眠医学关注的重要内容。在临床工作中，睡眠量表的评估可以获得睡眠障碍的量化指标，有利于分析睡眠紊乱的严重程度，不仅是进行睡眠障碍疾病诊断的必要工具，也是进行干预效果评价的重要辅助手段。故本章将常用睡眠障碍评估量表的相关内容加以整理和介绍。

根据睡眠过程中多导睡眠监测眼电图、肌电图和脑电图的变化，正常睡眠周期包括非快速眼动睡眠(non-rapid eye movement，NREM)和快速眼动睡眠(rapid eye movement，REM)。在每夜睡眠中，NREM 与 REM 睡眠交替出现，每次交替为一个周期，每个周期持续 90～110 min，每夜 4～6 个周期，大脑活动与肌体的各种生理功能都随之呈现周期性规律变化。NREM 睡眠期分为 4 期：1 期(入睡期)、2 期(浅睡期)、3 期(中度睡眠期)、4 期(深睡眠期)。1 期睡眠占总睡眠时间 2%～5%，3.5～7.5 Hz θ 波，处于半睡半醒之间，眼球活动缓慢，肌肉活动放缓，易被唤醒；2 期睡眠占总睡眠时间 45%～50%，睡眠纺锤波、K 复合波，大脑活动缓慢，呼吸均匀，眼球活动停止；3/4 期睡眠占总睡眠时间约 25%，低于 3.5 Hz δ 波，对恢复体力、心理功能起重要作用，肌肉活动消失，很难唤醒。NREM 期全身代谢减慢，表现呼吸平稳、心率减慢、血压与体温下降，肌张力降低，无明显眼球运动，有助于疲劳消除，体力恢复和生长发育。而 REM 睡眠占总睡眠时间 20%～25%，脑电活动与清醒相似，表现脑代谢增加，但肌肉张力极低(眼肌、中耳肌除外)，呼吸浅快而不规则、心率增快、血压波动、瞳孔时大时小、体温调节功能丧失，伴有眼球向各个方向快速运动。REM 期脑内蛋白合成增加，脑组织血流量及耗氧量增多，对促进学习和加强记忆有重要作用，被认为与人类大脑发育密切相关。控制睡眠-觉醒的解剖结构主要包括网状上行激活系统、肾上腺素能蓝斑核、5-羟色胺能中缝核、丘脑网状结构、基底核、下丘脑和大脑皮质等。各种原因导致相关解剖结构破坏，神经递质传递障碍及水平改变都可能引起睡眠障碍。根据国际睡眠障碍分类第 3 版(international classification of sleep disorders-3 edition，ICSD-3)，睡眠障碍主要包括：① 失眠；② 睡眠相关呼吸障碍；③ 中枢性睡眠增多；④ 昼夜节律睡眠障碍；⑤ 异态睡眠；⑥ 睡眠相关运动障碍；⑦ 其他睡眠障碍等。

判断睡眠障碍的方法有主观法和客观法等多种方法，除了下面比较详细介绍的 4 种常用睡眠障碍评估量表，还有里兹睡眠评估问卷(the Leeds sleep scale)、睡眠障碍量表(the sleep disorders questionnaire，SDQ)、睡眠状况自评量表(self-rating scale of sleep，SRSS)、清晨型夜晚型量表(morningness-eveningness questionnaire，MEQ)、慕尼黑时间型量表(Munich chronotype questionnaire，MCTQ)、国际不宁腿评分(international restless legs scale，IRLS)、REM 睡眠行为异常筛查量表(REM sleep behavior disorder screening questionnaire，RBDSQ)、梅奥睡眠量表(Mayo sleep questionnaire，MSQ)、斯坦福嗜睡量表(the Stanford sleepiness scale)、失眠会谈问卷(insomnia interview schedule)、失眠治疗接受量表(insomnia treatment acceptability scale)、睡眠信念和态度量表(beliefs and attitudes about sleep scale)和睡眠卫生意识和习惯量表(sleep hygiene awareness and practice)等等。这些量表对睡眠质量、一般睡眠/失眠、嗜睡状态等睡眠相关问题进行评估和筛查，临床医生可根据具体情况选择性加以使用。需要说明的是，评估量表只是一种筛查手段，并不能完全代替诊断工具。对于临床工作中怀疑存在相关睡

眠障碍疾病的患者，医生还应参照详细的病史资料、全面的体格检查等信息，必要时结合多导睡眠监测，以进行确诊。

一、匹兹堡睡眠质量指数量表(PSQI)

匹兹堡睡眠质量指数量表(Pittsburgh sleep quality index，PSQI)是目前应用比较广泛的睡眠质量量表，是1989年由美国匹兹堡大学医学中心精神科睡眠和生物节律研究中心睡眠专家Buysse D. J. 教授等编制，此表已由国内刘贤臣等进行信度和效度检验，认为适合我国精神科和睡眠医学的临床研究，主要用于评定受检者最近一个月的睡眠质量。该量表特点是将睡眠的质和量有机地结合起来，对睡眠障碍的区分较好，还可鉴别短暂、持续性睡眠障碍。PSQI由19个自评和5个他评条目构成，其中第19个自评条目和5个他评条目不参与计分，前18个条目组成7项成分：睡眠质量、入睡时间、睡眠时间、睡眠效率、睡眠障碍、催眠药物和日间功能，每个成分按0～3等级计分，累积各成分得分为PSQI总分，总分范围为0～21，得分越高，表示睡眠质量越差。在实际应用中，通常将PSQI作为总体睡眠质量的评估量表，综合各个研究均显示出其具有较强的信度和效度，但其对失眠严重程度的区分并不理想。被试者完成试问需要5～10 min(表15-2-1)。

(1) 指导语：以下问题仅与你过去1个月的睡眠习惯有关。请选择或填写最符合您近1个月实际情况的答案。请回答下列问题。

表15-2-1 匹兹堡睡眠质量指数量表(PSQI)

1. 近1个月，晚上上床睡觉通常________点钟			
2. 近1个月，从上床到入睡通常需要________ min			
3. 近1个月，通常早上________点起床			
4. 近1个月，每夜通常实际睡眠________ h(不等于卧床时间)			
对下列问题请选择1个最适合您的答案打“√”			
5. 近1个月，你是否因下列情况影响睡眠而烦恼：			
(1) 入睡困难(30 min内不能入睡)			
A. 无	B. <1次/周	C. 1～2次/周	D. ≥3次/周
(2) 夜间易醒或早醒			
A. 无	B. <1次/周	C. 1～2次/周	D. ≥3次/周
(3) 夜间去厕所			
A. 无	B. <1次/周	C. 1～2次/周	D. ≥3次/周
(4) 呼吸不畅			
A. 无	B. <1次/周	C. 1～2次/周	D. ≥3次/周
(5) 咳嗽或鼾声高			
A. 无	B. <1次/周	C. 1～2次/周	D. ≥3次/周
(6) 感觉太冷			
A. 无	B. <1次/周	C. 1～2次/周	D. ≥3次/周
(7) 感觉太热			
A. 无	B. <1次/周	C. 1～2次/周	D. ≥3次/周
(8) 做噩梦			
A. 无	B. <1次/周	C. 1～2次/周	D. ≥3次/周
(9) 疼痛不适			
A. 无	B. <1次/周	C. 1～2次/周	D. ≥3次/周
(10) 其他影响睡眠的事情			
A. 无	B. <1次/周	C. 1～2次/周	D. ≥3次/周
如果存在以上问题，请说明：			
6. 近1个月，总的来说，您认为自己的睡眠质量			
A. 很好	B. 较好	C. 较差	D. 很差
7. 近1个月，您用药物催眠的情况			
A. 无	B. <1次/周	C. 1～2次/周	D.≥3次/周
8. 近1个月，您常感到困倦吗			
A. 无	B. <1次/周	C. 1～2次/周	D.≥3次/周
9. 近1个月，您做事情的精力不足吗			
A. 没有	B. 偶尔有	C. 有时有	D. 经常有
10. 近1个月有无下列情况(请询问同寝室者)			
(1) 高声打鼾			
A. 无	B. <1次/周	C. 1～2次/周	D. ≥3次/周

（续表）

（2）睡眠中较长时间的呼吸暂停（呼吸憋气）现象			
A. 无	B. <1 次/周	C. 1～2 次/周	D. ≥3 次/周
（3）睡眠中腿部抽动或痉挛			
A. 无	B. <1 次/周	C. 1～2 次/周	D. ≥3 次/周
（4）睡眠中出现不能辨认方向或意识模糊的情况			
A. 无	B. <1 次/周	C. 1～2 次/周	D. ≥3 次/周
（5）睡眠中存在其他影响睡眠的特殊情况			
A. 无	B. <1 次/周	C. 1～2 次/周	D. ≥3 次/周

（2）计分指导：

1）睡眠质量：根据条目 6 的应答计分，“很好”计 0 分，“较好”计 1 分，“较差”计 2 分，“很差”计 3 分。

2）入睡时间：① 条目 2 的计分为“≤15 min”计 0 分，“16～30 min”计 1 分，“31～60 min”计 2 分，“≥60 min”计 3 分；② 条目 5(1)的计分为“无”计 0 分，“<1 次/周”计 1 分，“1～2 次/周”计 2 分，“≥3 次/周”计 3 分；③ 累加条目 2 和 5(1)的计分，若累加分为“0”计 0 分，“1～2”计 1 分，“3～4”计 2 分，“5～6”计 3 分。

3）睡眠时间：根据条目 4 的应答计分，“>7 h”计 0 分，“6～7 h”计 1 分，“5～6 h”计 2 分，“<5 h”计 3 分。

4）睡眠效率：① 床上时间＝条目 3(起床时间)－条目 1(上床时间)；② 睡眠效率＝条目 4(睡眠时间)/床上时间×100%；③ 成分 D 计分位，睡眠效率>85%计 0 分，75%～84%计 1 分，65%～74%计 2 分，<65%计 3 分。

5）睡眠障碍：根据条目 5(2)至 5(10)的计分为“无”计 0 分，“<1 次/周”计 1 分，“1～2 次/周”计 2 分，“≥3 次/周”计 3 分。累加条目 5(2)至 5(10)的计分，若累加分为“0”则成分睡眠障碍计 0 分，“1～9”计 1 分，“10～18”计 2 分，“19～27”计 3 分。

6）催眠药物：根据条目 7 的应答计分，“无”计 0 分，“<1 次/周”计 1 分，“1～2 次/周”计 2 分，“≥3 次/周”计 3 分。

7）日间功能障碍：① 根据条目 8 的应答计分，“无”计 0 分，“<1 次/周”计 1 分，“1～2 次/周”计 2 分，“≥3 次/周”计 3 分；② 根据条目 9 的应答计分，“没有”计 0 分，“偶尔有”计 1 分，“有时有”计 2 分，“经常有”计 3 分；③ 累加条目 8 和 9 的得分，若累加分为“0”则成分日间功能障碍计 0 分，“1～2”计 1 分，“3～4”计 2 分，“5～6”计 3 分。

PSQI 总分＝成分 1)＋成分 2)＋成分 3)＋成分 4)＋成分 5)＋成分 6)＋成分 7)

（3）评价等级：总分 0～5 分，睡眠质量很好；总分 6～10 分，睡眠质量还行；总分 11～15 分，睡眠质量一般；总分 16～21 分，睡眠质量很差。

二、失眠严重程度指数量表(ISI)

失眠严重程度指数量表（insomnia severity index，ISI）是由美国弗吉尼亚大学医学院精神和心理科睡眠专家 Morin 等教授编制，量表共分 7 项，总分 28 分。ISI 评定的时间跨度为近 1 个月。ISI 特别针对失眠的严重程度进行评估，国内外多项研究表明其在表述失眠严重程度方面具有良好的信度和效度，可以作为失眠诊断和治疗效果评判的工具。

表 15-2-2　失眠严重程度指数量表(ISI)

（1）指导语：对于以下问题，请您圈出近 1 个月以来最符合您的睡眠情况的数字。

	无	轻度	中度	严重	非常严重
入睡困难	0	1	2	3	4
维持睡眠困难	0	1	2	3	4
早醒	0	1	2	3	4

（2）指导语：你对目前睡眠状况满意吗？

非常满意	满　意	不太满意	不满意	非常不满意
0	1	2	3	4

（3）指导语：你认为你的睡眠问题干扰日间生活的程度如何？（如日间疲劳、处理日常事务的能力、注意力、记忆力和心情等）

根本不影响	偶尔影响	稍有影响	较有影响	非常影响
0	1	2	3	4

(4) 指导语：你认为你的睡眠问题以生活质量受损的方式影响其他方面的程度。

根本不影响	偶尔影响	稍有影响	较有影响	非常影响
0	1	2	3	4

(5) 指导语：你因目前睡眠问题焦虑/忧虑的程度?

没　有	略微有一些	有一些	较为担心	非常担忧
0	1	2	3	4

(6) 计分指导：总分 0～7 分为无临床意义的失眠，总分 8～14 分为轻度失眠，总分 15～21 分为中度失眠(中重度)，总分 22～28 分为重度失眠(重度)。

三、阿森斯失眠量表(AIS)

阿森斯失眠量表(Athens insomnia scale, AIS)是完全参照国际疾病分类法-10(ICD-10)中失眠诊断标准制定的，为国际公认的睡眠质量自评量表，可用于公众睡眠质量状况调查，共设置 8 个评分条目，分别对入睡情况、睡眠维持情况、睡眠时间、睡眠质量以及日间功能等进行评估，单项计分范围 0～3 分，各项累积总分范围 0～24 分(表 15-2-3)。由于 AIS 设计简单，简明易用，针对性强，其在失眠问题的筛选和诊断上具有较高的信度和效度。

(1) 指导语：本量表用于记录您对遇到过的睡眠障碍的自我评估。对于以下列出的问题，如果在过去一个月内每星期至少发生 3 次在您身上，就请您圈点相应的自我评估结果。

表 15-2-3　阿森斯失眠量表(AIS)内容

1. 入睡时间(关灯后到睡着的时间) 0：没问题　1：轻微延迟　2：显著延迟　3：延迟严重或没有睡觉
2. 夜间苏醒 0：没问题　1：轻微影响　2：显著影响　3：严重影响或没有睡觉

(续表)

3. 比期望的时间早醒 0：没问题　1：轻微提早　2：显著提早　3：严重提早或没有睡觉
4. 总睡眠时间 0：足够　1：轻微不足　2：显著不足　3：严重不足或没有睡觉
5. 总睡眠质量(无论睡多长) 0：满意　1：轻微不满　2：显著不满　3：严重不满或没有睡觉
6. 白天情绪 0：正常　1：轻微低落　2：显著低落　3：严重低落
7. 白天身体功能(体力、精神，如记忆力、认知和注意力等) 0：足够　1：轻微影响　2：显著影响　3：严重影响
8. 白天嗜睡 0：无嗜睡　1：轻微嗜睡　2：显著嗜睡　3：严重嗜睡

(2) 计分指导：总分 0～3 分者无睡眠障碍，总分 4～6 分为可疑失眠，总分 6 分以上为失眠。

四、爱泼沃斯嗜睡量表(ESS)

爱泼沃斯嗜睡量表(Epworth sleepiness scale, ESS)又称爱泼沃斯日间多睡量表，由澳大利亚 Epworth 医院的 Murray Johns 等教授设计编制并应用于临床，是目前国际公认的最常用的一种嗜睡主观评价量表。患者本人或者临床医务人员可以通过该量表对患者白天嗜睡状态做出半客观的评定。ESS 共设计了 8 项容易引发睡眠的状况，让受试者自我评估可能打瞌睡的程度，每项分值范围 0～3 分，总分范围 0～24 分，一般取 6 分为界限值，通常用于日间嗜睡类型的睡眠障碍筛查。若患者有无法解释的瞌睡或疲劳，应建议到睡眠专科或神经、呼吸、精神科作进一步的睡眠医学临床检查，以明确诊断和治疗措施。需注意其他因素如变换工作或由于任何原因引起的总睡眠时间不足，也会影响这一评分。

(1) 指导语：在下列情况下你打瞌睡或睡着(不仅仅是感到疲倦)的可能性有多大?这是指你最近几个月的通常情况；即使你最近没有进行下述活动，请想象一下这些情况可能会给你带来多大的影响。请运用下列计分标准给每个项目打分，即从每一行中选一个最符合你的情况的数字，用"√"表示：0=不会打瞌睡；1=打瞌睡可能性很小；2=打瞌睡可能性中等；3=很可能打瞌睡。

表 15－2－4　爱泼沃斯嗜睡量表(ESS)

项　目	打瞌睡的可能性			
1. 坐着阅读书刊时	0	1	2	3
2. 看电视时	0	1	2	3
3. 在公共场所坐着不动时(例如在剧场或开会)	0	1	2	3
4. 乘车旅游持续 1 h 不休息	0	1	2	3
5. 条件允许情况下,下午躺下休息时	0	1	2	3
6. 坐着与人谈话时	0	1	2	3
7. 午餐不喝酒,餐后安静地坐着	0	1	2	3
8. 遇堵车时,在停车的数分钟内	0	1	2	3

(2) 计分指导：总分>6 分提示瞌睡,总分>11 分则表示过度瞌睡,总分>16 分提示有危险性的瞌睡。如果在今后 2 周内每晚睡足 8 h,评分仍没有改善,建议您去看医生。

五、清晨型与夜晚型量表－5 项(MEQ－5)

张斌(2006)对清晨型与夜晚型量表(morning and evening questionnaire)进行信度效度验证,MEQ 量表中文版的 19 个条目被确定为两个因子——睡眠时相因子和最佳表现时间因子。中文版的划界点绝对清晨型 70～86、中度清晨型 63～69、中间型 50～62、中度夜晚型 43～49、绝对夜晚型 16～42。中文版的 Chronbachα 系数为 0.701～0.738、Spearman-Brown 分半信度为 0.584～0.697、重测信度为 0.638～0.831,均达到了心理测量学可接受的水平。李伟霞(2016)调查 4 479 名在校大中专学生,95.6%的受试者完成 MEQ－5 中文版的所有条目填写,用时均小于 1 min。80.0%受试者的 MEQ－5 昼夜节律分型与 MEQ－19 相同。

表 15－2－5　清晨型与夜晚型量表－5 项(MEQ－5)

请仔细阅读并顺序回答每项问题,只选一个答案打上√。不要参考其他问题,也不要检查已做完的答案。

1 如果仅需考虑自己的生活习惯,而且能完全自由地计划白天的时间,你希望什么时间起床?
[5] 05:00～06:30
[4] 06:30～07:45
[3] 07:45～09:45
[2] 09:45～11:00
[1] 11:00～12:00

(续表)

2 清晨起床后的半小时内,你有多么的疲倦?
[4] 非常清爽
[3] 比较清爽
[2] 比较疲倦
[1] 非常疲倦

3 你会在夜晚什么时间感到疲倦,而且需要睡眠?
[5] 20:00～21:00
[4] 21:00～22:15
[3] 22:15～00:45
[2] 00:45～02:00
[1] 02:00～03:00

4 一天中的什么时间是你的最佳时间?
[5] 04:00～08:00
[4] 08:00～10:00
[3] 10:00～14:00
[2] 14:00～17:00
[1] 17:00～04:00

5 人可分为"清晨"型和"夜晚"型,你认为你自己属于哪一种类型?
[1] 绝对"清晨"型
[2] "清晨"型多过"夜晚"型
[3] "夜晚"型多过"清晨"型
[4] 绝对"夜晚"型

(尹　又　詹飞霞　郭起浩)

第三节
生活方式评估

生活方式评估包括吸烟量表、饮酒量表与膳食习惯调查问卷。

一、吸烟量表

烟碱是存在于烟草中一种具有精神活性的物质,经研究发现烟碱会对人体的情绪和认知功能产生影响。此外,烟碱对机体的循环、免疫及运动系统等也会产生不同程度的作用。吸烟者长期、大量的烟草吸入会出现烟碱依赖和烟碱戒断表现,即烟碱成瘾,《精神疾病诊断与统计手册》(DSM－Ⅲ－R)中明确规定了烟碱成瘾属于药物使用紊乱,并于 DSM－5 中提出了"烟草使用紊乱"的判定标准,该标准主要涉及对吸烟者吸烟强度、烟碱耐受及依赖等方面的评估。临床上常借助于吸烟相关量表去判断吸烟者对烟草中烟碱成分的依赖、戒断、耐受等情况,评价吸烟者的上瘾程度,用以指导戒烟治疗及预测戒烟效果。常用量表如下。

(一) Fagerström 耐受性调查问卷(FTQ)

Fagerström 耐受性调查问卷(Fagerström tolerance questionnaire, FTQ)是 1978 年由瑞士的心理学博士 Karl Fagerström 提出来的,主要用于评估吸烟者的烟碱依赖程度。共包括 8 个条目,分值为 0～11 分,0 分表示吸烟者对烟碱的依赖程度最低,11 分表示吸烟者对烟碱的依赖程度最高,平均分一般在 5～7 分,标准差约为 2 分。通过吸烟者的烟草消费量、生理症状等评估机体的烟碱依赖程度。得分≤6 分表明机体烟碱依赖水平低,≥7 分表明机体烟碱依赖水平高。

(二) Fagerström 烟碱依赖测试(FTND)

Fagerström 烟碱依赖测试(Fagerström test of nicotine dependence, FTND),是 FTQ 的修订版(表 15-3-1),简化为 6 个问题,分值为 0～10 分,用于评估烟瘾依赖严重程度。每 2 分为一个等级,共有 5 个等级,得分越高,表明烟瘾依赖程度越重。FTND 量表在临床上多用于确定试图戒烟的吸烟者是否需要尼古丁替代疗法来治疗某些躯体症状。有研究发现 FTQ、FTND 量表的测试结果与表示机体烟碱依赖的生化指标如可替宁、CO 等的结果存在一定程度上的相关性,且 FTND 的敏感性和特异性略高于 FTQ。此外,基于 FTND 测定的烟碱依赖程度与 MoCA 评估的认知障碍程度也存在一定的相关性。

表 15-3-1 Fagerström 烟碱依赖测试(FTND)

问　　题	选　　项	分值
1. 你起床后多久吸第一支烟?	≤5 min	3
	6～30 min	2
	31～60 min	1
	≥60 min	0
2. 在禁烟场所(如教堂、图书馆、电影院等)你觉得克制吸烟困难吗?	是	1
	否	0
3. 戒烟时令你最头疼的是哪一支烟?	起床后第一支烟	1
	其他	0
4. 你每天吸几支烟?	≤10 支	0
	11～20 支	1
	21～30 支	2
	≥31 支	3

(续表)

问　　题	选　　项	分值
5. 你在起床后的 1 h 内吸烟是否比在一天中其他时间更频繁一些?	是	1
	否	0
6. 当你因为生病卧床时是否还在吸烟?	是	1
	否	0

此外,常用的量表还有:① 威斯康星吸烟依赖动机清单(Wisconsin Inventory of Smoking Dependence Motives, WISDM-68)有 68 个条目和 37 个条目两个版本,测试吸烟者对烟碱的依赖动机。② 烟碱成瘾清单(HONC)共有 10 个条目,主要用于评估青少年对烟碱的依赖程度。③ 吸烟自制力量表(AUTOS)是 HONC 量表的改良版,共有 12 个条目。与 HONC 量表相比,AUTOS 量表能测试机体当前的症状强度及自身能感知到的心理依赖等。④ 吸烟严重性指数(HSI),共有 2 个条目(FTND 量表中的 TTF 与 CPD),是评价吸烟严重性的有效指标。⑤ 明尼苏达尼古丁戒断症状量表(MNWS)共包括 9 个条目,总分 36 分,分值越高,说明吸烟者在戒断过程中的戒断症状越严重,维持戒断的可能性越小。⑥ Russell 吸烟原因问卷(RRSQ)共包含 24 个条目,8 个分量表,从社会心理和药理维度评估吸烟者的状态。⑦ 卷烟依赖量表(CDS)有 CDS-12(包含 12 个条目)和 CDS-5(包含 5 个条目)两个版本,主要用于评价吸烟者对烟碱的依赖度。⑧ 烟碱依赖综合征量表(NDSS)共有 19 个条目。通过考察吸烟者的吸烟规律、对烟草的耐受性等评估吸烟者对烟碱的依赖程度。⑨ 烟草/烟碱依赖筛选清单(TDS)共有 10 个条目。TDS 的得分值与诊断严重性、烟龄、CPD、CO 水平呈正相关。⑩ 吸烟渴求简短量表(QSU)共有 10 个条目,总分 70 分,分值越高,说明吸烟渴求越严重。

二、饮酒量表

长时间、过量的饮酒方式会引发机体表现出酒精相关精神障碍。这种精神障碍主要包括酒精依赖、酒精有害使用及酒精戒断综合征等。此外,长期饮酒也会导致机体出现神经、消化、心血管及内分泌等各系统病变,即酒精相关躯体障碍。常见的因酒精在体内蓄积过量引起的神经系统疾病有酒精所致痴呆症(Alcoholic dementia)、科萨科夫综合征(Korsakoff syndrome)、韦尼克脑病(Wernicke's encephalopathy)、酒精中毒性小脑变性(alcoholic cerebellar de-generation, ACD)、酒精中毒性脑桥中央髓鞘溶解症等,除ACD外,其余疾病均可引发不同程度的认知功能减退、精神障碍。关于酒精相关障碍的诊断,在ICD-10中提及了酒精相关的精神障碍(酒精依赖综合征、酒精戒断状态、酒精急性中毒及因酒精引起的行为或精神障碍等)的诊断要点。除了一些体格检查、实验室检查、影像学检查外,量表也被广泛应用于酒精相关疾病的诊断中。目前酒精使用的相关量表主要用于酒精相关精神或躯体障碍的筛查及其严重程度的评估。

酒精使用障碍筛查量表(alcohol use disorders screening scale, AUDIT)是1982年世界卫生组织(WHO)建议使用的筛查量表(表15-3-2),多用于危险、有害饮酒的早期筛查。该量表共10题,共40分,分为3个部分:1~3题测量饮酒的量和频度;4~6题测量酒精依赖;7~10题是有关酒精引起的各类问题。量表总分过界限分则可认为:被调查者属于危险和有害饮酒者。AUDIT量表得分为7~8分(WHO规定界限分为8分,有研究报道,我国的界限分为7分)时,对区分有害、危险饮酒与正常饮酒的敏感性高。经多国验证,该量表具有较好的信度和效度,测评结果可靠性高,值得推广应用。AUDIT量表的中文版最早是由北京大学精神卫生研究所于1999年引进,经翻译后,于2000年进行了测试,同时初步证实了该量表在我国应用的信效度及实用性。

表15-3-2 酒精使用障碍筛查量表(AUDIT)

1标准杯=10 g纯酒精　1瓶750 mL葡萄酒=9标准杯
1瓶啤酒=2标准杯　1瓶500 mL黄酒(米酒)=6标准杯
1两52度白酒=2标准杯　1两45度白酒=1.8标准杯　1两38度白酒=1.5标准杯
饮酒的克数=饮酒毫升数×酒精度数×0.8

1. 近一年来您多长时间喝一次酒?
(0) 从未喝过　(1) 每月1次或不到1次　(2) 每月2~4次　(3) 每周2~3次　(4) 每周4次或更多

2. 近一年来一般情况下您一天喝多少酒?
(0) 半瓶啤酒到1瓶啤酒;38度1两到1两半;52度白酒5钱到1两
(1) 1瓶半到2瓶啤酒;38度2两到2两半;52度白酒1两半到2两
(2) 2瓶半到3瓶啤酒;38度3两半到4两;52度白酒2两半到3两
(3) 3瓶半到4瓶半啤酒;38度4两半到6两;52度白酒3两半到4两半
(4) 5瓶啤酒或更多;38度7两或更多;52度白酒半斤或更多

3. 近一年来您一次喝酒达到或超过3瓶啤酒或3两52度白酒的情况多长时间出现一次?
(0) 从未有过　(1) 每月不到1次　(2) 每月1次　(3) 每周1次　(4) 每天1次或几乎每天1次

4. 近一年来您发现自己一喝酒就停不下来的情况多长时间出现一次?
(0) 从未有过　(1) 每月不到1次　(2) 每月1次　(3) 每周1次　(4) 每天1次或几乎每天1次

5. 近一年来您发觉因为喝酒而耽误事的情况多长时间出现一次?
(0) 从未有过　(1) 每月不到1次　(2) 每月1次　(3) 每周1次　(4) 每天1次或几乎每天1次

6. 近一年内您在大量饮酒后早晨第一件事是需要再喝酒才能提起精神来的情况多长时间出现一次?
(0) 从未有过　(1) 每月不到1次　(2) 每月1次　(3) 每周1次　(4) 每天1次或几乎每天1次

7. 近一年来您酒后感到自责或后悔的情况多长时间出现一次?
(0) 从未有过　(1) 每月不到1次　(2) 每月1次　(3) 每周1次　(4) 每天1次或几乎每天1次

8. 近一年来您由于饮酒以致想不起前一天所经历的事情的情况多长时间出现一次?
(0) 从未有过　(1) 每月不到1次　(2) 每月1次　(3) 每周1次　(4) 每天1次或几乎每天1次

9. 您曾因为喝酒弄伤过自己或别人吗?
(0) 没有过　(2) 是的,但近1年没有　(4) 是的,近1年有过

10. 您的亲戚朋友、医生或别的保健人员曾经担心您的喝酒情况或者劝您要少喝一些吗?
(0) 没有过　(2) 是的,但近1年没有　(4) 是的,近1年有过

其他常用的量表有：① 密歇根酒精依赖筛查量表（Michigan alcoholism screening test，MAST），由 Selzer 编制于 1975 年，包括 5 个子量表，总分为 24 分，多用于对酒精依赖性的评估，分数越高说明机体对酒精的依赖程度越重。② 宾夕法尼亚酒精渴求量表（Penn Alcohol Craving Scale，PACS），共包含 5 个条目，主要涉及机体饮酒的持续时间、饮酒强度及频率等，多用于评估机体对酒精的依赖程度。③ 临床机构酒精依赖戒断评估表（clinical institute withdrawal assessment-advanced revised，CIWA－Ar），共包含视觉、听觉、触觉等 10 个条目，是临床常用的评判机体酒精戒断症状严重程度的量表。④ 酒精依赖量表（alcohol dependence screening scales，ADS），共包括 25 个条目，主要用于测量持续性酒精依赖的严重程度，临床上多用于协助酒精依赖治疗方案的确定。⑤ 成瘾严重程度指数量表（Addiction Severity Index，ASI），共 55 个条目（第 5 版），多用于评估机体酒精成瘾的程度，以协助临床治疗、评估临床疗效。

此外，还有酒精依赖筛查自评问卷（CAGE）、快速酒精筛查量表（fast alcohol screening tool，FAST）、快速酒精问题筛查（rapid alcohol problem screen RAPS－4）等。

三、膳食习惯调查问卷

我们编制中国人的膳食习惯调查问卷（表 15－3－3），参考了中国营养学会的膳食指南、降低高血压饮食模式（dietary approaches to stop hypertension，DASH diet）、Morris（2015）推荐的延缓神经退行性疾病的地中海饮食模式（mediterranean－DASH intervention for neurodegenerative delay，MIND）、Wesselman（2019）调查主观认知下降患者的采用的荷兰健康饮食问卷（Dutch healthy diet food frequency questionnaire，DHD－FFQ）以及 Nagpal（2019）发表的修订版地中海生酮饮食（modified mediterranean-ketogenic diet）。中西方饮食习惯颇为不同，如表 15－3－4 介绍的 3 种食谱，在西方研究得比较多，但不能照搬到中国作为推荐标准。各种食物的营养成分交换见表 15－3－5。

表 15－3－3　膳食习惯调查问卷

1. 基本信息

姓名：	性别	年龄

2. 食物食用量评估方法

食物模型

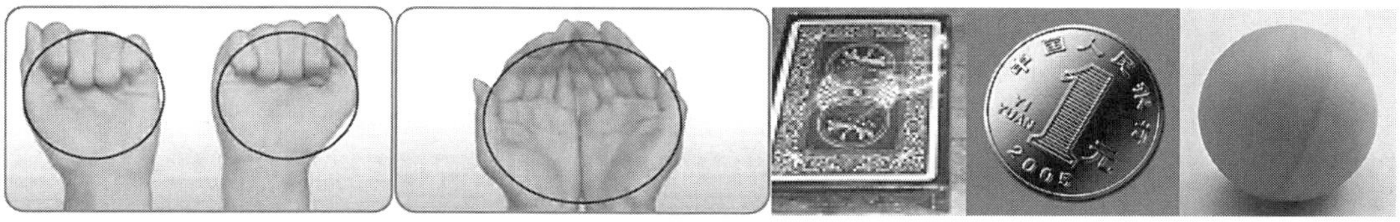

1	各种肉类	扑克（2 两）
2	新鲜蔬菜	手捧（半斤）
3	新鲜水果	拳头（2 两）
4	各种饮料	250 mL/杯
5	干果（坚果）	乒乓球（半两或 25 g）
6	大豆类及制品	乒乓球（半两或 25 g）
7	人参或食盐	一元硬币（6 g）

（续表）

3. 膳食习惯调查

	问题(单选)	选项(请打钩)
1	您的饮食口味倾向于?	① 清淡;② 偏甜;③ 偏咸;④ 偏油腻
2	您的主食结构是?(粗粮指全谷物、薯类和杂豆类)(全谷物指仅仅脱去了最外面的谷壳,未精细化加工的完整谷粒)	① 大米白面为主,少量粗粮;② 大米白面、粗粮两者基本等量;③ 粗粮为主,少量大米白面;④ 只吃大米白面,基本不吃粗粮
	您平均每天主食能吃多少?(一个馒头约合2两,一碗米饭约合2两)	① 5～8两;② 8～10两;③ 2～4两;④ 2两以下;⑤ 10两以上
	您吃粗粮的次数?	① 天天吃;② 每周3次或以上;③ 每周3次以下;④ 基本不吃
	您每天粗粮的平均摄入量是多少?	① 1～3两;② 3～5两;③ 1两以下;④ 从来不吃
3	您吃豆制品(豆浆、豆腐、豆芽、豆干、素什锦)的情况?	① 天天吃;② 每周3次或以上;③ 每周3次以下;④ 基本不吃
	您每天豆类制品的平均摄入量是?	① 1两以上;② 0.5～1两;③ 半两以下;④ 不吃
4	您奶类及奶制品(鲜奶、纯奶、酸奶、含乳饮料、奶粉、乳酪)的摄入情况?	① 天天吃;② 每周3次以上;③ 每周2次以下;④ 基本不喝
	您奶类及奶制品摄入量是?(一杯=250 mL)	① 1杯;② 半杯;③ 半杯以下;④ 不喝
5	您平均1周吃多少个鸡蛋?	① 6～7个;② 大于7个;③ 3～5个;④ 1～2个
	您常吃鸡蛋的哪部分?	① 整蛋吃;② 只吃蛋白;③ 只吃蛋黄
6	您经常吃动物性食物(猪肉、牛肉、羊肉等)吗?	① 天天吃;② 每周3次以上;③ 每周2次以下;④ 基本不吃
	您是素食主义者吗?	① 不是,每天都吃些瘦肉和鱼类;② 不是,但每天都有相应的蛋奶的摄入;③ 不是,喜欢吃肉,尤其肥肉;④ 是,完全素食
7	您吃动物内脏(肝、肾、胃、肠)的情况?	① 基本不吃;② <3次/周;③ ≥3次/周;④ 天天吃
	您吃肥肉或荤油的情况?	① 基本不吃;② <3次/周;③ ≥3次/周;④ 天天吃
	您吃红肉(如猪肉、牛肉、羊肉、鹿肉、兔肉等)的情况?	① 基本不吃;② <3次/周;③ ≥3次/周;④ 天天吃
8	您吃畜禽肉的情况?	① 基本不吃;② <3次/周;③ ≥3次/周;④ 天天吃
	您平均每天吃畜禽肉的量?	① 1两;② 1两以上;③ 半两;④ 半两以下
9	您吃鱼、虾、蟹等水产品的情况?	① 基本不吃;② <3次/周;③ ≥3次/周;④ 天天吃
	您平均每天吃水产品的量?	① 1两;② 1两以上;③ 半两;④ 半两以下
	您常吃深海鱼(如金枪鱼、三文鱼、沙丁鱼、鳕鱼、刀鱼、黄花鱼等)吗?	① 经常吃,每周4～5次;② 每周2～3次;③ 很少吃;④ 不吃
10	您是否经常食用烟熏或腌制肉类制品?大概食用频率	① 基本不吃;② <3次/周;③ ≥3次/周;④ 天天吃
11	您每天新鲜蔬菜的食用量是多少?	① 6两以上;② 4～6两;③ 2～4两;④ 2两以下
	您喜欢吃深色的蔬菜吗?(深色蔬菜指菠菜、空心菜、西兰花、茼蒿、胡萝卜、南瓜、辣椒、西红柿、紫甘蓝、红苋菜等)	① 经常吃;② 每周2～3次;③ 很少吃;④ 不吃
	您每天深色蔬菜的食用量占蔬菜总量的比例?	① 1/2以上;② 1/3～1/2;③ 1/3以下;④ 极少
12	您每天新鲜水果的食用量是多少?	① 4两以上;② 2～4两;③ 2两以下;④ 不吃
	您是否通过喝果汁代替吃水果?	① 否;② 是
	您喜欢吃浆果(草莓、蓝莓、黑莓和桑椹)吗?	① 喜欢;② 不喜欢
	在应季时,您每天的浆果食用量是多少?	① 4两以上;② 2～4两;③ 2两以下
	您喜欢吃葡萄吗?	① 喜欢;② 不喜欢
	在应季时,您每天的葡萄食用量是多少?	① 4两以上;② 2～4两;③ 2两以下

（续表）

	问题(单选)	选项(请打钩)
13	您每天的喝水量大约是多少?	① 1 500 mL 以上;② 1 000～1 500 mL;③ 500～1 000 mL;④ 500 mL 以下
	您的长期饮用水是哪一种?	① 矿泉水;② 茶水;③ 白开水;④ 纯净水
	您有喝茶的习惯吗? 喝茶频率是多少?（1 杯＝250 mL）	① ≥3 杯/天;② 1～2 杯/天;③ <1 杯/天;④ 基本不喝
	您平时喝什么茶为主?	① 绿茶;② 红茶;③ 乌龙茶;④ 其他茶(白茶、黄茶、黑茶);⑤ 以上几种茶都喝
14	您喝饮料吗?（如不喝,以下问题不用回答）	① 基本不喝;② 喝
	您常喝的饮料是哪一种?	① 纯果汁;② 咖啡;③ 无碳酸含糖饮料;④ 碳酸饮料
	您喝咖啡的频率是多少?（1 杯＝250 mL）	① 1～2 杯/周;② 3～6 杯/周;③ 每天喝
15	您是否有饮酒习惯?	① 从不喝酒;② 偶尔喝酒;③ 每周 1～3 次;④ 每周 4 次以上
	您饮酒的种类?	① 红葡萄酒;② 白葡萄酒;③ 啤酒;④ 黄酒;⑤ 白酒;⑥ 几种酒都喝,具体品种____
	您饮酒的酒精含量和每次饮酒量?	酒精含量____,每次饮酒____两
16	您是否吸烟?	① 不吸烟;② 已戒烟,烟龄____年,既往烟量____支/天,已戒____年;③ 吸烟,烟龄____年,烟量____支/天
	您是否经常处于吸二手烟的环境?	① 不是;② 是
	在您出生前,您父亲或母亲是否已开始吸烟?	① 不是;② 是
17	您是否服用人参?（如不服用,下面问题不需回答）	① 服用;② 不服用
	服用方法是什么?	① 研粉服;② 泡饮或含片服;③ 泡酒或炖汤
	服用的量是多少?（1 元硬币 6 g）	① 9 g/d;② 6 g/d;③ 3 g/d;④ <3 g/d
	您是否有进食深海鱼(石斑鱼、多宝鱼、黄鱼、秋刀鱼、鲅鱼等)鱼皮的习惯? 进食频率?	① 每天吃;② 2～6 次/周;③ 1 次/周;④ 基本不吃
18	您每天食用的食物种类是多少?	① 12 种以上;② 8～11 种;③ 4～7 种;④ 1～3 种
19	您注意每日食盐的用量吗? 用量是多少?（1 元硬币 6 克）	① 有,3～6 克;② 有,3 克以下;③ 没有,随口味添加;④ 有,10 克以上
	您注意每日烹调油的用量吗? 用量是多少?	① 有,约 1 两;② 有,1 两以下;③ 有,1 两以上;④ 没有,随口味添加
	您家的常用油是?	① 橄榄油,每天用____两? ____人共同进餐;② 不固定;③ 菜籽油、大豆油等植物油为主;④ 猪油或牛油等动物油为主
	您家做菜常用的烹饪方式是?	① 凉拌、清蒸;② 快炒;③ 煮、炖、焖;④ 油炸
	您喜欢吃用咖喱调味的菜吗?	① 喜欢;② 不喜欢
	您喜欢食用生姜吗?（直接食用,非佐料）	① 喜欢,每周____两;② 不喜欢
	你喜欢食用大蒜吗?（直接食用,非佐料）	① 喜欢,每周____两;② 不喜欢
20	您是否补充叶酸?	① 每天服用,剂量____;② 偶尔或不规则服用;③ 没有
	您是否补充 B 族维生素? 具体补充的是哪一种 B 族维生素____?	① 每天服用,剂量____;② 偶尔或不规则服用;③ 没有
	您是否补充维生素 D 或补钙?	① 每天服用,剂量(维生素 D)____,(钙)____;② 偶尔或不规则服用;③ 没有
	您是否补充辅酶 Q10?	① 每天服用,剂量____;② 偶尔或不规则服用;③ 没有
	您是否服用深海鱼油?	① 每天服用,剂量____;② 偶尔或不规则服用;③ 没有
	您是否服用 DHA?	① 每天服用,剂量____;② 偶尔或不规则服用;③ 没有
	您是否服用二甲双胍(商品名:格华止)?（如回答为“没有”,以下问题不需回答）	① 没有;② 有
	您为什么需用二甲双胍?	① 减重;② 治疗糖尿病;③ 其他原因____

（续表）

	问题(单选)	选项(请打钩)
21	你的家庭购买食品时,您的决定权是?	① 自主决定;② 部分决定;③ 完全不决定
	当你第一次购买某产品,您是否看包装上的成分列表信息?	① 总是;② 时常;③ 很少;④ 从不;⑤ 不清楚
22	您目前的牙齿缺失情况如何?	① 无牙齿缺失;② 牙齿 20 颗以上;③ 牙齿 10～19 颗;④ 牙齿 1～9 颗;⑤ 没有牙齿
	您是否有慢性牙周炎?(如“有”,请回答)	① 没有;② 有
	您慢性牙周炎患病几年?	① 5 年以内;② 5～10 年;③ 10 年以上
23	您是否因为肥胖或超重正在通过节食减肥?	① 是,从____(日期)开始,体重减轻____(斤);② 没有

注:1 两=50 g。

表 15－3－4　3 种食谱比较

DASH		地中海饮食		MIND	
全谷物	7 份/天	未二次加工的谷物	4 份/天	全谷物	7 份/天
蔬菜	4 份/天	蔬菜	4 份/天	绿叶蔬菜	6 份/天
水果	4 份/天	西红柿	2 份/天	其他蔬菜	1 份/天
奶制品	2 份/天	水果	3 份/天	浆果类	2 份/周
肉、禽类、鱼	2 份/天	全脂乳品	10 份/周	红肉及其制品	4 份/周
坚果、豆类	4 份/周	红肉	1 份/周	鱼	1 份/周
总脂肪	≤27%/kcal	鱼	6 份/周	禽类	2 份/周
饱和脂肪	≤6%/kcal	禽类	3 份/周	豆类	3 份/周
糖	≤5 份/周	坚果、豆类	6 份/周	坚果	5 份/周
钠/食盐	≤每天 2.4 g/5.0 g	橄榄油	1 份/天	油炸食物	≤1 份/周
		酒精	<300 mL 但>0	橄榄油	1 份/天
				黄油、植物奶油	≤1 份/天
				奶酪	≤1 份/周
				甜品、糖果	≤5 份/周
				红酒	1 份/天

表 15－3－5　食物交换表

组　别	类　别	每份重量(g)	热量(kg)	蛋白质(g)	脂肪(g)	碳水化合物(g)	主要营养素
谷薯组	谷薯类	25	90	2	—	20	碳水化合物 膳食纤维
蔬果组	蔬菜类	500	90	5	—	17	无机盐
	水果类	200	90	1	—	21	维生素 膳食纤维

(续表)

组别	类别	每份重量(g)	热量(kg)	蛋白质(g)	脂肪(g)	碳水化合物(g)	主要营养素
肉蛋组	大豆类	225	90	9	4	4	蛋白质
	奶类	160	90	5	5	6	
	肉蛋类	50	90	9	6		
油脂组	硬果类	15	90	4	7	2	脂肪
	油脂类	10	90	—	10	—	

(魏玉婷　朱云霞　郭起浩)

参考文献

[1] 郭起浩,沈树红,赵倩华,等. EC301 数字加工和计算量表在早期识别阿尔茨海默病中的作用[J]. 中华老年心脑血管病杂志, 2008,10(6): 440-443.

[2] Blackman J, Morrison HD, Lloyd K, et al. The past, present, and future of sleep measurement in mild cognitive impairment and early dementia-towards a core outcome set: a scoping review[J]. Sleep, 2022, 45(7): 077.

[3] Chu H, Huang C, Miao Y, et al. The association of subjective sleep characteristics and plasma biomarkers of Alzheimer's disease pathology in older cognitively unimpaired adults with higher amyloid-β burden[J]. J Neurol, 2023, 270(6): 3008-3021.

[4] Hudon C, Escudier F, De Roy J, et al. Behavioral and psychological symptoms that predict cognitive decline or impairment in cognitively normal middle-aged or older adults: a meta-analysis[J]. Neuropsychol Rev, 2020, 30(4): 558-579.

[5] Luo J, Zhu G, Zhao Q, et al. Prevalence and risk factors of poor sleep quality among Chinese elderly in an urban community: results from the Shanghai aging study[J]. PLoS One, 2013, 8(11): e81261.

第十六章

反应偏差与次优表现评估

神经心理学家经常被要求评估被试者损伤的性质和严重程度，因为继发获益(secondary gain)是一个问题，例如，那些曾经涉及人身伤害诉讼的人，那些追究长期残疾险或雇佣补偿金的人，或者是在刑事伤害诉讼中作为被赡养的人。因此，也越来越需要向神经心理学家征询意见，以确认这种情况下的认知障碍是真实的还是伪装的，也就是这些接受评估者是否夸大或者捏造了损害。出现这种趋势的原因，部分是由于临床医生越来越意识到在不同情况下可能遇到的次优表现(suboptimal performance, SOP)——被试者在测试中没有表现出他的最佳能力，出现的频率增加。例如，2002 年 Mittenberg 等的调查发现，在人身伤害诉讼或者工伤赔偿的情况下进行评估的人中，约 30%的人可能是伪装损害。Larrabee(2005)报道 40%左右的被评估者是轻度脑外伤(TBI)。此外，由于神经心理学评估筛查方法的多样性和实用性，以及人们强烈意识到对那些当事人进行评估的要求和审查越发频繁，这些因素也促使人们越来越关注 SOP。同时，也使得相关机构要求临床医生要明确处理 SOP，将更严格的循证标准应用于医疗法律领域 SOP 的评估筛查。值得注意的是，SOP 一词包含了未达最优表现的任何情况，包括躯体化、转换障碍、人为性疾病(伪病症)，或与继发获益没有直接关系的其他形式的主观能动性不足等。装病只是 SOP 的众多解释之一，并不是 SOP 的同义词。

关于装病/诈病诊断的不同定义和标准已经出版，最著名的是《精神障碍诊断与统计手册-第五版》(DSM-Ⅴ；美国精神病协会，2013)。根据手册中的定义，“装病是一种故意制造虚假或者极端夸大躯体或者心理症状，由外界刺激所驱使，诸如逃避服兵役的责任、回避工作、获取经济赔偿、规避刑事起诉或取得管制药物。”对于诊断标准，DSM-Ⅴ 指出如果有下列各项的任何组合应当被强烈怀疑是装病：① 法医学背景；② 自述的压力或伤残与客观检查结果有显著差异；③ 在诊断评估和遵守医嘱治疗方案上缺乏合作；④ 存在反社会人格障碍。诊断标准所存在的问题包括与神经心理学缺乏相关性(相对于精神病学)背景，评估被试者的内在状态存在困难，有意识和无意识的动机对被试者行为影响的可能性，以及捏造或夸大的损伤与真正的损伤共存的可能性。

这些局限性促使研究人员和临床医生为装病提供了不同的定义和标准。Slick 等(1999)提出了一套诊断标准，明确了一些提示可能的、很可能的及确定的伪装认知障碍的心理测量、行为及其相关数据，用于临床实践和临床研究对象的界定。他们对伪装神经认知功能障碍(MND)的定义和标准见表 16-0-1。虽然这些标准尚未被普遍接受，但研究人员越来越多地使用这些标准。因此，在应用 SOP 评估的心理测量学属性的相关文献中发挥重要作用。

表 16-0-1　可能、很可能或明确的伪装神经认知障碍的定义和标准

Ⅰ 定义
A. 伪装的神经认知障碍(MND)：是为了获得实质性物质利益，或逃避正式职责或责任而故意夸大或捏造的认知功能障碍。实质性物质利益包括具有非凡价值的金钱、物品或服务(例如，人身伤害的经济补偿)。正式义务是人们依法有义务履行的行为(例如，监狱、军事或公共服务，或儿童抚养费或其他经济义务)。正式诉讼是指在法律程序中涉及会计或负债的诉讼(例如，受审资格)。

(续表)

B. 确定的神经认知障碍(MND):是指具备明显的、令人信服的故意夸大或捏造认知功能障碍的证据,同时缺乏其他可信的解释。确定的MND具体诊断标准如下:
1. 存在明显的外部动机[标准 A]
2. 具有明确的负性反应偏差[标准 B1]
3. 不能完全由精神、神经或发育因素来解释,符合 B 组必要标准的行为[标准 D]
C. 很可能的神经认知障碍(MND):是指具备可以强烈暗示故意夸大或捏造认知功能障碍的证据,同时缺乏其他可信的解释。可能的MND具体诊断标准如下:
1. 存在一个实质性的外部激励[标准 A]
2. 两个或多个神经心理学测试的证据,排除明确的负性反应偏差[标准 B2～B6 中的两个或多个]
或者
一种来自神经心理学测试的证据(排除无负性反应偏差),一种或多种来自自我报告的证据[B2～B6 标准之一、C1～C5 标准中的一个或多个]
3. 不能完全由精神、神经或发育因素来解释、符合 B 组或 C 组必要标准的行为[标准 D]
D. 可能的神经认知障碍(MND):是指具备故意夸大或捏造认知功能障碍的证据,同时缺乏其他可信的解释。或者说,除了其他主要原因不能排除外,可能的 MND 是指具备确定的或很可能的 MND 的诊断标准。可能的 MND 具体诊断标准如下:
1. 存在明显的外部动机[标准 A]
2. 来自自我报告的证据[C1～C5 标准中的一个或多个]
3. 不完全由精神、神经或发育因素来解释、符合 B 组或 C 组必要标准的行为[标准 D]
或者
除了标准 D 以外的,符合确定或可能 MND 的标准(即不能排除主要的精神、神经或发育方面的病因)。在这种情况下,不能被排除的其他病因应该被细化。

Ⅱ标准

A. 存在明显的外部动机:测试时,至少存在一种为夸大和捏造症状(见定义)的明确、可识别的显著外部动机(例:人身伤害处理、伤残抚恤金、逃避刑事起诉,或免除兵役)。
B. 具有神经心理学测试的证据:神经心理学测试中具有夸大或捏造认知功能障碍的证据,至少具备下述证据之一。
1. 明确的反应偏差。在一个或多个强迫选择(forced-choice)的认知测试中的表现,低于随机表现($P<0.5$)。
2. 可能的反应偏差。在一个或多个效度较好的心理测试,或旨在评估夸大或捏造认知障碍的测试中的表现,与伪装是一致的。
3. 测试数据与已知的大脑功能模式不符。神经心理学模式测试性能与目前公认的正常和异常中枢神经系统功能模式明显不同。这种偏差必须与夸大或捏造神经心理功能障碍的企图相一致(例:患者在言语注意力测试中的表现为严重受损,但在记忆测试中表现为平均范围;患者在再认测试中漏掉了之前自由回忆测试的题目,或在同一测试中完成难度较大的项目时漏掉了许多容易的项目)。
4. 测试数据与观察到的行为不符。同一认知域内的两项或两项以上神经心理测试的表现与观察到的认知水平存在差异,这也提示夸大或捏造认知功能障碍[例:一个受过良好教育、没有明显的视觉-知觉缺陷或语言障碍的患者,但在语言交流方面(言语流畅性和对证命名测验)表现为严重受损]。
5. 测试数据与可信的附加报告不符。同一认知域内的神经心理测试中有两项或两项以上的表现与至少一名可靠的知情者所描述的日常认知功能水平不一致,这也表明了夸大或捏造认知功能障碍(例:患者能处理所有家庭财务,却不能完成测试中简单的数学题)。
6. 测试数据与病史记录不符。在某一特定认知域(如记忆)的认知功能标准化测试中有两项或两项以上的表现差的不可思议,与神经或精神病史记录不符[例:一次机动车事故后,一位没有失去意识(loss of consciousness, LOC)和外伤后遗忘(posttraumatic amnesia, PTA)记录、多项神经系统检查阴性、且无中枢神经系统创伤或疾病史的患者,词语记忆得分表现为严重受损]。
C. 自我报告的证据:以下这些标准是可能的伪装认知障碍的指标,但还不足以诊断。具备这些标准中的一项或多项,均可为伪装认知障碍的诊断提供依据。这些标准涉及患者自我报告的症状中存在明显的不一致或差异,这也提示患者具有故意夸大或捏造认知障碍的意图。
1. 自我报告的病史与记录的病史不符。自我报告的病史与记录的医学或社会心理学病史有显著差异,并提示试图夸大损伤的严重程度或否认具有神经心理功能障碍相关的既往病史(例:夸大躯体损害的严重程度或 LOC/PTA 的时长;夸大教育或职业成就的既往史;否认既往有头部受伤或精神病史)。
2. 自我报告的症状与已知的大脑功能模式不符。自我报告或确认的症状在数量、模式或严重程度上可能性较小,或与病史记录的损伤或病理严重程度的预期明显不一致(例:声称患有广泛性逆行性遗忘的患者却没有忘记发生的事故,或声称在轻度脑损伤后自传体记忆丧失的患者却没有 LOC,即短暂的记忆丧失)。
3. 自我报告的症状与行为观察不符。自我报告的症状与所观察到的行为明显不一致(例:患者主诉有严重的情景记忆损害,但在记住人名、事件或约会方面却困难不大;患者主诉有严重的认知障碍,但独自驾车、并准时赴约去陌生地方却困难不大;患者主诉有严重的心理问题和注意力问题,却能容易地理解复杂对话)。
4. 自我报告的症状与知情者提供的信息不符。自我报告的症状、病史或观察到的行为与可靠知情者提供的信息不一致。这种差异与夸大损伤严重程度或否认神经心理功能障碍的既往病史的企图一定是相一致的(例:患者自我报告和/或表现有严重的记忆损害,而其配偶报告患者在家中仅有轻微的记忆障碍)。
5. 夸大或捏造心理功能障碍的证据。自我报告的心理障碍与观察到的行为和/或可靠知情者提供的信息之间明显是相矛盾的。自我报告的效度良好的心理调适量表(如,明尼苏达多项人格调查表第二版),强烈提示存在夸大或捏造的痛苦或功能障碍。
D. 符合 B/C 标准的行为,但不能完全由精神、神经或发育疾病来解释:符合 B/C 标准的行为,是知情的、理性的和有意努力的结果,至少在一定程度上是为了获得或实现标准 A 中定义的外部激励/动机。因此,符合 B/C 标准的行为不能完全认为是精神、发育障碍或神经系统疾病来解释,这些疾病会显著降低对法律或道德的理解能力,或导致无法遵守这些标准(即"扮演患者角色"的心理需要,或是对命令式幻觉的反应)。

Ⅲ 其他注意事项

A. 知情同意:临床医生在检查前获得知情同意过程中,应确保患者能够理解如下方面,尽最大努力达成一致是必需的;并且任何不良或不一致的、夸大/捏造功能障碍的证据,都可能在结果报告或其他专业沟通中被记录。

（续表）

B. 鉴别诊断：如果一个患者符合确定的、极其可能的或可能的装病标准，不能理解他/她的行为可能造成的影响或后果（即不符合标准D），但却能对他人的指示或压力做出反应，就可以考虑是"MND"。如果精神、发育或神经障碍是伪装认知障碍的主要原因，那么可以考虑诊断为"继发性伪装认知障碍（具体指继发于精神/发育/神经障碍）"。

C. 排除装病：没有一种心理测试具有完美的负向预测能力。因此，即使患者在夸大或捏造功能障碍的评估测试中得到"及格"分数，仍不能自动断定他们不是"装病"。因为，试图装病的患者可能会夸大或捏造不同领域（如焦虑、情绪、记忆、语言）的症状，并表现出不同程度的复杂性。同样，没有达到"装病"标准的患者也并不能得出不是装病的结论。

D. 诊断方法的信度、效度和标准化管理：为满足标准 B2～B6，一些测验或指标应具有良好的信度和效度，应在适当的测验条件下选择适合患者的常模参照，通过标准化程序来获得测验数据。临床医生需充分意识到任何提示诊断过程的症状、体征或测验分数的阳性预测值与阴性预测值。目前，大多数夸大或捏造的功能障碍的测量或指标都是试验性的，缺乏足够的常模数据。因此，应当慎重解释这些评估量表得出的分数。应大力支持测验的开发者和发表者，以确保他们的成果能符合信度和效度的既定标准。

E. 个体差异：临床医生一定要高度重视文化差异、文化适应水平及测试的"指导语"特征，以及这些因素如何影响患者的表现。

F. 既往患者行为：有病史记录的或自我报告的既往装病的病史、体格检查的功能性结果或反社会行为，可能会支持装病的诊断，但这些都不是诊断的必须或充分条件。同样，尽管不合作、抗拒或拒绝可能与装病有关，但这些行为并不是夸大或捏造功能障碍的证据。

G. 临床判断：许多装病的标准需要一定程度的专家临床判断。专家临床判断是指：① 缺乏确切数据的情况下，对特定行为的性质和原因的意见；② 基于个案相关的所有可获得数据的客观评估；③ 受到问题行为相关的实证研究的支持。

H. 自我报告的症状：当自我报告与其他数据不一致时，临床医生不应急于对意图做出判断。应特别注意区分故意和非故意错误归因或夸大功能损害。患者可能对任何认知损害都高度敏感（特别是在医疗-法律环境中），并且有可能错误地将先前存在的症状归因于事故，报告高于实际水平的病前功能，小题大做或过度报告当前症状，或难以准确报告症状而不打算欺骗。临床医生要了解基于一般人群的神经心理症状基本发生率的文献。无法提供准确的病史或精准评估当前认知功能的水平，可能是合乎情理的脑功能异常的症状。当有严重损伤病史时，判断报告症状的准确性是最困难的。通常情况下，还没有关于日常功能的客观数据可以与报告的症状进行比较，以评估报告的准确性。

随着神经心理学数据和观点在医学法律领域的广泛应用，人们对 SOP 检测方法的兴趣迅速增长。SOP 的检测方法主要有两种。第一种方法所用的指标来自传统的测量方法。第二种方法则是专门为检测 SOP 而发展的指标。这两种方法都依赖于不一致性的检测；也就是说，被试者在测试中的表现与健康人或某种类型神经损害的患者的预期表现不一致。

临床医生在临床实践中选择使用 SOP 方法时，应确保其有效性。理想情况下，与临床实践相似的、不受二次获益影响的、具有代表性的大样本数据（例如，轻度 TBI 的非诉讼患者），可以为临床测量方法提供参照，这至少表明，在真正受损害的被试者中"无效"得分的很少，进而可以估计这种分数假阳性（false positives）的可能性。不幸的是，那些来自大的、直接适用的、非诉讼的临床样本数据对于大多数测量方法都不适用，而且特异性的特征仍然不充分。补充的特异性数据应该是关于敏感性的信息，但很多关于 SOP 的研究和正常值数据都是来源于方便取样的模拟样本（如"装病"的大学生），而不是真正的装病临床案例。这种类似的样本往往与临床上所见的人口统计学和经验不符，而且这些受试者可能没有以可信的方式假装功能障碍的强烈动机。因此，当被应用于临床实验时，模拟研究倾向于过高估计一项测试的敏感性。即使使用了已知的群体（例如，用定义明确的标准确定被试者。如 Slick 等的标准，1999）或差异患病率设计（例如，诉讼与非诉讼被试者），也可能会出现问题，因为调查结果可能是基于被试者的极端表现模式和症状，因此可能对更微妙的响应失真（response distortions）不够敏感。因此，敏感性和特异性一样，在许多测量方法中仍然没有得到充分地表示。

敏感性和特异性关系到有效性研究中测量的表现，在有效性研究中，参与者的实际状态是已知的或者假设的。当敏感性和特异性被合理地很好地表示时，这些有效性数据需要被转化为更具临床相关性的指标，如阳性、阴性预测能力，以反映临床医生使用测试结果预测实际动机的真实评估环境。阳性、阴性预测值是指被试者的分数是否反映了所关注的状况（例如装病）的可能性。例如，如果特异性在某个特定的分界值为 85%，那么在该阈值的假阳性率为 15%（100%－85%）。根据临床情况（如补偿性和非补偿性）的不同，对装病和其他类型的 SOP 的基础率（base rate）的估计会有很大不同。15%在一般临床环境中可被认为是可疑的基础率的下限。早些时候引用的 30%可以被看作是在非诉讼和医疗-法律混合的实践环境下推荐的对基础率的估计。45%的基础率可能是指专门针对寻求赔偿的情况时的推荐使用。一般而言，分界线分数的选择可以使假阳性最小化，同时仍保持足够的敏感性来检测 SOP。

一般来说,随着基础率的上升,阳性预测精准度会上升,而阴性预测精准度会下降。预测精准度的指标表明,当测试作为一种选择具有特定条件的个体的方法时,相较于随机选择所改进的程度。表 16-0-2 给出了 3 个假设测试(A、B 和 C)在 15%、30% 和 45%的基础率假设下的阳性预测准确性(PPP)和阴性预测准确性(NPP)。假定次优表现的基础率为 15%(即正常表现的基础率为 85%),这意味着,即使是从一大批被试者中随机选择,也有 85%的机会选择一个愿意合作的人。NPP 值是相当高的,尽管理论上这些值不能低于 85%,这是正常情况下的假定基础率。在所有任务中用来识别 SOP 的界线(PPP)提高了选择的准确性,这超出了基于随机选择的预期(随机选择只会在 15%的情况下对可疑工作产生“命中”)。然而,15%的基础率的 PPP 列证明,在任何任务中,准确率都不会超过 80%。在测试 A 中,PPP 约为 70%,这意味着,有了这个临界分数,大约每 10 人中有 3 人会被错误地识别为 SOP。在测试 B 中,情况更糟,10 个真实的人中有 5 个被错误地贴上了“可疑”的标签。在 SOP 基础率较高的情况下,PPP 值会增加,尽管在基础率为 30%的情况下,只有测试 A 和 C 才能满足足够的科学标准(PPP≥80%)。当基础率假定为 45%时,PPP 在所有任务中都是高的。

表 16-0-2 在 3 个测试中可疑表现的临界点以及在 3 个次优性能的基础率下的敏感性、特异性和预测能力的指标

				15%		30%		45%	
试验	临界分数	敏感性(%)	特异性(%)	PPP(%)	NPP(%)	PPP(%)	NPP(%)	PPP(%)	NPP(%)
A	20	68.2	95.0	70.7	94.4	85.4	87.5	91.8	78.5
B	22	62.4	88.9	49.8	93.0	70.6	84.6	82.1	74.3
C	14	88.2	95.3	76.9	97.9	89.0	95.0	93.9	90.8

第一节 评估 SOP 的传统方法

从传统神经心理测试中得出的 SOP 指标,可根据复杂性分为两组:简单的临界点和非典型的表现模式(表 16-1-1)。读者可参阅本章中各种测试报告的装病部分,以获得对这些指标和其他指标更完整的描述和评价。

表 16-1-1 传统测试指标的亚型与举例

表现水平:基于测量分界值	表现模式:基于新指标的推导
1. WAIS-Ⅲ:数字广度	1. 视觉与听觉整合连续操作测验(IVA)分量表
2. WCST:不能维持完整分类数(FMS)	2. 瑞文标准推理:衰变率;错误罕见
3. 注意变量测验(TOVA):遗漏	3. WAIS-Ⅲ:词汇量减去数字广度;可靠的数字广度
4. 连线测验(TMT):时间,错误	4. 范畴流畅性:错误罕见;测试会话间有差异
5. CVLT-Ⅱ:FC	5. WCST:综合各种分数的公式
6. 再认记忆测验(RMT)	6. RMT:最长时间的错误回答;错误罕见
7. RAVLT:再认	7. RAVLT:异常的连续位置效应;回忆和再认间的差异;不一致的回忆;EI 指标;再认记忆的组合指标
8. Rey-O:再认	8. Rey-O:测试试验配置(内存错误模式);罕见再认错误;组合分数(复制和再认)
9. WMS-Ⅲ:听觉延迟再认指数;词表延迟再认;面孔即刻回忆	9. WMS-Ⅲ:罕见缺失指数
10. 标记测试	10. MMPI-2:假装伤害量表(FBS)
11. 线方向判断(JLO)	11. 人格评估清单(PAI):装病指数(MAL)、防御指数(RDF)、卡谢尔判别功能(CDF)
12. 气味鉴别试验(SIT)	
13. 手指敲击	
14. 简易矛盾和消极测验	
15. MMPI-2:F 量表	
16. 人格评估清单(PAI):负面印象管理(NIM)	
17. 脑外伤症状清单(TSI)	

一、临界点

最简单的指标代表了对表现水平的临界分数应用。这些指标利用了在一些常规测试中可能发现的最低分。也就是说,有真实损伤和/或缺陷的被试者的临床水平下限(即最低分)远远高于测试中获得的最低分数。装病者可能没有意识到临床测试下限,如果他们也通常认为测试比实际更困难,或比实际更有可能受到脑损伤的影响,则有可能推导出的一个有用的 SOP 临界点。这些临界分数的由来是将对照组或感兴趣的临床样本(如 TBI)的分数分布与疑似或模拟装病者的分数分布进行比较。虽然临床应用的简单性很有吸引力,但这些测量方法的敏感性往往较低。研究表明,怀疑或模拟装病者的表现往往与严重的损伤者不在同一水平(如低于临界点)。此外,尽管特异性在某些组(如轻度脑外伤患者)执行某些任务(如 WAIS - Ⅲ 数字记忆跨度、RAVLT 识别、WMS - Ⅲ 面部 Ⅰ)在某些组(如轻度脑外伤患者)时出现中等程度的升高,它在其他组(例如,RMT)中是适度的,这增加了阳性错误的风险。因此,在这些任务上的表现可能表明对一个人动机的关注,但不应该被单独使用。

二、新的指标(new indices)

一个比简单的临界点法更复杂的方法是基于对非典型的组内测试(within-test)或跨组测试表现模式的识别。在这个方法中,新的指标(new indices)是通过将现有指标组合在一项测试中衍生出的(例如:可靠的数字广度测试,RAVLT 或 Rey - O 识别-回忆差异测试,WCST 或 RAVLT EI 现有指标的联合使用)。这些测量方法的发展通常是基于对普通人群关于不同任务的相对困难和患有某神经系统疾病常见的表现模式的假设(如再认通常要好于回忆)。

同样,可以根据项目分析推导出新的组内测试指标。例如,分析可能会发现,在一个测试中,某些特定的项目很少会被真正损伤或有缺陷的人遗漏,而且这些不经常遗漏的项目中,出现多重错误的情况极为罕见(如 SPM、类别测试、Rey - O、WMS - Ⅲ 逻辑记忆延迟识别测试)。一般人可能没有意识到这种规范趋势,因此可能被算入高度"罕见的错误"。这种类型的指标在概念上是类似于大多数临床医生已经熟悉的人格测试的某些效度量表(如 MMPI - 2 的 F 量表)。

这些新指数的优点是,它们通常与更大的组内分布分离相关联。其特异性往往更高,因此这些测量方法产生假阳性错误的可能性比简单的临界点法要小。然而,敏感性通常是有限的。因此,如果分数落在有偏差的反应范围内,可能会被认为是"危险信号",但审查员不应该仅仅依靠这些指数,因为这样做会导致极高的假阴性结果。相反,审查员还应该使用专门的技术(例如症状有效性测试)来检测 SOP。

三、传统测试中的指标的重要性

从传统测试中开发出来的指数的价值在于它们具有"双重功能",它们既提供了关于表现的证据,也提供了关于结果有效性的证据。有人可能会说,这些测量方法应该是被研究是否能被所有的现有试验广泛使用,并且所有新的常见的测量方法或现有测量方法的修订都应该用"内置的"或内在的 SOP 指标来构建,作为标准化过程的一部分进行评估。除了具有成本效益外,使用这些指标还有其他重要的原因。

首先,由于个体在整个评估过程中可能有多变的或不一致的动机,这些指标补充了专门的工具(例如,症状效度测试),通常在几个时间点进行,作为有用的附加效度检查。其次,文献表明,这些内在指标虽然有一定的相关性,但可能提供了相对独立的关于表现有效性的信息。这可能部分是由于个体间的差异性导致;一些被试者可能会假装或夸大记忆问题,而另一些人可能会夸大认知迟缓或阅读困难。这些不同的 SOP 特征可以通过各种传统神经心理测量的内在技术进行检测,这种方法相较于标准的症状效度测试更好,标准的症状效度测试通常以记忆测试的形式呈现(参见后面的讨论)。此外,模拟研究表明,特殊测试(如症状效度测试)并不具有完美的敏感性,因此总是会遗漏一些装病者。此外,鉴于神经心理学文献的对于一般公众(以及律师)的现成可用性,索赔人可能只承认标准的强制选择程序从而逃避被他们发现。最后,正如 Bernard 所指出的,神经心理学工具有效性检查的发展使得临床医生可以推断出在检查中使用的其他测试的脆弱性。考虑到这些问题,很难有可能总是在对装病者激励或 SOP 的情况下进行检查,因此临床医生应该利用所有经过验证的来自他们采用的传统测量方法的 SOP 指标。

然而,重要的是要记住,大多数 SOP 指标是为年轻人制定的,目的是评估患有颅脑外伤的人的表现(以年轻男性为主)。在这个年龄段以外的人(例如,非常年轻或非常老的人)或主诉有其他情况(如慢性疼痛、抑郁、压力相关疾病)身上使用的研究相对较少,应谨慎对待。更一般地说,对 SOP 的所有心理测量方法都有其固有的局限性,尽管它们可以可靠地检测出表现不佳,但不能单独用于诊断装病。这样的诊断需要综合测试分数以外的多种信息,并充分考虑排除条件或者因素。

(郭起浩)

第二节 针对 SOP 特别设计的测试

有一些测试是专门设计来检测 SOP 的(表 16-2-1)。通常有两种类型。一种类型依赖于产生对于真正的认知缺陷的人来说是非典型的错误(例如,不正确地回忆字符集,读错字母,数错点)。这些测试通常会设计成一些看似有效但却非常简单的任务来衡量认知能力,因此,据推测,即使有严重的神经心理缺陷的患者也能完美地或几乎完美地完成,但是这一推测需要得到验证。Rey 十五项测验(FIT)是这类测试中最常用的一种(参见本章第四节),尽管它对真正的认知障碍很敏感而对 SOP 不够敏感。成本低廉、现成可用和易于管理可能是它受欢迎的原因。该测试不应被单独使用,以及如果实施该测试,则应在检查的早期进行,在被试者接触更困难的测试之前进行,更困难的测试将通过比较显示出该测量的简单性。如果在任务中出现了 SOP 范围内的低分,临床医生应首先考虑这些分数反映的是真实认知缺陷的可能性:低智商或严重的神经或精神疾病患者可能出现低分。

表 16-2-1 七种症状效度测验的一些特点

测量	评价	注意点
b-测验	1. 相对不受人口统计变量影响。轻度学习障碍的影响很小;不知道是否被更严重的学习障碍所污染 2. 敏感性中等,特异性高	禁忌用于有明显视觉或运动障碍、中度至重度痴呆、中风或急性精神病者;在基本装病率低于 30%的实践中,假阳性的风险很高
点计算	1. 相对不受人口统计变量或情绪障碍的影响 2. 敏感性中等,特异性高	中风、弱智者忌用,MMSE<24;在基本装病率低于 30%的实践中,假阳性的风险很高
雷伊 15-项目	1. 表现与年龄、受教育程度和智力状况有关 2. 敏感性适度;特异性变化不定	对装病检测无效,对真实损伤过于敏感;禁用于认知障碍、精神障碍患者及儿童
TOMM	年龄、低教育、文化因素、抑郁、焦虑和痛苦对分数的影响很小;表现对认知障碍相对不敏感;特异性高,但其他计算机化任务(VSVT、WMT)具有更高的敏感性	禁用于中度至重度痴呆或中度智力障碍
21-项测验	1. 年龄和教育不影响强制选择表现 2. 敏感性差,特异性高;其他强制选择的任务更有效	由于敏感性低,需要多次使用本任务;如果以前使用过,请予纵向比较
VSVT	年龄、受教育程度、严重的记忆障碍、抑郁以及复杂的脑损伤症状对准确性影响不大;比 TOMM 更灵敏,可与 WMT 相媲美	要求熟悉阿拉伯数字;准确性评分比延迟性评分更有效
WMT	年龄、受教育程度、智商、显著的认知障碍、精神障碍和疼痛并不影响努力试验的准确性;复杂的头部损伤症状并不影响表现;关于如何避免被发现的指导提高了性能,但是这样的个体仍然可以被发现;比 TOMM 等测试更敏感,比 TOMM 和 VSVT 有更好的表面效度;测试的特别之处是同时测量努力程度和记忆力	计算机格式要求 3 年级的阅读水平

因为个人可能会选择在哪些领域假装或加强主诉(例如,记忆、计数、阅读)、测试(例如 b 测试和点计数测试)可以捕获这些不同的夸大症状。尽管这些测试的特异性较高,但他们缺乏足够的敏感性。因此,阳性结果可以提示 SOP,但单独使用这些测试将导致较高的假阴性率。请注意,尽管它们具有

良好的特异性，但在基本装病率低于 30%的实践中，这些测试的假阳性结果的风险很高。因此，鼓励临床医生用其他方法来补充这些任务，特别是强迫选择法。

一、症状有效性测试

第二种类型的测试包括强迫选择测试和依赖于对患者表现的概率分析。这种方法最常用于评估关于记忆力的主诉，但也可用于其他症状（如感觉）。大多数测试使用两种选择的响应格式。例如，在两种选择的再认测试中，仅凭偶然就能正确回答（也就是猜）所有问题的概率是 50%。因此，在最严重的记忆障碍病例中，整体表现应该有 50%的正确率。假设对给定数量的两个选择项做随机响应，便可计算概率层面（chance-level）表现下的可信区间。概率层面表现下的可信区间内的分数被认为是反映了严重缺陷或可能夸大缺陷。高于或低于这个大的可信区间之外的分数，偶尔出现严重缺陷，或可能夸大了缺陷的概率很小。这样的分数被认为是有意选择正确或错误答案的结果（无论哪种情况都取决于未受损的记忆），后者被认为是夸大或伪造的记忆缺陷。因为研究表明，在高利贷（一种最有可能在诉讼中出现的情况）中，被怀疑假装轻度或中度脑损伤的人，其表现往往超出了概率层面，依赖于基于概率的临界点，会导致非常保守的决定。通过评估有严重认知缺陷的非诉讼人（包括严重的记忆障碍），研究人员还提供了基于经验的临界分数，以提高这些措施的敏感性，同时保持适当的下限。

有证据表明，这些特殊的技术，特别是强迫选择的症状效度测试，在检测 SOP 时达到了最佳的命中率（准确性），尽管在强迫选择措施的情况下，通常采用的是标准临界点而不是低于概率（below-chance）临界点。在表 16-2-1 的测试中，TOMM 似乎比 Rey 15 项和 21 项测试更有用；然而，当使用其他症状有效性测试，如有更好的敏感性的 WMT 和 VSVT 时，它可能是多余的，至少当 TOMM 是由施测者面对面执行时。用电脑做 VSVT 和 WMT 测试可能会增加它们的敏感性。也就是说，当由计算机进行测试时，给出错误回答的可能比由实验者进行测试时要小。另外，人们可能不愿意假装自己有非语言（图片）记忆缺陷，而愿意假装是语言（文字）记忆缺陷。但是，TOMM 可能是当被试者是来自另一种文化背景（例如，来自非英语国家），或者有严重的阅读障碍（例如，阅读水平低于三年级），或者是年幼的儿童（例如，年龄在 10～11 岁之间）时，选择的工具。

良好的动机状态测试应该对真实的损伤相对不敏感。现有证据表明，即使对神经功能严重受损的个体（例如，中度至重度脑损伤患者），TOMM、VSVT 和 WMT 等测试也是相对容易的。另外的证据表明，这些测试更多的是通过努力而不是能力来完成的，这些证据来自这样一个发现，即各种各样的因素，如年龄、低受教育程度、抑郁、焦虑和疼痛通常不会影响这些测试的分数，因此，低分数不应该归因于这些情况。

重要的是要认识到，症状效度测试，就像所有的 SOP 测量一样，最多只能表明认知障碍以外的因素，或者可能除了认知障碍以外的其他因素会影响患者的表现。为了排除假阳性，临床医生必须考虑的不仅仅是在各种症状效度测试中的分数，还应考虑在其他测试中的表现，以及临床数据，以确保该模式具有神经心理学意义。同样重要的是要记住，分数落在正常范围内下降并不能排除动机缺陷。例如，患者可能一直在假装他认为与这些测试的表现无关的症状（例如，运动或感觉缺陷）。

二、症状效度测试简介

1. 记忆伪装测验（test of memory malingering，TOMM）　1989 年 Tombaugh 编制。是最常用的症状效度测验，首先呈现 50 幅常见物品的线条图（靶图），每个呈现 3 s。以不同呈现次序学习 1 次，然后，呈现 50 幅图，每幅有一个靶图、一个干扰图，必须选择 t't't't 一个刚才学习过的图，即迫选再认。

2. b-测验（b test）　是字母再认测验，用来识别可疑的测验努力程度，编制原理是基于脑损伤不影响某些技能这样一个观念。是 Boone 等 2000 年编制。测验共 15 页纸，每页有数量不等的小写字母 b，与 d、q 等混在一起。根据反应时间、正确数、错误数，统计分析指标为努力指数（Effort index score，

E-score)。

3. 21 -项测验(21-item test) Pankratz 在 1983 年提出基本范式,Iverson 1991 年细化的一个 SOP 快速筛查测验。测验材料是 21 个名词,7 个韵字配对、7 个语义相似配对、7 个语义不相关配对,呈现这 21 个单词,要求自由回忆,然后是二选一的迫选再认。

4. Victoria 症状效度测验(Victoria symptom validity test, VSVT) Hiscock 等 1989 年编制,Slick(1994)做了修订,首先把原版 72 个项目(需要 30～40 min)改为 48 个项目(15～20 min),其次增加了项目难度,第三记录反应时间(测验是在计算机上进行的)。48 项,分 3 个板块,每个板块 16 项。5 位数字(如 56187)在中心位置,呈现 5 s,延迟间隔 2.5 s、5 s 或 10 s,目标数字与干扰数字(如 56187 与 34092)二选一。有些文献又称为数字记忆测验(Digit Memory Test, DMT)。

5. Warington 再认记忆测验(Warington recognition memory test, RMT) Warington 1984 年编制,目标是 50 个单词或不熟悉男性面孔,分别一次性呈现,即刻回忆,采用二选一的迫选再认。

6. 可靠数字广度测验(reliable digit span, RDS) 来源于韦氏智力测验与韦氏记忆量表的数字广度分测验。内容是一样的,用于 SOP 评估加 Reliable 一词。文献常常把 RDS 得分≤7 作为评估无效的指标。Zenisek(2016)发现约 40% AD 患者符合这个分界值,所以,RDS 不能用于痴呆患者的症状效度评估。

7. 点计数测验(DCT) 见本章第三节。

8. Rey15 -项测验(FIT) 见本章第四节。

9. 单词记忆测验(WMT) 见本章第五节。

Vickery 针对数字记忆测验(DMT)、Portland 数字再认测验、21 -项测验、点计数测验(DCT)、Ray15 -项测验(FIT)这 5 项的文献做荟萃分析,发现 DMT 识别装病是最好的,敏感性 83.4%,特异性 95.1%,21 -项测验最差,敏感性 22%,特异性 100%。

三、多重测试

如前所述,当在有逻辑的和全面的诊断框架中采用多种测试时,人们可以对确诊 SOP 有更大的信心。这种方法在统计基础上得到了支持,特别是在增加特异性方面。例如,Larrabee(2003)对有明确证据装病的诉讼当事人和患有中度或重度 TBI 的患者进行了 5 项测试:Benton 形式辨别测试(Benton form discrimination)、手指轻敲测试(finger tapping, FT)、可靠数字广度测试(Reliable digit span, RDS)、威斯康星卡片分类测验-不能维持完整分类数(WCST - FMS)和 MMPI - 2 中的 Lees-Haley 假装伤害量表(FBS)。个别测试的敏感性和特异性在特定的临界分数范围内,即从 0.40(手指轻敲的敏感性)到 0.935(手指轻敲测试和可靠的数字广度测试的特异性)。对所有评分超过临界分数的两两组合(如 FBS 和 FMS、FT 和 RDS)进行评估,结果是其敏感性为 0.875,特异性为 0.889。对所有三方组合(即三个测试失败)进行评估,结果是敏感度为 0.54(高于视觉形态识别测试、手指轻敲测试、可靠数字广度测试和 FMS 的单独的敏感性),特异性为 100%(即没有假阳性),这个值比任何单一测试得到的值都要好。

Vickery 等(2004)也报道了类似的结果,他们采用了一种模拟设计,健康的对照组和中度/重度 TBI 患者在标准和装病状态下完成了 3 个症状效度测试(数字记忆、字母记忆和 TOMM)。随着标准的逐渐严格(即测试失败的数量增加),敏感性下降,但特异性上升。在 3 次或 3 次以上的测试失败时获得了完美的特异性,与 Larrabee(2003)报道的结果相同。有 3 次或 3 次以上测试失败的被试者具有 100%的阳性预测准确性,无论基础率(base rate)(15%、40%或 50%)如何。在不同基础率下对 PPP 和 NPP 数据的检验(表 16 - 2 - 2)表明,在低基础率环境下(15%),NPP 通常较高而 PPP 较低。因此,在较低的基础率设置中,用较保守的临界值预测装病可能是适当的,例如要求三个或更多的指标失败。相反,在基础率高(例如 50%)的情况下,使用保守的标准来预测装病,例如在 3 个或更多指标上的失败,将导致高 PPP(100%)但也会导致不能接受的低的 NPP(在 Vickery 等的研究中为 59.4%)。Vickery 等认为在高基础率的情况下,更自由的标准可能更合适。

表 16-2-2　装病的基础率、失败数及症状效度测试

项　目				15%		40%		50%	
失败试验的数量	敏感性	特异性	命中率	PPP	NPP	PPP	NPP	PPP	NPP
≥1	89.1	93.5	91.5	70.8	98.0	90.1	92.8	93.2	89.6
≥2	65.2	97.8	79.9	84.0	94.1	95.2	80.8	96.7	73.8
≥3	32.6	100.0	63.6	100.0	89.4	100.0	69.0	100.0	59.4

当来自多个测量的数据被汇总时，经过改良的特异性的发现反映了在真正受损患者中，多个测试分数在次优范围内的情况是很少的。也就是说，虽然被试者可能在一个 SOP 测试上获得“不及格”的分数，但在这个范围内，他或她不太可能在两个或多个测试中获得不及格分数。特异性通常设置为 0.90 使假阳性最小化。用 Slick 等对可能反应偏向的标准，两个指标都是假阳性得分的概率超过了临界点，每一个非诉讼临床样本都有 0.90 的特异性和两项测试之间的低相关性，相关性是 1/10×1/10，或 0.01。

四、多重评估

在医疗法律背景中的个体在诉讼过程中经常要接受反复的评估。Cullum 等认为，为了“产生一致的(但夸大或虚假的)结果，患者必须在多个测试和时间间隔中重复同样程度的不足够努力。”这可能很难实现，特别是在冗长的组合测试中。他们认为这可能是一种特别强大的证明评估结果无效的技术，即在一系列评估中表现出相同的夸大或虚假。有一些证据可以证明这一点。

例如，Reita 等比较了两组头部受伤的成年人的测试结果，一组涉及诉讼，另一组没有。每一个患者进行两次测试，间隔大约一年时间，测试的内容由韦氏智力测验和 Halstead-Reitan 成套神经心理测验组成。与非诉讼当事人相比，诉讼当事人在复试中的得分往往与之前更不一致。

Demakis 使用模拟设计，并检查了一些标准神经心理学测试中的表现。参与者接受了两次测试，间隔约 3 周。在 CVLT 的 5 次学习测试中，装病者显示的回忆模式与对照组相比要更不一致。

Strauss 等使用了一种模拟设计，其中一半的参与者(由 3 组组成：健康的人，头部受伤的人一起工作的专业人士，和非诉讼头部受伤的人)被要求尽最大努力，其余的人被要求假装受伤。参与者通过可靠的数字记忆跨度测试、VSVT 和计算机点计数测试进行评估，测试分 3 次进行，每隔两周进行 1 次。不管他们的个人的经验，强制选择测试在单项测试阶段中获得了最佳的命中率。此外，对测试阶段的强制选择任务的响应不一致会对预测准确性有独特的贡献。作者建议临床医师考虑在 VSVT 的整体上容易项目中增加或减少 3 个或更多的点作为增加怀疑的指数。这个建议是基于对没有头部受伤者的对照组的观察，发现他们在容易的项目上有 3 分或 3 分以上的偏差所得出的。这里的一个重要发现是，任何在评估中与脑损伤相关的不一致，似乎不同于在 SOP 情况下做简单任务显示出的不一致。最后，值得注意的是，对组内测试一致性的评估已经纳入症状有效性测试中的一种，即 WMT。类似的指数也可用于 CVLT-Ⅱ，虽然还没有关于其对于检测 SOP 的价值的数据报告。

五、对当事人的管理(management of clients)

最近对那些通过文献被认为是处理经济赔偿或人身伤害诉讼方面的专家的神经心理学家的评估方法进行了调查。这些专家说他们总是至少进行一项症状效度测试，尽管精确测量的方法因人而异。他们还表示，他们有多个证据来源支持自己的诊断效果，包括来自标准神经心理测试的指标。这些方法与最近由政策和规划委员会所推荐的指南相一致。

对于在测试前是否要警告当事人，2004 年接受调研的专家中，超过 1/2 的人在测试前从未给出任

何类型的警告。超过 1/3 的人给出了某种形式的警告。这种意见分歧也反映在了论文中。一些作者表达了他们的担忧,他们认为警告人们检测 SOP 的特殊方法的存在可能降低各种措施的敏感性。这个情况越来越被认为是一个问题,因为几乎 50%的律师认为他们应该向当事人提供关于心理测试的具体信息,包括关于有效性测试的信息。Youngjohn 等警告说,如果心理学家也采用这种做法,司法神经心理学评估的有效性将进一步受到危害。他们建议被试者应该被问及是否有什么东西限制了他们尽其所知准确回答所有问题的能力,或者是否有什么损伤以外的东西限制了他们在表现测试中全力以赴的能力。其后,有关症状效度的问题不应在评估过程中被强调或重新强调。另一方面,最新的一篇政策与计划委员会的意见论文建议测试者"在评估一开始就告诉被试者需要努力和诚实(测试者可以告诉被试者这些因素将被直接评估)"。

有证据表明,测试实施的顺序会影响检测率。Guilmette 等分别在一系列神经心理测试开始或者结束的时候对假装者和残疾索赔人进行了一个数字识别症状效度任务(Hiscock 强迫选择法)。对两组人来说,较早进行测试的人表现较差。作者建议症状效度测试应该在系列测试开始前进行,在患者接触到更困难的临床测试之前,因为这些测试可以通过比较来"揭示"症状效度的低难度水平。尽管有这个证据,在 Slick 等调查的专家中,只有一半的人表示他们总是在评估刚开始时给出专门的措施来检测次优表现;其余的表示,他们在评估期间的任何时候,根据需要进行这些措施。

怀疑一被提出,半数以上被 Slick 等调查的专家改变了他们的评估程序,至少在某些情况下,他们采用鼓励良好的努力的方法或通过进行额外的症状有效性测试方法。少数人采取的是直接质问或警告当事人,提前终止考试,或立即联系代理律师。

六、对发现的讨论

考虑到与"装病"这个术语相关的贬义色彩,此类诊断可能对个体产生的实质性后果,确认其存在的困难性以及一个人的行为背后的复杂动机,就关于 SOP 的积极发现进行讨论可能会很困难。Slick 等(2004)调查的几乎所有专家都表示,他们总是在报告中给出一些关于无效指标的意见。然而,大多数人很少使用"装病"这个词。大多数人只说测试结果是无效的,与伤害的严重程度不一致,或表示夸大。例如,一位测试者可能会这样说:"神经心理学检查的结果怀疑 Jones 女士可能夸大了她对记忆力的主诉。她在一些强制选择再认测试中的分数明显低于预期。尽管如此低的分数可能发生在严重精神错乱的人身上,但很少有正常人或轻度脑损伤的人能得到这样的分数。"或者测试者可能会说"结果与任何已知的诊断不一致"或者"结果与提出的主诉不一致"。

关于合理的神经心理功能障碍与 SOP 的共存,以及是否有可能将夸大的与真实的损伤区分开来的研究相对较少。多位作者建议,基于已公布的具有相似损伤严重程度特征的患者组的数据,可能可以得出结论。

最后,值得注意的是,已经有在互联网和其他来源上搜索有关装病和如何避免被检测出来的信息的案例。因此,作为一种预防措施,为了减少使用这些提前学到的信息的机会,当事人不应该在测试期间看到测试的名称。此外,Green 建议在报告正文中应确定测试的性质(例如,数字再认),而不是任务的名称。但是,任务的名称可以在附录中列出。

(郭起浩)

第三节 点计数测验(DCT)

点计数测试(dot counting test, DCT)是用来识别可疑的测验努力。

一、版本

1. *原始版本* DCT 是 1941 年 Rey 开发的,Lezak(1983,2004)改编来检测次优表现;DCT 有两个任务协同使用。每项任务需要当事人数出现在六张卡片上的点的数量。第一部分(未分组的)包括六张 3 英寸×5 英寸的卡片,每张卡片上印有随机排列的点。卡片 1 上有 7 个点;卡片 2 上 11 个;卡片 3

上 15 个；卡片 4 上 19 个；卡片 5 上 23 个；以及卡片 6 上 27 个。这些卡片以 2，4，3，5，6，1 的顺序显示给当事人看，每次只显示一张。随着点数的增加，计算点数所需的时间应逐渐增加。超过一次做出偏离了这一模式的判断将被怀疑为存在可疑表现。任务的第二部分(已分组)包括 6 张卡片，每张卡片上有一些不是任意排列的点，即：① 2 个由四点组成的正方形；② 2 个由五点组成的正方形和两个单独的点；③ 4 个由四点组成的菱形；④ 4 个由五点组成的正方形；⑤ 4 个由六点组成的矩形；⑥ 4 个由五点组成的正方形和 2 个由四点组成的正方形。出示的顺序与第一部分相同：2，4，3，5，6，1。由于点可以被分组，患者可以应用简单的启发法(即加法或基本乘法)，所以点计数所需的时间应该比未分组的项目少得多，必须单独计算。因此，可以根据完成每项任务所需时间的差异来评估表现，偏离预期的情况(分组和未分组情况之间的差异很小，分组的时间比未分组的耗时长)会增加怀疑指数。

2. *Boone 版本* Boone 等(2002)提供的版本与原版类似，但为了便于操作，将卡片放大到 5 英寸×7 英寸，而圆点则被限制在 1/16 英寸。此外，该版本的 DCT 的主要方法是将正确率(错误)和速度(计数时间)都纳入努力指数得分(E - score)。

二、实施

受试者被要求尽快数出每张卡片上出现的点数。检查人员分别出示每张卡片，并记录对每张卡片的潜伏期和响应。施测者不要告诉被试者有些卡片是用分组了的点进行的，而有些卡片是用非分组点进行的。

三、评分

1. *原始版本* 原始 DCT 的评分包括记录每个项目的响应时间。一些施测者也会记录错误。

2. *Boone 版* 每张卡片的耗时和错误都被记录下来，并被用来计算 E - score。它由计数错误总数、未分组平均时间(第一组卡片)和分组平均时间(第二组卡片)的和组成。提供的表格(测试手册中的表 5)中列出了四项分类准确性的指标的推荐临界值和相关值：敏感性、特异性、阳性预测准确性(PPA)和阴性预测准确性(NPA)。PPA 和 NPA 的计算使用三种假设的基本比率：15%(一般临床评估设置)，30%(临床和医疗-法律混合的实践)，45%(专门从事医疗-法律评估的实践)。如果 E - score 小于指定的临界值，则认为被试者的表现属于正常努力范围。选择推荐的临界值是为了尽量减少假阳性出现，同时对可疑的努力保持足够的敏感性。测试手册的附录 A 通过表格展示了其他的得分临界值，包括敏感性、特异性、PPA 和 NPA 的相关值。这些表格允许检查人员选择不同的得分临界值，以便在不同的情况下将敏感性或特异性最大化。随着得分临界值的提高，特异性和 PPA 增加，敏感性和 NPA 下降。之所以会出现这种情况，是因为较高的临界值降低了假阳性错误的可能性。

四、人口学影响

1. *年龄* 年龄与 DCT 表现相关，然而其影响似乎很小，与年龄的相关系数小于 0.20。

2. *性别* 性别对 E - score 得分无影响。

3. *教育* 教育对 E - score 得分有影响，尽管受教育程度所占差异很小($R=0.04$)。

五、常模资料

1. *原始版本* Paul 等(1992)推荐以下临界值：① 分组点总耗时超过 130 s；② 未分组点总耗时超过 180 s；③ 对分组点的正确反应少于 3 次；④ 对非分组点的正确反应少于 1 次；⑤ 超过 4 次趋势逆转(实例中应答者未能显示预期的模式而需要更多的时间来计算更大的数组的点)。然而，Boone 认为这些临界值的敏感性很差。

2. *Boone 版* 表现评估是相对于“怀疑-努力组”和与被试者疾病最接近的“正常-努力组”而言的。“正常-努力组”共 228 人，没有人参与诉讼或寻求伤残津贴。“怀疑-努力组”99 人，其中 85 人正在进行人身伤害诉讼或享受与所称的医疗或精神疾病相关的残疾福利。根据其他行为和认知标准，所有人都被怀疑做出了不可信的努力。在一个可能的临界分数线范围内，本研究的数据被用来计算敏感性、特异性、PPA 和 NPA。选择分界点的主要标准是特异性至少 90%(除中风组外所有患者均达到)。

使可疑努力的基本率假设为 30%，推荐的最低分值达到了至少 80%的 PPA(中风病例除外)。

Boone 等发现只有 3.5%的“怀疑-努力组”参与者产生了 9 分或更少的 E-score 得分，而 50.8%的“正常-努力组”参与者产生了这样的分数。因此，根据他们对可疑和正常努力组的分析，他们认为 E-score 为 9 或更少很可能代表可信的正常努力表现。在“正常-努力组”的参与者中，只有不到 10%的人得到了 22 分或更高的 E-score 分数，但在“可疑-努力组”的参与者中，有 55.3%的人得到了这样的分数。因此，大于等于 22 分的 E-score 分数通常与可疑的努力相关。

2017 年，Boone 等发布的材料称，评估 147 例可信患者与 328 例不可信患者，DOC 的 E-score 分界值>17 时，特异性达到 93%，但敏感性只有 51%，分界值>15 时，特异性 90%，敏感性提高到 61%。

Boone 等还注意到 DCT 测验中可疑努力的其他指标：长于 7 s 的平均点计数时间、超过 3 个错误、未分组点计数时间与分组点计数时间之比小于 1.5。这些指标的敏感性较低，表明即使在那些经过验证的可疑努力中，这些发现也相对罕见；然而，其特异性往往很高，这意味着这些迹象几乎从不出现在那些发挥正常努力的人身上。

六、信度

Boone 等没有提供关于信度的数据，他们认为参加测试的努力不属于稳定的特征或技能；相反，他们称“这是一种对评估设置的外部突发情况做出反应的能力。当测试情况本身对测量到的结构产生一种可变的影响，传统的信度统计数据是没有意义的”。他们认为努力测试的信度的最佳证据是该测试可以区分那些已经通过其他方法建立了努力状态的群体，而且它可以在代表不同问题和临床状态的群体中做到一致。

七、效度

总误差与分组点计数时间($r=0.25$)和未分组点与点组计数时间之比($r=-0.34$)有一定的相关性；然而，分数之间的共享方差不超过 12%，这表明点计数性能的速度和准确性是可分离的结构。Binks 等发现，在检测次优性努力时，点计数的准确性似乎比时间的得分更重要。

DCT 与其他评估假装认知症状的方法显示出中等度的相关性(例如，b 检验 $r=0.60$，Rey 15 项 $r=-0.56$；复杂图形试验 $r=0.69$，沃林顿再认记忆 $r=0.41$)，表明该任务多少在这个领域中提供了独立的信息。然而，DCT(E-score)和数字广度(年龄校正量表得分)之间的相关性很高($r=-0.75$；56%共享方差)，表明这两个测量可能提供了一些冗余信息，其中一个观点是，使用这两个测试的分数作为可疑努力的附加证据可能不合适。

精神病理学方法的效度指标(如 MMPI-2、MCMI)与 DCT 评分之间的相关性很小。因此，DCT 对神经心理损伤的夸大可能是敏感的，而对精神病理的夸大可能是不敏感的。

八、临床发现

DCT 在检测不可信的认知症状方面的效果好坏参半。例如，Boone 等发现该任务能够从显示正常努力的组中区分可疑努力组(86 名人身伤害索赔者)。基于未分组点计数时间、分组点计数时间和错误数，使用分界值，在该样本中敏感性约为 70%，而在其他研究人员的各种临床组中特异性约为 90%。其他研究者模拟器(即使是那些对头部损伤的影响有相当知识或专业知识者)抑制了他们的表现，需要更长的反应时间，而且比非模拟器准确性更低。模拟器也比正常对照组更不一致，从一个测试会话到另一个测试会话的性能表现出更大的可变性。

然而，一些研究表明，DCT 不能可靠地区分依从性好的患者与可能的或模拟的装病者。此外，有证据表明，其他测试(例如，强迫-选择再认)比 DCT 对怀疑努力更敏感。在区分诚实和虚伪的受试者群体方面，DCT 似乎与 Rey 15 项测试一样有效(或无效)。

在确实记忆障碍(如药物滥用和 Wernicke-Korsakoff 综合征)的背景下，DCT 表现是保留的，不应该将 DCT 任务用于有更广泛的认知损伤的患者(例如，卒中、智力迟钝、MMSE 得分≤24)，因为他们的认知问题很可能干扰对努力的准确评估。精神障碍(如抑郁、精神病)似乎对测试分数影响不大。

九、讨论

总的来说，该测试显示出中等的敏感性和高特异性。阳性结果意味着可疑的努力，但单独使用该任务可能导致不可接受的假阳性。因此，鼓励临床医生用其他方法来补充这项任务，特别是强迫-选择步骤。

DCT 与其他用于检测认知症状伪装的任务相比，在努力程度方面的信息来源有所不同。然而，DCT（E-score）和数字广度（年龄校正的比例分数）之间的相关性很高，这表明这两种测量方法可能提供了医学关于努力的冗余信息来源。

DCT 任务似乎相对不受年龄或教育水平的影响，它受情绪障碍的影响也最小，这表明它是适用于罹患精神疾病的患者的。它也不受真正的记忆障碍的影响。然而，使用者需要谨记其是受认知损伤影响的。

当 DCT 用于评估创伤性脑损伤时，推荐的 20 分 E-score 分数线的敏感性为 68.2%，在检测可疑努力方面的特异性为 95%。当次优努力的基本率为 15%时，PPV 为 70.7%；当次优努力的基本率为 30%时，PPV 为 85.4%；当次优努力的基本率为 45%时，PPV 为 91.8%。因此，当次优努力的基本率小于 30%时，任务的效率似乎是有限的，因为发现假阳性的风险很高（即，大约每 10 个索赔人中就有 2 个会被错误地贴上“装病”的标签，该比例为 30%）。

Boone 等表示个体在不同环境下可能会采取不同的方法来伪装。例如，囚犯可能会在两个任务中都放慢他们的表现，而民事诉讼当事人可能会减缓分组的耗时使其近似未分组点的时间并故意错误。还需要更多的研究来证实这些初步研究结果。

（郭起浩）

第四节

Rey15 项测验（FIT）

Rey15 -项测验（Rey fifteen-item test，FIT），也被称为 15 项记忆测验，Rey 测试或 Rey 的 3×5 测试。该测试用于评估夸大或伪装的记忆主诉。

Andre Rey 对检测欺诈行为产生了兴趣，部分原因是保险公司指控大部分（如果不是全部的话）索赔人可能只是在假装损害。FIT（Rey，1964）可能是 Rey 开发的诸多测验中最著名的一个。Lezak（1983）采用了这种方法。目前，它是最常用的症状有效性测试方法之一。它由 15 个项目组成，按 5 行 3 列排列（图 16-4-1）。被试者会看到一张卡片（宽 21.5 cm，高 28 cm），上面有 15 个项目，持续 10 s，然后要求他们凭记忆画出这些项目。在说明书中，数字“15”被强调以使测试显得困难。在现实中，因为这主要是一个即时记忆和注意力的测试，也因为项目累赘（即，ABC，123，abc，等等），FIT 测试实际上是相当容易的，患者只需回忆三四个要点就可以回忆起大部分的项目。装病者被认为对任务的难度判断错误，因此他们的表现比所有人都要差，除了那些智力严重受损的患者。Lezak 等（2004）在讨论 FIT 时提出，任何没有明显受损的人都能回忆起至少 5 个字符集中的 3 个，或 15 个项目中的 9 个。

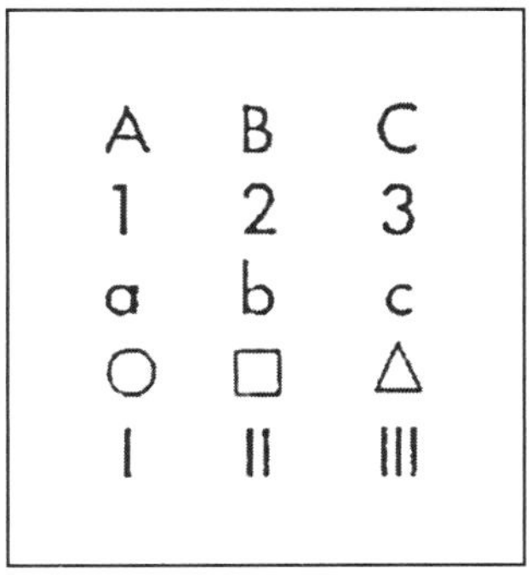

图 16-4-1　Rey FIT 测试材料

一、其他变体

许多作者建议对 FIT 进行各种修改以增加测试的敏感性。例如，Paul 等（1992）开发了 FIT 的 16 项版本，包括四行和四项（ABCD，1234，abcd，Ⅰ Ⅱ Ⅲ Ⅳ）。Griffin 等（1997）重新设计了图形，增加了内部逻辑和模式冗余。Boone 等（2002）在回忆试验后添加了再认步骤，要求被试者区分 15 个目标项目和 15 个干扰项目（图 16-4-2）。

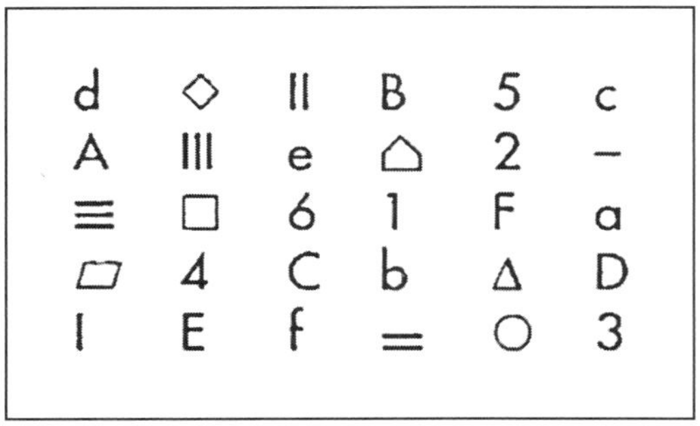

图 16-4-2 Rey FIT 认知模拟

二、实施

为客户提供一张白纸。标准 15 项 FIT 测试(Goldberg 等,1986)的指导语:“我要给你看一张卡片,上面有 15 个字符。当我把卡片拿开的时候,我希望你尽可能多地写下你们能记住的字符。”呈现 10 s 后被移除。

其他研究人员强调了不同方面的说明。例如,Arnett 等(1995)强调,这是一个“困难的”记忆任务,被试者必须“尽可能多地画出你能记住的图案,并按照卡片上的方式排列”。测试大约需要 5 min。

三、评分

可以计算出许多分数。一般情况下,施测者会记录被正确回忆的项目的总数,而不考虑它们的空间位置。范围是 0 到 15。还可以按适当地顺序记录正确的行数;也就是说,在 3×5 矩阵中正确位置的行数,它包含所有按正确顺序排列的正确项。范围是 0 到 5。我们还可以对一行中正确放置的符号数求和。例如,ACB 将得到 1 分。分数的范围是 0 到 15。分析误差类型(例如,交替、扭曲、持续性)也可能有一些用处。

四、人口学影响

1. 年龄　在成年人中,回忆项目的数量与年龄成反比($r=-0.25$)。在儿童中,测试表现与年龄高度相关($r=0.61\sim0.72$),分数随年龄增长而提高。

2. 智商/教育　智力水平也与测试表现有关系(0.38~0.81)。受教育程度影响成年人和儿童的得分。因此,对于智商/受教育程度低于平均水平的人来说,FIT 测试可能是不合适的。

3. 性别　男性和女性之间没有差异。

五、常模资料

对于标准 FIT,以 7 个项目正确为分界值、以 8 个项目或更少、9 个项目或更少以及 11 个项目,都被建议用于确定成人的次优努力。调高分数线倾向于增加 FIT 的敏感性,但会降低其特异性。

组成 FIT 的五行在难度上有所不同。对于没有大脑损伤的人来说,记住三个大写字母是最好的,其次是阿拉伯数字、小写字母、几何图形和罗马数字。最常见的定性错误是几何形状的错误排序。在诚实的被试者中,对正确项目的持续重复和某行的排列错误似乎是相对常见的;然而,其他类型的错误(如诵读困难的错误,如 d 代表 b;格式塔错误,如多于 3 个项目在一行;很少添枝加叶或虚构的错误)。然而,重要的是要记住,其中一些错误(例如,虚构)可能普遍发生在低智商或痴呆诊断的背景下。如果还进行了再认测验,Boone 等建议将临界值(总 FIT 评分+[再认评分-假阳性])<20 来表示“失败”的表现。

六、信度

1. 重测信度　关于重测信度的信息在标准方案中是难以获得的。Paul 等(1992)设计了一个 16 项版本 FIT 测试(前述),并将任务分配给社区志愿者。在两周间隔后的再测中,社区居民的信度系数达到了 0.48(因为正常受试者通常在两项测试中都获得了满分),而在模拟条件下,信度系数上升到了 0.88。

2. 评定员间信度　独立评分者对项目判断一致的正确率为 95%,对行的判断一致的正确率为 97%。

七、效度

用其他认知测量方法(如:b 测试,点计数,TOMM,沃林顿再认记忆测试),拟合显示出适度至温和的相关性(0.19~0.78),共享方差往往小于 50%。因此,FIT 测试可以提供一些关于动机状态的非冗余信息。MMPI-2 效度量表(如 F,F-K)与认知任务(如 FIT)得分之间似乎没有什么相关性，这意味着，与传统的 MMPI－2 效度量表相比，FIT 测量的是一个不同的概念。

八、临床发现

理想情况下，一项旨在检测欺诈性记忆缺陷的测试应该对伪装敏感，但对真实的记忆干扰不敏感。然而，FIT 测试似乎远远达不到这个理想。一般而言，诚实的应答者在测试中得分高于不诚实的应答者，但识别欺骗的敏感性较弱，低于其他测试（如数字记忆测试、TOMM）。此外，有局灶性记忆障碍的患者，以及那些有更广泛的认知障碍的患者，可能在任务中表现不佳。例如，Schretlen 等（1991）对 76 名假装患有各种精神疾病的受试者进行了测试，148 名患有健忘症、痴呆、严重精神疾病或其他神经精神疾病的患者，80 个正常的对照组，他们报告说 27％的患者得分在“装病”范围内，只有 15％的被指假装受损的患者被检测到装病。同样，Morgan（1991）检查了 60 名无诉讼行为的轻度至重度记忆障碍患者，发现其中 12 人在使用 3 行或 9 项标准时“不符合”。Goldberg（1986）让 50 名平均智力（101．1±12．5）的成年精神病住院患者和 16 名智力迟钝的成年人（WAIS－R IQ 范围，40～69，平均 63．4±7．5）。他们发现所有精神病患者至少能回忆起 15 个项目中的 9 个，超过 37％的弱智者回忆不到 9 个项目。16 个智障成年人中有 9 个至少记不起五排中的三排。

Philpott 和 Boone（1994）对可能患有阿尔茨海默病（AD）的患者进行了测试，这些患者的认知障碍程度不同（根据 MMSE 评分，从轻微到严重），年龄在 46 岁到 80 岁之间。他们发现，痴呆症的严重程度会影响患者的 FIT 表现。在 49 例 AD 患者中，只有 2 例获得了大于 9 的 FIT 评分。即使是轻度认知能力下降的患者在这项测试中也表现出很高的“失败率”。最后，Back 等（1996）报告在 30 名精神分裂症患者的样本中，13％的患者得分低于 9 分。

将诊断分数线调整到 7 分已被推荐用于提高诊断效率。Lee 等（1992）对 100 例颞叶癫痫住院患者、56 例无诉讼行为的门诊患者和 16 例有诉讼行为且无法获得最佳治疗效果的门诊患者进行了比较。他们发现，除了在诉讼中的门诊患者外，每一个参照组的 7 个项目回忆的得分都小于等于第 5 百分位。然而，人们也对这种分界值的设定表示了担忧。例如，Millis 和 Kler（1995）对 7 名声称由于闭合性头部损伤而导致严重认知缺陷的人进行了测试，但由于他们在再认记忆测试（一种强迫选择的记忆测量方法）中的表现明显低于预期，他们被判定为装病者。七名急性中度至重度创伤性脑损伤的参照组也被给予了 FIT 测试，脑损伤的受试者比装病的受试者明显回忆了更多关于 FIT 的项目。使用 7 分的分值，FIT 只能检测出大约一半的装病者，但不会对任何脑损伤的受试者进行错误分类。Guilmette 等（1994）也使用了这一修正的分界值，发现 FIT 对真正的记忆损伤过于敏感，而对识别假装脑损伤的个体不够敏感。使用 7 个或更少的条目的截止值是正确的，40％的无诉讼行为的中度至重度脑瘤年龄患者和 20％的抑郁精神科住院患者将被归类为可能的装病者。相比之下，在一组被要求假装存在缺陷的正常受试者中，只有 5％的人属于“装病”范围。

其他人建议进行不同的调整以提高测试的实用性。Arnett 等（1995）比较了混合样本的神经系统疾病患者（主要是创伤性脑损伤和脑出血患者）与受到指示的正常个体的表现，来模拟来自 FIT 的几个定量和定性变量的损伤。他们发现，在适当的位置，将少于两行作为截断值可以最好地区分组（相比少于三行正确、少于九项正确、少于二行正确的截断值），产生了 47％的灵敏度和 97％的特异性。有证据表明脑损伤的患者可以在 FIT 上获得两个或更多的正确行数，这一发现表明，在轻微头部损伤的情况下，低于这一界限的表现应该被视为是可疑的。

Griffin 等（1996）根据对精神障碍患者和正常非装病者以及可能装病者的研究，应该同时采用定量和定性分析。虽然遗漏是最常见的，但可能的装病者比非装病者产生更多的格式塔（无法重现 3×5 的结构）、行序列、阅读困难（字符反转）和修饰错误比非装病者多。Greiffenstein 等（1996）研究了一些其他评分修改的效用。在 60 名严重创伤性脑损伤患者和 90 名诉讼脑震荡后可能装病患者中，使用空间评分系统，计算正确的行内复制，Rey 的原始评分法（≤9 项）可改善命中率（敏感性从 64％提高到 69％，特异性从 72％提高到 77％）。但请注意，特异性水平仍然比较低，假阳性错误率约为 33％。一个

15 个单词的强制选择再认记忆测试被证明比 FIT 更有效。

Boone 等(2002)提出了另一种方法来提高测试的有效性。他们开发了一种再认测验来跟进回忆试验,即要求患者圈出在原始刺激界面中的 15 个对象(15 目标和 15 干扰)。Boone 等认为,当加入再认测验时,相对于单独回忆步骤,敏感性增加了 50%,特异性没有明显损失(>90%)。注意,智力迟钝和痴呆患者被排除在研究之外,这可能增强了特异性值。

抑郁对测试成绩的影响似乎相对较小,至少在对门诊患者进行评估时是这样。Lee 等(2000)评估了一组老年重度抑郁症门诊患者的样本,发现约 5%的患者使用少于 9 个总项目和少于 9 个空间分值(准确放置在一行内的项目数量)的分值不合格。与此相反,如前所述,Guilmette 等(1994)使用了 7 个项目的分数线,发现 20%的精神科住院抑郁症患者可能是装病者。

FIT 测试(回忆/再认)的表现似乎没有受到轻度学习障碍的影响。Boone 等(2002)发现,有学习障碍的大学生在该任务中表现良好。然而,测试表现是否会受到更严重的学习障碍(例如,在非大学生中发现的学习障碍)的影响仍有待确定。有大量证据表明,强迫-选择再认任务比标准 FIT 更有用。例如,Guilmette 等(1994)发现,当作为神经心理学评估中的诈病检测程序,Hiscock and Hiscock(1989)强迫-选择程序的版本优于 FIT 测试。使用 90%或更少的正确率作为 Hiscock 和 Hiscock 强迫-选择程序中的诈病临界值,所有大脑受损的受试者和除 15%外的所有模拟器都被正确分类。

Iverson 使用 16 项版本的 FIT 任务评价学生、精神病患者、记忆减退患者组,FIT 并不能有效分类被指认为装病的个体,强迫-选择程序的分类正确率相对较高。Greiffenstein 对 106 名有或没有明显的诈病迹象(例如,两个或两个以上的神经心理测量表现难以置信的下降,存在抵押品来源和病史的矛盾)的脑震荡后患者进行了一连串的神经心理测试(如 RAVLT,WMS,WMS-R),和许多诈病性健忘症测试,包括 FIT。在 WMS 和 RAVLT 的自由回忆测量中,可能的诈病者无法与严重脑损伤患者区分开来。相比之下,可能的装病者在装病测试中表现很差,包括 FIT,尽管 Portland 数字再认测试的命中率更高。然而,Greiffenstein 等(1995)指出,包括 FIT 在内的诈病性健忘症测试对不服从的敏感性普遍高于 MMPI-2 测试。

九、讨论

最近一项针对神经心理学专家处理经济赔偿或人身伤害诉讼案件的实践的调查显示,FIT 测试是最常用的衡量标准之一。成本低廉、现成可用和易于管理可能是它受欢迎的原因。

现有的证据表明,FIT 测试可能提供补充其他测量动机状态的信息。另一方面,它似乎对真正的认知功能障碍(包括痴呆、健忘症和视觉空间问题)敏感,而对装病不够敏感。提高敏感性的一个潜在方法是将再认测验纳入测验实施过程。然而,应该注意的是,基于其未能达到 80%PPV 的标准,或高于 30%的努力基础比率,即使添加再认试验,FIT 测试也不满足可容许的 Daubert 标准的科学证据。

FIT 不应该单独使用。如果临床医生选择配合其他措施使用 FIT,其最大的效用可能是在轻度脑损伤后检测明显的欺诈策略。在这种情况下,测试应该在评估开始时进行,在患者接触到更困难的测试并随后理解 FIT 程序的简单性之前。不建议对严重脑功能障碍患者使用该测试。事实上,如果在标准 FIT 测试上出现较差的分数,临床医生在得出关于欺诈性分数有效性的结论之前,应首先考虑智商低和/或严重神经障碍的可能性。个人的动机也会影响他或她在 FIT 测试中的掩饰行为。Erdal 使用模拟范例提出,相比避免承担责任的人,期待获得补偿的人有更强烈的装病的动机。

(郭起浩)

第五节 单词记忆测验(WMT)

单词记忆测验(word memory test, WMT)是 Green 等开发的独立的症状效度测验,采用迫选形式评估夸大或伪装的记忆投诉,2005 年出版计算机辅助版本的使用手册。WMT 有各种欧洲语言版本，尚无中文版。

WMT 评估 20 个语义相连的单词对（例如，pig-bacon）的即时和延迟再认。该单词表会显示两次（在电脑屏幕上显示或由施测者朗读），接着是即刻再认（IR）测试，在这个测试中，被试者必须从 40 对新单词中选择每个原始单词（例如，“pig”来自“cow-pig”对）。关于正确性的反馈是为了帮助有主观能动性的患者学习以备以后的分测验。在没有预先警告的情况下，在 30 min 的延迟后进行第二次类似的再认分测验（DR），要求被试者从包含新词对（例如，feed-pig）中选择原始列表中的 40 个单词。IR 和 DR 分数，以及两次回忆之间反应的一致性（Cons），是衡量动机状态的主要指标。传统的 WMT 失败的定义是 IR 或 DR 或 Cons 低于临界值。

接下来是一系列难度逐渐增加的记忆测试，旨在对言语记忆障碍敏感。在 DR 试验之后，被试者将面临一项多项选择（MC）任务，他或她将看到每个词对中的第一个单词，并被要求从八个选项中选择匹配的单词。也可以给出配对关联（PA）分测验。这里，测试人员说出每对单词的第一个单词，被试者必须提供与之配对的单词。随后是延迟自由回忆分测验（DFR），在该测试中，当测试人员在计算机或纸上记录响应时，要求被试者按任何顺序回忆列表中的所有单词。再延迟 20 min 后，可以再次测试单词列表的自由回忆（LDFR）。

IR 和 DR 指标有双重功能，既可以作为努力程度的衡量标准，也可以作为额外的学习试验，因为列表中的所有单词都会被呈现出来，而且对于回答的正确性会给出反馈。MC 和 PA 的试验提供了进一步的机会，让被试者接触到来自配对的前 20 个单词，这也是在自由回忆试验之前，同时为记忆测试和学习试验服务。因此，WMT 生成 3 个努力分数（IR、DR、Cons）和 4 个记忆分数（MC、PA、DFR、LDFR）。虽然再认指标（IR、DR）非常简单，但是 MC、PA 分测验比较困难，DFR、LDFR 更加困难。不同水平的子测试难度在那些全力以赴的人身上产生了一个特征的分数梯度，偏离这个模式会增加怀疑指数。自由回忆分数只有在排除了表现不佳或不一致的努力时，才会被解释为记忆的一种衡量标准。

一、实施

WMT 可以由被试者在电脑上口头进行或进行部分在电脑上的无人看管操作。WMT 要求至少 3 级阅读水平。在使用计算机化的 WMT 时，如果需要，人们可以获得阅读和理解任务说明的帮助。如果有关于阅读问题的问题，测试人员可以要求这个人在每个单词出现的时候大声说出来。如果存在错误，测试人员应立即纠正这个词。如果受试者在计算机化的任务上有困难（例如，阅读困难、失明），可以给他进行口头版本的测试。

二、评分

测试分数由计算机程序提供。可以从任务中衍生出多个度量，包括以下几点：

（1）IR 和 DR 正确数。

（2）测量 IR 和 DR 之间的一致性。

（3）MC、PA 和 DR 的正确数。

计算机以图形方式打印输出患者的结果（比如，图表绘制每个子测试的正确率，z 分数图表绘制标准差高于或低于参照组平均值）和所有测量原始分数的列表。我们提供了一些表格，以便将患者的分数与参考组中每组的平均分数进行比较，参考组包括中度至重度脑损伤患者、神经系统患者、正常言语记忆患者、受损言语记忆患者和正常对照组。

三、影响因素

1. *努力学习阶段*　努力任务的得分（IR，DR）与成年人的年龄无关，但 Courtney 等报道了青少年的年龄和努力之间有中等强度的关系（0.54～0.58）。努力任务的得分（IR，DR）与成年人的智力和教育无关，与阅读水平、记忆力有关。性别对努力测量没有影响。

2. *记忆阶段*　年龄对记忆测试有显著影响。教育与延迟回忆得分之间有关。在记忆测量上存在性别差异，女性在 FR 和 LDFR 上的得分均高于男性。

四、信度

1. *内部一致性*　Green（2003）报告说，在 1 207

个连续的门诊患者中,IR 和 DR(r=0.88)、MC 和 PA(r=0.90)以及 FR 和 LDFR(r=0.86)之间的相关性很高。

2. 重测信度　Green(2003)报告说 33 个个体在一年或更久之后被观察到重新测试。在任何给定的时间,WMT 的努力测量被发现彼此高度相关(初始测试的 IR 和 DR r=0.87,再测试的 r=0.94)。然而,由于努力程度在不同的测试场合之间会有显著的波动,所以相关性并不高(IR 的 r=0.43,DR 的 r=0.33)。

五、效度

WMT 的努力分数似乎对动机缺陷很敏感。中重度颅脑损伤患者在这些测量上比轻度颅脑损伤患者做得更好。这可以解释为,在轻度组中,平均而言,他们的努力程度较低。此外,受刺激的人和寻求补偿的人会抑制他们在这个任务上的表现。与诚实的应答者相比,他们的响应延迟更长,更不稳定。此外,WMT 的低分数与测验分数的普遍抑制有关,特别是学习和记忆测试,因此,WMT 努力成分的失败也表明其他测试的结果无效。神经心理测试分数会逐渐降低到与 WMT 所显示的努力程度相对应的程度。WMT 努力测量的失败与躯体化障碍之间也存在关联。

良好的努力测量应尽可能对实际损害不敏感。现有的证据表明,WMT 的努力试验非常容易,甚至对有严重神经损伤的成年人(例如,中重度脑损伤、多发性硬化症、肿瘤、多动症、品行障碍)来说也是。例如,Green 等(2002)报告说,中度至重度脑损伤患者(平均 GCS 为 9)在实际记忆测量方面表现出损伤,其 WMT 的 IR 和 DR 部分的正确率高于 95%(38/40)。IR/DR 的一致性约为 93%。在健康的志愿者中,这些努力措施的平均得分是相似的。此外,在脑损伤组中,WMT 努力测量与脑损伤严重程度的测量无关,包括 GCS 评分、创伤后失忆症持续时间和意识丧失持续时间。

另一个 WMT 努力得分衡量努力而非能力的标志是,儿童和成年人的努力得分似乎与年龄无关。此外,只要个人的阅读水平高于小学 2 年级,具有特定的阅读障碍本身并不意味着做 WMT 存在困难,受教育程度或智力水平有限并不影响其在 IR 和 DR 试验中的表现。事实上,即使是那些低智商的孩子(VIQ<75)也在努力测试部分表现良好。他们在评估时的平均 IR 评分为 95%,平均 DR 评分为 98.2%,平均 Cons 评分为 93.5%,也不影响测试性能。

情绪障碍对非诉讼当事人的 WMT 表现的影响一直是一些研究的主题。根据 MMPI-2 指数,努力程度低的患者更有可能产生更高的主观痛苦的抱怨。在排除了努力测试(WMT 或 CARB)分数不及格的诉讼/残疾案例后,自我报告的抑郁症状与传统神经心理测试分数之间没有联系。如果抑郁没有影响相对困难的神经心理测试的分数,它就不能解释努力测试的失败。

WMT 努力度测量彼此之间有很强的相关性(相关系数>0.80)。他们也与其他 SVTs 有中度相关(如,CARB r>0.6;ASTM>0.6,21 项测试>0.6,TOMM 测试 2>0.68)。此外,在分类上(合格-不合格),WMT 和其他症状效度测试存在一致性(如,CARB 显示 85%的一致性)。然而,症状效度测试在对反应偏差的敏感性上有相当大的差异。最近,Gervais 等比较了 519 名涉及残疾或人身伤害相关评估的索赔人的 WMT、CARB 和 TOMM。WMT 被证明比其他两个任务更敏感。WMT 考试不合格的人数是 TOMM 测试不合格人数的两倍多,其中 CARB 测试处于中间位置。类似地,Tan 等在模拟范式中比较了 VSVT、TOMM 和 WMT。使用传统的分数线,WMT 被证明是最有效的,可准确分类所有的控制组和所有的装病者。TOMM 的效率最低,VSVT 的效率接近 WMT。在表面效度方面,WMT 表现最好,大约有 1/3 的参与者认为它是一种合理的记忆测量,大约 1/4 参与者选择了 VSVT,10%选择了 TOMM。

利用 WMT 记忆任务来测量记忆的研究较少。记忆测量(MC,PA,DFR)相互之间高度相关(r>0.80),与独立的口头记忆测量(如与 CVLT 总分的相关系数是 r=0.67)中度强相关,为 WMT 测量的有效性提供了支持。虽然 WMT 努力得分表现出很强的天花板效应,但 WMT 记忆得分似乎是正态分布的,并受到神经系统损害的影响。最近,Soble(2015)

采用 WMT - FR(自由回忆)、Rey 听觉词语学习测验(RAVLT)及韦氏记忆量表的逻辑记忆分测验(LM)评估 19 例左颞叶癫痫、16 例右颞叶癫痫,Logistic 回归分析统计的曲线下面积分别是 0.74、0.82、0.67,即 WMT - FR 优于 LMT,但弱于 RAVLT。

六、讨论

Hartman 提出了一些评价症状效度测验(SVTs)效能的标准。他们应该:① 测量使用基本的努力和对认知功能障碍不敏感的意愿;② 在患者看来,这是研究中认知层面的现实衡量标准;③ 测量可能被声称脑损伤的患者夸大的能力;④ 是否有大量的基于正常人的测试结果,以满足科学和 Daubert 担忧;⑤ 基于效度研究,包括正常受试者、患者群体和在实际司法或残疾评估中受到怀疑和/或已经被验证的装病者;⑥ 很难伪造或训练;⑦ 相对容易管理;⑧ 有持续的研究支持。

WMT 显然满足所有这些标准,它在 SVT 中是独一无二的,因为它同时测量了努力和记忆。与许多其他症状效度技术不同,WMT 的验证主要基于索赔人而不是模拟装置。它有一个来自临床法医背景的大型数据库。适用范围广,从儿童到成人。此外,努力程度对能力水平的差异相当不敏感,甚至可以用于有限的语言智力的个人。疼痛也不能解释患者在努力部分的失败,尽管显著的情绪痛苦的影响需要进一步的研究。

值得注意的是,Green 等提出,神经心理测试结果中约有一半的变异可以由动机来解释。与年龄、受教育程度、脑损伤严重程度或神经系统疾病相比,这种努力对神经心理测试分数的影响要大得多。补偿驱动的努力可解释通常归因于疾病或损伤的特征。WMT 是一个重要的工具,不仅是在涉及经济补偿的情况下,也建议在其他环境(包括研究环境)中使用 WMT(或其他类似测验),以排除次优努力可能造成的污染效应。

(胡静超　郭起浩)

参考文献

Elisabeth MS, Sherman, Jing Ee Tan, et al. A compendium of neuropsychological tests. Fourth edition[M]. England: Oxford university press, 2023.

第十七章

其他神经科量表

第一节

急性周围性面瘫的严重度评估量表

急性周围性面瘫在世界范围内都是一种很常见的神经系统疾病，美国报告年发病率约为 3 人/1 万并在逐年上升。面神经的解剖发布见图 17－1－1。Bell 面瘫呈急性起病、单侧、周围性面瘫。Hunt 综合征由膝状神经节病毒感染引起，表现面肌瘫痪外，还有舌前 2/3 味觉丧失，舌下腺、下颌下腺和泪腺等分泌障碍。为了有效评估面瘫的治疗效果、分析不同治疗方法（如针灸治疗、手术治疗和不同药物治疗）的疗效、寻找面瘫预后的判断指标，笔者根据面神经的解剖分布特点编制了面瘫评定系统（表 17－1－1 和表 17－1－2）。同时，介绍国外常用的评估方法，这些方法临床使用存在评估不够全面、项目缺乏量化定义等不足。

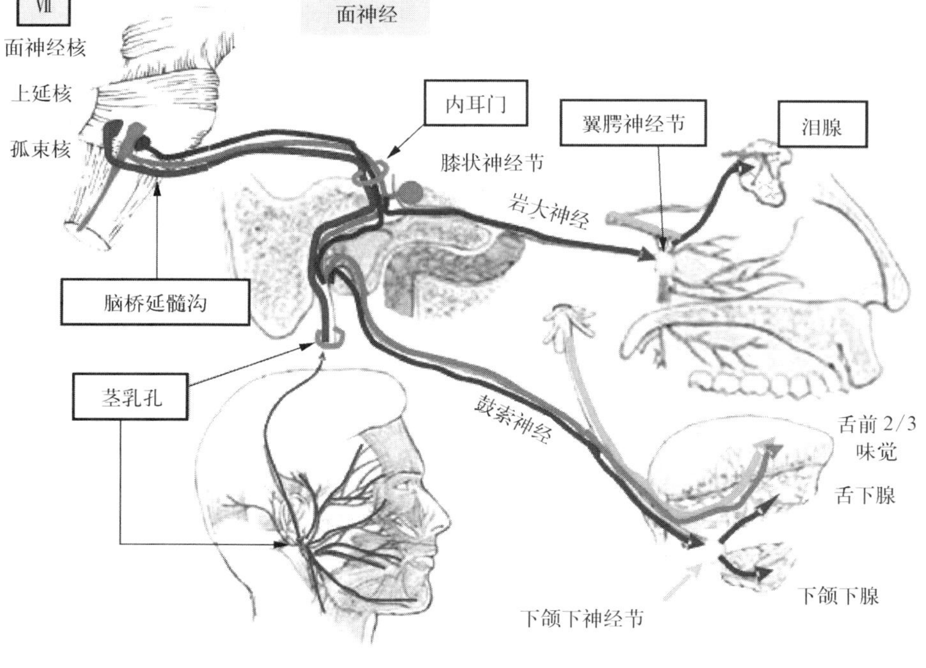

图 17－1－1　面神经走行及其支配图

表 17-1-1 急性周围性面瘫的严重度评估表

姓名 年龄 性别 职业 发病日期 左/右侧面部
联系电话 地址
病前有无以下情况：(1) 受凉 (2) 糖尿病 (3) 高血压 (4) 颜面疱疹 (5) 长期吸烟 (6) 酗酒 (7) 颅底疾病 (8) 疲劳 (9) 心理压力过大 (10) 面瘫家族史 (11) 以往面瘫史 (12) 关节炎 (13) 其他

评定日期就诊时[月 日] 10 天[月 日] 20 天[月 日]
30 天[月 日] 40 天[月 日] 50 天[月 日]
治疗方法记录

Sunnybrook 面瘫评定系统

第一部分：安静状态下的面孔对称性(将病侧与正常侧比较)

部位	评分标准	就诊	10 天	20 天	30 天	40 天	50 天
眼睛	正常=0；缩小=1；扩大=1；眼睑手术=1						
鼻唇沟	正常=0；消失=2；变深=1；变浅=1						
嘴巴	正常=0；嘴角低垂=1；嘴角拉长=1						

第二部分：随意肌运动的对称性(与正常侧比较，患侧肌肉移动程度)

表情	就诊	10 天	20 天	30 天	40 天	50 天
1. 前额皱纹						
2. 闭眼						
3. 开口微笑						
4. 喊叫						
5. 噘嘴						

1=没有运动，完全不对称；2=轻微运动，严重不对称；3=轻度运动，中度不对称；4=接近正常，轻度不对称；5=正常运动，没有不对称

第三部分：不随意肌协同运动(与正常侧比较，患侧不随意肌肉收缩程度)

表情	就诊	10 天	20 天	30 天	40 天	50 天
1. 前额皱纹						
2. 闭眼						
3. 开口微笑						
4. 喊叫						
5. 噘嘴						

0=没有协同运动或集体运动；1=轻度协同运动；2=中度，明显的协同运动，但不丑陋；3=重度，变丑陋的协同运动

Yanagihara 面瘫评定系统

表情	就诊	10 天	20 天	30 天	40 天	50 天
1. 静止时不对称						
2. 前额皱纹						
3. 眨眼						
4. 轻闭眼						
5. 紧闭眼						
6. 闭受累单眼						
7. 鼻翼运动						
8. 开口微笑						
9. 吹口哨						
10. 紧闭嘴唇						

0=不能(缺乏)；2=下降；3=部分瘫痪；4=正常

House Brackmann 面瘫评定系统

[就诊时　10 天　20 天　30 天　40 天　50 天]

级别	描述	总体	休息时	运动时		
				前额	眼睛	嘴巴
Ⅰ	正常	所有面部功能正常				
Ⅱ	轻度	细查细微无力	对称,紧张度相同	中度至接近正常	用力极小即能完全闭合	轻微不对称
Ⅲ	中度	明显但没有变丑陋	对称,紧张度相同	只能轻微至中度运动	用力能完全闭合	轻微无力
Ⅳ	中重度	明显无力或不对称	对称,紧张度相同	消失	闭合不全	尽最大力也不对称
Ⅴ	重度	仅感到有运动	不对称	消失	闭合不全	轻微运动
Ⅵ	全瘫	没有运动				

面瘫评定系统(华山版)

项目	就诊	针灸前	5 次	10 次	15 次	20 次
1. 眩晕						
2. 眼震						
3. 共济失调						
4. 听力减退						
5. 泪腺分泌减少						
6. 外耳疼痛和疱疹						
7. 听觉过敏						
8. 乳突部疼痛和压痛						
9. 舌前 2/3 味觉障碍						
10. 唾液减少						
11. 前额皱纹						
12. 含泪征						
13. 紧闭双眼						
14. 鼻翼运动						
15. 安静时鼻唇沟						
16. 鼓腮						
17. 露齿微笑(观察上唇)						
18. 吹口哨(或噘嘴)						
19. 紧闭嘴唇(观察下唇)						
20. 颈阔肌反射						
21. 张大口						

表 17-1-2　面瘫评定系统(华山版)项目意义与评分标准

主干通路	分段和分支	症　状	评　分　标　准
内听道部分	(与位听神经同行)	眩晕 眼震 共济失调 听力减退	有眩晕=1;无=0 有眼震=1;无=0 有共济失调=1;无=0 有耳鸣或听力减退=1;无=0
面神经管部分	膝状神经节	泪腺分泌减少(岩浅大神经) 外耳疼痛和疱疹	泪腺分泌明显减少=2;轻度=1;正常=0 有外耳疼痛和疱疹=2;外耳疼痛而无疱疹=1;正常=0
	乳突部	听觉过敏(镫骨神经) 乳突部疼痛和压痛	明显听觉过敏=2;轻度=1;正常=0 明显乳突部疼痛和压痛=2;轻度=1;无=0
	鼓室部	舌前 2/3 味觉障碍(鼓索神经) 唾液减少(内脏运动)	味觉完全消失=2;部分减退=1;正常=0 唾液明显减少=2;轻度=1;正常=0
出茎乳孔(颅外部分)	额支支配额肌,眼轮匝肌	前额皱纹	全部消失=5 100%~75%消失=4 74%~50%消失=3 49%~25%消失=2 25%~1%消失=1 两侧对称=0
		含泪征	外溢=1;无=0
	颧支支配颧肌,眼轮匝肌	紧闭双眼	眼裂≥3 mm 或完全瘫痪=5 眼裂 2~3 mm=4 眼裂 0~2 mm=3 刚能闭合但眼肌无或轻微抵抗=2 眼肌有一定抵抗但睫毛征阳性=1 睫毛征阴性、两侧对称=0
		鼻翼运动	消失=1;存在=0
	颊支支配颊肌,口轮匝肌,口开大肌	安静时鼻唇沟	不对称(消失或变深或变浅)=1; 对称=0
		鼓腮	有颊部船帆现象=1;两侧对称=0
		露齿微笑(观察嘴角)	三齿以上至无运动=4 三齿范围不对称=3 二齿范围不对称=2 一齿范围不对称=1; 没有不对称=0
	下颌缘支支配下唇诸肌	吹口哨(或噘嘴吹气)	完全不能做=5 病侧不能闭合=4 能闭合但漏气=3 不漏气但明显不对称=2 轻微不对称=1 正常=0
		紧闭嘴唇(观察下唇)	不对称=1;没有不对称=0
	颈支支配颈阔肌	颈阔肌反射	颈阔肌无收缩=3;轻微收缩=2;明显收缩=1;对称(正常)=0
		张大口	颈阔肌无收缩=3;轻微收缩=2;明显收缩=1;对称(正常)=0

注:面瘫评定系统(华山版)使用说明:

(1) 鼓索神经(舌前 2/3 味觉障碍)和内脏运动纤维(唾液减少)的支配神经通路比较长,不能准确定位在某一点,但可以定位在整条面神经管。

(2) 味觉:用棉签蘸 50%NaCl 分别测患侧及健侧舌前 2/3 味觉。若患侧咸味不明显,为味觉减退。

(3) 听觉:给患者戴上听诊器,然后敲响 512 Hz 音叉置于听诊器头部,若患侧耳感觉声音较健侧明显增大或刺痛,为听觉过敏。听觉过敏(过听)的机制是:保持鼓膜紧张的鼓膜张肌受三叉神经分支的翼内神经所支配,镫骨肌受面神经所支配,此两肌呈颉颃关系保持平衡。面神经麻痹时,镫骨肌发生麻痹,因而,鼓膜张肌相对紧张,鼓膜张力高,微小声音产生强的震动,产生过听现象,见于面神经在镫骨肌分支以上的病变。

(4) 睫毛征:强力闭眼时,正常人睫毛多埋在上下眼睑之中,BELL 面瘫时,则睫毛外露。轻度麻痹时,用力闭双眼,开始时睫毛不对称现象不明显,但短时间后,轻度麻痹侧的睫毛会慢慢显露出来。"眼睑震颤现象"的意义相同,做法是:强力闭双眼,检查者用力扳其闭合的上睑,此时一侧上睑有细微的肌肉痉挛颤动现象,另一侧则没有。

(5) 瞬目运动:BELL 面瘫时不对称,麻痹侧缓慢而且不完全。

(6) 含泪征:因为不能闭眼或闭眼无力,不能眨眼,泪水不能及时入泪囊下排,故泪水长日蓄积在眼睛内,形成含泪征。患者在进食或做咀嚼动作时出现流泪现象。

(7) 鼓腮(颊部船帆现象):患者在说话时,一侧颊部向外扇动鼓起,如船帆样,即为颊部船帆现象。

(8) 颈阔肌现象:患者张大口,检查者用手触摸其两侧颈部肌肉,观察肌肉收缩情况,如果一侧明显紧张,另一侧无,则为颈阔肌现象阳性。

(9) 颈阔肌反射:嘱患者头用力前屈,检查者一手在患者额部加以阻抗,另一手放在颈阔肌上,健侧颈阔肌收缩,麻痹侧不收缩。

(郭起浩)

第二节

躯体形式障碍自评量表(SSS)

躯体形式障碍是一种以持久地担心或相信各种躯体症状的优势观念为特征的神经症。患者因这些症状反复就医,各种医学检查阴性和医生的解释均不能打消其疑虑。即使有时存在某种躯体障碍,也不能解释所诉症状的性质、程度或其痛苦与优势观念。经常伴有焦虑或抑郁情绪。尽管症状的发生和持续与不愉快的生活事件、困难或冲突密切有关,但患者常否认心理因素的存在。本障碍男女均有,为慢性波动性病程。

躯体形式障碍的诊断标准如下。

1. 症状标准

(1) 符合神经症的诊断标准。

(2) 以躯体症状为主,至少有下列 1 项:① 对躯体症状过分担心(严重性与实际情况明显不相称),但不是妄想;② 对身体健康过分关心,如对通常出现的生理现象和异常感觉过分关心,但不是妄想。

(3) 反复就医或要求医学检查,检查结果阴性和医生的合理解释均不能打消其疑虑。

2. 严重标准　社会功能受损。

3. 病程标准　符合症状标准至少已 3 个月。

4. 排除标准　排除其他神经症性障碍(如焦虑、惊恐障碍,或强迫症)、抑郁症、精神分裂症、偏执性精神病。临床医生必须仔细检查排除各种躯体疾病才能诊断躯体形式障碍。

躯体形式障碍自评量表(somatoform disorder self-report scale,SSS)(表 17-2-1)是笔者于 2007 年编制的针对躯体形式障碍的自我评估量表。躯体症状自评量表(SSS)的项目来源:“躯体形式症状筛查量表(SOMS)”的所有项目、WHO 编制的“神经精神病学临床评估草案(SCAN)”的部分项目、认知和睡眠的项目分解,以及基于文化背景差异的项目添加。SSS 共有 96 项,每个项目分为 5 个级别,≥3 为阳性。“全身乏力或易疲劳、头晕或眩晕、心慌或心悸、健忘、入睡很困难、头痛、后背痛、颈肩痛、口干或咽喉干燥、视力模糊”组成 SSS 简式,以 19/20 分为划界分,识别躯体形式障碍的敏感性为 88%,特异性为 82%。SSS 分别由 10 项、80 项和 96 项组成 3 种版本,可以分别用于临床初步筛查、严重度判断和国际比较。

表 17-2-1　躯体形式障碍自评量表(SSS)

项　　目	严　重　度				
	没有	很轻	中等	偏重	严重
1. 嗅觉减退					
2. 嗅觉改变,如嗅到坏味道					
3. 味觉减退					
4. 味觉改变,如吃到坏味道					
5. 视力模糊,如感到眼前有一片迷雾					
6. 视力丧失(失明)					
7. 视野缺损(某些东西看不见)					
8. 复视(一件东西看成两件东西)					
9. 听力丧失					
10. 耳鸣(耳朵里听到持续而单调的声音)					
11. 口干或咽喉干燥					

（续表）

项　目	严　重　度				
	没有	很轻	中等	偏重	严重
12. 嘴巴不能发出说话的声音					
13. 肢体乏力					
14. 全身乏力或易疲劳					
15. 肌肉抽搐或痉挛					
16. 步态不稳或不平衡					
17. 肢体颤抖					
18. 肢体有不由自主的动作					
19. 肢体强直、僵硬、沉重					
20. 头痛					
21. 面孔疼痛					
22. 颈肩痛					
23. 后背痛					
24. 前胸痛					
25. 胁肋疼痛					
26. 腹痛					
27. 腰痛					
28. 手脚末端疼痛					
29. 关节疼痛					
30. 肛门痛					
31. 肌肉痛					
32. 全身疼痛					
33. 局部皮肤麻木（比如嘴唇、舌头或肢体发麻）					
34. 皮肤对于疼痛和触摸的感觉丧失					
35. 皮肤肿胀感觉					
36. 怪异的皮肤感觉，如蚁走感、针刺感、紧束感					
37. 皮肤出现红斑					
38. 感觉手足发冷或发热					
39. 皮肤瘙痒（没有皮疹时）					
40. 感觉有一股气从腹部升上来					
41. 脑子里听到持续而单调的声音（如嗡嗡声之类）					

(续表)

项　　目	严　重　度				
	没有	很轻	中等	偏重	严重
42. 有"筋"吊住感觉					
43. 健忘(记性差)					
44. 语言理解、表达、阅读或书写有困难					
45. 容易分心,不能集中注意力					
46. 不能快速思考或脑子一片空白					
47. 头晕或眩晕					
48. 神志不清					
49. 心慌或心悸					
50. 心前区不适					
51. 间歇性高血压(血压有时高、有时低)					
52. 白天多汗(包括手心易出汗)					
53. 夜间多汗(盗汗)					
54. 头部发热感或沉重感或紧束感					
55. 脸色潮红或发热					
56. 胸闷					
57. 轻微用力就感到气急或呼吸困难					
58. 过度换气					
59. 咳嗽(没有感冒和呼吸系统炎症时)					
60. 吞咽困难					
61. 喉咙好像有东西堵住(异物感)					
62. 上腹不适或烧灼感					
63. 胃肠胀气					
64. (眼睛或耳朵出现)幻觉					
65. 食欲下降、体重减轻					
66. 反酸					
67. 嘴巴发苦					
68. 恶心					
69. 呕吐					
70. 食物反流					
71. 打嗝					

（续表）

项　　目	严　重　度				
	没有	很轻	中等	偏重	严重
72. 食物过敏					
73. 肛门经常有液体溢出					
74. 大便困难(便秘)					
75. 反复腹泻					
76. 在没有便秘和腹泻的大便次数增加					
77. 饮食习惯改变					
78. 尿频(小便次数比平时增加)					
79. 尿痛(小便时疼痛)					
80. 尿失禁(排尿不受控制)					
81. 尿潴留(不能排尿)					
82. 性欲减退或性冷淡					
83. (仅限女性回答)月经紊乱					
84. (仅限女性回答)月经过多或过少					
85. (仅限女性回答)怀孕期间持续呕吐					
86. (仅限女性回答)痛经					
87. (仅限女性回答)白带过多					
88. (仅限女性回答)乳房胀满或溢乳					
89. 性交时疼痛					
90. 生殖器或其周围不适感(无外伤或炎症)					
91. (仅限男性回答)勃起或射精困难					
92. 入睡很困难					
93. 睡眠浅，常常夜间中途起床					
94. 在夜晚徘徊、踱步，做不适时宜的活动					
95. 在早晨醒得很早(比你以往的习惯早)					
96. 白天睡得很多					

注：评分标准如下。
1＝没有，在近1周内自觉没有该项症状(问题)。
2＝很轻，在近1周内偶尔有该项症状，对自己的生活和社会功能无实际影响。
3＝中等，在近1周内经常出现该项症状，对自己的生活和社会功能有一定的影响。
4＝偏重，在近1周内频繁出现该项症状，对自己的生活和社会功能有相当程度的影响，希望得到治疗。
5＝严重，在近1周内一直存在该项症状，自觉症状十分严重，对自己的生活和社会功能有严重影响，一定要治疗。

（郭起浩）

第三节 脑小血管病评估量表

脑小血管病(small vessel disease, SVD)导致了约25%的缺血性卒中,且是老年人原发性脑出血、血管性认知障碍的主要病因。此外,SVD可引起肢体功能障碍、步态障碍、二便障碍和情绪障碍等多种临床症状。SVD患者可有多种影像学表现,包括新近皮质下小梗死(recent small subcortical infarct, RSSI)、腔隙性脑梗死、脑白质高信号(white matter hyperintensity, WMH)、血管周围间隙(perivascular space, PVS)、脑微出血(cerebral microbleed, CMB)、脑萎缩等。

相关量表见表17-3-1~表17-3-7。

表17-3-1 血管周围间隙扩大(enlarged perivascular space, EPVS)

同时记录部位与个数。直径一般在2~5 mm,部位记录基底节、大脑半球、中脑。记录巨大的血管周围间隙。EPVS的分级分类评估

	EPVS个数	评级(Rating)	得 分
基底节和半卵圆中心	0个EPVS 1~10个EPVS 11~20个EPVS 21~40个EPVS >40个EPVS	0=没有 1=轻度(Mild) 2=中度(Morderate) 3=常见(Frequent) 4=重度(Severe)	
中脑		1=有可见的EPVS,0=没有可见的EPVS	
全脑	巨大EPVS	1=有,0=无	

表17-3-2 Fazekas白质高信号评分系统

脑室周围高信号	0	无
	1	帽状或铅笔细样线状
	2	平滑的晕带
	3	延伸至深部白质的不规则脑室周围高信号
深部白质高信号	0	无
	1	点状病灶
	2	病灶开始融合
	3	大面积的融合

表17-3-3 年龄相关脑白质改变评分量表(agerelated white matter changes scale)

白质病变	0	无病灶(包括双侧对称、边界清晰的脑室周围帽状或带状高信号)
	1	散在分布的局部病灶
	2	病灶开始融合
	3	整个区域弥漫受累,伴或不伴纤维受累
基底节病变	0	无病灶
	1	存在1个局部病灶
	2	存在>1个局部病灶
	3	病灶出现融合

表 17-3-4 白质评估——Schelten 法

层 面	区 域	评 分	满分	得分
绕侧脑室周围	额部、枕部、侧脑室旁	0=无；1=5 mm；2=6～10 mm	6	
白质区	额部、顶部、颞部、枕部	0=无；1=≤3 mm+个数≤5；2=≤3 mm+个数≥6；3=4～10 mm+个数≤5；4=4～10 mm+个数≥6；5=≥11 mm+个数≥1；6=融合	24	
基底节区	尾状核、壳核、苍白球、丘脑		24	
幕下结构	小脑、中脑、脑干、延髓		24	

表 17-3-5 脑微出血解剖评估量表(microbleed anatomical rating scale，MARS)

患者编号： 出生日期： 检查日期：

明确微出血：小、圆形、边界清晰、T_2* GRE 中低信号、2～10 mm、T_2 中显示欠清

微出血类似改变：

蛛网膜下腔中直线或曲线形病灶，通常位于皮质或皮质附近(T_2 中可见)

苍白球或齿状突钙化；对称的低信号灶(CT 中可能为散在的高信号)

梗死区域内出血(观察 T_2、FLAIR 或 DWI 序列以识别梗死)

气骨交界影：额/颞叶(观察相邻 T2 * GRE 层面以明确)

小脑边缘的部分容积伪影(观察相邻 T_2* GRE 层面以明确)

紧邻梗死灶或大面积出血灶附近的小的出血(在 T_2、FLAIR 或 DWI 序列中可见)

右侧 左侧

		明确		明确	
		右	左	右	左
幕下	脑干(B)				
	小脑(C)				
	基底节(Bg)[a]				
	丘脑(Th)				
	内囊(Ic)				
	外囊(Ec)				
	胼胝体(Cc)				
	深部及脑室旁白质(DPWM)				
脑叶[b]	额叶(F)				
	顶叶(P)				
	颞叶(T)				
	枕叶(O)				
	岛叶(I)				
	总计				

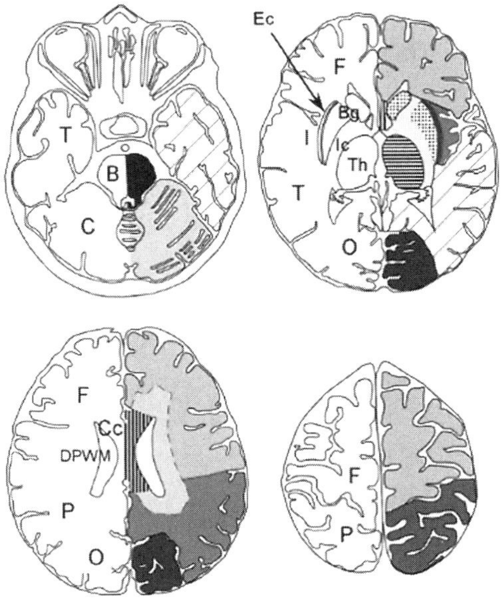

GRE：T_2^*加权梯度回波；FLAIR：T_2液体衰减反转恢复序列；DWI：弥散加权成像；

[a]尾状核、纹状体；[b]脑叶区包括皮质和皮质下白质

表 17 - 3 - 6　脑微出血观测量表(brain observer microbleed scale, BOMBS)

患者编号：　　　　　　出生日期：　　　　　　检查日期：

是否有微出血?ᵃ — 否 → 结束

是 ↓

微出血数目1~2? — 是

否 ↓

有不确定的微出血? — 是

否

注意常见的微出血评估问题：
- 小血管流空影(检查T/FLAIR)
- MCA近端深穿支部位的低信号
- 双侧苍白球对称低信号(检查CT:钙化)
- 对怀疑部分容积效应部位的暗淡影评估为"不明确"(颞骨岩部或眶部相邻部位)
- 对仅有的1~2个<5 mm的微出血谨慎评分(如果怀疑,评估为"不明确")

评分

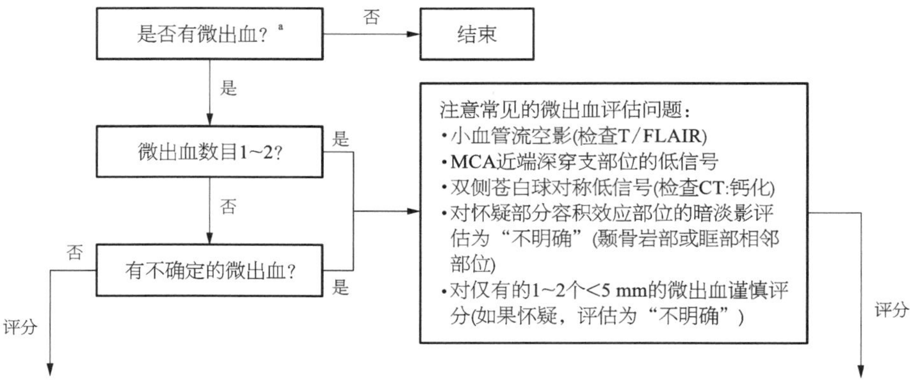

项　　目	右　侧		左　侧	
	明　确	不明确	明　确	不明确
➤ 皮质/灰白质交界ᵇ				
<5 mm 微出血数目	☐	☐	☐	☐
5~10 mm 微出血数目	☐	☐	☐	☐
➤ 皮质下白质ᶜ				
<5 mm 微出血数目	☐	☐	☐	☐
5~10 mm 微出血数目	☐	☐	☐	☐
➤ 基底节灰质ᵈ				
<5 mm 微出血数目	☐	☐	☐	☐
5~10 mm 微出血数目	☐	☐	☐	☐
➤ 内囊及外囊				
<5 mm 微出血数目	☐	☐	☐	☐
5~10 mm 微出血数目	☐	☐	☐	☐
➤ 丘脑				
<5 mm 微出血数目	☐	☐	☐	☐
5~10 mm 微出血数目	☐	☐	☐	☐
➤ 脑干				
<5 mm 微出血数目	☐	☐	☐	☐
5~10 mm 微出血数目	☐	☐	☐	☐
➤ 小脑				
<5 mm 微出血数目	☐	☐	☐	☐
5~10 mm 微出血数目	☐	☐	☐	☐

注：FLAIR, T₂ 液体衰减反转恢复序列；MCA, 大脑中动脉；ᵃ 在 T 加权图像中直径≤10 mm, 小的、均匀的圆形低信号病灶, 梗死或出血性卒中的 T_2^* 低信号不能被认为是微出血；ᵇ 包括与灰白质交界紧邻的皮质下微出血；ᶜ 包括脑室周围白质和半卵圆中心深部；ᵈ 尾状核与豆状核。

脑小血管病MRI综合评分：通过统计SVD的四个MRI特征表现，采用0～4分总分的评分系统。以下每一项（表17-3-7）都会得到1分：① 腔隙和脑微出血（CMBs）的存在：定义为发现一个或多个腔隙（如果存在则计1分）或任何CMBs（如果存在则计1分）；② 如果基底节区域存在中度到重度（2～4级）的血管周围间隙（PVS），则计1分；③ 白质高信号（WMH）的存在定义为出现（早期）融合性深部WMH（Fazekas评分2或3）或不规则的脑室周围WMH延伸至深部白质（Fazekas评分3），如果存在则计1分。

表17-3-7　脑小血管病MRI综合评分

MRI表现	视觉评估	定　义	得分	MRI示例
腔隙	国际共识的定义	≥1个腔隙灶	1分	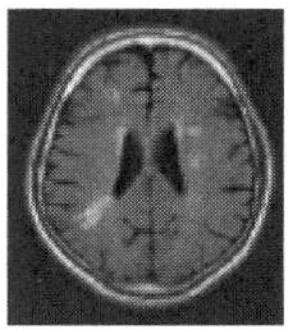
微出血（CMB）	国际共识的定义	≥1处微出血	1分	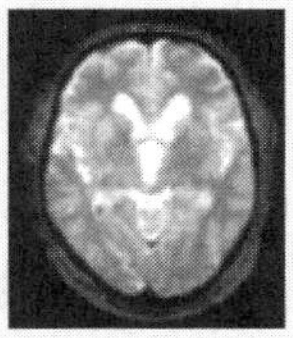
血管周围间隙（PVS）	半定量评分	基底节区中等到严重程度的PVS	1分	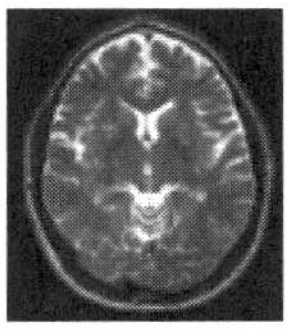
白质高信号（WMH）	Fazekas量表	脑室旁WMH Fazekas 3级（延伸至深部白质）和/或深部WMH Fazekas 2～3级（融合的或开始融合的）	1分	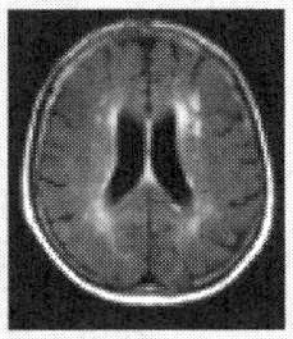

（陆　瑶）

参考文献

[1] 郭起浩，金丽琳，吴宇洁，等. 躯体症状自评量表的编制与试测研究[J]. 神经疾病与精神卫生，2007，7(2)：91-94.

[2] 郭起浩，吴平，洪震，等。一种新的周围性面瘫严重度评估方法及其试测研究[J]. 神经疾病与精神卫生，2006，6(5)：329-332.

[3] Cordonnier C, Potter GM, Jackson CA, et al. Improving interrater agreement about brain microbleeds: development of the brain observer microBleed scale (BOMBS)[J]. Stroke, 2009, 40(1): 94-99.

[4] Doubal FN, MacLullich AM, Ferguson KJ, et al. Enlarged perivascular spaces on MRI are a feature of cerebral small vessel disease[J]. Stroke, 2010, 41: 450-454.

[5] Fazekas F, Chawluk JB, Alavi A, et al. MR signal abnormalities at 1.5 T in Alzheimer's dementia and normal aging[J]. AJR Am J Roentgenol, 1987, 149: 351-356.

[6] Gregoire SM, Chaudhary UJ, Brown MM, et al. The microbleed anatomical rating scale (MARS): reliability of a tool to map brain microbleeds[J]. Neurology, 2009, 73(21): 1759-1766.

[7] Staals J, Makin SD, Doubal FN, et al. Stroke subtype, vascular risk factors, and total MRI brain small-vessel disease burden[J]. Neurology, 2014, 83(14): 1228-1234.

[8] Wardlaw JM, Smith EE, Biessels GJ, et al. Neuroimaging standards for research into small vessel disease and its contribution to ageing and neurodegeneration[J]. Lancet Neurol, 2013, 12: 822-838.

其他参考资料

专著（以第一作者姓氏首字母为序排列）

[1] Banich MT. Cognitive neuroscience and neuropsychology. 2nd edition[M]. Boston • New York: Houghton Mifflin Company, 2004.

[2] Brunch Marie T. Neuropsychology[M]. Boston • New York: Houghton Mifflin Company, 1997.

[3] Cohen RJ, Swerdlik MR, Sturman. Psychological testing and assessment: an introduction to tests measurement. 8th edition[M]. New York: McGraw-Hill Education and Posts & Telecom Press, 2015.

[4] Elisabeth MS, Sherman, Jing Ee Tan, et al. A compendium of neuropsychological tests. 4th edition[M]. England: Oxford University Press, 2023.

[5] Heilman KM, Valenstein E. Clinical neuropsychology. 3rd edition[M]. New York : Oxford University Press, 1993.

[6] Kelly C, Newton-Howes G. Guide to assessment scales in dementia[M]. London: Current Medicine Group Ltd, 2004.

[7] Kolb B, Whishaw IQ. Fundamentals of human neuropsychology. 7th edition[M]. Manhattan: Worth Publishers, 2015.

[8] Lezak MD, Howieson DB, Bigler ED, et al. Neuropsychological assessment. 5th edition[M]. New York: Oxford University Press, 2012.

笔者参与发表的部分论文（以发表日期由近到远为序排序）

[1] Cui L, Zhang Z, Tu YY, Wang M, Guan YH, Li YH, Xie F, Guo QH. Association of precuneus Aβ burden with default mode network function[J]. Alzheimers Dement, 2024. doi: 10. 1002/alz. 14380.

[2] Chen T, Pan F, Huang Q, Xie G, Chao X, Wu L, Wang J, Cui L, Sun T, Li M, Wang Y, Guan Y, Zheng X, Ren Z, Guo Y, Wang L, Zhou K, Zhao A, Guo Q, Xie F, Jia W. Metabolic phenotyping reveals an emerging role of ammonia abnormality in Alzheimer's disease[J]. Nat Commun, 2024, 15(1): 3796.

[3] Chu H, Huang C, Guan Y, Xie F, Chen M, Guo Q. The associations between nutritional status and physical frailty and Alzheimer's disease plasma biomarkers in older cognitively unimpaired adults with positive of amyloid-β PET[J]. Clin Nutr, 2024, 43(7): 1647 - 1656.

[4] Chu H, Huang C, Xie F, Guo Q. The association between constipation and positron emission tomography and blood-based biomarkers in older cognitively unimpaired adults with higher amyloid-β burden[J]. Neurol Ther, 2024. doi: 10. 1007/s40120 - 024 - 00666 - x.

[5] Cui L, Tu YY, Zhang Z, Guo YH, Guan YH, Xie F, Guo QH. Associations and potential multiple mechanisms between subjective hearing loss and cognitive impairment[J]. J Prev Alzheimers Dis, 2024, 11(3): 649 - 660.

[6] Cui L, Zhang Z, Guo Y, Li Y, Xie F, Guo Q. Category switching test: a brief amyloid-β-sensitive assessment tool for mild cognitive impairment[J]. Assessment, 2024, 31(3): 543 - 556.

[7] Ding J, Qing Y, Drossinos N, Guo Q. Advances in semantic dementia: neuropsychology, pathology & neuroimaging [J]. Ageing Res Rev, 2024, 10: 102375.

[8] Guo Y, Huang L, Kuang J, Sun T, Zhang X, Tian H, Xie F, Chen T, Guo Q. Physical function is associated with cognitive status, brain amyloid-beta deposition, and blood biomarkers in Chinese Han population[J]. CNS Neurosci Ther, 2024, 30(8): e14921.

[9] He K, Li B, Huang L, Zhao J, Hua F, Wang T, Li J, Wang J, Huang Q, Chen K, Xu S, Ren S, Cai H, Jiang D, Hu J, Han X, Guan Y, Chen K, Guo Q, Xie F. Positive rate and quantification of amyloid pathology with [^{18}F]florbetapir in the urban Chinese population[J]. Eur Radiol, 2024, 34(5): 3331-3341.

[10] He K, Li B, Huang L, Zhao J, Hua F, Wang T, Li J, Wang J, Huang Q, Chen K, Xu S, Ren S, Cai H, Jiang D, Hu J, Han X, Guan Y, Chen K, Guo Q, Xie F. Positive rate and quantification of amyloid pathology with [^{18}F]florbetapir in the urban Chinese population[J]. Eur Radiol, 2024, 34(5): 3331-3341.

[11] He K, Li B, Wang J, Wang Y, You Z, Chen X, Chen H, Li J, Huang Q, Guo Q, Huang YH, Guan Y, Chen K, Zhao J, Deng Y, Xie F. APOE ε4 is associated with decreased synaptic density in cognitively impaired participants[J]. Alzheimers Dement, 2024, 20(5): 3157-3166.

[12] Huang L, Hu W, Cui L, Zhang Z, Lu Y, Li Q, Huang Q, Wang L, Jiang J, Guo Q. Alzheimer's disease neuroimaging initiative (ADNI). Temporo-frontoparietal hypoconnectivity as a biomarker for isolated language impairment in mild cognitive impairment: a cross-cohort comparison[J]. Alzheimers Dement, 2024, 20(9): 6566-6578.

[13] Huang L, Li Q, Lu Y, Pan F, Cui L, Wang Y, Miao Y, Chen T, Li Y, Wu J, Chen X, Jia J, Guo Q. Consensus on rapid screening for prodromal Alzheimer's disease in China[J]. Gen Psychiatr, 2024, 37(1): e101310.

[14] Jiang X, Chen M, Cui L, Guo Q, Huang L. Study on the relationship between berry, grape, red wine consumption and cognitive impairment in middle-aged and elderly people in China[J]. Front Nutr, 2024, 11: 1403427.

[15] Liu M, Huang Q, Huang L, Ren S, Cui L, Zhang H, Guan Y, Guo Q, Xie F, Shen D. Dysfunctions of multiscale dynamic brain functional networks in subjective cognitive decline[J]. Brain Commun, 2024, 6(1): fcae010.

[16] Li J, Huang Q, Qi N, He K, Li S, Huang L, Pan F, Ren S, Hua F, Huang Y, Guan Y, Guo Q, Zhao J, Xie F. The associations between synaptic density and "A/T/N" biomarkers in Alzheimer's disease: An ^{18}F-SynVesT-1 PET/MR study[J]. J Cereb Blood Flow Metab, 2024, 44(7): 1199-1207.

[17] Miao Y, Guo Y, Chen Y, Lin Y, Lu Y, Guo Q. The effect of B-vitamins on the prevention and treatment of cardiovascular diseases: a systematic review and meta-analysis[J]. Nutr Rev, 2024, 82(10): 1386-1401.

[18] Wang J, He Y, Chen X, Huang L, Li J, You Z, Huang Q, Ren S, He K, Schibli R, Mu L, Guan Y, Guo Q, Zhao J, Xie F. Metabotropic glutamate receptor 5 (mGluR5) is associated with neurodegeneration and amyloid deposition in Alzheimer's disease: a [^{18}F]PSS232 PET/MRI study[J]. Alzheimers Res Ther, 2024, 12, 16(1): 9.

[19] Zhang Y, Sun K, Liu Y, Xie F, Guo Q, Shen D. A modality-flexible framework for Alzheimer's disease diagnosis following clinical routine[J]. IEEE J Biomed Health Inform, 2024. doi: 10. 1109/JBHI. 2024. 3472011.

[20] Chen T, Wang L, Xie G, Kristal BS, Zheng X, Sun T, Arnold M, Louie G, Li M, Wu L, Mahmoudiandehkordi S, Sniatynski MJ, Borkowski K, Guo Q, Kuang J, Wang J, Nho K, Ren Z, Kueider-Paisley A, Blach C, Kaddurah-Daouk R, Jia W; Alzheimer's Disease Neuroimaging Initiative (ADNI) and the Alzheimer Disease Metabolomics Consortium (ADMC). Serum bile acids improve prediction of Alzheimer's progression in a sex-dependent manner[J]. Adv Sci (Weinh), 2023, 13: e2306576.

[21] Chu H, Dong J, Tang Y, Huang C, Guo Q. Connexin 43 promotes neurogenesis via regulating aquaporin-4 after cerebral ischemia[J]. Neurotox Res, 2023, 41(4): 349-361.

[22] Chu H, Huang C, Miao Y, Ren C, Guan Y, Xie F, Fang Z, Guo Q. The association of subjective sleep characteristics and plasma biomarkers of Alzheimer's disease pathology in older cognitively unimpaired adults with higher amyloid-β burden[J]. J Neurol, 2023, 270(6): 3008-3021.

[23] Chu H, Huang C, Zhou Z, Tang Y, Dong Q, Guo Q. Inflammatory score predicts early hematoma expansion and poor outcomes in patients with intracerebral hemorrhage[J]. Int J Surg, 2023, 109(3): 266-276.

[24] Cui L, Huang L, Pan FF, Wang Y, Huang Q, Guan YH, Lo CZ, Guo YH, Chan AS, Xie F, Guo QH. Chinese preclinical Alzheimer's disease study (C-PAS): design and challenge from PET acceptance[J]. J Prev Alzheimers Dis, 2023, 10(3): 571 - 580.

[25] Cui L, Zhang Z, Huang L, Li Q, Guo YH, Guo QH. Dual-stage cognitive assessment: a two-stage screening for cognitive impairment in primary care[J]. BMC Psychiatry, 2023, 23(1): 368.

[26] Cui L, Zhang Z, Huang YL, Xie F, Guan YH, Lo CZ, Guo YH, Jiang JH, Guo QH. Brain amyloid-β deposition associated functional connectivity changes of ultra-large structural scale in mild cognitive impairment[J]. Brain Imaging Behav, 2023, 17(5): 494 - 506.

[27] Huang L, Cui L, Chen K, Han Z, Guo Q. Functional and structural network changes related with cognition in semantic dementia longitudinally[J]. Hum Brain Mapp, 2023, 44(11): 4287 - 4298.

[28] Huang L, Huang Q, Xie F, Guo Q. Neuropsychiatric symptoms in Alzheimer's continuum and their association with plasma biomarkers[J]. J Affect Disord, 2023, 348: 200 - 206.

[29] Huang L, Li Y, Wu J, Chen N, Xia H, Guo Q. Shanghai cognitive screening: a mobile cognitive assessment tool using voice recognition to detect mild cognitive impairment and dementia in the community[J]. J Alzheimers Dis, 2023, 95 (1): 227 - 236.

[30] Huang L, Mei Z, Ye J, Guo Q. AMES: an automated self-administered scale to detect incipient cognitive decline in primary care settings[J]. Assessment, 2023, 30(7): 2247 - 2257.

[31] Huang Y, Pan FF, Huang L, Guo Q. The value of clock drawing process assessment in screening for mild cognitive impairment and Alzheimer's dementia[J]. Assessment, 2023, 30(2): 364 - 374.

[32] Jiang X, Cui L, Huang L, Guo Y, Huang G, Guo Q. The relationship between beverages consumption and cognitive impairment in middle-aged and elderly Chinese population[J]. Nutrients, 2023, 15(10): 2309.

[33] Jiang X, Guo Y, Cui L, Huang L, Guo Q, Huang G. Study of diet habits and cognitive function in the Chinese middle-aged and elderly population: the association between folic acid, B vitamins, vitamin D, coenzyme Q10 supplementation and cognitive ability[J]. Nutrients, 2023, 15(5): 1243.

[34] Lin Y, Hu T, Cheng L, Chen Y, Li W, Guo Q, Miao Y. Causal effects of plasma haptoglobin levels on Alzheimer's disease: a two-sample mendelian randomization study[J]. J Alzheimers Dis, 2023, 95(1): 339 - 348.

[35] Liu M, Cui L, Zhao Z, Ren S, Huang L, Guan Y, Guo Q, Xie F, Huang Q, Shen D. Verifying and refining early statuses in Alzheimer's disease progression: a possibility from deep feature comparison[J]. Cereb Cortex, 2023, 33 (24): 11486 - 11500.

[36] Liu M, Zhang J, Wang Y, Zhou Y, Xie F, Guo Q, Shi F, Zhang H, Wang Q, Shen D. A common spectrum underlying brain disorders across lifespan revealed by deep learning on brain networks[J]. iScience, 2023, 26(11): 108244.

[37] Ma J, Zheng MX, Wu JJ, Xing XX, Xiang YT, Wei D, Xue X, Zhang H, Hua XY, Guo QH, Xu JG. Mapping the long-term delayed recall-based cortex-hippocampus network constrained by the structural and functional connectome: a case-control multimodal MRI study[J]. Alzheimers Res Ther, 2023, 15(1): 61.

[38] Pan F, Huang Y, Cai X, Wang Y, Guan Y, Deng J, Yang D, Zhu J, Zhao Y, Xie F, Fang Z, Guo Q. Integrated algorithm combining plasma biomarkers and cognitive assessments accurately predicts brain β-amyloid pathology[J]. Commun Med (Lond), 2023, 10; 3(1): 65.

[39] Pan F, Lu Y, Huang Q, Xie F, Yang J, Guo Q. The potential impact of clinical factors on blood-based biomarkers for Alzheimer's disease[J]. Transl Neurodegener, 2023, 12(1): 39.

[40] Pan F, Wang Y, Wang Y, Wang X, Guan Y, Xie F, Guo Q. Sex and APOE genotype differences in amyloid deposition and cognitive performance along the Alzheimer's continuum[J]. Neurobiol Aging, 2023, 130: 84 - 92.

[41] Ren S, Li J, Huang L, Huang Q, Chen K, Hu J, Jessen F, Hu X, Jiang D, Zhu L, Wang X, Guan Y, Hua F, Guo Q, Xie F. Brain functional alterations and association with cognition in people with preclinical subjective cognitive decline and

objective subtle cognitive difficulties[J]. Neuroscience, 2023, 513: 137-144.

[42] Ren S, Pan Y, Li J, Huang L, Cui L, Jiang D, Huang Q, Guan Y, Guo Q, Shen D, Xie F. The necessary of ternary amyloid classification for clinical practice: an alternative to the binary amyloid definition[J]. View, 2023: 20220080.

[43] Zhao Z, Wang J, Wang Y, Liu X, He K, Guo Q, Xie F, Huang Q, Li Z. 18F-AV45 PET and MRI reveal the influencing factors of Alzheimer's disease biomarkers in subjective cognitive decline population[J]. J Alzheimers Dis, 2023, 93(2): 585-594.

[44] Zhao Z, Wang J, Wang Y, Liu X, He K, Guo Q, Xie F, Huang Q, Li Z. 18F-AV45 PET and MRI reveal the influencing factors of Alzheimer's disease biomarkers in subjective cognitive decline population[J]. J Alzheimers Dis, 2023, 93(2): 585-594.

[45] Zhou X, Chen Y, Ip FCF, Jiang Y, Cao H, Lv G, Zhong H, Chen J, Ye T, Chen Y, Zhang Y, Ma S, Lo RMN, Tong EPS; Alzheimer's Disease Neuroimaging Initiative; Mok VCT, Kwok TCY, Guo Q, Mok KY, Shoai M, Hardy J, Chen L, Fu AKY, Ip NY. Deep learning-based polygenic risk analysis for Alzheimer's disease prediction[J]. Commun Med (Lond), 2023, 3(1): 49.

[46] Cheng L, Li W, Chen Y, Lin Y, Wang B, Guo Q, Miao Y. Plasma Aβ as a biomarker for predicting Aβ-PET status in Alzheimer's disease: a systematic review with meta-analysis[J]. Journal of Neurology, Neurosurgery & Psychiatry, 2022, 93(5): 513-520.

[47] Chu H, Huang C, Tang Y, Dong Q, Guo Q. The stress hyperglycemia ratio predicts early hematoma expansion and poor outcomes in patients with spontaneous intracerebral hemorrhage[J]. Ther Adv Neurol Disord, 2022, 15: 17562864211070681.

[48] Huang Y, Huang L, Wang Y, Liu Y, Lo CY, Guo Q. Differential associations of visual memory with hippocampal subfields in subjective cognitive decline and amnestic mild cognitive impairment[J]. BMC geriatrics, 2022, 22(1): 153.

[49] Huang Y, Li Y, Xie F, Guo Q. Associations of plasma phosphorylated tau181 and neurofilament light chain with brain amyloid burden and cognition in objectively defined subtle cognitive decline patients[J]. CNS Neurosci Ther, 2022, 28(12): 2195-2205.

[50] Ke Y, Xu J, Zhang X, Guo Q, Zhu Y. Association between serum follicle-stimulating hormone and sarcopenia and physical disability among older Chinese men: evidence from a cross-sectional study[J]. Front Med (Lausanne), 2022, 8: 724649.

[51] Li Q, Pan FF, Huang Q, Lo CZ, Xie F, Guo Q. Altered metamemory precedes cognitive impairment in subjective cognitive decline with positive amyloid-beta[J]. Front Aging Neurosci, 2022, 14: 1046445.

[52] Li Q, Sun X, Cui L, Zhong Y, Wang B, Miao Y, Hu X, Guo Q. Alterations in metamemory capacity and neural correlates in a subtype of subjective cognitive decline[J]. Neuroimage Clin, 2022, 36: 103255.

[53] Lu J, Ge J, Chen K, Sun Y, Liu F, Yu H, Xu Q, Li L, Ju Z, Lin H, Guan Y, Guo Q, Wang J, Zuo C, Wu P. Consistent abnormalities in metabolic patterns of Lewy body dementias[J]. Mov Disord, 2022, 37(9): 1861-1871.

[54] Miao Y, Cui L, Li J, Chen Y, Xie X, Guo Q. Cognitive improvement after multi-domain lifestyle interventions in an APOE ε4 homozygous carrier with mild cognitive impairment: a case report and literature review[J]. J Alzheimers Dis, 2022, 89(4): 1131-1142.

[55] Pan F, Huang Q, Wang Y, Wang Y, Guan Y, Xie F, Guo Q. Non-linear character of plasma amyloid beta over the course of cognitive decline in Alzheimer's continuum[J]. Frontiers in Aging Neuroscience, 2022, 14: 832700.

[56] Pan FF, Cui L, Li QJ, Guo QH. Validation of a modified Chinese version of mini-Addenbrooke's cognitive examination for detecting mild cognitive impairment[J]. Brain Behav, 2022, 12(1): e2418.

[57] Pan FF, Wang Y, Huang L, Huang Y, Guo QH. Validation of the Chinese version of Addenbrooke's cognitive examination III for detecting mild cognitive impairment[J]. Aging Ment Health, 2022, 26(2): 384-391.

[58] Qin Z, Liu Z, Guo Q, Zhu P. 3D convolutional neural networks with hybrid attention mechanism for early diagnosis of

Alzheimer's disease[J]. Biomedical Signal Processing and Control, 2022, 77: 103828.

[59] Ren C, Su H, Tao J, Xie Y, Zhang X, Guo Q. Sarcopenia index based on serum creatinine and cystatin C is associated with mortality, nutritional risk/malnutrition and sarcopenia in older patients[J]. Clinical Interventions in Aging, 2022, 17: 211.

[60] Song L, Chen J, Lo CZ, Guo Q; ZIB Consortium, Feng J, Zhao XM. Impaired type I interferon signaling activity implicated in the peripheral blood transcriptome of preclinical Alzheimer's disease[J]. EBioMedicine, 2022, 82: 104175.

[61] Song L, Yang YT, Guo Q; ZIB Consortium, Zhao XM. Cellular transcriptional alterations of peripheral blood in Alzheimer's disease[J]. BMC Med, 2022, 20(1): 266.

[62] Wang HL, Tang R, Ren RJ, Dammer EB, Guo QH, Peng GP, Cui HL, Zhang YM, Wang JT, Xie XY, Huang Q, Li JP, Yan FH, Chen SD, He NY, Wang G. Speech silence character as a diagnostic biomarker of early cognitive decline and its functional mechanism: a multicenter cross-sectional cohort study[J]. BMC Med, 2022, 20(1): 380.

[63] Wang Y, Huang C, Guo Q, Chu H. Aquaporin-4 and cognitive disorders[J]. Aging Dis, 2022, 13(1): 61 - 72.

[64] Wang Y, Huang X, Feng Y, Luo Q, He Y, Guo Q, Feng Y, Wang H, Yin S. Resting-state electroencephalography and P300 evidence: age-related vestibular loss as a risk factor contributes to cognitive decline[J]. J Alzheimers Dis, 2022, 86(3): 1107 - 1121.

[65] Wang Y, Pan F, Xie F, He R, Guo Q. Correlation between urine formaldehyde and cognitive abilities in the clinical spectrum of Alzheimer's disease[J]. Frontiers in Aging Neuroscience, 2022, 14: 820385.

[66] Wang Y, Wang Y, Zhu J, Guan Y, Xie F, Cai X, Deng J, Wei Y, He R, Fang Z, Guo Q. Systematic evaluation of urinary formic acid as a new potential biomarker for Alzheimer's disease[J]. Front Aging Neurosci, 2022, 14: 1046066.

[67] Cui L, Chen K, Huang L, Sun J, Lv Y, Jia X, Guo Q. Changes in local brain function in mild cognitive impairment due to semantic dementia[J]. CNS Neurosci Ther, 2021, 27(5): 587 - 602.

[68] Cui L, Zhang Z, Zac Lo C-Y and Guo Q. Local functional MR change pattern and its association with cognitive function in objectively-defined subtle cognitive decline[J]. Front Aging Neurosci, 2021, 13: 684918.

[69] Huang YY, Qian SX, Guan QB, Chen KL, Zhao QH, Lu JH, Guo QH. Comparative study of two Chinese versions of montreal cognitive assessment for screening of mild cognitive impairment[J]. Appl Neuropsychol Adult, 2021, 28(1): 88 - 93.

[70] Lu J, Huang L, Lv Y, Peng S, Xu Q, Li L, Ge J, Zhang H, Guan Y, Zhao Q, Guo Q, Chen K, Wu P, Ma Y, Zuo C. A disease-specific metabolic imaging marker for diagnosis and progression evaluation of semantic variant primary progressive aphasia[J]. Eur J Neurol, 2021, 28(9): 2927 - 2939.

[71] Lu Y, Hu J, Stemmler M, Guo Q. Validation of Chinese version of SKT (Syndrom Kurztest): a short cognitive performance test for the assessment of memory and attention[J]. Diagnostics (Basel), 2021, 11(12): 2253.

[72] Qian S, Chen K, Guan Q, Guo Q. Performance of Mattis dementia rating scale-Chinese version in patients with mild cognitive impairment and Alzheimer's disease[J]. BMC Neurol, 2021, 21(1): 172.

[73] Su H, Sun X, Li F, Guo Q. Association between handgrip strength and cognition in a Chinese population with Alzheimer's disease and mild cognitive impairment[J]. BMC Geriatr, 2021, 21(1): 459.

[74] Wang P, Zhao Q, Zhou Y, Hong Z, Guo Q, Liu J. Emotional comparison between semantic dementia and Alzheimer's disease[J]. Front Psychiatry, 2021, 12: 680332.

[75] Zhang S, Qi J, Yang Q, Guo Q. Validation of the Chinese version of the relevant outcome scale for Alzheimer's disease (CROSA) [J]. Int Psychogeriatr, 2021, 33(11): 1193 - 1205.

[76] Zhang Z, Cui L, Huang Y, Chen Y, Li Y and Guo Q. Changes of regional neural activity homogeneity in preclinical Alzheimer's disease: compensation and dysfunction[J]. Front Neurosci, 2021, 15: 646414.

[77] Zhu Y, Xu J, Zhang X, Ke Y, Fu G, Guo Q. A low follicle-stimulating hormone level is a protective factor for non-alcoholic fatty liver disease in older men aged over 80[J]. BMC Geriatr, 2021, 21(1): 544.

[78] Chen Y, Huang L, Chen K, Ding J, Zhang Y, Yang Q, Lv Y, Han Z, Guo Q. White matter basis for the hub-and-spoke semantic representation: evidence from semantic dementia[J]. Brain, 2020, 143(4): 1206 - 1219.

[79] Ding J, Chen K, Liu H, Huang L, Chen Y, Lv Y, Yang Q, Guo Q, Han Z, Ralph M. A unified neurocognitive model of the anterior temporal lobe contributions to semantics, language, social behaviour & face recognition[J]. Nature Communications, 2020, 11(1): 2595.

[80] Ding J, Chen K, Zhang N, Luo M, Du X, Chen Y, Yang Q, Lv Y, Zhang Y, Song L, Han Z, Guo Q. White matter networks dissociate semantic control from semantic knowledge representations: evidence from voxel-based lesion-symptom mapping[J]. Cogn Neuropsychol, 2020, 37(7 - 8): 450 - 465.

[81] Huang L, Chen KL, Hu XC, Guo QH. Differential atrophy in the hippocampal subfield volumes in four types of mild dementia[J]. Frontiers in Neuroscience, 2020, (9): 699 - 682.

[82] Huang L, Chen KL, Liu Z, Guo QH. A conceptual framework for research on cognitive impairment with no dementia in memory clinic[J]. Curr Alzheimer Res, 2020, 17(6): 517 - 525.

[83] Li X, Sun Y, Gong L, Zheng L, Chen K, Zhou Y, Gu Y, Xu Y, Guo Q, Hong Z, Ding D, Fu J, Zhao Q. A novel homozygous mutation in TREM2 found in a Chinese early-onset dementia family with mild bone involvement[J]. Neurobiol Aging, 2020, 201. e1 - 201. e7.

[84] Pan FF, Huang L, Chen KL, Zhao QH, Guo QH. A comparative study on the validations of three cognitive screening tests in identifying subtle cognitive decline[J]. BMC neurology, 2020, 20: 78.

[85] Rong X, Wu F, Tang D, Zhao Y, Guo Q, He F, Zhang S. Development of a self-management support program for caregivers of relatives with dementia in Shanghai[J]. Geriatr Nurs, 2020, 41(2): 98 - 104.

[86] Xu Y, Chen K, Zhao Q, Li F, Guo Q. Short-term delayed recall of auditory verbal learning test provides equivalent value to long-term delayed recall in predicting MCI clinical outcomes: a longitudinal follow-up study[J]. Appl Neuropsychol Adult, 2020, 27(1): 73 - 81.

[87] Xu Y, Chen K, Zhao Q, Li F, Guo Q. Short-term delayed recall of auditory verbal learning test provides equivalent value to long-term delayed recall in predicting MCI clinical outcomes: a longitudinal follow-up study[J]. Appl Neuropsychol Adult, 2020, 27(1): 73 - 81.

[88] Zhang YQ, Wang CF, Xu G, Zhao QH, Xie XY, Cui HL, Wang Y, Ren RJ, Guo QH, Wang G. Mortality of Alzheimer's disease patients: a 10 - year follow-up pilot study in Shanghai[J]. Can J Neurol Sci, 2020, 47(2): 226 - 230.

[89] Chen Y, Chen K, Ding J, Zhang Y, Yang Q, Lv Y, Guo Q, Han Z. Neural substrates of amodal and modality-specific semantic processing within the temporal lobe: a lesion-behavior mapping study of semantic dementia[J]. Cortex, 2019, 12(120): 78 - 91.

[90] Cui Y, Dai S, Miao Z, Zhong Y, Liu Y, Liu L, Jing D, Bai Y, Kong Y, Sun W, Li F, Guo Q, Rosa-Neto P, Gauthier S, Wu L. Reliability and validity of the Chinese version of the mild behavioral impairment checklist for screening for Alzheimer's disease[J]. J Alzheimers Dis, 2019, 70(3): 747 - 756.

[91] Gao Y, Ren RJ, Zhong ZL, Dammer E, Zhao QH, Shan S, Zhou Z, Li X, Zhang YQ, Cui HL, Hu YB, Chen SD, Chen JJ, Guo QH, Wang G. Mutation profile of APP, PSEN1, and PSEN2 in Chinese familial Alzheimer's disease[J]. Neurobiol Aging, 2019, 31(77): 154 - 157.

[92] Huang L, Chen KL, Lin BY, Tang L, Zhao QH, Li F, Guo QH. An abbreviated version of silhouettes test: a brief validated mild cognitive impairment screening tool[J]. Int Psychogeriatr, 2019, 31(6): 849 - 856.

[93] Huang YY, Qian SX, Guan QB, Chen KL, Zhao QH, Lu JH, Guo QH. Comparative study of two Chinese versions of Montreal cognitive assessment for screening of mild cognitive impairment[J]. Appl Neuropsychol Adult, 2019, 28(1): 88 - 93.

[94] Ma J, Wang Y, Zhang Y, Zhen X, Guo Q, Shi M. Neuropsychological features in post-stroke cognitive impairment with

no dementia patients with different traditional Chinese medicine syndromes[J]. J Tradit Chin Med, 2019, 39(1): 97-102.

[95] Wang F, Mortimer JA, Ding D, Luo J, Zhao Q, Liang X, Wu W, Zheng L, Guo Q, Borenstein AR, Hong Z. Smaller head circumference combined with lower education predicts high risk of incident dementia: the Shanghai aging study[J]. Neuroepidemiology, 2019, 15: 1-10.

[96] Zhou X, Chen Y, Mok KY, Kwok TCY, Mok VCT, Guo Q, Ip FC, Chen Y, Mullapudi N; Alzheimer's Disease Neuroimaging Initiative, Giusti-Rodríguez P, Sullivan PF, Hardy J, Fu AKY, Li Y, Ip NY. Non-coding variability at the APOE locus contributes to the Alzheimer's risk[J]. Nat Commun, 2019, 10(1): 3310.

[97] Chen K, Ding J, Lin B, Huang L, Tang L, Bi Y, Han Z, Lv Y, Guo Q. The neuropsychological profiles and semantic-critical regions of right semantic dementia[J]. Neuroimage Clin, 2018, 29(19): 767-774.

[98] Chen K, Huang L, Lin B, Zhou Y, Zhao Q, Guo Q. Number of items on each stroop test card is related to its sensitivity [J]. Neuropsychobiology, 2018, 77: 38-44.

[99] Che XQ, Zhao QH, Huang Y, Li X, Ren RJ, Chen SD, Guo QH, Wang G. Mutation screening of the CHCHD2 gene for Alzheimer's disease and frontotemporal dementia in Chinese mainland population[J]. J Alzheimers Dis, 2018, 61(4): 1283-1288.

[100] Ke Yang, Bo Shen, Da-ke Li, Ying Wang, Jue Zhao, Jian Zhao, Wen-Bo Yu, Zhen-yang Liu, Yi-lin Tang, Feng-tao Liu, Huan Yu, Jian Wang, Qi-hao Guo and Jian-jun Wu. Cognitive characteristics in Chinese non-demented PD patients based on gender difference[J]. Translational Neurodegeneration, 2018, 7: 16.

[101] Lin Huang, Ke-liang Chen, Bi-Ying Lin, Le Tang, Qian-hua Zhao, Ying-ru Lv, Qi-hao Guo. Chinese version of Montreal cognitive assessment basic for discrimination among different severities of alzheimer's disease [J]. Neuropsychiatric Disease and Treatment, 2018, 14: 2133-2140.

[102] Xu Y, Chen K, Zhao Q, Guo Q. Comparing the neuropsychological profiles of mild dementia with Lewy bodies and mild Alzheimer's disease[J]. Psychogeriatrics, 2018, 18(1): 64-71.

[103] Zhou X, Chen Y, Mok KY, Zhao Q, Chen KL, Chen Y, Hardy J, Li Y, Fu KY, Guo Q, Nancy Y. Ip and for the Alzheimer's disease neuroimaging initiative. Identification of genetic risk factors in the Chinese population implicates a role of immune system in Alzheimer's disease pathogenesis[J]. Proc Natl Acad Sci U S A, 2018, 20, 115(8): 1697-1706.

[104] Chen Y, Chen K, Ding J, Zhang Y, Yang Q, Lv Y, Guo Q, Han Z. Brain network for the core deficits of semantic dementia: a neural network connectivity-behavior mapping study[J]. Front Hum Neurosci, 2017, 19, 11: 267.

[105] Che XQ, Zhao QH, Huang Y, Li X, Ren RJ, Chen SD, Wang G, Guo QH. Genetic features of MAPT, GRN, C9orf72 and CHCHD10 gene mutations in Chinese patients with frontotemporal dementia[J]. Curr Alzheimer Res, 2017, 14(10): 1102-1108.

[106] Ding J, Chen K, Zhang W, Li M, Chen Y, Yang Q, Lv Y, Guo Q, Han Z. Topological alterations and symptom-relevant modules in the whole-brain structural network in semantic dementia[J]. J Alzheimers Dis, 2017, 59: 1283-1297.

[107] Jia J, Gauthier S, Pallotta S, Ji Y, Wei W, Xiao S, Peng D, Guo Q, Wu L, Chen S, Kuang W, Zhang J, Wei C, Tang Y. Consensus-based recommendations for the management of rapid cognitive decline due to Alzheimer's disease [J]. Alzheimers Dement, 2017, 13(5): 592-597.

[108] Wang P, Chen K, Gu Y, Guo Q, Hong Z, Zhao Q. β-amyloid upregulates intracellular clusterin but not secretory clusterin in primary cultured neurons and APP mice[J]. Curr Alzheimer Res, 2017, 14(11): 1207-1214.

[109] Wang Z, Dai Z, Shu H, Liao X, Yue C, Liu D, Guo Q, He Y, Zhang Z. APOE genotype effects on intrinsic brain network connectivity in patients with amnestic mild cognitive impairment[J]. Sci Rep, 2017, 24, 7(1): 397.

[110] Chen KL, Sun YM, Zhou Y, Zhao QH, Ding D, Guo QH. Associations between APOE polymorphisms and seven

diseases with cognitive impairment including Alzheimer's disease, frontotemporal dementia and dementia with Lewy bodies in southeast China[J]. Psychiatric Genetics, 2016, 26(3): 124 - 131.

[111] Chen KL, Xu Y, Chu AQ, Ding D, Liang XN, Nasreddine ZS, Dong Q, Hong Z, Zhao QH, Guo QH. Validation of the Chinese version of montreal cognitive assessment basic for screening mild cognitive impairment[J]. J Am Geriatr Soc, 2016, 64(12): e285 - e290.

[112] Ding J, Chen K, Chen Y, Fang Y, Yang Q, Lv Y, Lin N, Bi Y, Guo Q, Han Z. The left fusiform gyrus is a critical region contributing to the core behavioral profile of semantic dementia[J]. Frontiers in human neuroscience, 2016, 19 (10): 215.

[113] Lei Y, Su J, Guo Q, Yang H, Gu Y, Mao Y. Regional gray matter atrophy in vascular mild cognitive impairment[J]. Journal of Stroke and Cerebrovascular Diseases, 2016, 25(1): 95 - 101.

[114] Shu H, Shi Y, Chen G, Wang Z, Liu D, Yue C, Ward BD, Li W, Xu Z, Chen G, Guo Q, Xu J, Li SJ, Zhang Z. Opposite neural trajectories of apolipoprotein E ε4 and ε2 alleles with aging associated with different risks of Alzheimer's disease [J]. Cereb Cortex, 2016, 26(4): 1421 - 1429.

[115] Shu H, Shi Y, Chen G, Wang Z, Liu D, Yue C, Ward BD, Li W, Xu Z, Chen G, Guo Q, Xu J, Li SJ, Zhang Z. Opposite neural trajectories of apolipoprotein E ε4 and ε2 alleles with aging associated with different risks of Alzheimer's disease[J]. Cereb Cortex, 2016, 26(4): 1421 - 1429.

[116] Wang XS, Fang YX, Cui Z, Xu YW, He Y, Guo QH, Bi YC. Representing object categories by connections: evidence from a multivariate connectivity pattern classification approach[J]. Human Brain Mapping, 2016, 37(10): 3685 - 3697.

[117] Wu J, Lu J, Zhang H, Zhang J, Yao C, Zhuang D, Qiu T, Guo Q, Hu X, Mao Y, Zhou L. Direct evidence from intraoperative electrocortical stimulation indicates shared and distinct speech production center between Chinese and English languages[J]. Hum Brain Mapp, 2015, 36(12): 4972 - 4985.

[118] Yang Q, Guo Q, Bi Y. The brain connectivity basis of semantic dementia: a selective review[J]. CNS Neuroscience & Therapeutics, 2015, 21: 784 - 792.

[119] Zhao Q, Guo Q, Liang X, Chen M, Zhou Y, Ding D and Hong Z. Auditory verbal learning test is superior to rey-osterrieth complex figure memory for predicting mild cognitive impairment to Alzheimer's disease [J]. Current Alzheimer Research, 2015, 12(6): 520 - 526.

[120] Zhao Q, Rosebud O. Robert, Ding D, Cha R, Guo Q, Meng H, Luo J, Mary M. Machuld. Diabetes is associated with worse executive function in both Eastern and Western populations: Shanghai aging study and Mayo clinic study of aging [J]. Journal of Alzheimer's Disease, 2015, 47: 167 - 176.

[121] Ding D, Zhao Q, Guo Q, Meng H, Wang B, Luo J, Mortimer JA, Borenstein AR, Hong Z. Prevalence of mild cognitive impairment in an urban community in China: a cross-sectional analysis of the Shanghai aging study[J]. Alzheimers Dement, 2014, 43(2): 114 - 122.

[122] Guo Q, He C, Wen X, Han Z, Bi Y. Adapting the pyramids and palm trees test and the kissing and dancing test and developing other semantic tests for the Chinese population[J]. Applied Psycholinguistics, 2014, 35: 1001 - 1019.

[123] Lei Y, Li Y, Ni W, Jiang H, Yang Z, Guo Q, Gu Y, Mao Y. Spontaneous brain activity in adult patients with moyamoya disease: a resting-state fMRI study[J]. Brain Res, 2014, 10: 27 - 33.

[124] Ma J, Zhang Y, Guo Q. Comparison of vascular cognitive impairment-no dementia by multiple classification methods [J]. Int J Neurosci, 2014, 8: 1 - 20.

[125] Wang P, Shi L, Zhao Q, Hong Z, Guo Q. Longitudinal changes in clock drawing test (CDT) performance before and after cognitive decline[J]. PLoS ONE, 2014, 9(5): e97873.

[126] Guo Q, Zhou Y, Wang CJ, Huang YM, Lee YT, Su MH, Lu J. An open-label, nonplacebo-controlled study on cistanche tubulosa glycoside capsules (memoregain(R)) for treating moderate Alzheimer's disease[J]. Am J Alzheimers

Dis Other Demen, 2013, 28(4): 363 - 370.

[127] Luo J, Zhu G, Zhao Q, Guo Q, Meng H, et al. Prevalence and risk factors of poor sleep quality among Chinese elderly in an urban community: results from the Shanghai aging study[J]. PLoS ONE, 2013, 8(11): e81261.

[128] Wang J, Zhang J, Xu L, Shi Y, Wu X, Guo Q. Cognitive impairments in Hashimoto's encephalopathy: a case-control study[J]. PLoS One, 2013, 8(2): e55758.

[129] Zhang S, Edwards H, Yates P, Guo Q, Li C. Partial mediation role of self-efficacy between positive social interaction and mental health in family caregivers for dementia patients in Shanghai[J]. PLoS ONE, 2013, 8(12): e83326.

[130] Zhang SY, Edwards H, Yates P, Ruth E, Guo Q. Preliminary reliability and validity testing of a self-efficacy questionnaire for Chinese family caregivers[J]. Aging Ment Health, 2013, 17(5): 630 - 637.

[131] Zhao Q, Guo Q, Hong Z. Clustering and switching during a semantic verbal fluency test contribute to differential diagnosis of cognitive impairment[J]. Neurosci Bull, 2013, 29(1): 75 - 82.

[132] Zhao Q, Guo Q, Li F, Zhou Y, Wang B, et al. The Shape Trail Test: application of a new variant of the trail making test[J]. PLoS ONE, 2013, 8(2): e57333.

[133] Guo Q, Zhou B, Zhao Q, Wang B, Hong Z. Memory and executive screening (MES): a brief cognitive test for detecting mild cognitive impairment[J]. BMC Neurol, 2012, 11, 12: 119.

[134] Lei X, Guo Q, Zhang J. Mechanistic insights into neurotoxicity induced by anesthetics in the developing brain[J]. Int J Mol Sci, 2012, 13(6): 6772 - 6799.

[135] Mok V, Ding D, Fu J, Xiong Y, Chu WW, Wang D, Abrigo JM, Yang J, Wong A, Zhao Q, Guo Q, Hong Z, Wong KS. Transcranial doppler ultrasound for screening cerebral small vessel disease: a community study[J]. Stroke, 2012, 43(10): 2791 - 2803.

[136] Mortimer JA, Ding D, Borenstein AR, DeCarli C, Guo QH, Wu YG, Zhao QH, Chu SG. Changes in brain volume and cognition in a randomized trial of exercise and social interaction in a community-based sample of non-demented Chinese elders[J]. Journal of Alzheimer's Disease, 2012, 30(4): 757 - 766.

[137] Sun YM, Li HL, Guo QH, Wu P, Hong Z, Lu CZ, Wu ZY. The polymorphism of the ATP-binding cassette transporter 1 gene modulates Alzheimer disease risk in Chinese Han ethnic population[J]. American Journal of Geriatric Psychiatry, 2012, 20(7): 603 - 611.

[138] Wang B, Guo Q, Zhao Q, Hong Z. Memory deficits for non amnestic mild cognitive impairment[J]. Journal of Neuropsychology, 2012, 6(2): 232 - 241.

[139] Zhang SY, Edwards H, Yates P, Ruth E, Guo QH. Development of self-efficacy questionnaire for Chinese family caregivers[J]. International Journal of Mental Health Nursing, 2012, 21(4): 358 - 365.

[140] Zhao Q, Lv Y, Zhou Y, Hong Z, Guo Q. Short-term delayed recall of auditory verbal learning test is equivalent to long-term delayed recall for identifying amnestic mild cognitive impairment[J]. PLoS One, 2012, 7(12): e51157.

[141] Zhao Q, Xiong Y, Ding D, Guo Q, Hong Z. Synergistic effect between apolipoprotein E ε4 and diabetes mellitus for dementia: result from a population-based study in urban China[J]. J Alzheimers Dis, 2012, 32(4): 1019 - 1027.

[142] Zhao X, Liu Y, Wang X, Liu B, Xi Q, Guo Q,Jiang H, Wang P. Disrupted small-world brain networks in moderate Alzheimer's disease: a resting-state fMRI study[J]. PLoS ONE, 2012, 7(3): e33540.

[143] Lin N, Guo Q, Han Z, and Bi Y. Motor knowledge is one dimension for concept organization: further evidence from a Chinese semantic dementia case[J]. Brain and Language, 2011, 119: 110 - 118.

[144] Li HL, Shi SS, Guo QH, Ni W, Dong Y, Liu Y, Sun YM, Bei-Wang, Lu SJ, Hong Z, Wu ZY. PICALM and CR1 variants are not associated with sporadic Alzheimer's disease in Chinese patients[J]. J Alzheimers Dis, 2011, 25(1): 111 - 117.

[145] Wang B, Guo Q, Chen M, Zhao Q,Zhou Y, Hong Z. The Clinical characteristics of 2789 consecutive patients in a Memory Clinic[J]. Journal of Clinical Neuroscience, 2011, 18: 1473 - 1477.

[146] Wang J, Guo Q, Zhou P, Zhang J, Zhao Q, and Hong Z. Cognitive impairment of mild general paresis of the insane: Alzheimer disease-like pattern[J]. Dement Geriatr Cogn Disord, 2011, 31: 284-290.

[147] Borenstein AR, Mortimer JA, Ding Ding, Schellenberg GD, DeCarli C, Qianhua Zhao, Copenhaver C, Qihao Guo, Shugang Chu, Galasko D, Salmon DP, Qi Dai, Yougui Wu, Petersen R, Zhen Hong. Effects of apolipoprotein E-epsilon4 and -epsilon2 in amnestic mild cognitive impairment and dementia in Shanghai: SCOBHI-P[J]. Am J Alzheimers Dis Other Demen, 2010, 25(3): 233-238.

[148] Cao X, Guo Q, Zhao Q, Jin L, Fu JH, Hong Z. The neuropsychological characteristics and regional cerebral blood flow of vascular cognitive impairment-no dementia. [J] Int J Geriatr Psychiatry, 2010, 25: 1168-1176.

[149] Chen M, Guo Q, Cao X, Hong Z, Liu X. Preliminary study for the six-item screener to detect cognitive impairment [J]. Neuroscience Bulletin, 2010, 26(4): 317-321.

[150] Guo Q, Cao X, Zhou Y, Zhao Q, Ding D, Hong Z. Application study of Quick Cognitive Screening Test in identifying mild cognitive impairment[J]. Neuroscience Bulletin, 2010, 26(1): 47-55.

[151] He J, Iosif AM, Lee DY, Martinez O, Chu S, Carmichael O, Mortimer JA, Zhao Q, Ding D, Guo Q, Galasko D, Salmon DP, Dai Q, Wu Y, Petersen RC, Hong Z, Borenstein AR, DeCarli C. Brain structure and cerebrovascular risk in cognitively impaired patients: Shanghai community brain health initiative-pilot phase[J]. Arch Neurol, 2010, 67(10): 1231-1237.

[152] Mortimer JA, Borenstein AR, Ding D, Decarli C, Zhao Q, Copenhaver C, Guo Q, Chu S, Galasko D, Salmon DP, Dai Q, Wu Y, Petersen R, Hong Z. High normal fasting blood glucose is associated with dementia in Chinese elderly[J]. Alzheimers Dement, 2010, 6(6): 440-447.

[153] Zhao Q, Zhou B, Ding D, Guo Q, Hong Z. Prevalence, mortality, and predictive factors on survival of dementia in Shanghai, China[J]. Alzheimer Dis Assoc Disord, 2010, 24(2): 151-158.

[154] Zhou B, Zhao Q, Teramukai S, Ding D, Guo Q, Fukushima M, Hong Z. Executive function predicts survival in Alzheimer disease: a study in Shanghai[J]. J Alzheimers Dis, 2010, 22(2): 673-682.

[155] Guo Q, Zhao Q, Chen M, Ding D, Hong Z. A comparison study on mild cognitive impairment with 3 memory tests in Chinese individuals[J]. Alzheimer Dis Assoc Disord, 2009, 23(3): 253-259.